HANDBUCH DER ALLGEMEINEN PATHOLOGIE

HERAUSGEGEBEN VON

H.-W. ALTMANN · F. BÜCHNER · H. COTTIER · E. GRUNDMANN
G. HOLLE · E. LETTERER · W. MASSHOFF · H. MEESSEN
F. ROULET · G. SEIFERT · G. SIEBERT · A. STUDER

SIEBENTER BAND

REAKTIONEN

DRITTER TEIL

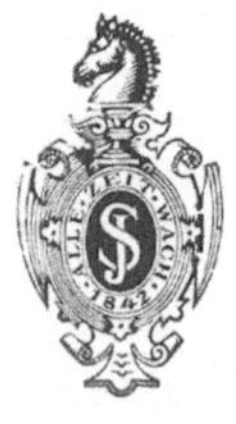

SPRINGER-VERLAG
BERLIN · HEIDELBERG · NEW YORK
1970

IMMUNREAKTIONEN
IMMUNE REACTIONS

BEARBEITET VON

H. BÜRKI · K. BÜRKI · H. COTTIER · E. DIENER
H. GERSTER · M. W. HESS · P. KOLDOVSKÝ · J. LAISSUE
N. A. MITCHISON · J. OORT · J. J. T. OWEN
B. ROOS · A. SCHAUER · J. L. TURK

REDIGIERT VON

A. STUDER · H. COTTIER

MIT 129 ABBILDUNGEN

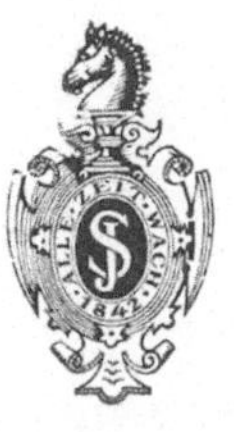

SPRINGER-VERLAG
BERLIN · HEIDELBERG · NEW YORK
1970

ISBN-13: 978-3-642-65045-1   e-ISBN-13: 978-3-642-65044-4
DOI: 10.1007/978-3-642-65044-4

Vorwort

Beim vorliegenden Band „Immunreaktionen" ging es in erster Linie darum, einen Fortschrittsbericht zusammenzustellen, in dem Forscherpersönlichkeiten aus dem englischen und deutschen Sprachbereich die neuesten Ergebnisse auf ihrem Arbeitsgebiet schildern und diskutieren. Es werden in diesem Ergänzungsband somit Themen behandelt, die in den Bänden „Entzündung und Immunität" (1956) und „Überempfindlichkeit und Immunität" (1967) bereits besprochen sind. Besonders berücksichtigt wurden jene Forschungsgebiete, die wertvolle Erweiterungen erfahren haben, verlangt doch der rasante Fortschritt in der Forschung nach Darstellung neuer wissenschaftlicher Erkenntnisse in zusammenfassender Form. Dabei wurde Wert auf persönliche Meinungsäußerung gelegt, auch dort, wo unkonventionelle Auffassungen vertreten werden.

Der erste Beitrag von B. Roos, Pretoria und Bern, gibt Aufschluß über die Makrophagen in bezug auf Herkunft, Entwicklung und Funktion. Der Autor befaßt sich mit der Phylogenese phagocytierender Zellsysteme und beleuchtet die Ontogenese der Makrophagen. Besondere Abschnitte widmet er den Eigenschaften der Makrophagen und den biochemischen Vorgängen und strukturellen Veränderungen während der Phagocytose und Pinocytose sowie den Funktionen der Makrophagen und ihrer Beeinflussung durch endogene und exogene Faktoren. Die Arbeit basiert auf neuen Forschungsergebnissen; es handelt sich also um einen Fortschrittsbericht, wobei darauf geachtet wurde, daß Überschneidungen mit den großen Übersichtsarbeiten von LETTERER (1956, 1967) vermieden wurden.

Im zweiten Kapitel wird der Ontogenese des immunbiologischen Systems Beachtung geschenkt. Der Autor, J. J. T. OWEN, Oxford, setzt sich vor allem mit der Entwicklung cellulärer Systeme auseinander, die für die Immunreaktionen verantwortlich sind und daran teilnehmen. Er beschreibt den Ursprung und die Beschaffenheit der Vorläufer-Zellen und befaßt sich mit der Rolle der primären lymphoiden Organe (Thymus und Bursa Fabricii der Vögel) in der Reifung sowie mit der Entwicklung sekundärer lymphoider Organe (Lymphknoten und Milz). Einen weiteren Abschnitt widmet er der Differenzierung der Zellsysteme in bezug auf die funktionelle Aufteilung der immunbiologischen Reizbeantwortung.

Das nächste Kapitel dieses Bandes trägt den Titel „Lymphatischer Apparat, insbesondere Thymus, in der Pathogenese der Defektimmunopathien". Die Kenntnisse über die Funktionen des lymphoretikulären Systems haben sich in den vergangenen Jahren bedeutend erweitert. Der Autor, M. W. HESS, Bern, faßt in einer kritischen Sichtung tierexperimenteller und klinischer Befunde die heutigen Kenntnisse der Pathogenese sowie der morphologischen und funktionellen Kennzeichen menschlicher Defektimmunopathien zusammen. Dabei ist vor allem die Rolle des Thymus interessant, weil heute außer Zweifel steht, daß die Funktionstüchtigkeit des Thymus für die normale Entwicklung des gesamten lymphoretikulären Systems und damit für die immunbiologische Reaktionsfähigkeit entscheidend ist.

Das vierte Kapitel über die cellulären Grundlagen der immunbiologischen Reizbeantwortung gliedert sich in vier Teilbeiträge. Zuerst wird in einem Kapitel auf die cellulären und molekularen Erkennungsmechanismen, vorgängig der

Immunantwort, eingegangen. Der Autor, N. A. MITCHISON, London, stützt sich dabei vor allem auf die Theorie über die selektive Antikörperproduktion, deren Grundidee bis auf EHRLICH (1899) zurückgeht, und die durch viele neuere Resultate immer mehr gefestigt wird. Viele Fragen zu den Mechanismen, die für die Antigenkonzentration in der Nähe der Receptoren verantwortlich sind, bleiben allerdings noch offen.

Die beiden Beiträge über die Produktion humoraler Antikörper befassen sich mit der primären Reizbeantwortung und der immunologischen Toleranz sowie mit der anamnestischen Reizbeantwortung.

E. DIENER, Melbourne, beschreibt die Phänomenologie der primären humoralen Immunreaktion und die ihr zugrunde liegende Zelldynamik sowie die immunologische Toleranz, ein Phänomen, das nicht nur die Biologen interessiert, sondern in zunehmendem Maße auch für die Transplantationschirurgie wichtig wird.

Im Vergleich zur primären Reizbeantwortung verläuft die anamnestische Reizbeantwortung in der Regel rascher und ergiebiger, weil sie auf einer vorausgegangenen Kontaktaufnahme der immunbiologisch kompetenten Zellen mit demselben Antigen beruht. H. COTTIER u. Mitarb., Bern, beschreiben die anamnestische immunologische Reizbeantwortung in der Phylogenese und in der Ontogenese sowie die mögliche Bedeutung anderer Faktoren. Weitere Kapitel widmen sie der Entwicklung der Keimzentren und der Plasmocytopoese, cellulären Differenzierungsvorgängen, Zellwanderungen, Regulationsmechanismen und der Beeinflussung der Antikörperbildung.

Im nächsten Kapitel zu den cellulären Grundlagen der immunbiologischen Reizbeantwortung schreiben die Autoren J. L. TURK, London, und J. OORT, Leiden, über die Produktion sensibilisierter Zellen. Der Beitrag ist wie folgt aufgegliedert: Struktur der lymphoiden Organe, Reaktion zwischen Lymphocyten und Antigen vor der Lymphocyten-Proliferation, Ort der Lymphocytenproliferation, Beziehung zwischen proliferierenden Lymphocyten und den sensibilisierten Lymphocyten während der Antigen-Stimulation, die Rolle des Thymus in der Lymphocytenproduktion, lymphoides Gewebe bei Defekten der zellständigen Immunität und die Rolle der zellständigen Immunität bei Krebs.

Im fünften Kapitel geben A. SCHAUER, München, und H. GERSTER, Basel, einen Fortschrittsbericht über die Mastzelle bei akuten Überempfindlichkeitsreaktionen. Sie stellen dabei die Anaphylaxie in ihren verschiedenen Formen in den Mittelpunkt, ist sie doch für die Mastzelle die wichtigste immunologische Reaktion.

Der Band schließt mit dem Kapitel über die Bedeutung der Immunologie in der Onkologie von P. KOLDOVSKÝ, Philadelphia. Nach jahrelanger Forschung mit gegensätzlichen Resultaten steht jetzt fest, daß zumindest drei verschiedene Arten tumorspezifischer Antigene in experimentellen Tumoren vorkommen. Der Autor gibt eine Übersicht über diese drei Systeme in der Reihenfolge ihrer Entdeckung.

Im November 1970   A. STUDER und H. COTTIER

Preface

This supplementary volume, *Immune Reactions*, is primarily a progress report in which scientists present in English or German the latest results obtained within their particular field of research. Thus some topics are already covered in other volumes: *Entzündung und Immunität* (1956) and *Überempfindlichkeit und Immunität* (1967). Particular attention has been given to areas of research where valuable additional knowledge has been acquired only recently. Progress in immunology is so rapid that there is a need for frequent reports summarizing new findings. The authors have been encouraged to state their views even when controversial.

The first contribution by B. Roos, Pretoria and Bern, deals with the origin, development and function of macrophages. The author discusses the phylogenesis of phagocytic cell systems and describes the ontogenesis of macrophages. He devotes particular sections to the properties of macrophages and to the biochemical processes and structural changes which occur during phagocytosis and pinocytosis, also to the functions of macrophages and to the question of how they are affected by endogenous and exogenous factors. Care has been taken to avoid an overlap of this report with reviews of LETTERER (1956, 1967).

The second chapter deals with the ontogenesis of immune systems. The author, J. J. T. OWEN, Oxford, comes to grips with the derivation of cell systems which are responsible for and take part in immune reactions. He comments on the origin and nature of precursor cells and discusses the role of the primary lymphoid organs. He also considers the differentiation of cellular systems relative to the functional division of immune responses.

The third part, by M. W. HESS, Bern, represents a review of the pathogenesis of immune deficiency diseases with particular reference to the thymus. It contains results of animal experiments and clinical data relating to the pathogenesis and morphological and functional characteristics of immune deficiency diseases in man. In this respect, the role of the thymus is of particular interest, since without any doubt the proper functioning of the thymus is essential for the normal development of the lymphoreticular system which correlates with the capacity for immune reactions.

The fourth part comprises four articles. The first one by N. H. MITCHISON, London, deals with the cellular and molecular recognition mechanism prior to the immune response. The author adheres to the theory of selective antibody production, which in its basic form goes back to EHRLICH (1899), and is constantly receiving fresh support from recent results. Many questions concerning the mechanisms responsible for the concentration of antigens in the vicinity of the receptors, however, remain unanswered. The two contributions on the production of humoral antibodies pertain to the primary immune response and immunological tolerance, and to the anamnestic reaction, respectively. E. DIENER, Melbourne, describes the phenomenology of primary antibody responses and the underlying cellular dynamics, also immunological tolerance, a phenomen which is no longer merely of academic interest, since it is becoming increasingly important in transplantation surgery.

Compared with primary antibody responses, anamnestic reactions are usually faster and more efficient, based on an earlier contact of the immunologically competent cells with the same antigen. H. COTTIER, Bern, and his coworkers describe the phylo- and ontogenesis of the anamnestic reaction and discuss the possible importance of other factors. Further sections cover the development of germinal centres, plasmocytopoiesis, the processes of cellular differentiation, cell migration, regulatory mechanisms and the control of antibody formation.

In the next chapter, which deals with cell-mediated immune reactions, the authors, J. L. TURK, London, and J. OORT, Leyden, discuss the structure of the peripheral lymphoid organs; initial contact of the lymphocytes with antigen; sites of proliferation of lymphocytes; the relation between lymphocytes proliferating during a cell-mediated immune response and the effector cells which produce the reaction in the periphery; the role of the thymus in lymphocyte production; the appearance of lymphoid tissue under conditions where cell-mediated immunity cannot develop; and the role of cell-mediated immunity in cancer.

In the fifth part, A. SCHAUER, Munich, and H. GERSTER, Basle, give a progress report on the role of mast cells in immune reactions with special regard to the various forms of anaphylaxis.

Finally, there is a discussion of the significance of immune reactions in oncology by P. KOLDOVSKÝ, Philadelphia. After many years of research yielding contradictory results, the existence of at least three different types of tumour-specific antigen has been ascertained in experimental tumours. The author describes the three systems in the order of their discovery.

November 1970   A. STUDER and H. COTTIER

Inhaltsverzeichnis

Lymphatischer Apparat, insbesondere Thymus, in der Pathogenese der Defektimmunopathien.
Von Privatdozent Dr. M. W. Hess, Bern. Mit 8 Abbildungen

Die cellulären Grundlagen der immunbiologischen Reizbeantwortung

Cellular and Molecular Recognition Mechanism Prior to the Immune Response. By N. A. Mitchison, D. Phil., F.R.S., London. With 2 Figures

Produktion humoraler Antikörper

The Primary Immune Response and Immunological Tolerance. By Professor Dr. E. DIENER, Edmonton (Canada). With 25 Figures

Mit Bildung humoraler Antikörper einhergehende Immunreaktionen: Die anamnestische Reizbeantwortung. Von Professor Dr. H. Cottier, Dr. H. Bürki, Dr. K. Bürki und Dr. J. Laissue, Bern. Mit 20 Abbildungen

The Production of Sensitized Cells in Cell-Mediated Immunity. By Dr. J. L. Turk, London, and Dr. J. Oort, Leiden. With 21 Figures

Die Mastzelle bei akuten Überempfindlichkeitsreaktionen. Von Professor Dr. A. SCHAUER, München, und H. GERSTER, Basel

The Significance of Immunology in Oncology. By Professor Dr. P. KOLDOVSKÝ, Philadelphia, PA

Makrophagen:
Herkunft, Entwicklung und Funktion

Von

B. Roos, Pretoria und Bern*

Mit 33 Abbildungen

Einleitung

Unter den Begriff der *Makrophagen* fallen, unabhängig von ihrer Lokalisation, besondere Zellen, die Teilchen erheblicher Größe durch Phagocytose aufnehmen und verdaubares Material mit Hilfe eigener Enzymsysteme abbauen können. Granulocyten werden im allgemeinen *Mikrophagen* genannt, die meist nur kleine Partikeln zu phagocytieren vermögen. In der angelsächsischen Literatur wird ein Teil der Makrophagen als *mononucleäre Phagocyten* bezeichnet. Die Makrophagen können auch auf Grund ihrer Lokalisation näher definiert werden: Man spricht beispielsweise von *Alveolarmakrophagen*, *Peritonealmakrophagen* oder *Hirnmakrophagen*. Unter den Begriff der *Reticulumzellen* im engeren Sinn[1] fallen netzartig untereinander verbundene Zellen des Knochenmarks und der lymphatischen Organe, die Retikulinfasern zu bilden vermögen, aber auch unter Umständen phagocytieren können. *Blutmonocyten* und *Histiocyten* im Gewebe besitzen die Fähigkeit zur Makrophagocytose in besonderem Maß. *Endothelzellen* in Capillaren, Venen und Arterien phagocytieren in der Regel nur unter pathologischen Bedingungen, z. B. nach Überladung des Organismus mit partikulärem Material. Eine wohlbekannte Ausnahme machen die *Kupfferschen Sternzellen* der Leber sowie *Endothelien* der *Sinusoide* verschiedener Organe.

Begriffe wie *reticuloendotheliales* (RES)[2] oder besser *reticulohistiocytäres System* (RHS)[3] werden heute von den meisten Autoren dann gebraucht, wenn die *funktionelle Einheit* von Makrophagen in verschiedener Organlokalisation betont werden soll[4]. Obschon sich diese Bezeichnungen allgemein eingebürgert haben, muß hervorgehoben werden, daß sie auf Grund der heutigen Kenntnisse nicht mehr befriedigen. Denn weder funktionell noch in Bezug auf ihre Herkunft können Reticulumzellen oder Endothelien den Histiocyten, Peritonealmakrophagen oder Alveolarmakrophagen der Lunge zur Seite gestellt werden. Als *Charakteristica* der *klassischen Makrophagen* („professional macrophages") gelten, abgesehen von gewissen cytochemischen Eigenheiten (s. S. 59):

1. die Fähigkeit, mit besonderer Leichtigkeit auch größere Partikeln aufzunehmen,

2. die Eigenschaft, sich auf Glas auszubreiten, und

3. eine besondere Art von Bewegungen der Zelloberfläche, die mit Hilfe der Phasenkontrastmikroskopie an lebenden Makrophagen beobachtet wird[5].

---

* Division of Life Sciences, Atomic Energy Board, Pretoria, Republic of South Africa, und Pathologisches Institut der Universität Bern, Schweiz.

[1] UNDRITZ 1961.   [2] ASCHOFF 1923.   [3] CAZAL 1946, ROHR 1960.
[4] PAYLING WRIGHT 1953, HOWARD 1961, ROWLEY 1962.
[5] Übersicht bei HIRSCH 1969.

Wenn im folgenden vom RES die Rede ist, soll damit, trotz der erwähnten semantischen Unstimmigkeiten, in Anlehnung an die bestehende Nomenklatur, die Gesamtheit des Makrophagensystems gemeint sein.

Metchnikoff (1884, 1892, 1902) kommt das Verdienst zu, als erster die fundamentale Bedeutung des Phagocytosevorgangs erkannt zu haben.

In Weiterführung der Experimente von Ribbert (1904) und Goldmann (1909) untersuchten Aschoff (1913, 1923), Aschoff und Kiyono (1913) sowie Kiyono (1914) und Kiyono und Nakanoin (1920) am Säugetier systematisch die topographische Verteilung der Zellen, die injizierten kolloidalen Farbstoff phagocytieren können. Aschoff (1923) faßte die zahlreichen Einzelbeobachtungen zusammen und formulierte auf Grund seiner Erfahrungen den Begriff des RES, wobei er als gemeinsame funktionelle Merkmale dieser Zellen die Phagocytose oder Farbstoffspeicherung in den Vordergrund stellte.

Maximow (1909, 1927a, b, c) versuchte, durch vergleichende Untersuchungen an Schnitt- und Ausstrichpräparaten sowie in vitro-Kulturen von Blutzellen die Herkunft der verschiedenen Makrophagentypen zu ermitteln.

Das umfangreiche frühere Schrifttum über Morphologie und Physiologie der Makrophagen ist in größeren Übersichtsarbeiten zusammengefaßt worden[6]. Im Rahmen des vorliegenden Kapitels wird das Hauptgewicht auf neuere Erkenntnisse auf diesem Gebiet gelegt[7]. Die Themen wurden so ausgewählt, daß sich nach Möglichkeit keine Überschneidungen mit den großen Übersichtsarbeiten von Letterer (1956, 1967) ergeben sollten.

A. Phylogenese phagocytierender Zellsysteme

Die Phagocytose partikulären Materials durch Einzeller wie auch durch spezialisierte Zellsysteme der Mehrzeller ist an zahlreichen Vertretern der Invertebraten und Wirbeltiere *qualitativ* geprüft worden[8]. Auf *quantitativen* Methoden beruhende Befunde über die Phagocytosefähigkeit und -kapazität wirbelloser Tiere und niederer Wirbeltiere sind jedoch im Schrifttum kaum zu finden[9].

Im folgenden sollen an Hand einiger Beispiele die Funktionen phagocytierender Zellen und Zellsysteme mit ihrer morphologischen Entwicklung im Verlauf der Phylogenese verglichen werden.

I. Protozoen

Die Amöbe eignet sich wegen der Leichtigkeit der Züchtung besonders gut zur Prüfung der komplexen Vorgänge während der Phagocytose und/oder Pinocytose[10]. So können beispielsweise die Pinocytosekanälchen im Phasenkontrastmikroskop ausgezählt[11] und die Wirkung zahlreicher Substanzen auf Maß und Geschwindigkeit der Pinocytose und/oder Phagocytose untersucht werden. Von der *Akanthamoeba* werden Latexpartikeln mit einem Durchmesser von mehr als 1,3 μ einzeln, solche mit einem Durchmesser unter 0,5 μ dagegen erst nach Bildung größerer Aggregate phagocytiert[12]. Offenbar eignen sich für eine rasche Phago-

---

[6] Clark 1930, Cappell 1930, Mudd, McCutcheon und Lucké 1934, Berry und Spies 1949, Payling Wright 1953.
[7] Übersicht bei Howard 1961, Rowley 1962, Karnovsky 1962, Suter und Ramseier 1964, Hirsch 1965, Leder 1967, Nelson 1969.
[8] Metchnikoff 1892, Huff 1940, Kiyono und Nakanoin 1920, Liebman 1946.
[9] Andrew 1965, Reade 1968a, b, Nelstrop, Taylor und Collard 1968a, b.
[10] Holter 1959, Chapman-Andresen 1962/63, Holter 1965.
[11] Chapman-Andresen 1962/63.
[12] Korn und Weisman 1967.

cytose Partikeln von „optimaler" Größe. Diese entspricht dem Volumen eines Latexpartikels von 2,68 μ Durchmesser oder einem gleichgroßen Aggregat zahlreicher kleinerer Kügelchen.

II. Metazoen

1. Invertebraten

a) Cölenteraten

Diesen primitivsten Vertretern mehrzelliger tierischer Organismen fehlt ein Zirkulationssystem. Der Urdarm oder Gastralraum wird von einem Entoderm ausgekleidet, das sowohl Drüsenzellen, die Verdauungsfermente abgeben, als auch zur Phagocytose befähigte Zellen umfaßt. In der mehr oder weniger zellarmen Zwischenschicht, der Mesoglia, finden sich bewegliche Zellen, die ebenfalls phagocytieren können. Neuere Untersuchungen über die Abwehrmechanismen bei Schwämmen (*Terpios zeteki De Laubenfels*) haben gezeigt, daß Tuschepartikeln ebenso wie menschliche Erythrocyten von amöboiden Zellen („Archäocyten") phagocytiert und zusammen mit den letzteren durch den Ausscheidungskanal nach außen abgegeben werden[13]. Diese Phagocyten sollen sich nach LIEBMAN (1946) auf Grund morphologischer Besonderheiten von den sog. Trephocyten unterscheiden. Trephocyten sind große Zellen, die in ihrem Cytoplasma reichlich Fettsubstanzen und Eiweiße enthalten und vor allem dem Transport von Nährstoffen dienen. Es stellt sich die Frage, ob und auf welche Weise es den in Cölenteraten vorhandenen Phagocyten gelingt, zwischen artfremdem Material und eigenen Substanzen zu unterscheiden. PHILLIPS (1966) berichtet, daß die Seeanemone injizierte artfremde, mit ^{14}C markierte Proteine mit Hilfe der Phagocyten und möglicherweise durch Produkte dieser Zellen zu binden vermag. Nach Injektion von bovinem Serumalbumin (BSA) in Seeanemonen konnten PHILLIPS und YARDLEY (1960) im Homogenat dieser Tiere eine Substanz finden, die die spezifische Bindung zwischen BSA und Kaninchen-Anti-BSA zu unterdrücken scheint.

b) Würmer

Die Untersuchungen von CAMERON (1932) am Regenwurm deuten ebenfalls darauf hin, daß den Phagocyten der Invertebraten bestimmte Mechanismen zur Erkennung artfremder Substanzen und Zellen zur Verfügung stehen. In der Cölomhöhle des Regenwurms finden sich vor allem zwei Zelltypen, die beide Leukocyten ähnlich sehen. Beim ersteren, weniger zahlreich vertretenen Zelltyp handelt es sich um große, pigmenthaltige, wenig bewegliche Elemente, sog. Chloragocyten, die zur Hauptsache eine Trephocytenfunktion ausüben sollen[14]. Der zweite Typ freier Zellen entspricht den kernhaltigen „Cölomkörperchen" oder Lymphoidocyten, die eine gute Eigenbeweglichkeit erkennen lassen und eine außerordentliche Phagocytosefähigkeit besitzen. Von besonderem Interesse ist die Beobachtung von CAMERON (1932), daß die Phagocyten der Cölomhöhle arteigene Spermien nicht, artfremde dagegen sehr rasch phagocytieren. Diese Zellen vermögen somit heterologe Zellen von arteigenen zu unterscheiden. Die Fähigkeit, Fremdzellen und Fremdgewebe als solches zu erkennen und abzustoßen, wurde neuerdings durch Untersuchungen an verschiedenen Species von Anneliden bestätigt; es scheint sich hier um eine besondere „Transplantationsimmunität" zu handeln, deren Wesen man noch schlecht kennt[15]. An marinen Würmern aus

---

[13] CHENG, YEE und RIFKIN 1968, CHENG, RIFKIN und YEE 1968, CHENG, YEE, RIFKIN und KRAMER 1968.
[14] DALES 1957, LIEBMAN 1946; vgl. dazu ANDREW 1965.
[15] COOPER 1968.

1*

der Gattung der *Sipunculiden* wurden ähnliche Beobachtungen gemacht. Die Phagocyten der Cölomhöhle dieser Tiere scheinen ebenfalls zwischen heterologen und autologen Zellen unterscheiden zu können[16]. Die bauliche Einfachheit von *Sipunculus nudus*, mit einem gekammerten, flüssigkeitsgefüllten Cölom, erleichtert die Prüfung cellulärer Vorgänge. Neben trephocytenähnlichen Elementen besiedeln vor allem phagocytierende Amöbocyten, Granulocyten und mehrkernige Riesenzellen die Cölomhöhle. Ferner finden sich sog. ,,Urnen" (Abb. 1), cilientragende Zellhaufen, die entweder frei beweglich sind oder der Cölomwand an-

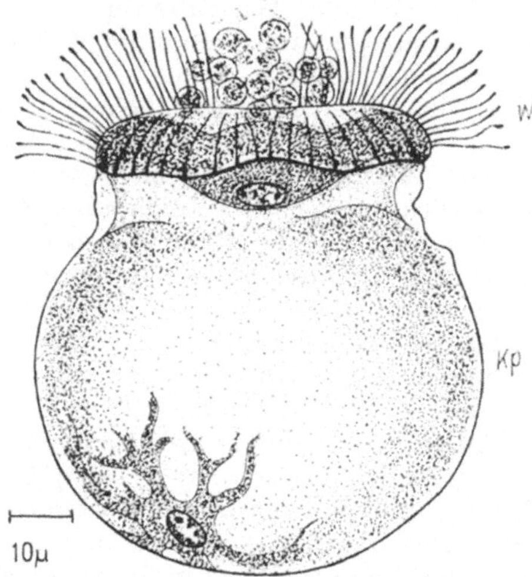

Abb. 1. Frei schwimmende Urne aus der Cölomflüssigkeit von *Sipunculus nudus*. An der Wimperscheibe hängt ein Klumpen von Blutzellen, Cölomkörperchen und Detritus. *Kp* Kuppel; *W* Wimperscheibe (BALTZER 1934)

haften und reichlich Fremdmaterial aufnehmen und speichern können[17]. Sie halten die Cölomflüssigkeit in ständiger Bewegung, was auch dem Stoffwechsel dieser Organismen dienlich ist. Mit Cilien bewehrte Makrophagen und Trephocyten werden bei höher entwickelten Tieren mit einem Herzen und einer geschlossenen Gefäßbahn nicht mehr beobachtet.

c) Arthropoden

α) *Crustaceen*

Die Crustaceen besitzen ein gut ausgebildetes, aber noch offenes Gefäßsystem sowie eine Leibeshöhle und verfügen über sog. Lymphoidocyten mit Phagocytosefähigkeit[18] und ,,Rundzellen" mit Trephocytenfunktion[19]. An den freien Zellen des Cöloms kleiner Daphnien (*Cladocera*, Wasserfloh) verfolgte seinerzeit METCHNIKOFF (1884) die Phagocytose von Sproßpilzen, die vom Darmlumen her in den Organismus gelangt waren. Neuere Untersuchungen an einem Süßwasserkrebs (*Parachaeraps bicarinatus*) haben gezeigt, daß intravasculär injizierte Tuschepartikeln rasch aus der Hämolymphe entfernt und vor allem durch Makrophagen in den Gefäßwänden des sog. Hepatopankreas gespeichert werden[20]. Von be-

---

[16] TRIPLETT, CUSHING und DURALL 1958, BANG 1966.
[17] BANG und BANG 1962.
[18] NELSTROP, TAYLOR und COLLARD 1968a, b.
[19] ANDREW 1965.
[20] READE 1968a, b.

sonderem Interesse ist die Beobachtung, daß die Clearance von T-1-Bakteriophagen aus dem Gefäßsystem von Krabben (*Carcinus meanas*) nach einer wiederholten Injektion rascher erfolgt als nach der ersten[21].

β) *Insekten*

Die Abwehr von Mikroorganismen, artfremden Substanzen und heterologen Zellen erfolgt bei den Insekten, in der Raupe wie in der Imago, vorwiegend durch Phagocyten. Unter diesen Zellen finden sich sog. „Mikro- und Makroplasmatocyten" wie auch „Lymphoidocyten", die alle eine ausgesprochene Fähigkeit zur Phagocytose erkennen lassen[22]. Diese Elemente entsprechen nicht etwa den Plasmazellen und Lymphocyten, wie sie bei Vertebraten auftreten. Daneben kommen Zellarten vor, die den von LIEBMAN (1946) beschriebenen Trephocyten vergleichbar sind.

Eine Injektion von Bakterien und/oder inerten Partikeln in die Leibeshöhle der Insekten ist oft von einer erheblichen Anhäufung von Phagocyten gefolgt. Größere Partikeln werden dabei, wie bei den Würmern, abgekapselt und z.T. von einer Schicht fibrösen Gewebes umgeben[23]. Viele Insekten verfügen über eigentliche Phagocytenorgane. Als solche gelten die „perikardialen Zellgruppen" und der dorsal über dem Herz gelegene „Fettkörper"[24]. Die Fähigkeit der Phagocyten, Mikroorganismen nach erfolgter Aufnahme abzubauen, ist stark von der Art der injizierten Bakterien abhängig. Phagocytierte Pneumokokken werden rasch zerstört. Andere Bakterien, wie Proteus vulgaris, vermehren sich dagegen in den Zellen, schädigen diese und überschwemmen nach erfolgter Cytolyse den Organismus, was oft den Tod des Individuums nach sich zieht. In den septischen Terminalstadien macht sich meistens ein massiver Abfall der freien Phagocyten in der Leibeshöhle der Insekten bemerkbar[25]. Es wurde verschiedentlich versucht, bei Arthropoden humorale Abwehrmechanismen nachzuweisen. Hie und da fanden sich in der Körperflüssigkeit dieser Tiere Substanzen mit agglutinierender und/ oder bakteriolytischer Wirkung; immunbiologische Vorgänge, ähnlich wie sie bei höheren Vertebraten vorkommen, ließen sich aber bisher nicht feststellen[26]. Über Phagocytosevorgänge während der Metamorphose der Insekten ist nur wenig Schlüssiges bekannt. Es wurde berichtet, daß kurz vor der Metamorphose vermehrt Rundzellen auftreten, die als Trephocyten dienen. Andererseits scheinen die Phagocyten auch bei der Verpuppung und anschließenden Umwandlung der Raupe zur Imago in größerer Zahl beteiligt zu sein[27].

d) Mollusken

Die Mollusken besitzen ein gut entwickeltes Kreislaufsystem, in das ein mehrkammeriges Herz eingeschaltet ist. In den Gefäßen, die z.T. offen mit der Körperhöhle kommunizieren, finden sich phagocytierende Amöbocyten sowie primitive Erythrocyten, die Hämoglobin und Hämocyanin enthalten[28]. Ferner werden kernhaltige Blutzellen beschrieben, die als Trephocyten funktionieren sollen. Experimentell konnten an den Amöbocyten verschiedener Muschelarten neben der Phagocytose auch pinocytotische Vorgänge nachgewiesen werden[29]. An der Austernart *Ostrea virginica Gmelin* hat STAUBER (1950) das Schicksal injizierter Tusche-

---

[21] NELSTROP, TAYLOR and COLLARD 1968a, b.

[22] CAMERON 1932, JONES 1962, WITTIG 1962, 1965, HARSHBARGER und HEIMPEL 1968, HOFFMANN, STOEKEL, PORTE und JOLY 1968.

[23] CAMERON 1932.   [24] HOFFMANN, PORTE und JOLY 1968a, b.   [25] WITTIG 1962.

[26] PAILLOT 1920, METALNIKOV und GASCHEN 1920, 1921, CANTACUZÈNE 1923, Übersicht bei HUFF 1940, BAER 1944, BRIGGS 1958.

[27] ANDREW 1965.   [28] TRIPP 1960, BANG 1956.   [29] FENG 1965.

Tabelle 1. *Übersicht der phylogenetischen Entwicklung des lymphoretikulären Gewebes bei den Wirbeltieren. TY = Thymus; MI = Milz; LN = Lymphknoten; KZ = Keimzentren;*

Wirbeltierklasse	Reticuloendotheliales System (RES) und Makrophagensystem	Fähigkeit zur Phagocytose
1. Fische		
Cyclostomen	Endothelien der Blutsinus; Endothelien der primitiven Milzen	$+++++$[a]
Elasmobranchier (z. B. Haie)	RES: Milz, Leber; Endothelzellen in Blutsinus der Kopfnieren	
Höhere Knorpelfische	Peritonealmarkophagen; histiocytäre Zellen	$+++++$[a]
Knochenfische	Makrophagen	
2. Amphibien	RES: Milz, Leber, Endothelien des Knochenmarks. Monocyten im Blut; Makrophagen in Peritoneal- und Pleurahöhle. Makrophagen im Bindegewebe	$+++++$[a]
3. Reptilien	RES: Milz, Leber, Endothelien des Knochenmarks. Blutmonocyten. Makrophagen in Lymphknoten, Pleura- und Peritonealhöhle. Makrophagen im Bindegewebe	$+++++$[a]
4. Vögel	RES: Milz, Leber, Knochenmark, Lymphknoten Freie Makrophagen in Körperhöhlen und Bindegewebe	$++++$
5. Säuger	RES: Milz, Leber, Knochenmark, Lymphknoten. Freie Makrophagen in Körperhöhlen und Bindegewebe	$++++$

[a] Phagocytose von Körpertemperatur abhängig.

partikeln in Abhängigkeit von der Zeit nach Injektion untersucht. Die intrakardial injizierte Tusche wird rasch von den frei zirkulierenden Phagocyten aufgenommen. Im Verlauf eines Tages verlassen diese die Gefäße. Nach mehreren Tagen finden sich mit Partikeln beladene Amöbocyten in großer Zahl im Epithel des Darmtrakts und im Darmlumen. Andere Phagocyten werden auch direkt nach außen abgegeben. Diese Vorgänge erinnern an die Ausscheidung von Makrophagen durch den Respirationstrakt, wie dies bei höheren Wirbeltieren beobachtet werden kann[30]. Die Phagocytose von Mikroorganismen ist bei den Mollusken oft von Gerinnungsvorgängen begleitet. Die Bakterien werden in einem feinen Gerinnsel abgefangen und können in der Regel erst nach längerem Kontakt mit der Zelloberfläche in die Phagocyten aufgenommen werden[31]. Nach neueren Beobachtungen von READE (1968a, b) besitzt die Gartenschnecke (*Helix pomatia*) ein mit der Leber zusammenhängendes, sehr aktives Phagocytensystem, das Verdauungsdivertikeln verglichen werden kann. Sowohl bei Austern[32] als auch bei Gastropoden[33] beteiligen sich an Wundheilungsprozessen Makrophagen, die mit reichlich Zelltrümmern beladen sind.

[30] ANDREW 1965.   [31] BANG 1961.   [32] DES VOIGNE 1968.   [33] ARCADI 1968.

*LG = Lymphgefäße; PP = Lymphatisches Gewebe im Verdauungstrakt, insbesondere Tonsillen
und Peyersche Plaques; PZ = Plasmazellen; BF = Bursa Fabricii*

Lymphatische Gewebe und Organe								Fähigkeit zur adaptiven immunbiologischen
Species	TY	MI	LN	KZ	LG	PP	PZ	BF	Reizbeantwortung
Myxine (California Hagfish)	−	+	−	−	−	−	−	−	auf Freundsches Adjuvans nur Rundzelleninfiltrate
Petromyzon	+	+	−	−	−	−	−	−	Antikörperbildung gegen Brucellenantigene: +
	+	+	−	−	−	+	−	−	Bildung von Immunglobulinen; Komplementbildung möglich
	+	+	−	−	−	+	+	−	Bildung von Immunglobulinen; Komplementbildung möglich
	+	+	−	−	+	+	+	−	anamnestische Reizbeantwortung möglich
Bufo marinus (Anuren)	+	+	+	−	+	+	+	−	Bildung von Immunglobulinen; anamnestische Reizbeantwortung möglich. Abstoßung von Hauttransplantaten
	+	+	+	−	+	+	+	--	wie Amphibien
	+	+	+	+	+	+	+	+	Volle immunbiologische Fähigkeiten
	+	+	+	+	+	+	+	−	Volle immunbiologische Fähigkeiten

Phagocytose durch frei bewegliche Zellen konnte auch beim Stamm der
Echinodermen[34] und bei den *Chordatieren* festgestellt werden. Die Echinodermen
verfügen u. a. über geißelbewehrte Phagocyten (sog. Flagella-Phagocyten), die sich
in den sehr geräumigen Leibeshöhlen dieser marinen Organismen bewegen[35].

Ob bei den Invertebraten neben der Phagocytose noch andere Abwehrmechanismen bestehen, steht noch nicht fest. Bei einigen Vertretern der wirbellosen
Tiere konnten in den Körperflüssigkeiten unspezifische lytische und/oder aggluti-
nierende Substanzen festgestellt werden[36].

2. Wirbeltiere

Interessanterweise verbinden sich bei den Wirbeltieren in der phylogenetischen
Entwicklung ihrer Baupläne die phagocytierenden Zellsysteme immer enger mit
dem lymphatischen Gewebe, das Hauptträger immunbiologischer Funktionen
ist[37]. Im folgenden sollen nur einzelne Gesichtspunkte hervorgehoben werden, die
für das Verständnis der Entwicklung eines Synergismus zwischen Makrophagen
und lymphatischem Parenchym nützlich sein können (Tabelle 1).

[34] GHIRADELLA 1965.   [35] ANDREW 1965.
[36] Siehe auch TYLER 1946, COHEN 1968a, b, TRIPP 1968, McKAY, JENKIN und ROWLEY 1969.
[37] Übersicht bei GOOD und PAPERMASTER 1964, PAPERMASTER, CONDIE, FINSTAD und GOOD
1964, FINSTAD und GOOD 1966, GOOD und FINSTAD 1967, HESS 1968.

a) Fische

Bei den niedersten Fischarten, den *Cyclostomen*, wird intravenös injiziertes Lithiumcarmin (kolloidaler Farbstoff) vorwiegend in den Endothelzellen der Blutsinus sowie in den Reticulumzellen der primitiven Milzen und der sog. Kopfnieren (primitives hämopoetisches Organ) gespeichert. Bei phylogenetisch jüngeren Fischarten, im besonderen bei Elasmobranchiern, höheren Knorpelfischen und Knochenfischen, verteilt sich injiziertes Lithiumcarmin in ähnlicher Weise wie beim Säuger. So finden sich Farbstoffgranula in den Sternzellen der Leber, in den Endothelien der geschlängelten venösen Sinus der Milz und der Kopfniere sowie in Reticulumzellen des lymphatischen Gewebes, das herdweise im Bindegewebe verschiedener Organe ausgebildet ist. In der Peritonealhöhle der Fische wie auch im lockeren Bindegewebe lassen sich freie Makrophagen nachweisen[38]. Höhere Fischarten, wie die Teleostier, verfügen über eigentliche Lymphgefäße, durch die mit injiziertem Material beladene Makrophagen ins Blutgefäßsystem abtransportiert werden[39]. Daneben finden sich im strömenden Blut rundkernige Zellen, die imstande sind, aus der Gefäßbahn auszutreten und nach Bedarf im Gewebe die Phagocytosetätigkeit aufzunehmen[40].

b) Amphibien und Reptilien

Unsere Kenntnisse von der anatomischen Verteilung der Makrophagen bei diesen beiden Wirbeltierklassen gehen auf die systematischen Untersuchungen von Kiyono und Nakanoin (1920) zurück. Nach intravenöser Injektion von Lithiumcarmin finden sich die Farbstoffgranula in Sternzellen der Leber, in phagocytierenden Endothelien und Reticulumzellen der gut entwickelten Milz, in geringem Ausmaß in Sinusoiden des blutbildenden Knochenmarks und in histiocytären Zellen des Bindegewebes zahlreicher Organe. Es ist hier zu erwähnen, daß die lymphoretikulären Organe nicht bei allen Amphibien in gleicher Weise ausgebildet sind. *Bufo marinus* z.B. ist die einzige Amphibienart, bei der bis heute richtige Lymphknoten nachgewiesen wurden; blutbildendes Knochenmark fehlt bei den *Urodelen*. Zur Aufnahme von Vitalfarbstoff sind auch monocytenähnliche Elemente des strömenden Bluts und der Körperhöhlen befähigt.

Bei poikilothermen Wirbeltieren ist die Phagocytose von kolloidalen Farbstoffen in erheblichem Maße temperaturabhängig und erfolgt bei Kälte nur langsam. Diese Zusammenhänge wurden vor allem an Amphibien untersucht.

Die Leistungsfähigkeit des reticuloendothelialen Systems scheint — soweit sie an Hand der Tuscheclearance quantitativ gemessen werden kann — von Organ zu Organ verschieden zu sein. So wird beim Frosch die Hauptmasse der injizierten Tusche in der Leber abgefangen. Bei den Reptilien ist dagegen auch die Milz in erheblichem Ausmaß an der Aufnahme von Partikeln aus dem Blut beteiligt. Ob diese Befunde auf Besonderheiten im Bauplan der Gefäße und/oder der Zirkulation in Leber und Milz beruhen, ist noch unklar. Erste quantitative Angaben über die Leistungsfähigkeit des RES bei Amphibien und Reptilien hat kürzlich Kent (1966) auf Grund von Clearanceversuchen gemacht.

c) Vögel

Die Vögel besitzen ein gut entwickeltes lymphoretikuläres Gewebe mit Lymphknoten, lymphatischen Strukturen entlang des Darmtrakts, einem Thymus und — als Besonderheit — einem lymphoepithelialen Organ im Bereich der Kloake,

---

[38] Kiyono und Nakanoin 1920.
[39] Rusznyák, Földi und Szabó 1957, Mackmull und Michels 1932.
[40] Pliska 1939.

der *Bursa Fabricii*. In alle diese lymphatischen Organe verteilt, finden sich Reticulumzellen und Makrophagen, die Farbstoffe speichern können[41]. In gleicher Weise sind die übrigen Elemente des RES befähigt, kolloidale Lösungen und Suspensionen zu phagocytieren, im besonderen auch histiocytäre Zellen in anderen Geweben und Makrophagen in den Körperhöhlen.

Bei quantitativer Prüfung der Leistungsfähigkeit des RES zeigte sich, daß nach intravenöser Injektion von Tusche die Sternzellen der Leber den größten Teil der verabreichten Partikeln phagocytieren[42].

B. Ontogenese der Makrophagen

In mancher Beziehung gleicht die schrittweise Ausbildung spezialisierter Zellsysteme und Organe in der Ontogenese den phylogenetischen Entwicklungsvorgängen. Aus experimentellen morphologischen Untersuchungen geht hervor, daß histiocytoide Zellen mit der Fähigkeit zur amöboiden Beweglichkeit und zur Phagocytose schon zu Beginn der Embryogenese vorhanden sind[43].

Durch Injektion von Vitalfarbstoffen in sehr junge Kaninchenembryonen konnten KIYONO und NAKANOIN (1920) zeigen, daß schon kurz nach dem 7. Schwangerschaftstag in der Umgebung der Blutinseln im Mesenchym des Embryonalkörpers phagocytierende Zellen auftreten, die Histiocyten ähnlich sehen. Etwas später finden sich auch primitive Endothelzellen, die Lithiumcarmin phagocytieren.

Mit Hilfe elektronenoptischer Untersuchungen wurde festgestellt[44], daß sich im Dottersack von Meerschweinchenembryonen Makrophagen mit Gruppen primitiver Erythroblasten zusammenlagern und somit ähnliche Zellinseln entstehen, wie sie von BESSIS (1954) im Knochenmark erwachsener Säugetiere beschrieben wurden.

Ähnliche Beobachtungen über die Verteilung von Phagocyten im Embryonalkörper wurden auch an Hühnerkeimen gemacht. Bei sehr jungen Keimen — im Alter von 3—4 Tagen — wird die in die Amnionhöhle, in die Eihäute und/oder in die Dottersackgefäße injizierte Tusche fast ausschließlich von histiocytären Zelltypen (Makrophagen) sowie von primitiven Gefäßendothelien aufgenommen. Granulocyten, die Kohlepartikeln phagocytiert haben, werden dagegen erst zwischen dem 12. und 17. Tag festgestellt. Vom 19. Tag an verhält sich die celluläre Reaktion quantitativ und qualitativ ähnlich wie beim ausgeschlüpften Tier. Nach Injektion einer stark reizenden Lösung, wie Terpentinöl, treten zu Beginn der Embryogenese im Gewebe wiederum nur mononucleäre Phagocyten auf, während bei älteren Keimen eine gemischt-entzündliche Reaktion mit Beteiligung sowohl histiocytärer Zellen als auch Granulocyten zustande kommt[45].

Wie bei Ratten gezeigt wurde, nimmt die Fähigkeit des RES, Kohlepartikeln aus dem strömenden Blut abzufangen, während der Fetalzeit ständig zu. Die Phagocytosekapazität des RES bleibt in der Zeit unmittelbar vor der Geburt bis zum Abstillen annähernd konstant, um erst in den folgenden Wochen wieder zuzunehmen. Ähnliche Beobachtungen wurden auch nach der Injektion von Tusche in die Venen der Chorion-Allantois-Membran von Hühnchen gemacht[46]. In der gleichen Weise werden auch lebende Bakterien durch das fetale RES von Ratten und Hühnchen phagocytiert. Allerdings hat sich gezeigt, daß die bactericiden

---

[41] KIYONO und NAKANOIN 1920.   [42] KENT 1966.
[43] Vgl. dazu MAXIMOW 1902, 1907, 1927a.
[44] SORENSON 1961.   [45] CANAT und OPIE 1943a.
[46] KARTHIGASU und JENKIN 1963, READE und CASLEY-SMITH 1965, Übersicht bei CASLEY-SMITH und READE 1965, KENT 1961, 1966.

Eigenschaften der Peritonealmakrophagen fetaler Ratten geringer sind als die erwachsener Tiere[47]. An der wirkungsvollen Aufnahme von Mikroorganismen durch Zellen des RES scheinen schon in der zweiten Hälfte der Fetalzeit gewisse Serumfaktoren beteiligt zu sein[48]. Die Opsoninaktivität wird dabei zur Hauptsache in niedermolekularen Proteinfraktionen des fetalen Rattenserums gefunden. Außerdem lassen sich in der 2. Hälfte der Fetalperiode im Serum von Ratten geringe Mengen von Makroglobulinen nachweisen; ihre Konzentration im Serum erreicht erst nach dem Abstillen diejenige erwachsener Tiere[49].

Bis zum Zeitpunkt, in dem das lymphoretikuläre Gewebe ausgebildet ist, bleibt der Embryo zur Infektabwehr weitgehend auf die Phagocyten angewiesen. Die Placentarschranke bildet allerdings, zum mindesten in der ersten Hälfte der Gravidität, ein ziemlich wirkungsvolles Hindernis. Nur für Viren trifft dies nicht zu. In späteren Phasen des Fetallebens können aber Erreger, wie z. B. Toxoplasmen und Spirochäten, mit größerer Leichtigkeit von der Mutter auf den Feten übertreten. Am Hühnchenkeim konnte gezeigt werden, daß eine experimentelle Infektion der fetalen Membranen und des Embryonalkörpers mit verschiedenen Bakterienarten (Meningokokken, Gonokokken, Tuberkelbakterien) in wenigen Stunden zur Ansammlung zahlreicher Makrophagen an der Injektionsstelle führt. Bei experimenteller Infektion des Fetus kurz vor dem Schlüpfen finden sich zudem auch zahlreiche Granulocyten. Nach Infektionen mit Tuberkelbakterien kommen hie und da kleine Knötchen zustande, die sich aus Fibroblasten und histiocytären Elementen zusammensetzen[50].

Mit der schrittweisen Ausbildung des lymphatischen Gewebes erwirbt der Organismus allmählich die Fähigkeit zu immunbiologischen Reaktionen. Der Thymus ist das erste Organ, das im Verlauf der Ontogenese eine deutliche Lymphopoese zeigt[51]. Erst etwas später können typische Lymphocyten im Blut, anschließend in der Milz und in der Wand des Magendarmtrakts und zuletzt in den Lymphknoten nachgewiesen werden[52].

In der zweiten Hälfte seines intrauterinen Lebens erlangt der Säugerfetus u. a. auch die Fähigkeit zur Bildung humoraler Antikörper[53]. Die Antikörperproduktion beim Feten ist von der Menge und der Art des Antigens abhängig. Wahrscheinlich kommt dabei der Frage, ob und wie das Antigen im lymphoretikulären Gewebe des Feten von Makrophagen abgefangen und verarbeitet werden kann, eine erhebliche Bedeutung zu[54]. Gewisse Befunde sprechen dafür, daß die immunbiologische Minderwertigkeit neugeborener Mäuse nicht so sehr auf einem Mangel an immunkompetenten Zellen beruht als vielmehr auf einer ungenügenden Entwicklung anderer Zellsysteme, die für die Erkennung, das Abfangen und eine allfällige Umwandlung von Antigenen notwendig sind. Wir wissen, daß den Makrophagen solche Funktionen zukommen, und es wird vermutet, daß zur Auslösung einer kräftigen immunbiologischen Reizbeantwortung ein bestimmtes Verhältnis zwischen der Zahl von Makrophagen und derjenigen von Lymphocyten erforderlich ist[55].

Eine weitere Funktion der Makrophagen in der Ontogenese ist deren Beteiligung an Vorgängen der *Organgenese*. In bestimmten Phasen der Organentwicklung kann an umschriebenen Stellen immer wieder ein mehr oder weniger massiver

[47] Reade 1968a, b.   [48] Karthigasu, Reade und Jenkin 1965.
[49] Reade, Turner und Jenkin 1965.
[50] Canat und Opie 1943b, Buddingh und Polk 1939a, b, c, Bang 1941.
[51] Übersicht bei Ball und Auerbach 1960, Good und Papermaster 1964, Ackerman 1967.
[52] Archer, Sutherland und Good 1964.
[53] Silverstein, Uhr, Kraner und Lukes 1963, Silverstein, Parshall und Uhr 1966 u. a.
[54] Reade, Turner und Jenkin 1965.
[55] Übersicht bei Argyris 1968.

Zelluntergang beobachtet werden. Offenbar stellt die Ausbildung einer bestimmten Organform und -größe das Resultat eines Zusammenspiels von Zellproliferation, Zelltod und Zellwanderung dar[56]. Solche von Zell- und Gewebenekrosen begleiteten Prozesse sind am Beispiel der Rückbildung des Kaulquappenschwanzes und des Mesonephros des Hühnchenembryos sowie der Morphogenese des Vogelflügels genauer untersucht worden[57]. Die Zell- und Kerntrümmer, die in derartigen Regressionszonen entstehen, werden von Makrophagen aufgenommen und abgebaut. In den nekrobiotischen Bezirken zeigt sich eine deutlich erhöhte Aktivität hydrolytischer Enzyme, die wohl zum größten Teil aus den Lysosomen von Makrophagen stammen[58].

Über die funktionelle Entwicklung der Makrophagensysteme in menschlichen Embryonen liegen nur spärliche Angaben vor. ANDERSEN und MATTHIESSEN (1966) beobachteten bei menschlichen Embryonen im Alter von 4—26 Wochen einen morphologisch und histochemisch charakterisierten histiocytären Zelltyp, der zur Phagocytose und Pinocytose fähig erscheint. Diese Makrophagen zeigen bereits eine erhebliche Aktivität von saurer Phosphatase und Esterasen; sie unterscheiden sich damit von den umgebenden Stromazellen, in deren Cytoplasma entsprechende lysosomale Fermente nicht nachgewiesen werden konnten. Derartige Makrophagen finden sich in den primitiven Blutgefäßen und im perivasculären Bindegewebe, vereinzelt auch in der Gefäßwand. In späteren Entwicklungsstadien treten Zellen mit gleichen morphologischen und cytochemischen Eigenschaften in größerer Zahl im Bereich von Knorpel, Knochen und Zahnanlagen, ferner auch an der Basis der Neuralanlage und im Bereich der Wand der Hirnbläschen auf.

C. Strukturelle Eigenschaften und anatomische Verteilung der Makrophagen

Wegen gewisser struktureller und cytochemischer Besonderheiten der Makrophagen im Blut und in den verschiedenen Geweben sollen im nachfolgenden Abschnitt die einzelnen Zelltypen in lokalisatorischer Hinsicht getrennt besprochen werden.

Eine enge Beziehung zwischen den cellulären Elementen des RES und solchen der Blutbildung, bzw. der Lympho- und Plasmocytopoese, besteht im Knochenmark und in den lymphoretikulären Organen[59]. Im Knochenmark wird der rosettenförmigen Gruppierung von Vorläufern der Erythrocyten um eine zentrale Reticulumzelle herum besondere Bedeutung für den Stoffaustausch zwischen diesen Zellen zugemessen („erythroblastische Inseln")[60]. Entsprechend enge Kontakte finden sich auch zwischen den Elementen des RES und den Zellen des lymphatischen Parenchyms, was vor allem für immunbiologische Vorgänge wichtig sein dürfte.

Eingehende Darstellungen der in diesen Geweben vorhandenen Zellarten finden sich bei ROHR (1960) und LENNERT (1961). Im elektronenoptischen Bild zeigen die als solche erkennbaren Makrophagen im allgemeinen ziemlich reichlich Cytoplasma, das eine Vielzahl verschiedener Organellen enthält. So finden sich zahlreiche, wechselnd große Bläschen, die dem glatten endoplasmatischen Reticulum zugehören, und gut ausgebildete Mitochondrien, dagegen eher spärlich freie Ribo-

[56] Übersicht bei GLÜCKSMANN 1951.
[57] SAUNDERS, GASSELING und SAUNDERS 1962, WEBER 1965, 1966, SALZGEBER und WEBER 1966, GLOMBEK 1968.
[58] BRACHET, DECROLY-BRIERS und HOYEZ 1958, WEBER 1966.
[59] Übersicht bei BROOKS und SIEGEL 1966.
[60] BESSIS und BRETON-GORIUS 1959, BESSIS 1966.

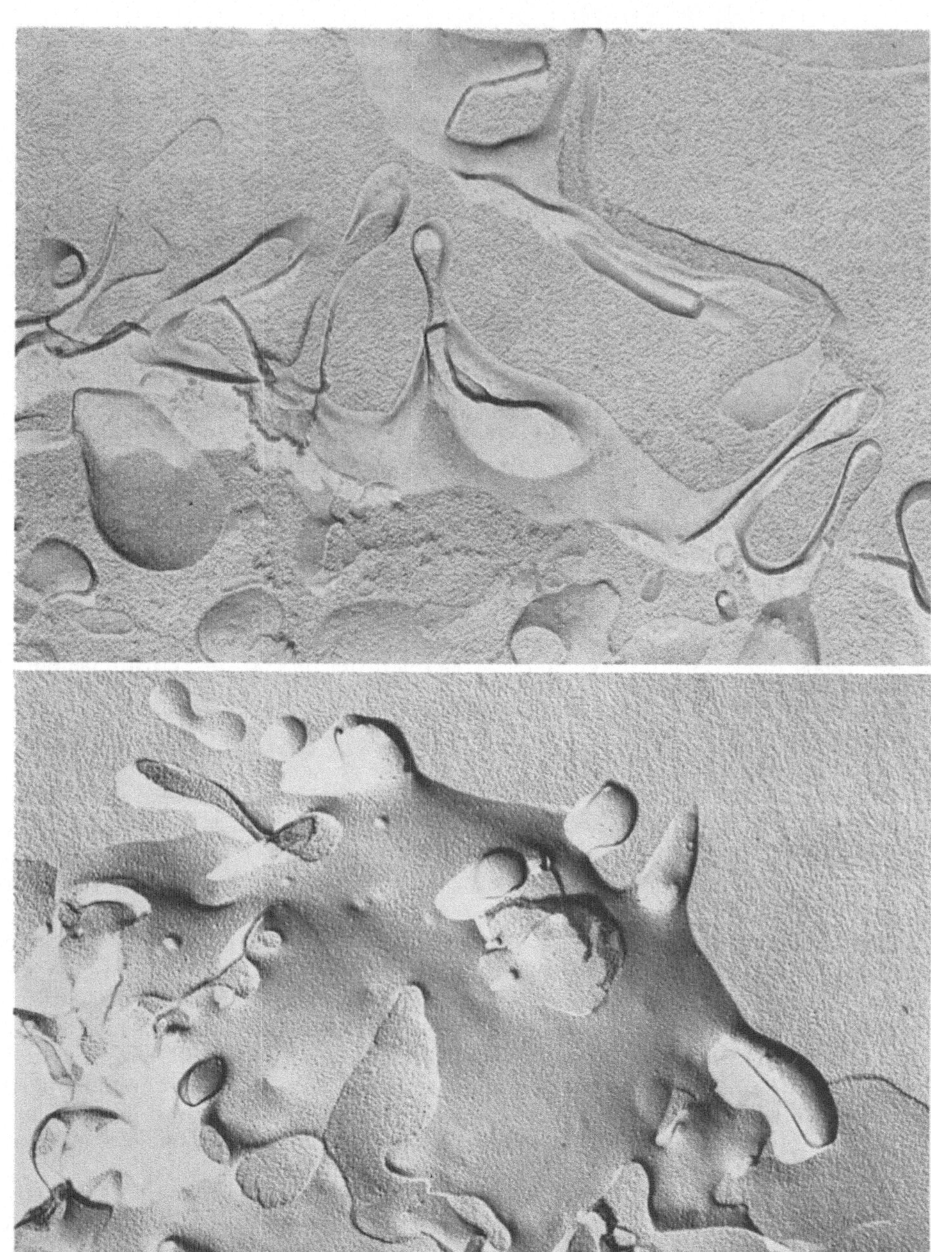

Abb. 2a u. b. Peritonealmakrophagen des Meerschweinchens, dargestellt mit Hilfe der Gefrier-
ätzmethode. a Cytoplasmatische Fortsätze und pinocytotische Bläschen (Pinosomen) (Vergr.
32500fach). b Aufsicht auf die Zelloberfläche mit mehreren cytoplasmatischen Fortsätzen, die
zum Teil abgebrochen sind (Vergr. 20000fach). (Aufnahmen: W. Th. Daems und P. Brederoo,
Laboratorium für Elektronenmikroskopie der Universität Leiden, Holland, mit bestem Dank
für die freundliche Überlassung)

somen und rauhes endoplasmatisches Reticulum. Viele Granula sind von einer
Membran umgeben und lassen eine erhebliche Aktivität für hydrolytische Enzyme
erkennen. Sie entsprechen primären und sekundären Lysosomen und/oder Phagolysosomen. Der Kern der Makrophagen ist meist mittelgroß, oft nierenförmig ein-
gebuchtet, mit wechselnd lockerer retikulärer Chromatinstruktur und deutlicher
Kernmembran. Je nach dem Funktionszustand der Zelle können im Cytoplasma
auch lamellär geschichtete Einschlüsse von der Art sog. Myelinfiguren beobachtet
werden, die — wenigstens zum Teil — Ablagerungen von Lipiden darstellen[61].
Im Bereich der Lysosomen und Phagosomen können hie und da auch mikro-
tubuläre Strukturen festgestellt werden[62]. Die Oberfläche der Zellen weist oft viele
Cytoplasmafortsätze auf, die mit Nachbarzellen in Kontakt stehen[63]. Bei den
Reticulumzellen im engeren Sinn[64] finden sich Zeichen von Faserbildung, wobei die
Fibrillen z.T. durch Cytoplasmafortsätze der eigenen oder benachbarten Reticulumzellen umhüllt sind[65]. Im ganzen gesehen, zeigt die Ultrastruktur der als
solche erkennbaren Zellen des RES einen hohen Differenzierungsgrad und entspricht nicht derjenigen unreifer Elemente. Von Fixations- und Einbettungsarte-
fakten freie Darstellungen der Makrophagen erhält man mit der „freeze etching"-
Methode[66] (Abb. 2).

I. Phagocytierende Zellen im zirkulierenden Blut

Im Gegensatz zu den als Mikrophagen bezeichneten Granulocyten[67] enthält
das Cytoplasma der als Makrophagen geltenden *Monocyten*[68] Granula, die keinen
ganz typischen Aufbau erkennen lassen. Diese Zellen enthalten einen hufeisen-
förmigen Kern, einen gut entwickelten und manchmal multizentrischen Golgi-
Apparat, rundliche oder längliche Mitochondrien, ein vorwiegend glattes endoplasmatisches Reticulum und, neben den obenerwähnten, verschiedenartigen
Granula, kleine Bläschen, die möglicherweise Pinosomen sind[69]. Die Ultrastruktur
der Monocyten weist auf einen deutlich höheren Differenzierungsgrad hin als diejenige der kleinen und größeren Blutlymphocyten. Obschon zwischen den beiden
Zellarten in der Regel erhebliche strukturelle Unterschiede bestehen, stößt die
Klassifizierung sog. mononucleärer Zellen auch bei elektronenoptischen Untersuchungen manchmal auf Schwierigkeiten, besonders dann, wenn sog. lymphoide
Reizformen vorhanden sind[70]. Bei den letzteren wie bei Blutmonocyten finden
sich beispielsweise perinucleäre Filamente[71].

Neben den Monocyten und Granulocyten sind auch die Thrombocyten zur
Phagocytose befähigt, da sie beispielsweise kleine Latexpartikeln aufnehmen
können[72]. Von Blutplättchen aufgenommene Thorotrastpartikeln finden sich
innerhalb cytoplasmatischer Spalträume[73]. Auch Mastzellen sind imstande, partikuläres Material zu phagocytieren[74]. Von den Lymphocyten, insbesondere den
kleinen Lymphocyten, wurde vielfach angenommen, daß sie Partikeln nicht aufnehmen können. In jüngerer Zeit zeigten aber TREPEL, WAUBKE und BEGEMANN

[61] Übersicht bei FUCHS, 1966.   [62] JOURNEY 1964.
[63] Übersicht bei BROOKS und SIEGEL 1966, GIESEKING 1966, LENNERT, CAESAR und MÜLLER
1967.
[64] UNDRITZ 1961.   [65] Übersicht bei GIESEKING 1966.   [66] DAEMS 1969.
[67] Übersicht bei CLINE, HANIFIN und LEHRER 1968.
[68] Vgl. dazu CLINE und LEHRER 1968.
[69] Übersicht bei BESSIS 1964, TREPEL und RASTETTER 1967, HIRSCH und FEDORKO 1968.
[70] Übersicht bei KLIMA 1961.
[71] Vgl. dazu DE PETRIS, KARLSBAD und PERNIS 1962.
[72] MOVAT, WEISER, GLYNN und MUSTARD 1965.
[73] WHITE 1968.
[74] PADAWER 1969.

(1966), daß auch als Lymphocyten bezeichnete Zellen, vor allem etwas größere Formen und solche mit hellerem Cytoplasma, in beschränktem Maß die Fähigkeit zur Phagocytose besitzen.

II. Sog. freie Makrophagen im Extravasculärraum

1. Makrophagen in serösen Höhlen

Bei Mäusen beteiligt sich an der cellulären Reaktion auf eine intraperitoneale Injektion von Polystyren-Latex-Partikeln eine heterogene Population von Phago-

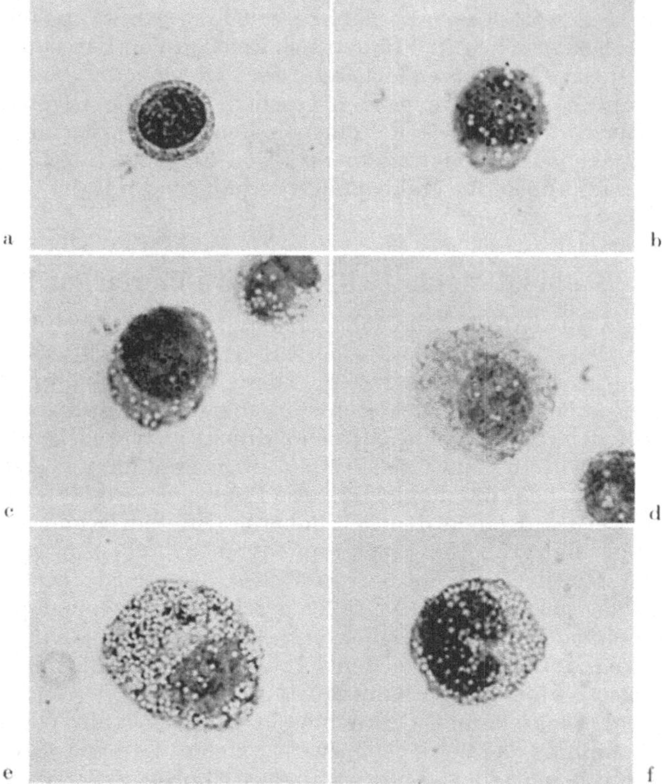

Abb. 3a—f. Beispiele phagocytierender, sog. mononucleärer Zellen aus dem Peritonealraum der Maus. a Unmarkierter kleiner Lymphocyt. b Markierte mittelgroße lymphoide Zelle. c Markierte größere lymphoide Zelle. d Unmarkierte lymphomonocytoide Zelle. e Unmarkierte monocytoide Zelle mit rundlichem Kern. f Unmarkierte monocytoide Zelle mit nierenförmigem Kern. Unterschiedliche Beladung der Zellen mit Polystyren-Latex-Partikeln (Ausstrichautoradiogramm, 1 Std nach intravenöser Injektion von Thymidin-^{3}H, mehrere Stunden nach intraperitonealer Injektion von $1{,}12 \times 10^{10}$ Polystyren-Latex-Partikeln von 0,8 μ Durchmesser in 3 ml physiologischer Kochsalzlösung. Giemsa. Vergr. 1000fach (Joos, Roos, Bürki, Bürki und Laissue 1969)

cyten, die neben Granulocyten zahlreiche sog. mononucleäre Elemente umfaßt. Die letzteren lassen sich morphologisch, färberisch, auf Grund ihres kinetischen Verhaltens und in bezug auf die Phagocytoseleistung in mehrere Gruppen unterteilen, nämlich (in der Reihenfolge der für diese Zelltypen ermittelten mittleren Phagocytosegrade pro Einzelzelle; Abb. 3, 4):

1. monocytoide Zellen mit rundem Kern,
2. monocytoide Zellen mit nieren- oder hufeisenförmigem Kern, die weitgehend den Blutmonocyten gleichen,
3. lymphomonocytoide Elemente,
4. größere lymphoide Zellen,
5. kleine Lymphocyten.

Auch hier finden sich kleine Lymphocyten, die eine geringe Zahl von Partikeln phagocytieren. Prüft man dagegen die totale Phagocytoseleistung einer bestimm-

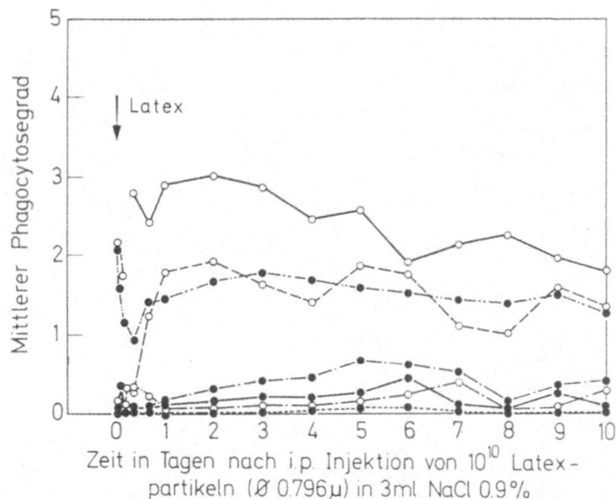

Abb. 4. Mittlere Phagocytosegrade (Maß der Beladung der Einzelzelle mit Partikeln) der verschiedenen Zellarten im Peritonealraum der Maus als Funktion der Zeit nach intraperitonealer Injektion von Polystyren-Latex-Partikeln mit einem Durchmesser von 0,8 µ. Die Kerngrößen wurden gradiert (*1* kleinste, *6* größte) (Joos, Roos, Bürki, Bürki und Laissue 1969)

○——○ Monocytoide Zellen mit rundem Kern
•—··—• Monocytoide Zellen mit nierenförmigem Kern
○— —○ Lymphomonocytoide Zellen
•—··—• Größere lymphoide Zellen (Kerngrößen 3 + 4)
•———• Eosinophile Granulocyten
○—·—○ Neutrophile Granulocyten
•········• Kleine Lymphocyten (Kerngrößen 1 + 2)

ten, morphologisch definierten Zellart auf Grund des Produkts aus Zellzahl und mittlerem Phagocytosegrad pro Einzelzelle, stehen die monocytoiden Zellen mit nierenförmigem Kern weit an der Spitze[75]. Es ergibt sich aus diesen Beobachtungen, daß Peritonealmakrophagen keine einheitliche Zellart darstellen, sondern einer heterogenen Population entsprechen, deren Herkunft und Entwicklungsmöglichkeiten zum guten Teil noch nicht geklärt sind.

Sowohl hinsichtlich Größe als auch in bezug auf die Entwicklung elektronenoptisch feststellbarer Zellorganellen nehmen die Peritonealmakrophagen eine Mittelstellung zwischen Blutmonocyten und Alveolarmakrophagen der Lunge ein[76]. Nach intraperitonealer Injektion von inerten Partikeln oder Endotoxin oder bei Inkubation der Zellen in einem Kulturmedium erfährt die Feinstruktur der Peritonealmakrophagen tiefgreifende Veränderungen, die durch eine Vergrößerung der Zelle, eine Vermehrung dichter Granula und der Mitochondrien sowie eine

---

[75] Joos, Roos, Bürki, Bürki und Laissue 1969.
[76] Vgl. dazu Cohn, Hirsch und Fedorko 1966.

Ausweitung des Golgi-Apparats gekennzeichnet sind. Überdies nimmt die Zahl der Pseudopodien zu. Solche „aktivierten Makrophagen" zeigen eine erhöhte Phagocytosefähigkeit[77] und sind von Alveolarmakrophagen der Lunge kaum mehr zu unterscheiden.

Von Interesse sind die elektronenoptischen Befunde von FELIX und DALTON (1956), die Unterschiede zwischen der Ultrastruktur freier Peritonealmakrophagen und derjenigen von Peritonealmesothelien aufzeigten. Die Mesothelien tragen an ihrer Oberfläche kurze Cytoplasmafortsätze, die eine Art Mikrovilli bilden. Auf-

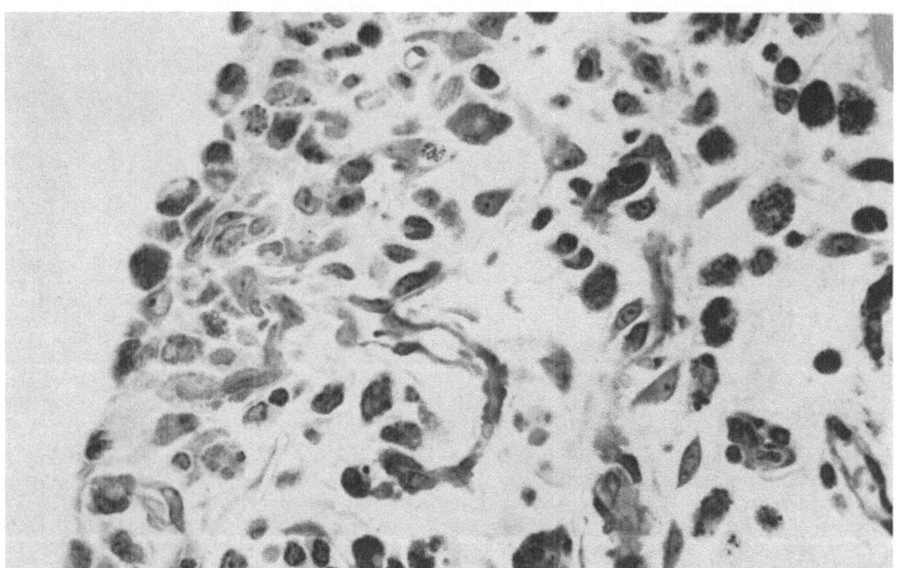

Abb. 5. Sog. „milky spot" im Mesenterium einer Ratte, 27 Tage nach Infektion mit Nippo-strongylus brasiliensis und 11 Tage nach Verabreichung des mastocytolytischen Agens 48/80. Der Milchfleck besteht aus kleinen Blutgefäßen, Fibroblasten und zahlreichen Makrophagen, die z.T. auch an der Oberfläche liegen (Giemsa, Vergr. 250fach). (Aufnahme: R. KELLER, Zürich, und B. SORDAT, Bern, mit bestem Dank für die freundliche Überlassung)

fällig sind zudem zahlreiche, wenig tiefe Einbuchtungen (Caveolae) sowie vesi-culäre Strukturen unter der Zellmembran, die wahrscheinlich kleinen Pinocytose-bläschen entsprechen. Nach den erwähnten Autoren sollen die mesothelialen Zellen keine Lysosomen besitzen. An verschiedenen Stellen finden sich auf dem Peri-toneum von Maus und Ratte, auch ohne vorherige Injektion von Fremdmaterial, umschriebene Ansammlungen von Makrophagen und anderen Zellen, die als sog. „tâches laiteuses" oder „milky spots" bezeichnet werden (Abb. 5). Wie CARR (1967 a, b, 1968 a, b) auf Grund elektronenoptischer Bilder gezeigt hat, sind diese Zellknötchen z.T. nicht von Mesothelzellen bedeckt.

2. Alveolarmakrophagen der Lunge

Mit der Methode von MYRVIK, LEAKE und FARISS (1961) gelingt es, aus einer Kaninchenlunge vitale Alveolarmakrophagen in genügender Zahl und Reinheit zu gewinnen. Die Lungen werden aus einem frisch getöteten Tier herauspräpariert, durch die Trachea mit einer physiologischen Salzlösung gefüllt und anschließend

---

[77] COHN, HIRSCH und FEDORKO 1966, SANDERS und ADEE 1969.

sorgfältig massiert. Nach Öffnen der Trachealklemme kann die Spülflüssigkeit auf-
gefangen und zentrifugiert werden. Die Alveolarmakrophagen können anschlies-
send direkt im Licht- und Elektronenmikroskop untersucht werden oder lassen
sich auch in verschiedenen Medien züchten.

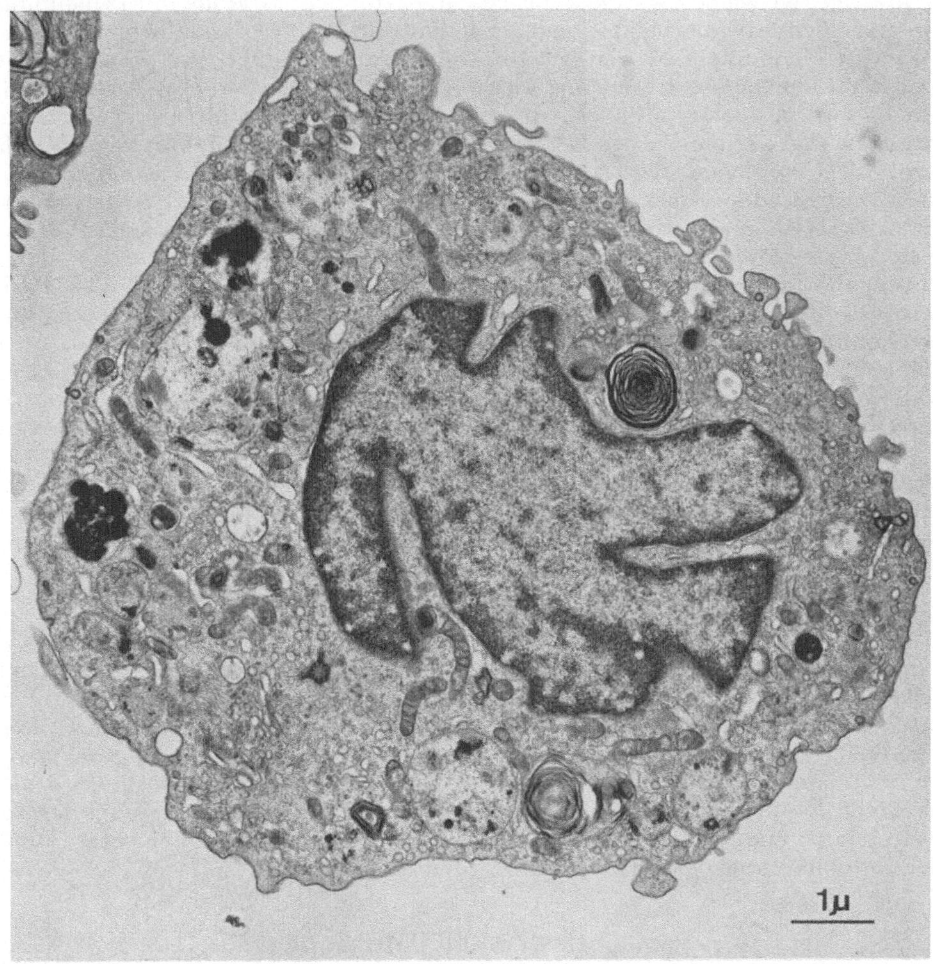

Abb. 6. Freier Alveolarmakrophag aus einer Affenlunge. Man beachte die cytoplasmatischen
Fortsätze an der Zelloberfläche, die ziemlich zahlreichen Mitochondrien sowie reichlich
Granula, die u.a. Pinosomen, Lysosomen und Phagolysosomen entsprechen dürften, ferner
sog. Myelinfiguren (Glutaraldehydfixation, Nachfixation mit OsO$_4$. Vergr. 11000fach).
(Aufnahme: E. WEIBEL, Bern, mit bestem Dank für die freundliche Überlassung)

Als Antwort auf verschiedenste Reize, wie Inhalation von Bakterien oder
inerten Partikeln, sammeln sich in den Lungenalveolen freie Makrophagen an,
die eine ähnliche Ultrastruktur zeigen wie diejenigen der Peritonealhöhle (Abb. 6)[78].
Nach experimenteller Infektion der Atmungswege mit Tuberkelbakterien[79], intravenöser Injektion von vollständigem Freundschem Adjuvans[80] oder Inhalation
inerter Partikeln[81] kann das Erscheinen von Alveolarmakrophagen mit besonders

---

[78] LEAKE und MYRVIK 1966.   [79] LEAKE und MYRVIK 1966.
[80] MOORE und SCHOENBERG 1964a, GALINDO und IMAEDA 1966.   [81] SANDERS und ADEE 1968

zahlreichen Phagosomen und Phagolysosomen hervorgerufen werden. Bei Kaninchen, denen intravenös BCG in Mineralöl injiziert worden waren, finden sich in den Alveolarmakrophagen im Verlauf von 1—2 Wochen morphologische Veränderungen, die denjenigen epitheloider Zellen entsprechen. Im besondern treten ein kräftiger entwickeltes Ergastoplasma und zahlreiche Granula in Erscheinung[82]. Die einzelnen Alveolarmakrophagen können durch Cytoplasmafortsätze miteinander verbunden sein, wobei sich die Cytoplasmaausläufer benachbarter Zellen manchmal lamellenartig aneinanderlegen[83]. Die Alveolen sind von Alveolarwandzellen, sog. Alveolarepithelien, ausgekleidet, deren Struktur im elektronenoptischen Bild derjenigen von frei in den Alveolen liegenden Makrophagen ähnlich sieht. Im Cytoplasma dieser Alveolarwandzellen können verschiedenste Strukturen, insbesondere viele osmiophile, lamellär geschichtete Körper, ferner zahlreiche Vesikeln und lysosomenähnliche Granula nachgewiesen werden[84]. Die in Form langer, dünner Fortsätze flach ausgebreiteten Zellen liegen einer eigenen Basalmembran auf, die diejenige der Capillaren vielerorts berührt. Die Berührungsstellen zwischen den dünn ausgezogenen Alveolarwandzellen sind in Form sog. Zonulae occludentes ausgebildet[85], wobei der Abstand zwischen den beiden Zellmembranen weniger als 100 Å beträgt[86]. Die Frage, ob diesen Zellen eine exkretorische Funktion zukommt, bedarf einer weiteren Klärung[87]. Wie kinetische Untersuchungen mit Hilfe einer stabilen Zellmarkierung erkennen ließen, stammt zum mindesten ein großer Teil der freien Alveolarmakrophagen von Blutmonocyten (s. S. 37), die nach dem Austritt in die Lungenalveolen funktionelle und ultrastrukturelle Zeichen einer Aktivierung bzw. „Differenzierung" aufweisen. Es bleibt noch zu prüfen, ob auch Alveolarwandzellen sich ablösen und zu freien Alveolarmakrophagen werden können.

3. Freie Makrophagen in Gelenkhöhlen und Bursen

Die Ultrastruktur der Gelenkmakrophagen mit gut ausdifferenziertem Cytoplasma ist derjenigen von Makrophagen anderer Lokalisation sehr ähnlich[88]. Untersuchungen an Patienten mit rheumatoider Arthritis zeigten, daß die phagocytierenden Zellen der Synovialflüssigkeit unter pathologischen Bedingungen auch Immunkomplexe sowie Zell- und Kerntrümmer aufnehmen[89]. Allerdings scheint bei dieser Krankheit, neben dem Erscheinen von Makrophagen, besonders das Auftreten polymorphkerniger Granulocyten mit phagocytierten Kerntrümmern oder Immunkomplexen diagnostische Bedeutung zu haben[90].

III. Sog. „ortsständige" Makrophagen

Die sog. „ortsständigen" oder „fixen" Makrophagen entsprechen zur Hauptsache den Zelltypen, die dem von Aschoff (1923) umschriebenen RES im engeren Sinn zugehören. Diese Zellelemente finden sich vor allem als Reticulumzellen und Uferzellen der Lymphsinus im lymphoretikulären Gewebe (Thymusmark, Milz,

---

[82] Leake und Myrvik 1968.   [83] Policard, Collet, Martin und Reuet 1965.
[84] Karrer 1960, Low 1952, 1953, Kistler, Caldwell und Weibel 1967.
[85] Farquhar und Palade 1963.
[86] Kistler, Caldwell und Weibel 1967.
[87] Tyler und Pangborn 1964, Buckingham, Heinemann, Sommers und McNary 1966, Sorokin 1967; vgl. auch Caulet, Adnet und Legeay 1968.
[88] Huth und Langer 1965, Adam 1966.
[89] Zucker-Franklin 1966, Bodel und Hollingsworth 1966, Malinin, Pekin und Zvaifler 1967.
[90] Hollander, McCarty, Astorga und Castro-Murillo 1965, Krassinine, Kahan, Amor und Delbarre 1966, Bloch-Michel, Benoist und Ripault 1967.

Lymphknoten, Tonsillen, lymphoretikuläre Strukturen des Magendarmtrakts) und als Reticulumzellen im Knochenmark, kommen aber auch in chronisch-entzündlich veränderten Geweben vor[91]. Ferner sind ihnen die Kupfferschen Sternzellen der Leber zuzuordnen.

1. Kupffersche Sternzellen der Leber

Es ist von Interesse, daß es im elektronenoptischen Bild nicht ohne weiteres gelingt, auf Grund der Ultrastruktur zwischen Kupfferschen Sternzellen und Endothelien der Sinusoiden zu unterscheiden[92]. Dies trifft vor allem dann zu, wenn das RES durch Substanzen, wie Glukan, stimuliert wurde und in den Sinusoiden kleine Zellherde oder -knötchen entstehen[93]. Andere Autoren[94] kommen auf Grund elektronenoptischer Untersuchungen allerdings zu dem Schluß, daß der Feinbau der Kupfferschen Sternzellen und derjenige der Sinusendothelien nicht völlig identisch sind. Die ersteren enthalten deutliche lysosomale Granula und tubulusähnliche Invaginationen („worm-like structures") der Zelloberfläche, während die letzteren sog. Fenestrationen aufweisen. Bei Überladung des Organismus mit kolloidalem Metall können neben den Sternzellen mit der Zeit auch die Parenchymzellen der Leber die Metallteilchen aufnehmen[95]. Dabei speichern die Kupfferschen Zellen das Material in groben Schollen, die Leberzellen dagegen in feindisperser Form.

Wie aus morphologischen Untersuchungen an der Kaninchenleber hervorgeht, werden intravenös injizierte Latexpartikeln zunächst nur von einem kleinen Teil der Kupfferschen Sternzellen phagocytiert[96]. Bei sog. „Blockade"-Versuchen sollte deshalb immer auch eine morphologische Kontrolle der Leber und Milz durchgeführt werden.

2. Makrophagen in der Milz

Die Wand der Blutsinus der Milz zeigt bei den meisten Säugern im elektronenoptischen Bild einen dreiteiligen Aufbau: Gegen das Sinuslumen zu liegt eine einzellige Lage sich zeitweilig berührender Endothelien, die nur stellenweise durch eine Basalmembran von der Zellage am Rand des Markstrangs getrennt sind. Zwischen den benachbarten Sinus finden sich netzartig miteinander und z. T. mit den Endothelien verbundene Reticulumzellen, ferner Erythrocyten, Makrophagen, Lymphocyten, polymorphkernige Granulocyten und vereinzelte Mastzellen. Bei verschiedenen Säugerspecies, wie etwa der Maus, liegt im Maschennetz der roten Pulpa außerdem noch blutbildendes Parenchym[97]. In den Marksträngen zeigen die Reticulumzellen eine netzartige Anordnung, wobei die Retikulinfasern in die Grundsubstanz eingelagert oder von Cytoplasmafortsätzen umgeben sind[98]. Die Reticulumzellen der Markstränge unterteilen dieselben in viele kleine Kammern. Die Ultrastruktur der Sinusendothelien und Reticulumzellen der Markstränge unterscheidet sich u. a. darin, daß die letzteren eine stark zerklüftete Oberfläche aufweisen[99].

Distal der Aufzweigungsstelle der Follikelarterien verjüngt sich die Gefäßlichtung auf kurzer Strecke. Die engen, mit kubischem Endothel ausgekleideten

---

[91] Übersicht bei MORRIS 1968.   [92] RÜTTNER und VOGEL 1957.
[93] SCHMIDT 1960, NICOLESCU und ROUILLER 1967.
[94] Vgl. dazu WISSE 1969.
[95] WESSEL, GEDIGK und GIERSBERG 1966.
[96] SCHOENBERG, GILMAN, MUMAW und MOORE 1961.
[97] Übersicht bei GALINDO und FREEMAN 1963, MOORE, MUMAW und SCHOENBERG 1964, ROBERTS und LATTA 1964.
[98] WEISS 1963.   [99] WEISS 1963.

2*

Hülsenarterien münden in die Mitte der Markstränge, oft ohne eine direkte Beziehung zu den Sinus aufzunehmen. Das Blut tritt dann aus den Marksträngen durch nahe gelegene Öffnungen (Fenestrationen) in der Basalmembran in die Sinus über[100]. Offensichtlich ist der Blutstrom in den Marksträngen sehr stark verlangsamt. Auf diese Weise kommen die Makrophagen der Markstränge in engsten Kontakt mit gealterten Zellen und Zelltrümmern, die dann rasch phagocytiert werden können.

In der weißen Pulpa sind die Reticulumzellen teilweise konzentrisch um die Zentralarterien angeordnet oder bilden ein Geflecht innerhalb der Keimzentren (sog. Centron). Ihre Ultrastruktur ist derjenigen der Reticulumzellen der Markstränge sehr ähnlich. Die Zentralarterien münden entweder direkt in das periarterielle Reticulum der Lymphfollikel oder durchlaufen die letzteren, um die den Follikeln benachbarten Markstränge oder Sinus zu erreichen[101]. Besonders bei der Ratte findet sich um die dicht mit Lymphocyten besetzte Zone der weißen Pulpa herum ein sog. Marginalsinus, der von einer reticulohistiocytären Scheide („marginal sheath") begrenzt wird. Intravenös injizierte Kohlepartikeln treten durch die postarteriolären Blutgefäße aus und erreichen den Marginalsinus; anschließend werden sie von benachbarten Makrophagen aufgenommen. Nur vereinzelt gelangen sie in Keimzentren hinein[102]. Die Reticulumzellen in den Keimzentren bilden oft zahlreiche dendritische Fortsätze und werden durch sog. Zonulae adhaerentes, Zonulae occludentes und desmosomenähnliche Bildungen miteinander verbunden[103]. Sie sind nicht mit den Makrophagen identisch, die in ihrem Cytoplasma oft sog. „tingible Körperchen", zur Hauptsache phagocytierte Kerntrümmer von Germinoblasten[104] oder ausnahmsweise von Plasmazellen[105], enthalten. Die „tingiblen Körperchen" sind Ausdruck eines fortwährenden Zelluntergangs der lymphoiden Keimzentrenzellen kurz vor oder während der Mitose[106].

3. Makrophagen in Lymphknoten

In den Lymphknoten sind die zahlreichen Reticulumzellen wiederum wichtige Bestandteile des Grundgerüsts des lymphoretikulären Gewebes. Sie finden sich als verzweigte Zellen, die Retikulinfasern bilden, im Bereich der Markstränge und der Keimzentren der Lymphfollikel. Eine Besonderheit stellen die Uferzellen der Lymphsinus dar. Sie sind flach ausgebreitet und besitzen ein gut differenziertes Cytoplasma, dessen Fortsätze sich manchmal über den ganzen Sinus ausspannen. Zwischen den einzelnen Zellen finden sich wechselnd große Lücken von 55—140 Å. Es ist fraglich, ob die Uferzellen zu Recht den Makrophagen zugeordnet werden. Subcutan injizierte Kohlepartikeln werden von ihnen nur in geringer Zahl aufgenommen, während sie eine erhebliche Pinocytoseaktivität zeigen. Deutliche Phagocytose findet sich dagegen bei den frei in den Lymphsinus liegenden und wahrscheinlich zum guten Teil auf dem Lymphweg herangelangten Makrophagen (Abb. 7)[107]. Gegen das lymphatische Parenchym zu liegt an der Außenseite der Lymphsinus der sog. perisinusoidale Raum, in dem kollagene Fibrillen und/oder verzweigte Reticulumzellen liegen können[108]. Zwischen den Uferzellen der Lymphsinus und dem lymphatischen Parenchym besteht keine eigentliche Basalmem-

[100] Weiss 1963.   [101] Übersicht bei Galindo und Imaeda 1962, Weiss 1964.
[102] Übersicht bei White 1969.
[103] Milanesi 1966, Lennert, Caesar und Müller 1967.
[104] Cottier 1961, Fliedner, Kesse, Cronkite und Robertson 1964, Fliedner 1967.
[105] Swartzendruber und Congdon 1963, Swartzendruber und Hanna 1965.
[106] Odartchenko, Lewerenz, Sordat, Roos und Cottier 1967.
[107] Vgl. dazu Morris 1968.
[108] Sorensen 1960, Clark 1962, Tanaka 1962, Moe 1963, Movat und Fernando 1964.

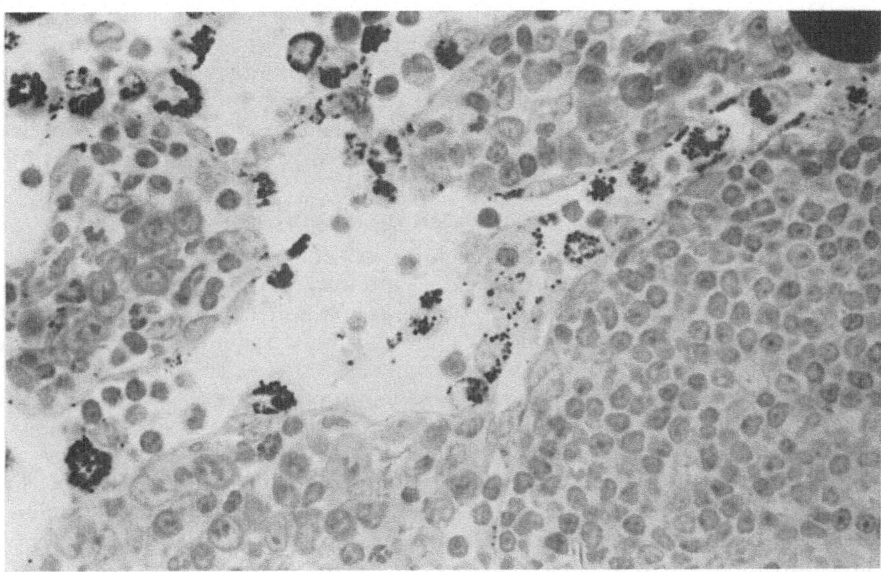

Abb. 7. Lumbaler Lymphknoten der Maus, 6 Std nach subcutaner Tuscheinjektion in die Inguinalgegend. Mit Partikeln beladen sind vor allem die freien Makrophagen in den Sinus, weniger die flachen Uferzellen (Giemsa, Vergr. 250fach). (Aufnahme: B. SORDAT, Bern, mit bestem Dank für die freundliche Überlassung)

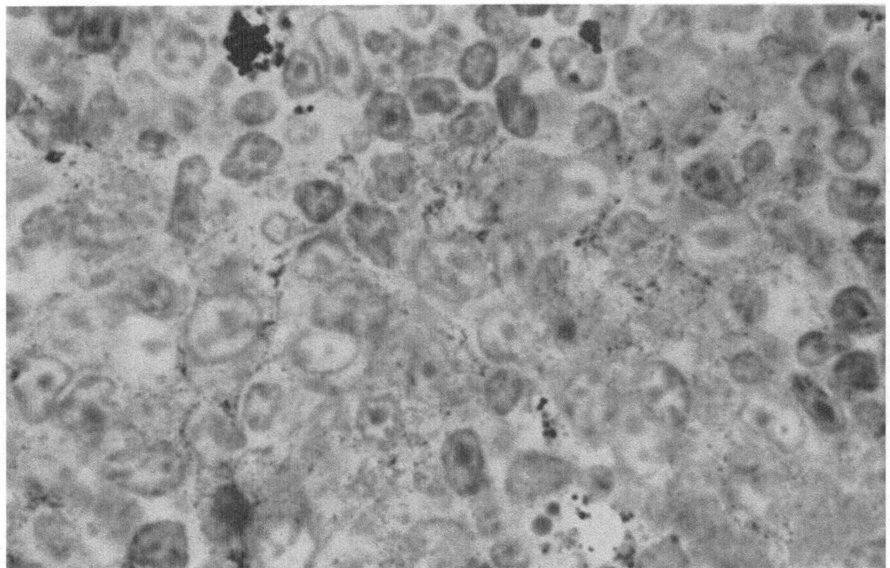

Abb. 8. Keimzentrum eines lumbalen Lymphknotens der Maus, 6 Std nach subcutaner Tusche-injektion in die Inguinalgegend. Tuscheteilchen finden sich in erster Linie in den Makrophagen, die auch tingible Körperchen enthalten („tingible body macrophages"), während in den übrigen Keimzentrengebieten das injizierte Material mehr intercellulär liegt (Giemsa, Vergr. 800fach). (Aufnahme: B. SORDAT, Bern, mit bestem Dank für die freundliche Überlassung)

bran[109]. Von besonderer Bedeutung sind die in der paracorticalen Zone gelegenen postcapillären Venolen, deren Endothel bei immunbiologisch intakten Individuen aus kubischen Zellen besteht. Vor allem im Bereich dieser Gefäße erfolgt der Austritt rezirkulierender Lymphocyten aus der Blutbahn in das lymphoretikuläre Gewebe des Lymphknotens[110]. Die Keimzentren zeigen in Lymphknoten denselben Bau wie in der Milz und anderen lymphoretikulären Organen (Abb. 8)[111].

4. Makrophagen im Thymus

Die Ultrastruktur des Thymus ist in jüngster Zeit von verschiedenen Autoren untersucht worden[112]. Das lymphatische Parenchym der Thymusrinde wie des -marks liegt in einem Netzwerk, das vor allem aus epithelialen Zellen mit desmosomalen Verbindungen aufgebaut ist und sich von den ebenfalls vorhandenen Makrophagen und Reticulumzellen unterscheidet. Die epithelialen Zellen bilden, zusammen mit der ihnen anliegenden Basalmembran, eine Schranke, die sowohl um jedes Thymusläppchen herum gebildet ist als auch die Blutgefäße und retikulären Strukturen umschließt. Die epithelialen Zellen enthalten überdies Strukturen, die an sekretorische Organellen erinnern[113]; im Mark gewisser Species bilden sie die sog. Hassalschen Körperchen, in denen ein Abbau von Thymocyten, Granulocyten und Makrophagen stattfindet[114]. Vielfach finden sich im Thymusgewebe Makrophagen, deren Cytoplasma mit schollenförmigem, PAS-positivem Material beladen ist. Die Häufung von Mitosefiguren lymphoider Zellen in der Nachbarschaft solcher Elemente hat zu der Vermutung geführt, daß die letzteren einen proliferationsfördernden Einfluß auf das lymphatische Parenchym ausüben[115]. Die Natur der PAS-positiven Thymuszellen bedarf indessen einer weiteren Klärung[116].

5. Makrophagen im Knochenmark

Nach einer intravenösen Tuscheinjektion können im Knochenmark bereits nach kurzer Zeit mit Kohlepartikeln beladene Endothelzellen der Sinusoide und wenig später Makrophagen im Extravasculärraum beobachtet werden. Es wird berichtet, daß die Partikeln aus der Blutbahn durch Endothelzellen abgefangen werden, und daß sich die mit phagocytiertem Material beladenen Endothelzellen als solche in das Mark verschieben[117]. Im Gegensatz zu Capillaren und gewissen Sinusoiden anderer Organe fehlt den Sinusoiden im Knochenmark eine Basalmembran; sie sind von einer einzigen Lage von Endothelien ausgekleidet[118]. In neuerer Zeit ist gezeigt worden, daß die Blutmonocyten wenigstens zum großen Teil aus dem Knochenmark stammen. Tatsächlich finden sich hier, in allerdings geringer Zahl, unreife Zellen, die an Glas anhaften und sich in vitro in typische Makrophagen verwandeln können. Diese, als Promonocyten bezeichneten Elemente sind deutlich peroxydasepositiv, enthalten nur eine geringe Zahl lysosomaler Granula, besitzen ein Centrosom und zeigen bei Lebendbetrachtung im Phasenkontrastmikroskop typische Ausstülpungen der Zelloberfläche[119]. Außerdem kommen im Knochenmark auch Elemente vor, die alle Kennzeichen von Blutmonocyten aufweisen.

---

[109] Tanaka 1962.   [110] Gowans und Knight 1964.
[111] Übersicht bei Lennert, Caesar und Müller 1967.
[112] Übersicht bei Tanaka 1962, Clark 1964, Izard 1966, Clark 1966, Heiniger, Riedwyl, Giger, Sordat und Cottier 1967.
[113] Clark 1964, Mandel 1968.   [114] Blau 1967.
[115] Metcalf 1964.   [116] Übersicht bei Hess 1968.
[117] Weiss 1961, Hudson und Yoffey 1963.
[118] Übersicht bei Yoffey 1965, Hudson und Yoffey 1966, Weiss 1967.
[119] Übersicht bei Hirsch 1969.

6. Übrige Gefäßendothelien

Auch Endothelzellen der Arterien, Venen und meisten Capillaren, die nach
ASCHOFF (1923) nicht dem RES im engeren Sinn zugezählt werden, können unter
gewissen Bedingungen partikuläres Material phagocytieren. Allerdings ist hervorzuheben, daß diese Elemente, wie die übrigen Gefäßendothelien, die Bedingungen
für eine Zuordnung zu den Makrophagen nicht oder nur teilweise erfüllen.

Die Endothelzellen dieser Gefäße besitzen eine vielgestaltige Ultrastruktur.
Ihr Cytoplasma bildet z. T. ins Gefäßlumen hineinragende Pseudopodien und enthält im lumennahen Anteil viele kleine Vesikeln, die Pinocytosebläschen entsprechen. WEIBEL und PALADE (1964) beobachteten in Endothelien von Arterien
und Venen der Ratte, neben Mitochondrien, Vesikeln und Strukturen des Golgi-
Apparats, eine besondere stäbchenförmige Zellorganelle, die einen Durchmesser
von 0,1 μ und eine Länge bis zu 3 μ aufweist. Diese Organellen scheinen in Gefäßendothelien des kleinen Kreislaufs in größerer Zahl vorhanden zu sein als in solchen
des großen Kreislaufs[120]. Die Endothelzellen liegen meistens einer kontinuierlichen
Basalmembran auf. Die Berührungsstellen zwischen zwei benachbarten Endothelzellen zeigen im elektronenoptischen Bild den Bau von sog. Zonulae occludentes;
zwischen den beiden Zellen findet sich osmiophiles Material, das zu einer dünnen
Membran verdichtet ist[121]. Eine eigentliche Lückenbildung zwischen benachbarten
Endothelzellen konnte bis jetzt im Elektronenmikroskop nicht nachgewiesen
werden. Die Vorgänge. die zum Kleben oder zum sog. „sticking" der Leukocyten
an den Gefäßendothelien führen, sind weitgehend ungeklärt. Unter experimentellen
Bedingungen konnte gezeigt werden, daß die viscöse Metamorphose und an-
schließende Aggregation von Thrombocyten nur an denjenigen Stellen der Gefäßwand erfolgen, an denen die Endothelzellen nicht mehr vorhanden sind. Die
Thrombocyten liegen dann direkt auf der Basalmembran[122], ohne daß zwischen
den Plättchen und der Basalmembran eine Ablagerung von Fibrinogen beobachtet
werden konnte[123].

Unter experimentellen Bedingungen wird partikuläres Material vor allem dann
von Endothelzellen der Arterien und Venen phagocytiert, wenn das übrige RES
bereits überladen ist. Die Partikeln werden dabei in typischen Endothelphago-
somen abgelagert[124]. Gewisse kleine Partikeln, wie intravenös injiziertes Ferritin,
können auch im Cytoplasma freiliegend gefunden werden[125], ähnlich, wie dies für
Thorotrastpartikeln in Leberzellen beschrieben wurde[126].

IV. Histiocyten, Fibroblasten, Granulationsgewebe

Die Histiocyten zeigen alle eine mehr oder weniger ausgeprägte Fähigkeit zur
Phagocytose. In beschränktem Maß trifft dies auch für die Fibrocytenreihe zu.
Die im Vergleich zu Histiocyten stärkere Ausbildung des rauhen endoplasmatischen
Reticulums bei Fibroblasten und Fibrocyten[127] hängt wahrscheinlich mit der
Faserbildung durch die letzteren zusammen. Auch epitheloide Zellen in Granu-
lationsgeweben zeigen ein weit ausgedehntes rauhes endoplasmatisches Reti-
culum[128]. Es bleibt noch zu prüfen, welcher Art von Proteinsynthese diese Struk-

---

[120] FUCHS und WEIBEL 1966.
[121] Übersicht bei KISTLER, CALDWELL und WEIBEL 1967.
[122] COTTIER 1962, BAUMGARTNER, TRANZER und STUDER 1967 a, b.
[123] COTTIER, ROOS, RENTSCH und CRONKITE 1961.
[124] COTRAN 1965.
[125] FLOREY 1967.
[126] CASLEY-SMITH und READE 1965.
[127] GIESEKING 1966
[128] PERNIS, BAIRATI und MILANESI 1966; GUSEK 1967.

turen dienen. Bei Phagocytose werden sowohl in epitheloiden Zellen als auch in Fibroblasten die Partikeln in typische Phagosomen eingeschlossen[129]. Ferner verfügen diese Zellen auch über lysosomale Strukturen.

V. Epithelien

Unter gewissen Bedingungen sollen auch Epithelien imstande sein, partikuläres Material zu phagocytieren[130]. Diese Angabe zeigt erneut, daß die Phagocytose kleiner Partikeln keineswegs eine Eigenschaft nur der Makrophagen darstellt.

D. Vorläufer, Proliferationseigenschaften, Differenzierung und Schicksal der Makrophagen

I. Anwendungsmöglichkeiten morphologischer, cytologischer und besonderer Kulturmethoden zur Klärung der Makrophagenkinetik

Konventionelle cytologische und histologische Untersuchungen an Makrophagen und am RES gestatten es, in Kombination mit der Injektion oder Zugabe partikulären Materials, einen Einblick in die Phagocytoseleistung, die Grobstruktur, die Lokalisation und die topographischen Beziehungen der verschiedenen Zellarten zu vermitteln[131].

Für die Beurteilung der Fragen nach Herkunft, Proliferation und Entwicklungsmöglichkeiten der Zellen stehen heute *Methoden der radioaktiven Markierung* zur Verfügung, die in einem späteren Abschnitt näher besprochen werden (S. 26). Dank dieser Techniken gelang es beispielsweise zu zeigen, daß im zirkulierenden Blut DNS-synthetisierende Zellen vorhanden sind[132], daß kleine Blutlymphocyten auf eine geeignete Stimulation hin in Proliferation treten können[133] und daß ein großer Teil der gleichen Zellen vom Blut in die Lymphe und wieder zurück ins Blut zirkuliert (Rezirkulation)[134]. Eine Rezirkulation von Makrophagen konnte bis jetzt nicht nachgewiesen werden; es ist aber gut bekannt, daß auch Makrophagen auf dem Lymph- und Blutweg sowie im Gewebe wandern können[135].

Elektronenoptische Methoden sind geeignet, Aufschluß über die Feinstruktur der Makrophagen, im besonderen der Zellorganellen, der Zelloberfläche und der zwischenzelligen Beziehungen, zu geben. Große Bedeutung hat diese Technik auch für die Klärung der Frage, ob eine Zelle die für eine bestimmte Leistung, wie etwa eine kräftige Proteinsynthese, notwendigen Organellen besitzt. Überdies gestattet diese Methode, Aussagen über den Differenzierungsgrad einer Zelle zu machen; bei vielen differenzierten Elementen gelingt es, auf Grund der ultrastrukturellen Beschaffenheit eine unzweideutige Zuordnung derselben zu der einen oder anderen Zellinie vorzunehmen. Für funktionelle Untersuchungen empfiehlt es sich oft, die Elektronenmikroskopie mit autoradiographischen, histochemischen und/oder immunohistochemischen Techniken zu kombinieren.

Cytochemische Untersuchungen an Makrophagen dienen vor allem dazu, die chemischen Bestandteile und die Enzymaktivitäten der Makrophagen zu ermitteln.

---

[129] BLÜMCKE, RODE und NIEDORF 1967.   [130] ROPES 1930.

[131] Übersicht der früheren Literatur bei MAXIMOW 1909, CUNNINGHAM 1922, FRIED 1927, LEWIS 1926/27, MAXIMOW 1927a, b, c, CAPPELL 1930, KOLOUCH 1939, BERMAN 1942, PADAWER und GORDON 1956, ROHR 1960, LENNERT 1961, LEDER 1967.

[132] BOND, FLIEDNER, CRONKITE, RUBINI, BRECHER und SCHORK 1959.

[133] MACKINNEY, STOHLMAN und BRECHER 1962.

[134] Übersicht bei GOWANS und KNIGHT 1964.

[135] Übersicht bei TURK und POLÀK 1967, YAM, FINKEL, WEINTRAUB und CORSBY 1968, MORRIS 1968.

Ob aus solchen Gegebenheiten, beispielsweise übereinstimmenden Aktivitäten von Enzymen bei Monocyten des Blutes und sog. Promyelocyten des Knochenmarks[136], auf das Vorliegen einer und derselben Zellinie geschlossen werden darf, erscheint fraglich. Die Arbeiten von DANNENBERG u. Mitarb.[137] sowie von FEDORKO und HIRSCH (1966) zeigen, daß die Enzymaktivität einer Zelle vor allem deren Funktionszustand widerspiegelt[138] und somit in vielen Fällen, im besonderen in bezug auf hydrolytische Enzyme, kein zuverlässiges Merkmal für eine bestimmte Zellinie darstellt.

Die *Zell- oder Gewebekultur*[139] wird von vielen Untersuchern angewandt, um mögliche Transformationen oder Differenzierungsvorgänge von Blutzellen sowie von Zellen des Knochenmarks oder des lymphoretikulären Gewebes prüfen zu können[140]. Neuerdings wurde vor allem die Transformation von Blutlymphocyten nach in vitro-Inkubation mit mitogenen Substanzen, wie Phythämagglutinin (PHA), untersucht[141]. Im Verlauf dieses Geschehens treten humorale Faktoren auf, die die Proliferation der lymphoiden Zellen fördern („lymphocyte growth promoter" [LGP], „mitogenic principle"; Übersicht bei IMRIE und MUELLER 1968). Es ist noch nicht entschieden, ob sich Makrophagen (z. B. Blutmonocyten) an der Produktion solcher Substanzen beteiligen. Ob bei Blutzellkulturen dieser Art eine Umwandlung von Lymphocyten in lymphoide Blasten und dann in Makrophagen vorkommt, steht noch nicht fest. Untersucht man PHA-stimulierte Blutzellen mit cytochemischen Methoden auf ihren Enzymbestand, lassen sich bei vielen dieser Elemente mit zunehmender Kulturdauer vermehrt hydrolytische Enzyme feststellen[142]. Von Interesse ist die Angabe von ELVES, GOUGH und ISRAELS (1966), daß eine derartige Zunahme der Enzymaktivität vor allem dann erfolgt, wenn in der Kultur auch eine gewisse Anzahl polymorphkerniger Leukocyten vorhanden ist. Makrophagen in Kultur zeichnen sich auch dadurch aus, daß sie mit Vorliebe an der Glasoberfläche anhaften[143]. Makrophagen konnten in Kultur bis zu 220 Tage lebensfähig erhalten werden, ohne daß sich die Zahl der lebenden Zellen wesentlich vermindert hätte. Bis zu 43 Tage fanden sich unter den Makrophagen vereinzelte Zellen in Mitose. Noch nach 150 Tagen ließen sich Zellen beobachten, die Bakterien phagocytieren konnten[144]. Die in der in vitro-Kultur beobachtete blastoide Transformation lymphoider Zellen steht in Übereinstimmung mit Beobachtungen an *in vivo-Kulturen* in intraperitoneal oder subcutan eingepflanzten zelldichten Diffusionskammern (Millipore-Kammern), die mit Lymphocyten des Ductus thoracicus[145], Zellen aus der Peritonealhöhle[146] oder „buffy coat"-Zellen aus venösem Blut[147] beschickt worden waren. Aus den Untersuchungen von Ross und LILLYWHITE (1965) über die Ultrastruktur cellulärer Elemente in subcutan eingepflanzten Diffusionskammern beim Meerschweinchen geht hervor, daß die beobachteten Zellveränderungen je nach Herkunft der verwendeten „buffy coats" verschieden sind. Bei Verwendung von durch Nadelpunktion gewonnenem Herzblut zur Füllung der Kammern bestand der Inhalt nach 6 Wochen in mehr als 90% der Fälle vorwiegend aus Fibroblasten

[136] LEDER und CRESPIN 1964, LEDER und NICOLAS 1965a, b, LEDER und PÖRKSEN 1967.
[137] DANNENBERG, BURSTONE, WALTER und KINSLEY 1963, DANNENBERG, WALTER und KAPRAL 1963.
[138] Vgl. dazu EHRENREICH und COHN 1968a, b.
[139] Übersicht bei SCHINDLER 1965.
[140] Übersicht über die frühere Literatur bei HULLIGER 1956.
[141] NOWELL 1960, CHESSIN, BÖRJESON, WELSH, DOUGLAS und COOPER 1966, KNIGHT, LING, SELL und OTNARD 1965, WINTER und YOFFEY 1966.
[142] GOUGH, ELVES und ISRAELS 1965, FISCHER und GROPP 1967.
[143] RABINOWITZ und SCHREK 1962, RABINOWITZ 1964, LAMVIK 1966, 1967.
[144] CHANG 1964.   [145] HOLUB 1964.   [146] SHELTON und RICE 1959.
[147] PETRAKIS, DAVIS und LUCIA 1961, PETRAKIS 1961.

und kollagener Zwischensubstanz. Wurde das Zellmaterial dagegen durch Kanülierung aus dem Blut der A. carotis oder V. cava inferior gewonnen, konnten selbst nach 6 Wochen nur in 6—10% der Kammern Fibroblasten mit kollagener Zwischensubstanz gefunden werden. In diesen Fällen machten Makrophagen den Hauptanteil der Zellen in den vorhandenen Diffusionskammern aus. Die Autoren zogen aus ihren Beobachtungen den Schluß, daß wahrscheinlich in vielen Fällen, da in Diffusionskammern eine Umwandlung von „buffy-coat"-Zellen zu faserbildenden Bindegewebszellen festgestellt wurde, bei der Gewinnung des Zellmaterials eine Kontamination mit bindegewebigen Elementen stattgefunden hat. Eine erhebliche Fehlerquelle bei Verwendung solcher Methoden liegt in der Tat darin, daß das Ausgangsmaterial, selbst bei sorgfältiger Präparation, meistens keine einheitliche Zellpopulation darstellt.

Die direkte *Dauerbetrachtung lebender Einzelzellen im Phasenkontrastmikroskop* erlaubt wohl, das Schicksal einzelner Zellen zu verfolgen, die Zelldifferenzierung ist aber unter diesen Bedingungen mit gewissen Schwierigkeiten verbunden[148].

II. Kinetische Untersuchungen an Makrophagen mit Hilfe radioaktiv markierter DNS-Vorläufer

Wesentliche Fortschritte in der Klärung der komplexen zellkinetischen Vorgänge, die sich bei Proliferation, Differenzierung und Wanderung bestimmter Zellarten und -linien abspielen, und die auch Fragen nach deren Herkunft und Lebensdauer beantworten lassen, sind mit der Einführung des *Thymidin-³H* durch TAYLOR, WOODS und HUGHES sowie VERLY und HUNEBELLE im Jahr 1957 möglich geworden[149]. Eine Deutung der radiographischen Befunde im Rahmen zellkinetischer Untersuchungen mit Hilfe von Thymidin-³H muß allerdings unter Berücksichtigung der Fehlermöglichkeiten und Grenzen dieser Methoden erfolgen[150]. Zunächst ist bei in vivo-Versuchen mit einer unterschiedlichen Verfügbarkeitsdauer und Konzentration des injizierten Thymidin-³H im Gewebe zu rechnen[151]. Ferner sollte die Möglichkeit toxischer und pharmakologischer Effekte der Markiersubstanz in vivo[152], der schwer abzuschätzenden Reutilisation von Markiersubstanzen aus zugrunde gegangenen Zellen[153] sowie der autoradiographischen Unwirksamkeit in Betracht gezogen werden.

1. Herkunft der verschiedenen Zellen des Makrophagensystems

Die als solche erkennbaren *Reticulumzellen* wurden lange Zeit als Stammzellen nicht nur der blutbildenden Elemente im Knochenmark[154], sondern auch der Lymphoblasten und Lymphocyten[155] sowie der Plasmazellen[156] angesehen.

An Lymphknoten von Mäusen konnte dann gezeigt werden, daß selbst nach Sekundärstimulation mit Tetanustoxoid[157] Reticulumzellen und histiocytäre Elemente nur ausnahmsweise Thymidin-³H in den Kern einbauen (initialer Mar-

---

[148] Übersicht bei EBERT und FLOREY 1939, CLIFF 1966.

[149] Übersicht bei CRONKITE, FLIEDNER, BOND, RUBINI, BRECHER und QUASTLER 1959, CRONKITE, BOND, FLIEDNER und RUBINI 1959, FEINENDEGEN 1967.

[150] HUGHES, BOND, BRECHER, CRONKITE, PAINTER, QUASTLER und SHERMAN 1958, COTTIER, ODARTCHENKO und STONER 1962, COTTIER, ODARTCHENKO, FEINENDEGEN und BOND 1964.

[151] Übersicht bei PELC und APPLETON 1965.

[152] Übersicht bei JOHNSON und CRONKITE 1967.   [153] Übersicht bei FEINENDEGEN 1967.

[154] ROHR 1960.   [155] Übersicht bei LENNERT 1961.

[156] BERNHARD und GRANBOULAN 1960, REBUCK und LO GRIPPO 1961.

[157] COTTIER, ODARTCHENKO, KEISER, HESS und STONER 1964, ROOS, ODARTCHENKO, HESS, STONER und COTTIER 1965; vgl. dazu auch SCHOOLEY 1961.

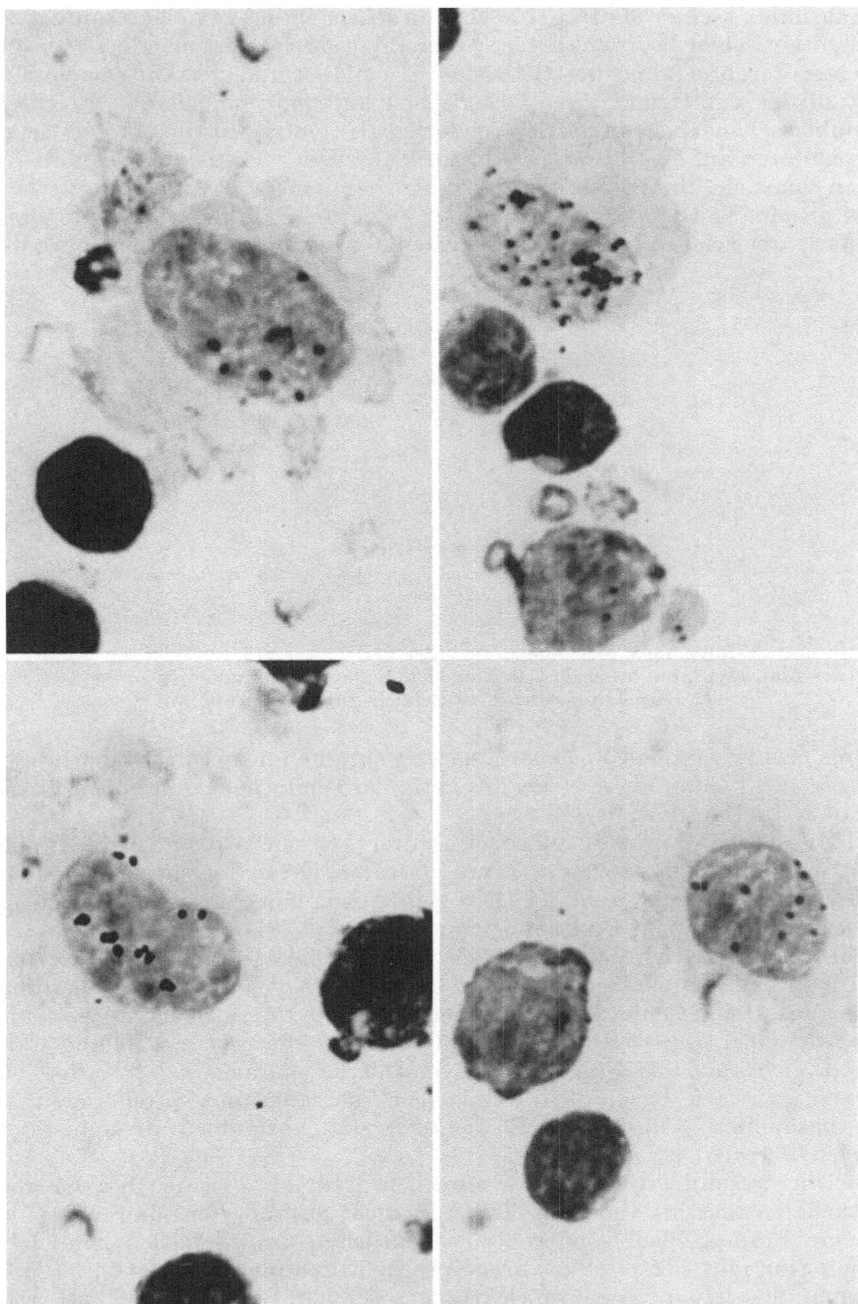

Abb. 9. Beispiele markierter histiocytoider und/oder reticuloendothelialer Zellen in Ausstrichen von Mäuselymphknoten, mehrere Stunden bis Tage nach intravenöser Injektion von Thymidin-³H (Giemsa, Vergr. 2200fach)

kierungsindex kleiner als 1⁰/₀₀). Noch deutlicher ist dies in nicht stimulierten, sog. oligosynthetischen Lymphknoten[158] der Fall. Mit zunehmendem Zeitintervall zwischen Verabreichung des tritiierten Thymidins und der Untersuchung steigt die Zahl der auf Grund ihrer färberischen und morphologischen Eigenschaften erkennbaren markierten reticuloendothelialen und histiocytären Zellen im Lymphknoten auf 20—30% an (Abb. 9, 10)[159]. Diese Elemente zeigen in Lymphknoten somit ein kinetisches Verhalten, das demjenigen sog. postmitotischer Endzellen gleicht[160]. Diese Befunde machen es wahrscheinlich, daß zum mindesten der stark überwiegende Teil der untersuchten cellulären Elemente, wenn nicht

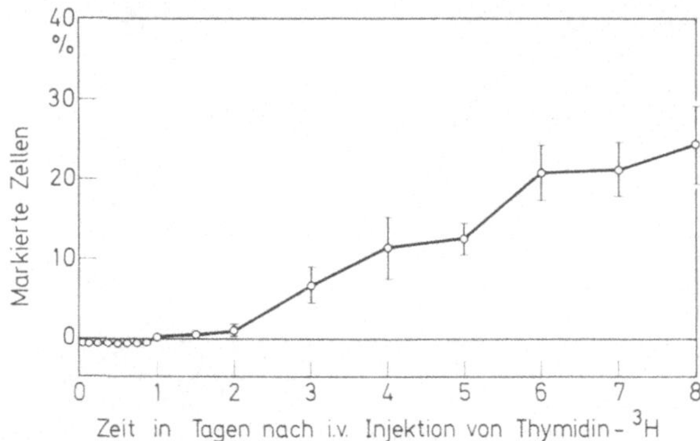

Abb. 10. Markierungsindex reticuloendothelialer und histiocytärer Zelltypen poplitealer und inguinaler Mäuselymphknoten als Funktion der Zeit nach einmaliger intravenöser Injektion von Thymidin-³H (Ausstrich-Autoradiographie)

alle, aus proliferierenden Vorläufern hervorgeht, die im Ausstrich oder im Schnittpräparat nicht oder nicht sicher als retikulär, endothelial und/oder histiocytär erkannt werden können[161].

Als Vorläufer kommen zunächst schwer klassierbare mittelgroße und/oder große lymphoide Rundzellen in Frage, da diese, neben Plasmazellvorläufern, die weit überwiegende Mehrzahl der DNS-synthetisierenden Lymphknotenzellen ausmachen[162]. Aber auch Blutmonocyten könnten Vorläufer reticuloendothelialer und histiocytärer Lymphknotenzellen sein, da ihr Markierungsindex im Blut schon früh nach Injektion von Thymidin-³H ansteigt. Dies würde allerdings nur heißen, daß die reticuloendothelialen und histiocytären Elemente von unreifen Elementen einer außerhalb der Lymphknoten proliferierenden Zellinie stammen. Es stellt sich auch die Frage, ob die im Ductus thoracicus des Kalbes nachgewiesenen, schwach basophilen Rundzellen, die langsamer proliferieren als die stark basophilen lymphoiden Elemente[163], als Vorläufer reticulohistiocytärer Zellen in Betracht zu ziehen sind.

Die hier geschilderten Befunde sprechen dafür, daß es sich bei den reticuloendothelialen und histiocytären Zellen in nicht stimulierten Mäuselymphknoten nicht um Stammzellen, sondern im wesentlichen um Endzellen handelt[164]. Im gleichen Sinn läßt sich auch die ausgesprochene cytoplasmatische Differenzierung verstehen, die sich vor allem im elektronenoptischen Bild erkennen läßt. Daß dies

[158] OLSON und YOFFEY 1967.   [159] ROOS, ODARTCHENKO, HESS, STONER und COTTIER 1965.
[160] BOND, ODARTCHENKO, COTTIER, FEINENDEGEN und CRONKITE 1962.
[161] ROOS, NOESBERGER, HESS, STONER und COTTIER 1967.
[162] ROOS, NOESBERGER, HESS, STONER und COTTIER 1967.
[163] SAFIER, COTTIER, CRONKITE, JANSEN, RAI und WAGNER 1967.
[164] ROOS, ODARTCHENKO, HESS, STONER und COTTIER 1965, ROOS, NOESBERGER, HESS, STONER und COTTIER 1967.

für Blutmonocyten und Makrophagen in anderer Lokalisation, im besondern auch in Granulomen, nicht zutrifft, wird später zur Sprache kommen (s. S. 35). Unsere Beobachtungen stimmen gut mit den Befunden von EVERETT u. Mitarb.[165] überein. Diese Autoren injizierten Ratten während 10—11 Tagen alle 6 Std Thymidin-³H; in dieser Zeit stieg der Markierungsindex der Reticulumzellen in Lymphknoten und Milz auf über 80% an, fiel aber nach Ende der Injektionen langsam ab. Indessen fanden sich noch nach Monaten beispielsweise in den Keimzentren lymphoretikulärer Organe stark markierte Reticulumzellen, während die Germinoblasten und Germinocyten wegen fortwährender Teilungen ihre Markierung fast vollständig verloren hatten. Bei Tieren, die in diesem Zeitpunkt einer ionisierenden Ganzkörperbestrahlung unterzogen wurden, behielten die retikulären Zellen der Keimzentren während der nachfolgenden Regeneration der Germinoblasten ihre Markierung bei; die stark proliferierenden Keimzentrenzellen blieben dagegen unmarkiert. Diese Beobachtungen weisen darauf hin, daß auch in Keimzentren von Rattenlymphknoten Reticulumzellen keine Stammzellenfunktion zu erfüllen scheinen. Zu ähnlichen Schlüssen gelangten FLIEDNER u. Mitarb.[166] hinsichtlich der Reticulumzellen im Knochenmark der Ratte. Diese Autoren erreichten durch wiederholte Injektionen oder kontinuierliche Infusion von Thymidin-³H beim Muttertier während der Gravidität einen Markierungsindex der meisten Körperzellen des Neugeborenen von annähernd 100%. Im Knochenmark der Jungratten blieben die Reticulumzellen über mehrere Wochen stark markiert, während die blutbildenden Zellen infolge fortgesetzter Teilung ihre Markierung fast gänzlich verloren. Selbst bei der Regeneration des Knochenmarks nach Verabreichung von Senfgas behielten die Reticulumzellen ihre Markierungsintensität bei. Diese Befunde sind ein guter Hinweis darauf, daß zum mindesten die überwiegende Mehrzahl der Reticulumzellen im Knochenmark keine Stammzellenfunktion für das hämopoetische Gewebe ausübt.

Mit Hilfe einer Kanülierung des efferenten Lymphgefäßes einzelner Lymphknoten ist es möglich, bei größeren Tieren, wie Schafen, Ziegen und Kälbern, ohne Narkose Lymphe zu sammeln und so weiteren Einblick in die Kinetik der Makrophagen zu gewinnen[167]. Die Lymphe efferenter Lymphgefäße von Lymphknoten enthält vor allem Lymphocyten, die aus dem Blutstrom stammen und nach Durchtritt durch die Wand postcapillärer Venolen wieder in die Lymphsinus übergetreten sind[168]. Im Gegensatz zu dieser „zentralen" Lymphe enthält die „periphere" Lymphe, die durch Kanülierung der afferenten Lymphgefäße von Lymphknoten der ersten Station gewonnen werden kann, einen größeren relativen Anteil an Makrophagen (Abb. 11). Es zeigt sich, daß die Zahl der in der peripheren Lymphe anströmenden Makrophagen von Organ zu Organ erheblich variieren kann; am größten ist sie in der Leberlymphe (bis zu $1{,}2 \times 10^8$ Makrophagen pro Tag beim Schaf), die sehr wahrscheinlich reichlich abwandernde Kupffersche Sternzellen enthält (Abb. 12)[169].

Peritonealmakrophagen, die auf einen intraperitonealen Reiz hin in großer Zahl gefunden werden, leiten sich zum größten Teil aus Blutmonocyten ab[170]. Ob als Vorläufer von Makrophagen *nur* Monocyten in Frage kommen[171], steht noch zur Diskussion.

---

[165] CAFFREY, EVERETT und RIEKE 1966, EVERETT und TYLER 1967.
[166] FLIEDNER, HAAS, STEHLE und ADAMS 1968, HAAS und FLIEDNER 1968.
[167] HALL und MORRIS 1962, 1963, HALL 1967.
[168] HALL und MORRIS 1964, 1965, MARCHESI und GOWANS 1964, FORD und GOWANS 1969.
[169] MORRIS 1968.
[170] VOLKMAN 1966, VAN FURTH und COHN 1968, JOOS, ROOS, BÜRKI, BÜRKI und LAISSUE 1969.
[171] HULLIGER 1956, HULLIGER und ALLGÖWER 1961, LEDER und CRESPIN 1964, LEDER und PÖRKSEN 1967.

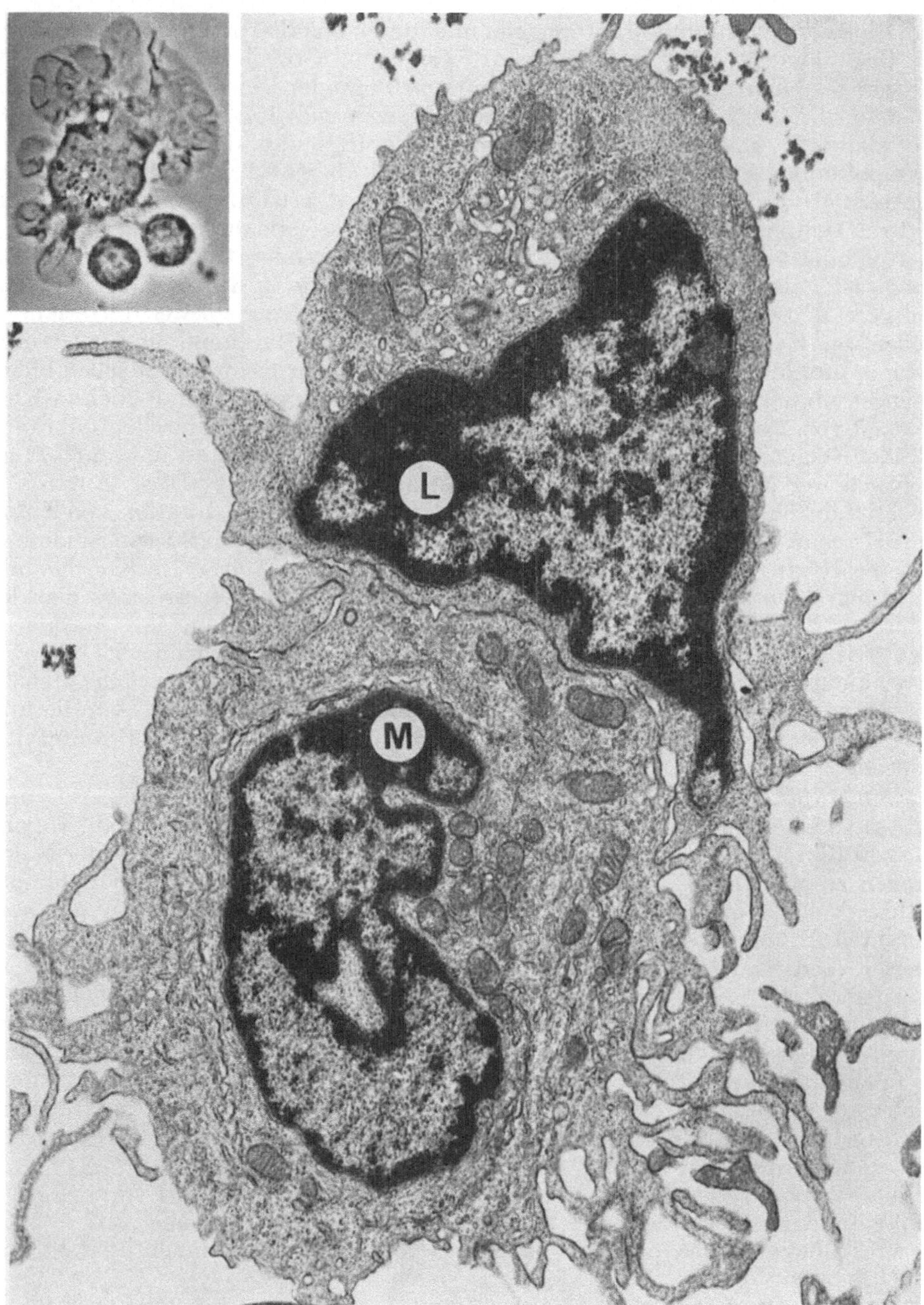

Abb. 11. Makrophag (*M*) aus der Leberlymphe des Schafes, eng verbunden mit einem Lymphocyten (*L*). (Vergr. 16000fach; technische Angaben wie für Abb. 12). Oben links eine Phasenkontrastaufnahme eines Makrophagen mit anhaftenden Lymphocyten (MORRIS 1968)

VOLKMAN und GOWANS (1965a, b) kommen auf Grund von Versuchen am sog. Hautfenster der Ratte[172] zum Schluß, daß die im Blut zirkulierenden Vorläufer der *Hautfenstermakrophagen* aus einer rasch proliferierenden Zellfraktion im Knochenmark hervorgehen[173]. VIROLAINEN (1968) untersuchte die Herkunft von Makrophagen an ganzbestrahlten Mäusen, denen Suspensionen hämopoetischer

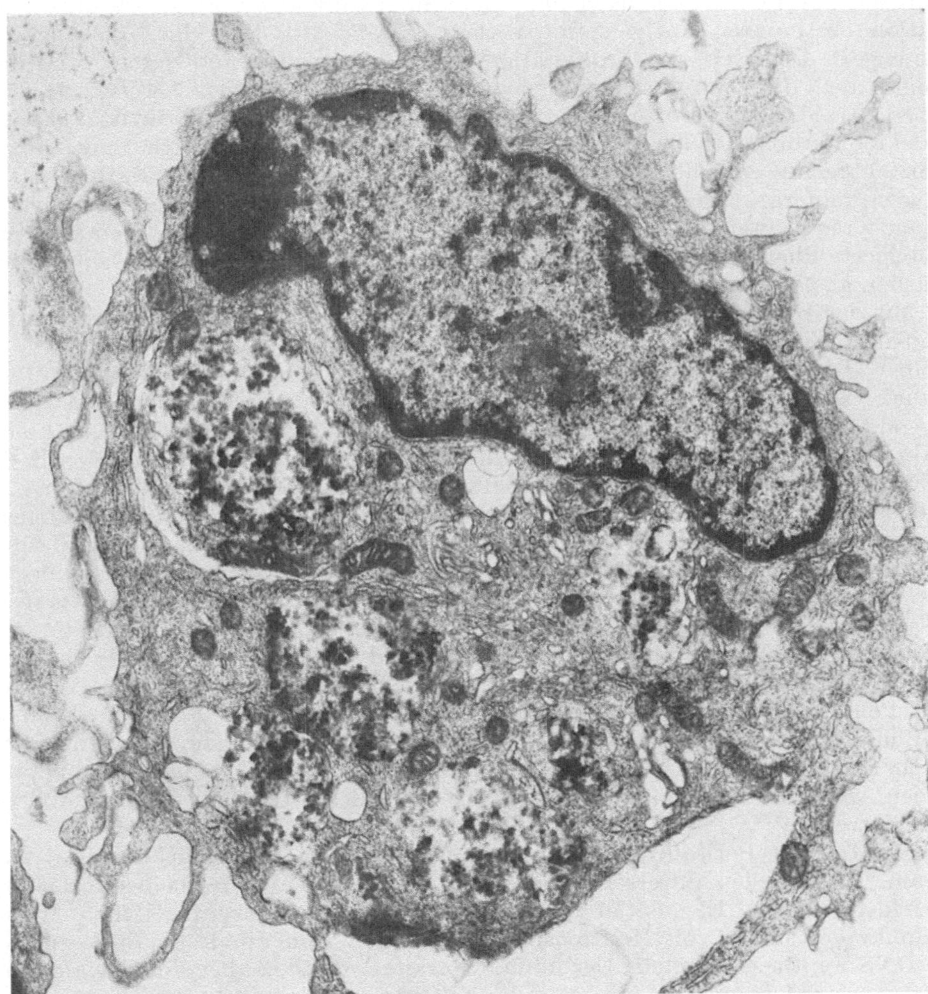

Abb. 12. Makrophag aus der Leberlymphe des Schafes, 3 Tage nach intravenöser Tuscheinjektion. Die Zelle ist mit reichlich Tuschepartikeln beladen (Glutaraldehydfixation, Nachfixation mit OsO$_4$, Kontrastierung mit Uranylacetat und Bleicitrat, Vergr. 18800fach (MORRIS 1968)

Zellen unbestrahlter Spender mit Marker-Chromosomen injiziert worden waren (sog. Bestrahlungschimären). Auch er kam zum Schluß, daß blutbildendes Gewebe die hauptsächliche, wenn nicht alleinige Quelle von Makrophagenvorläufern sei. VOLKMAN und GOWANS (1965a, b) nehmen an, daß Lymphocyten aus

---

[172] Methode s. REBUCK und CROWLEY 1955.
[173] Vgl. dazu auch TREPEL und BEGEMANN 1966.

dem Ductus thoracicus als Vorläufer von Hautfenstermakrophagen nicht in Frage kommen. Wahrscheinlich sind die Promonocyten im Knochenmark in der Lage, einen verstärkten Untergang von Makrophagen in der Peripherie durch vermehrten Nachschub zu kompensieren. Auf einem solchen Mechanismus beruht vielleicht die an Ratten und Meerschweinchen gemachte Beobachtung, daß die Zahl der Blutmonocyten nach anfänglichem Absinken im Anschluß an die Injektion bestimmter Antigene im Verlauf von 24 Std über den Ausgangswert ansteigt[174]. Der Reiz zur Proliferation von Makrophagen und deren Vorläufern könnte auch direkt vom stimulierenden Agens ausgehen, beispielsweise von Antigenen. In diesem Sinn mögen die Versuchsresultate von NORTH (1969 a, b) gedeutet werden, der bei Mäusen nach BCG-Impfung oder Infektion mit Listeria monocytogenes sowohl in der Leber als auch in der Milz eine kräftige Makrophagenproliferation feststellte. Die aus dieser Zellteilungstätigkeit hervorgehenden Phagocyten zeigten eine erhöhte metabolische Aktivität, im besonderen auch eine gesteigerte Phagocytoseleistung und vermehrte Bereitschaft, sich auf benetzbaren Flächen auszubreiten.

Mit der Hautfenstermethode nach REBUCK und CROWLEY (1955) werden nur diejenigen Zellen erfaßt, die an dem auf die Hautläsion gelegten Deckglas haften bleiben. Die Frage, ob ortsständige proliferierende Elemente zum Nachschub von Hautfenstermakrophagen beitragen, läßt sich mit dieser Technik nicht befriedigend beantworten. Im übrigen konnte gezeigt werden, daß auch die Hautfenstermakrophagen nach einem längeren Zeitintervall zu proliferieren beginnen[175].

Die Frage der ortsständigen Proliferation von Makrophagenvorläufern läßt sich besser in Peritonealexsudaten (Peritonealmakrophagen) als am Hautfenster beurteilen. Durch gründliche Ausspülung des Bauchraums kann die absolute Zellzahl als Funktion der Zeit nach i.p. Injektion einer Partikelsuspension reproduzierbar bestimmt werden. Die Injektion partikulären Materials, wie etwa Polystyren-Latex-Partikeln, bietet außerdem den Vorteil, daß damit die Aufnahme der Teilchen durch die Zellen geprüft wird; dabei kann man auf Grund der Zahl der pro Zelle während einer bestimmten Zeit phagocytierten Partikeln den sog. Phagocytosegrad semiquantitativ bestimmen. Bei Kenntnis der absoluten Zahl und des mittleren Phagocytosegrades der einzelnen Phagocytenarten können deren totale Phagocytoseleistung bestimmt und die verschiedenen Zellpopulationen, wie Granulocyten und Makrophagen, in dieser Hinsicht miteinander verglichen werden[176].

Ein Teil der Peritonealmakrophagen läßt sich mit Thymidin-^{3}H initial markieren. Diese Zellen unterscheiden sich demnach von den reticuloendothelialen und histiocytären Elementen in nicht stimulierten, oligosynthetischen Mäuselymphknoten sowie von Hautfenstermakrophagen zum mindesten in bezug auf die DNS-Synthesefähigkeit. Der initiale Markierungsindex aller Peritonealmakrophagen verändert sich als Funktion der Zeit nach intraperitonealer Injektion von Latexpartikeln (Durchmesser 0,796 µ) nicht signifikant und beträgt, für alle phagocytierenden Zelltypen zusammengefaßt, nie mehr als 6%; für die einzelnen Typen von Peritonealmakrophagen variiert er allerdings stärker und liegt zwischen 2 und 15%. Ein besonderes Verhalten zeigen die *größeren lymphoiden* Zellen, deren initialer Markierungsindex während der ersten 24 Std nach Latexinjektion deutlich ansteigt.

Die rasche Zunahme der Zahl der Peritonealmakrophagen zwischen 16 und 24 Std nach Injektion von Latexpartikeln (Verdoppelungszeit: ungefähr 1 Std) kann, selbst bei Annahme einer sehr kurzen Generationszeit, in Anbetracht des

[174] YOSHIDA, BENACERRAF, McCLUSKEY und VASSALLI 1969.
[175] SPECTOR 1969.   [176] JOOS, ROOS, BÜRKI, BÜRKI und LAISSUE 1969.

geringen initialen Markierungsindex nicht durch eine ortsständige Proliferation dieser Zellen in der Peritonealhöhle erklärt werden. Die kürzeste bisher bekannte Generationszeit von Säugerzellen, wie sie für stark basophile lymphoide Zellen im Ductus thoracicus des Kalbes bestimmt wurde, beträgt $5^1/_2$ Std[177]. Es kann deshalb

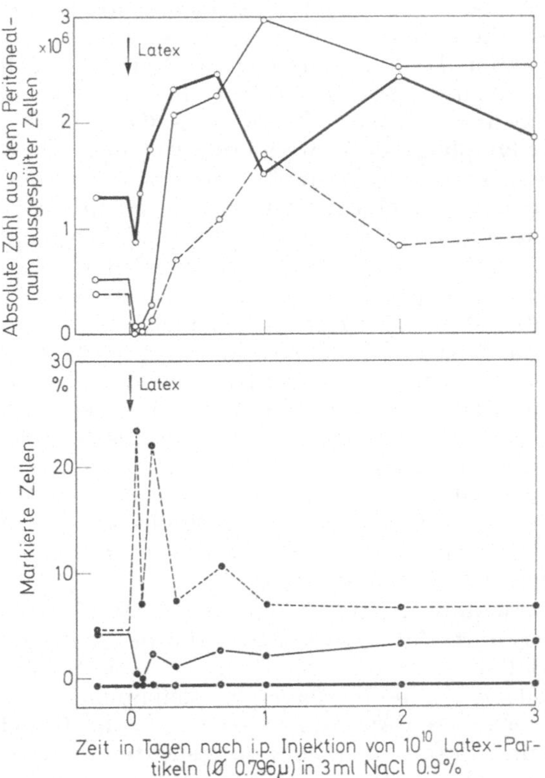

Abb. 13. Absolute Zahlen und initialer Markierungsindex (1 Std nach intravenöser Injektion von Thymidin-³H) aus dem Peritonealraum der Maus ausspülbarer sog. mononucleärer Zellen als Funktion der Zeit nach intraperitonealer Injektion von Polystyren-Latex-Partikeln (Joos, Roos, Bürki, Bürki und Laissue 1969). —— kleine Lymphocyten (Kerngrößen 1+2), - - - größere Lymphocyten (Kerngrößen 3+4), —— monocytoide Zellen mit nierenförmigem Kern

angenommen werden, daß der weitaus größte Teil der Makrophagen oder ihrer Vorläufer in diesem Zeitraum in die Peritonealhöhle übergetreten ist, sehr wahrscheinlich aus der Blutbahn.

Von allen Peritonealmakrophagen erreichen dabei im Verlauf von 24 Std die monocytoiden Zellen mit nierenförmigem Kern die höchste absolute Zahl; sie wird in diesem Zeitpunkt nur noch von derjenigen der neutrophilen Granulocyten übertroffen. Diese Befunde stimmen teilweise mit den Resultaten von Rasche und Ulmer (1964) überein, die beim Meerschweinchen 24 Std nach intraperitonealer Injektion verschiedener Staubarten, wie Quarz, Tridymit und Korundum, ebenfalls die höchste Zahl freier Zellen im Peritonealraum feststellten. Eine initiale

---

[177] Wagner, Cottier, Cronkite, Cunningham, Jansen und Rai 1967.

Markierung von Peritonealmakrophagen mit Thymidin-³H wurde auch bei Ratten und Kaninchen festgestellt[178]. Der Mitoseindex liegt weit unter 1%[179].

Von besonderem Interesse ist die Feststellung, daß in der Zeit zwischen 16 und 24 Std nach Injektion der Partikelsuspension die Zahl der kleinen Lymphocyten signifikant abnimmt, während in derselben Periode diejenige der größeren lymphoiden Zellen und der monocytoiden Elemente steiler ansteigt (Abb. 13)[180]. Es bleibt späteren Untersuchungen vorbehalten zu prüfen, ob es in dieser Phase zu einer Transformation kleiner Lymphocyten kommt. Auch VOLKMAN (1966) schließt neuerdings kleine lymphoide Zellen als einen der möglichen Vorläufer von Makrophagen nicht mit Sicherheit aus. Ohne Kenntnis der Zelltodesrate und des Ausmaßes einer lymphogenen Abwanderung[181] lassen sich diese Befunde nicht befriedigend deuten. Ferner ist festzuhalten, daß viele DNS-synthetisierende Zellen reichlich Partikeln aufnehmen können, d. h. Proliferation und Phagocytose schließen sich gegenseitig nicht aus. Sehr wahrscheinlich handelt es sich hierbei um differenziertere Vertreter der Makrophagenvorläufer[182].

An Mäusen wurde gezeigt, daß nach intravenöser Injektion von Knochenmark-[183], ferner Milz-, Blut- oder fetalen Leberzellen[184] in letal bestrahlte Empfängertiere die freien Zellen im Peritonealraum im Verlauf von 6 Wochen vollständig durch Spenderzellen ersetzt werden können. Der Nachweis, daß diese Zellen aus dem Spendertier stammen, erfolgte in diesen Versuchen mit Hilfe isologer Antiseren, die auf Spenderzellen eine spezifische cytotoxische Wirkung haben. Die Autoren konnten mit ihrer Versuchsanordnung nur zeigen, daß sich die freien Peritonealzellen aus den entsprechenden Organen oder aus dem zirkulierenden Blut herleiten. Auf Grund dieser Befunde ist es aber nicht möglich zu entscheiden, welcher morphologisch definierte Zelltyp als Vorläufer der freien Peritonealmakrophagen in Betracht kommt.

VOLKMAN (1966) konnte an Hand ähnlicher Versuche, wie sie früher[185] zur Abklärung der Herkunft der Hautfenstermakrophagen durchgeführt worden waren, feststellen, daß die Vorstufen der Peritonealmakrophagen aus einer außerhalb der Bauchhöhle rasch proliferierenden Zellpopulation stammen. Als Ursprungsort kommt nach diesen Autoren in erster Linie das Knochenmark in Frage.

HURLEY, RYAN und FRIEDMAN (1966) untersuchten die celluläre Reaktion im *Pleuraraum* der Ratte als Funktion der Zeit nach intrapleuraler Injektion verschiedener Mikroorganismen oder Reizsubstanzen. Durch Auswaschen der freien Zellen und Bestimmung des Differentialzellbildes in Ausstrichpräparaten fanden sie, daß zwischen 6 und 12 Std nach Injektion von Glykogen, Dextran, Rattenserum, physiologischer Kochsalzlösung oder Histamin die absolute Zahl der polymorphkernigen Leukocyten um das 15—20fache zunahm. Die von den Untersuchern als mononucleäre Zellen bezeichneten Rundzellen traten später als die Granulocyten in vermehrter Zahl auf, nämlich erst zwischen 12 und 24 Std nach Injektion der Reizsubstanzen. Ihre absolute Zahl betrug nach einem Tag ungefähr das 3—5fache des Ausgangswertes. Eine genaue Differenzierung der mononucleären Zellen nach morphologischen und färberischen Gesichtspunkten wurde von diesen Untersuchern nicht vorgenommen.

Die zur Zeit vorliegenden Resultate zellkinetischer Untersuchungen mit Hilfe von Thymidin-³H an verschiedenen Arten von *Granulationsgewebe* oder an *experi-*

---

[178] ARONSON und ELBERG 1962, VOLKMAN 1966.
[179] FORBES und MACKANESS 1963, MIMS 1964.
[180] JOOS, ROOS, BÜRKI, BÜRKI und LAISSUE 1969.
[181] Übersicht bei ADLERSBERG, SINGER und SODEK 1968.
[182] JOOS, ROOS, BÜRKI, BÜRKI und LAISSUE 1969.
[183] BALNER 1963.   [184] GOODMAN 1964.   [185] VOLKMAN und GOWANS 1965b.

mentell erzeugten Wunden gestatten auch keine schlüssige Aussage über die Morphologie der Vorläufer der cellulären Elemente des Granulationsgewebes. FICHTELIUS und DIDERHOLM (1961) konnten zeigen, daß vor allem Granulocyten und kleine Lymphocyten, die im Verlauf einer Entzündungsreaktion auftreten, zerfallen und so zu einer Reutilisation der Markiersubstanz durch benachbarte, proliferierende Zellen Anlaß geben können. Dem Phänomen der Reutilisation der radioaktiven Markierungssubstanz ist daher bei solchen Versuchen besondere Beachtung zu schenken. Die verschiedenen Untersucher sind sich aber darin einig, daß die meisten oder alle Zellen, die sich im Beginn der Bildung von Granulationsgewebe oder während der ersten Zeit der Wundheilung ansammeln, aus dem zirkulierenden Blut stammen[186]. SPECTOR u. Mitarb.[187] ziehen aus ihren Beobachtungen den Schluß, daß die Blutmonocyten den überwiegenden Teil der Vorstufen cellulärer Elemente von Granulationsgewebe ausmachen. Bei Ratten bestimmten sie im Granulationsgewebe, das durch Paraffinöl- oder Fibrinogeninjektionen hervorgerufen worden war, die Markierungsindices der verschiedenen Zelltypen sowie der Blutmonocyten im Anschluß an 3 Injektionen von Thymidin-³H. Unter diesen Versuchsbedingungen sind die Markierungsindices der Blutmonocyten und der histiocytären Elemente und/oder Makrophagen im Entzündungsbereich zwischen 12 und 30 Std nach Beginn der Entzündung ungefähr gleich groß und betragen etwa 55%. Die Blutlymphocyten, die von den Autoren in kleine, mittlere und große unterteilt werden, zeigen dagegen unter denselben Verhältnissen einen Markierungsindex von 5—20%. Eine Differenzierung der verschiedenen Zellelemente im Entzündungsherd erfolgte indessen nicht, so daß über den Markierungsindex der kleinen und mittleren Lymphocyten in dieser Lokalisation nichts ausgesagt ist. Die Resultate von SPECTOR u. Mitarb. (1965, 1966) schließen die Möglichkeit nicht aus, daß auch kleine und größere Blutlymphocyten als Vorstufen des Granulationsgewebes in Frage kommen. Es wäre nämlich denkbar, daß kleine Lymphocyten mit den polymorphkernigen Granulocyten ins Gewebe austreten, dort nach einiger Zeit größer werden, erneut DNS synthetisieren und in Teilung gehen. Mit einer solchen Möglichkeit vereinbar ist die Beobachtung von GILLMAN und WRIGHT (1966), die zwischen 24 und 48 Std nach Anbringen einer Wunde im Entzündungsbereich durch Thymidin-³H initial markierte monocytoide *und* lymphocytenartige Elemente nachweisen konnten. Auch in Paraffinölgranulomen von Mäusen, die 1 Std vor Abtöten eine intravenöse Injektion von Thymidin-³H erhalten hatten, finden sich zwischen dem 5. und 6. Tag nach Auslösung der granulierenden Entzündung initial markierte histiocytäre *und* lymphoide Zellen[188]. Gesamthaft betrachtet, läßt sich die Reaktion auf die Injektion von Paraffinöl in die Subcutis der Maus in 2 Hauptphasen unterteilen (Abb. 14, 15, 16):

1. Die erste, kurzdauernde Phase wird durch eine rasche Einwanderung von Granulocyten eingeleitet, deren Zahl schon 12 Std nach Stimulation den Höchstwert erreicht. Fast ebenso rasch wie die Granulocyten, aber in fünfmal geringerer Zahl, sammeln sich um die Öltropfen kleine Lymphocyten an. Die höchste absolute Zahl dieser Zellen wird 24 Std nach Ölinjektion gefunden; danach fällt sie rasch wieder ab. Die Zahl histiocytoider und epitheloider Zellen im Bereich der Öltropfen verhält sich hinsichtlich der Steilheit des anfänglichen Anstiegs ähnlich wie diejenige der kleinen Lymphocyten, nur wird am Ende des 2. Tages eine dreimal höhere absolute Zahl dieser Elemente festgestellt.

---

[186] ALLGÖWER 1956, FICHTELIUS und DIDERHOLM 1961, GOLDMAN und WALKER 1962, SPECTOR, WALTERS und WILLOUGHBY 1965, SPECTOR und COOTE 1965, SPECTOR und LYKKE 1966, GILLMAN und WRIGHT 1966, EPSTEIN 1967, SPECTOR und WILLOUGHBY 1968.
[187] SPECTOR, WALTERS und WILLOUGHBY 1965, SPECTOR und COOTE 1965, SPECTOR und LYKKE 1966.   [188] KISSLING, ROOS, JOOS, BÜRKI, BÜRKI und LAISSUE 1969.

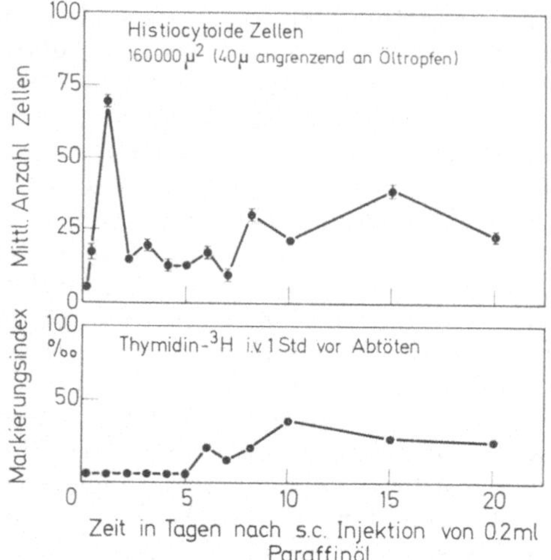

Abb. 14. Absolute Zahl der rundlichen histiocytoiden Zellen im Bereich eines subcutanen Granuloms der Maus, in Abhängigkeit von der Zeit nach Injektion von Paraffinöl. Die Kurve zeigt einen frühen steilen und einen späten flachen Gipfel. Dem zweiten Gipfel geht ein Anstieg des initialen Markierungsindex nach Injektion von Thymidin-³H parallel (KISSLING, ROOS, JOOS, BÜRKI, BÜRKI und LAISSUE 1969)

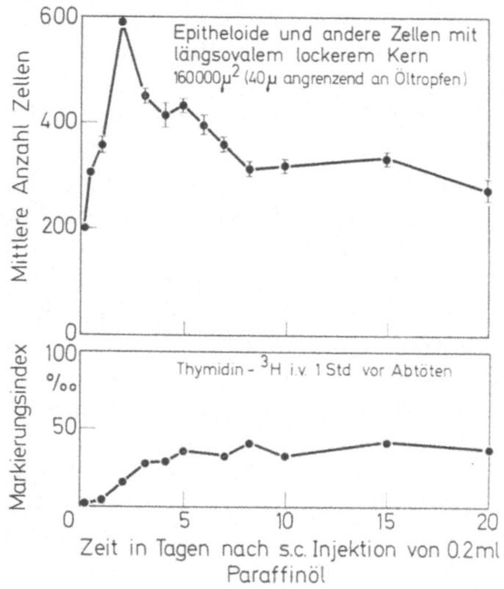

Abb. 15. Absolute Zahl der epitheloiden und anderen einkernigen Zellen mit länglichem, locker gebautem Kern im Bereich eines subcutanen Granuloms der Maus, als Funktion der Zeit nach Injektion von Paraffinöl. Der initiale Markierungsindex beginnt erst im Verlauf des 2. Tages zu steigen und bleibt vom 5.—20. Tag auf annähernd 4% (KISSLING, ROOS, JOOS, BÜRKI, BÜRKI und LAISSUE 1969)

2. Während zu keiner Zeit nach Ölinjektion mit Thymidin-³H initial markierte Granulocyten und kleine Lymphocyten zu finden sind, zeigt sich bei den histiocytoiden und epitheloiden Zellen eine allmähliche Zunahme des proliferierenden Anteils: Nach einer Latenz von ungefähr einem Tag steigt der initiale Markierungsindex aller Zellen dieser Art in 5 Tagen auf annähernd 3%, in 15 Tagen auf fast

4 %. In den gleichen Zeitintervallen nimmt die absolute Zahl dieser Elemente nur langsam ab[189]. Spezifisches Granulationsgewebe, wie der Tuberkel bei Tuberkulose, enthält ebenfalls eine erhebliche Zahl histiocytärer und epitheloider Zellen, die 1 Std nach Injektion von Thymidin-^{3}H markiert sind[190]. Entsprechende Befunde wurden an metallinduzierten Granulomen beim Menschen erhoben[191]. Im übrigen ist darauf hinzuweisen, daß sich im peripheren Gewebe gelegene Granulome in gewisser Beziehung ähnlich verhalten wie Lymphknoten. So konnte gezeigt werden, daß sich in älteren Granulomen postcapilläre Venolen entwickeln, über die eine Rezirkulation von Lymphocyten erfolgen kann, ganz ähnlich wie in lympho-retikulären Organen[192].

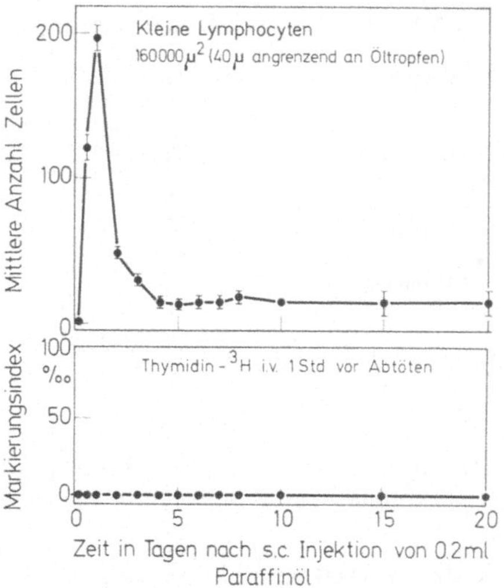

Abb. 16. Absolute Zahl der im Bereich des subcutanen Granuloms der Maus befindlichen kleinen Lymphocyten als Funktion der Zeit nach Injektion von Paraffinöl. Zu keinem Zeitpunkt nach Auslösung der granulierenden Entzündung finden sich 1 Std nach intravenöser Injektion von Thymidin-^{3}H markierte Zellen (KISSLING, ROOS, JOOS, BÜRKI, BÜRKI und LAISSUE 1969)

Die sog. *Hautfenstermakrophagen* zeigen während längerer Zeit nach Anbringen des Deckglases keine Proliferationstätigkeit: erst später findet sich unter ihnen eine größere Zahl von Zellen, die sich initial mit Thymidin-^{3}H markieren lassen. Interessanterweise treten dabei auch mehrkernige Riesenzellen auf, die DNS synthetisieren; in solchen Fällen sind in der Regel alle Kerne initial markiert, d. h. die Kernteilungstätigkeit weist innerhalb des Syncytiums eine gewisse Synchronie auf[193].

Über die Herkunft der freien Makrophagen in *Lungenalveolen* war bis vor kurzer Zeit nicht viel bekannt. Früher wurde angenommen, daß die *Alveolarmakrophagen* abgelöste Alveolarwandzellen seien[194]. Nach neueren Untersuchungen ist es indessen sehr wahrscheinlich, daß die freien Zellen in den Alveolen, wenigstens zum Teil, von Blutmonocyten stammen[195]. Zu einer ähnlichen Ansicht gelangten

---

[189] KISSLING, ROOS, JOOS, BÜRKI, BÜRKI und LAISSUE 1969.   [190] WOLFART 1963/64.
[191] EPSTEIN und KRASNOBROD 1968.   [192] MORRIS 1968.   [193] SPECTOR 1969.
[194] BERTALANFFY und LEBLOND 1953, POLICARD, COLLET, MARTIN, PREGERMAIN und REUET 1963, BERTALANFFY 1964.
[195] RASCHE und ULMER 1966, 1967.

NICOL und BILBEY (1958) sowie NICOL und CORDINGLEY (1967), die im Anschluß an eine Farbstoffinjektion in den Lungenalveolen farbstoffhaltige Makrophagen feststellen konnten. Der Nachteil dieser Untersuchungen liegt darin, daß die Beladung von Makrophagen mit Farbstoffen keine stabile Zellmarkierung darstellt. Möglicherweise handelt es sich um eine gemischte Zellpopulation[196]. PINKETT, COWDRY und NOWELL (1966) zeigten, daß unter besonderen Bedingungen mehr als 60% der freien Alveolarzellen aus dem Blut stammen. Diese Autoren injizierten ganzbestrahlten Mäusen Knochenmarkzellen von Tieren, deren Zellen ein sog. Markierchromosom enthalten. Es zeigte sich, daß bis 75% der in Mitose befindlichen freien Alveolarzellen das Markierchromosom aufwiesen. Ein Nachteil

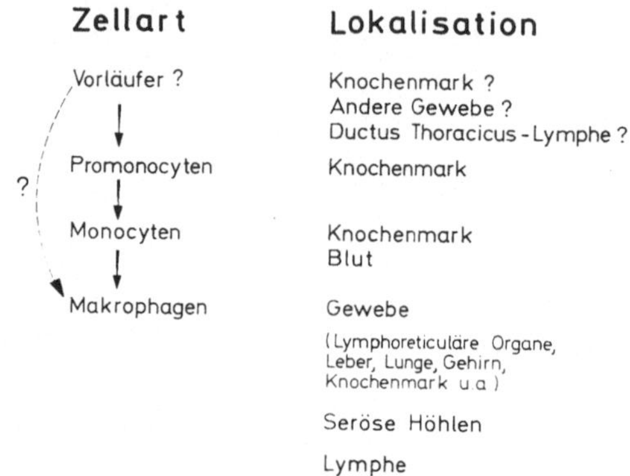

Abb. 17. Schematische Übersicht der heutigen Auffassung über die Herkunft der zum Makrophagensystem gehörenden Zellen

dieser Methode besteht darin, daß morphologisch die Identität einer in Teilung begriffenen Zelle nur mit Mühe oder überhaupt nicht bestimmt werden kann. Versuche mit Hilfe von Thymidin-³H führten zu Ergebnissen[197], die sich mit den Befunden von PINKETT, COWDRY und NOWELL (1966) gut in Einklang bringen lassen.

Über die Herkunft der *Kupfferschen Sternzellen der Leber* finden sich nur wenige Angaben. Früher wurde allgemein angenommen, daß eine Vermehrung der Sternzellen, beispielsweise infolge einer ständigen Überladung mit partikulärem Material oder einer Stimulation durch Oestrogen oder Zymosan, durch Proliferation der ortsständigen Elemente zustande kommt. In neuerer Zeit hat sich indessen gezeigt, daß wenigstens ein Teil der Sternzellen nicht in der Leber entsteht, sondern aus dem Blut stammt[198]. Die erwähnten Autoren untersuchten die Proliferation der Sternzellen der Leber während einer „Graft-versus-Host"-Reaktion. Auf Grund von Versuchen, in denen ganzbestrahlte Mäuse Injektionen von lymphoiden Zellen mit Markierchromosomen aus dem Ductus thoracicus anderer Tiere erhielten, kamen die Untersucher zum Schluß, daß unter den gewählten Bedingungen ungefähr zwei Drittel der sich teilenden Lebermakrophagen aus dem Ductus thoracicus stammten[199]. Bei über 80% dieser Zellen handelte es sich um Elemente, die ein schwach basophiles Cytoplasma aufwiesen. Mitosefiguren mit stark basophilem Cytoplasma waren in der Minderzahl. In diesem Zusammenhang

[196] Übersicht bei BOWDEN, DAVIES und WYATT 1968.
[197] SPENCER und SHORTER 1962, BOWDEN, DAVIES und WYATT 1968, KAUFFMAN 1969.
[198] HOWARD, CHRISTIE, BOAK und EVANS-ANFOM 1964, HOWARD, BOAK und CHRISTIE 1966.
[199] Vgl. dazu BOAK, CHRISTIE, FORD und HOWARD 1968.

ist die Beobachtung von SAFIER, WAGNER, COTTIER, RAI, JANSEN und CRONKITE (1967) von Bedeutung, daß sich die im Ductus thoracicus des Kalbes vorhandenen schwach basophilen von den stark basophilen lymphoiden Zellen in zellkinetischer Hinsicht unterscheiden; die ersteren weisen eine längere Generationszeit auf. Es ist nicht ausgeschlossen, daß sich darunter Zelltypen befinden, wie sie von HOWARD u. Mitarb. (1966) als Vorläufer der Sternzellen beschrieben wurden.

Es fragt sich, ob sich alle Makrophagen im Organismus, die sich ja — je nach Lokalisation — durch verschiedene Stoffwechselbedürfnisse und Enzymaktivitäten sowie durch eine wechselnde Phagocytosefähigkeit für Partikeln und/oder Antigene unterscheiden, von ein und derselben Zellinie im Knochenmark herleiten. Solange keine weiteren Angaben über die Kinetik und die Wanderungsmöglichkeiten unreifer — und daher z.T. nicht erkennbarer — Makrophagenvorläufer zur Verfügung stehen, erscheint es verfrüht, sich in dieser Frage ein abschließendes Urteil zu bilden. Die Entwicklungsmöglichkeiten lymphoider Rundzellen, die von kleinen Lymphocyten nicht unterschieden werden können, lassen sich in ihrer Gesamtheit zur Zeit noch nicht überblicken. Die heutigen Vorstellungen über Herkunft und Entwicklungsmöglichkeiten der Makrophagen sind in Abb. 17 zusammengefaßt.

2. Proliferationseigenschaften der verschiedenen Elemente des Makrophagensystems

An reticuloendothelialen und histiocytären Zellarten sowie freien Makrophagen sind unseres Wissens bisher keine Bestimmungen des Markierungsindex und der mittleren Körnerzahl von Mitosefiguren als Funktion der Zeit nach Pulsmarkierung mit Thymidin-^{3}H vorgenommen worden, obschon mit solchen Analysen die Dauer der einzelnen Phasen des Zellcyclus und die Generationszeit zuverlässig ermittelt werden kann[200]. Wie erwähnt, steht nicht fest, ob die lymphoiden Zellen im Ductus thoracicus des Kalbes, für die eine Generationszeit von mehr als 10 Std ermittelt wurde[201], wenigstens zum Teil Vorläufer von Makrophagen sind. Die Schwierigkeit, die zeitlichen Werte für den Mitosecyclus unreifer Makrophagen in Erfahrung zu bringen, liegt u.a. darin, daß diese wenig differenzierten Elemente nicht oder nicht immer auf Grund morphologischer Gegebenheiten der Makrophagenklasse zugeordnet werden können. Überdies sind z.B. im Knochenmark der Mäuse die Promonocyten in nur geringer Zahl vorhanden. Diese Zellen scheinen eine DNS-Synthesezeit von ungefähr 8 Std und eine Generationszeit von etwas mehr als 10 Std aufzuweisen[202]. Man weiß noch nicht, ob diese Elemente tatsächlich die unreifsten Vorstufen der Blutmonocyten sind, oder ob sie nicht ihrerseits aus Vorläufern hervorgehen, die auf Grund morphologischer und funktioneller Eigenschaften ihre Zugehörigkeit zur Zellinie der Monocyten nicht erkennen lassen. Besseren Bescheid wissen wir über den Umsatz der differenzierten Reticulumzellen, Histiocyten und Endothelien in Lymphknoten von Mäusen. Die überwiegende Mehrzahl dieser Zellen läßt sich initial nicht mit Thymidin-^{3}H markieren. Verfolgt man den Markierungsindex solcher Elemente als Funktion der Zeit nach Injektion des radioaktiven Vorläufers, ergibt sich eine ansteigende Kurve, aus deren steilstem Verlauf die sog. Umsatzrate geschätzt werden kann. Diese beträgt beispielsweise für freie Makrophagen in Lymphsinus 15% pro Tag, während die entsprechenden Werte für Uferzellen der Sinus und

---

[200] CRONKITE, BOND, FLIEDNER und RUBINI 1959, ODARTCHENKO, COTTIER, FEINENDEGEN und BOND 1964, CUNNINGHAM, WAGNER, SAFIER, COTTIER, JANSEN, RAI und CRONKITE 1967.
[201] SAFIER, WAGNER, COTTIER, RAI, JANSEN und CRONKITE 1967.   [202] VAN FURTH 1969.

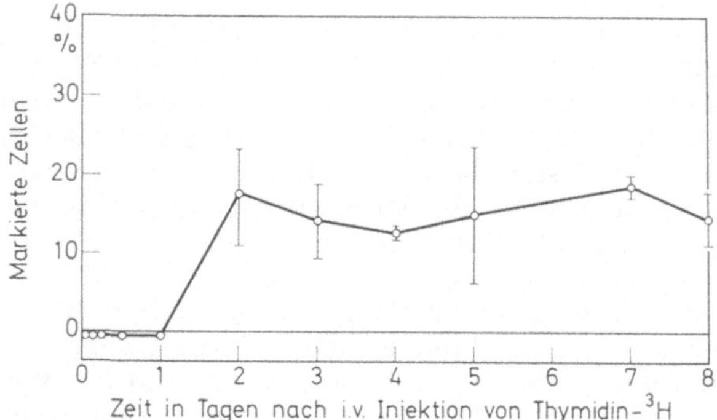

Abb. 18. Markierungsindex freier Histiocyten (Makrophagen) in den Lymphsinus poplitealer und inguinaler Mäuselymphknoten als Funktion der Zeit nach einmaliger intravenöser Injektion von Thymidin-³H (Schnitt-Autoradiographie)

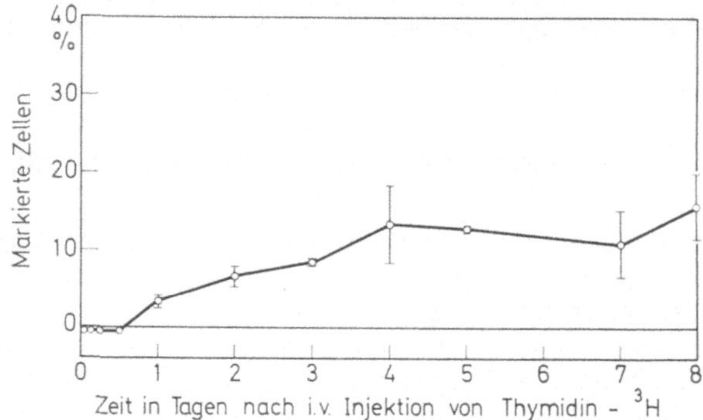

Abb. 19. Markierungsindex von Uferzellen der Lymphsinus (Sinusendothelien) in poplitealen und inguinalen Mäuselymphknoten als Funktion der Zeit nach einmaliger intravenöser Injektion von Thymidin-³H (Schnitt-Autoradiographie)

Reticulumzellen der Markstränge zwischen 5 und 10% liegen (Abb. 18, 19)[203]. Damit ist keineswegs gesagt, daß alle diesen Zelltypen angehörenden Elemente gleich rasch umgesetzt werden. Wir haben ja schon gesehen, daß einzelne Reticulumzellen der Lymphknoten über Monate keine Teilung vollziehen[204]. Aus dem Zeitintervall zwischen Injektion von Thymidin-³H und Anstieg des Markierungsindex der oben erwähnten Zelltypen kann überdies auf die Dauer der Differenzierung von der letzten DNS-Synthese bis zur Entwicklung eines erkennbar reticulohistiocytären Elements geschlossen werden; diese Differenzierungszeit variiert zwischen wenigen und 24 Std. Im Verlauf einer anamnestischen immunbiologischen Reizbeantwortung ist diese Differenzierungszeit in den regionären Lymphknoten kürzer als bei nicht stimulierten Tieren[205]. Ferner findet sich bei reticulohistiocytären Zellen stimulierter Mäuselymphknoten im Vergleich zu nicht stimulierten eine gesteigerte Umsatzrate (Abb. 20)[206].

Blutgefäßendothelien nicht stimulierter poplitealer Mäuselymphknoten lassen sich in der Regel ebenfalls nicht initial mit Thymidin-³H markieren; auch sie zeigen einen langsamen Umsatz (Abb. 21).

[203] Roos, Noesberger, Hess, Stoner und Cottier 1967.
[204] Everett und Tyler 1967.
[205] Roos, Noesberger, Hess, Stoner und Cottier 1967.
[206] Cottier, Roos, Düby, Odartchenko, Keiser, Hess und Stoner 1967.

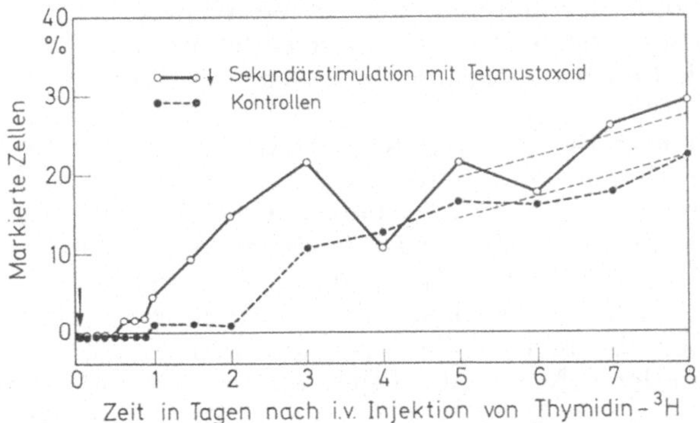

Abb. 20. Markierungsindices histiocytärer und/oder reticuloendothelialer Zellen in regionären Lymphknoten der Maus während einer anamnestischen immunbiologischen Reaktion auf flüssiges Tetanustoxoid, als Funktion der Zeit nach einmaliger intravenöser Injektion von Thymidin-³H und im Vergleich zu Kontrolltieren (Ausstrich-Autoradiographie). Die Kurve für die Versuchstiere steigt früher an und liegt signifikant höher als die für die Kontrollen, was für einen beschleunigten und verstärkten Zellumsatz spricht

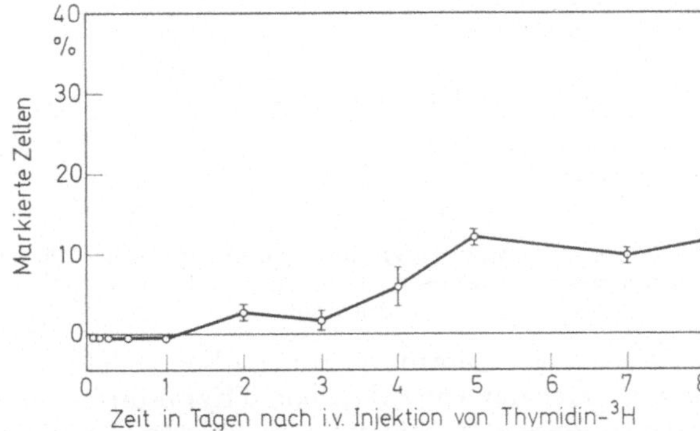

Abb. 21. Markierungsindex der Blutgefäßendothelien in poplitealen und inguinalen Mäuselymphknoten als Funktion der Zeit nach einmaliger intravenöser Injektion von Thymidin-³H (Schnitt-Autoradiographie)

3. Lebensdauer der Makrophagen

Der Begriff der „Lebensdauer" einer bestimmten Zellart wird nicht in einheitlichem Sinn verwendet: so wird z. B. von einer Lebensdauer sowohl der kleinen Lymphocyten als auch der Granulocyten gesprochen, obschon bei den Lymphocyten mit diesem Begriff nicht unbedingt die Zeitspanne zwischen der letzten Zellteilung und dem Untergang der Zelle gemeint ist, wie dies definitionsgemäß für echte Endzellen, wie neutrophile Granulocyten, zutrifft. Unter den nicht proliferierenden, d.h. in bezug auf ihre DNS-Synthese inaktiven Zellen müssen diejenigen, die die Fähigkeit zur Proliferation beibehalten haben, von solchen unterschieden werden, die unter physiologischen Bedingungen nicht mehr teilungsfähig sind. Die ersterwähnten Zellen befinden sich demnach in der sog. G_0-Phase; sie können sich auf geeignete Stimulation hin vergrößern, wieder DNS bilden und in Teilung gehen. Sie sind, im Unterschied zu den Zellen der zweiten Gruppe, nicht als echte Endzellen zu bezeichnen. Es wurde deshalb vorgeschlagen, bei inaktiven, aber noch teilungsfähigen Zellen von einer G_0-Zeit zu sprechen und den Begriff der Lebensdauer nur für echte Endzellen zu verwenden.

Die Gesamtzahl der unreifen und reifen Einzelelemente einer bestimmten
einheitlichen Zellpopulation mit bekannter Differenzierungsmöglichkeit wird weitgehend durch die Lebensdauer ihrer Endzellen oder durch die G_0-Zeit ihrer Einzelelemente bestimmt.

Zur angenäherten Bestimmung der Lebensdauer oder der minimalen mittleren
und maximalen G_0-Zeit bestimmter Zellarten in vivo wurden verschiedene Methoden angewandt. Als gut geeignet haben sich dabei zwei Versuchsanordnungen
gezeigt, nämlich die über lange Zeit fortgesetzte kontinuierliche Infusion[207] oder
die während Tagen in kurzen Zeitabständen wiederholte Injektion von Thy-
midin-[3]H[208]. In solchen Versuchen kann an Hand von Schnitt- oder Ausstrich-
autoradiographien die relative Zahl der unmarkierten Zellen als Funktion der
Zeit nach Beginn der Infusion oder Injektion von Thymidin-^{3}H ermittelt werden.

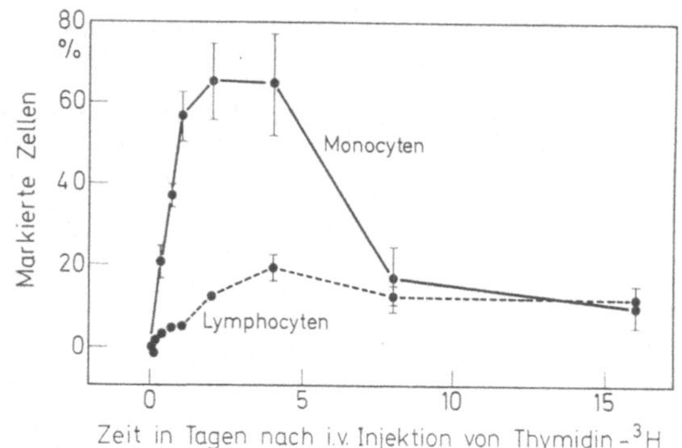

Abb. 22. Markierungsindices von Monocyten und Lymphocyten im Mäuseblut in Abhängigkeit
von der Zeit nach einmaliger intravenöser Injektion von Thymidin-[3]H (Ausstrich-Autoradiographie)

Ferner kann auf diese Weise geprüft werden, über welche Zeitspanne nach Beendigung der Infusion oder der Injektion von Thymidin-^{3}H in einem bestimmten
Organ und/oder im zirkulierenden Blut stark markierte Elemente einer bestimmten
Zellart noch beobachtet werden können[209]. Der Verlauf der Markierungsindexkurve
gibt unter den erwähnten Versuchsbedingungen nur Auskunft darüber, wie rasch
im untersuchten Organ oder im Blut unmarkierte Elemente einer bestimmten
Zellart durch markierte ersetzt werden. Diese Ersatzrate einer bestimmten Zellart
darf aber nicht der Lebensdauer oder G_0-Zeit der Einzelelemente gleichgesetzt
werden.

Aus den spärlichen bis jetzt vorliegenden quantitativen Angaben im Schrifttum und aus eigenen Untersuchungen über die Lebensdauer von Makrophagen in
verschiedenen Lokalisationen geht hervor, daß die Annahme einer einheitlichen
Lebensdauer für diese Zellen nicht berechtigt ist. Die Blutmonocyten der Ratte
werden innerhalb von 4 Tagen vollständig umgesetzt, wobei die größte Ersatzrate
für diese Zellen etwas mehr als 70% pro Tag beträgt. Diese Beobachtungen
stimmen gut mit denjenigen anderer Untersucher überein, die sowohl für die Maus
(Abb. 22)[210] und die Ratte[211] als auch für den Menschen[212] einen vollständigen

[207] LITTLE, BRECHER, BRADLEY und ROSE 1962, ROBINSON, BRECHER, LOURIE und HALEY
1965.   [208] ODARTCHENKO, BOND, FEINENDEGEN und COTTIER 1963.
[209] EVERETT und CAFFREY 1967, EVERETT und TYLER 1967, PARROT und DE SOUSA 1967;
vgl. dazu auch FLIEDNER, HAAS, STEHLE und ADAMS 1968.
[210] ODARTCHENKO, LEWERENZ, SORDAT, ROOS und COTTIER 1967, VAN FURTH und COHN 1968.
[211] WHITELAW 1966, WHITELAW, BELL und BATHO 1968.
[212] FLIEDNER, CRONKITE und BOND 1962.

Umsatz der Blutmonocyten innerhalb weniger Tage angeben. Wie lange die Blutmonocyten nach Verlassen der Blutgefäße im Gewebe überleben können, ist bis jetzt nicht genau geprüft worden. Bei Direktbeobachtung an der durchsichtigen Kammer des Kaninchenohrs konnten EBERT und FLOREY (1939) sowie CLIFF (1966) aus den Gefäßen emigrierte und mit Tusche markierte Makrophagen über 75 Tage im Gewebe verfolgen. Diese Befunde wurden bis jetzt mit Methoden der stabilen Kernmarkierung allerdings nicht überprüft.

Zuverlässige Angaben über die Lebensdauer von Peritonealmakrophagen fehlen noch. Von Interesse ist die Beobachtung, daß selbst nach 40 alle 3 Std vorgenommenen Injektionen von Thymidin-^{3}H ziemlich viele Peritonealmakrophagen unmarkiert gefunden werden[213]. Die sog. „Hautfenstermakrophagen" der Ratte sollen nach Angaben von VOLKMAN und GOWANS (1965a) eher kurzlebig sein.

PARROT und DE SOUSA (1967) fanden nach mehrfachen Injektionen von Thymidin-^{3}H im Mäusethymus noch über Wochen und Monate, ja bis zu einem Jahr[214], stark markierte Reticulumzellen.

E. Biochemische Vorgänge und strukturelle Veränderungen in Makrophagen während der Phagocytose und Pinocytose

Wenn auch den Makrophagen die Produktion verschiedener Proteine, wie gewisser Komplementkomponenten (C'_{1q}, C'_3, C'_4) und Transferrin, zugeschrieben wird[215], besteht ihre Hauptfunktion doch in der Aufnahme und — falls möglich — im Abbau partikulären und gelösten Materials. Der Begriff der Endocytose umfaßt sowohl die Phagocytose als auch die Pinocytose. Der Vorgang der Phagocytose läßt sich in 3 Phasen unterteilen, die sich getrennt beobachten lassen:

1. Das Anhaften der Partikeln an der Zelloberfläche,

2. die eigentliche Aufnahme der Partikeln in das Zellinnere und

3. der intracelluläre Abbau des phagocytierten Materials.

Damit eine Zelle zur Phagocytose angeregt wird, muß als erstes ein enger Kontakt zwischen der Partikel und der phagocytierenden Zelle zustande kommen. Dieser Kontakt wird in der Regel dadurch herbeigeführt, daß entweder das partikuläre Material auf dem Blut- und Lymphwege an den Ort der „fixierten" Phagocyten transportiert wird, oder daß die phagocytierende Zelle dank ihrer amöboiden Beweglichkeit an die Ablagerungsstelle der Partikeln gelangt[216]. Nach der Berührung der Partikeln mit dem Phagocyten ist, wie erst in jüngerer Zeit gezeigt wurde, ein Zusammenspiel mehrerer Faktoren unerläßlich, um die Phagocytose eines oder mehrerer Teilchen in kurzer Zeit zu ermöglichen. Von früheren Untersuchern wurde angenommen, daß die Phagocytose ein rein physikalischer Vorgang sei, der als Folge der verschiedenen Oberflächenkräfte zwischen Partikeln und Zelle sowie zwischen Zelle und umgebendem Medium spontan ablaufe[217]; heute steht jedoch fest, daß die Phagocytose eine aktive, energiefordernde Leistung der phagocytierenden Zellen ist[218], wobei sich allerdings die Beteiligung physikalischer Vorgänge nicht ausschließen läßt. Die Partikelaufnahme ist von vier Faktorengruppen abhängig, nämlich von der Oberflächenbeschaffenheit der Partikeln, vom physikochemischen Zustand der umgebenden Flüssigkeit, von Opsoninen, wie Immunglobulinen und weiteren Serumfaktoren, die u.a. mit

---

[213] SLONECKER, ROOS und SORDAT 1970.   [214] EVERETT und TYLER 1967.
[215] Übersicht bei STECHER 1969.   [216] Übersicht bei HIRSCH 1965.
[217] FENN 1921, PONDER 1928, MUDD, McCUTCHEON und LUCKÉ 1934, BERRY und SPIES 1949.
[218] Übersicht bei KARNOVSKY 1962.

Komplement und/oder Komplementkomponenten identisch sein können (vgl. S. 77), sowie schließlich vom Stoffwechsel der Phagocyten. Bei der sog. nicht-immunologischen Phagocytose kommt den Eigenschaften der Partikeln, wie etwa der elektrischen Ladung, der Größe und der physikochemischen Beschaffenheit der Oberfläche, die größte Bedeutung zu. Erythrocyten beispielsweise können durch eine bestimmte Behandlung, z.B. mit Silicatkristallen, Hitze oder Aldehyden, derart verändert werden, daß sie auch ohne Anwesenheit von Serum an der Oberfläche der Makrophagen haften bleiben (sog. künstliche Opsonisierung). Demgegenüber spielt bei der sog. immunologischen Phagocytose die Beladung der Partikeln mit gegen Partikelantigene gerichteten Antikörpern die Hauptrolle[219]. Der intracelluläre Abbau des phagocytierten Materials wird durch verschiedene Enzyme ermöglicht, wobei Fermente aus lysosomalen Strukturen des Cytoplasmas die Hauptrolle spielen. Es ist nicht endgültig entschieden, ob zwischen dem Vorgang der Phagocytose und demjenigen der Pinocytose nur graduelle Unterschiede bestehen, oder ob es sich um wesensmäßig ungleiche Prozesse handelt.

Wenn im folgenden von polymorphkernigen Leukocyten oder kurz „Leukocyten" gesprochen wird, geschieht dies in Anlehnung an die Originalarbeiten. Es sind damit im wesentlichen neutrophile Granulocyten gemeint.

I. Partikelaufnahme

1. Strukturelle Veränderungen

Die Kombination von Phasenkontrastmikroskopie und Mikrokinematographie gestattet, dynamische Vorgänge an der lebenden Zelle in ihrem zeitlichen Ablauf auf dem Film festzuhalten und anschließend zu analysieren. Mit diesen Methoden ist auch der Phagocytosevorgang an der Einzelzelle untersucht worden[220]. Nachdem der Fremdkörper, beispielsweise ein Bacterium, mit der Oberfläche des Phagocyten Kontakt gefunden hat, stülpt sich die Zellmembran im Bereich der Partikel ein, und in kurzer Zeit entstehen in der Nachbarschaft der Einstülpung mehr oder weniger breite Cytoplasmafortsätze (Pseudopodien); diese Verformung der Zelloberfläche beruht auf der Kontraktilität des Cytoplasmas, die in den meisten Zellarten beobachtet wird[221], und erfolgt vermutlich unter Mitwirkung spezifischer, kontraktiler Proteine, wie sie beispielsweise in Thrombocyten nachgewiesen und eingehend untersucht worden sind[222]. Durch die Bewegung und die Verformung der Pseudopodien ist der kleine „Fremdkörper" bald ringsum von Zellmaterial umgeben. Die eingestülpten Membranteile werden dann von der übrigen Zellmembran abgetrennt, so daß die Partikel schließlich in einer Vacuole (Phagosom) eingeschlossen ist. Untersuchungen mit Hilfe des Elektronenmikroskops haben ergeben, daß phagocytierte Teilchen tatsächlich in einer von einer Membran umschlossenen Vacuole liegen; die Vacuolenmembran zeigt dabei die gleiche Ultrastruktur (d.h. den Bau einer sog. „unit membrane") wie die Zellmembran, mit dem einzigen Unterschied, daß die Membran der Vacuole invertiert ist. Diese Beobachtungen wurden sowohl an polymorphkernigen Leukocyten[223] als auch an Makrophagen gemacht[224]. Versuche mit in vitro-Kulturen von Mäusemakrophagen haben überdies erkennen lassen, daß im Verlauf der Differenzierung

---

[219] Übersicht bei RABINOVITCH 1969.

[220] ROBINEAUX und FRÉDÉRIC 1955, ROBINEAUX und NELSON 1955, HIRSCH 1962.

[221] Übersicht bei ALLEN, COOLEDGE und HALE 1960, KINOSHITA und HOFFMANN-BERLING 1964, NORTH 1968.

[222] BETTEX-GALLAND und LÜSCHER 1959, 1961.

[223] GOODMAN und MOORE 1956, BREWER 1963, ZUCKER-FRANKLIN und HIRSCH 1964.

[224] KARRER 1960, NORTH und MACKANESS 1963, PEARSON, FREEMAN und HINES 1963, LEAKE und MYRVIK 1966.

die Zahl der Lysosomen zunimmt. Damit verbunden ist eine Vermehrung der Zentren innerhalb des Zelleibes, die eine positive Reaktion für u. a. β-Galactosidase und β-Glucuronidase ergeben. Auch die Intensität der Reaktion scheint verstärkt zu sein[225]. Die Entstehung der Lysosomen und Phagolysosomen wird später besprochen (s. S. 56).

2. Biochemische Veränderungen

Die Stoffwechselveränderungen, die im Verlauf des Phagocytosevorgangs in der Zelle vor sich gehen, dienen offenbar zu einem guten Teil dazu, die für die Partikelaufnahme benötigte Energie zu liefern. Es ist vor allem das Verdienst von KARNOVSKY u. Mitarb., Wesentliches zur Abklärung dieser Zellfunktion beigetragen zu haben, indem sie mit biochemischen Methoden die während der Phagocytose ablaufenden Vorgänge im Zellstoffwechsel verfolgten. Die meisten Untersuchungen über die Biochemie phagocytierender Zellen sind an Makrophagen verschiedener Herkunft sowie an polymorphkernigen Leukocyten durchgeführt worden. Nach Suspension der Zellen in einer geeigneten Lösung wurde die Phagocytosetätigkeit durch Zugabe lebender oder abgetöteter Bakterien oder inerter Partikeln (Stärke, Polystyren-Latex) ausgelöst. Dabei zeigte sich, daß Peritonealmakrophagen in mancher Hinsicht ein ähnliches biochemisches Verhalten wie polymorphkernige Leukocyten aufweisen, sich von Alveolarmakrophagen dagegen deutlich unterscheiden. Da über polymorphkernige Leukocyten in vielen Fällen besonders eingehende biochemische Befunde vorliegen, sollen diese im folgenden jeweils gemeinsam mit denjenigen über Peritonealmakrophagen besprochen werden.

a) Ruhestoffwechsel, seine Beeinflussung durch äußere Bedingungen und Hemmstoffe

Wenn im folgenden vom Ruhestoffwechsel phagocytierender Zellen gesprochen wird, darf nicht außer acht gelassen werden, daß bei Versuchen in vitro bereits die methodisch bedingte Manipulation der Zellen sowie das verwendete Medium möglicherweise den Zellstoffwechsel im Vergleich zu den Verhältnissen in vivo modifizieren. Im folgenden sollen jedoch unter ruhenden Zellen solche verstanden werden, bei denen die Phagocytose noch nicht durch Zugabe der Partikeln ausgelöst wurde. Eine vereinfachte Übersicht der in Makrophagen ablaufenden Reaktionen beim Abbau der Kohlenhydrate vermittelt Abb. 23.

α) Peritonealmakrophagen

Die polymorphkernigen Leukocyten enthalten normalerweise eine beträchtliche Menge von Glykogen, das sie in vitro leicht zu Glucose abbauen können. In Peritonealmakrophagen dagegen soll Glykogen nicht nachweisbar sein. Diese Zellen scheinen für ihren Energiestoffwechsel auf die Glucose im umgebenden Medium angewiesen zu sein; bei Versuchen in vitro wird daher meistens Glucose in Konzentrationen zwischen 5 und 10 μMol/ml zugegeben[226]. Beide Zelltypen bauen die Glucose zum größten Teil durch Glykolyse und nur in geringem Ausmaß über den Citronensäurecyclus ab[227]. Polymorphkernige Leukocyten wie Peritonealmakrophagen zeigen dementsprechend in Ruhe einen geringen Sauerstoffverbrauch. Ein hoher Gehalt des Mediums an Glucose (10 μMol/ml) vermindert die Sauerstoffaufnahme dieser Zellen noch weiter, eine Wirkung, die als „Crabtree-Effekt" bezeichnet wird.

---

[225] BENNETT und PEARSON 1969.   [226] SBARRA und KARNOVSKY 1959.
[227] OREN, FARNHAM, SAITO, MILOFSKY und KARNOVSKY 1963.

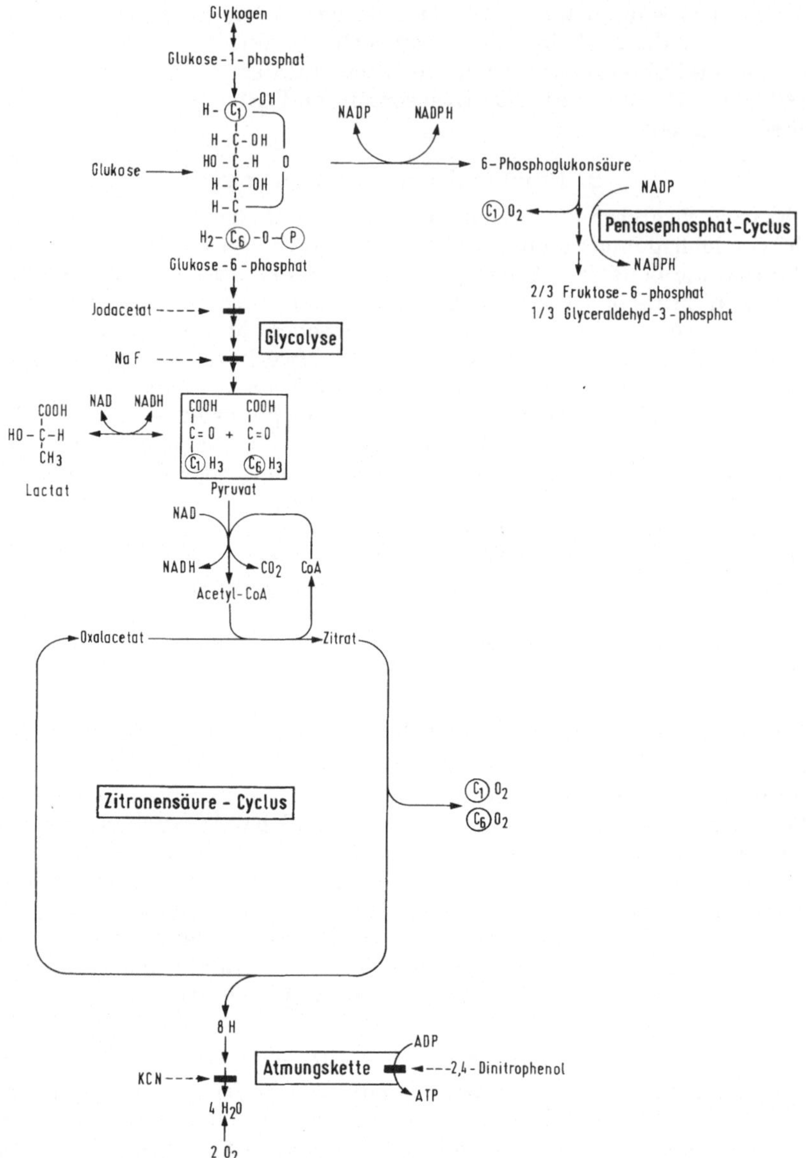

Abb. 23. Vereinfachtes Schema der Beziehung zwischen Pentosephosphatcyclus, Glykolyse, Citronensäurecyclus und Atmungskette

Durch Kaliumcyanid in einer Konzentration von 1 µMol/ml wird die Atmung der Granulocyten und Peritonealmakrophagen auf weniger als ein Drittel reduziert[228]. Andererseits wird durch 2,4-Dinitrophenol, das die Bildung von ATP durch Entkoppelung der oxydativen Phosphorylierung hemmt, die Sauerstoffaufnahme in ruhenden polymorphkernigen Leukocyten um mehr als das Zweifache gesteigert[229]. Auch Natriumfluorid bewirkt eine Steigerung der Sauerstoff-

[228] Sbarra und Karnovsky 1959, Oren, Farnham, Saito, Milofsky und Karnovsky 1963.
[229] Sbarra und Karnovsky 1959.

aufnahme. Polymorphkernige Leukocyten wie Peritonealmakrophagen zeigen einen deutlichen Pasteur-Effekt; so bewirkt Sauerstoffmangel bei neutrophilen Granulocyten eine Zunahme der Lactatproduktion um 50% und bei den Peritonealmakrophagen eine solche von 20—90% [230].

Neben der Glykolyse kann in den polymorphkernigen Leukocyten die Glucose in beschriebenem Ausmaß (weniger als 10%) über den Pentosephosphatcyclus abgebaut werden [231]. Aus den Anteilen radioaktiven Kohlendioxyds ($^{14}CO_2$), das bei der Aufspaltung von in Stellung 1 (Glucose-1-^{14}C) bzw. in Stellung 6 (Glucose-6-^{14}C) markierter Glucose entsteht, kann der sog. C-1/C-6-Quotient berechnet werden. Diese Verhältniszahl läßt, sofern sie größer als 1 ist, darauf schließen, daß ein Teil der Glucose über den Pentosephosphatcyclus metabolisiert wird. Der C-1/C-6-Quotient erlaubt jedoch nur in Verbindung mit der quantitativen Bestimmung des glykolytischen Abbaus der Glucose und der Gesamtproduktion an CO_2 Berechnungen darüber, welcher Prozentsatz der Glucose über den Pentosephosphatcyclus aufgespalten wird [232]. Es ist von Interesse, daß die Hemmung der Glykolyse durch spezifische Enzymblocker, wie Natriumfluorid oder Jodacetat, in polymorphkernigen Leukocyten anscheinend keine Steigerung des Glucoseabbaus über den Pentosephosphatcyclus zur Folge hat [233].

Der Lipidstoffwechsel scheint, gemessen an der Einbaugeschwindigkeit von Acetat-^{14}C oder Phosphat-^{32}P, in ruhenden polymorphkernigen Leukocyten und Peritonealmakrophagen gering zu sein. Über den Proteinstoffwechsel in ruhenden polymorphkernigen Leukocyten und Peritonealmakrophagen fehlen quantitative Angaben weitgehend. Nach Beobachtungen von STECHER, JACOBSON und THORBECKE (1965) sowie STECHER und THORBECKE (1967a, b, c) scheinen Makrophagen aus lymphatischem Gewebe und aus Peritonealexsudaten von Maus und Ratte in vitro gewisse Exportproteine (ß$_{1C}$Globulin und Transferrin) zu produzieren.

β) Alveolarmakrophagen der Lunge

Die Alveolarmakrophagen der Lunge zeigen, im Gegensatz zu den polymorphkernigen Leukocyten und Peritonealmakrophagen, eine hohe Sauerstoffaufnahme und eine weitgehend cytochromgebundene Atmung. In Übereinstimmung damit ist offenbar ihr Energiestoffwechsel zur Hauptsache von der oxydativen Phosphorylierung und nicht von der Glykolyse abhängig. Diese Zellen zeigen keinen Crabtree-Effekt, indem Glucose in hoher Konzentration eine erhöhte Sauerstoffaufnahme bewirkt. Unter anaeroben Bedingungen ist die Lactatproduktion in den Alveolarmakrophagen gegenüber aeroben Verhältnissen um das Vierfache gesteigert, was einem ausgeprägten Pasteur-Effekt entspricht [234]. Kaliumcyanid, Natriumfluorid und Jodacetat vermindern, Dinitrophenol dagegen steigert die Atmung dieser Zellen, wobei die Zugabe von Serum die Wirkung der drei erstgenannten Enzymblocker herabsetzt, den Effekt des Dinitrophenols aber erhöht. Vermutlich können diese Zellen die Glucose z.T. auch über den Pentosephosphatcyclus abbauen [235], da der C-1/C-6-Quotient den Wert von 1 deutlich übertrifft.

Quantitative Angaben über den Lipid-, Protein- sowie Nucleinsäurestoffwechsel der Alveolarmakrophagen in Ruhe sind in der Literatur meist nur im Sinn von Vergleichswerten für bestimmte Stoffwechselveränderungen während der Phagocytose aufgeführt.

---

[230] STÄHELIN, SUTER und KARNOVSKY 1956, OREN, FARNHAM, SAITO, MILOFSKY und KARNOVSKY 1963.
[231] BECK 1958.   [232] KATZ und WOOD 1960.   [233] SBARRA und KARNOVSKY 1959.
[234] OREN, FARNHAM, SAITO, MILOFSKY und KARNOVSKY 1963.
[235] OUCHI, SELVARAJ und SBARRA 1965.

Die erwähnten Unterschiede im Energiestoffwechsel der Peritonealmakrophagen einerseits und der Alveolarmakrophagen der Lunge andererseits bedeuten keineswegs, daß es sich um Vertreter verschiedener Zellinien handelt. Wir haben bereits gesehen, daß sich beide wenigstens zum größten Teil von Blutmonocyten herleiten. Offenbar handelt es sich um ungleiche Entwicklungs- und/oder Aktivierungszustände, wobei sich im Peritonealexsudat mehr junge Zellen befinden dürften als in den Lungenalveolen. Überdies könnten die letzteren ihren oxydativen Stoffwechsel auch im Sinn eines adaptiven Vorgangs entwickelt haben. Es muß aber hervorgehoben werden, daß alle Makrophagen, auch die Alveolarmakrophagen der Lunge, die Energie zum guten Teil mit Hilfe der Glykolyse beschaffen. Der Unterschied zwischen den letzteren und den Peritonealmakrophagen liegt vielmehr in der Frage, in welchem Maß diese Zellen ausschließlich mit der Glykolyse oder dem oxydativen Stoffwechsel auskommen[236].

b) Änderungen des Stoffwechsels bei der Phagocytose
α) *Peritonealmakrophagen*

Als erste Stoffwechselveränderung während der Phagocytose wurde an Leukocyten eine gesteigerte Sauerstoffaufnahme nachgewiesen[237]. Während der Partikelaufnahme nimmt bei den polymorphkernigen Leukocyten der Sauerstoffverbrauch gegenüber demjenigen ruhender Zellen um das $2^1/_2$fache, bei den Peritonealmakrophagen um das $3^1/_2$fache zu[238]. Der Sauerstoffbedarf der Zellen hängt in gewissen Grenzen von der Anzahl der Partikeln ab, die den Zellen angeboten werden; bei Aufnahme einer kleinen Zahl von Partikeln ist er nur in geringem Ausmaß, bei Phagocytose sehr vieler Teilchen dagegen stark gesteigert[239]. Der Sauerstoffverbrauch wird ferner durch die Partikelgröße beeinflußt. Partikeln, deren Durchmesser kleiner als 0,2 μ ist, bewirken im Vergleich zum Ruhewert während der Phagocytose keine gesteigerte Atmung. Handelt es sich um Partikeldurchmesser von 0,25—1,2 μ, soll die Sauerstoffaufnahme dem Durchmesser der Teilchen weitgehend proportional verlaufen[240]. Partikeln, die von polymorphkernigen Leukocyten und Peritonealmakrophagen nur nach Opsonisierung durch Serumproteine phagocytiert werden können, bewirken in einer serumfreien Suspension in diesen Zellen keine Zunahme des Sauerstoffverbrauchs; erst nach Zugabe von Serum, d.h. mit dem Einsetzen der Phagocytose, steigt die Sauerstoffaufnahme an.

Kaliumcyanid, das die Cytochromoxydasen spezifisch hemmt, blockiert die Phagocytosetätigkeit von polymorphkernigen Leukocyten und Peritonealmakrophagen nicht; die phagocytierenden Zellen nehmen zudem in Gegenwart dieses Hemmstoffes annähernd gleich viel Sauerstoff auf wie die ruhenden. Aus dieser Beobachtung darf geschlossen werden, daß in polymorphkernigen Leukocyten und Peritonealmakrophagen die Atmungskette für die Phagocytose keine oder nur eine fakultative Rolle spielt[241]. Wie wir später sehen werden, ist die vermehrte Sauerstoffaufnahme während der Phagocytosetätigkeit von polymorphkernigen Leukocyten und Peritonealmakrophagen zu einem guten Teil durch den Abbau der Glucose im Pentosephosphatcyclus bedingt[242].

---

[236] Übersicht bei KARNOVSKY 1969.   [237] BALDRIGE und GERARD 1933.
[238] STÄHLEIN, SUTER und KARNOVSKY 1956, SBARRA und KARNOVSKY 1959, COHN und MORSE 1960a, b, KARNOVSKY und WALLACH 1963, OREN, FARNHAM, SAITO, MILOFSKY und KARNOVSKY 1963.
[239] SBARRA und KARNOVSKY 1959, DANNENBERG, BURSTONE, WALTER und KINSLEY 1963.
[240] STRAUSS und STETSON 1960.
[241] SBARRA und KARNOVSKY 1959.
[242] EVANS und KARNOVSKY 1961, CAGAN und KARNOVSKY 1964.

Zum mindesten bis 60 min nach Beginn der Partikelaufnahme kann sowohl unter aeroben als auch unter anaeroben Bedingungen eine leichte, um 4—8% gesteigerte Lactatproduktion beobachtet werden[243]. Wird die Glykolyse in den Granulocyten und Peritonealmakrophagen durch spezifische Enzymgifte, wie Jodacetat (Hemmung der Glyceraldehyddehydrogenase) und Natriumfluorid (Blockierung der Enolase), unterbrochen, können diese Zellen keine Partikeln phagocytieren[244]. Die Blockierung der Phagocytose durch Hemmstoffe für die Glykolyse kann durch Zugabe von Pyruvat in die Zellsuspension teilweise aufgehoben werden[245]. Diese Befunde zeigen, daß die beiden Zelltypen für die Phagocytose auf die Glykolyse angewiesen sind.

Da beide Zellarten nach Blockierung ihrer Atmungskette weiter partikuläres Material aufnehmen können, ist der Schluß naheliegend, daß sowohl polymorphkernige Leukocyten als auch Peritonealmakrophagen den größten Teil der für die Phagocytose benötigten Energie aus der Glykolyse gewinnen[246].

Das Glykogen in den polymorphkernigen Leukocyten wird nach Beginn der Phagocytose rasch abgebaut. Ein Wiederaufbau des Glykogens aus der im Suspensionsmedium vorhandenen Glucose erfolgt dagegen erheblich langsamer[247]. Wird der Glykogengehalt der Granulocyten von Meerschweinchen in vivo durch eine Noradrenalininjektion gesenkt, zeigen diese Zellen bei anschließender Phagocytose in vitro eine verminderte Aufnahme von Latexpartikeln[248]. Die Peritonealmakrophagen, die — wie erwähnt — keine nachweisbare Glykogen-Reserve besitzen, sind andererseits auf die Glucose im umgebenden Medium angewiesen.

Zum mindesten die polymorphkernigen Leukocyten besitzen im Pentosephosphatcyclus einen zweiten Weg des Glucose-Abbaus. Im Unterschied zu den Peritonealmakrophagen steigt der C-1/C-6-Quotient bei den polymorphkernigen Leukocyten während der Partikelaufnahme von Ruhewerten von ungefähr 8 auf solche von 20. Dies gibt einen Hinweis darauf, daß in dieser Zellart während der Phagocytose offenbar vermehrt Glucose über den Pentosephosphatcyclus abgebaut wird (in Ruhe ungefähr 7%, während der Phagocytose etwa 30% [249]). Bei den Peritonealmakrophagen ist andererseits die Bildung von CO_2-^{14}C sowohl aus Glucose-1-^{14}C wie aus Glucose-6-^{14}C während der Partikelaufnahme um etwa das Zehnfache erhöht, so daß der C-1/C-6-Quotient bei diesen Zellen durch die Phagocytose nicht wesentlich verändert wird. Es scheint deshalb bei phagocytierenden Peritonealmakrophagen nicht vermehrt Glucose über den Pentosephosphatcyclus abgebaut zu werden[250].

Die Beobachtung, daß die Sauerstoffaufnahme in polymorphkernigen Leukocyten während der Phagocytose gesteigert ist, obschon diese Zellen für ihren Energiebedarf nicht auf die oxydative Phosphorylierung angewiesen sind, deutet auf die Bedeutung des Glucoseabbaus über den Pentosephosphatcyclus hin. Es stellt sich deshalb die Frage nach dem Mechanismus der Aktivierung des Pentosephosphatcyclus bei der Phagocytose. Es gilt als gesichert, daß die zur Verfügung stehende Menge von NADP, das für die Bildung der Phosphogluconsäure unter Mitwirkung der Glucose-6-phosphatdehydrogenase notwendig ist, in polymorphkernigen Leukocyten den limitierenden Faktor für den Glucoseabbau durch den Pentosephosphatcyclus darstellt[251]. Es erhebt sich somit die Frage, ob und wie es zu einer Erhöhung der intracellulären NADP-Konzentration kommt. Versuche zur Abklärung dieser Frage haben ergeben, daß zumindest aus polymorph-

[243] SBARRA und KARNOVSKY 1959, OREN, FARNHAM, SAITO, MILOFSKY und KARNOVSKY 1963.
[244] SBARRA und KARNOVSKY 1959, OREN, FARNHAM, SAITO, MILOFSKY und KARNOVSKY 1963.
[245] SBARRA und SHIRLEY 1963.   [246] KARNOVSKY 1962.   [247] COHN und MORSE 1960a.
[248] HÉNON und DELAUNAY 1966.   [249] SBARRA und KARNOVSKY 1959.
[250] OREN, FARNHAM, SAITO, MILOFSKY und KARNOVSKY 1963.   [251] BECK 1958.

kernigen Leukocyten des Peritonealexsudats von Meerschweinchen eine lösliche, cyanidresistente NADH-Oxydase isoliert werden kann[252]. Der Vorgang der Pinocytose durch Granulocyten ist mit einer Änderung der Aktivität der Glucose-6-phosphatdehydrogenase, einer NADPH-abhängigen Lactatdehydrogenase, der NADH-Oxydase und der NADPH-Oxydase verbunden. In der Regel handelt es sich um eine Steigerung dieser Aktivitäten; bei der Aufnahme von Toxinen kann es aber auch zu einem Aktivitätsabfall kommen[253]. Die Befunde von KARNOVSKY u. Mitarb. sind mit der Vorstellung vereinbar, daß die cyanidresistente NADH-Oxydase für die vermehrte Sauerstoffaufnahme während der Phagocytose verantwortlich ist. Diese Autoren nehmen dabei an, daß die NADH-Oxydase bei niedrigen pH-Werten aktiviert wird, dann das aus der Glykolyse anfallende NADH oxydiert, wodurch im Überschuß Pyruvat entsteht. Durch die Umwandlung von Pyruvat zu Lactat soll zusätzlich unter der Wirkung einer allerdings noch hypothetischen NADPH-gebundenen Lactatdehydrogenase vermehrt NADP gebildet werden. Die Konzentration von NADP wäre bestimmend für die Menge Glucose, die im Pentosephosphatcyclus abgebaut wird[254]. Diese Hypothese zeigt die Möglichkeit einer Querverbindung zwischen Pentosephosphatcyclus und Glykolyse.

Andere Autoren weisen dagegen darauf hin, daß Meerschweinchenleukocyten nach Phagocytosetätigkeit eine cyanidresistente NADPH-Oxydase enthalten, durch die NADPH direkt oxydiert wird[255].

Polymorphkernige Leukocyten und Peritonealmakrophagen zeigen während der Phagocytose erhebliche Veränderungen ihres Lipidstoffwechsels. So ist der Einbau von Acetat-Kohlenstoff und Glucose-Kohlenstoff in Lipide in den ersten 30 min nach Partikelzugabe deutlich gesteigert[256]. Ferner nehmen diese Zellen während der Phagocytose vermehrt anorganisches Phosphat-^{32}P in ihre Phosphatide auf[257]. Der gesteigerte Einbau dieser drei Bausteine (Acetat, Glucose und anorganisches Phosphat) in die Lipide phagocytierender Zellen erfolgt sowohl unter aeroben als auch unter anaeroben Bedingungen. Da die Inkorporation von Phosphat-^{32}P in Lipide im Vergleich zu derjenigen von Acetat und Glucose durch die Phagocytose in größerem Ausmaß stimuliert wird, kann vermutet werden, daß der Phosphatidstoffwechsel während der Partikelaufnahme offenbar stärker verändert wird als der Stoffwechsel der Neutralfette. Indessen konnte in diesen Versuchen keine absolute Zunahme der Lipide während der Phagocytose festgestellt werden; diese Beobachtung deutet auf die Möglichkeit eines Abbaus der lipidreichen Membranen, die die phagocytierten Partikeln umgeben, hin[258].

Bei Auftrennung der Phosphatide in einzelne Fraktionen zeigt sich, daß die Einbaurate von Phosphat-^{32}P im Zeitraum der ersten 30 min nach Beginn der Phagocytose in der Inositolphosphatid-, Phosphatidylserin- und Phosphatidsäurefraktion gegenüber den Ruhewerten um Faktoren zwischen 3 und 6 gesteigert ist. Der Einbau von ^{32}P in Lecithin und Sphingomyelin soll dagegen nicht signifikant erhöht sein[259]. Im Gegensatz zu diesen Befunden konnte ELSBACH (1968) an Alveolarmakrophagen zeigen, daß eine gesteigerte Lecithinsynthese stattfinden kann.

[252] EVANS und KARNOVSKY 1961, 1962, CAGAN und KARNOVSKY 1964, KARNOVSKY, SHAFER, CAGAN, GRAHAM, KARNOVSKY, GLASS und SAITO 1966.
[253] BONA, MACOVSCHI und GHEORDUNESCU 1969.
[254] KARNOVSKY, SHAFER, CAGAN, GRAHAM, KARNOVSKY, GLASS und SAITO 1966.
[255] ZATTI und ROSSI 1966.
[256] SBARRA und KARNOVSKY 1960, KARNOVSKY, SHAFER, CAGAN, GRAHAM, KARNOVSKY, GLASS und SAITO 1966.
[257] OREN, FARNHAM, SAITO, MILOFSKY und KARNOVSKY 1963.
[258] SBARRA und KARNOVSKY 1960.
[259] KARNOVSKY und WALLACH 1961.

Die beobachteten Veränderungen im Lipidstoffwechsel phagocytierender Granulocyten und Peritonealmakrophagen, die vor allem durch einen gesteigerten Umsatz von Phospholipiden charakterisiert sind, dürfen offenbar — mit Ausnahme der Verhältnisse bei den Alveolarmakrophagen — mit den Alterationen an der Membran phagocytierender Zellen in Zusammenhang gebracht werden[260]. Ähnliche Umstellungen des Lipidstoffwechsels konnten an Zellen, die Material sezernieren (Pankreasgewebe), festgestellt werden[261]. Daß Veränderungen an Zellmembranen von solchen des Phosphatidstoffwechsels begleitet sind, geht aus Versuchen hervor, in denen die Wirkung oberflächenaktiver Substanzen, wie Desoxycholsäure und Digitonin, auf die Membranen von polymorphkernigen Leukocyten und Peritonealmakrophagen mit biochemischen und morphologischen Methoden untersucht wurde[262].

Der Einbau radioaktiv markierter Aminosäuren, beispielsweise von L-Leucin-^{14}C, in Proteine während der Phagocytose wurde vor allem an polymorphkernigen Leukocyten geprüft[263]. Bei Verwendung von Partikeln, wie Stärkekörnern, die nur nach Opsonisierung mit Serumproteinen phagocytiert werden können, ist während der Phagocytose im Vergleich zu ruhenden Zellen ein geringerer Einbau von Aminosäure-Radioaktivität in Proteine zu beobachten. Diese verminderte Inkorporation scheint dadurch zustande zu kommen, daß mit der Aufnahme der Stärkekörner auch die opsonisierenden Serumproteine in das Zellinnere gelangen und dort zu nicht markierten Aminosäuren abgebaut werden. Wird der Einbau von L-Leucin-^{14}C in Proteine während der Phagocytose von Partikeln geprüft, die ohne Opsonine aufgenommen werden, ist dieser im Vergleich zu ruhenden Zellen kaum herabgesetzt[264]. Das Phänomen, daß gewisse makromolekulare Substanzen, die an sich nicht in Zellen eintreten können, bei der Zugabe von Partikeln mit diesen gemeinsam phagocytiert werden, ist von SBARRA, SHIRLEY und BARDAWIL (1962) als sog. ,,Piggy-Back-Phagocytose" bezeichnet worden.

Die Phagocytose von Latexpartikeln durch menschliche Granulocyten führt nach einer Latenzzeit von ungefähr 10 min zu einem gesteigerten Umsatz von Ribonucleinsäure[265]. Die von CLINE (1966a) durchgeführten Untersuchungen lassen annehmen, daß es während der Phagocytose zu einer vermehrten Aufnahme von Pyrimidin-Vorläufern aus dem Suspensionsmedium, einer gesteigerten RNS-Synthese, einer Verkleinerung des verfügbaren Nucleotidpools in der Zelle und einem beschleunigten Abbau von präexistenter RNS kommt. Die Analyse der neusynthetisierten RNS durch Zentrifugation im Saccharosegradienten ergab, daß die Synthese mehrere RNS-Typen umfaßt. In diesem Zusammenhang ist von Interesse, daß gewisse reticuloendotheliale und histiocytäre Zelltypen in oligosynthetischen Lymphknoten von Mäusen um den 3. Tag nach Sekundärstimulation mit Tetanustoxoid und 1 Std nach intravenöser Injektion von Cytidin-^{3}H eine bis zu 50% erhöhte mittlere Markierungsintensität aufweisen[266]. Da diese Zelltypen, mit vereinzelten fraglichen Ausnahmen, nach einer Injektion von Thymidin-^{3}H nicht initial markiert erscheinen[267], darf angenommen werden, daß der Einbau von Cytidin-^{3}H in die erwähnten Zellelemente unter den gegebenen Versuchsbedingungen zum größten Teil, wenn nicht ausschließlich, einer Synthese von RNS entspricht. Zwischen reticuloendothelialen und histiocytären Zellen

---

[260] KARNOVSKY 1962, SASTRY und HOKIN 1966, ELSBACH 1968.
[261] HOKIN und HOKIN 1958.
[262] GRAHAM, KARNOVSKY, SHAFER, GLASS und KARNOVSKY 1967.
[263] SBARRA und KARNOVSKY 1960.   [264] SBARRA und KARNOVSKY 1960.   [265] CLINE 1966a, b.
[266] COTTIER, ROOS, DÜBY, ODARTCHENKO, KEISER, HESS und STONER 1967, DÜBY und ROOS 1967.
[267] ROOS, NOESBERGER, HESS, STONER und COTTIER 1967.

mit oder ohne phagocytierten Zelltrümmern konnte in bezug auf die initiale mittlere Markierungsintensität nach Cytidin-³H-Injektion in diesen Versuchen kein signifikanter Unterschied beobachtet werden.

β) Alveolarmakrophagen der Lunge

Die Sauerstoffaufnahme ist bei phagocytierenden Alveolarmakrophagen im Vergleich zu Ruhewerten nur um ungefähr 20 % gesteigert[268]. Diese Zellen scheinen, nach Angabe einiger Autoren[269], für die Produktion der Energie während der Phagocytose auf die Atmungskette angewiesen zu sein, da Kaliumcyanid ihre

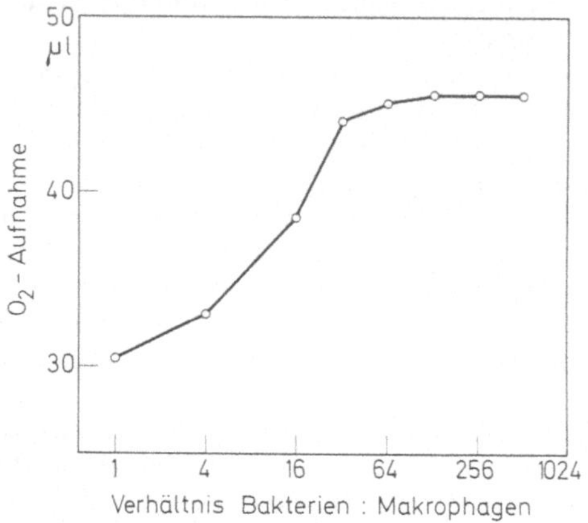

Abb. 24. Sauerstoffverbrauch von Alveolarmakrophagen der Kaninchenlunge in Abhängigkeit von der relativen Zahl zugesetzter Partikeln (abgetötete Keime von *Staphylococcus albus*). Die Aufnahme von O₂ durch 10⁷ Alveolarmakrophagen wurde während einer 60 min dauernden Inkubation in vitro bestimmt (OUCHI, SELVARAY und SBARRA 1965)

Atmung angeblich blockiert und die Phagocytose unterbindet; ebenso sollen diese Zellen unter anaeroben Bedingungen keine Partikeln aufnehmen können. Diese Beobachtung konnte allerdings von anderen Untersuchern nicht bestätigt werden[270].

An Alveolarmakrophagen wurde eine vom Verhältnis zugesetzter Partikeln zur Zahl der Zellen abhängige Steigerung der Atmung beobachtet (Abb. 24)[271]. Ob die Alveolarmakrophagen, wie die Granulocyten, über eine cyanidresistente NADH-Oxydase verfügen, ist nicht bekannt. Im Gegensatz zu den erheblichen Veränderungen im Lipidstoffwechsel der Granulocyten und Peritonealmakrophagen sollen die Alveolarmakrophagen während der Phagocytose keinen beschleunigten Einbau von Acetat und Glucose sowie Phosphat-³²P in die verschiedenen Lipidfraktionen zeigen. Möglicherweise wird das Phosphat-³²P bei diesen Zellen sehr rasch in ATP eingebaut und steht dann für die Inkorporation in Phosphatide nicht mehr zur Verfügung[272]. Es wurde bereits erwähnt, daß eine gesteigerte Lecithinsynthese in Alveolarmakrophagen doch vorkommen kann (Abb. 25)[273].

[268] OREN, FARNHAM, SAITO, MILOFSKY und KARNOVSKY 1963.
[269] OREN, FARNHAM, SAITO, MILOFSKY und KARNOVSKY 1963.
[270] OUCHI, SELVARAJ und SBARRA 1965.
[271] OUCHI, SELVARAJ und SBARRA 1965.
[272] OREN, FARNHAM, SAITO, MILOFSKY und KARNOVSKY 1963.
[273] ELSBACH 1968.

γ) Kupffersche Sternzellen der Leber

Der Stoffwechsel isolierter Kupfferscher Sternzellen wurde in neuerer Zeit von PISANO, FILKINS und DI LUZIO (1968) untersucht. Diese Autoren konnten zeigen, daß diese Makrophagen den Energiebedarf für die Partikelaufnahme sowohl über den Weg der Glykolyse als auch mit Hilfe der Atmungskette decken. Natriumcyanid, das die Cytochromoxydasen hemmt, blockiert auch die Phagocytose dieser Zellen. Darin stehen die Kupfferschen Sternzellen der Leber in ihrem biochemischen Verhalten den Alveolarmakrophagen der Lunge näher als den Peritonealmakrophagen. Allerdings weisen die ersteren einen erheblichen Lipidstoffwechsel auf.

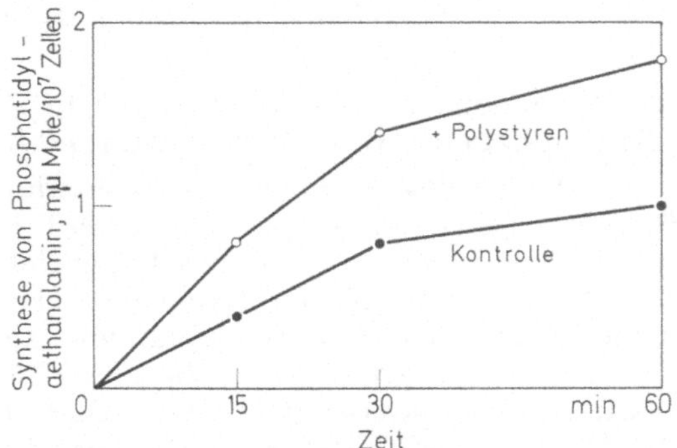

Abb. 25. Einfluß zugesetzter Polystyren-Latex-Partikeln auf die Synthese von Phosphatidyläthanolamin aus Lysophosphatidyläthanolamin-^{32}P durch Alveolarmakrophagen der Kaninchenlunge in vitro (ELSBACH 1968)

II. Intracellulärer Partikelabbau

Nach der Aufnahme partikulären Materials können im Cytoplasma phagocytierender Zellen eindrückliche morphologische und biochemische Veränderungen beobachtet werden. Diese Vorgänge führen in vielen Fällen zur Desintegration der phagocytierten Partikeln.

1. Strukturelle Veränderungen in Makrophagen während des Partikelabbaus

Mit Hilfe der Mikrokinematographie und des Phasenkontrastverfahrens ist die Degranulierung von polymorphkernigen Leukocyten im Anschluß an die Phagocytose von Bakterien und anderen Partikeln direkt beobachtet worden [274]. Nach der Aufnahme lebender und abgetöteter Bakterien sowie von Partikeln aus organischem Material, wie Zell- und Gewebetrümmern, beginnen sich die Leukocytengranula innerhalb von 30 min nach Einsetzen der Phagocytose aufzulösen, wobei diejenigen Granula zuerst verschwinden, die den phagocytierten Teilchen am nächsten liegen [275]. Der Inhalt der Granula wird dabei in die das phagocytierte Material enthaltenden Vacuolen entleert [276]. Auch nach der Aufnahme von nicht partikulärem Material, wie z. B. flüssigem Endotoxin, kann eine Degranulierung erfolgen [277]. Dagegen bewirken inerte Teilchen, wie Quarz und Kohlepartikeln, nach ihrer Phagocytose durch polymorphkernige Leukocyten in

---

[274] ROBINEAUX und FRÉDÉRIC 1955, HIRSCH und COHN 1960, HIRSCH 1962, COHN, HIRSCH und WIENER 1963.
[275] HIRSCH und COHN 1960.
[276] HIRSCH 1962, ZUCKER-FRANKLIN und HIRSCH 1964, ZATTI, ROSSI und MENEGHELLI 1965.
[277] COHN und MORSE 1960a, b, HIRSCH und COHN 1960.

den meisten Fällen keine Degranulation[278]. Ohne Zuhilfenahme histochemischer Methoden lassen mononucleäre Phagocyten bei lichtmikroskopischer Betrachtung in ihrem Cytoplasma meistens keine Granula mit typischen färberischen Eigenschaften, wie sie die Granulocyten aufweisen, erkennen. Im Phasenkontrast- und Elektronenmikroskop können indessen Granula und vesiculäre Strukturen differenziert werden, aus denen auf eine Konfluenz von Phagosomen (Vacuole mit phagocytiertem Material) mit den Granula und/oder Vesikeln geschlossen werden darf[279].

Bei der Vereinigung von Phagosom und Granula und/oder lysosomalen Vesikeln kommt es zur Verschmelzung der Membranen und zur Entleerung des Granula- und/oder Lysosomeninhalts in die Vacuole. Die so neu entstandene Struktur wird auch als Phagolysosom oder als sekundäres Lysosom bezeichnet.

2. Vergleich der biochemischen Veränderungen in Granulocyten und Makrophagen während des Partikelabbaus

Mit Hilfe der Ultrazentrifugierung von Leber- und Nierenhomogenaten konnten DE DUVE u. Mitarb.[280] eine Gruppe von cytoplasmatischen Teilchen identifizieren, die vor allem Enzyme mit hydrolytischen Eigenschaften enthielten. Diese Enzyme sind, wie kombinierte cytochemische und elektronenoptische Untersuchungen[281] zeigten, an verschiedene Formen von Granula gebunden, die offensichtlich alle von einer sog. „unit membrane" umgeben sind, die u. a. durch eine kontinuierliche Doppellage von Lipiden charakterisiert sein soll. Diese Granula wurden als Lysosomen bezeichnet. Die Enzymaktivität der Lysosomen ist vorerst latent und läßt sich erst nach mechanischer Schädigung der Granulamembran, wie z. B. Gefrieren und Auftauen, nachweisen. Diese biochemischen und elektronenoptischen Beobachtungen führten DE DUVE (1963) zur Aufstellung des sog. „Lysosomenkonzepts", das sich für das Verständnis intracellulärer Verdauungs- und/oder Abbauvorgänge verschiedenster Art als fruchtbar und stimulierend erwiesen hat. Funktion, Biochemie und Ultrastruktur der Lysosomen sind in jüngerer Zeit in mehreren Übersichtsarbeiten ausführlich dargestellt worden[282].

Die Beobachtungen von DE DUVE legten es nahe, mit biochemischen Methoden die spezifischen Granula der *polymorphkernigen Leukocyten* auf ihren Gehalt an hydrolytischen Enzymen zu untersuchen. Auch bei diesen Zellen gelingt es, nach Zerstörung der Zellintegrität in einer Saccharoselösung (0,34 M), mittels Differentialzentrifugierung die Granula-Fraktion zu isolieren (Sedimentation der Granula bei 8200 g). Nach milder Säurebehandlung (pH 5,5) lassen sich in der Granulafraktion verschiedene hydrolytische Enzyme nachweisen[283], u. a. saure Phosphatase, Ribo- und Desoxyribonuclease, saure Nucleotidase, β-Glucuronidase, saure Protease (Kathepsin), alkalische Phosphatase und Lysozym. Neben diesen Enzymen sind aus Granula von Kaninchengranulocyten mit Hilfe der Gelfiltration und Stärkegel-Elektrophorese mehrere sog. polykationische Proteine isoliert worden, die z. T. erhebliche pyrogene, bactericide und permeabilitätssteigernde Eigenschaften aufweisen; einer dieser Eiweißstoffe soll auch die Lyse von Mastzellen[284] und elastischem Gewebe[285] bewirken.

---

[278] HIRSCH und COHN 1960.
[279] NORTH und MACKANESS 1963, ZUCKER-FRANKLIN und HIRSCH 1964, ZUCKER-FRANKLIN 1965, COHN, HIRSCH und FEDORKO 1966, LEAKE und MYRVIK 1966.
[280] DE DUVE, PRESSMAN, GIANETTO, WATTIAUX und APPELMANS 1955.
[281] NOVIKOFF, BEAUFAY und DE DUVE 1956, NORTH 1966.
[282] DE DUVE 1963, NOVIKOFF 1963, WEISSMANN 1965, KRISCH 1966, ROHR 1966, WEISSMANN 1967, DOWNEY und KAJIMA 1967.
[283] COHN und HIRSCH 1960a, b, CLARKE 1965, WASI, MURRAY, MACMORINE und MOVAT 1966.
[284] JANOFF 1967.   [285] JANOFF und SCHERER 1968.

In diesem Zusammenhang ist von Bedeutung, daß die lytische Wirkung der in den Leukocytengranula vorhandenen Enzyme nicht nur auf intracelluläre Abbauvorgänge beschränkt ist, sondern sich nach Ruptur des Leukocyten auch auf benachbarte Zellen und/oder Gewebe erstrecken kann[286]. Die polymorphkernigen Leukocyten besitzen in ihren spezifischen Granula offenbar ein „präformiertes Reservoir" hydrolytischer Enzyme, das für die intracelluläre Verdauung von phagocytiertem Material und/oder für extracelluläre Abbauvorgänge zur Verfügung steht. Die Degranulierung und Enzymfreisetzung hängt in diesen Zellen in gewissem Ausmaß von energieliefernden Prozessen ab, da Jodacetat die Degranulation blockiert[287].

Durch Einfrieren und Auftauen können aus unfraktionierten Suspensionen von *Peritonealmakrophagen* verschiedene hydrolytische Enzyme, wie Proteasen, unspezifische Esterasen und Lipasen, gewonnen werden[288]. Eine der aus Peritonealmakrophagen des Kaninchens isolierten Proteasen weist bei einem Wirkungsoptimum von pH 4 pepsinähnlichen, eine andere bei einem Wirkungsoptimum von pH 5—5,8 chymotrypsinähnlichen Charakter auf. Die katalytische Wirkung der unspezifischen Esterasen kann durch verschiedene Substanzen, wie beispielsweise Natriumfluorid oder Difluorphosphat, blockiert werden. Die untersuchte Lipase, mit einem Wirkungsoptimum bei pH 6,1, vermag Triglyceride aufzuspalten und daneben auch als Lipoprotein-Lipase zu wirken[289].

Da auf Grund elektronenoptischer Bilder und cytochemischer Befunde angenommen werden konnte, daß die hydrolytischen Enzyme auch in Makrophagen an Granula gebunden sind, wurde mit Hilfe der Differentialzentrifugation und biochemischen Methoden versucht, diese Enzyme einer bestimmten Granulafraktion zuzuordnen.

So ergibt die Zentrifugation von Makrophagenhomogenaten bei 15000 g eine Fraktion, in der sich verschiedene hydrolytische Enzyme, wie saure Phosphatase, saure Ribo- und Desoxyribonuclease, Esterase, Lipase und Lysozym, nachweisen lassen. Diese 15000 g-Fraktion enthält bei Peritonealmakrophagen ungefähr 50% und bei Alveolarmakrophagen 60—80% der totalen Aktivität an hydrolytischen Enzymen. Es finden sich darin, neben den erwähnten Hydrolasen, aber noch erhebliche Mengen von Cytochromoxydase, und für eine saubere Trennung der Granula- von der Mitochondrienfraktion sind weitere Schritte, wie die Ultrazentrifugierung in einem Saccharose-Dichtegradient, erforderlich[290].

Normale und BCG-stimulierte Alveolarmakrophagen von Kaninchen enthalten 5 Isoenzyme mit der Aktivität der sauren Phosphatase, die sich auf Grund ihres elektrophoretischen Verhaltens unterscheiden lassen. Diese Isoenzyme können in zwei Gruppen unterteilt werden: eine erste von 4 Isoenzymen, die sich durch Einfrieren und Auftauen oder durch mechanische Zerstörung in Lösung bringen lassen, und eine zweite mit einem Isoenzym, das an Lysosomenmembranen gebunden zu sein scheint und durch Behandlung der Lysosomenfraktion mit Triton-X-100 gelöst wird[291].

Vergleichende Enzymbestimmungen an mononucleären Phagocyten verschiedener Herkunft (z. B. Peritonealmakrophagen, „normale" und BCG-stimulierte Alveolarmakrophagen) haben für BCG-stimulierte Alveolarmakrophagen

---

[286] Cohn und Hirsch 1960a, Wasi, Murray, Macmorine und Movat 1966, Lovett und Movat 1966, Hirschhorn und Weissmann 1967.
[287] Sbarra, Bardawil, Shirley und Gilfillan 1961.
[288] Dannenberg und Bennett 1964.   [289] Dannenberg und Bennett 1964.
[290] Cohn und Wiener 1963a, Clarke 1965.   [291] Axline 1968.
[292] Cohn und Wiener 1963a, Leake, Gonzalez-Ojeda und Myrvik 1964, Myrvik und Evans 1967.

den größten Gehalt an hydrolytischen Enzymen ergeben[292]. Diese Beobachtungen lassen vermuten, daß Makrophagen ihren Enzymbestand an funktionelle Bedürfnisse anpassen können. Diese Adaptation wird von Veränderungen der Zellmorphologie begleitet. Die stimulierten Makrophagen zeigen eine zahlenmäßige Zunahme verschiedener Organellen[293].

Die Enzymaktivität in den sedimentierbaren Granula nimmt im Verlauf der Phagocytose kontinuierlich ab, zum mindesten in den ersten 90 min nach Beginn der Partikelaufnahme; die Enzyme werden dafür in zunehmender Menge im Überstand des Differentialzentrifugats gefunden. Aus diesem Befund darf indessen kaum auf einen Austritt der Enzyme aus den Lysosomen ins Cytoplasma geschlossen werden, da ja elektronenmikroskopische Beobachtungen darauf hinweisen, daß sich die Lysosomen mit den das phagocytierte Material enthaltenden Vacuolen unter Erhaltung der Lysosomen- und Vacuolenmembran vereinigen. Die nach Phagocytose beobachteten erhöhten Enzymaktivitäten außerhalb der sedimentierbaren Granula kommen möglicherweise durch Zerstörung eines Teils der Lysosomen während der Homogenisierung infolge einer erhöhten Fragilität der Lysosomenmembran zustande. Andererseits können jedoch im Anschluß an die Phagocytose offenbar gewisse Enzyme, wie saure Phosphatase, saure Ribonuclease und Kathepsin, aus intakten Makrophagen in das Medium der Zellsuspension gelangen[294].

Wie im nächsten Abschnitt ausgeführt werden soll, darf auf Grund verschiedener Untersuchungsergebnisse in vitro angenommen werden, daß in Makrophagen unter bestimmten Bedingungen eine Synthese lysosomaler Enzyme stattfindet. Ob und in welchem Ausmaß diese Fähigkeit auch polymorphkernigen Leukocyten zukommt, ist noch nicht geklärt. Auch die Beobachtungen von CLINE (1966a, b), der in vitro während der Phagocytose erhebliche Veränderungen im RNS-Stoffwechsel menschlicher Leukocyten feststellte, lassen die Frage nach der Möglichkeit einer Resynthese hydrolytischer Enzyme in diesen Zelltypen vorläufig unbeantwortet. Dagegen steht fest, daß ausdifferenzierte polymorphkernige Leukocyten keine DNS-Synthese aufweisen.

III. Vergleichende Darstellung des Aufbaus spezifischer Fermentsysteme in Makrophagen und Granulocyten

Aus den Untersuchungen von ACKERMAN (1964, 1968) geht hervor, daß die Vorläufer der *neutrophilen Granulocyten* im Knochenmark mit fortschreitender Differenzierung ihren Bestand an lysosomalen Enzymen allmählich vermehren, wobei schon Granula gebildet werden, bevor meßbare enzymatische Aktivitäten vorhanden sind. Saure Phosphatase und Esterasen können schon in unreifen Myelocyten, Aminopeptidase dagegen erst in Myelocyten und/oder Metamyelocyten nachgewiesen werden. Alkalische Phosphatase läßt sich cytochemisch sogar erst in stabkernigen Granulocyten feststellen.

Während der cytoplasmatischen Ausdifferenzierung dieser Zellen nimmt die Zahl der spezifischen Granula dauernd zu, der Grad der Basophilie dagegen langsam ab. Welche Strukturen und biochemischen Reaktionen an der Bildung der Leukocytengranula beteiligt sind, steht noch keineswegs fest. Im Bemühen, die Vorgänge bei der Enzymbildung während der Granulareifung näher abzuklären, ist das Schicksal radioaktiv markierter Aminosäuren mittels licht- und elektronenmikroskopischer Autoradiographie verfolgt worden. Nach in vitro-Inkubation von Knochenmarkzellen des Kaninchens mit L-Leucin-^{3}H findet sich ^{3}H-Radioaktivi-

---

[293] COHN, HIRSCH und FEDORKO 1966, LEAKE und MYRVIK 1968, BLANDEN 1968.
[294] Cohn und WIENER 1963b.

tät schon nach kurzer Zeit im Bereich des Golgi-Apparates. Die auf Grund der Silberkornzahl gemessene Radioaktivität im Bereich dieser Zellorganelle wird bei Weiterinkubation ohne Leucin-^{3}H in den nachfolgenden Stunden deutlich kleiner, nimmt aber dafür während derselben Zeit im Bereich der Granula der Myelocyten erheblich zu. Diese Beobachtung erlaubt die Vermutung, daß der Golgi-Apparat in noch ungeklärter Weise an der Verarbeitung und dem Einbau von Aminosäuren und/oder Proteinen in die Leukocytengranula beteiligt ist[295]. BAINTON und FARQUHAR (1966) kamen auf Grund der Häufigkeitsverteilung, der Struktur und der Lokalisation von Granula und anderen cytoplasmatischen Strukturen in elektronenoptischen Bildern zu ähnlichen Schlußfolgerungen. Mit vergleichenden cytochemischen und elektronenoptischen Methoden untersuchte ACKERMAN (1968) die Entwicklung der Granula in den sich differenzierenden neutrophilen Granulocyten. Am Knochenmark der Ratte konnte er zeigen, daß sowohl azurophile als auch spezifische Granula in der Golgi-Zone zusammengefügt werden, wobei die Zahl und Größe der ersten mit zunehmender Reife der Zelle abnehmen. Neuere Studien von BAINTON und FARQUHAR (1968a, b) ergaben für die Leukocyten des Kaninchenknochenmarks ähnliche Befunde. Nach diesen Autoren zeigen die azurophilen Granula eine hohe Aktivität verschiedener lysosomaler Enzyme und entsprechen primären Lysosomen; demgegenüber sollen die spezifischen Granula nur alkalische Phosphatase enthalten.

Die Bildung spezifischer Enzymsysteme sowie der Aufbau der Granula in *Makrophagen* sind vor allem in vitro untersucht worden. Werden Peritonealmakrophagen der Maus in einem geeigneten Kulturmedium gezüchtet, entstehen im Cytoplasma dieser Zellen, in Abhängigkeit von der Kulturdauer, zahlreiche phasenoptisch dichte und mit Neutralrot anfärbbare Granula, ferner Fetttropfen und Mitochondrien. In den Granula läßt sich mit biochemischen und cytochemischen Methoden eine hohe Aktivität von saurer Phosphatase, Kathepsin und β-Glucuronidase feststellen. Von diesen drei Enzymen wird die saure Phosphatase zuerst gebildet[296].

In Peritonealmakrophagen läßt sich die Bildung lysosomaler Enzyme wie auch das Auftreten von Granula, die sich mit Neutralrot anfärben lassen, in vitro durch Hemmstoffe für die Proteinsynthese, wie DL-p-Fluorphenylalanin, unterdrücken[297]. Eine Herabsetzung der Serumkonzentration im Kulturmedium von 50% auf 1% hat die gleichen biochemischen und morphologischen Folgen wie der Zusatz von Hemmstoffen der Proteinsynthese; bei verminderter Serumkonzentration entstehen nur noch wenige kleine Granula mit einem geringen Gehalt an Enzymen. Dieser Effekt ist reversibel, indem die Zugabe von fetalem Kälberserum in kurzer Zeit eine gesteigerte Bildung von Granula und lysosomalen Enzymen bewirkt. Diese Veränderungen können vor allem dann beobachtet werden, wenn das Kulturmedium fetales Kälberserum enthält, während bei Verwendung anderer tierischer Seren (Rind, Pferd) die Granulabildung auch bei hoher Serumkonzentration weniger ausgeprägt ist[298].

Aus morphologischen Untersuchungen an lebenden Makrophagen in einem Medium mit optimaler Serumkonzentration geht hervor, daß am Zellrand und im Cytoplasma dieser Zellen zahlreiche Pinocytosebläschen auftreten. Diese Bläschen verschmelzen miteinander und wandern gegen die Centrosphäre der Zelle zu. Während dieser Wanderung wird der Inhalt der Bläschen optisch dichter, und sie wandeln sich allmählich zu richtigen Granula um. Gleichzeitig steigt im Bereich dieser Organellen der Gehalt an saurer Phosphatase an[299]. Diese Beobachtungen

---

[295] FEDORKO und HIRSCH 1966.   [296] COHN und BENSON 1965a.
[297] COHN und BENSON 1965b.   [298] COHN und BENSON 1965c, d.
[299] COHN und BENSON 1965c.

lassen sich dahin deuten, daß zum mindesten in vitro die Granulabildung und
Produktion lysosomaler Enzyme in den Makrophagen eng an pinocytotische Vorgänge gebunden sind und möglicherweise durch das Ausmaß der Pinocytose
reguliert werden[300]. Auf Grund morphologischer Veränderungen in Peritonealmakrophagen von Mäusen, die in vivo durch Injektionen von Glycerin-Trioleat
und Glucan stimuliert worden waren, darf vermutet werden, daß die kleinen cytoplasmatischen Granula, die vor allem primären Lysosomen entsprechen, im
rauhen endoplasmatischen Reticulum synthetisiert und dann durch den Golgi-
Apparat geschleust werden[301].

Für eine erhebliche Pinocytosetätigkeit der Peritonealmakrophagen sprechen
die Ergebnisse von Versuchen über die Aufnahme von Kälberserum, dessen
Proteine mit Fluorochromen konjugiert worden waren; bei Zugabe solcher Seren
in das Medium kann nach kurzer Zeit eine deutliche Fluorescenz der Granula im
Bereich der Centrosphäre beobachtet werden. Wird das markierte Serum durch
normales ersetzt, nimmt die Fluorescenz im Bereich der Granula wieder ab und
steigt dafür im Kulturmedium langsam an. Es darf vermutet werden, daß sich
der Inhalt der Granula unter in vitro-Bedingungen ziemlich rasch umsetzt; auf
welche Weise im Bereich der Granula lokalisiertes Material die Zelle verläßt und
im Medium erscheint, ist allerdings nicht geklärt. Neuere Untersuchungen haben
erkennen lassen, daß Peritonealmakrophagen pinocytierte Proteine bis zu Aminosäuren abbauen können, vermutlich innerhalb der Lysosomen[302].

Auch kolloidales Gold wird von den Makrophagen rasch aufgenommen und
in den Granula gespeichert; die kolloidalen Partikeln bleiben jedoch während
längerer Zeit in den Granula fixiert und können nicht ausgewaschen werden[303].

Bei der Entstehung dieser Granula und bei der Bildung ihrer lysosomalen
Enzyme sollen sich nach COHN u. Mitarb.[304] folgende Vorgänge abspielen: Die
primäre Produktionsstätte der hydrolytischen Enzyme liegt im rauhen endoplasmatischen Reticulum der Makrophagen; anschließend an ihre Synthese werden
die Enzyme zur Golgi-Zone transportiert, wo sie in kleine Bläschen eingeschlossen
oder „verpackt" werden und so „primäre" Lysosomen bilden sollen. Diese „Golgi-
Bläschen" fusionieren in der Folge mit den Pinocytosebläschen (Pinosomen), die
von der Zellmembran abgeschnürt worden sind und zur Centrosphäre der Zelle
hinwandern. Nach dieser Verschmelzung wird der Inhalt der neuen Bläschen zu-
nehmend dichter, und es entstehen schließlich die Granula oder „sekundären"
Lysosomen. Diese Granula bilden nun ihrerseits nach Fusion mit den Phagosomen
(Vacuolen mit phagocytiertem Material) die sog. „Phagolysosomen". Es liegt auf
der Hand, daß diese anschauliche Hypothese zur Reifung der Granula in Makrophagen z.Z. nur teilweise durch experimentelle Beobachtungen gestützt werden
kann; die biochemischen und morphologischen Differenzierungsvorgänge lassen
aber zum mindesten vermuten, daß gewisse Makrophagen die Fähigkeit besitzen,
ihren Enzymbestand nach Verbrauch neu aufzubauen und/oder einem erhöhten
Bedarf anzupassen. Daß an dieser de-novo-Synthese von Granula und Enzymen
pinocytotische Vorgänge beteiligt sind, ist von besonderem Interesse. Der Vorgang
der Fusion zwischen Pinosomen und anderen cytoplasmatischen Vacuolen oder
Granula läßt sich auch während der Bildung autophagischer Vacuolen in Makrophagen, die durch Zugabe von Chloroquin zum Nährmedium hervorgerufen werden

---

[300] COHN und BENSON 1965c.
[301] CARR 1968a.
[302] EHRENREICH und COHN 1967, 1968a, b; vgl. dazu auch HAWRYLKO und COHN 1968.
[303] COHN und BENSON 1965d.
[304] COHN, HIRSCH und FEDORKO 1966, COHN, FEDORKO und HIRSCH 1966, EHRENREICH und
    COHN 1968a.

kann, verfolgen. Chloroquin scheint vor allem die Golgi-Zone, das glatte endoplasmatische Reticulum und die Granula zu schädigen, so daß es über den Weg einer Membranschädigung zu einem Zusammenschluß dieser Strukturen und der Pinosomen kommt[305]. Die heute vorherrschende Auffassung über die Entstehung der Lysosomen und Phagolysosomen ist in Abb. 26 schematisch dargestellt.

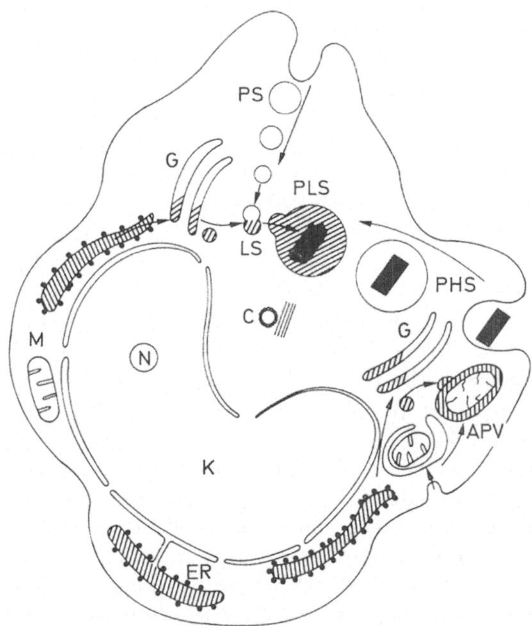

Abb. 26. Schematische, vereinfachte Darstellung der heutigen Auffassung zur Entstehung von Lysosomen. *K* Kern; *M* Mitochondrien; *ER* Ergastoplasma (rauhes endoplasmatisches Reticulum); *C* Centrosom; *G* Golgi-Zone; *PS* Pinosomen (pinocytotische Bläschen); *PHS* Phagosomen; *LS* Lysosomen; *PLS* Phagolysosomen; *APV* Autophagische Vacuolen (vgl. dazu Cohn 1969)

IV. Vergleich cytochemischer und histochemischer Befunde an Makrophagen und Granulocyten während der Phagocytose

Cyto- und histochemische Methoden gestatten, am Zellausstrich und/oder am Gewebeschnitt auf Grund chemischer Reaktionen die Gegenwart verschiedenster Substanzen nachzuweisen. Der Vorteil solcher Untersuchungen liegt zur Hauptsache darin, daß die gegenseitigen topographischen Beziehungen der cellulären und geweblichen Strukturen erhalten bleiben. Da bei vielen cyto- und histochemischen Verfahren der Nachweis einer gesuchten Substanz auf spezifischen Farbstoffreaktionen beruht, können mit diesen Methoden in den meisten Fällen allerdings nur qualitative oder höchstens semiquantitative Resultate erzielt werden.

Biochemische Analysen an Zell- und Gewebehomogenaten gestatten dagegen, über eine Substanz und/oder einen bestimmten Stoffwechselvorgang quantitative Aussagen zu machen. Insbesondere ist die Differentialzentrifugierung von Homogenaten dazu geeignet, Aufschluß über die chemische und enzymatische Zusammensetzung von Zellorganellen zu erhalten. Der Nachteil biochemischer Methoden

---

[305] Fedorko, Hirsch und Cohn 1968a, b; Übersicht bei Cohn 1969.

liegt indessen darin, daß die Gewebe oder Zellen homogenisiert werden müssen; ebenso ist die Gewinnung ausreichender Mengen von einheitlichem Ausgangsmaterial oft nicht möglich.

In den *polymorphkernigen Leukocyten* lassen sich mit Hilfe spezifischer Färbemethoden zahlreiche Enzyme nachweisen[306]. Von besonderem Interesse sind cytochemische Untersuchungen, die die Veränderungen im Enzymgehalt der Zellen während der Phagocytose zu erfassen suchen. Durch Auszählen der feinen Farbstoffgranula, die während der für verschiedene Enzyme spezifischen chemischen Reaktionen in den Zellen entstehen, konnten DANNENBERG, BURSTONE, WALTER und KINSLEY (1963) semiquantitative Aussagen über Enzymaktivitäten an der Einzelzelle machen. Die polymorphkernigen Leukocyten aus Peritonealexsudat von Kaninchen zeigen im Vergleich zu nicht stimulierten Peritoneal- und Alveolarmakrophagen eine geringere Aktivität von saurer Phosphatase und Succinodehydrogenase. Nach Phagocytose von Mikroorganismen oder Stimulation durch Endotoxine fallen die Reaktionen für diese beiden Enzyme in polymorphkernigen Leukocyten allerdings deutlich stärker aus[307].

Granulocyten aus Blut, Knochenmark und Bindegewebe weisen hinsichtlich mehrerer Enzyme, wie Peroxydase, Cytochromoxydase, Esterase, saurer und alkalischer Phosphatase, identische Aktivitäten auf[308].

Dies gilt dagegen nicht in demselben Maße für *Makrophagen und Zellen des RES*, indem in diesen Elementen, je nach Lokalisation und Funktionszustand, verschiedene Enzymaktivitäten gefunden werden. Von besonderem Interesse ist die Tatsache, daß bei Mäusen die Promonocyten im Knochenmark eine deutlich positive Peroxydase-Reaktion ergeben, während diese bei den Blutmonocyten nur noch in wenigen Granula gesehen wird und in Peritoneal- oder Lungenmakrophagen überhaupt negativ ausfällt[309]. Falls die positive Peroxydase-Reaktion in den Vorläuferzellen tatsächlich auf der Anwesenheit des entsprechenden Enzyms beruht, was nicht unbedingt der Fall zu sein braucht, hätte man es hier mit dem Phänomen eines Verlusts an Enzymaktivität mit zunehmender Differenzierung zu tun. Dies wäre um so erstaunlicher, als die Peroxydase bei Granulocyten bekanntlich mit dem bakterientötenden Effekt der Zelle in Beziehung gebracht wird, der letztere aber bei Promonocyten geringer sein dürfte als bei ausgereiften und aktivierten Makrophagen. Weitere Untersuchungen sind notwendig, um diese Fragen zu klären. Für cytochemische Untersuchungen an peripheren mononucleären Phagocyten ist die Hautfenstermethode von REBUCK (1955) besonders geeignet[310]. Mit verschiedenen Azofarbstoffreaktionen konnten in Hautfenstermakrophagen zahlreiche Enzyme, wie beispielsweise Phosphatasen, unspezifische Esterasen und Naphthol-AS-D-Chloracetat-Esterase, nachgewiesen werden[311]. Diese Zellen zeigen z.T. Enzymaktivitäten, die denjenigen der Monocyten im Blut ähnlich sind[312]. Die Lymphocyten im Blut sowie Endothelzellen verschiedener Lokalisation verhalten sich dagegen in bezug auf ihren Gehalt an saurer Phosphatase und Naphthol-AS-D-Chloracetat-Esterase anders als die Hautfenstermakrophagen, indem die Aktivität dieser Enzyme in den Lymphocyten gegenüber derjenigen in Makrophagen geringer ist oder überhaupt nicht nachgewiesen werden kann[313]. In Hautfensterpräparaten, die während Tagen auf der Haut belassen wurden, nimmt die Aktivität der sauren Phosphatase und der unspezifischen

---

[306] Übersichten bei VALENTINE 1955, ACKERMANN 1960, 1964, CLINE 1965, BAINTON und FARQUHAR 1968a, b.
[307] GERSHON 1965.   [308] SCHÄFER und FISCHER 1964.
[309] Übersicht bei HIRSCH 1969.   [310] LEDER und NICOLAS 1963a.
[311] LEDER und NICOLAS 1963a, WULFF und SPARREVOHN 1966.
[312] LEDER und NICOLAS 1963b, 1965a.   [313] LEDER und NICOLAS 1963b.

Esterasen in den Makrophagen gegenüber kurzfristigen Kontrollen deutlich zu. Mit zunehmender Beobachtungszeit zeigen außerdem die Makrophagen morphologisch oft den Aspekt von epitheloiden Zellen[314]. Ebenso finden sich nach mehreren Tagen auf dem Deckglas zahlreiche mehrkernige Riesenzellen, die eine stark positive Reaktion für saure Phosphatase und unspezifische Esterasen aufweisen[315]. Histochemische Untersuchungen an Schnittpräparaten der Hautläsionen, wie sie bei Anwendung der REBUCKschen Methode entstehen, zeigen für die Makrophagen und Riesenzellen im Entzündungsbereich die gleichen Enzymreaktionen wie für die am Deckglas haftenden Zellen, und auch in mononucleären Zellen, die sich in Gefäßlumina befinden, fallen die Reaktionen für saure Phosphatase und Esterase deutlich positiv aus. Die Bindegewebszellen lassen dagegen entsprechende Reaktionen meist vermissen[316].

Aus den Untersuchungen von DANNENBERG, WALTER und KAPRAL (1963) geht hervor, daß die cytochemischen Reaktionen in Makrophagen verschiedener Herkunft, wie Peritoneal- und Alveolarmakrophagen, ungleich stark positiv ausfallen. Zudem sind in Phagocyten, die Partikeln aufgenommen haben, die gemessenen Enzymaktivitäten nach 24—48 Std größer als in ruhenden Zellen. Es besteht indessen in diesen Zellen kein sicher nachweisbarer Zusammenhang zwischen dem Gehalt an hydrolytischen Enzymen und ihrer Fähigkeit zur Phagocytose[317]; dagegen zeigen vergleichende Enzymbestimmungen an „normalen" und „stimulierten" Makrophagen wie z.B. an BCG-stimulierten Alveolarmakrophagen eine Beziehung zwischen der Menge der vorhandenen Enzyme und der Fähigkeit, phagocytiertes Material abzubauen[318]. Die Resultate histochemischer Untersuchungen sind von Zellart zu Zellart des RES verschieden. So weisen die Reticulumzellen der Milz und die Kupfferschen Sternzellen der Leber offensichtlich einen hohen Gehalt an saurer Phosphatase auf, während die Reaktionen für unspezifische Esterasen bei den verschiedenen Zelltypen unterschiedlich stark ausfallen oder sogar negativ sein können[319]. Die Sinusendothelien der Milz scheinen dabei als einzige Elemente des RES einen hohen Gehalt an Naphthol-AS-Esterase aufzuweisen; sie reagieren in bezug auf dieses Ferment somit ähnlich wie die Monocyten des Blutes[320]. Reticulumzellen und Uferzellen der Lymphsinus in Mäuselymphknoten unterscheiden sich in der Aktivität hydrolytischer Enzyme, aber beide Zelltypen sind zur Phagocytose befähigt und besitzen, wie sich elektronenoptisch zeigen läßt, sehr zahlreiche cytoplasmatische Organellen[321]. Untersucht man die Enzymaktivität in den Makrophagen und den Bindegewebszellen von Fremdkörpergranulomen, läßt sich feststellen, daß wiederum vor allem saure Phosphatase, Aminopeptidase, β-Glucuronidase, Succinodehydrogenase und unspezifische Esterasen nachgewiesen werden können. Die Bestimmung der Aktivität dieser Enzyme in den Zellen verschiedenster Granulome scheint vergleichbare Werte zu ergeben[322]. Der Gehalt der Makrophagenlysosomen an verschiedenen Enzymen hängt u.a. von der chemischen Beschaffenheit des schädigenden Agens ab[323]. Beim epitheloidzelligen Granulom bestehen ähnliche Verhältnisse[324]. Die Enzymreaktionen werden im Fremdkörpergranulom wenige Tage nach Implantation des körperfremden Materials positiv, bleiben über lange Zeit erhalten

---

[314] LEDER und NICOLAS 1965a.   [315] LEDER und NICOLAS 1965b.
[316] LEDER und CRESPIN 1964.   [317] DANNENBERG, WALTER und KAPRAL 1963.
[318] COHN und WIENER 1963a, MYRVIK und EVANS 1967, DANNENBERG, MEYER, ESTERLY und KAMBARA 1968.
[319] THORBECKE, OLD, BENACERRAF und CLARKE 1961, POZZI und BARBOLINI 1965, STUTTE 1966, 1968, CORRIN und CLARK 1968.
[320] STUTTE 1966, 1968.   [321] WATANUKI, MIURA und KOIZUMI 1969.
[322] GEDIGK und BONTKE 1957.   [323] MONIS, WEINBERG und SPECTOR 1968.
[324] KRACHT und GUSEK 1964, GUSEK 1964, 1966.

und verschwinden erst bei fortgeschrittener Vernarbung des Granuloms langsam wieder. Unter anderem ist auch an Fremdkörper-Riesenzellen cytochemisch eine große Zahl hydrolytischer Enzyme nachgewiesen worden[325].

Eine Übersicht über cytochemische Untersuchungen an menschlichen Monocyten und Makrophagen findet sich bei BRAUNSTEINER (1969). Besonders hervorzuheben ist die Anwesenheit einer natriumfluoridempfindlichen Naphthol-AS-Esterase in Promonocyten und Monocyten, die eine Abgrenzung dieser Zelltypen gegen alle anderen Knochenmarkselemente gestatten soll[326].

V. Biochemische Veränderungen an Makrophagen
während der Pinocytose

Die Aufnahme von Flüssigkeitstropfen durch Zellen wurde von LEWIS (1931) an Makrophagenkulturen beobachtet und von ihm als Pinocytose bezeichnet. Die meisten Erkenntnisse über den Pinocytosevorgang stammen indessen aus Versuchen an Amöben. An diesen Einzellern ist die Pinocytose leicht im Phasenkontrastmikroskop zu beobachten, und die Entstehung pinocytotischer Bläschen und/oder Kanälchen läßt sich durch Auszählen relativ mühelos quantitativ erfassen[327]. Die Pinocytose kann an der Amoeba durch verschiedenste Substanzen wie beispielsweise Eiweiße, Salzlösungen verschiedener Konzentration oder Gelatine, induziert werden. Daneben wird während der Bewegung der Amöben auf einer Unterlage eine kontinuierliche Bildung kleiner Pinocytosebläschen beobachtet, wobei fortwährend kleine Bezirke der Zellmembran in das Cytoplasma aufgenommen werden[328]. Die Literatur über solche Untersuchungen an Amöben ist umfangreich und wurde in mehreren Übersichtsarbeiten zusammengestellt[329].

Der Vorgang der Pinocytose kann auch an den verschiedensten Zellen höherer tierischer Organismen beobachtet werden, so z. B. an Makrophagen, Nieren- und Darmepithelien, Endothelzellen und Tumorzellen. Mit der Mikrokinematographie lassen sich die Bewegungen der Zellmembran in ihrem zeitlichen Ablauf analysieren[330]. Die Anwendung radioaktiv markierter Makromoleküle sowie von mit Fluorochromen gekoppelten Proteinen gestattet quantitative Aussagen über die Aufnahme löslicher Substanzen durch Pinocytose in vitro[331]. Eine direkte Korrelation zwischen diesen quantitativen Befunden hinsichtlich der Pinocytose verschiedener Substanzen einerseits und den elektronenmikroskopischen Beobachtungen über Veränderungen an der Zellmembran und im Cytoplasma andererseits ist allerdings nicht ohne weiteres möglich. Um diese Schwierigkeit zu überwinden, bestimmte COHN (1966), in Anlehnung an die Methode von CHAPMAN-ANDRESEN (1962/63), die pinocytotische Aktivität von Peritonealmakrophagen in vitro durch Auszählung der Pinocytosebläschen mit dem Phasenkontrastmikroskop. Durch diese Methode läßt sich die pinocytotische Aktivität von Einzelzellen oder Zellpopulationen unter verschiedenen experimentellen Bedingungen reproduzierbar bestimmen und zum Stoffwechsel der Makrophagen in Beziehung setzen.

---

[325] HODEL 1967, HODEL und MEIER-RUGE 1966.

[326] SCHMALZL, HUBER, ASAMER, ABBREDERIS und BRAUNSTEINER 1969.

[327] CHAPMAN-ANDRESEN 1962/63.

[328] WOHLFARTH-BOTTERMANN 1960, STOCKEM 1966, WOHLFARTH-BOTTERMANN und STOCKEM 1966, SCHÄFER-DANNEEL 1967.

[329] HOLTER 1959, CHAPMAN-ANDRESEN 1962/63, CHAPMAN-ANDRESEN und HOLTER 1964, HOLTER 1965.

[330] ROBINEAUX und PINET 1960.

[331] COONS, LEDUC und KAPLAN 1951, HOLTER und HOLTZER 1959, MILLER 1960, RYSER, CAULFIELD und AUB 1962, RYSER, AUB und CAULFIELD 1962, RYSER 1963, MESROBEANU, BONA und MESROBEANU 1964, RYSER 1967 b.

Die Bildung der Pinosomen in Makrophagen ist von zahlreichen Faktoren abhängig. In erster Linie ist die Zusammensetzung des umgebenden Kulturmediums für die pinocytotische Aktivität dieser Zellen von Bedeutung; wird die Konzentration von fetalem Kälberserum im Medium von 50% auf 1% herabgesetzt, fällt die pinocytotische Aktivität in den Makrophagen um mehr als 80% ab. Dieser Effekt ist reversibel und läßt sich durch Zusetzen von Serum bis zur Ausgangskonzentration wieder rückgängig machen[332]. Die Serumkonzentration im Medium beeinflußt somit in ähnlicher Weise sowohl die Pinocytoseaktivität als auch die Bildung von Granula und lysosomalen Enzymen. Die pinocytotische Aktivität der Makrophagen scheint bei einer Serumkonzentration von etwa 50% im Medium am größten zu sein und wird in Versuchen meist als Kontrollwert benützt. Zu den besten Induktoren der Pinocytose gehören makromolekuläre Anionen. Dies gilt sowohl für Proteine als auch für Kohlenhydrate; als Beispiel sei hier Dextransulfat angeführt, das die Pinocytose wesentlich stärker fördert als das neutrale Dextran[333]. Die Veränderungen der Pinocytose, wie sie in den Makrophagen nach Zugabe von Hemmstoffen für verschiedene Stoffwechselvorgänge zustande kommen, sind in Tabelle 2 zusammengestellt. Es läßt sich daraus erkennen, daß diese Zellen für die Pinocytose auf die Glykolyse, die Atmungskette und die oxydative Phosphorylierung sowie auf die Proteinsynthese angewiesen sind. Wie wir gesehen haben, scheint die Bildung spezifischer Enzyme in den Makrophagen mit pinocytotischen Vorgängen eng verknüpft zu sein (S. 57). Im Gegensatz zur Phago-

Tabelle 2. *Wirkung von Stoffwechselinhibitoren auf die Pinocytoseaktivität von Peritonealmakrophagen. (Nach Cohn u. Mitarb. 1966—1967; Literaturhinweise im Text)*

Stoffwechselhemmstoffe oder Hemmung durch	Wirkung des Hemmstoffes	Verminderung der Pinocytoseaktivität[a]
Herabsetzen der Serumkonzentration im Kulturmedium von 50% auf 1%		um ungefähr 80%; Vorgang reversibel, auch nach Verbleiben der Makrophagen während 3 Std in Medium mit 1% Serum
Jodacetat 5×10^{-4} M	auf Glykolyse: Hemmung der Glyceraldehyddehydrogenase	um 30%; in geringerer Konzentration als 10^{-4} M keine Hemmung
Natriumfluorid 10^{-2} bis 10^{-3} M	auf Glykolyse: Hemmung der Enolase	um 50%; in höheren Konzentrationen (10^{-2} bis 10^{-3} M) ist Jodacetat cytotoxisch
Cyanid 10^{-3} bis 10^{-4} M	hemmt die Cytochromoxydasen	um ungefähr 75%; bei 10^{-6} M immer noch um 10—20%
2,4-Dinitrophenol 10^{-3} bis 10^{-5} M	auf oxydative Phosphorylierung	um 70—80%, innert 20 min nach Zugabe des Hemmstoffs
Puromycin 0,1 µg/ml	auf Proteinsynthese	um 80%
p-Fluorphenylalanin 400 µg/ml	auf Proteinsynthese	um 80% innert 60 min; Hemmung aufgehoben durch L-Phenylalanin
Actinomycin D, 0,02 µg/ml	auf RNS-Synthese	mit deutlicher Latenz, 120 min nach Zugabe um 30%, 180 min nach Zugabe um 80%
Herabsetzen der Temperatur von 37° auf 25°		um ungefähr 30%

[a] Anzahl Pinosomen in Makrophagen in Medium mit 50% Serum neugeborener Kälber = 100%.

---

[332] Cohn 1966.   [333] Übersicht bei Cohn 1969.

cytose stammt die Energie für den Pinocytosevorgang bei Peritonealmakrophagen und Granulocyten zum größten Teil aus der oxydativen Phosphorylierung. Ob und in welcher Weise die Proteinsynthese Bausteine der Zellmembran während der fortgesetzten Bläschenbildung ersetzt, ist größtenteils ungeklärt[334]. Die Hemmwirkung von Actinomycin D wird erst nach einer mehr als 1 Std dauernden Latenz erkennbar. Diese Substanz blockiert die RNS-Synthese, und ihre Wirkung ist offenbar erst dann feststellbar, wenn mangels neugebildeter RNS keine Proteinsynthese mehr erfolgen kann.

Die Bildung von Pinocytosebläschen kann bei Peritonealmakrophagen wie bei der Amöbe durch zahlreiche Substanzen induziert und/oder stimuliert werden. Die Wirkung dieser Substanzen wird geprüft, indem die Zahl der Pinosomen, die bei Kultivierung der Zellen in einem Medium mit 1% Kälberserum entsteht, als Vergleichswert dient. So bewirkt Albumin vor allem in Anwesenheit ungesättigter Fettsäuren eine erhebliche Zunahme der pinocytotischen Aktivität von Makrophagen. Dagegen sind neutrale und basische Aminosäuren schlechte Pinocytoseinduktoren.

Die Bedingungen, unter denen Zellen in vitro Makromoleküle wie Proteine durch Pinocytose aufnehmen können, sind — abgesehen von den Makrophagen — vor allem an Tumorzellen untersucht worden[335]. Von Bedeutung ist dabei, daß die Zellen während der Aufnahme solcher Makromoleküle intakt bleiben und der Eintritt von Proteinen in die Zelle nicht eine Folge von Schädigungen durch Glucosemangel im Kulturmedium oder durch Säuerung des Mediums infolge Lactatbildung im Verlauf der Kultivierung darstellt[336]. Ferner induzieren verschiedene Proteine und Polyaminosäuren mit einem isoelektrischen Punkt bei tiefem pH die Pinocytose; dagegen sind Aminosäuren, mit Ausnahme von L-Glutaminsäure und L-Asparaginsäure, wirkungslos. Saure Mucopolysaccharide sowie Ribo- und Desoxyribonucleinsäure sind gute Pinocytoseinduktoren; die Desoxyribonucleinsäure bewirkt indessen in höheren Konzentrationen einen deutlichen Abfall der pinocytotischen Aktivität[337].

Von besonderem Interesse ist die Beobachtung, daß sowohl Adenosin wie Adenosinphosphate (ADP und ATP) die Pinocytosetätigkeit von Peritonealmakrophagen stimulieren. Unter Einwirkung dieser Substanzen werden die Makrophagen größer und ihre mittlere Zahl an Pinosomen übersteigt erheblich diejenige von Zellen, die in einem Medium mit 50% Kälberserum kultiviert werden[338]. Die Wirkung anderer Nucleotide und Nucleoside auf die Pinocytose ist dagegen nur gering. In diesem Zusammenhang stellt sich die Frage, ob zwischen dem Einsetzen der viscösen Metamorphose von Thrombocyten, die sich ebenfalls durch Adenosindiphosphat auslösen läßt, und der Pinocytosetätigkeit eine Verwandtschaft besteht.

Ein erheblicher Unterschied in der induzierenden Wirkung von Adenosin und ATP auf die Pinocytose wird erkennbar, wenn die beiden Induktoren auf Makrophagen einwirken, deren Pinocytose durch 2,4-Dinitrophenol gehemmt ist. Unter diesen Bedingungen führt die Zugabe von Adenosin nur noch zu einer unbedeutenden Steigerung der Pinosomenbildung, die Einwirkung von ATP dagegen zu einer Zunahme der Pinosomen, die 50% der mit ATP allein behandelten Kontrollmakrophagen entspricht. Diese Beobachtung läßt sich dahin deuten, daß die Pinocytose nur in Gegenwart von ATP stattfindet, und daß die Wirkung von Adenosin erst nach dessen Phosphorylierung zu ATP durch den Zellstoffwechsel zustande kommt. ATP hat auch an der Amöbe eine deutliche Induktionswirkung auf die Pinocytose[339]. Es ist aber darauf hinzuweisen, daß sich die Vorgänge der Pino-

<hr>

[334] COHN 1966.	[335] RYSER 1967a,b.	[336] RYSER 1967a.	[337] COHN und PARKS 1967a.
[338] COHN und PARKS 1967b.	[339] CHAPMAN-ANDRESEN 1962/63.

cytoseinduktion an der Amöbe nur bedingt mit denjenigen an Makrophagen in vitro vergleichen lassen, da die Amöbe mit ihrer umhüllenden Mucoidschicht andere Oberflächenverhältnisse aufweist als Makrophagen und deshalb in unterschiedlicher Weise auf Induktorsubstanzen reagiert[340].

F. Funktionen der Makrophagen, ihre Beeinflussung durch endogene und exogene Faktoren

Die zur Phagocytose befähigten Zellen haben in erster Linie die Aufgabe, Mikroorganismen und anderes Fremdmaterial aufzunehmen und abzubauen, um so den Organismus gegen Einflüsse dieser möglicherweise schädlichen Agentien zu schützen. Durch die Anordnung der sog. „ortsständigen" Makrophagen im vasculären Grundgefüge der verschiedenen Organe ist eine rasche Phagocytose partikulären Fremdmaterials aus Blut- und Lymphgefäßen gewährleistet. Bakterien, die ins Gewebe oder in Körperhöhlen eingedrungen sind, bewirken auf Grund eines chemotaktischen Reizes einen aktiven Austritt von Leukocyten verschiedener Art aus den Blut- und Lymphgefäßen sowie eine gerichtete Zuwanderung von bereits im Gewebe vorhandenen Phagocyten und anderen Zellen[341].

Eine weitere Funktion der Makrophagen besteht in der Aufnahme und im Abbau körpereigener Substanzen oder Partikeln, die im Organismus als Folge des fortwährenden Zell- und Gewebeuntergangs entstehen; so sind z.B. die Zellen des RES in Knochenmark, Milz und Leber an der Beseitigung gealterter Blutzellen beteiligt. Ferner besteht in den lymphoretikulären Organen ein unmittelbarer Kontakt zwischen lymphoiden Elementen einerseits und Makrophagen andererseits. In Anbetracht dieser engen topographischen Beziehung soll geprüft werden, welche Bedeutung den cellulären Elementen des RES für immunbiologische Vorgänge und/oder Stoffwechselfunktionen zukommt.

I. Stoffaufnahme durch Makrophagen

1. Aufnahme partikulärer Fremdsubstanzen aus der Blutbahn

Mit der sog. *Blutclearance* werden das Ausmaß und die Geschwindigkeit der Wegschaffung intravenös injizierten partikulären Materials aus dem strömenden Blut gemessen. Obwohl die mit dieser Methode ermittelten Werte verschiedentlich als Maß für die Phagocytosekapazität des gesamten RES betrachtet wurden, wird offensichtlich die Funktionstüchtigkeit nur gerade derjenigen Teile des RES geprüft, die wegen ihrer Lage im Blutgefäßsystem sofort mit den injizierten Partikeln in Kontakt kommen, mit anderen Worten, die Phagocytose durch Zellen des RES vor allem in Leber und Milz.

Die Phagocytosefähigkeit der übrigen Anteile des RES wie der Reticulumzellen und ortsständigen Makrophagen in den Lymphknoten sowie der freien Makrophagen wird mit dieser Methode dagegen nicht erfaßt.

a) Blutclearance kolloidaler Lösungen oder von Suspensionen partikulären Fremdmaterials

HALPERN u. Mitarb.[342] sowie BENACERRAF u. Mitarb.[343] untersuchten die Clearance des Blutes von intravenös injizierter Tusche, deren Kohleteilchen eine

---

[340] HOLTER 1965.   [311] Übersicht bei GRUMBACH und RAMSEIER 1969.
[342] HALPERN, BIOZZI, MENÉ und BENACERRAF 1951, BIOZZI, BENACERRAF, MENÉ und HALPERN 1951, BIOZZI, BENACERRAF und HALPERN 1953.
[343] BENACERRAF, BIOZZI, HALPERN und STIFFEL 1957.

konstante Größe von 250 Å aufwiesen. Es wurde dabei versucht, mit Hilfe des sog. *Phagocytoseindex* die Clearancefähigkeit des RES unter in vivo-Bedingungen mathematisch zu definieren. Der Phagocytoseindex wird nach diesen Autoren wie folgt berechnet:

$$k = \frac{\log C_t - \log C_t{}^1}{t^1 - t},$$

wobei durch C_t und $C_t{}^1$ die Konzentrationen der Kohlepartikeln im venösen Blut t bzw. t^1 Minuten nach der Injektion ausgedrückt werden[344]. Aus dieser Formel geht hervor, daß die Konzentration der Kohlepartikeln im Blut mit zunehmendem Zeitintervall nach Injektion exponentiell abnimmt.

Wie die zahlreichen Untersuchungen von HALPERN u. Mitarb. zeigen, hängt die Clearancefunktion u. a. von der verwendeten Species sowie der Menge und der Partikelgröße der injizierten Substanzen ab. Diese verschiedenen Faktoren werden später erörtert. Es hat sich ferner gezeigt, daß nicht alle Fremdsubstanzen in gleicher Weise als solche erkannt und aus dem Blutstrom entfernt werden. Versuche an der isolierten perfundierten Rattenleber haben beispielsweise erkennen lassen, daß aggregiertes Rinderserumalbumin, nicht aber lösliches, von den Kupfferschen Sternzellen rasch aufgenommen wird[345]. Die Bedeutung der Serumopsonine kommt später zur Sprache (S. 77). Wir haben außerdem zu berücksichtigen, daß die für die Prüfung der Phagocytoseleistung verwendeten, unbelebten Partikeln selbst eine toxische Wirkung auf die Makrophagen ausüben können. So wurde z. B. festgestellt, daß kolloidale Kohle oder SiO_2 (Syton) beim Hund nach intravenöser Injektion eine schwere und lebensbedrohliche arterielle Hypotonie auslösen, während andere Partikelsuspensionen, etwa ThO_2 oder Polystyren-Latex, nur geringfügige Änderungen der Zirkulationsverhältnisse nach sich ziehen[346].

Zur Prüfung der Blutclearance durch die Phagocyten des RES beim Menschen werden meistens mit ^{131}I markierte, hitzeaggregierte humane Serumproteine verwendet; die Abnahme der Radioaktivität im venösen Blut gilt dabei als Maß für die Menge des pro Zeiteinheit durch das RES entfernten Materials[347]. Aus naheliegenden Gründen wird die Phagocytosekapazität des Menschen weder mit inerten Partikeln, die als Fremdkörper in den Zellen des RES persistieren können, noch mit toxisch wirkenden Lipidemulsionen geprüft[348]. In diesem Zusammenhang ist zu bemerken, daß die zur Lymphographie verwendeten Kontrastmittel die Funktion der Zellen des RES wahrscheinlich erheblich zu beeinträchtigen vermögen.

b) Die Entfernung von Mikroorganismen aus dem Blut

Mit Isotopen markierte *Bakterien* wie Escherichia coli-^{32}P, Staphylococcus aureus-^{32}P oder Salmonella-^{51}Cr oder -^{131}I wurden verschiedenen Versuchstieren (Maus, Ratte, Kaninchen) intravenös verabreicht und die Radioaktivität im Blut sowie über der Leber und der Milz, in Abhängigkeit der Zeit nach Injektion der Mikroorganismen, bestimmt[349]. BIOZZI, HOWARD, HALPERN, STIFFEL und MOUTON (1960) beobachteten eine exponentielle Abnahme der Zahl der Mikroorganismen im Blut bis zu 1 Std nach Verabreichung der Bakterien. Während dieser Zeit scheint also die Blutclearance von Bakterien ähnlich zu verlaufen wie diejenige unbelebter kolloidaler Lösungen oder Suspensionen; zwischen 60 und

[344] BIOZZI, BENACERRAF, STIFFEL und HALPERN 1954.   [345] JEUNET und GOOD 1969.
[346] WIEDMEIER, JOHNSON, SIEGESMUND und SMITH 1969.
[347] BENACERRAF, HALPERN, STIFFEL, CRUCHAUD und BIOZZI 1955, BENACERRAF, BIOZZI, HALPERN, STIFFEL und MOUTON 1957.   [348] DI LUZIO und RIGGI 1964.
[349] BENACERRAF, SEBESTYEN und SCHLOSSMANN 1959, BENACERRAF und MIESCHER 1960.

90% der injizierten Bakterien werden während dieser Zeit phagocytiert. Nach Ablauf der ersten Stunde nimmt die Blutclearance der Bakterien jedoch rasch ab, und der Phagocytoseindex verhält sich zu injizierten Mengen von Mikroorganismen nicht mehr umgekehrt proportional, wie dies bei Verwendung inerter Partikeln der Fall ist. Diese Feststellung weist darauf hin, daß die Blutclearance von Bakterien offenbar durch Faktoren beeinflußt wird, die bei der Aufnahme von inerten Partikeln keine oder eine geringere Rolle spielen. Unter den die Phagocytose von Mikroorganismen *fördernden Faktoren* sind vor allem verschiedene Serumfaktoren zu nennen (S. 77), die unter dem Begriff der Opsonine zusammengefaßt werden können. In vitro-Versuche mit Peritonealmakrophagen von Kaninchen, denen bestimmte Erreger wie Brucella melitensis angeboten wurden, ließen deutlich erkennen, wie wichtig die Anwesenheit von Serum für die Phagocytose von Bakterien ist. Immunseren begünstigen die Adhärenz von Bakterien an Makrophagen sowohl immunisierter als auch nicht immunisierter Tiere. Allerdings ist hervorzuheben, daß in der Abwesenheit von Immunserum Makrophagen immunisierter Kaninchen eine stärkere bakteriolytische Wirkung zeigen als solche nicht immunisierter Kontrollen[350]. Ferner vermag die Auslösung einer leukocytären Reaktion im Versuchstier die Erregeraufnahme zu begünstigen. Schließlich können, sofern durch die Bakterien oder ihre Toxine eine intravasale Gerinnung ausgelöst wird, leicht phagocytierbare Fibrin-Bakterienaggregate entstehen, die z. T. in den Lungen abgefangen werden. Eine scheinbare Hemmung der Bakterienphagocytose wird bei Verwendung lebender Erreger dann beobachtet, wenn infolge intracellulärer Vermehrung der Mikroorganismen die phagocytierenden Zellen rasch gesättigt werden. Die Phagocytose von Bakterien scheint auch dann vermindert zu sein, wenn die Zahl der verfügbaren Erreger durch die Wirkung bactericider Serumfaktoren herabgesetzt wurde[351]. Von dieser scheinbaren ist eine *echte* Hemmung der Bakterienphagocytose infolge schädigender Wirkung der Toxine abzugrenzen.

Um nach Möglichkeit die vielen ungenügend bekannten Faktoren auszuschalten, die in vivo die Blutclearance von Bakterien beeinflussen, benützten WARDLAW und HOWARD (1959) sowie BONVENTRE und OXMAN (1965) in ihren Untersuchungen die perfundierte, isolierte Rattenleber. Als Maß für die durch die Kupfferschen Sternzellen aufgenommenen Bakterien wurde dabei die Differenz zwischen der Erregeranzahl in der Perfusionslösung vor und nach Durchströmung der Leber ermittelt. Abgesehen von gewissen Einschränkungen gelingt es mit dieser Methode, den Einfluß verschiedener Serumfaktoren auf die Bakterienphagocytose durch die Zellen des RES in der Leber abzuschätzen.

Die Beteiligung der cellulären Elemente des RES bei der Aufnahme von *Viren* aus dem Blut ist sehr schwierig zu beurteilen, da bei einem aktiven Eintritt von Viren in Zellen kaum von „Virusphagocytose" gesprochen werden darf. Ein indirekter Einfluß phagocytierender Zellen auf den Verlauf einer Virusinfektion konnte unter den von OLD, BENACERRAF und STOCKERT (1963) gewählten Bedingungen gezeigt werden. Mäuse, die durch eine Injektion von BCG-Bakterien vorbereitet worden waren, zeigten sich gegenüber einer für Kontrollen letalen Infektion mit dem neurotropen Mengo-Virus resistent; dieser Effekt war allerdings nur zu beobachten, wenn die Virusinjektion intravenös oder intraperitoneal erfolgte. Die erwähnten Autoren nehmen an, daß die phagocytierenden Zellen des RES durch vorangehende „Stimulation" mit BCG so verändert wurden, daß keine lebensgefährdende intracelluläre Virusvermehrung mehr zustande kam.

---

[350] Übersicht bei RALSTON und ELBERG 1969.
[351] ROWLEY und WARDLAW 1958; Übersicht bei HOWARD 1961.

2. Aufnahme partikulärer Fremdsubstanzen im Gewebe

Sowohl polymorphkernige Leukocyten wie Makrophagen und lymphoide Zellen können sich amöboid fortbewegen. Untersuchungen über die biochemischen Vorgänge bei den der Lokomotion dienenden cellulären Kontraktionen und Erschlaffungen wurden vor allem an Amöben[352] vorgenommen.

Die Mechanismen, die zum Gefäßaustritt der Zellen führen, wurden vor allem am Beispiel der polymorphkernigen Leukocyten untersucht, dürften aber z. T. auch für das Verhalten von Makrophagen zutreffen. Wahrscheinlich beruht das Haften („sticking") der Zellen an der Gefäßwand auf einer entzündungsbedingten Blutstase, lokalisierten Gerinnungsvorgängen am veränderten Gefäßendothel und/oder dem Auftreten von Pseudopodien an Endothelien und Blutzellen[353]. Die Zellen sollen durch Endothellücken, die als Folge der Entzündung entstanden sind, in den perivasculären Raum austreten. Elektronenmikroskopische Beobachtungen zeigen aber, daß wenigstens ein Teil der Leukocyten, im besonderen lymphoide Zellen, von Pseudopodien der Endothelzellen umschlossen und durch die letzteren direkt „durchgeschleust" werden[354]. Wird die Permeabilität kleiner Gefäße im Bereich der Injektionsstelle mit Hilfe chemischer Mediatoren wie Histamin, Serotonin oder basischen Peptiden gesteigert, ergibt sich keine deutliche Beziehung zwischen dem Zustand der erhöhten Gefäßdurchlässigkeit und dem Ausmaß der Leukocytenemigration[355]. Diese Beobachtungen legen den Schluß nahe, daß die das Gefäßsystem verlassenden Zellen tatsächlich aktiv durch die Gefäßwand hindurchtreten.

Die *gerichtete Bewegung* mobiler Zellen in einem Konzentrationsgradienten verschiedenartiger Substanzen wird als *Chemotaxis* bezeichnet und ist als biologisches Phänomen seit langem bekannt. Die Chemotaxis wurde in der klassischen Beobachtung von PFEFFER (1884) erstmals für Gametocyten niederer Pflanzen beschrieben und 1917 von COMANDON mit Hilfe der Mikrokinematographie auch für Leukocyten nachgewiesen. Wie heute übereinstimmend angenommen wird, bewirkt das Vorliegen eines chemotaktischen Gradienten tatsächlich eine gerichtete Bewegung von Zellen auf ein Reizzentrum hin und entspricht nicht nur einer einfachen Neuverteilung von sich zufällig bewegenden Zellen[356]. Obschon mit Hilfe der Phasenkontrastmikroskopie versucht wurde, die gerichtete Leukocytenwanderung in vivo am durchsichtigen Schwanz der Kaulquappe, am Hautfenster des Kaninchenohrs und an der Cornea zu untersuchen, ist die qualitative und quantitative Beurteilung der Chemotaxis im Gewebe wegen unkontrollierbarer Faktoren kaum möglich (Übersicht bei CLIFF, 1966). Die meisten Arbeiten zur Abklärung der bei der Chemotaxis wirksamen Mechanismen wurden deshalb in vitro durchgeführt[357]. Von den verschiedenen Methoden hat sich vor allem diejenige von BOYDEN (1962) bewährt (Abb. 27). Die Wanderung von Zellen in einem chemotaktischen Gradienten wird dabei in einer zweiteiligen Kammer geprüft, deren Abteile durch eine Millipore-Membran getrennt sind. Die eine Kammerhälfte wird mit der Zellsuspension, die andere mit der zu prüfenden Substanz beschickt. Als Maß für die chemotaktische Wirkung der verwendeten Substanz wird die Anzahl der Zellen bestimmt, die auf und in die Membran gewandert sind. Mit dieser Methode konnte gezeigt werden, daß Bakterien, Stärkegranula, Antigen-Antikörperkomplexe, aggregierte Serumproteine, Kasein sowie

---

[352] Übersicht bei KAVANAU 1965, NACHMIAS 1968, KEYSERLINGK 1968.
[353] Übersicht bei ÅSTRÖM, WEBSTER und ARNASON 1968.
[354] WILLIAMSON und GRISHAM 1961, GOWANS und KNIGHT 1964, WELSCH und CAESAR 1967; Übersichten bei GRANT 1965, WIENER, LATTES und SPIRO 1967.
[355] Übersicht bei LOGAN und WILHELM 1963, GRANT 1965.
[356] Übersicht bei HARRIS 1961, GRANT 1965, KELLER und SORKIN 1968.
[357] Übersicht bei HARRIS 1961, Übersicht bei KELLER und SORKIN 1968.

bakterielle Toxine sowohl für polymorphkernige Leukocyten als auch für Makrophagen und Lymphocyten aus dem Blut oder aus entzündlichen Exsudaten chemotaktisch wirken[358]. KELLER und SORKIN (1967a) unterscheiden zwischen Stoffen, die direkt chemotaktisch wirksam sind wie Serum oder Bakterienkulturfiltrate, und solchen, die über die Bildung sog. Chemotaxis-Mediatoren eine Wirkung ausüben, beispielsweise Antigen-Antikörperkomplexe oder aggregiertes γ-Globulin. Von besonderer Bedeutung ist in diesem Zusammenhang, daß durch geeignete Maßnahmen die Isolierung chemotaktischer Substanzen aus dem Serum mit einer spezifischen Wirkung auf Granulocyten oder Makrophagen gelingt[359]. Die Beteiligung von Komponenten des Komplementsystems als chemotaktische Agentien bleibt umstritten, obschon kürzlich gezeigt wurde, daß ein Komplex der Komplementkomponenten C'5, 6 und 7 unter bestimmten Bedingungen eine gerichtete

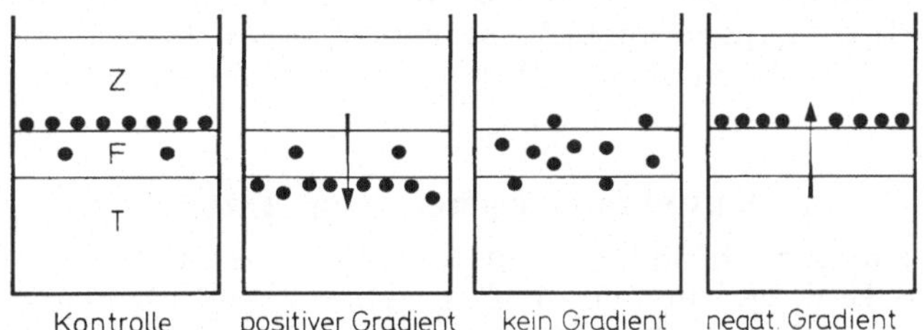

Abb. 27. Schematische Darstellung der Boyden-Kammer zur Untersuchung chemotaktischer Vorgänge. Z zu prüfende Zellen im Nährmedium; F Millipore-Filter (Porengröße für Makrophagen: 8 μ); T auf ihre chemotaktische Wirkung zu prüfende Testflüssigkeit

Auswanderung von Kaninchenleukocyten auslöst[360]. Der chemotaktische Effekt der erwähnten Komplementkomponenten läßt sich durch Hydrocortison, Methylprednison und Chloroquin schon in geringen Konzentrationen unterdrücken[361]. Ein hypothetischer Wirkungsmechanismus des C'5, 6, 7-Komplexes könnte darin bestehen, daß durch dieses Agens in den polymorphkernigen Leukocyten eine Proesterase aktiviert wird, die ihrerseits zur Bildung von Esterasen führt und auf diese Weise die Leukocyten zur Chemotaxis befähigt[362].

Ins Gewebe eingedrungene größere Partikeln, die von den Makrophagen nicht phagocytiert werden können, führen häufig zur Entstehung sog. Fremdkörperriesenzellen. Neuere Untersuchungen haben gezeigt, daß diese Syncytien durch Fusion von Einzelzellen entstehen und im wesentlichen Makrophagencharakter besitzen[363].

Eine ähnliche Anlagerung von Makrophagen beobachtet man bei in den Körper eingedrungenen großen Parasiten wie beispielsweise Würmern. Bei Mäusen stellte JESKA (1969) fest, daß sich Peritonealmakrophagen sowohl sensibilisierter infizierter als auch nicht sensibilisierter wurmfreier Tiere an Ascaris suum, Syphacia obvelata und Hymenolepis nana anlagern. Aber nur die von infizierten sensibilisierten Mäusen gewonnenen Zellen lassen eine deutliche cytoplasmatische Pyroninophilie erkennen.

---

[358] KELLER und SORKIN 1965a, b, 1966, PHELPS und McCARTY 1966, KELLER und SORKIN 1967a, b, WARD 1968, KELLER und SORKIN 1968.

[359] WILKINSON, BOREL, STECHER-LEVIN und SORKIN 1969.

[360] WARD, COCHRANE und MÜLLER-EBERHARD 1965, 1966.

[361] WARD 1966.

[362] BECKER und WARD 1968.

[363] Übersicht bei FALKE und RICHTER 1960a, b, SILVERMAN und SHORTER 1963, GUSEK 1964, KISSLING, ROOS, JOOS, BÜRKI, BÜRKI und LAISSUE 1969.

3. Aufnahme partikulärer Fremdsubstanzen in den Lungen

Der entscheidende Mechanismus zur Beseitigung in die Alveolen inhalierten Materials scheint die Phagocytose zu sein[364]. Es steht allerdings noch nicht fest, ob die Partikeln an die Oberfläche von Alveolarwandzellen gelangen, weil sie der Luftstrom dorthin trägt, oder weil sich Alveolarmakrophagen auf die Partikeln zu bewegen[365]. In Inhalationsversuchen mit bakterienhaltigen Aerosolen wurde nachgewiesen, daß schon 4 Std nach Beendigung der Bakterienexposition 85% der Erreger durch Alveolarmakrophagen aufgenommen und abgebaut sind. Die Beseitigung von Mikroorganismen durch die Alveolarmakrophagen kann durch Hypoxie beeinträchtigt werden[366]. Zigarettenrauch scheint zumindest in vitro das Maß der Phagocytose von Bakterien durch Alveolarmakrophagen herabzusetzen und das Haften der Phagocyten an der Kulturflasche zu hemmen[367]. Neben der mechanischen Beseitigung inhalierter Partikeln scheinen die Lungen unter gewissen Bedingungen auch Ausscheidungsorgan für partikuläres Material zu sein, das anfänglich durch Kupffersche Sternzellen der Leber phagocytiert worden war[368].

4. Aufnahme körpereigenen Materials

Eine der wichtigen physiologischen Aufgaben des RES liegt darin, körpereigene Zell- und Gewebetrümmer zu phagocytieren und abzubauen; dies gilt im besonderen für die Wegschaffung der gealterten Erythrocyten. Sofern die roten Blutkörperchen nicht durch intravasale Hämolyse zerstört werden, erfolgt die Beseitigung gealterter oder pathologisch veränderter Erythrocyten durch die cellulären Elemente des RES in Knochenmark, Milz und Leber. Über den Hauptuntergangsort der Erythrocyten unter *physiologischen Bedingungen* sind die Auffassungen geteilt: RIFKIND (1966) nimmt an, daß die Erythrocyten vor allem in den Marksträngen der roten Milzpulpa sequestriert werden, während BESSIS (1965, 1966) auf Grund seiner Untersuchungen zum Schluß kam, die Hauptmasse der alten roten Blutkörperchen werde durch die Reticulumzellen und übrigen Makrophagen des Knochenmarks phagocytiert und abgebaut. Die Frage nach den Mechanismen, mit deren Hilfe die Phagocyten des RES zwischen funktionstüchtigen und gealterten Erythrocyten zu unterscheiden vermögen, gab zu vielen Hypothesen Anlaß. Die Alterung der Erythrocyten scheint mit Veränderungen der Zellmembran einherzugehen. Als Folge dieser Membranalterationen vergrößert sich offenbar die Negativität der Oberflächenladung, wodurch möglicherweise die Haftung der Erythrocyten an den Makrophagen und damit deren Phagocytose begünstigt wird[369]. Diese Annahme wird durch Resultate tierexperimenteller Untersuchungen gestützt. Durch Aldehyd-Behandlung künstlich „gealterte" Erythrocyten wirken, im Gegensatz zu frischen Zellen, in vitro auf Makrophagen chemotaktisch; gleichzeitig wurde eine erhöhte Haftfähigkeit der veränderten roten Blutkörperchen an Makrophagen beobachtet[370]. Inwieweit aus dem Verhalten von chemisch veränderten Erythrocyten *in vitro* auf dasjenige von physiologisch gealterten Zellen *in vivo* geschlossen werden darf, ist unsicher.

Der Ort des Erythrocytenabbaus unter pathologischen Bedingungen wie beispielsweise nach Auto- oder Isoimmunisierung scheint vor allem durch Menge

---

[364] Übersicht bei GREEN 1968.
[365] Übersicht bei BOREN 1968.
[366] GREEN und KASS 1964, KASS, GREEN und GOLDSTEIN 1966, RYLANDER 1966.
[367] GREEN und CAROLIN 1967.
[368] NICOL und BILBEY 1960, NICOL und CORDINGLEY 1967.
[369] MARIKOVSKY und DANON 1967.
[370] VAUGHAN und BOYDEN 1964.

und Natur der vorhandenen humoralen Antikörper bestimmt zu werden. JACOB und JANDL (1962) zeigten, daß Erythrocyten, deren Oberfläche durch die Bindung mit spezifischen Antikörpern verändert war, vor allem in der Leber abgebaut werden; in Bestätigung dieser Beobachtung fand MOLLISON (1962) auf Grund von Untersuchungen mit ^{51}Cr-markierten und mit Antikörpern beladenen Erythrocyten eine im Vergleich zur Milz siebenfach gesteigerte Aufnahme in der Leber. Nach JANDL und KAPLAN (1960) scheint ebenfalls die Menge der fixierten Antikörper an der Bestimmung des Abbauorts mitbeteiligt zu sein. Erythrocyten, die z. B. nur spärlich mit inkompletten Anti-Rh-Antikörpern beladen waren, wurden in der Milz phagocytiert; mit zunehmender Menge der an der Erythrocytenoberfläche fixierten Antikörper wird aber die Phagocytose in vermehrtem Maß von den Sternzellen der Leber übernommen[371]. Bei der Aufnahme pathologisch veränderter Erythrocyten scheinen aber nicht nur phagocytierende Zellen der Leber und der Milz, sondern auch solche im Knochenmark beteiligt zu sein; das Ausmaß der Erythrocytenphagocytose im Knochenmark wechselt je nach Tierart[372].

II. Schicksal des phagocytierten Materials
1. Inerte Partikeln

Phagocytierte inerte Teilchen wie Kohle, Quarz, Polystyren-Latexpartikeln und bestimmte Arten von Öltropfen können durch die hydrolytischen Enzyme der Makrophagen nicht oder nur sehr langsam abgebaut werden. Nach dem Untergang der phagocytierenden Zelle wird solches unverdauliches Material von anderen Makrophagen aufgenommen oder im Gewebe abgelagert, was in den meisten Fällen die Bildung eines unspezifischen Granulationsgewebes und eine Vernarbung zur Folge hat. Wie aus in vitro-Versuchen hervorgeht, haben gewisse Staubarten wie Quarz und Tridymit auf Alveolar- und Peritonealmakrophagen einen cytotoxischen Effekt. Im Anschluß an die Phagocytose derartiger Staubpartikeln können im Cytoplasma der Makrophagen Veränderungen in Form abnormer Vacuolisierungen beobachtet werden, und es kommt mitunter zum Zellzerfall[373]. Es wird angenommen, daß die Silikatpartikeln die Membran der Phagolysosomen schädigen und auf diese Weise einen Austritt der Lysosomenenzyme in die cytoplasmatische Matrix zur Folge haben können. Werden die Quarzkristalle vor der Phagocytose mit einer geeigneten Substanz wie etwa Polyvinyl-Pyridin-N-oxyd (PVPNO) bedeckt, haben sie auf die Zelle einen geringeren schädigenden Effekt. Eine Beladung der Makrophagen mit Silikatpartikeln beeinträchtigt die Makrophagenfunktionen, u. a. auch ihre Fähigkeit, phagocytierte Keime abzubauen. Ferner haben Silikate, möglicherweise über den Weg der Makrophagenschädigung, eine fibrosierende Wirkung auf das umgebende Gewebe[374].

2. Mikroorganismen

Nach dem Verhalten der in den Körper eingedrungenen und phagocytierten Erreger gegenüber den Abbaumechanismen der Phagocyten können zwei Gruppen von Mikroorganismen unterschieden werden: Solche, deren Phagocytose und intracellulärer Abbau rasch vor sich gehen, werden in der Gruppe der *obligat extracellulären Keime* zusammengefaßt. Eine zweite Gruppe umfaßt Erreger, die von den Makrophagen wohl gut aufgenommen werden, deren intracellulärer Abbau hingegen erschwert oder in vielen Fällen unmöglich ist. Diese Mikroorganismen,

---

[371] CROME und MOLLISON 1964.   [372] MIESCHER 1957, EHRENSTEIN und LOCKNER 1959.
[373] PERNIS, VIGLIANI und MONACO 1960, KESSEL, MONACO und MARCHISIO 1963, RASCHE und ULMER 1964.
[374] Übersicht bei ALLISON 1969.

die als sog. *fakultativ oder obligat intracelluläre Bakterien* bezeichnet werden, können in Makrophagen weiterleben und sich sogar vermehren[375]. Die Frage, auf welche Weise die Makrophagen phagocytierte Mikroorganismen abtöten, ist immer noch ungelöst. Wahrscheinlich muß eine Membranschädigung der Bakterien erfolgen, bevor die lysosomalen Enzyme den Keim auflösen können. Einige Autoren vermuten, daß Peroxyde, möglicherweise zusammen mit Ascorbinsäure, die Entstehung stark membranschädigender Radikale bewirken können[376].

a) Sogenannt obligat extracelluläre Bakterien

Die Abwehr von Infekten, die durch Bakterien dieser Gruppe verursacht werden, hängt ganz entscheidend von der Geschwindigkeit ab, mit der die Erreger durch Makrophagen phagocytiert und anschließend intracellulär abgebaut werden können. Die Wahrscheinlichkeit einer Überwindung derartiger, meist akuter Infekte ergibt sich aus dem Verhältnis zwischen der Proliferationsgsschwindigkeit der Erreger im extracellulären Raum und der Geschwindigkeit der Bakterienaufnahme und -zerstörung durch Phagocyten[377].

Um einen Einblick in die Leistungsfähigkeit der phagocytierenden Zellen bei der Abwehr solcher bakterieller Infekte zu gewinnen, wurde die Phagocytose dieser Erreger und deren anschließender Abbau in Mikro- und/oder Makrophagen in vitro geprüft[378]. Makrophagen und Bakterien werden dabei in bestimmten Verhältnissen in einem geeigneten Inkubationsmedium in konstanter Bewegung gehalten: auf diese Weise wird ein stetiger Kontakt zwischen Erregern und Zellen gewährleistet und ein Haften der Makrophagen am Glasgefäß verhindert. In verschiedenen Zeitintervallen nach Versuchsbeginn werden der Suspension Proben entnommen und durch Zentrifugation in einen Überstand und ein Zentrifugat getrennt. Aus der Abnahme der Bakterienzahl im Überstand kann die Anzahl der phagocytierten oder an den Makrophagen haftenden Erreger bestimmt und das Ausmaß des intracellulären Abbaus geschätzt werden. ROWLEY und WHITBY (1959) verwendeten Makrophagen in Monolayer-Kulturen und ermittelten die Abnahme der Erregerzahl in der Spülflüssigkeit in Abhängigkeit von der Inkubationsdauer.

Gewisse Fehlermöglichkeiten bei der Anwendung solcher Versuchssysteme sind offensichtlich:

1. Das Ausmaß der extracellulären Vermehrung der Bakterien während der Versuchsdauer sollte mitberücksichtigt werden.

2. Der Zusatz von Antibiotica unterdrückt die Vermehrung extracellulärer Bakterien.

3. Die Wirkung bakteriostatischer Substanzen auf den intracellulären Abbau der Bakterien ist nur schwierig abzuschätzen. Dabei bedürfen die Feststellungen wie die von BONVENTRE, HAYES und IMHOFF (1967), daß Streptomycin in Peritonealmakrophagen überhaupt nicht aufgenommen wird, einer weiteren Bestätigung.

4. Schädigungen der Zellen bei der Gewinnung und der Konzentration sowie bei der Herstellung der Suspensionen oder der Zellkultur scheinen die beobachtete Phagocytoseaktivität erheblich zu beeinflussen.

Aus diesen und anderen Gründen können die in in vitro-Untersuchungen gewonnenen Resultate nicht ohne weiteres miteinander verglichen oder Befunden aus in vivo-Versuchen gleichgesetzt werden[379]. Bei den letzteren ist mit einer großen Zahl von Faktoren zu rechnen, die das Schicksal der in den Organismus gelangten Erreger beeinflussen. Es geht dabei nicht nur um die inhärente Fähigkeit

---

[375] SUTER 1956, Übersicht bei MACKANESS 1964a, SUTER und RAMSEIER 1964.
[376] Übersicht bei ALLISON 1969, MACKANESS 1969.   [377] Übersicht bei MACKANESS 1964a.
[378] COHN und MORSE 1959, MACKANESS 1960.   [379] NEWSOME 1967.

der Mikroben, in den durch das Wirtsgewebe gebotenen Nährbedingungen zu gedeihen, sondern es gilt auch, die Möglichkeiten der Erreger zu beurteilen, den verschiedenen humoralen und cellulären Abwehrmechanismen des Körpers zu widerstehen[380].

Der klinische Verlauf der Infektion durch obligat extracelluläre Bakterien wird u.a. durch die Schwere oder Leichtigkeit bestimmt, mit der die Erreger phagocytiert werden können. Die hohe Virulenz der Pneumokokken ist offensichtlich durch ihre Mucopolysaccharidkapsel und diejenige der Streptokokken der Gruppe A durch ein als M-Protein bezeichnetes Kapseleiweiß bedingt; nur wenn diese Kapselsubstanz sich mit spezifischen Antikörpern bindet und die Bakterienoberfläche auf diese Weise verändert wird, ist eine wirkungsvolle Phagocytose dieser Erreger möglich[381]. Ein Vergleich der Phagocytose virulenter und avirulenter Stämme der gleichen Bakterienart durch Mikro- und/oder Makrophagen zeigt, daß durch Opsonisierung der virulenten Erreger mit spezifischen Antikörpern deren Aufnahme in die Zellen und deren intracellulärer Abbau so beschleunigt werden können, daß sie mit der gleichen Geschwindigkeit erfolgen wie bei Verwendung eines avirulenten Stammes[382]. Diese Feststellung gilt in besonderem Maße für viele gramnegative Bakterien, die nur nach Beladung mit opsonisierenden Antikörpern wirksam intracellulär abgebaut werden können[383]. Ein den intracellulären Abbau begünstigender Einfluß opsonisierender Antikörper wurde allerdings nicht von allen Untersuchern beobachtet. COHN und WIENER (1963b) fanden beispielsweise bei Anwesenheit spezifischer Immunseren eine Hemmung des Abbaus von Colibakterien. Die Tatsache, daß Makrophagen verschiedener Organlokalisation die gleiche Bakterienart in vitro nicht in demselben Ausmaß phagocytieren und nicht mit der gleichen Geschwindigkeit abbauen, könnte die sich widersprechenden Beobachtungen über den Einfluß spezifischer Antikörper auf den Bakterienabbau teilweise erklären[384].

Die Virulenz eines Mikroorganismus scheint sich zu einem Teil umgekehrt proportional zur Menge des verfügbaren opsonisierenden Antikörpers zu verhalten. Die Existenz von Virulenzfaktoren, die sich auch nach erfolgter Phagocytose manifestieren, scheint aber sicherzustehen. So fanden beispielsweise CRAIG und SUTTER (1966), daß der Prozentsatz phagocytierter virulenter Staphylokokken, die intracellulär abgetötet wurden, über einen weiten Bereich der Bakterienzahl konstant blieb. Entweder ist demnach ein Teil der aufgenommenen Staphylokokken gegenüber dem intracellulären Abbau resistent, oder ein gewisser Prozentsatz der Phagocyten ist nicht imstande, die Keime abzubauen.

b) Sogenannt fakultativ oder obligat intracelluläre Erreger

Sog. fakultativ oder obligat intracelluläre Erreger sind dadurch charakterisiert, daß sie durch Makrophagen nur schlecht oder überhaupt nicht abgebaut werden können. Diese Erreger werden nach erfolgter Phagocytose von den Makrophagenenzymen entweder nicht angegriffen, so daß sie sich intracellulär rasch vermehren, oder aber sie werden nur so weit geschädigt, daß ihre intracelluläre Vermehrung wohl verhindert wird, die Bakterien aber lebensfähig bleiben. In beiden Fällen werden die lebenden Mikroorganismen nach Zugrundegehen der Makrophagen wieder in die Gewebe bzw. in die Blut- oder Lymphbahn des Wirtsorganismus abgegeben und können dann erneut phagocytiert werden.

---

[380] Übersicht bei COOMBS und SMITH 1968, SMITH 1968.   [381] GILL und COLE 1965.
[382] ROWLEY und WHITBY 1959, MACKANESS 1960, SHAYEGANI, KAPRAL und MUDD 1964, KAPRAL 1965.
[383] ROWLEY 1958, JENKIN und ROWLEY 1959, JENKIN 1963, ROWLEY, THÖNI und ISLIKER 1965, ROWLEY und TURNER 1966.   [384] PAVILLARD 1963.

Zu dieser Gruppe von Erregern gehören u. a. Salmonellen, Mycobakterien, Listeria monocytogenes, Brucellen, Pasteurellen; pathogene Protozoen wie Trypanosomen und Plasmodien verhalten sich ähnlich. In vielen Fällen stellt sich zwischen den Makrophagen und den phagocytierten Keimen ein gewisses Gleichgewicht ein. Dieses tritt besonders ein, wenn die Zunahme der Erregerzahl infolge Vermehrung so langsam erfolgt, daß sie durch den langsamen Bakterienabbau kompensiert wird.

Die Virulenz dieser Gruppe von Mikroorganismen liegt somit primär nicht in ihrer Fähigkeit, der Phagocytose zu widerstehen, sondern im Vermögen, intracellulär zu überleben und sich teilweise sogar zu vermehren[385]. Hier stellt sich wiederum die Frage, ob die Anwesenheit opsonisierender Antikörper nur die Aufnahme der Keime fördert[386], oder ob das intracelluläre Schicksal der Mikroorganismen ebenfalls durch Opsonine beeinflußt wird[387]. Die dieser Resistenz gegen die hydrolytischen Enzyme der Makrophagen zugrunde liegenden Mechanismen sind zum größten Teil noch unbekannt, doch scheinen sie an eine bestimmte Oberflächenkonfiguration oder an Substanzen, die vom Erreger an seine Oberfläche abgeschieden werden, gebunden zu sein[388].

Die im Verlauf einer Zweitinfektion mit Vertretern der fakultativ oder obligat intracellulären Bakterien beobachtete Resistenz kann nicht durch Serum eines immunisierten auf ein nicht immunisiertes Tier passiv übertragen werden.

Diese Tatsache war seit langem bekannt und führte zur Vermutung, daß die Resistenz gegenüber Reinfektionen mit fakultativ oder obligat intracellulären Bakterien eine zellgebundene Eigenschaft sein müsse[389]. Lurie (1942, Übersicht 1964) zeigte im Tierexperiment, daß der Abbau von Tuberkelbakterien durch Makrophagen bedeutend wirkungsvoller ist, wenn die Makrophagen aus immunisierten Tieren stammen. In der Versuchsanordnung von Lurie (1942) wurden Makrophagen normaler und solche mit virulenten Tuberkelbakterien infizierter Kaninchen in vitro zusammen mit Tuberkelbakterien inkubiert und nach vollzogener Phagocytose in die vordere Augenkammer normaler Kaninchen überimpft. Während die Vermehrung der Tuberkelbakterien in den Makrophagen nicht immunisierter Tiere mit bakteriologischen und histologischen Methoden gut verfolgt werden konnte, vermehrten sich die Bakterien in den Makrophagen immunisierter Tiere fast gar nicht.

Luries Beobachtungen konnten in vitro an Monolayer-Kulturen von Kaninchen- und Meerschweinchenperitonealmakrophagen bestätigt werden. Sowohl virulente als auch avirulente Tuberkelbakterien vermehrten sich nicht in Makrophagen von Tieren, die mit BCG geimpft worden waren. Die Vermehrung der Bakterien in Makrophagen nicht geimpfter Tiere konnte weder durch die Zugabe von Serum normaler noch durch Zugabe von Serum geimpfter Tiere in das Kulturmedium beeinflußt werden[390]. Makrophagen aus der Peritonealhöhle oder aus der Lunge von Meerschweinchen, die mit BCG geimpft worden waren, zeigten bei in vitro-Exposition gegenüber verschiedenen virulenten und avirulenten Stämmen von Mycobacterium tuberculosis im Vergleich zu Makrophagen nicht immunisierter Kontrolltiere eine gesteigerte Fähigkeit zum Abtöten der Erreger[391]. In diesem Zusammenhang ist es von Interesse, daß die Vermehrung der Erreger eines virulenten Stamms ($H_{37}Rv$) in langfristigen Kulturen von Mäusemakro-

[385] Suter 1956, Mackaness 1964b, Suter und Ramseier 1964.
[386] Whitby und Rowley 1959, Rowley und Whitby 1959.
[387] Jenkin und Benacerraf 1960.
[388] Übersicht bei Suter und Ramseier 1964, Jenkin und Rowley 1965.
[389] Übersicht bei Mackaness 1964a, b.   [390] Suter 1953, Suter und Hulliger 1960.
[391] Maxwell und Marcus 1968.

phagen durch Zugabe subtoxischer Mengen von Quarzpartikeln deutlich begünstigt wird; man könnte vermuten, daß die SiO_2-Partikeln die Funktion der Phagocytenlysosomen ändern und so den Bakterien das Wachstum erleichtern[392]. Eine ähnliche Wirkung wurde bei mit Mycobacterium tuberculosis infizierten, in vitro kultivierten Makrophagen durch Zugabe oberflächenaktiver Substanzen oder anderer membranaktiver Verbindungen erzielt[393]. Das Schicksal eines mit fakultativ oder obligat intracellulären Erregern infizierten Organismus hängt demnach weitgehend von der Funktionstüchtigkeit seiner Makrophagensysteme ab. Das in dieser Beziehung wichtige Phänomen der sog. cellulären Resistenz sowie die ihm zugrunde liegenden Leistungen der Makrophagen werden weiter unten näher betrachtet (S. 96).

Besondere Verhältnisse liegen bei Protozoonosen wie der Malaria vor. Am Beispiel der experimentellen Malaria von Hamstern konnte gezeigt werden, daß es hier nicht nur in der Milz, sondern auch in der Leber im Verlauf weniger Tage zu einer Vermehrung und Hypertrophie der Makrophagen kommt, und daß die Phagocytoseleistung dieser Zellen stark zunimmt. Die mit Malariapigment beladenen Kupfferschen Sternzellen wandern wahrscheinlich zu einem guten Teil in die regionären Lymphknoten ab. Anhäufungen von Makrophagen finden sich auch in den Lungengefäßen, wo sie sich der Innenwand anlagern können. In späteren Stadien kommt es mitunter zu einer Überdeckung dieser Makrophagengruppen durch Endothelzellen, so daß kleine zellreiche Polster entstehen[394].

Wie viele andere Körperzellen können auch Makrophagen von Viren besiedelt werden. Es wird vermutet, daß bei resistenten Tieren auch diese Zellen vermehrt Interferon produzieren. Wichtig ist die Feststellung, daß Makrophagen, im Gegensatz zu Lymphocyten, über lange Zeit Viren enthalten und an die Umgebung abgeben können[395].

3. Körpereigenes Material

Elektronenoptische Untersuchungen an Knochenmark und Milz zeigen, daß die Erythrocyten kurze Zeit nach ihrer Phagocytose durch Makrophagen aufgelöst werden[396]. Während des intracellulären Erythrocytenabbaus wird das Hämoglobin-Eisen vom übrigen Hämoglobinmolekül abgespalten und in Form von Ferritin in Phagosomen der Makrophagen gespeichert. Durch Vermischung zahlreicher Ferritinmoleküle mit den aus den Cytoplasmatrümmern der Erythrocyten stammenden Myelinfiguren entstehen Hämosiderinkörner. Das im Ferritin oder Hämosiderin enthaltene Eisen kann wieder in die Gewebeflüssigkeit oder ins Blut abgegeben werden, wobei es sich mit dem Transferrin verbindet und so der Aufnahme durch Erythroblasten im Knochenmark zur Verfügung steht. Der von Bessis und Breton-Gorius (1959) auf Grund elektronenoptischer Befunde postulierte Vorgang der sog. *Rhophäocytose* ist in seiner Bedeutung umstritten. Bessis u. Mitarb. fanden auf elektronenoptischen Bildern der Erythroblastennester des Knochenmarks eine enge Verzahnung von ferritinhaltigen Reticulumzellen mit den umgebenden Erythroblasten. Sie vermuteten, daß das Ferritin aus den Makrophagen direkt in die Erythroblasten eingeschleust wird, und daß die Reticulumzellen des Knochenmarks auch auf diese Weise eine trophische Funktion ausüben könnten.

Ähnlich wie der Abbau gealterter Erythrocyten oder ihrer Fragmente durch Makrophagen erfolgt, werden auch Trümmer anderer Zellarten von Elementen des RES (RHS) aufgenommen und beseitigt. Die in der Endphase der Erythro-

[392] Allison und d'Arcy Hart 1968. [393] D'Arcy Hart 1968.
[394] Übersicht bei MacCallum 1969a, b. [395] Übersicht bei Allison 1969.
[396] Essner 1960.

poese ausgestoßenen Normoblastenkerne werden von den Makrophagen des Knochenmarks phagocytiert und zerstört[397]. Ein ausgeprägter Zelluntergang findet in den Keimzentren lymphatischer Organe statt. Kern- und Zellbröckel abgestorbener Germinoblasten[398] werden von den Makrophagen aufgenommen (tingible Körperchen) oder bleiben im Zwischengewebe liegen. Neben diesen physiologischen Funktionen des Makrophagensystems kennen wir verschiedene pathologische Zustände, in denen der Phagocytosetätigkeit des RES bei der Wegschaffung von nekrotischem körpereigenem Material eine wichtige Rolle zukommt. Trotz der Wichtigkeit dieser Funktion besitzen wir nur beschränkte Kenntnisse darüber, wie groß die maximale, globale Leistungsfähigkeit der Makrophagensysteme ist.

III. Möglichkeiten der Beeinflussung der Phagocytose

1. Beeinflussung durch die Versuchsbedingungen

Vergleichende Untersuchungen an mehreren Tierarten ließen erkennen, daß die Art und das Ausmaß der Blutclearance inerter Partikeln von der Species abhängen. Der für eine bestimmte Substanz errechnete Phagocytoseindex ist bei Mäusen sehr hoch, nimmt aber mit zunehmender *Größe des Versuchstiers* ab. Da Leber und Milz mindestens 90% der injizierten Partikeln abfangen, wurde versucht, eine mathematische Beziehung zwischen dem Phagocytoseindex und dem relativen Leber- und Milzgewicht aufzustellen. In der Formel

$$\alpha = \frac{P_c}{P_0} \cdot \sqrt[3]{k}$$

ist P_c das Körpergewicht, P_0 das Organgewicht und k der Phagocytoseindex; die Konstante α wird als sog. korrigierter Phagocytoseindex bezeichnet[399]. Clearanceuntersuchungen an Tieren verschiedener Species zeigten, daß die relative Phagocytosekapazität für eine bestimmte *Testsubstanz* nur in engen Grenzen schwankt[400].

Die Clearance ist ebenfalls von der *Menge der injizierten Partikeln* abhängig, da der Phagocytoseindex zur verabreichten Partikeldosis umgekehrt proportional ist. Diese Abhängigkeit gilt allerdings nur mit gewissen Einschränkungen. Eine zu kleine Tuschemenge wird beispielsweise schon beim ersten Durchgang durch die Leber vollständig aufgenommen, was das Aufstellen einer Zeitabhängigkeitskurve verhindert[401]. Andererseits ist die Menge der während der ersten Minute nach Injektion phagocytierten Partikeln innerhalb gewisser Grenzen von deren Konzentration in der Suspension unabhängig.

Bei der Blutclearance von partikulärem Material spielt ferner die *Größe der injizierten Partikeln* eine Rolle. Die Zellen des RES vermögen Partikeln aufzunehmen, die einen Durchmesser von bis zu 12 μ aufweisen (Vogelerythrocyten). Kleine Teilchen werden deutlich langsamer phagocytiert als große, wenn die Phagocytosedauer auf das Gesamtvolumen phagocytierten Materials bezogen wird[402]. Teilchen mit einem Durchmesser von weniger als 10 Å sind für Clearanceuntersuchungen wenig geeignet, da diese kleinen Partikeln offenbar auch von

---

[397] Cottier, Odartchenko, Feinendegen, Keiser und Bond 1963.

[398] Cottier 1961, Fliedner, Kesse, Cronkite und Robertson 1964, Swartzendruber und Hanna 1965, Odartchenko, Lewerenz, Sordat, Roos und Cottier 1967, Fliedner 1967.

[399] Biozzi, Benacerraf und Halpern 1953, Benacerraf, Biozzi, Halpern und Stiffel 1957; Übersicht bei Stiffel 1958.

[400] Biozzi und Stiffel 1963.　　[401] Biozzi, Benacerraf und Halpern 1953.

[402] Lison und Smulders 1948, Zilversmit, Boyd und Brucer 1952, Halpern, Biozzi, Benacerraf und Stiffel 1957, Vacher und Stoner 1968.

Endothelzellen in großer Menge im Verlauf der Pinocytose aufgenommen werden können.

Daß eine allfällige *Toxicität* des für solche Versuche verwendeten *Materials* berücksichtigt werden sollte, wurde bereits erwähnt (S. 66).

Schließlich haben den verwendeten Suspensionen zugesetzte *stabilisierende Substanzen* auf die Clearance einen wesentlichen Einfluß. Kommerzielle Tusche beispielsweise wird mit Schellack stabilisiert; diese Substanz führt über eine Aktivierung des Blutgerinnungssystems zur intravasalen Bildung von Kohle-Fibrin-Aggregaten, die entweder beschleunigt phagocytiert oder als Emboli in den Lungencapillaren zurückgehalten werden[403]. Die meisten Phagocytoseversuche wurden deshalb mit einer besonderen Tusche durchgeführt, die mit Gelatine stabilisiert ist. In jüngerer Zeit sind aber auch gegenüber der Verwendung dieser Spezialtusche Einwände erhoben worden. GABRIELI u. Mitarb.[404] beobachteten nämlich auch während der ersten 10 min nach intravenöser Injektion der mit Gelatine stabilisierten Tusche einen 30%igen Abfall des Plasmafibrinogens.

Seit langem ist bekannt, daß auch *Umwelteinflüsse* die Resistenz gegenüber Infektionskrankheiten beeinflussen[405], ebenso wie die *Ernährungsbedingungen des Wirtsorganismus*[406]. Ob und in welcher Weise diese Faktoren auch über eine Leistungsänderung der Makrophagen wirken, ist nicht entschieden.

2. Beeinflussung durch Serumfaktoren

Die Initialphase der Phagocytose, während der die aufzunehmenden Partikeln mit der Makrophagenmembran in engen Kontakt treten, wird durch gewisse humorale Substanzen beeinflußt. WRIGHT und DOUGLAS (1903) fanden, daß die Zugabe von Serum die Phagocytose von Bakterien durch Leukocyten in vitro verstärkt oder — unter gewissen Bedingungen — sogar erst ermöglicht. Die damals nicht näher charakterisierten Serumfaktoren mit phagocytosefördernder Wirkung wurden von diesen Autoren als *Opsonine* bezeichnet, wobei angenommen wurde, daß opsonisierende Substanzen die Bakterien für die Phagocytose „schmackhafter" machen würden, ohne den zugrunde liegenden Mechanismus zu kennen. Ganz unbestritten ist die Tatsache, daß spezifische *humorale Antikörper* die besten Opsonine sind; bestimmte Mikroorganismen werden überhaupt nur in Anwesenheit humoraler Antikörper wirkungsvoll phagocytiert[407]. Neben spezifischen Immunglobulinen wurden verschiedentlich weitere opsonisierende Serumfaktoren beschrieben, die alle hitzelabil sind. Während NELSON[408] und andere Autoren[409] auf Grund ihrer Versuchsresultate annehmen, die hitzelabilen Opsonine seien mit einem Komplex von Komplementkomponenten identisch (C′ 1, 4, 2, 3, 5, 6), fanden andere Untersucher[410] keine Verwandtschaft dieser Serumfaktoren mit Komplement.

Die Frage, ob die *Blutclearance inerter Teilchen* durch Serumfaktoren beeinflußt wird, ist z.Z. Gegenstand eingehender Untersuchungen. BIOZZI u. Mitarb.[411] berichteten, daß die Blutclearance von mit verschiedenen Seren inkubierter Tusche

---

[403] BIOZZI, BENACERRAF, MENÉ und HALPERN 1951, HALPERN, BENACERRAF und BIOZZI 1953.

[404] GABRIELI und SNELL 1965, GABRIELI, PYZIKIEWICZ und MLODOZENIEC 1967.

[405] Übersicht bei ANDREWES 1967, TROMP 1968, WEBSTER, HICKS und HAYS 1969.

[406] Übersicht bei DUBOS und PIERCE 1947, DUBOS 1955, HEDGECOCK 1958, DUBOS und SCHAEDLER 1958, HODGES 1964, SQUIBB, SIEGEL und SOLOTOROVSKY 1965, MAEGRAITH 1967, McGUIRE, YOUNG, NEWBERNE und PAYNE 1968, NEWBERNE, HUNT und YOUNG 1968.

[407] TULLIS und SURGENOR 1956, ROWLEY 1962; Übersicht bei SUTER und RAMSEIER 1964.

[408] NELSON 1962; Übersicht 1965.   [409] RYTEL und STOLLERMAN 1963.

[410] Hirsch 1964, HIRSCH und STRAUSS 1964.

[411] BIOZZI, STIFFEL, HALPERN und MOUTON 1963, BIOZZI und STIFFEL 1963.

von derjenigen gewöhnlicher Tusche nicht abweicht. Dieser Befund könnte an sich darauf hinweisen, daß die Phagocytose inerter Partikeln durch Serumfaktoren nicht beeinflußt wird[412]. Andere Untersucher fanden dagegen, daß Serumfaktoren auch bei der Phagocytose inerter Partikeln notwendig sind[413]. So berichteten Boyden, North und Faulkner (1965), daß Meerschweinchen-Makrophagen gewaschene Stärkekörner wohl in Abwesenheit von Serum phagocytieren, daß jedoch eine Vorbehandlung der Partikeln mit dekomplementiertem Serum deren Phagocytose verhindert. Auf Grund dieser widersprechenden Resultate ist es z.Z. verfrüht zu entscheiden, ob die Phagocytose inerten partikulären Materials nur von der Anzahl phagocytierender Zellen abhängt[414], oder ob in gewissen Fällen die Clearance durch die verfügbare Menge an opsonisierenden Substanzen limitiert wird[415]. Die Beobachtung, daß eine nicht toxische Lipidemulsion nach Vorbehandlung mit Serum konventionell oder keimfrei aufgezogener Ratten in gleichem Ausmaß phagocytiert wird[416], schließt die zweiterwähnte Möglichkeit nicht aus, da die Natur der opsonisierenden Substanzen nicht bekannt ist. Im übrigen ist zu erwähnen, daß die Clearance von Partikeln noch von weiteren Gegebenheiten abhängt. So scheint die Bildung von Thrombocyten-Partikelaggregaten die Aufnahme der letzteren zu begünstigen[417].

Die Aufnahme von *Bakterien* durch phagocytierende Zellen des RES wird dagegen durch Opsonisierung der Mikroorganismen erheblich begünstigt[418]. Grampositive Erreger scheinen auch in Abwesenheit von opsonisierenden Serumfaktoren aus der Blutbahn eliminiert werden zu können. Aus der Feststellung, daß grampositive Bakterien auch im nicht immunisierten Tier rasch phagocytiert werden, darf aber nicht geschlossen werden, daß eine Opsonisierung nicht notwendig sei, da die Anwesenheit kreuzreagierender Antikörper nie mit Sicherheit ausgeschlossen werden konnte. Für die Phagocytose der meisten gramnegativen Bakterien scheint eine optimale Opsonisierung von größerer Wichtigkeit zu sein. Benacerraf und Miescher (1960) fanden, daß die von ihnen untersuchten gramnegativen Erreger in Abwesenheit von Opsoninen überhaupt nicht aufgenommen wurden. Allerdings zeigte sich, daß beispielsweise die Milzmakrophagen neugeborener Ferkel, in deren Serum keine opsonisierenden Antikörper nachgewiesen werden können, gramnegative Erreger — wenn auch verlangsamt — durchaus zu phagocytieren vermögen[419].

In Clearanceversuchen an immunisierten Tieren wurde festgestellt, daß bei geringer Antikörperkonzentration im Blut die Bakterienphagocytose vor allem in der Milz stattfindet; bei hoher Konzentration zirkulierender Antikörper werden dagegen intravenös verabreichte Mikroorganismen fast ausschließlich in der Leber phagocytiert. Auf Grund dieser Beobachtung wurde angenommen, daß der Grad der Opsonisierung durch spezifische Antikörper den Ort der Phagocytose bestimme[420]. Große Bedeutung könnte in diesem Zusammenhang die Strömungsgeschwindigkeit des Blutes in der Leber und Milz haben. In der roten Pulpa der Milz ist der Blutstrom so verlangsamt, daß auch Erreger phagocytiert werden könnten, deren Aufnahme in die phagocytierende Zelle langsam vor sich geht und/oder die nur schwach an der Oberfläche der Phagocyten haften. Um derartige

---

[412] Vgl. dazu auch Drutz, Koenig und Rogers 1967.
[413] Jenkin und Rowley 1961, Saba, Filkins und Di Luzio 1966.
[414] Biozzi und Stiffel 1963, Drutz, Koenig und Rogers 1967.
[415] Jenkin und Rowley 1961.   [416] Saba, Filkins und Di Luzio 1967.
[417] Übersicht bei van Aken 1969.
[418] Benacerraf, Sebestyen und Schlossman 1959, Benacerraf und Miescher 1960, Biozzi, Stiffel, Leminoir, Mouton und Bouthillier 1963.
[419] Biozzi und Stiffel 1963, Mouton, Biozzi, Bouthillier und Stiffel 1963, Sterzl 1963.
[420] Benacerraf und Miescher 1960.

Kreislauffaktoren ausschließen zu können, untersuchten HOWARD und WARDLAW (1958) die Bakterienphagocytose durch die Kupfferschen Sternzellen der isolierten perfundierten Rattenleber. Unter diesen Bedingungen wurden grampositive Bakterien von den Kupfferschen Zellen der Leber besser phagocytiert als gramnegative. Die Phagocytose gramnegativer Bakterien sowie von Pneumokokken, die eine Mucopolysaccharidkapsel tragen, schien durch die Anwesenheit spezifischer Antikörper in der Perfusionslösung deutlich gefördert zu werden[421]. Allerdings zeigt sich bei Versuchstieren nach Zweitinjektion eines partikulären Antigens (T_1 Phag) eine höhere Blutclearance als anläßlich der Erstinjektion auch dann, wenn kein neutralisierender Antikörper gegen T_1-Phagen nachgewiesen werden kann[422]. Diese gesteigerte Clearance scheint für das betreffende Antigen spezifisch zu sein, da eine solche nach Injektion inerter Tuschepartikeln nicht beobachtet wurde. Es ist jedoch noch nicht entschieden, ob es sich hier um den Ausdruck rein cellulärer Leistungen des RES handelt.

Die Frage der Beteiligung von Komplement oder einzelner Komplementkomponenten bei der Opsonisierung von Bakterien ist umstritten. Die Zellen des RES von Mäusen und Kaninchen, die einen genetisch determinierten Komplementmangel aufweisen, phagocytieren Bakterien ebenso gut wie die Zellen normaler Tiere[423]. Die Gründe für dieses Verhalten sind noch unklar, und es wäre falsch, aus derartigen Beobachtungen den Schluß zu ziehen, das Komplement sei bei Phagocytosevorgängen nicht beteiligt[424]. Besondere Bedeutung scheint der Komplementkomponente C 3 b zuzukommen.

Auf Grund von Beobachtungen über die Bakterienphagocytose durch polymorphkernige Leukocyten in vitro entwickelten HIRSCH (1964) sowie HIRSCH und STRAUSS (1964) folgende Hypothese: Die Oberfläche intakter Mikroorganismen soll so konfiguriert oder durch Anlagerung von Substanzen verändert sein, daß das Anhaften an phagocytierenden Zellen verhindert wird. Spezifische Antikörper und/oder das von diesen Autoren beschriebene hitzelabile Opsonin sollen diese Phagocytosehemmung aufheben, so daß der Erreger ungehindert phagocytiert werden kann. Aus dieser keineswegs erwiesenen Hypothese wie aus den vielen sich widersprechenden Untersuchungsergebnissen geht hervor, daß sowohl der Mechanismus der Opsonisierung als auch die Natur der Opsonine einer weiteren Klärung bedürfen. In neuerer Zeit wird den sog. Receptorstellen an der Oberfläche von Phagocyten vermehrt Beachtung geschenkt. Nach den Angaben von LAY und NUSSENZWEIG (1969) finden sich bei Mäusen Receptoren für 7 S-anti-Schaferythrocyten-Antikörper an der Oberfläche sowohl von Makrophagen als auch von Blutmonocyten und Granulocyten, während Receptoren für 19 S-Antikörper entsprechender Spezifität nur an der Oberfläche von Makrophagen nachgewiesen werden konnten. Angeblich lassen sich diese Receptoren durch Trypsinbehandlung nicht von der Oberfläche der Makrophagen entfernen, wie dies hinsichtlich der Receptoren für gewisse Komplementkomponenten der Fall sein soll. Eine Übersicht über die Wirkung gewisser metallischer Ionen auf den Phagocytosevorgang in vitro findet sich bei WILKINS und BANGHAM (1964). Auch für die Bindung von mit 19 S-Antikörper bedeckten heterologen Erythrocyten an die Makrophagenoberfläche sind metallische Ionen, im besonderen Ca^{++}, notwendig[425].

---

[421] WARDLAW und HOWARD 1959.
[422] NELSTROP, TAYLOR und COLLARD 1968a, b.
[423] STIFFEL, BIOZZI, MOUTON, BOUTHILLIER und DECREUSEFOND 1964, ROTHER und ROTHER 1965.
[424] Übersicht bei MÜLLER-EBERHARD 1968, LEPOW, DIAS DA SILVA und PATRICK 1969, JOHNSTON, KLEMPERER, ALPER und ROSEN 1969, LICHTENSTEIN, GEWURZ, ADKINSON, SHIN und MERGENHAGEN 1969.
[425] LAY und NUSSENZWEIG 1969.

3. Die sog. Stimulation und Blockade des RES

a) „Stimulation" des RES

Durch parenterale Verabreichung einer Reihe von Substanzen und Partikeln läßt sich die Blutclearance verschiedener Partikeln oder Mikroorganismen steigern, wobei der Effekt wenige Tage bis Wochen anhält. Unter „stimulierenden" Agentien finden sich Bakterien, Endotoxine, Stoffe pflanzlicher Herkunft, Lipide und Hormone. Die Wirkungsweise dieser Substanzen ist so mannigfaltig wie ihre Herkunft.

Eine *direkte Wirkung* auf die Zellen des RES darf dann angenommen werden, wenn die gesteigerte Blutclearance mit einer *Vermehrung der Zahl phagocytierender Zellen* des RES einhergeht, beispielsweise infolge verstärkter Proliferation[426]. Eine gesteigerte Phagocytosetätigkeit des RES könnte aber auch dadurch bedingt sein, daß die *Leistungsfähigkeit der Einzelzelle verbessert* wird oder die Zellen des RES länger funktionstüchtig bleiben als unter normalen Verhältnissen[427].

Für verschiedene Substanzen kommt ferner eine *indirekte Wirkung* mit Aktivitätssteigerung des RES in Betracht, indem beispielsweise die *Durchblutung der Leber und Milz verändert* oder möglicherweise *nervöse und endokrine Regulationsmechanismen* beeinflußt werden. Die von Bilbey und Nicol (1963) geäußerte Ansicht, daß die Phagocytose der Kontrolle endokriner Organe untersteht, dürfte allerdings nur für einzelne Hormone zutreffen. Die Beobachtung dieser Autoren, daß gravide Tiere eine gesteigerte Blutclearance inerter Partikeln aufweisen, deckt sich mit derjenigen einer phagocytosefördernden Wirkung weiblicher Sexualhormone, insbesondere der natürlichen Oestrogene[428]. Parallel zur Aktivitätssteigerung wird eine Vermehrung der Phagocyten in der Leber beobachtet, die auch vermehrt proliferieren[429]. Auch synthetische Verbindungen mit Oestrogenwirkung steigern die Aktivität des RES[430]. Nach Hypophysektomie wurde meistens keine Veränderung der Blutclearance von partikulärem Material beobachtet[431]. Die Phagocytosetätigkeit des RES hypophysektomierter Mäuse läßt sich durch Zymosan in ungefähr gleichem Maße stimulieren wie bei Kontrollen, wenigstens während einiger Zeit. Allerdings ist es bei hypophysenlosen Tieren unter gewissen Bedingungen nötig, gleichzeitig mit Zymosan ACTH oder Corticosteroid zu verabreichen[432]. Eine allmähliche Abnahme der Phagocytosekapazität des RES wird bei Ratten erst 10 Wochen nach Hypophysektomie beobachtet. Es könnte sich hier um die Folge einer Verminderung sowohl der Zahl der Makrophagen in Leber und Milz als auch der Blutdurchströmung in diesen Organen handeln[433].

Die phagocytosestimulierende Wirkung verschiedener kolloidaler Lösungen und Suspensionen wie z. B. Eisenoxydsaccharat, Tusche oder Thorotrast, die ungefähr 24 Std nach Injektion festgestellt wird und etwa 4 Tage andauert, ist ungeklärt[434]. Die Befunde hängen auch stark von den Versuchsbedingungen ab. Bei Kaninchen beispielsweise, die intravenöse Injektionen von Thorotrast erhalten hatten, soll die Blutclearance nachträglich injizierter ^{198}Au-Partikeln vermindert sein[435].

---

[426] Machado, Lozzio und Royer 1968.   [427] Vgl. dazu Carr 1968a, b.
[428] Biozzi, Halpern, Bilbey, Stiffel, Benacerraf und Mouton 1957.
[429] Kelly, Dobson, Finney und Hirsch 1960.
[430] Zum Beispiel Stilboestrol: Bilbey und Nicol 1963.
[431] Reichard, Edelmann und Gordon 1956a, b, Pophillat 1962; Übersicht bei Gordon und Katsch 1949 und Timiras 1953.
[432] Di Carlo, Beach, Haynes, Sliver und Steinetz 1963.
[433] Keefe, Helman und Smith 1967.
[434] Biozzi, Halpern, Benacerraf, Stiffel und Mouton 1956, Benacerraf, Stiffel und Biozzi 1956.   [435] Haugen, Bassøe und Flood 1969.

Von Interesse ist ferner die Mitteilung von Marshall und Knight (1969), daß bei mit heterologem Antilymphocytenserum behandelten Mäusen eine erhöhte Blutclearance intravenös injizierter ^{32}P-markierter Keime (Salmonella typhimurium) stattfindet.

Beispiele von Substanzen, die die Phagocytose durch Zellen des RES steigern und so zu einer verstärkten Blutclearance von partikulärem Material oder Mikroorganismen führen, sind vergleichsweise in Tabelle 3 zusammengestellt.

Als Stimulation besonderer Art kann die Induktion einer Produktion von Interferon bezeichnet werden[436]. Die Frage, in welchem Ausmaß Makrophagen daran beteiligt sind, bedarf einer weiteren Klärung.

Tabelle 3. *Beispiele von Materialien, die die Phagocytosetätigkeit des Makrophagensystems („RES") „stimulieren"*

Material	Tier-species	Dauer der Stimulation	Nachweis der Stimulation	Beobachtete Veränderungen in Leber und Milz
1. Bakterien:				
Corynebacterium parvum (abgetötet)	Maus, Ratte	20 bis 40 Tage	Tuscheclearance	Hyperplasie der Kupfferschen Sternzellen; später Knötchen aus epitheloiden Zellen. Hyperplasie der roten und weißen Milzpulpa. Deutliche Gewichtszunahme von Leber und Milz
Bacillus Calmette-Guérin (BCG)	Maus, Ratte	30 bis 40 Tage	Tuscheclearance	In Spätphase Bildung von Epitheloidzellknötchen in der Leber. Deutliche Gewichtszunahme von Leber und Milz
Mycobacterium tuberculosis und phlei	Maus	25 bis 30 Tage	Tuscheclearance	In Spätphase Bildung von Epitheloidzellknötchen in der Leber. Gewichtszunahme von Milz und Leber
Vollständiges Freundsches Adjuvans	Kaninchen	unbekannt	Clearance von Polystyrenlatex	Epitheloidzellknötchen in der Leber
Salmonella typhi (abgetötet)	Maus	9 bis 10 Tage	Tuscheclearance	Gewichtszunahme von Milz und Leber
2. Endotoxin von:				
Salmonella typhi, Salmonella abortus equi, Escherichia coli	Maus, Ratte	mehrere Tage	Tuscheclearance. Clearance einer Lipidemulsion	Vermehrung der Kupfferschen Sternzellen in der Leber. Zunahme an Aktivität für saure Phosphatase in der Leber. Gewichtszunahme von Milz und Leber

---

[436] Übersicht bei Vilček 1969.

Tabelle 3 (Fortsetzung)

Material	Tier-species	Dauer der Stimulation	Nachweis der Stimulation	Beobachtete Veränderungen in Leber und Milz
3. *Material pflanzlicher Herkunft:*				
Bäckerhefe				
Zymosan	Maus, Ratte, Hund	mehrere Tage	Tuscheclearance. Clearance einer Lipidemulsion	Schwellung der Kupfferschen Sternzellen und von Reticulumzellen in der Milz. Vermehrung der Kupfferschen Sternzellen in der Leber. Gewichtszunahme von Milz und Leber
Glukan (lipidfreie Polysaccharidfraktion der Bäckerhefe)	Maus, Ratte, Hund	10 bis 30 Tage	Tuscheclearance	Vermehrung der Kupfferschen Sternzellen in der Leber. Gewichtszunahme von Milz und Leber
Maytenus laevis (tropisches Immergrün)	Maus	unbekannt	Resistenz gegen Infektionen durch grampositive Bakterien	Keine histologischen Veränderungen bekannt
Natriumsalz der Aristolochiasäure aus Aristolochia clematitis	Maus	unbekannt	Tuscheclearance. Bakterienclearance	Keine histologischen Veränderungen bekannt
4. *Lipide:*				
Emulsionen von Triglyceriden	Maus, Ratte	8 bis 10 Tage	Tuscheclearance	Keine histologischen Veränderungen bekannt
Restim (kristallisierte Lipidfraktion aus Haifischleber)	Maus, Ratte	unbekannt	Tuscheclearance	Keine histologischen Veränderungen bekannt
5. *Hormone:*				
Oestrogen, synthetische Substanzen mit Oestrogenwirkung	Maus, Ratte	4 bis 30 Tage	Tuscheclearance	Zunahme der Kupfferschen Sternzellen in der Leber und der Reticulumzellen in der Milz. Gewichtszunahme von Leber und Milz
6. *Verschiedenes:*				
Cholin	Ratte	unbekannt	Tuscheclearance	Deutliche Gewichtszunahme der Milz
Methylcellulose	Ratte	unbekannt	Tuscheclearance. Clearance einer Lipidemulsion	Keine histologischen Veränderungen bekannt
Oligodesoxyribonucleotide	Maus	unbekannt	Tuscheclearance	Keine histologischen Veränderungen bekannt

b) „Blockade" des RES

Nach intravenöser Injektion einer *größeren Menge partikulären Materials* vermag das RES oft während mehrerer Stunden die gleichen oder andere Partikeln nur noch verlangsamt aus dem strömenden Blut aufzunehmen. Dieses seit langem bekannte Phänomen wurde „Blockade des RES" genannt[437]. Die Ursachen für eine solche Blockade sind noch heute nicht in allen Teilen geklärt. Auf Grund von Funktionsprüfungen des RES im Zustand der sog. Blockade stehen vor allem drei Erklärungsmöglichkeiten zur Diskussion:

1. Die erste Hypothese besagt, daß alle oder viele phagocytierende Zellen nach der ersten Injektion mit Partikeln überladen sind und deshalb während einer gewissen Zeit keine weiteren Teilchen aufzunehmen vermögen[438].

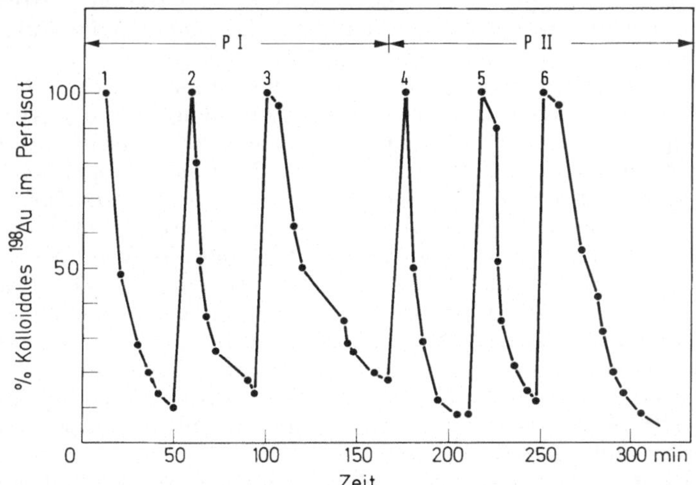

Abb. 28. Perfusatclearance von kolloidalem ^{198}Au in der isolierten Rattenleber. Nach wiederholter Infusion von Partikeln, ohne Wechsel des Blutplasmas, nimmt die Clearance allmählich ab (*P I, 1—3*). Nach Erneuerung des Blutplasmas in der Perfusionsflüssigkeit wird die Clearance wieder normal (*P II, 4*). (Nach JEUNET und GOOD 1967)

2. Aus den Versuchen von JENKIN und ROWLEY (1961) scheint hervorzugehen, daß das RES dann „blockiert" erscheint, wenn die als Opsonine wirkenden Serumfaktoren durch wiederholte Injektionen von partikulärem Material aufgebraucht sind[439]. JENKIN und ROWLEY (1961) wie auch MURRAY (1963) fanden keine Anhaltspunkte für die Annahme, daß durch kolloidale Lösungen oder Suspensionen einzelne Zellen des RES abgesättigt werden können.

Aus den Versuchen von JEUNET und GOOD (1967, 1969) geht hervor, daß, unter den von diesen Autoren gewählten Versuchsbedingungen, die Phagocytoseblockade der isolierten Rattenleber durch wiederholte Perfusion mit hitzeaggregiertem Albumin auf einer Kombination der bisher erwähnten Mechanismen beruht. Einerseits wurde eine Phase der verzögerten Partikelaufnahme beobachtet, die durch Zugabe von frischem Serum aufgehoben werden konnte (Abb. 28), andererseits stellte sich allmählich eine durch Serumfaktoren irreversible Blockade ein, die als celluläre Erschöpfung gedeutet wurde.

3. Nach den Versuchen von KOENIG, HEYSSEL, MELLY und ROGERS (1965)

---

[437] Übersicht bei HOWARD 1961, NORMANN und BENDITT 1965a, NORMANN, LAGUNOFF und BENDITT 1968.

[438] BIOZZI, BENACERRAF und HALPERN 1953, BIOZZI, HALPERN, BENACERRAF und STIFFEL 1957, BIOZZI und STIFFEL 1963.   [439] Vgl. dazu NORMANN und BENDITT 1965b.

6*

am Kaninchen und an der perfundierten Kaninchenleber scheint die RES-Blockade z. T. ein künstlich erzeugtes Phänomen zu sein. Eine intravenöse Injektion von Gelatine blockiert die Phagocytose von mit Gelatine stabilisierter Tusche, während nicht stabilisierte Kohlepartikeln unverzögert von den Zellen des RES aufgenommen werden. Das Phänomen der sog. Blockade wäre demnach teilweise dadurch bedingt, daß die Gelatine länger als die Kohlepartikeln in Zirkulation verbleibt und so die weitere Aufnahme von Tusche kompetitiv verhindert. Neuere Untersuchungsresultate von Drutz, Koenig und Rogers (1967) machen die Annahme wahrscheinlich, daß bei der Blockade eine temporäre Absättigung spezifischer Bindungsstellen der Makrophagenmembran eine erhebliche Rolle spielt; Anhaltspunkte für eine intracelluläre Absättigung der phagocytierenden Zellen oder für einen Opsoninverbrauch wurden von diesen Autoren nicht gefunden[440]. Immerhin erscheint es undenkbar, daß der Partikelaufnahme durch eine Einzelzelle überhaupt keine Grenze gesetzt wäre.

Die hier aufgeführten möglichen Wirkungsmechanismen brauchen sich gegenseitig nicht auszuschließen. Nach neueren Befunden von Jeunet und Good (1969) soll Heparin die Funktion des RES nicht in erkennbarem Maß beeinflussen.

Eine Blockade des RES kann auch nach Verabreichung *nicht partikulären Materials* beobachtet werden. Unter den geprüften *Lipiden* sind Methyl- und Butylester von Fettsäuren sowie mit Cholesterol veresterte Fettsäuren besonders stark und lang wirksame Depressoren der Phagocytoseaktivität, während Triglyceride einen stimulierenden Effekt zu haben scheinen[441]. Die Frage des Wirkungsmechanismus dieser Substanzen ist nicht geklärt. Einerseits scheinen die injizierten Lipide rasch hydrolysiert zu werden, wobei die hohe Konzentration der dabei freiwerdenden, gesättigten und ungesättigten Fettsäuren die Zellen des RES cytotoxisch schädigen und/oder die Wirkung opsonisierender Serumfaktoren aufheben soll[442]. Andererseits wird angenommen, daß die Lipide rasch phagocytiert werden und eine funktionelle Sättigung der phagocytierenden Zellen bewirken; so werden beispielsweise nach Verabreichung von Cholesterin-Oleat in der Milz massenhaft Schaumzellen (Lipophagen) beobachtet[443]. Über die Ursachen des phagocytosefördernden Einflusses von Triglyceriden weiß man nur wenig.

Cortison und *Hydrocortison* in höheren Dosen (z. B. 250 mg/kg Körpergewicht der Maus) hemmen die Clearancefunktion des RES, während kleinere Dosen (z. B. 5 mg/kg Körpergewicht der Maus) auf die Phagocytosetätigkeit stimulierend wirken[444]. Gewisse Corticosteroide begünstigen in vitro das Haften der Makrophagen an Glas[445]. Warum Cortison in höheren Dosen zu einer Funktionseinschränkung des RES führt, ist nicht klar. Wiener, Cottrell, Margaretten und Spiro (1967) untersuchten die Ultrastruktur der Lebermakrophagen von Ratten, deren Phagocytoseaktivität infolge Cortisonbehandlung vermindert war. Auf Grund der beobachteten Zellveränderungen schlossen die Autoren, daß Cortison die Haftfähigkeit der Kohlepartikeln an den phagocytierenden Zellen herabsetzt. Diese Interpretation rein morphologischer Befunde ist nicht über jeden Zweifel erhaben. Im übrigen ist zu betonen, daß die Berichte über die Wirkung von Cortison auf die Blutclearance intravenös injizierter Partikeln kein übereinstimmendes Bild ergeben. Bei Kaninchen beispielsweise soll eine Vorbehandlung mit hohen Dosen von Cortison während 6—10 Tagen keine faßbare Verminderung

---

[440] Vgl. dazu Kabisch, de Bruyn und Pabuwal 1968.
[441] Stuart, Biozzi, Stiffel, Halpern und Mouton 1960, Stuart 1963, Di Luzio und Blickens 1966, Haugen, Bassøe und Flood 1969.
[442] Di Luzio und Blickens 1966, Blickens und Di Luzio 1965.
[443] Stuart 1963, Stuart und Davidson 1963.
[444] Snell 1960, Nicol und Bilbey 1960, Conning und Heppleston 1966.
[445] Übersicht bei Fauve 1969.

der Blutclearance intravenös injizierter [198]Au-Partikeln zur Folge gehabt haben[446]. Die Wirkung von Corticosteroiden auf die Blutclearance von Partikeln scheint nach neueren Befunden stark von der monocytolytischen Wirkung dieser Substanzen abzuhängen. Bei Mäusen hat Hydrocortison in höheren Dosen einen starken Abfall der Zahl der Blutmonocyten zur Folge, während die im Extravasculärraum vorhandenen Makrophagen wie z. B. Peritonealmakrophagen wenig Schaden erleiden. Es ist gut verständlich, daß auf diese Weise der Makrophagennachschub im Gewebe unterbrochen werden kann[447].

Neben den erwähnten Substanzen sind noch andere Stoffe, insbesondere auch *Cytostatica*, auf ihre phagocytosehemmende Wirkung geprüft worden. Es ist nicht erstaunlich, daß Substanzen wie Stickstoff-Lost, Methotrexat, Chlorambucil und Tetrachlorkohlenstoff, die über verschiedene Mechanismen den Stoffwechsel und die Zellproliferation hemmen oder sogar eigentliche Zellgifte sind, die Phagocytosetätigkeit der Makrophagen ebenfalls herabsetzen[448]. Von Interesse ist die Angabe, daß Puromycin in vitro die Pinocytose stärker hemmt als die Phagocytose[449]. In vivo-Versuche an Kaninchen haben erkennen lassen, daß 6-Mercaptopurin vor allem die Monocyten und Makrophagen schädigt, während bei NZB-Mäusen Cyclophosphamid (Cytoxan) in erster Linie eine lymphocytolytische Wirkung entfaltet und die Zahl der Blutmonocyten wenig verändert[450].

4. Beeinflussung durch ionisierende Strahlen

Die differenzierten cellulären Elemente des RES und die freien Makrophagen gelten allgemein als wenig strahlensensibel[451]. Die Strahlenschäden an Zellen und Zellsystemen sowie Geweben und Organen stellen die Summe zahlreicher, oft nur schwer übersehbarer Einzelwirkungen dar, die ihrerseits von Strahlenqualität und -energie, Strahlendosis, Dosisleistung und -fraktionierung sowie vom Zustand des Organismus abhängen. Ferner finden sich große Unterschiede zwischen den Folgen einer Bestrahlung in vitro und einer solchen in vivo[452]. Bei Bestrahlungen in vivo ist überdies zu berücksichtigen, ob es sich um eine Teil- oder Ganzkörperbestrahlung handelt, und ob sich die Untersuchung der Zellen, Gewebe und Organe auf ein frühes oder ein spätes Stadium nach Exposition bezieht. Promonocyten im Knochenmark und Blutmonocyten scheinen ziemlich strahlenempfindlich zu sein, so daß sich je nach dem Zeitintervall zwischen Exposition und Untersuchung an der differenzierten Makrophagenpopulation eine Nachschubsinsuffizienz bemerkbar machen kann.

Nach einer *Lokalbestrahlung* der Leber von Ratten mit 500—1000 R scheint die Blutclearance kolloidaler Lösungen nicht eingeschränkt zu sein; eine Strahlendosis von 2000 R, besonders nach Fraktionierung in zweimal 1000 R, setzt die Clearance dagegen deutlich herab[453]. Bei Ratten und Mäusen, die einer *Ganzkörperbestrahlung* von 400—1040 R unterworfen worden waren, soll die *Aufnahmegeschwindigkeit* intravenös injizierter Partikeln, z. B. Kohlepartikeln oder hitzeaggregierten Serumalbumins, gegenüber Kontrolltieren nicht signifikant verändert sein[454]. Hingegen fanden GABRIELI und AUSKAPS (1953), daß eine Ganzkörperdosis von 100 R bei Ratten genügt, um die totale *Phagocytosekapazität* des Organismus meßbar einzuschränken. Ratten, die mit mittelletalen Dosen ganzbestrahlt und deren RES durch Tusche „blockiert" worden waren, zeigten eine

---

[446] HAUGEN, BASSØE und FLOOD 1969.   [447] Übersicht bei THOMPSON 1969.
[448] BENACERRAF, HALPERN, BIOZZI und BENOS 1954, MEGIRIAN 1965, MEGIRIAN und LEONARDI 1966.   [449] COHN 1969.   [450] ZIFF 1969.
[451] BLOOM 1948, BRECHER, ENDICOTT, GUMP und BRAWNER 1948, STIFFEL, HALPERN, MOUTON, BIOZZI und MATHÉ 1959; Übersicht bei COTTIER 1961, 1966.
[452] Übersicht bei COTTIER 1966.   [453] FRIDRICH und SCHÄFER 1965, FRIDRICH 1966.
[454] DI LUZIO 1955, BENACERRAF, KIVY-ROSENBERG, SEBESTYEN und ZWEIFACH 1959.

verzögerte Rückkehr der normalen Phagocytosetätigkeit. Dieser Befund scheint auf eine gewisse Schädigung des Zellnachschubs und/oder der differenzierten Zellen selbst hinzudeuten. Ebenso kann eine cortisoninduzierte Phagocytosehemmung bei ganzbestrahlten Ratten und Mäusen durch Injektion von Cholin oder Zymosan, beides Stoffe mit phagocytosestimulierendem Effekt, nicht aufgehoben werden [455]. Die Einschränkung der Phagocytosefähigkeit im Anschluß an eine ionisierende Ganzkörperbestrahlung beruht wahrscheinlich nicht allein auf einem direkten Strahlenschaden; als Folge des bestrahlungsbedingten, massiven Zelluntergangs kommt nämlich eine Beladung der Zellen des RES durch Zelltrümmer zustande.

Bei mit 800 R ganzbestrahlten Kaninchen läßt sich nach Überwindung einer initialen Repression der Phagocytoseleistung während mehrerer Tage eine beträchtliche Steigerung der Partikelaufnahme beobachten [456].

Die Frage, ob durch ionisierende Strahlen die Partikelaufnahme oder deren Abbau in den Makrophagen eine stärkere Störung erleiden, ist nicht entschieden. Bei Mäusen findet sich nach DONALDSON, MARCUS, GYI und PERKINS (1956) zwischen dem 6. und 14. Tag nach einer Ganzkörperbestrahlung mit 350 R ein verzögerter Abbau von Erythrocyten oder von Hefe in Peritonealmakrophagen. Der Abbau hitzeaggregierten Serumalbumins durch Peritonealmakrophagen von Mäusen, die mit 600 R ganzbestrahlt worden waren, soll dagegen nicht gestört sein [457]. Im Verlauf einer kontinuierlichen Bestrahlung von Mäusen mit ^{60}Co-γ-Strahlen während 3 Wochen (kumulative Dosis 2695 R) kommt es zu einer deutlichen Verminderung der Zahl freier Peritonealmakrophagen. Diese Makrophagen sollen nach dem Bericht von NELSON und BECKER (1959) in vitro phagocytierte Bakterien nicht mehr abbauen können. Die nach Ganzkörperbestrahlung von Mäusen mit 250—500 R beobachtete Hemmung der Antikörperproduktion bei erhaltener Phagocytoseaktivität der Peritonealmakrophagen [458] gestattet nicht ohne weiteres den Schluß, eine radiogene Schädigung der Makrophagen spiele beim Zustandekommen der strahlenbedingten Drosselung der Leistungsfähigkeit immunbiologisch aktiver Systeme keine Rolle. Es könnte beispielsweise sein, daß bei bestrahlten Tieren weniger die Aufnahme als vielmehr der intracelluläre Abbau phagocytierten Materials gestört wäre. Die von STEWART, HODGE und SILVERMAN (1967) beschriebene Verminderung der erworbenen Resistenz kontinuierlich bestrahlter Mäuse gegen eine Listeria monocytogenes-Infektion könnte vielleicht auf einen solchen Wirkungsmechanismus hinweisen. Eine strahlenbedingte Verminderung der Makrophagenzahl könnte die erwähnten Resultate aber ebenfalls erklären.

Die Frage einer radiogenen Schädigung der Phagocytosefunktion einzelner Zellen läßt sich besser in vitro beurteilen als am ganzbestrahlten Tier. PERKINS, NETTESHEIM und MORITA (1966) bestrahlten Peritonealmakrophagen von Mäusen in vitro mit Dosen von mehreren Kiloröntgen (bis 50000 R bei einer Dosisrate von 970—1000 R/Minute) und prüften anschließend die Fähigkeit der bestrahlten Zellen, opsonisierte Schaferythrocyten zu phagocytieren. Obwohl die Gesamtzahl der Makrophagen 24 Std nach Bestrahlung vermindert war, wiesen die überlebenden Zellen im Vergleich zu unbestrahlten keine Unterschiede in der Aufnahme und Verdauung der Erythrocyten auf. Für eine erhebliche Strahlenresistenz der Makrophagen sprechen auch die Befunde von SANDERS und ADEE (1969), die bei Peritonealmakrophagen von Ratten, trotz schwerer Beladung mit α-strahlenden

[455] HELLER 1955, BENACERRAF, KIVY-ROSENBERG, SEBESTYEN und ZWEIFACH 1959.
[456] TAPLIN, GREVIOR, FINNEGAN, DUNN und NOYES 1953, TAPLIN, FINNEGAN, NOYES und SPRAGUE 1954.
[457] BENACERRAF, KIVY-ROSENBERG, SEBESTYEN und ZWEIFACH 1959.
[458] MURUMATSU, MORITA und SOHMURA 1966.

Partikeln (Plutoniumdioxyd, Thoriumdioxyd) keine nennenswerten Degenerationserscheinungen nachweisen konnten.

5. Exstirpation lymphoretikulärer Organe

Soweit sich auf Grund von Clearanceuntersuchungen beurteilen läßt, scheint die Exstirpation der *Milz* die Phagocytosekapazität des Organismus kaum zu beeinflussen. Offenbar sind die Makrophagen der Leber in der Lage, den Ausfall der Phagocytoseleistung der Milz zu kompensieren. So zeigen die Kupfferschen Sternzellen der Leber nach Entfernung der Milz eine deutlich gesteigerte Erythrocytenphagocytose.

Über Beziehungen zwischen *Thymus* und Phagocytoseaktivität des RES ist bis jetzt wenig bekannt. Neonatal thymektomierte Mäuse sollen im Alter von 3 bis 4 Monaten im Vergleich zu nicht operierten Kontrollen eine gesteigerte Phagocytoseleistung sowie eine Hyperplasie der Zellen des RES in Leber, Milz und Lymphknoten aufweisen[459]. Eine Hyperplasie des RES gehört aber zu den Begleiterscheinungen des Wastingsyndroms. Da sich das Wastingsyndrom bei neonatal thymektomierten, spezifisch-pathogenfreien oder keimfrei aufgezogenen Tieren nicht einstellt[460], darf angenommen werden, daß es in erster Linie auf Infekten beruht. Bei neonatal thymektomierten Ratten ist die Blutclearance von Tusche[461] oder Brucella abortus-Organismen[462] von derjenigen bei Kontrolltieren nicht verschieden. Im Erwachsenenalter thymektomierte Tiere scheinen sogar eine verminderte Phagocytoseaktivität des RES zu haben[463]. Die Phagocytose in vitro von Listeria monocytogenes durch Makrophagen thymektomierter Mäuse soll sich allerdings von derjenigen der intakten Kontrolltiere nicht unterscheiden[464].

6. Die Wirkung sog. Antimakrophagenseren

In diesem Zusammenhang sind neuere Versuche zu erwähnen, durch Behandlung von Makrophagen mit spezifischen, heterologen Antiseren deren Phagocytosefähigkeit zu beeinflussen[465]. Die Spezifität eines durch Immunisierung von Kaninchen mit Peritonealzellen der Maus gewonnenen Antiserums scheint in Versuchen in vitro auf Makrophagen beschränkt zu sein[466]. Antithymocyten-[467] und in gewissem Grad Antierythrocytenseren[468] besitzen jedoch ebenfalls eine gegen Makrophagen gerichtete Aktivität. Die Anzahl aus der Peritonealhöhle auswaschbarer Makrophagen ist nach einer einzigen Injektion von Antimakrophagenserum drastisch vermindert[469]; ebenso wurde eine Einschränkung der humoralen Antikörperproduktion[470] und eine erniedrigte Resistenz gegenüber Virusinfekten[471] in mit Antimakrophagenserum behandelten Mäusen beobachtet. Nach einer in vitro-Behandlung mit Antiserum, die bei Anwesenheit von Komplement zu einer Cytolyse führen kann[472], erscheint die Phagocytosefähigkeit vitaler Zellen gegenüber partikulärem Material aufgehoben[473], während die Aufnahme gelöster Stoffe nicht

[459] MILLER und HOWARD 1964, SCHOOLEY, KELLY, DOBSON, FINNEY, HAVENS und CANTOR 1965, CORSI und GIUSTI 1967.
[460] HESS, COTTIER und STONER 1963; Übersicht s. HESS 1968.
[461] MORROW und DI LUZIO 1965.   [462] DUQUESNOY, JEUNET, MEUWISSEN und GOOD 1969.
[463] FRIDRICH und SCHÄFER 1966, FRIDRICH 1967.   [464] TAKEYA, MORI und IMAIZUMI 1968.
[465] UNANUE 1968, PANIJEL und CAYEUX 1968.
[466] UNANUE 1968, PANIJEL und CAYEUX 1968.   [467] FIELD und HUGHES 1969.
[468] JENNINGS und HUGHES 1969.   [469] UNANUE 1968, HIRSCH, GARY und MURPHY 1969.
[470] PANIJEL und CAYEUX 1968, JENNINGS und HUGHES 1969.
[471] PANIJEL und CAYEUX 1968, HIRSCH, GARY und MURPHY 1969.
[472] HIRSCH, GARY und MURPHY 1969.
[473] UNANUE 1968, JENNINGS und HUGHES 1969, HIRSCH, GARY und MURPHY 1969, CRUCHAUD 1969, HESS und LÜSCHER 1969.

gehindert oder sogar gesteigert vor sich geht[474]. Die Frage ist noch offen, ob die Wirkung des Antiserums direkt über eine Schädigung der Makrophagen oder über die Blockierung von Membranstrukturen, wie sie sich beispielsweise in einer Verhinderung der Zellwanderung in vitro manifestieren kann (durch Behandlung mit Antilymphocytenserum[475]), zu erklären ist.

7. Endotoxin

Während der ersten 24 Std nach einmaliger intravenöser Injektion einer mittleren Endotoxindosis kann eine verminderte, nach einem weiteren Tag aber eine stark gesteigerte Phagocytoseaktivität beobachtet werden. In der zweiten Phase zeigt der Organismus gegenüber verschiedenen bakteriellen Infektionen eine erhöhte Resistenz[476]. Die resistenzsteigernde Wirkung des Endotoxins bedarf einer weiteren Klärung; sie wird allgemein als „unspezifisch" bezeichnet. Die Versuchsresultate hängen von einer Reihe weiterer Faktoren ab. Bei Ratten hat z. B. eine einmalige intravenöse Injektion von Endotoxin aus Salmonella enteritidis eine innerhalb 1 Std einsetzende und längere Zeit andauernde Steigerung der Blutclearance von Kohlepartikeln, nicht aber von Fetttröpfchen zur Folge[477]. Im Anschluß an eine Endotoxininjektion wurde im Serum der Maus oder des Ferkels ein Anstieg der IgM-Fraktion beobachtet, gleichzeitig mit der zunehmenden Bereitschaft zur Phagocytose von Salmonellen[478]. Diese Beobachtung deutet darauf hin, daß der Endotoxineffekt auf die Phagocytose und/oder die Resistenz, wenigstens z.T., auf eine vermehrte Produktion spezifischer Antikörper mit opsonisierender Wirkung zurückgeführt werden könnte.

Bei gewissen Tierspecies, vor allem beim Kaninchen, lösen zwei aufeinanderfolgende Endotoxininjektionen mittlerer Dosierung im Abstand von ungefähr 24 Std ein generalisiertes *Shwartzman-Sanarelli-Phänomen* aus, das durch das Bild einer allgemeinen thrombotischen Mikroangiopathie gekennzeichnet ist[479]. Nach Hemmung der Phagocytosetätigkeit des RES durch Thorotrast genügt eine einzige Endotoxininjektion zur Auslösung des beschriebenen Phänomens[480]. Die gleichzeitige Gabe von Heparin mit der provokativen Endotoxininjektion verhindert dagegen das Auftreten des Shwartzman-Sanarelli-Phänomens[481].

Die Pathogenese des durch Endotoxin ausgelösten, generalisierten Shwartzman-Sanarelli-Phänomens ist noch ungeklärt. Folgende *Hypothese* vermag einen Teil des Phänomens zu erklären: Im Anschluß an die erste Endotoxininjektion kommt es zur Komplexierung des Endotoxins mit vorbestehenden humoralen Antikörpern; diese zirkulierenden Komplexe lösen die viscöse Metamorphose der Thrombocyten aus, was zur Plättchenaggregation und schließlich zur intravasalen Gerinnung führt. Die Zellen des RES beteiligen sich offenbar wesentlich an der Überwindung der Folgen der ersten Endotoxininjektion, sind aber zur Zeit der zweiten Endotoxindosis funktionell „blockiert". Dadurch können die gerinnungsaktiven Substanzen ihre volle Wirkung ausüben. Die Folge ist eine Verstopfung des Capillarbetts zahlreicher Organe durch hyaline Thromben.

Die Zwischenfälle bei bakteriellen Impfungen von Knaben, die an einem Antikörpermangelsyndrom vom Brutontyp leiden, und denen zirkulierende Antikörper fehlen, zeigen aber, daß nicht in jedem Fall zirkulierende Antigen-Antikörperkomplexe auslösendes Moment der thrombotischen Mikroangiopathie zu sein

---

[474] Unanue 1968, Jennings und Hughes 1969, Cruchaud 1969.
[475] Marshall und Knight 1969.
[476] Howard, Rowley und Wardlaw 1958, Heilman 1965.
[477] Filkins und Di Luzio 1969.   [478] Rowley und Turner 1964.
[479] Übersicht bei Thomas 1957 und bei Lee und Stetson 1965.
[480] Good und Thomas 1952.   [481] Good und Thomas 1953.

brauchen. Ferner ist zu berücksichtigen, daß das generalisierte Shwartzman-Sanarelli-Phänomen bei Granulocytopenie in der Regel nicht ausgelöst werden kann; dies weist darauf hin, daß die Granulocyten, vermutlich über den Weg einer Freisetzung hydrolytischer Enzyme und/oder gerinnungsaktiver Substanzen anderer Art, an der Auslösung der intravasalen Gerinnung wesentlich beteiligt sind[482]. Eine direkt toxische Wirkung des Endotoxins auf die Gefäßendothelien und Blutzellen kann somit nicht ausgeschlossen werden. Versuche in vitro zeigen jedenfalls, daß Makrophagen durch Endotoxin funktionell schwer geschädigt werden können[483]. Eine Erklärung für die cytotoxische Wirkung des Endotoxins als Folge seiner Verbindung mit vorbestehenden, an die Makrophagenmembran gebundenen Antikörpern erscheint attraktiv, ist aber unbewiesen[484]. Die Beobachtung, daß bei heparinisierten Ratten die nach Endotoxininjektion sonst nachweisbare Steigerung der Blutclearance von Kohlepartikeln ausbleibt, und daß nur die Übertragung von Blutplasma, nicht aber Serum, endotoxinbehandelter Spender auf Empfängertiere in den letzteren eine Steigerung der Clearance zur Folge hat, scheint darauf hinzuweisen, daß Gerinnungsvorgänge bei solchen Prozessen eine Rolle spielen[485].

8. Experimenteller Schock

Versuchstiere, deren RES durch Substanzen wie Zymosan „stimuliert" worden ist, zeigen nach experimentell erzeugtem Schock, wie beispielsweise Blutungs-, Rotations- oder Beschleunigungsschock, eine verminderte Mortalität[486]. Wird das RES dagegen vor dem Schock durch Tusche- oder Thorotrastinjektionen funktionell „blockiert", weisen die Tiere eine im Vergleich zu unbehandelten Kontrollen erhöhte Mortalität auf; u.a. können sie sich vom Schockzustand nicht mehr erholen[487]. Während der Dauer des Schocks wird eine verminderte Phagocytosekapazität des RES gefunden[488], wobei die verminderte Blutclearance von partikulärem Material weitgehend als Folge der gestörten Mikrozirkulation in Leber und Milz betrachtet werden kann.

Eine Übersicht über die dem sog. Endotoxin-Schock zugrunde liegenden Mechanismen findet sich bei HINSHAW[489].

IV. Makrophagensysteme und immunbiologische Reaktionen

Nach antigenischer Stimulation finden in den regionären Lymphknoten auffällige Veränderungen in der Zusammensetzung der Zellpopulation statt, die sich u.a. auch in der Lymphe des efferenten Lymphgefäßes verfolgen lassen[490]. Die Art der Reaktion ist ziemlich einheitlich, gleichgültig, ob als Antigen lösliche Fremdproteine, heterologe Erythrocyten, Bakterien, Viren, sensibilisierende Chemikalien oder Fremdgewebe verwendet werden. Ungefähr 70 Std nach Stimulation treten große lymphoide Blasten auf, deren Zahl 30 Std später ein Maximum erreicht. Bei Schafen verlassen zu dieser Zeit bis zu 10^8 derartige Blasten in der Stunde den Lymphknoten auf dem Lymphweg. Anschließend klingt diese Blastenphase wieder ab, und in der Lymphe erscheint vermehrt spezifischer Antikörper,

---

[482] Übersicht bei HITZIG 1963.
[483] HEILMAN und BERNTON 1961, HEILMAN und BAST 1964, OPPENHEIM und PERRY 1965.
[484] KESSEL und BRAUN 1965.   [485] FILKINS und DI LUZIO 1969.
[486] ZWEIFACH 1960, FILKINS, LUBITZ und SMITH 1964, ALTURA, HERSHEY und MAZZIA 1965, HERSHEY und ALI 1966, RINGLE, HERNDON und BULLIS 1966, ALTURA und HERSHEY 1968.
[487] FINE, RUTENBURG und SCHWEINBURG 1959.
[488] FILKINS, MURPHY, DOTY und SMITH 1964, McRIPLEY und GARRISON 1965, LEMPERLE 1967.
[489] HINSHAW 1964, HINSHAW, BRAKE und EMERSON 1965, HINSHAW 1966, HINSHAW, SOLOMON, HOLMES und GREENFIELD 1968.   [490] Übersicht bei HALL 1967, MORRIS 1968.

der vor allem von den im Lymphknoten liegenden Plasmazellen stammt. In der zentralen Lymphe finden sich somit vor allem Elemente, die zu immunbiologisch aktiven Zellinien gehören. Demgegenüber spielen die Makrophagen wahrscheinlich im peripheren Teil des Lymphstroms eine größere Rolle, indem sie am Antransport von Antigen beteiligt zu sein scheinen[491].

Wie bereits erwähnt wurde, bestehen in den lymphoretikulären Geweben zwischen den Elementen der Makrophagensysteme und den Zellen des lymphatischen Parenchyms enge topographische Beziehungen. Reticulumzellen und Lymphsinusendothelien in Lymphknoten bilden ein Netzwerk, in das freie Makrophagen und immunkompetente und -aktive lymphoide Zellen eingelagert sind. Diese strukturellen Besonderheiten stehen mit der Vorstellung im Einklang, daß im Verlauf immunbiologischer Reaktionen den reticuloendothelialen und histiocytären Elementen des lymphatischen Gewebes eine besondere Rolle zukommt.

Ein Teil der in letzter Zeit erschienenen Berichte über die Art der Beteiligung von Makrophagen an immunbiologischen Reaktionen ist mit Zurückhaltung aufzunehmen. Eine vollständige Trennung immunbiologisch kompetenter oder aktiver Elemente von den Makrophagen gelang bis jetzt nicht, so daß in den Versuchen immer heterogene Zellpopulationen geprüft wurden. Weiter ist zu berücksichtigen, daß bei den meisten in vitro-Systemen die enge topographische Beziehung der Zellen des RES mit lymphoiden Elementen, wie sie in vivo in charakteristischer Weise vorliegt, nicht gewährleistet ist.

1. Immunbiologische Reaktionen, die zur Produktion humoraler Antikörper führen

a) Aufnahme löslicher und partikulärer Antigene in lymphoretikulären Geweben

Die Vorgänge, die in der Zeit zwischen Antigenaufnahme im Organismus und beginnender Antikörperproduktion ablaufen, sind im einzelnen nur lückenhaft bekannt. Es ist aber unbestritten, daß Art und Ausmaß einer immunbiologischen Reizantwort entscheidend vom Kontakt des Antigens mit den immunkompetenten Zellen abhängen. Die Lokalisation des Antigens im Organismus ist dabei von besonderer Bedeutung. Das Antigen muß nach seinem Eintritt in den Organismus aus dem Blut und/oder der Lymphe abgefangen werden. Bei diesen Vorgängen spielen die Makrophagen bzw. das RES im engeren Sinn eine wesentliche Rolle. Bei der Beurteilung immunbiologischer Vorgänge, die auf Grund eines cytolytischen Effekts gemessen werden, muß berücksichtigt werden, daß Makrophagen nach den Angaben von Möller (1969) eine Hämolyse verursachen können, ohne daß dabei Antikörper und/oder Komplement beteiligt zu sein brauchen. Dank immunohistochemischen Methoden[492] sowie der Möglichkeit der radioaktiven Markierung von Antigenen gelingt es, Antigen in Geweben und/oder Zellen in bestimmter Minimalkonzentration nachzuweisen[493]. Es muß allerdings betont werden, daß der autoradiographische Nachweis von Aktivität in Zellen und Geweben nach Injektion radioaktiv markierter Antigene nicht notwendigerweise heißen will, daß an den entsprechenden Stellen Antigen in unveränderter Form vorliegt. Um diesen Beweis zu führen, bedarf es immunologischer Methoden.

Für die Antigenlokalisation im Gewebe und in den Zellen sind — um nur die wichtigsten Faktoren zu nennen — einerseits die Art der Verabreichung und

---

[491] Übersicht bei Morris 1968.   [492] Coons und Kaplan 1950.
[493] Übersicht bei Campbell und Garvey 1961, bei Roberts und Haurowitz 1962, bei Campbell und Garvey 1965, Cohen, Vassalli, Benacerraf und McCluskey 1966, Roberts 1966, Humphrey, Askonas, Auzins, Schechter und Sela 1967, McDevitt 1968.

die Eigenschaften des Antigens, andererseits der immunologische Zustand des Organismus und die Leistungsfähigkeit der lymphoretikulären Gewebe entscheidend[494].

Bei *nicht immunisierten Tieren* werden partikuläre Antigene entsprechend ihrer Größe durch Granulocyten und/oder Makrophagen aufgenommen. Intravenös injizierte partikuläre Antigene lassen sich vor allem in den Kupfferschen Sternzellen der Leber und etwas später und in kleinerer Menge in den Makrophagen der Milz und der Lungen nachweisen. In der Milz gelangt intravenös injiziertes Material von der roten Pulpa her rasch ins Gebiet des sog. Marginalsinus (bzw. „Schweigger-Seidel sheaths"), von wo es in die lymphocytenreiche weiße Pulpa eindringen kann[495]. Nach intraperitonealer Gabe wird geformtes Antigen bei

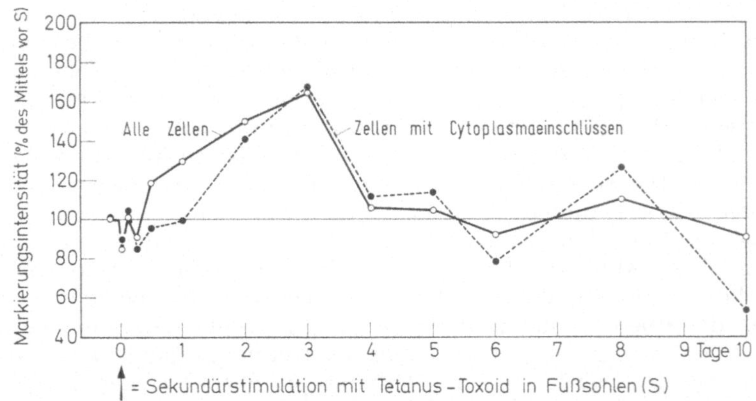

Abb. 29. Mittlere initiale Markierungsintensität (1 Std nach intravenöser Injektion von Cytidin-^{3}H) histiocytärer, bindegewebiger und/oder reticuloendothelialer Zellen regionärer Lymphknoten der Maus im Verlauf einer anamnestischen immunbiologischen Reaktion auf flüssiges Tetanustoxoid. Makrophagen mit Einschlüssen (Zelltrümmern) und Zellen ohne Einschlüsse zeigen kein signifikant verschiedenes Verhalten (Ausstrich-Autoradiographie)

kleinen Laboratoriumstieren u. a. von Peritonealmakrophagen aufgenommen[496] und findet sich später in mediastinalen Lymphknoten. Nach subcutaner Injektion liegt partikuläres Antigen in den freien Makrophagen und den Uferzellen der Lymphsinus sowie zu einem geringeren Teil in den Reticulumzellen der für die Injektionsstelle regionären Lymphknoten. Von Interesse ist die Feststellung, daß reticuloendotheliale, histiocytäre und bindegewebige Zellen im Verlauf einer anamnestischen Reaktion innerhalb regionärer Lymphknoten in ähnlicher Weise einen verstärkten Einbau von Cytidin-^{3}H zeigen, unabhängig davon, ob sie phagocytiertes Material enthalten oder nicht (Abb. 29). Dieser Befund darf nicht einer verstärkten RNS-Synthese gleichgesetzt werden, da es sich unter anderem auch um einen vermehrten Austritt des radioaktiven Vorläufers ins Gewebe und/oder ein längeres Verbleiben desselben im Lymphknoten handeln könnte[497]. Mit Hilfe von ^{125}I-markiertem Salmonella-adelaide-Flagellin konnte wahrscheinlich gemacht werden, daß das Antigen vor allem im Cytoplasma der Makrophagen liegt, entweder umgeben von Protolysosomen oder eingeschlossen in Phagolysosomen. In dieser Lokalisation bleibt es während mindestens 3 Wochen nach Injektion nachweisbar, während in den Plasmazellen keine nennenswerte Radioaktivität zu

---

[494] Übersicht bei COTTIER 1963.   [495] Vgl. dazu WHITE 1969.
[496] RHODES und LIND 1968.   [497] DÜBY und ROOS 1967.

finden ist[498]. Offenbar stellt die langdauernde Speicherung von Antigen, das aus unbekannten Gründen nicht rasch abgebaut und/oder eliminiert wird, eine der Hauptfunktionen der Makrophagen im Rahmen einer primären immunbiologischen Reizbeantwortung dar[499]. Der Wirkungsmechanismus von Adjuvantien, wie etwa dem Freundschen Adjuvans, Aluminiumphosphat oder Bentonit, bei der Auslösung einer immunbiologischen Reizbeantwortung ist noch nicht befriedigend geklärt. Vieles spricht dafür, daß vor allem oberflächenaktive Substanzen bzw. sog. „lysosome labilizer agents"[500], die eine Aktivierung oder mitunter sogar eine Schädigung der Makrophagenmembranen herbeiführen, einen Adjuvanseffekt zeigen. Phagocytiertes Material wird, falls es verdaubar ist, zur Hauptsache zu nicht-antigenen Bruchstücken abgebaut, und nur ein kleiner Teil scheint wieder nach außen abgegeben werden zu können (Exocytose?). Man vermutet, daß durch Adjuvantien veränderte Makrophagen auch beim Ingangkommen der antigeninduzierten Lymphocytenproliferation eine Rolle spielen. Von besonderem Interesse ist das stark oberflächenaktive und als gutes Adjuvans bekannte Lysolecithin, das nach Angaben von MUNDER (1969) bei diesen Vorgängen von großer Bedeutung sein soll. Bei peroraler Gabe des partikulären Antigens kann dieses — je nach Partikelgröße — in geringer Menge aus dem Darm über die mesenterialen Lymphknoten abtransportiert werden. Werden nicht immunisierten Tieren *lösliche Antigene* injiziert, finden sich diese bald in einer ähnlichen, wenn auch etwas gleichmäßigeren Verteilung in Geweben und Zellen wie injiziertes partikuläres Antigen (vgl. dazu Abb. 30); der Transport durch Gewebeschranken und Gefäßwände erfolgt aus verständlichen Gründen rascher[501]. Kleine Mengen löslicher Antigene werden überdies im Bindegewebe und in lymphoiden Zellen gefunden[502]. Lösliche Antigene von geringerer Molekülgröße treten in erheblicher Menge in den Primärharn über und werden von den Tubulusepithelien der Niere rückresorbiert. Auch Leberzellen nehmen lösliche Antigene auf und beteiligen sich an deren Speicherung[503].

Durch Sectio Caesarea geborene Ferkel, die im Blut keine nachweisbaren Immunglobuline enthalten, zeigen eine gute initiale Elimination antigenen Materials. Dieser Vorgang ist also nicht an das Vorhandensein von Antikörpern gebunden. Von Bedeutung ist, daß bei diesen Tieren intravenös injiziertes partikuläres Material rascher aus der Zirkulation entfernt wird als lösliches[504].

Bei *vorimmunisierten Tieren* kann lösliches, intravenös gegebenes Antigen in größerer Menge in den Lungen nachgewiesen werden; ähnliches gilt auch für lösliche Antigen-Antikörperkomplexe[505]. Subcutan injizierte Antigene werden bei immunisierten Tieren nicht in der gleichen Weise wie bei nicht immunisierten in den Strukturen des lymphatischen Gewebes abgelagert; im Gegensatz zu den Verhältnissen nach echter Primärinjektion erfolgt nämlich eine Antigenanhäufung nicht nur in Makrophagen[506], sondern vor allem auch im Bereich der Keimzentren[507]. Nach BALFOUR und HUMPHREY (1967) ist diese follikuläre Lokalisation des Antigens immer mit der Anwesenheit spezifischer Antikörper an derselben Stelle verbunden. NOSSAL u. Mitarb.[508], die als Antigen meistens Flagella-Antigen aus Salmonella adelaide verwendeten, fanden bereits nach der ersten Injektion eine Ablagerung des Antigens im Bereich der Lymphfollikel. Dies ist möglicherweise auf das Vorhandensein kreuzreagierender Antikörper zurückzuführen. Wie

---

[498] NOSSAL, ABBOT und MITCHELL 1968.   [499] Übersicht bei UNANUE und ASKONAS 1968.
[500] ALLISON 1969.   [501] Übersicht bei CAMPBELL und GARVEY 1961.
[502] COONS, LEDUC und KAPLAN 1951.   [503] Übersicht bei CAMPBELL und GARVEY 1961.
[504] KIM, BRADLEY und WATSON 1966, 1967.   [505] COONS, LEDUC und KAPLAN 1951.
[506] Vgl. dazu RHODES und LIND 1968.   [507] HUMPHREY und FRANK 1967, HUMPHREY 1969 a, b.
[508] NOSSAL, ADA und AUSTIN 1964, ADA, NOSSAL und AUSTIN 1964.

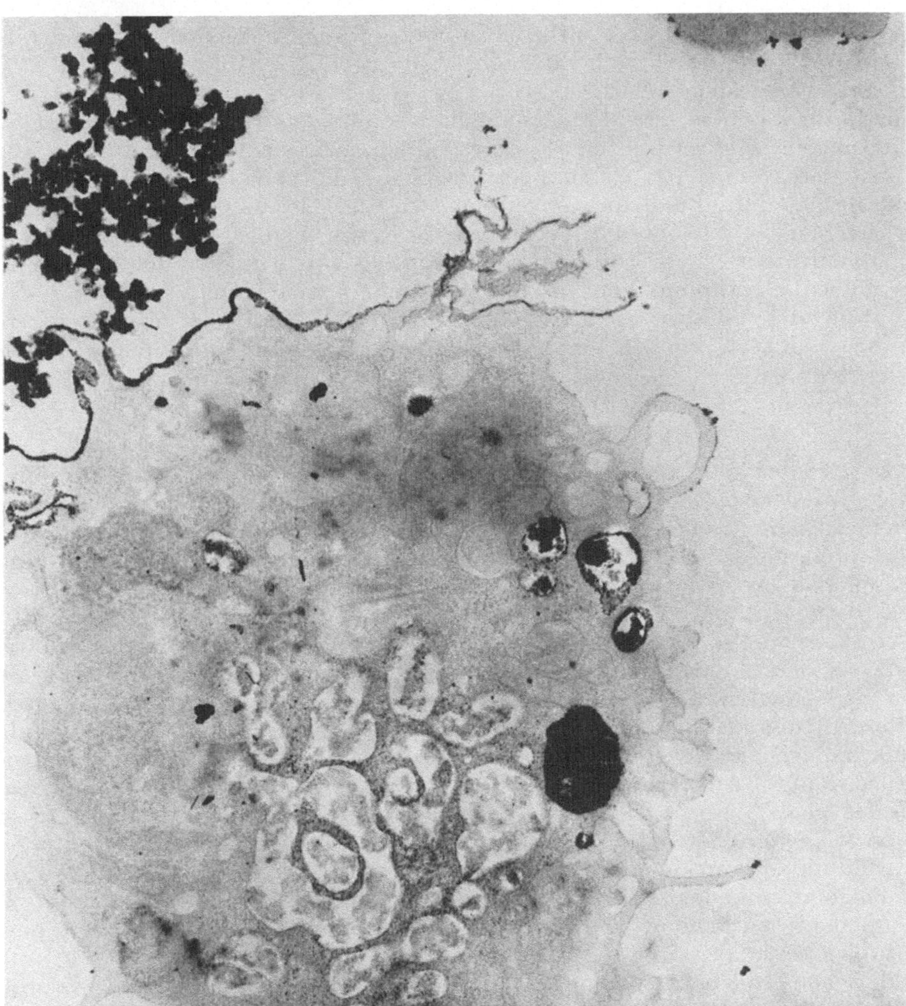

Abb. 30. Aufnahme von Antigen (Meerrettich-Peroxydase) durch Peritonealmakrophagen der Maus in vitro. Die cytochemisch nachweisbare Meerrettich-Peroxydase findet sich teils in intracytoplasmatischen Bläschen (Pinosomen bzw. Phagosomen u. a.), teils an der Zelloberfläche (Glutaraldehydfixation, Nachfixation mit OsO$_4$. Vergr. 18 600fach). Aufnahme: M. HESS und B. SORDAT, Bern, mit bestem Dank für die freundliche Überlassung

mit immunohistochemischen Methoden und elektronenmikroskopischer Autoradiographie gezeigt werden konnte, befindet sich das in Keimzentren der Lymphknoten lokalisierte Antigen zum Teil zwischen den stark verzweigten Cytoplasmaausläufern der Reticulumzellen (sog. „centron")[509] und den anliegenden lymphoiden Zellen, vielleicht aber auch innerhalb der Makrophagen[510]. Die Anwesenheit von Antigen an der Oberfläche der dendritischen Reticulumzellen der Keimzentren gewährleistet einen engen Kontakt derselben mit den umliegenden lymphoiden Zellen[511]. An dieser Stelle bleibt Antigen auch längere Zeit liegen, im Gegensatz

[509] Vgl. dazu HANNA und SZAKAL 1968.
[510] MILLER und NOSSAL 1965, MITCHELL und ABOTT 1965.
[511] Vgl. dazu NOSSAL, ABBOTT, MITCHELL und LUMMUS 1968.

zu den Marksträngen, wo Antigen von Makrophagen aufgenommen und rascher abgebaut wird[512]. In diesem Zusammenhang darf nicht unerwähnt bleiben, daß Makrophagen lösliche Antigene vor allem durch Pinocytose aufnehmen[513]. Die Gründe für das oben erwähnte „follicular trapping" von Antigen innerhalb von Keimzentren sind etwas besser verständlich, seit nachgewiesen ist, daß die lymphoiden Keimzentrenzellen spezifischen Antikörper enthalten[514]. Dieser Befund spricht dafür, daß die Germinoblasten und Germinocyten Vorläufer antikörperbildender Elemente sind und selbst schon kleine Mengen von Immunglobulinen produzieren. Der hemmende Einfluß von Antilymphocytenserum auf das „follicular trapping" von Antigen[515] braucht demnach nicht auf einer gestörten Funktion der dendritischen Reticulumzellen innerhalb der Keimzentren zu beruhen, sondern könnte auch durch eine Schädigung lymphoider Elemente erklärt werden.

b) Auslösung der Antikörperbildung

Der Möglichkeit einer wesentlichen Beteiligung der Zellen der Makrophagensysteme an der Auslösung der Produktion humoraler Antikörper wurde seit längerer Zeit Beachtung geschenkt[516]. FISHMAN (1959, 1961) versuchte, Lymphknotenzellen nicht immunisierter Ratten in vitro zur Produktion von Antikörpern gegen T2-Coli-Phagen zu bringen. Der direkte Zusatz von Phagen zur Lymphocytensuspension war in dieser Beziehung erfolglos; durch Zugabe eines zellfreien „Extrakts von Makrophagen", die zuvor mit dem betreffenden Antigen inkubiert worden waren, soll es nach Angaben dieses Autors aber gelungen sein, die lymphoiden Zellen zur Produktion phagenneutralisierender Antikörper anzuregen. In weiteren Untersuchungen kam der Autor zum Schluß, daß die Aktivität dieses „Makrophagenextrakts" in einer Fraktion mit RNS-Eigenschaften nachgewiesen werden konnte. Auf Grund dieser Beobachtung wurde die Hypothese aufgestellt, daß das phagocytierte Antigen die Makrophagen zur Bildung einer spezifischen Boten-RNS induzieren soll, die auf humoralem Wege immunkompetente Zellen zur Bildung entsprechender Antikörper instruiert[517]. Diese Hypothese wurde in der Folge verschiedentlich in Zweifel gezogen. Zunächst ist zu beachten, daß das Serum der verwendeten Tiere schon vor der „Primärstimulation" eine gewisse neutralisierende Wirkung auf T2-Phagen hat; von einer echt primären immunbiologischen Reizbeantwortung kann daher nicht ohne weiteres gesprochen werden.

Ein weiterer Einwand besteht darin, daß es kaum möglich ist, reine „Lymphocyten"- und reine „Makrophagen"-Suspensionen zu gewinnen. Es konnte auch nie gezeigt werden, daß eine für die Auslösung der Produktion von Anti-T2-Antikörper „spezifische" Boten-RNS von den Makrophagen tatsächlich gebildet wird. Ferner konnten entsprechende Befunde nicht mit allen Systemen erzielt werden: verschiedene Proteinantigene erwiesen sich als ungeeignet[518]. Besonders schwerwiegend war der Nachweis von Antigeneigenschaften in den zur „Induktion der Antikörperbildung" verwendeten RNS-Fraktionen. Diese Beobachtungen führten zur Aufstellung einer neuen Hypothese; danach soll sich das Antigen mit Makrophagen-RNS zu einem Komplex verbinden, der als sog. „Superantigen" von

---

[512] Vgl. dazu EHRENREICH und COHN 1968a, b.
[513] WELLENSIEK und COONS 1964, BUYUKOZER, MUTLU und PEPE 1966.
[514] SORDAT, SORDAT und COTTIER 1969.
[515] BARTH, HUNTER, SOUTHWORTH und RABSON 1969.
[516] Übersicht bei ARGYRIS 1968, KÖLSCH und MITCHISON 1968, COHEN 1968a, b, MITCHISON 1969.
[517] FISHMAN und ADLER 1963.   [518] FISHMAN 1959.

immunkompetenten Zellen aufgenommen und die Antikörperproduktion so in Gang bringen würde[519]. Neuerdings wird vorgeschlagen[520], daß die Makrophagen rasch und nur während kurzer Zeit nach Kontakt mit dem Antigen eine sehr labile RNS produzieren sollen, die — frei von Antigen — die Bildung von 19 S-Antikörpern induziert; das Antigen bildet daneben — immer nach dieser Hypothese — mit vorbestehender Makrophagen-RNS einen Komplex, der einer Behandlung mit Ribonuclease besser widersteht und für die Produktion von 7 S-Antikörpern verantwortlich sein soll. Neuere Beobachtungen[521] deuten aber darauf hin, daß eine besondere RNS („antigen-unique RNA") nach Stimulation von Mäusen mit Schaferythrocyten nur in lymphoiden Zellen, nicht aber in Makrophagen gefunden wird. Überdies konnte nie gezeigt werden, daß in vivo die Bildung von Makrophagen-RNS-Antigen-Komplexen für die Auslösung der immunbiologischen Reizbeantwortung eine Rolle spielt.

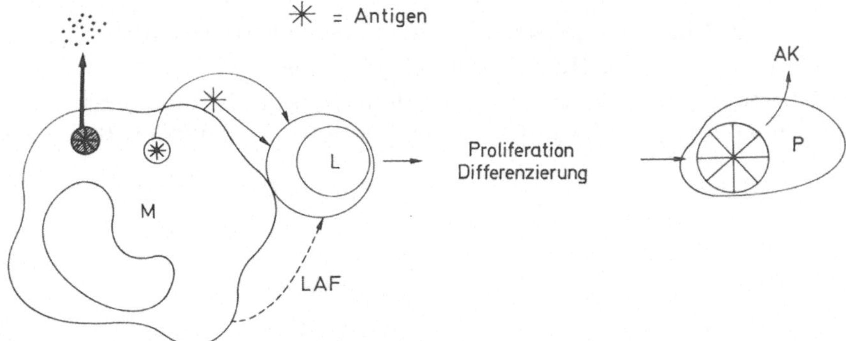

Abb. 31. Schematische Darstellung der möglichen Funktionen von Makrophagen im Rahmen der Auslösung einer immunbiologischen Reizbeantwortung. *M* Makrophag; *L* Lymphocyt; *P* Plasmazelle; *LAF* lymphocytenaktivierender Faktor; *AK* Antikörper

Eine weitere Möglichkeit besteht darin, daß die Makrophagen das aufgenommene Antigen auf bisher unbekannte Weise in ein wirksames „Immunogen" umwandeln, ohne daß die Makrophagen-RNS dabei notwendigerweise beteiligt zu sein braucht[522]. Selbst wenn diese Annahme für gewisse Systeme zutreffen sollte, muß man sich vor einer Verallgemeinerung eines solchen Mechanismus hüten[523]. Bei Verwendung bestimmter, kräftiger Antigene wie des Hämocyanins ist nämlich das freie Antigen bei Mäusen wesentlich mehr immunogen wirksam als das an Makrophagen gebundene[524]. Es finden sich keine Anhaltspunkte für die Annahme, daß die Makrophagen, beispielsweise über den Weg eines partiellen Abbaus antigenisch wirksamer Makromoleküle, verborgene Antigendeterminanten (hidden determinants) zum Vorschein bringen können[525].

Alle diese Deutungsversuche und Hypothesen müssen vorläufig mit einer gewissen Zurückhaltung aufgenommen werden[526]. Im besonderen ist zu beachten, daß nie mit Sicherheit gezeigt werden konnte, daß Makrophagen-RNS für die Erzielung einer immunogenen Wirkung des Antigens auf immunkompetente Zellen nötig ist. Ferner darf von Beobachtungen, die unter in vitro-Bedingungen gemacht wurden, nicht ohne weiteres auf Vorgänge in vivo geschlossen werden. Unabhängig

---

[519] ASKONAS und RHODES 1965, FRIEDMAN, STAVITSKY und SOLOMON 1965, GOTTLIEB 1968.
[520] ADLER, FISHMAN und DRAY 1966, FISHMAN und ADLER 1967.
[521] COHEN 1967, COHEN und RASKA 1967, COHEN 1968a, b.
[522] GALLILY und FELDMAN 1966, 1967, FELDMAN und GALLILY 1967.
[523] Vgl. dazu ELLIS, GOWANS und HOWARD 1967.
[524] UNANUE 1969.   [525] HUMPHREY 1969b.   [526] Übersicht bei MITCHISON 1969.

davon, welche der oben genannten Hypothesen zutrifft, darf der engen nachbarlichen Beziehung zwischen Makrophagen und Lymphocyten für die Auslösung immunbiologischer Reaktionen große Bedeutung beigemessen werden, sei es auch nur deshalb, weil das in oder auf den ersteren vorhandene Antigen längere Zeit, in genügender Konzentration und in unmittelbarer Nähe antigenresponsiver lymphoider Zellen gehalten wird[527]. Zudem ist nicht gesagt, daß ein solcher Mechanismus für die Induktion jeder primären immunbiologischen Reizbeantwortung gleichermaßen eine Rolle spielt[528]. Wie bereits erwähnt wurde, scheint die Aufnahme von Antigen durch Makrophagen für die Auslösung einer sekundären Immunreaktion (Antikörperbildung) keine oder nur eine untergeordnete Bedeutung zu haben[529]. Eine schematische Darstellung der möglichen Makrophagenfunktionen im Rahmen der Auslösung einer Immunreaktion ist in Abb. 31 dargestellt.

2. Phänomene sog. „zellgebundener Immunität"
a) Die sog. celluläre Resistenz

Eine Übertragung der Resistenz, die sich im Anschluß an den ersten Kontakt des Organismus mit Vertretern der Gruppe fakultativ oder obligat intracellulärer

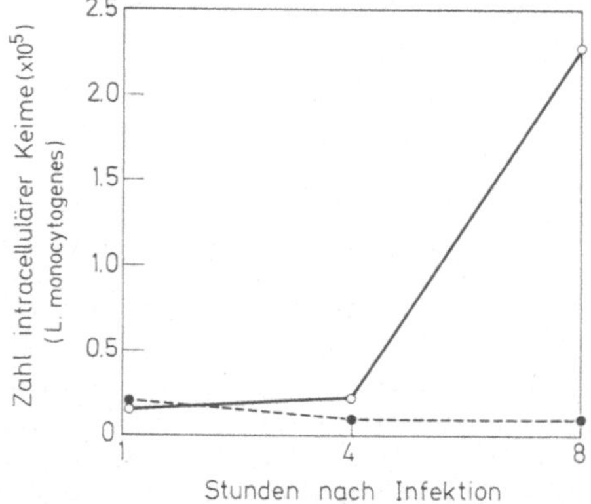

Abb. 32. Vermehrung von *Listeria monocytogenes* in vitro in Makrophagen nicht immunisierter Tiere (o) und mit *Listeria monocytogenes* aktiv immunisierter Mäuse (●). (Nach FAUVE und DELAUNAY 1966)

Bakterien gegenüber einer Zweitinfektion einstellen kann, auf ein nicht immunisiertes Tier, gelingt nur durch die Übertragung lebensfähiger Makrophagen oder lymphoider Zellen. Ein passiver Schutz durch zellfreies, antikörperhaltiges Serum ist in solchen Fällen nicht möglich. Da dieses Phänomen offensichtlich an die Funktionstüchtigkeit lebender Zellen gebunden ist, spricht man von *zellgebundener oder cellulärer Resistenz*[530].

Die Spezifität dieser Resistenz scheint nicht in allen Fällen sehr eng zu sein, da viele Beispiele sog. „gekreuzter Resistenz" bekannt sind[531]. Mit avirulenten Tuberkelbakterien oder mit Listerien immunisierte Tiere sind gegenüber Brucelleninfektionen resistenter als nicht immunisierte Kontrollen; Makrophagen immunisierter Tiere bauen Brucellen bzw. Listerien in vitro rascher ab als Zellen nicht

---

[527] Vgl. dazu JERNE 1967, HERBERT 1968, HERSH und HARRIS 1968, HUMPHREY 1969a, b, ASKONAS 1969.   [528] Vgl. dazu FELDMAN 1969.   [529] MITCHISON 1969.
[530] Übersicht bei MACKANESS 1964a, b, MACKANESS und BLANDEN 1967.
[531] Übersicht bei MACKANESS 1964b.

immunisierter Kontrollen (Abb. 32)[532]. Eine Vorbehandlung von Mäusen mit Salmonellen-Endotoxin bewirkt eine Resistenzsteigerung gegenüber einer Infektion mit Listerien, wobei die Makrophagen von mit Endotoxin behandelten Mäusen die Erreger in vitro ebenso rasch abbauen wie Zellen von spezifisch immunisierten Tieren (vgl. dazu Abb. 33)[533].

Die passive Übertragung der Resistenz gegen eine Infektion mit Tuberkelbakterien soll auch mit Mikro- und Ribosomenfraktionen aus Makrophagen immunisierter Tiere gelingen; eine Behandlung der aktiven Fraktionen mit Ribonuclease zerstörte den schützenden Effekt[534]. Auf Grund dieser Beobachtung nehmen FONG, CHIN und ELBERG (1963) als Grundlage der Entwicklung einer cellulären Resistenz die adaptive Bildung einer spezifischen RNS an. Die gesteigerte Aktivität lysosomaler Enzyme sowie der erhöhte Sauerstoffverbrauch von Makrophagen, die nach erfolgter Phagocytose beobachtet werden, sprechen für eine „Umstimmung" im Zellstoffwechsel[535]. Diese „Umstimmung" im Zellstoffwechsel könnte möglicherweise Ausdruck einer *Enzymadaptation* sein, die mit der von FONG, CHIN und ELBERG (1963) vorgebrachten Hypothese durchaus vereinbar wäre.

Andere Autoren vermuten, daß die erworbene celluläre Resistenz hauptsächlich oder ausschließlich an die Bildung spezifischer humoraler oder zellständiger Antikörper gebunden sein könnte. Eine passive Übertragung der Resistenz gegen eine Infektion mit Salmonella typhimurium durch Peritonealmakrophagen der Maus soll nur möglich gewesen sein, solange 19 S-Antikörper im Serum oder an den Makrophagen nachgewiesen werden konnten[536]. Nach den Angaben dieser Autoren bleiben mit avirulenten Erregern immunisierte Tiere aber auch nach Verschwinden der 19 S-Antikörper noch resistent, zu einem Zeitpunkt also, in dem die Übertragung der Resistenz durch Makrophagen nicht mehr gelang. Die Entwicklung der cellulären Resistenz erfolgt, nach Ansicht dieser Untersucher, in zwei Stufen; die erste Phase, während der die Übertragung der Resistenz durch Makrophagen möglich ist, soll von einer zweiten abgelöst werden, in der die Makrophagen keine Rolle mehr spielen.

In der ersten Phase könnten sog. zellständige oder *cytophile Antikörper* (BOYDEN 1963) die Fixation der Bakterien an der Makrophagenoberfläche, und damit deren Phagocytose, entscheidend beeinflussen[537]. Die Bedeutung der cytophilen Antikörper beim Zustandekommen anderer Immunphänomene ist nicht klar; da alle γ-Globuline eine mehr oder weniger ausgeprägte Zellaffinität haben, ist es nicht verwunderlich, daß zellständige Antikörper unter den verschiedensten Versuchsbedingungen nachgewiesen werden können[538], so beispielsweise auch bei Überempfindlichkeitsreaktionen vom Spättyp[539]. Die zweite Phase der zellgebundenen Resistenz, die nicht oder nicht nur eine Funktion der Makrophagenpopulation zu sein scheint, kann von einem Zustand der Überempfindlichkeit nicht unterschieden werden.

---

[532] MACKANESS 1964a, b, FAUVE, BOUANCHAUD und DELAUNAY 1966.
[533] FAUVE und DELAUNAY 1966.
[534] SEVER 1960, FONG, CHIN und ELBERG 1962.
[535] STÄHELIN, KARNOVSKY, FARNHAM und SUTER 1957, SUTER und HULLIGER 1960, MACKANESS, BLANDEN und COLLINS 1966, BLANDEN, MACKANESS und COLLINS 1966.
[536] JENKIN und ROWLEY 1963a, b, JENKIN, ROWLEY und AUZINS 1964, TURNER, JENKIN und ROWLEY 1964, ROWLEY, TURNER und JENKIN 1964, ROWLEY, AUZINS und JENKIN 1968.
[537] ROWLEY, TURNER und JENKIN 1964; vgl. dazu auch McINTYRE, ROWLEY und JENKIN 1967.
[538] Übersicht bei VOISIN 1967.
[539] NELSON und BOYDEN 1963, NELSON und MILDENHALL 1967; Übersicht bei MACKANESS 1967, NELSON und MILDENHALL 1968, KOSSARD und NELSON 1968a, b.

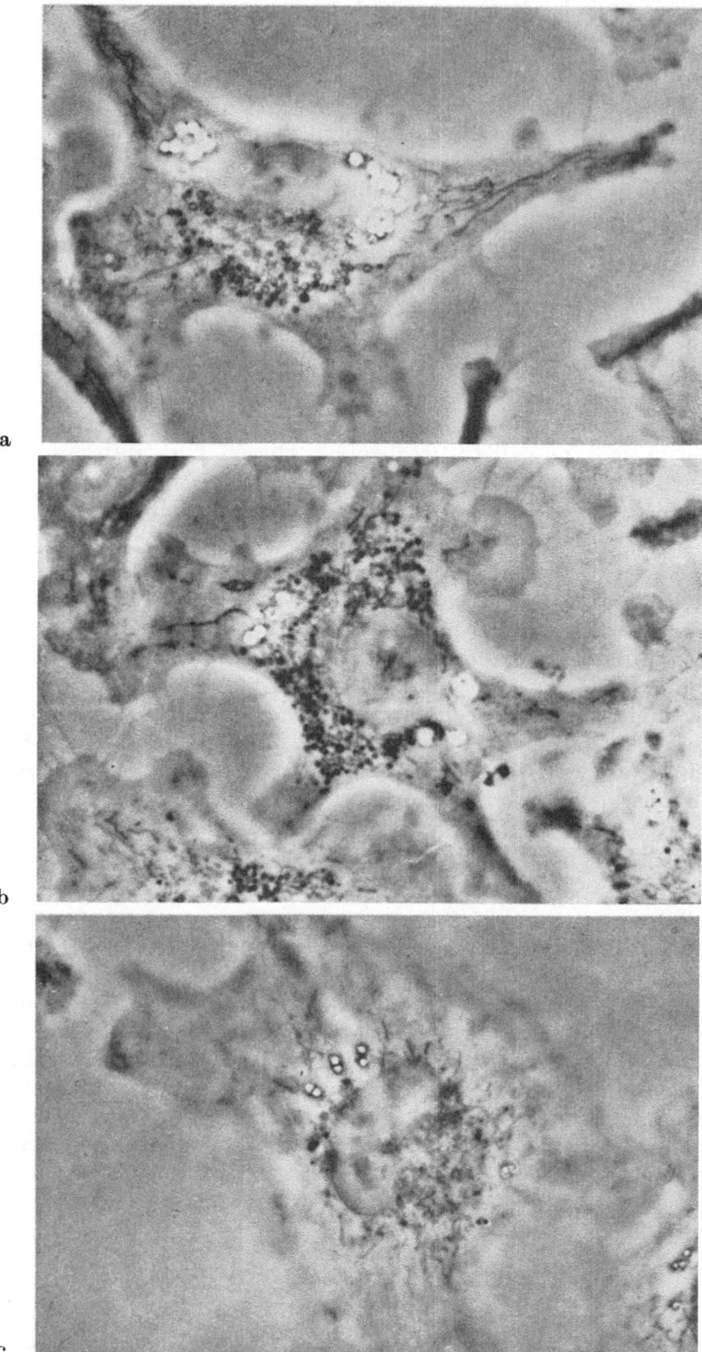

Abb. 33a—c. Aufnahmen in Kultur gehaltener Mäusemakrophagen. a Kontrolltiere. b Makrophag einer Maus, die mit Endotoxin vorbehandelt war: zahlreiche cytoplasmatische Ausläufer, reichlich dichte Granula, die im Cytoplasma verstreut liegen. c Makrophag eines Tieres, das mit *Listeria monocytogenes* aktiv immunisiert worden war: weniger osmiophiles Cytoplasma, feine Mitochondrien und zahlreiche kleine Granula, die um die Centrosphäre herum gelagert sind (OsO$_4$-Fixation nach Cohn und Benson 1965a—d, Vergr. 1200fach). (Fauve und Delaunay 1966)

b) Überempfindlichkeitsreaktionen vom Spättyp

An Hand von Übertragungsversuchen sowie von in vitro-Testen mit Zellen aus Peritonealexsudat wurde versucht, die Rolle einzelner Zelltypen beim Zustandekommen der Überempfindlichkeitsreaktionen vom Spättyp zu definieren[540]. Dabei scheinen verschiedene Befunde auf eine Beteiligung der Makrophagen hinzuweisen. Besondere Bedeutung wurde in dieser Beziehung der Beobachtung zugemessen, daß der Austritt von Peritonealzellen sensibilisierter Tiere aus einem Capillarröhrchen[541] oder deren Ausbreitung auf einer Glasoberfläche[542] durch das spezifische Antigen oder Hapten gehemmt werden kann; diese Hemmung geht mit der Fähigkeit der Zellen parallel, nach passiver Übertragung auf normale Tiere den Zustand der Überempfindlichkeit zu vermitteln. Eine entsprechende Hemmung wird an Zellen von Tieren, deren Antikörperproduktion stimuliert worden ist, wenigstens in einem Teil der Fälle nicht beobachtet[543]. Der die Auswanderung von Peritonealzellen aus Capillarröhrchen hemmende Faktor entspricht wahrscheinlich einem de novo produzierten Protein, das aus der Kulturflüssigkeit isoliert werden kann, und dessen Synthese durch Puromycin gehemmt wird[544].

Die verwendeten Peritonealzellen entsprechen keiner homogenen Zellpopulation: Neben Makrophagen findet sich, je nach Versuchsbedingungen, ein wechselnder Anteil lymphoider Zellen sowie Granulocyten. Die Abklärung der Frage nach dem für die beobachteten Phänomene verantwortlichen Zelltyp ergab anscheinend, daß die Reaktion in vivo und in vitro nur von der Anzahl lymphoider Zellen in der verwendeten Suspension abhängt[545]. Den Makrophagen soll beim erwähnten in vitro-Test nur die Rolle von Indicatoren zukommen, indem ihre Beweglichkeit, nach Meinung der Autoren, durch den von sensibilisierten Lymphocyten in Kontakt mit dem spezifischen Antigen produzierten Hemmstoff eingeschränkt würde[546]. Neuere Beobachtungen zur Frage der Migrationshemmung von Makrophagen haben ergeben, daß dieser Effekt weitgehend von der der Kultur zugegebenen Antigendosis abhängt. Ferner hat sich gezeigt, daß die Auswanderung von Peritonealmakrophagen aus dem Capillarröhrchen in vitro durch Antigen-IgG-Komplexe, nicht aber durch Antigen-IgM-Komplexe vermindert wird[547].

Obwohl eine Deutung dieser z. T. unter unnatürlichen Bedingungen gemachten Beobachtungen schwerfällt, scheinen die Makrophagen weder beim Zustandekommen noch bei der Erhaltung der Spättypüberempfindlichkeit die führende, direkte Rolle zu spielen. Eine indirekte Beteiligung der Makrophagen an Überempfindlichkeitsreaktionen wird jedoch von den meisten Autoren bejaht[548]. In der Tat scheinen die Makrophagen fast regelmäßig in das Geschehen der Spättypüberempfindlichkeit eingeschaltet zu sein. Dies läßt sich u. a. bei Tieren feststellen, die gegen bestimmte Erreger sensibilisiert worden waren. Im Rahmen der Überempfindlichkeitsreaktion vom Spättyp in der Haut treten auch Blutmonocyten

---

[540] Übersicht bei Turk 1967.
[541] George und Vaughan 1962, Dumonde, Howson und Wolstencroft 1968.
[542] Fauve und Dekaris 1968.
[543] Bloom, Hamilton und Chase 1964, David, Al-Askari, Lawrence und Thomas 1964, David, Lawrence und Thomas 1964.
[544] Bloom, Hamilton und Chase 1964, David 1965, Amos, Gurner, Olds und Coombs 1967, David 1968, Bartfeld und Atoynatan 1969.
[545] Übersicht bei David und Schlossman 1968.
[546] Bloom und Bennett 1966, Dumonde 1967; Übersicht neuer Befunde bei Ferraresi, Dedrick, Raffel und Goihman-Yahr 1969, Godfrey, Baer und Chaparas 1969, Lipsmeyer und Kantor 1969.
[547] Übersicht bei Spitler, Huber und Fudenberg 1969.
[548] Übersicht bei Nelson und Mildenhall 1967.

7*

ins Gewebe über[549]. Dort erfahren sie eine Transformation[550], die durchaus derjenigen vergleichbar ist, die nach in vitro-Stimulation von Makrophagen beobachtet wird[551]. Wenn die Infektion einen gewissen Schweregrad erreicht, finden sich entsprechende oder ähnliche strukturelle und funktionelle Veränderungen der Makrophagen nicht nur lokal, sondern auch im übrigen Körper[552]. Die bakterientötenden Fähigkeiten dieser Elemente sind deutlich erhöht und die Resistenz des Wirtsorganismus gegenüber der Infektion nimmt entsprechend zu[553]. Der dieser Makrophagenaktivierung zugrunde liegende Mechanismus bedarf einer weiteren Klärung: aber man weiß, daß er mit der Überempfindlichkeit vom Spättyp zusammenhängt[554]. Ähnlich wie die letztere kann auch die Resistenz gegenüber einer Infektion bestimmter Art durch lymphoide Zellen immuner Spender übertragen werden. Serum derselben Spender ist in dieser Hinsicht unwirksam; werden die Empfänger vor der Zellübertragung einer ionisierenden Ganzkörperbestrahlung unterzogen, fällt die Schutzwirkung der lymphoiden Zellen immuner Spender weg. Offenbar beruht dies auf einer radiogenen Unterbrechung des Makrophagennachschubs beim Empfänger[555]. Die Makrophagen sind demnach auch im Rahmen dieses Geschehens für die Infektabwehr des Organismus von großer Bedeutung, besonders in bezug auf intracelluläre Erreger. Vieles spricht dafür, daß auch die Überempfindlichkeitsreaktion vom Spättyp nur in Anwesenheit von Makrophagen erfolgen kann[556].

c) Transplantationsimmunität

Die Reaktion des Organismus gegen Gewebsantigene von Homo- oder Heterotransplantaten zeigt alle Charakteristika einer Überempfindlichkeitsreaktion vom Spättyp[557]; die Rolle der im Verlauf einer Sensibilisierung gegen fremde Gewebsantigene ebenfalls gebildeten humoralen Antikörper bei der Transplantatabstossung ist noch umstritten[558]. Die Makrophagen könnten möglicherweise zur Auslösung der Bildung von gegen lösliche Gewebsantigene gerichteten Antikörpern notwendig sein. Es wird allgemein anerkannt, daß die wichtigsten Effectorzellen bei der Abstoßung eines Homo- oder Heterotransplantats lymphoide Zellen sind. Dies schließt aber eine Beteiligung der Makrophagen an diesem Vorgang keineswegs aus[559]. Eine RES-blockierende Dosis von Methylpalmitat, die gleichzeitig mit einer homologen Hauttransplantation injiziert wird, verzögert die Abstoßung eines Hautstücks ganz erheblich. Dieser Befund darf indessen nicht ohne weiteres als Hinweis auf eine Beteiligung des Makrophagensystems an Abstoßungsmechanismen angesehen werden; wahrscheinlicher ist die Annahme, daß Methylpalmitat, neben einer phagocytosehemmenden Wirkung auf die Zellen des RES, auch einen direkten Hemmeffekt auf lymphoide Zellen ausübt[560].

In der Hemmung des Wachstums homologer Tumorzellen scheint der Phagocytose von seiten des Wirtsorganismus eine bedeutende Rolle zuzukommen. Die Phagocytoseaktivität des RES, gemessen an der Blutclearance intravenös verabreichter Partikeln, ist in der ersten Phase des exponentiellen Wachstums eines transplantierten Tumors am größten; wird der Tumor nicht abgestoßen, geht die Phagocytosekapazität des Tieres mit fortschreitender Herabsetzung seines All-

[549] McCluskey, Benacerraf und McCluskey 1963.
[550] Dannenberg 1968.   [551] Cohn 1968.   [552] Blanden 1968.
[553] Blanden, Lefford und Mackaness 1969.
[554] Mackaness 1969.   [555] Tripathy und Mackaness 1969.
[556] Volkman und Collins 1968, Lubaroff und Waksman 1968.
[557] Übersicht bei Medawar 1961, Brent, Brown und Medawar 1962.   [558] Stetson 1963.
[559] Übersicht bei Dumonde 1967, Pearsall und Weiser 1968a, b.
[560] Kauffman, Humphrey, Hanback, Davis, Madge und Rittenbury 1967.

gemeinzustandes zurück[561]. Eine Stimulation des RES der Versuchstiere vor der Tumortransplantation durch intravenöse Injektion von BCG-Bakterien oder Zymosan bewirkt eine vorübergehende Hemmung des Tumorwachstums[562]. Diese Wachstumsverzögerung darf aber nicht oder nicht nur einer „Stimulation" der Makrophagensysteme zugeschrieben werden, da der Effekt in erster Linie von der relativen Antigenizität des Tumorgewebes und der immunbiologischen Kapazität des verwendeten Wirtsorganismus abzuhängen scheint.

Die Phagocytose transplantierter Ascites-Tumorzellen steigt mit dem Erscheinen humoraler Antikörper deutlich an[563]; Tumorzellen werden in vitro nur in Anwesenheit opsonisierender Serumfaktoren durch Makrophagen von mit Tumorantigenen immunisierten Tieren phagocytiert. Dabei scheint diese Phagocytose streng tumorspezifisch zu sein[564]. Auf Grund dieser Beobachtungen vergleichen SUTER und RAMSEIER (1964) die Vorgänge bei der Elimination homologer Tumorzellen mit denjenigen bei der Abwehr obligat extracellulärer Mikroorganismen.

d) „Graft-versus-Host"-Reaktion

Die Phagocytosefähigkeit des RES ist im Verlauf einer „Graft-versus-Host"-Reaktion, wie sie z.B. durch Injektion einer Milz- oder Lymphknotenzellsuspension der einen Elterngeneration in Hybriden der ersten Filialgeneration ausgelöst wird, erheblich gesteigert. Der Phagocytoseindex kann geradezu als Gradmesser für die Intensität der Reaktion verwendet werden, da er dem Grad der Histoinkompatibilität parallel geht[565]. Die Steigerung der Phagocytosefähigkeit des RES unter solchen Bedingungen scheint im besonderen auch durch eine Vermehrung der Kupfferschen Sternzellen in der Leber bedingt zu sein[566]. Auch die Reticulumzellen der Milz sind vermehrt, zeigen aber nur eine geringe Phagocytose intravenös injizierter Tusche. Dieses unterschiedliche Verhalten der phagocytierenden Zellen in Leber und Milz während einer Graft-versus-Host-Reaktion hat möglicherweise zirkulatorische Ursachen[567].

Die Frage nach einer Beteiligung der Makrophagen am Zustandekommen cytotoxischer Reaktionen, wie sie beispielsweise für in vitro-Tests bei der Abklärung der Histokompatibilität lymphoretikulärer Gewebe oder Zellen von prospektiven Spendern und Empfängern verwendet werden, kann vorläufig nicht beurteilt werden.

Zusammenfassung

1. Die Phagocytose, d.h. die Aufnahme und — falls es sich um verdaubares Material handelt — der Abbau von Teilchen durch Einzelzellen, gehört zu den *phylogenetisch* ältesten Prinzipien der Abwehr. Cilientragende Phagocyten finden sich bei bestimmten mehrzelligen Organismen ohne Blut- und Lymphgefäßsystem; sie erleichtern durch Bewegung der Coelomflüssigkeit oder durch Eigenbewegung den Kontakt mit den Partikeln, die es zu zerstören und/oder auszustoßen gilt. Schon bei wirbellosen Tieren besteht die Möglichkeit, mit Hilfe von Makrophagen zwischen „self" und „not-self" zu unterscheiden sowie Fremdzellen nach wieder-

---

[561] HALPERN, BIOZZI, STIFFEL und MOUTON 1959, OLD, CLARKE, BENACERRAF und GOLD-SMITH 1960.

[562] OLD, BENACERRAF, CLARKE, CARSWELL und STOCKERT 1961, HALPERN, BIOZZI und STIFFEL 1963; vgl. dazu auch KAMPSCHMIDT und UPCHURCH 1968.

[563] AMOS 1960.   [564] OLD, BOYSE, BENNETT und LILLY 1963.

[565] HOWARD 1963, BIOZZI, HOWARD, STIFFEL und MOUTON 1964, MILLER und HOWARD 1964, HOWARD 1964.

[566] HOWARD, BOAK und CHRISTIE 1966; vgl. dazu DI LUZIO 1968.

[567] BENACERRAF und MIESCHER 1960.

holtem Kontakt rascher zu entfernen als im Anschluß an die erstmalige Verabreichung. Das Wesen dieser, einer anamnestischen Reaktion vergleichbaren Vorgänge ist noch ungeklärt. Die Fähigkeit zur adaptiven immunbiologischen Reizbeantwortung im engeren Sinn trifft man erst bei Wirbeltieren, die ein lymphatisches Parenchym entwickelt haben.

2. Ähnlich wie in der Phylogenese treten Phagocyten auch in der *Ontogenese* von Säugern sehr frühzeitig auf. Bei verschiedenen Species scheint das Makrophagensystem zur Zeit der Geburt allerdings noch nicht voll leistungsfähig zu sein. Es wird vermutet, daß die immunbiologische Untüchtigkeit der Neugeborenen z.T. diesem Umstand zuzuschreiben ist.

3. Im *ausgewachsenen Säugerorganismus* umfaßt das *Makrophagensystem* vor allem die Monocytenlinie. Vorläuferzellen, sog. Promonocyten, finden sich im Knochenmark; es ist möglich, daß noch unreifere Vorstufen vorhanden sind (Monoblasten?), die von lymphoiden Zellen anderer Potentialität nicht zu unterscheiden sind. Wenigstens unter bestimmten Bedingungen befinden sich Vorläufer von Makrophagen auch in der Lymphe des Ductus thoracicus. Die Monocyten halten sich nur kurze Zeit (Stunden bis wenige Tage) im zirkulierenden Blut auf und gelangen dann zum großen Teil in den Extravasculärraum. In den letzten Jahren konnte gezeigt werden, daß der Hauptanteil der Makrophagenpopulation, die nach geeigneter Stimulation als Peritonealmakrophagen, Alveolarmakrophagen der Lunge, Kupffersche Sternzellen der Leber, sog. Hautfenstermakrophagen, Gehirnmakrophagen, Histiocyten in Granulomen u.a.m. in Erscheinung treten, von Blutmonocyten abstammen. Gewebsmakrophagen sind proliferationsfähig; dies bedeutet, daß wenigstens ein Teil der Blutmonocyten die Fähigkeit zur DNS-Synthese und Zellteilung nicht verloren hat. Überdies besteht die Möglichkeit, daß lymphoide Vorläufer zu der proliferierenden Makrophagenpopulation in Geweben und serösen Höhlen beitragen. Mehrkernige Riesenzellen vom Fremdkörpertyp haben auch Makrophagencharakter; in der Regel entstehen sie durch Fusion von Einzelzellen, können aber auch in DNS-Synthese übergehen. Dabei zeigt sich innerhalb dieser Syncytien eine Synchronie der Einzelkerne in bezug auf den Einbau von Thymidin-^{3}H. Gefäßendothelien und Reticulumzellen werden heute von den meisten Autoren nicht oder nur in beschränktem Sinn dem Makrophagensystem zugeordnet. Die Bezeichnung „RES" sollte daher nur im Sinn eines hergebrachten Ausdrucks, nicht aber als begrifflich identisch mit dem Makrophagensystem verwendet werden. Fibroblasten scheinen sich nicht vom Makrophagensystem abzuleiten.

4. Die charakteristischen *Eigenschaften der Makrophagen* umfassen:

a) die Fähigkeit, besonders rasch und/oder reichlich auch größere Partikeln aufzunehmen und — falls die letzteren verdaubar sind — abzubauen;

b) die Bereitschaft, an Glas zu haften, und

c) bezeichnende Bewegungen der Zelloberfläche.

Durch cytochemische Untersuchungen gelingt es, Makrophagen von anderen Zellarten zu unterscheiden. Der Energiestoffwechsel der Makrophagen beruht vorwiegend auf der Glykolyse; in unterschiedlichem Maß sind besonders aktivierte („reife") Makrophagen überdies imstande, weitgehend auf einen oxydativen Stoffwechsel umzustellen. Dies äußert sich u.a. in der zahlenmäßigen Zunahme von Mitochondrien (Beispiel: Alveolarmakrophagen der Lungen im Vergleich zu Peritonealmakrophagen). Elektronenoptisch zeigen die Makrophagen im übrigen, je nach dem Aktivierungsgrad, zahlreiche Pinosomen und Lysosomen sowie einen wohlausgebildeten Golgi-Komplex, jedoch eher spärlich Ergastoplasma.

5. Die *Pinocytose* ist ein viel weiter verbreitetes Prinzip der Stoffaufnahme durch Einzelzellen als die *Phagocytose*; beide Vorgänge haben jedoch gewisse ge-

meinsame Merkmale. Lysosomen scheinen durch eine Fusion von Pinosomen und Golgi-Bläschen zu entstehen und nach Verschmelzung mit Phagosomen sog. Phagolysosomen zu bilden. Es handelt sich dabei um energieverbrauchende Vorgänge, die überdies von einer Protein- und Phospholipidsynthese abhängen.

6. Die gerichtete Wanderung von Makrophagen (*Chemotaxis*), die eine Kontaktnahme der Zellen mit dem zu phagocytierenden Material erleichtert, kann durch zellspezifische Chemotaxine ausgelöst oder begünstigt werden.

7. Voraussetzung einer wirkungsvollen Phagocytose ist das *Anhaften der Partikeln an der Makrophagenoberfläche*. Dieses Geschehen, ebenso wie der Prozeß der Partikelaufnahme, hängt von verschiedenen Faktoren ab. Bei der sog. nicht immunologischen Form der Phagocytose scheint den Partikeleigenschaften besondere Bedeutung zuzukommen; Teilchen oder Makromoleküle mit negativer elektrischer Ladung werden besonders leicht pinocytiert bzw. phagocytiert. Bei der sog. immunologischen Phagocytose steht die Bedeckung der antigenisch wirksamen Teile der Partikeloberfläche durch spezifische Antikörper im Vordergrund. Es wird vermutet, daß an der Makrophagenoberfläche Receptorstellen für bestimmte Makromoleküle, im besonderen Immunglobuline, vorhanden sind. Gewisse Serumfaktoren (Opsonine) begünstigen die Aufnahme von Teilchen, unabhängig davon, ob es sich um eine nicht immunologische oder um eine immunologische Phagocytose handelt. Außerdem können Partikeln aus organischem Material sog. künstlich opsonisiert werden, beispielsweise durch Hitzedenaturierung, Behandlung mit Silicatkristallen oder Aldehyden.

8. Der *intracelluläre Abbau* verdaubaren Materials erfolgt schließlich mit Hilfe der lysosomalen Enzyme. In vielen Fällen ist dieser Prozeß jedoch nur nach vorausgehender Schädigung der Partikeloberfläche möglich. Die Natur dieses Geschehens bedarf einer weiteren Klärung, im besonderen auch der Mechanismus, der der bakterientötenden Wirkung von Makrophagen zugrunde liegt.

9. Der größte Teil des von Makrophagen aufgenommenen, verdaubaren Materials wird zu *niedermolekularen Bruchstücken* abgebaut, die keine immunogene Wirkung besitzen. Trotzdem ist es wahrscheinlich, daß kleinste Mengen immunogenen Materials über längere Zeit im Innern und/oder an der Oberfläche der Makrophagen verbleiben und abgegeben werden können.

10. *Adjuvantien* wie Freundsches Adjuvans, Silicatkristalle u. a. wirken nach neueren Erkenntnissen vor allem als Membranlabilisatoren für Makrophagen; die letzteren scheinen dabei Substanzen abzugeben, die u. a. die Lymphopoese stimulieren.

11. Die Rolle der Makrophagen bei der *Auslösung einer immunbiologischen Reizbeantwortung* steht immer noch zur Diskussion. Die meisten Autoren stimmen darin überein, daß sie den Makrophagen die Fähigkeit zuschreiben, immunogenes Material über längere Zeit zur Verfügung zu halten und eine lymphopoesestimulierende Wirkung entfalten zu können. Es bestehen z. Z. keine verwertbaren Gründe für die Annahme, daß Makrophagen-RNS im Sinn einer Informationsübertragung in immunkompetente Zellen hineingelangt, oder daß die Bildung von Makrophagen-RNS-Antigen-Komplexen in vivo einen entscheidenden Schritt zur Auslösung einer Immunreaktion darstellt. Vieles spricht dafür, daß Makrophagen nicht bei jeder Art von immunbiologischer Reizbeantwortung von Bedeutung sind. In bestimmten Systemen entfalten sie sogar eine hemmende Wirkung, vor allem über den Weg eines Antigenabbaus.

12. Die sog. *celluläre Immunität* scheint vor allem auf einer Aktivierung von Makrophagen durch Substanzen (Proteine) zu beruhen, die von sensibilisierten Lymphocyten abgegeben werden.

Literatur

ACKERMAN, G. A.: Histochemical demonstration of dehydrogenase activity in the cells of normal human blood and bone marrow. J. biophys. biochem. Cytol. 8, 61—67 (1960). ~ Histochemical differentiation during neutrophil development and maturation. Ann. N.Y. Acad. Sci. 113, 537—565 (1964). ~ The lymphocyte: its morphology and embryological origin. In: The lymphocyte in immunology and haemopoiesis (J. M. YOFFEY, ed.), p. 11—30. London: Arnold 1967. ~ Ultrastructure and cytochemistry of the developing neutrophil. Lab. Invest. 19, 290—302 (1968). — ADA, G. L., NOSSAL, G. J. V., AUSTIN, C. M.: Antigens in immunity. V. The ability of cells in lymphoid follicles to recognize foreignness. Aust. J. exp. Biol. med. Sci. 42, 331—346 (1964). — ADAM, W. S.: Fine structure of synovial membrane: phagocytosis of colloidal carbon from the joint cavity. Lab. Invest. 15, 680—691 (1966). — ADLER, F. L., FISHMAN, M., DRAY, S.: Antibody formation initiated in vitro. III. Antibody formation and allotype specificity directed by ribonucleic acid from peritoneal exudate cells. J. Immunol. 97, 554—558 (1966). — ADLERSBERG, L., SINGER, J. M., SODEK, M.: Uptake and transfer of radioiodinated Latex particles from the peritoneal cavity of mice. RES. J. reticuloendoth. Soc. 5, 587 (1968) (abstract). — AKEN, W. G. VAN: The clearance mechanism of the reticulo-endothelial system. In: Conference on Mononuclear Phagocytes, September 2—5, 1969, Leiden. — ALLEN, R. D., COOLEDGE, J. W., HALE, P. J.: Streaming in cytoplasm dissociated from the giant amoeba, Chaos chaos. Nature (Lond.) 187, 896—899 (1960). — ALLGÖWER, M.: The cellular basis of wound repair, p. 1—125. Springfield, Ill.: Thomas 1956. — ALLISON, A. C.: Macrophages in disease processes. In: Conference on Mononuclear Phagocytes, September 2—5, 1969, Leiden. — ALLISON, A. C., D'ARCY HART, P.: Potentiation by silica of the growth of Mycobacterium tuberculosis in macrophage cultures. Brit. J. exp. Path. 49, 465—476 (1968). — ALTURA, B. M., HERSHEY, S. G.: RES phagocytic function in trauma and adaptation to experimental shock. Amer. J. Physiol. 215, 1414—1419 (1968). — ALTURA, B. M., HERSHEY, S. G., MAZZIA, V. D. B.: Influence of choline pretreatment on phagocytosis and on survival after experimental shock. RES, J. reticuloendoth. Soc. 2, 347 (1965). — AMOS, D. B.: Possible relationship between the cytotoxic effects of iso-antibody and host cell function. Ann. N.Y. Acad. Sci. 87, 273—292 (1960). — AMOS, H. E., GURNER, B. W., OLDS, R. J., COOMBS, R. R. A.: Passive sensitization of tissue cells. II. Ability of cytophilic antibody to render the migration of guinea pig peritoneal exudate cells inhibitable by antigen. Int. Arch. Allergy 32, 496—505 (1967). — ANDERSEN, H., MATTHIESSEN, M. E.: The histiocyte in human foetal tissues. Its morphology, cytochemistry, origin, function and fate. Z. Zellforsch. 72, 193—211 (1966). — ANDREW, W.: Comparative hematology. New York and London: Grune & Stratton 1965. — ANDREWES, C. H.: Climate, weather and season in relation to respiratory infection. Biometeorology 2, 56—62 (1967). — ARCADI, J. A.: Tissue response to the injection of charcoal into the pulmonate gastropod Lehmania poirieri. J. invert. Path. 11, 59—62 (1968). — ARCHER, O. K., SUTHERLAND, D. E. R., GOOD, R. A.: The developmental biology of lymphoid tissue in the rabbit. Lab. Invest. 13, 259—271 (1964). — ARGYRIS, B. F.: Role of macrophages in immunological maturation. J. exp. Med. 128, 459—467 (1968). — ARONSON, M., ELBERG, S.: Proliferation of rabbit peritoneal histiocytes as revealed by autoradiography with tritiated thymidine. Proc. nat. Acad. Sci. (Wash.) 48, 208—214 (1962). — ASCHOFF, L.: Beitrag zur Lehre von den Makrophagen. Auf Grund von Untersuchungen des Herrn Dr. KIYONO. Verh. dtsch. Ges. Path. 16, 107—110 (1913). ~ Das reticuloendotheliale System. Ergebn. inn. Med. Kinderheilk. 26, 1—118 (1923). — ASCHOFF, L., KIYONO, K.: Zur Frage der großen Mononukleären. Folia haemat. 15, 383—390 (1913). — ASKONAS, B., RHODES, J. M.: Immunogenicity of antigen-containing ribonucleic acid preparations from macrophages. Nature (Lond.) 205, 470—474 (1965). — ASKONAS, B. A.: Macrophage-antigen and antibody induction. In: Conference on Mononuclear Phagocytes, September 2—5, 1969, Leiden. — ÅSTRÖM, K. E., WEBSTER, H. DE F., ARNASON, B. G.: The initial lesion in experimental allergic neuritis. A phase and electron microscopic study. J. exp. Med. 128, 469—495 (1968). — AXLINE, S. G.: Isozymes of acid phosphatase in normal and Calmette-Guérin Bacillus-induced rabbit alveolar macrophages. J. exp. Med. 128, 1031—1048 (1968).

BAER, J. G.: Immunité et réactions immunitaires chez les invertébrés. Schweiz. Z. allg. Path. 7, 442—462 (1944). — BAINTON, D. F., FARQUHAR, M. G.: Origin of granules in polymorphonuclear leukocytes. Two types derived from opposite faces of the Golgi complex in developing granulocytes. J. Cell Biol. 28, 277—301 (1966). ~ Differences in enzyme content of azurophil and specific granules of polymorphonuclear leukocytes. I. Histochemical staining of bone marrow smears. J. Cell Biol. 39, 286—298 (1968a). ~ Differences in enzyme content of azurophil and specific granules of polymorphonuclear leukocytes. II. Cytochemistry and electron microscopy of bone marrow cells. J. Cell Biol. 39, 299—317 (1968b). — BALDRIGE, C. W., GERARD, R. W.: The extra respiration of phagocytosis. Amer. J. Physiol. 103, 235—236 (1933). — BALFOUR, B. M., HUMPHREY, J. H.: Localization of γ-globulin and labeled antigen in germinal centers in relation to the immune response. In: Germinal centers in immune responses. Proc. Symp. Bern 1966, p. 80—85 (H. COTTIER, N. ODARTCHENKO, R. SCHINDLER and C. C. CONGDON, eds.). Berlin-Heidelberg-NewYork: Springer 1967. — BALL, W. D., AUERBACH, R.: In vitro formation of lymphocytes from embryonic thymus. Exp. Cell Res. **20**, 245—247 (1960). — BALNER, H.: Identification of peritoneal macrophages in mouse radiation chimeras. Transplantation **1**, 217—223 (1963). — BALTZER, F.: Sipunculida. In: Handbuch der Zoologie (T. KRUMBACH, ed.), p. 9/15—9/61. Berlin u. Leipzig: Walter de Gruyter & Co. 1934. — BANG, F.: Experimental gonococcus infection of the chick embryo. J. exp. Med. **74**, 387—396 (1941). — BANG, F. B.: A bacterial disease of the limulus polyphemus. Bull. Johns Hopk. Hosp. **98**, 325—338 (1956). ~ Reaction to injury in the oyster (crassostrea virginica). Biol. Bull. **121**, 57—58 (1961). ~ Serologic response in a marine worm, Sipunculus nudus. J. Immunol. **96**, 960—972 (1966). — BANG, F. B., BANG, G. B.: Studies on spinculoid blood; immunologic properties of coelomic fluid and morphology of "urn cells". Biol. Mar. **3**, 363—374 (1962). — BARTFELD, H., ATOYNATAN, T.: Cytophilic nature of migration inhibitory factor associated with delayed hypersensitivity. Proc. Soc. exp. Biol. (N.Y.) **130**, 497—501 (1969). — BARTH, R. F., HUNTER, R. L., SOUTHWORTH, J., RABSON, A. S.: Studies on heterologous antilymphocyte and antithymocyte sera. III. Differential effects of rabbit anti-mouse sera on splenic lymphocytes and macrophages. J. Immunol. **102**, 932—940 (1969). — BAUMGARTNER, H. R., TRANZER, J. P., STUDER, A.: Frühstadien der experimentellen Plättchenthrombose. Mitteilung an der Jahresversammlung der Freien Vereinigung der Schweizer Pathologen, Basel 1967a. — An electron microscopic study of platelet thrombus formation in the rabbit with particular regard to 5-hydroxytryptamine release. Thrombos. Diathes. haemorrh. (Stuttg.) **18**, 592—604 (1967b). — BECK, W. S.: Occurrence and control of the phosphogluconate oxidation pathway in normal and leucemic leucocytes. J. biol. Chem. **232**, 271—283 (1958). — BECKER, E. L., WARD, P. A.: Enzymatic mechanisms concerned in the complement induced chemotaxis of rabbit polymorphonuclear leukocytes. Proc. 5th Int. Symp. Immunopathology, p. 189—195, ed. by P. A. MIESCHER and P. GRABAR. Basel-Stuttgart: Schwabe & Co. 1968. — BENACERRAF, B., BIOZZI, G., HALPERN, B. N., STIFFEL, C.: Physiology of phagocytosis of particles by the RES. In: Physiopathology of the reticuloendothelial system, p. 52—77, ed. by B. N. HALPERN, B. BENACERRAF and J. F. DELAFRESNAYE. Oxford: Blackwell Scientific Publishers 1957. — BENACERRAF, B., BOZZI, G., HALPERN, B. N., STIFFEL, C., MOUTON, D.: Phagocytosis of heat-denatured human serum albumin labelled with ^{131}I and its use as a mean of investigating liver blood flow. Brit. J. exp. Path. **38**, 35—48 (1957). — BENACERRAF, B., HALPERN, B. N., BIOZZI, G., BENOS, S. A.: Quantitative study of the granulopectic activity of the reticuloendothelial system. III. The effect of cortisone and nitrogen mustard on the regenerative capacity of the RES after saturation with carbon. Brit. J. exp. Path. **35**, 97—106 (1954). — BENACERRAF, B., HALPERN, B. N., STIFFEL, C., CRUCHAUD, S., BIOZZI, G.: Phagocytose d'une fraction du sérum chauffé et iodé par le système réticulo-endothélial et comportement consécutif de ses cellules à l'égard d'autres colloides. Ann. Inst. Pasteur **89**, 602—620 (1955). — BENACERRAF, B., KIVY-ROSENBERG, E., SEBESTYEN, M. M., ZWEIFACH, B. W.: The effect of high doses of x-irradiation on the phagocytic, proliferative, and metabolic properties of the reticuloendothelial system. J. exp. Med. **110**, 49—64 (1959). — BENACERRAF, B., MIESCHER, P.: Bacterial phagocytosis by the reticuloendothelial system in vivo under different immune conditions. Ann. N.Y. Acad. Sci. **88**, 184—195 (1960). — BENACERRAF, B., SEBESTYEN, M. M., SCHLOSSMAN, ST.: A quantitative study of the kinetics of blood clearance of P^{32}-labelled Escherichia coli and staphylococci by the reticuloendothelial system. J. exp. Med. **110**, 27—48 (1959). — BENACERRAF, B., STIFFEL, C., BIOZZI, G.: Effet de l'injection de saccharate d'oxyde de fer sur l'activité phagocytaire du système réticuloendothélial chez le rat. C.R. Soc. Biol. (Paris) **150**, 1161—1164 (1956). — BENNETT, W. E., PEARSON, B.: A study of the indigogenic principle and in vitro macrophage differentiation. J. reticuloendoth. Soc. **6**, 158—174 (1969). — BERMAN, L.: Observations on dry films of cultures of lymphoid tissue. Arch. Path. **33**, 295—304 (1942). — BERNHARD, W., GRANBOULAN, N.: Ultrastructure of immunologically competent cells. In: Ciba Foundation Symposium on cellular aspects of immunity (G. E. W. WOLSTENHOLME and M. O'CONNOR, eds.), p. 92—117. London: Churchill 1960. — BERRY, L. J., SPIES, T. D.: Phagocytosis. Medicine (Baltimore) **28**, 239—300 (1949). — BERTALANFFY, F. D.: Respiratory tissue: structure, histophysiology and cytodynamics. Int. Rev. Cytol. **17**, 213—297 (1964). — BERTALANFFY, F. D., LEBLOND, C. P.: The continous renewal of the 2 types of alveolar cells in the lung of the rat. Anat. Rec. **115**, 515—541 (1953). — BESSIS, M.: Traité de cytologie sanguine. Paris: Masson 1954. ~ Quelques données cytologiques sur le rôle du système, réticuloendothélial dans l'érythropoièse et l'érythroclasie. In: Rôle du système réticuloendothélial dans l'immunité antibactérienne et antitumorale, p. 445—461. Coll. int. C.N.R.S. Gif-sur-Yvette, 1962. Ed. du C.N.R.S., Paris 1963. ~ Hemopoietic tissue and blood. In: Electron microscopic anatomy (S. M. KURTZ, ed.), p. 149—181. NewYork and London: Academic Press 1964. ~

Cellular mechanisms for the destruction of erythrocytes. Scand. J. Haemat. 2, 59 (1965). ~ Lebensgeschichte der roten Blutkörperchen. Sandoz Monographien, p. 93—101. Basel: Sandoz 1966. — BESSIS, M., BRETON-GORIUS, J.: Nouvelles observations sur l'ilot erythroblastique et la rhophéocytose de la ferritine. Rev. Hémat. 14, 165—197 (1959). — BETTEX-GALLAND, M., LÜSCHER, E. F.: Extraction of an actomyosin-like protein from human thrombocytes. Nature (Lond.) 184, 276—277 (1959). ~ Thrombosthenin — a contractile protein from thrombocytes, its extraction from human blood platelets and some of its properties. Biochim. biophys. Acta (Amst.) 49, 536—547 (1961). — BILBEY, D. L. J., NICOL, T.: The molecular basis of drug effect on R.E.S. activity. In: Rôle du système réticuloendothélial dans l'immunité antibactérienne et antitumorale. Coll. int. C.N.R.S., Gif-sur-Yvette 1962, p. 109—128. Ed. du C.N.R.S., Paris 1963. — BIOZZI, G., BENACERRAF, B., HALPERN, B. N.: Quantitative study of the granulopectic activity of the reticuloendothelial system. II. A study of the kinetics of the granulopectic activity of the RES in relation to the dose of carbon injected. Relationship between the weight of the organs and their activity. Brit. J. exp. Path. 34, 441—457 (1953). — BIOZZI, G., BENACERRAF, B., MENÉ, G., HALPERN, B. N.: Etude quantitative de l'activité granulopexique du système réticulo-endothélial par l'injection intraveineuse d'encre de chine chez diverses espèces animales. II. Relations entre les modifications de la coagulation du sang in vitro sous l'effet de l'injection intraveineuse de doses croissantes d'encre de chine et sa répartition dans l'organisme. Ann. Inst. Pasteur 81, 164—172 (1951). — BIOZZI, G., BENACERRAF, B., STIFFEL, C., HALPERN, B. N.: Etude quantitative de l'activité granulopexique du système réticulo-endothélial chez la souris. C. R. Soc. Biol. (Paris) 148, 431—435 (1954). — BIOZZI, G., HALPERN, B. N., BENACERRAF, B., STIFFEL, C.: Phagocytic activity of the reticuloendothelial system in experimental infections. In: Physiopathology of the reticuloendothelial system (B. N. HALPERN, B. BENACERRAF and J. F. DELAFRESNAYE, eds.), p. 204—225. Oxford: Blackwell Scientific Publishers 1957. — BIOZZI, G., HALPERN, B. N., BENACERRAF, B., STIFFEL, C., MOUTON, D.: Action de certains polymères macromoléculaires et notamment du dextran et de la polyviny-pyrrolidone sur la fonction phagocytaire du système réticuloendothélial. C.R. Soc. Biol. (Paris) 150, 317—321 (1956). — BIOZZI, G., HALPERN, B. N., BILBEY, D., STIFFEL, C., BENACERRAF, B., MOUTON, D.: Oestrogènes et fonction phagocytaire du système réticulo-endothélial (S.R.E.). C.R. Soc. Biol. (Paris) 151, 1326—1331 (1957). — BIOZZI, G., HOWARD, J. G., HALPERN, B. N., STIFFEL, C., MOUTON, D.: The kinetics of blood clearance of isotopically labelled Salmonella enteritidis by the reticuloendothelial system in mice. Immunology (Lond.) 3, 74—89 (1960). — BIOZZI, G., HOWARD, J. G., STIFFEL, C., MOUTON, D.: The effect of splenectomy on the severity of graft-versus-host disease in adult mice. RES, J. reticuloendoth. Soc. 1, 18—28 (1964). — BIOZZI, G., STIFFEL, C.: Etude du rôle des opsonines dans le phénomène de phagocytose des microorganismes et des colloides par les cellules du système réticulo-endothélial. In: Rôle du système réticulo-endothélial dans l'immunité antibactérienne et antitumorale, (I p. 261—289. Colloques internat. C.N.R.S., Gif-sur-Yvette 1962. Ed. du C.N.R.S., Paris 1963. — BIOZZI, G., STIFFEL, C., HALPERN, B. N., MOUTON, D.: Lack of action of serum opsonins in phagocytosis of inert particles by cells of reticuloendothelial system. Proc. Soc. exp. Biol. (N.Y.) 112, 1017—1020 (1963). — BIOZZI, G., STIFFEL, C., LEMINOIR, L., MOUTON, D., BOUTHILLIER, Y.: Etude quantitative de l'effet opsonisant des immunsérums sur la phagocytose des Salmonella par les cellules du système réticulo-endothélial in vivo. Ann. Inst. Pasteur 105, 635—666 (1963). — BLANDEN, R. V.: Modification of macrophage function. RES, J. reticuloendoth. Soc. 5, 179—202 (1968). — BLANDEN, R. V., LEFFORD, M. J., MACKANESS, G. B.: The host response to Calmette-Guerin bacillus infection in mice. J. exp. Med. 129, 1079—1101 (1969). — BLANDEN, R. V., MACKANESS, M. B., COLLINS, F. M.: Mechanisms of acquired resistance in mouse typhoid. J. exp. Med. 124, 585—600 (1966). — BLAU, J. N.: The dynamic behaviour of Hassal's corpuscles and the transport of particulate matter in the thymus of the guinea-pig. Immunology 13, 281—292 (1967). — BLICKENS, D. A., DiLUZIO, N. R.: Metabolism of methyl palmitate, a phagocytic and immunologic depressant, and its influence on tissue lipids. RES, J. reticuloendoth. Soc. 2, 60—74 (1965). — BLOCH-MICHEL, H., BENOIST, M., RIPAULT, J.: Etude cytologique et immunologique du liquide synovial dans la maladie rhumatoide. Presse méd. 75, 645—650 (1967). — BLOOM, B. R., BENNETT, B.: Mechanism of a reaction in vitro associated with delayed-type hypersensitivity. Science 153, 80—82 (1966). — BLOOM, B. R., HAMILTON, L. D., CHASE, M. W.: Effects of mitomycine on the cellular transfer of delayed-type hypersensitivity in the guinea-pig. Nature (Lond.) 201, 689—691 (1964). — BLOOM, W.: Histopathology of irradiation from external and internal sources. New York: MacGraw-Hill 1948. — BLÜMCKE, S., RODE, J., NIEDORF, H. R.: Phagozytierende Fibroblasten der Cornea. Beitr. path. Anat. 135, 213—234 (1967). — BOAK, J.L. CHRISTIE, G. H., FORD, W. L., HOWARD, J. G.: Pathways in the development of liver macrophages: Alternative precursors contained in populations of lymphocytes and bone-marrow cells. Proc. roy. Soc. B 169, 307—327 (1968). — BODEL, PH. T., HOLLINGSWORTH, J. W.: Comparative morphology, respiration, and phagocytic function of leukocytes from blood and joint fluid in rheumatoid arthritis. J. clin. Invest. **45**, 580—589 (1966). — Bona, C., Macovschi, O., Gheordunescu, V.: Dehydrogenase and oxidase activities of guinea pig leukocytes during pinocytosis. J. reticuloendoth. Soc. **6**, 271—280 (1969). — Bond, V. P., Fliedner, T. M., Cronkite, E. P., Rubini, J. R., Brecher, G., Schork, P. K.: Autoradiographic studies on DNA synthesizing cells in the peripheral blood. Haemat. lat. (Milano) **2**, 103—114 (1959). — Bond, V. P., Odartchenko, N., Cottier, H., Feinendegen, L. E., Cronkite, E. P.: The kinetics of the more mature erythrocytic precursors studied with tritiated thymidine. In: Erythropoiesis, p. 173—183. New York: Grune & Stratton 1962. — Bonventre, P. F., Hayes, R., Imhoff, J.: Autoradiographic evidence for the impermeability of mouse peritoneal macrophages to tritiated streptomycin. J. Bact. **93**, 445—450 (1967). — Bonventre, P. F., Oxman, E.: Phagocytosis and intracellular disposition of viable bacteria by the isolated perfused rat liver. RES, J. reticuloendoth. Soc. **2**, 313—325 (1965). — Boren, H. G.: Pulmonary response to inhaled carbon: A model of lung injury. Yale J. Biol. Med. **40**, 364—388 (1968). — Bowden, D. H., Davies, E., Wyatt, J. P.: Cytodynamics of pulmonary alveolar cells in the mouse. Arch. Path. **122**, 667—670 (1968). — Boyden, St. V.: The chemotactic effect of mixtures of antibody and antigen on polymorphonuclear leucocytes. J. exp. Med. **115**, 453—466 (1962). ~ Cytophilic antibody. In: Cell-bound antibodies. Conference of the National Academy of Sciences-National Research Council 1963 (B. Amos and H. Koprowsky, eds.), p. 7—17. Philadelphia: Wistar Institute Press 1963. — Boyden, St. V., North, R. J., Faulkner, S. M.: Complement and the activity of phagocytes. In: Complement (G. E. W. Wolstenholme and J. Knight, eds.) London: Churchill 1965. — Brachet, J., Decroly-Briers, M., Hoyez, J.: Contribution à l'étude des lysosomes au cours du développement embryonnaire. Bull. Soc. Chim. biol. (Paris) **40**, 2039—2048 (1958). — Braunsteiner, H.: Cytochemistry of monocytes and macrophages. In: Conference on Mononuclear Phagocytes, September 2—5 1969, Leiden. — Brecher, G., Endicott, K. M., Gump, H., Brawner, H. P.: Effect of x-ray on lymphoid and hematopoietic tissues of albino mice. Blood **3**, 1259—1274 (1948). — Brent, L., Brown, J. B., Medawar, P. B.: Quantitative studies on tissue transplantation immunity. IV. Hypersensitivity reactions associated with the rejection of homografts. Proc. roy. Soc. B. **156**, 187—209 (1962). — Brewer, D. B.: Electron microscopy of phagocytosis of staphylococci. J. Path. Bact. **86**, 299—303 (1963). — Briggs, J. D.: Humoral immunity in lepidopterous larvae. J. exp. Zool. **138**, 155—188 (1958). — Brooks, R. E., Siegel, B. V.: Normal human lymph node cells: an electron microscopic study. Blood **27**, 687—705 (1966). — Buckingham, S., Heinemann, H. P., Sommers, S. C., McNary, W. F.: Phospholipid synthesis in the large pulmonary alveolar cell. Amer. J. Path. **48**, 1027—1041 (1966). — Buddingh, G. J., Polk, A. D.: Experimental meningococcus infection of the chick embryo. J. exp. Med. **70**, 485—498 (1939a). ~ The pathogenesis of meningococcus meningitis in the chick embryo. J. exp. Med. **70**, 499—510 (1939b). ~ A study of passive immunity to meningococcus infection in the chick embryo. J. exp. Med. **70**, 511—520 (1939c). — Buyukozer, I., Mutlu, K. S., Pepe, F. A.: Antigen (ferritin) and antibody distribution in the rat lymph node after primary and secondary responses and after prolonged stimulation. Amer. J. Anat. **117**, 385—416 (1966).

Caffrey, R. W., Everett, N. B., Rieke, W. O.: Radioautographic studies of reticular and blast cells in the hemopoietic tissues of the rat. Anat. Rec. **155**, 41—57 (1966). — Cagan, R. J., Karnovsky, M. L.: Enzymatic basis of the respiratory stimulation during phagocytosis. Nature (Lond.) **204**, 255—257 (1964). — Cameron, G. R.: Inflammation in earthworms. J. Path. Bact. **35**, 233—272 (1932). ~ Inflammation in the caterpillars of Lepidoptera. J. Path. Bact. **38**, 441—466 (1934). — Campbell, D. H., Garvey, J. S.: The fate of foreign antigen and speculations as to its role in immune mechanisms. Lab. Invest. **10**, 1126—1150 (1961). ~ Localization and fate of foreign antigens in tissues. In: Immunological disease (M. Samter, H. L. Alexander, D. W. Talmage, B. Rose, W. B. Sherman and J. H. Vaughan, eds.), p. 18—31. Boston: Little Brown & Co. 1965. — Canat, E. H., Opie, E. L.: Inflammation in embryonic life. I. Changes produced by particulate matter and by chemical agent. Amer. J. Path. **19**, 371—383 (1943a). ~ Inflammation in embryonic life. II. Infection of chick embryos with avian tubercle bacilli. Amer. J. Path. **19**, 385—394 (1943b). — Cantacuzène, J.: Le problème de l'immunité chez les invertébrés, p. 48. Paris: Masson 1923. — Cappell, D. F.: Intravitam and supravital staining. IV. The cellular reactions following mild irritation of the peritoneum in normal and vitally stained animals, with special reference to the origin and nature of the mononuclear cells. J. Path. Bact. **33**, 429—452 (1930). — Carr, I.: The fine structure of the cells of the mouse peritoneum. Z. Zellforsch. **80**, 534—555 (1967a). ~ The cellular basis of reticuloendothelial stimulation. J. Path. Bact. **94**, 323—330 (1967b). ~ Lysosome formation and surface changes in stimulated peritoneal cells. Z. Zellforsch. **89**, 328—354 (1968a). ~ Some aspects of the fine structure of the reticuloendothelial system; the cells which clear colloids from the blood stream. Z. Zellforsch. **89**, 355—370 (1968b). — Casley-Smith, J. R., Reade, P. C.:

An electron microscopical study of the uptake of foreign particles by the livers of foetal and adult rats. Brit. J. exp. Path. **46**, 473—480 (1965). — CAULET, T., ADNET, J.-J., LEGEAY, G.: Etude cytochimique en ultrastructure de l'alvéole pulmonaire du rat. Z. Zellforsch. **91**, 478—495 (1968). — CAZAL, P.: La réticulose histiomonocytaire. Paris: Masson 1946. — CHANG, Y. T.: Long-term cultivation of mouse peritoneal macrophages. J. nat. Cancer Inst. **32**, 19—34 (1964). — CHAPMAN-ANDRESEN, C.: Studies on pinocytosis in amoebae. C. R. Lab. Carlsberg **33**, 73—264 (1962/63). — CHAPMAN-ANDRESEN, C., HOLTER, H.: Differential uptake of protein and glucose by pinocytosis in amoeba proteus. C. R. Lab. Carlsberg **34**, 211—226 (1964). — CHENG, T. C., RIFKIN, E., YEE, H. W. F.: Studies on the internal defense mechanisms of sponges. II. Phagocytosis and elimination of india ink and carmine particles by certain parenchymal cells of *Terpios zeteki*. J. invert. Path. **11**, 302—309 (1968). — CHENG, T. C., YEE, H. W. F., RIFKIN, E.: Studies on the internal defense mechanisms of sponges. I. The cell types occurring in the mesoglea of *Terpios zeteki* (de Laubenfels) (Porifera: Demospongiae). Pacific Sci. **22**, 395—401 (1968). — CHENG, T. C., YEE, H. W. F., RIFKIN, E., KRAMER, M. D.: Studies on the internal defense mechanisms of sponges. III. Cellular reactions in *Terpios zeteki* to implanted heterologous biological materials. J. invert. Path. **12**, 29—35 (1968). — CHESSIN, L. N., BÖRJESON, J., WELSH, P. D., DOUGLAS, ST. D., COOPER, H. L.: Studies on human peripheral blood lymphocytes in vitro. II. Morphological and biochemical studies on the transformation of lymphocytes by pokeweed mitogen. J. exp. Med. **124**, 873—884 (1966). — CLARK, E. R.: Relations of monocytes of the blood to the tissue macrophages. Amer. J. Anat. **46**, 149—186 (1930). — CLARK, S. L., JR.: The reticulum of lymph nodes in mice studied with the electron microscope. Amer. J. Anat. **110**, 217—257 (1962). ~ Electron microscopy of the thymus in mice of strain 129/J. In: The thymus in immunobiology (R. A. GOOD and A. E. GABRIELSEN, eds.), p. 85—94. New York-Evanston-London: Hoeber Medical Division, Harper & Row 1964. ~ Cytological evidences of secretion in the thymus. In: The thymus: Experimental and clinical studies. A Ciba Foundation Symposium (G. E. W. WOLSTENHOLME and R. PORTER, eds.), p. 3—30. London: Churchill, 1966. — CLARKE, A. E.: Hydrolytic enzymes of human polymorphonuclear leucocytes and rat monocytes. Austr. J. exp. Biol. med. Sci. **43**, 201—212 (1965). — CLIFF, W. J.: The behavior of macrophages labelled with colloidal carbon during wound healing in rabbit ear chambers. Quart. J. exp. Physiol. **51**, 112—119 (1966). — CLINE, M. J.: Metabolism of the circulating leukocyte. Physiol. Rev. **45**, 674—720 (1965). ~ Phagocytosis and synthesis of ribonucleic acid in human granulocytes. Nature (Lond.) **212**, 1431—1433 (1966a). ~ Ribonucleic acid biosynthesis in human leukocytes. Effects of phagocytosis on RNA metabolism. Blood **28**, 188—200 (1966b). CLINE, M. J., HANIFIN, J., LEHRER, R. I.: Phagocytosis by human eosinophils. Blood **32**, 922—934 (1968). — CLINE, M. J., LEHRER, R. I.: Phagocytosis by human monocytes. Blood **32**, 423—435 (1968). — COHEN, E. P.: The appearance of new species of RNA in the mouse spleen after immunization as detected by molecular hybridization. Proc. nat. Acad. Sci. (Wash.) **57**, 673—680 (1967). ~ Immunologic observations of the agglutinins of the hemolymph of *Limulus polyphemus* and *Birgus latro*. Trans. N.Y. Acad. Sci. **30**, 427—443 (1968a). ~ On the mechanism of immunity — in defense of evolution. Ann. Rev. Microbiol. **22**, 283—304 (1968b). — COHEN, E. P., RASKA, K., JR.: Antigen-unique species of RNA in peritoneal cells of mice which do not adhere to glass. Cold Spr. Harb. Symp. quant. Biol. **32**, 349—352 (1967). — COHEN, ST., VASSALLI, P., BENACERRAF, B., McCLUSKEY, R. T.: The distribution of antigenic and non-antigenic compounds within draining lymph nodes. Lab. Invest. **15**, 1143—1155 (1966). — COHN, Z. A.: The regulation of pinocytosis in mouse macrophages. I. Metabolic requirements as defined by the use of inhibitors. J. exp. Med. **124**, 557—571 (1966). ~ The structure and function of monocytes and macrophages. In: Advances in immunology (F. J. DIXON and H. G. KUNKEL, eds.), vol. 9. New York: Academic Press 1968. ~ The formation of lysosomes. In: Conference on Mononuclear Phagocytes, September 2—5, 1969, Leiden. — COHN, Z. A., BENSON, B.: The differentiation of mononuclear phagocytes. Morphology, cytochemistry, and biochemistry. J. exp. Med. **121**, 153—170 (1965a). ~ The in vitro differentiation of mononuclear phagocytes. I. The influence of inhibitors and the results of autoradiography. J. exp. Med. **121**, 279—287 (1965b). ~ The in vitro differentiation of mononuclear phagocytes. II. The influence of serum on granule formation, hydrolase production, and pinocytosis. J. exp. Med. **121**, 835—848 (1965c). ~ The in vitro differentiation of mononuclear phagocytes. III. The reversibility of granule and hydrolytic enzyme formation and the turnover of granule constituents. J. exp. Med. **122**, 455—466 (1965d). — COHN, Z. A., FEDORKO, M. E., HIRSCH, J. G.: The in vitro differentiation of mononuclear phagocytes. V. The formation of macrophage lysosomes. J. exp. Med. **123**, 757—766 (1966). — COHN, Z. A. HIRSCH, J. G.: The isolation and properties of the specific cytoplasmic granules of rabbit polymorphonuclear leucocytes. J. exp. Med. **112**, 983—1004 (1960a). ~ The influence of phagocytosis on the intracellular distribution of granule-associated components of polymorphonuclear leucocytes. J. exp. Med. **112**, 1015—1022 (1960b). — COHN, Z. A., HIRSCH, J. G., FEDORKO, M. E.: The in vitro differentiation of mononuclear phagocytes. IV. The ultrastructure of macrophage differentiation in the peritoneal cavity and in culture. J. exp. Med. **123**, 747—755 (1966). — COHN, Z. A., HIRSCH, J. G., WIENER, E.: Lysosomes and endocytosis. The cytoplasmic granules of phagocytic cells and the degradation of bacteria. In: Lysosomes (A. V. S. de RENCK and M. P. CAMERON, eds.), p. 126—144. A Ciba Foundation Symposium. London: Churchill 1963. — COHN, Z. A., MORSE, S. I.: Functional and metabolic properties of polymorphonuclear leucocytes. I. Observations on the requirements and consequences of particle ingestion. J. exp. Med. **111**, 667—687 (1960a). ~ Functional and metabolic properties of polymorphonuclear leucocytes. II. The influence of a lipopolysaccharide endotoxin. J. exp. Med. **111**, 689—704 (1960b). ~ Interactions between rabbit polymorphonuclear leucocytes and staphylococci. J. exp. Med. **110**, 419—443 (1959). — COHN, Z. A., PARKS, E.: The regulation of pinocytosis in mouse macrophages. II. Factors inducing vesicle formation. J. exp. Med. **125**, 213—230 (1967a). ~ The regulation of pinocytosis in mouse macrophages. III. The induction of vesicle formation by nucleosides and nucleotides. J. exp. Med. **125**, 457—466 (1967b). — COHN, Z. A., WIENER, E.: The particulate hydrolases of macrophages. I. Comparative enzymology, isolation, and properties. J. exp. Med. **118**, 991—1008 (1963a). ~ The particulate hydrolases of macrophages. II. Biochemical and morphological response to particle ingestion. J. exp. Med. **118**, 1009—1019 (1963b). — COMANDON, J.: Phagocytose in vitro des hématozoaires du calfat. C.R. Soc. Biol. (Paris) **80**, 314 (1917). — CONNING, D. M., HEPPLESTON, A. G.: Reticuloendothelial activity and local particle disposal. A comparison of the influence of modifying agents. Brit. J. exp. Path. **47**, 388—400 (1966). — COOMBS, R. R. A., SMITH, H.: The allergic response to immunity. In: Clinical aspects of immunity (P. C. H. GELL and R. R. A. COOMBS, eds.), p. 433—456. Oxford: Blackwell Scientific Publications 1968. — COONS, A. H., KAPLAN, M. H.: Localization of antigen in tissue cells. II. Improvements in a method for the detection of antigen by means of the fluorescent antibody. J. exp. Med. **91**, 1—13 (1950). — COONS, A. H., LEDUC, E. H., KAPLAN, M. H.: Localization of antigen in tissue cells. VI. The fate of injected foreign proteins in the mouse. J. exp. Med. **93**, 173—188 (1951). — COOPER, E. L.: Transplantation immunity in annelids. I. Rejection of xenografts exchanged between *Lumbricus terrestris* and *Eisenia foetida*. Transplantation **6**, 322—337 (1968). — CORRIN, B., CLARK, A. E.: Lysosomal aryl sulphatase in pulmonary alveolar cells. Histochemie **15**, 95—98 (1968). — CORSI, A., GIUSTI, G. V.: Phagocytic activity after thymectomy. Nature (Lond.) **213**, 618—619 (1967). — COTRAN, R. S.: Endothelial phagocytosis: An electron microscopic study. Exp. molec. Path. **4**, 217—231 (1965). — COTTIER, H.: Strahlenbedingte Lebensverkürzung. Berlin-Göttingen-Heidelberg: Springer 1961. ~ Communication at the Conference: Pathogenesis of thrombosis: platelet contribution. Science **138**, 833—837 (1962). ~ Morphologische Orthologie der immunologisch aktiven Gewebe. In: Die Plasmaproteine in der klinischen Medizin (W. H. HITZIG, Hrsg.), p. 75—97. Berlin-Göttingen-Heidelberg: Springer 1963. ~ Histopathologie der Wirkung ionisierender Strahlen auf höhere Organismen (Tier und Mensch). In: Handbuch der Medizinischen Radiologie, Bd. II/2, S. 35—272 (L. DIETHELM, O. OLSSON, F. STRNAD, H. VIETEN und A. ZUPPINGER, Hrsg.). Berlin-Heidelberg-New York: Springer 1966. — COTTIER, H., ODARTCHENKO, N., FEINENDEGEN, L. E., BOND, V. P.: Tritiated thymidine for in vivo cytokinetic studies on lymphoreticular tissue. In: The thymus in immunobiology (R. A. GOOD and A. E. GABRIELSEN, eds.), p. 332—340. New York-Evanston-London: Hoeber Medical Division, Harper & Row 1964. — COTTIER, H., ODARTCHENKO, N., FEINENDEGEN, L. E., KEISER, G., BOND, V. P.: Autoradiographische Untersuchungen über die Entkernung der Erythroblasten nach in vivo-Markierung mit Thymidin-^{3}H. Schweiz. med. Wschr. **93**, 1061—1075 (1963). — COTTIER, H., ODARTCHENKO, N., KEISER, G., HESS, M., STONER, R. D.: Incorporation of tritiated nucleosides and amino acids into lymphoid and plasmocytoid cells during secondary response to tetanus toxoid in mice. Ann. N.Y. Acad. Sci. **113**, 612—626 (1964). — COTTIER, H., ODARTCHENKO, N., STONER, R. D.: Incorporation of tritiated pyrimidine nucleosides and amino acids into lymphocytes during secondary response to tetanus toxoid in mice. Proc. 9th Congr. int. Soc. Haemat. **3**, 367—377 (1962). — COTTIER, H., ROOS, B., DÜBY, S., ODARTCHENKO, N., KEISER, G., HESS, M., STONER, R. D.: Cytokinetic of lymphoreticular tissue during secondary response to tetanus toxoid in mice. In: The lymphocyte in immunology and haemopoiesis (J. M. YOFFEY, ed.), p. 324—332. London: Arnold 1967. — COTTIER, H., ROOS, B., RENTSCH, H., CRONKITE, E. P.: An electron microscopic study of in vivo primary thrombus formation. Blood **18**, 797—798 (1961). — CRAIG, C. P., SUTTER, E.: Extracellular factors influencing staphilocidal capacity of human polymorphonuclear leukocytes. J. Immunol. **97**, 287—296 (1966). — CROME, P., MOLLISON, P. L.: Splenic destruction of Rh-sensitized and of heated red cells. Brit. J. Haemat. **10**, 137—154 (1964). — CRONKITE, E. P., BOND, V. P., FLIEDNER, T. M., RUBINI, J. R.: The use of tritiated thymidine in the study of DNA synthesis and cell turnover in hemopoietic tissue. Lab. Invest. **8**, 263—277 (1959). — CRONKITE, E. P., FIEDNER, T. M., BOND, V. P., RUBINI, J. R., BRECHER, G., QUASTLER, H.: Dynamics of hemopoietic proliferation in man and mice studied by H^3-thymidine incorporation into DNA. Ann. N.Y. Acad. Sci. **77**, 803—820 (1959). — CRU-

CHAUD, A.: Persönliche Mitteilung (1969). — CUNNINGHAM, L., WAGNER, H. P., SAFIER, S., COTTIER, H., JANSEN, C. R., RAI, K. R., CRONKITE, E. P.: Studies on lymphocytes. VIII. Short in vivo mitotic time of basophilic lymphoid cells in the thoracic duct of calves after simulated or effective extracorporeal irradiation of circulating blood. Exp. Cell Res. **47**, 479—488 (1967). — CUNNINGHAM, R. S.: On the origin of the free cells of serous exudates. Amer. J. Physiol. **59**, 1—36 (1922).

DAEMS, W. TH.: The fine structure of mononuclear phagocytes as revealed by freeze etching. In: Conference on Mononuclear Phagocytes, September 2—5, 1969, Leiden. — DALES, R. P.: Preliminary observations on the role of the coelonic cells in food storage and transport in certain polychaetes. J. Mar. Biol. Assoc. U. K. **36**, 91—109 (1957). — DANNENBERG, A. M., JR.: Cellular hypersensitivity and cellular immunity in the pathogenesis of tuberculosis: Specificity, systemic and local nature, and associated macrophage enzymes. Bact. Rev. **32**, 85—102 (1968). — DANNENBERG, A. M., Jr., BENNETT, W. E.: Hydrolytic enzymes of rabbit mononuclear exudate cells. I. Quantitative assay and properties of certain proteases, non-specific esterases, and lipases of mononuclear and polymorphonuclear cells and erythrocytes. J. Cell Biol. **21**, 1—13 (1964). — DANNENBERG, A. M., JR., BURSTONE, M. S., WALTER, P. C., KINSLEY, J. W.: A histochemical study of phagocytic and enzymatic functions of rabbit mononuclear and polymorphonuclear exudate cells and alveolar macrophages. I. Survey and quantitation of enzymes and states of cellular activation. J. Cell Biol. **17**, 465—486 (1963). — DANNENBERG, A. M., JR., MEYER, O. T., ESTERLY, J. R., KAMBARA, T.: The local nature of immunity in tuberculosis, illustrated histochemically in dermal BCG lesions. J. Immunol. **100**, 931—941 (1968). — DANNENBERG, A. M., JR., WALTER, P. C., KAPRAL, F. A.: A histochemical study of phagocytic and enzymatic functions of rabbit mononuclear and polymorphonuclear exudate cells and alveolar macrophages. II. The effect of particle ingestion on enzyme activity; two phases of in vitro activation. J. Immunol. **90**, 448—465 (1963). — D'ARCY HART, P.: Mycobacterium tuberculosis in macrophages: Effect of certain surfactants and other membrane-active compounds. Science **162**, 686—689 (1968). — DAVID, J. R.: Suppression of delayed hypersensitivity in vitro by inhibition of protein synthesis. J. exp. Med. **122**, 1125—1134 (1965). ~ Studies on the mechanisms of delayed hypersensitivity. Proc. 5th Int. Symp. Immunopathology, p. 253—262 (P. A. MIESCHER and P. GRABAR, eds.), Basel-Stuttgart: Schwabe 1968. — DAVID, J. R., AL-ASKARI, S., LAWRENCE, H. S., THOMAS, L.: Delayed hypersensitivity in vitro. I. The specificity of inhibition of cells migration by antigens. J. Immunol. **93**, 264—273 (1964). — DAVID, J. R., LAWRENCE, H. S., THOMAS, L.: Delayed hypersensitivity in vitro. II. Effect of sensitive cells on normal cells in the presence of the antigen. J. Immunol. **93**, 274—278 (1964). — DAVID, J. R., SCHLOSSMAN, ST. F.: Immunochemical studies on the specificity of cellular hypersensitivity. The in vitro inhibition of peritoneal exudate cell migration by chemically defined antigens. J. exp. Med. **128**, 1451—1459 (1968). — DES VOIGNE, D. M.: The process of wound healing in the pacific oyster, *Crassostrea gigas*. J. invert. Path. **12**, 53—65 (1968). — DI CARLO, F. J., BEACH, V. L., HAYNES, L. J., SLIVER, N. J., STEINETZ, B. G.: Effect of hypophysectomy upon phagocytosis in the mouse. Endocrinology **73**, 170—173 (1963). — DI LUZIO, N. R.: Effect of x-irradiation and choline on the reticuloendothelial system of the rat. Amer. J. Physiol. **181**, 595—601 (1955). ~ Evaluation of reticuloendothelial activity in the graft-versus-host reaction. RES, J. reticuloendoth. Soc. **5**, 368—377 (1968). — DI LUZIO, N. R., BLICKENS, D. A.: Influence of intravenously administered lipids of reticuloendothelial function. J. reticuloendoth. Soc. **3**, 250—270 (1966). — DI LUZIO, N. R., RIGGI, S. J.: The development of a lipid emulsion for the measurement of the reticuloendothelial function. RES, J. reticuloendoth. Soc. **1**, 136—149 (1964). — DONALDSON, D. M., MARCUS, S., GYI, K. K., PERKINS, E. H.: The influence of immunization and total body x-irradiation on intracellular digestion by peritoneal phagocytes. J. Immunol. **76**, 192—199 (1956). — DOWNEY, R. J., KAJIMA, M.: Influence of serum on intracellular digestion of Staphylococcus aureus by polymorphonuclear neutrophils from the guinea pig. J. reticuloendoth. Soc. **4**, 168—176 (1967). — DRUTZ, D. J., KOENIG, M. G., ROGERS, M. H.: Further observations on the mechanism of reticuloendothelial blockade. J. exp. Med. **126**, 1087—1098 (1967). — DUBOS, R. J.: Effect of metabolic factors on the susceptibility of albino mice to experimental tuberculosis. J. exp. Med. **101**, 59—84 (1955). — DUBOS, R. J., PIERCE, C.: The effect of diet on the susceptibility of mice to experimental infection with mammalian tubercle bacilli. J. Bact. **54**, 66—67 (1947). — DUBOS, R. J., SCHAEDLER, R. W.: Effect of dietary proteins and amino acids on the susceptibility of mice to bacterial infection. J. exp. Med. **108**, 69—81 (1958). — DÜBY, S., ROOS, B.: Unpublizierte Befunde (1967). — DUMONDE, D. C., HOWSON, W. T., WOLSTENCROFT, R. A.: The role of macrophages and lymphocytes in reactions of delayed hypersensitivity. In: Immunopathology, Vth Internat. Symp. 1967 (P. A. MIESCHER and P. GRABAR, eds.), p. 263—278. Basel-Stuttgart: Schwabe 1968. — DUQUESNOY, R. J., JEUNET, F. S., MEUWISSEN, H. J., GOOD, R. A.: Fate of *Brucella abortus* in neonatally thymectomized rats. Int. Arch. Allergy **35**, 514—518 (1969). — DUVE, C. DE: The lysosome concept. In: Ciba Foundation Symposium Lysosomes (A. V. S. DE RENCK and M. P. CAME-

RON, eds.), p. 1—31. London: Churchill 1963. — DUVE, C. DE, PRESSMAN, B. C., GIANETTO, R., WATTIAUX, R., APPELMANS, F.: Tissue fractionation studies. VI. Intracellular distribution patterns of enzymes in rat-liver tissue. J. Biochem. **60**, 604—617 (1955).

EBERT, R. H., FLOREY, H. W.: The extravascular development of the monocyte observed in vivo. Brit. J. exp. Path. **20**, 342—356 (1939). — EHRENREICH, B. A., COHN, Z. A.: The uptake and digestion of iodinated human serum albumin by macrophages in vitro. J. exp. Med. **126**, 941—958 (1967). ~ Pinocytosis by macrophages. RES, J. reticuloendoth. Soc. **5**, 230—242 (1968a). ~ Fate of hemoglobin pinocytosed by macrophages in vitro. J. Cell Biol. **38**, 244—248 (1968b). — EHRENSTEIN, G. VON, LOCKNER, D.: Physiologischer Erythrocytenabbau. Acta haemat. (Basel) **22**, 129—139 (1959). — ELLIS, S. T., GOWANS, J. L., HOWARD, J. C.: Cellular events during the formation of antibody. Cold Spr. Harb. Symp. quant. Biol. **32**, 395—406 (1967). — ELSBACH, P.: Increased synthesis of phospholipid during phagocytosis. J. clin. Invest. **47**, 2217—2229 (1968). — ELVES, M. W., GOUGH, J., ISRAELS, M. C. G.: The relationship between the lymphocyte and polymorph during macrophage formation in vitro. Exp. Cell Res. **44**, 624—627 (1966). — EPSTEIN, W. L.: Granulomatous hypersensitivity. Progr. Allergy **11**, 36—88 (1967). — EPSTEIN, W. L., KRASNOBROD, H.: The origin of epitheloid cells in experimental granulomas of man. Lab. Invest. **18**, 190—195 (1968). — ESSNER, E.: An electron microscopic study of erythrophagocytosis. J. biophys. biochem. Cytol. **7**, 329—334 (1960). — EVANS, W. H., KARNOVSKY, M. L.: A possible mechanism for the stimulation of some metabolic functions during phagocytosis. J. biol. Chem. **236**, PC30—PC32 (1961). ~ The biochemical basis of phagocytosis. VI. Some aspects of carbohydrate metabolism during phagocytosis. Biochemistry **1**, 159—166 (1962). — EVERETT, N. B., CAFFREY, R. W.: Radioautographic studies of bone marrow small lymphocytes. In: The lymphocyte in immunology and haemopoiesis (J. M. YOFFEY, ed.), p. 108—119. London: Arnold 1967. — EVERETT, N. B., TYLER, R. W. (CAFFREY): Radioautographic studies of reticular and lymphoid cells in germinal centers of lymph nodes. In: Germinal centers in immune responses (H. COTTIER, N. ODARTCHENKO, R. SCHINDLER and C. C. COGDON, eds.). p. 145—151. Berlin-Heidelberg-New York: Springer 1967.

FALKE, D., RICHTER, I. E.: Mikrokinematographische Studien über die Entstehung von Riesenzellen durch Herpes-B-Virus in Zellkulturen. I. Mitt.: Vorgänge an den Zellgrenzen und Granulabewegungen. Arch. Virusforsch. **11**, 73—85 (1960a). ~ Mikrokinematographische Studien über die Entstehung von Riesenzellen durch Herpes-B-Virus in Zellkulturen. II. Mitt.: Morphologisches Verhalten und Bewegungen der Kerne. Arch. Virusforsch. **11**, 86—99 (1960b). — FARQUHAR, M. G., PALADE, G. E.: Junctional complexes in various epithelia. J. Cell Biol. **17**, 375—412 (1963). — FAUVE, R. M.: The effect of steroids on the function of macrophages. In: Conference on Mononuclear Phagocytes, September 2—5, 1969, Leiden. — FAUVE, R. M., BOUANCHAUD, D., DELAUNAY, A.: Résistance cellulaire à l'infection bactérienne. IV. Immunisation active et résistance des macrophages de souris N.C.S. à la multiplication intracellulaire de listeria monocytogenes, corynebacterium Kutscheri et brucella melitensis. Ann. Inst. Pasteur **110**, 106—117 (1966). — FAUVE, R. M., DEKARIS, D.: Macrophage spreading: Inhibition in delayed hypersensitivity. Science **160**, 795—796 (1968). — FAUVE, R. M., DELAUNAY, A.: Résistance cellulaire à l'infection bactérienne. III. Modification de la résistance de souris N.C.S. à l'infection par listeria monocytogenes après injection d'endotoxine. Effets comparés d'une injection d'endotoxine et d'une immunisation active sur l'aspect morphologique et la résistance cellulaire à l'infection des macrophages de souris N.C.S. Ann. Inst. Pasteur **110**, 95—105 (1966). — FEDORKO, M. E., HIRSCH, J. G.: Cytoplasmic granule formation in myelocytes. An electron microscope radioautographic study on the mechanism of formation of cytoplasmic granules in rabbit heterophilic myelocytes. J. Cell Biol. **29**, 307—316 (1966). — FEDORKO, M. E., HIRSCH, J. G., COHN, Z. A.: Autophagic vacuoles produced in vitro. I. Studies on cultured macrophages exposed to chloroquine. J. Cell Biol. **38**, 377—391 (1968a). ~ Autophagic vacuoles produced in vitro. II. Studies on the mechanism of formation of autophagic vacuoles produced by chloroquine. J. Cell Biol. **38**, 392—402 (1968b). — FEINENDEGEN, L. E.: Tritium-labeled molecules in biology and medicine. New York-London: Academic Press 1967. — FELDMAN, M.: Macrophages, lymphocytes and antibody formation. Antibiot. et Chemother. (Basel) **15**, 56—63 (1969). — FELDMAN, M., GALLILY, R.: Cell interactions in the induction of antibody formation. Cold Spr. Harb. Symp. quant. Biol. **32**, 415—421 (1967). — FELIX, M. D., DALTON, A. J.: A comparison of mesothelial cells and macrophages in mice after the intraperitoneal inoculation of melanin granules. J. biophys. biochem. Cytol. **2** suppl. 109—114 (1956). — FENG, S. Y.: Pinocytosis of proteins by oyster leucocytes. Biol. Bull. **129**, 95—105 (1965). — FENN, W. O.: The theoretical response of living cells to contact with solid bodies. J. gen. Physiol. **4**, 373—385 (1921). — FERRARESI, R. W., DEDRICK, C. T., RAFFEL, S., GOIHMAN-YAHR, M.: Studies on the macrophage inhibition test. I. Comparison of the skin and cell migration reactions during the course of development of delayed hypersensitivity. J. Immunol. **102**, 852—858 (1969). — FICHTELIUS, K. E., DIDERHOLM, H.: Autoradiographic analysis of the accumulation of lymphocytes in wounds. Acta path. microbiol. scand. **52**, 11—18 (1961). — FIELD, E. J., HUGHES, D.: Anti-macrophage component of anti-lymphocytic serum. Lancet **1969I**, 893—894. — FILKINS, J. P., DI LUZIO, N. R.: Influence of opsonins and heparin on intravascular carbon clearance after endotoxin. J. reticuloendoth. Soc. **6**, 287—299 (1969). — FILKINS, J. P., LUBITZ, J. M., SMITH, J. J.: The effect of zymosan and glucan on the reticuloendothelial system and on resistance to traumatic shock. Angiology **15**, 465—470 (1964). — FILKINS, J. P., MURPHY, D. L., DOTY, J. M., SMITH, J. J.: Effects of phenoxybenzamine on phagocytic activity and shock mortality in the rat. Proc. Soc. exp. Biol. (N.Y.) **116**, 757—762 (1964). — FINE, J., RUTENBURG, S., SCHWEINBURG, F. B.: The role of the reticulo-endothelial system in hemorrhagic shock. J. exp. Med. **110**, 547—596 (1959). — FINSTAD, J., GOOD, R. A.: Phylogenetic studies of adaptive immune responses in the lower vertebrates. In: Phylogeny of immunity (R. T. SMITH, P. A. MIESCHER and R. A. GOOD, eds.), p. 173—189. Gainesville: University of Florida Press 1966. — FISCHER, R., GROPP, A.: Ergebnisse cytologischer und cytochemischer Untersuchungen an Lymphocyten in vitro. Blut **15**, 129—133 (1967). — FISHMAN, M.: Antibody formation in tissue culture. Nature (Lond.) **183**, 1200—1201 (1959). ~ Antibody formation in vitro. J. exp. Med. **114**, 837—856 (1961). — FISHMAN, M., ADLER, F. L.: Antibody formation initiated in vitro. II. Antibody synthesis in X-irradiated recipients of diffusion chambers containing nucleic acid derived from macrophages incubated with antigen. J. exp. Med. **117**, 595—602 (1963). ~ The role of macrophage-RNA in the immune response. Cold Spr. Harb. Symp. quant. Biol. **32**, 343—348 (1967). — FLIEDNER, T. M.: On the origin of tingible bodies in germinal centers. In: Germinal centers in immune responses (H. COTTIER, N. ODARTCHENKO, R. SCHINDLER and C. C. CONGDON, eds.), p. 218—224. Berlin-Heidelberg-New York: Springer 1967. — FLIEDNER, T. M., CRONKITE, E. P., BOND, V. P.: Potentialities and limitations of H³-thymidine labeling of hemopoietic cell systems in the study of their dynamics of proliferation. In: 8th Congr. European Soc. of Hematology, p. 62. Basel: Karger 1962. — FLIEDNER, T. M., HAAS, R. J., STEHLE, H., ADAMS, A.: Complete labeling of all cell nuclei in newborn rats with H³-thymidine. A tool for the evaluation of rapidly and slowly proliferating cell systems. Lab. Invest. **18**, 249—259 (1968). — FLIEDNER, T. M., KESSE, M., CRONKITE, E. P., ROBERTSON, J. S.: Cell proliferation in germinal centers of the rat spleen. Ann. N.Y. Acad. Sci. **113**, 578—594 (1964). — FLOREY, L.: The uptake of particulate matter by endothelial cells. Proc. roy. Soc. B **166**, 375—383 (1967). — FONG, J., CHIN, D., ELBERG, S. S.: Studies on tubercle bacillus-histiocyte relationship. V. Passive transfer of cellular resistance. J. exp. Med. **115**, 475—489 (1962). ~ Studies on tubercle bacillus-histiocyte relationship. VI. Induction of cellular resistance by ribosomes and ribosomal RNA. J. exp. Med. **118**, 371—386 (1963). — FORBES, I. J., MACKANESS, G. B.: Mitosis in macrophages. Lancet **1963II**, 1203—1204. — FORD, W. L., GOWANS, J. L.: The traffic of lymphocytes. Semin. in Hematology **6**, 67—83 (1969). — FRIDRICH, R.: Zur Strahlenabhängigkeit der Phagocytose. Radiol. clin. biol. **35**, 285—291 (1966). ~ Zur Strahlenschädigung des retikuloendothelialen Systems bei thymektomierten Mäusen. Strahlentherapie **133**, 63—67 (1967). — FRIDRICH, R., SCHÄFER, M.: Die Funktion des retikuloendothelialen Systems nach lokaler Strahlenbelastung der Leber. Strahlentherapie **128**, 549—557 (1965). ~ The phagocytic activity of Kupffer cells after thymectomy. Experientia (Basel) **22**, 576 (1966). — FRIED, B. M.: The origin of histiocytes (macrophages) in the lungs. Arch. Path. **3**, 751—767 (1927). — FRIEDMAN, H. P., STAVITSKY, A. B., SOLOMON, J. M.: Induction in vitro of antibodies to phage T2: Antigens in the RNA extract employed. Science **149**, 1106—1107 (1965). — FUCHS, A., WEIBEL, E. R.: Morphometrische Untersuchung der Verteilung einer spezifischen cytoplasmatischen Organelle in Endothelzellen der Ratte. Z. Zellforsch. **73**, 1—9 (1966). — FUCHS, U.: Zur submikroskopischen Struktur der Makrophagen im Terpentinölgranulom der Ratte. Virchows Arch. path. Anat. **341**, 108—114 (1966). — FURTH, R. VAN: Origin and turnover of mononuclear phagocytes. In: Conference on Mononuclear Phagocytes, September 2—5, 1969, Leiden. — FURTH, R. VAN, COHN, Z. A.: The origin and kinetics of mononuclear phagocytes. J. exp. Med. **128**, 415—435 (1968).

GABRIELI, E. R., AUSKAPS, A. A.: The effect of whole body x-irradiation on the reticuloendothelial system as demonstrated by the use of radioactive chromium phosphate. Yale J. Biol. Med. **26**, 159—169 (1953). — GABRIELI, E. R., PYZIKIEWICZ, T., MLODOZENIEC, P.: Comments on the india ink clearance as a reticuloendothelial test. RES, J. reticuloendoth. Soc. **4**, 223—227 (1967). — GABRIELI, E. R., SNELL, F. M.: Reflection of reticuloendothelial function in studies of blood clearance kinetics. RES, J. reticuloendoth. Soc. **2**, 141—157 (1965). — GALINDO, B., FREEMAN, J. A.: Fine structure of splenic pulp. Anat. Rec. **147**, 25—41 (1963). — GALINDO, B., IMAEDA, T.: Electron microscope study of the white pulp of the mouse spleen. Anat. Rec. **143**, 399—415 (1962). ~ Cellular response to Freund's adjuvant in the rabbit lung. Lab. Invest. **15**, 1659—1681 (1966). — GALLILY, R., FELDMAN, M.: The induction of antibody production in x-irradiated animals by macrophages that interacted with antigen. Israel J. med. Sci. **2**, 358—361 (1966). ~ The role of macrophages in the induction of antibody in x-irradiated animals. Immunology **12**, 197—206 (1967). — GEDIGK, P.,

Bontke, E.: Über die Enzymaktivität im Fremdkörpergranulationsgewebe. Virchows Arch. path. Anat. **330**, 538—568 (1957). — George, M., Vaughan, J. H.: In vitro cell migration as a model for delayed hypersensitivity. Proc. Soc. exp. Biol. (N.Y.) **111**, 514—521 (1962). — Gershon, Z.: The effect of phagocytosis on the succinic dehydrogenase activity of mouse polymorphonuclears determined macroscopically and histochemically. Path. et Microbiol. (Basel) **28**, 501—511 (1965). — Ghiradella, H. T.: The reaction of 2 starfishes, *Patiria miniata* and *Asteries forbesi*, to foreign tissue in the coelom. Biol. Bull. **128**, 77—89 (1965). — Gieseking, R.: Mesenchymale Gewebe und ihre Reaktionsformen im elektronenoptischen Bild. In: Veröffentlichungen aus der morphologischen Pathologie, Bd. 72 (F. Büchner, W. Giese, W. Büngeler, H. Chiari, G. Peters, eds.). Stuttgart: Fischer 1966. — Gill, F. A., Cole, R. M.: The fate of a bacterial antigen (streptococcal M protein) after phagocytosis by macrophages. J. Immunol. **94**, 898—915 (1965). — Gillman, T., Wright, L. J.: Autoradiographic evidence suggesting in vivo transformation of some blood mononuclears in repair and fibrosis. Nature (Lond.) **209**, 1086—1090 (1966). — Glombek, G.: Die Phagozytose von Melaningranula durch Bindegewebszellen während des Gewebeabbaus der Metamorphose bei *Xenopus*. Experientia (Basel) **24**, 265 (1968). — Glücksmann, A.: Cell death in normal vertebrate ontogeny. Biol. Rev. **26**, 59—86 (1951). — Godfrey, H. P., Baer, H., Chaparas, S. D.: Inhibition of macrophage migration by a skin-reactive polysaccharide from BCG culture filtrates. J. Immunol. **102**, 1466—1473 (1969). — Goldman, A. S., Walker, B. E.: The origin of cells in the infiltrates found at the sites of foreign protein injection. Lab. Invest. **11**, 808—813 (1962). — Goldmann, E. E.: Die äußere und innere Sekretion des gesunden und kranken Organismus im Lichte der „vitalen Färbung“. Bruns’ Beitr. klin. Chir. **64**, 192—265 (1909). — Good, R. A., Finstad, J.: Immune response, phylogenetic development of germinal center system. In: Germinal centers in immune responses (H. Cottier, N. Odartchenko, R. Schindler and C. C. Congdon, eds.), p. 4—27. Berlin-Göttingen-Heidelberg: Springer 1967. — Good, R. A., Papermaster, B. W.: Ontogeny and phylogeny of adaptive immunity. Adv. Immunol. **4**, 1—115 (1964). — Good, R. A., Thomas, L.: Studies on the general Shwartzman reaction. II. The production of bilateral cortical necrosis of the kidney by a single injection of bacterial toxin in rabbits previously treated with thorotrast or trypan blue. J. exp. Med. **96**, 625—641 (1952). ~ Studies on general Shwartzman reaction. IV. Prevention of the local and generalized Shwartzman reactions with heparin. J. exp. Med. **97**, 871—888 (1953). — Goodman, J. R., Moore, R. E.: Electron microscopic study of phagocytosis of staphylococcus by human leucocytes. J. Bact. **71**, 547—556 (1956). — Goodman, J. W.: On the origin of peritoneal fluid cells. Blood **23**, 18—26 (1964). — Gordon, A. S., Katsch, G. F.: The relation of the adrenal cortex to the structure and phagocytic activity of the macrophagic system. Ann. N.Y. Acad. Sci. **52**, 1—30 (1949). — Gottlieb, A. A.: Antigens, RNAs and macrophages. RES, J. reticuloendoth. Soc. **5**, 270—281 (1968). — Gough, J., Elves, M. W., Israels, M. C. G.: The formation of macrophages from lymphocytes in vitro. Exp. Cell Res. **38**, 476—482 (1965). — Gowans, J. L., Knight, E. J.: The route of recirculation of lymphocytes in the rat. Proc. roy. Soc. B **159**, 257—282 (1964). — Graham, R. C., Jr., Karnovsky, M. J., Shafer, A. W., Glass, E. A., Karnovsky, M. L.: Metabolic and morphological observation on the effect of surface-active agents on leukocytes. J. Cell Biol. **32**, 629—647 (1967). — Grant, L.: The sticking and emigration of white blood cells in inflammation. In: The inflammatory process (B. W. Zweifach, L. Grant and R. T. McCluskey, eds.), p. 197—244. New York and London: Academic Press 1965. — Green, G. M.: Pulmonary antibacterial mechanisms and the pathogenesis of pulmonary disease. Yale J. Biol. Med. **40**, 414—429 (1968). — Green, G. M., Carolin, D.: The depressant effect of cigarette smoke on the in vitro antibacterial activity of alveolar macrophages. New Engl. J. Med. **276**, 421—427 (1967). — Green, G. M., Kass, E. H.: The role of the alveolar macrophages in the clearance of bacteria from the lung. J. exp. Med. **119**, 167—176 (1964). — Grumbach, A., Ramseier, H.: Gast-Wirt-Beziehungen und ihre Merkmale. In: A. Grumbach und W. Kikuth, Die Infektionskrankheiten des Menschen und ihre Erreger, 2. Aufl., Bd. 1, S. 36—125. Stuttgart: Thieme 1969. — Gusek, W.: Histologische und vergleichende elektronenmikroskopische Untersuchungsergebnisse zur Zytologie, Histogenese und Struktur des tuberkuloiden Granuloms. Med. Welt **15**, 850—866 (1964). ~ Vergleichende Cytologie und Histogenese des Sarkoidosegranuloms. Arch. klin. exp. Derm. **227**, 24—53 (1966). ~ Pathologie der Sarkoidose. Ber. 10. Tag. Norddtsch. Ges. Tuberkulose und Lungenkrankheiten, p. 103—119, 1967.

Haas, R. J., Fliedner, T. M.: Personal communication, 1968. — Hall, J. G.: A method for collecting lymph from the prefemeral lymph node of unanaesthetised sheep. Quart. J. exp. Physiol. **52**, 200—205 (1967). ~ Studies of the cells in the afferent and efferent lymph of lymph nodes draining the site of skin homografts. J. exp. Med. **125**, 737—754 (1967). — Hall, J. G., Morris, B.: The output of cells in the lymph from the popliteal node of sheep. Quart. J. exp. Physiol. **47**, 360—369 (1962). ~ The lymph-borne cells of the immune response. Quart. J. exp. Physiol. **48**, 235—247 (1963). ~ The effect of x-irradiation of the popliteal lymph node on its output of lymphocytes and immunological responsiveness. Lancet **1964 II**, 1077—1080. ~ The origin of the cells in the efferent lymph from a single lymph node. J. exp. Med. **121**, 901—910 (1965). — HALPERN, B. N., BENACERRAF, B., BIOZZI, G.: Quantitative study of the granulopectic activity of the reticulo-endothelial system. I. The effect of the ingredients present in india ink and of substances affecting blood clotting in vivo on the fate of carbon particles administered intravenously in rats, mice and rabbits. Brit. J. exp. Path. **34**, 426—440 (1953). — HALPERN, B. N., BIOZZI, G., BENACERRAF, B., STIFFEL, C.: Phagocytosis of foreign red blood-cells by the reticuloendothelial system. Amer. J. Physiol. **189**, 520—526 (1957). — HALPERN, B. N., BIOZZI, G., MENÉ, G., BENACERRAF, B.: Etude quantitative de l'activité granulopexique du système réticulo-endothélial par l'injection intraveineuse d'encre de chine chez diverses espèces animales. I. Méthode d'étude quantitative de l'activité granulopexique du système réticulo-endothélial par l'injection intraveineuse de particules de carbone de dimensions connues. Ann. Inst. Pasteur **80**, 582—604 (1951). — HALPERN, B. N., BIOZZI, G., STIFFEL, C.: Action de l'extrait microbien Wxb 3148 sur l'évolution des tumeurs expérimentales. In: Rôle du système réticuloendothélial dans l'immunité antibactérienne et antitumorale, p. 221—244. Coll. int. C.N.R.S., Paris 1963. — HALPERN, B. N., BIOZZI, G., STIFFEL, C., MOUTON, D.: Effet de la stimulation du système réticuloendothélial par l'inoculation du bacille de Calmette-Guérin sur le développement de l'épithelioma atypique T$_8$ de Guérin chez le rat. C. R. Soc. Biol. (Paris) **153**, 919—923 (1959). — HANNA, M. G., SZAKAL, A. K.: Localization of ^{125}I-labeled antigen in germinal centers of mouse spleen: histologic and ultrastructural autoradiographic studies of the secondary immune reaction. J. Immunol. **101**, 949—962 (1968). — HARSHBARGER, J. C., HEIMPEL, A. M.: Effect of zymosanon phagocytosis in larvae of the greater wax moth, *Galleria mellonella*. J. invert. Path. **10**, 176—179 (1968). — HARRIS, H.: Chemotaxis and phagocytosis. In: Functions of the blood (R. G. MACFARLANE and A. H. T. ROBB-SMITH, eds.), p. 463—494. New York-London: Academic Press 1961. — HAUGEN, J., BASSØE, H. H., FLOOD, P. R.: Phagocytosis in rabbits treated with oxyphenbutazone and cortisone, studied by gold clearance test and electron microscopy. J. reticuloendoth. Soc. **6**, 184—193 (1969). — HAWRYLKO, E. A., COHN, Z. A.: The localization and origin of carbohydrate-protein complexes in macrophages. Lab. Invest. **19**, 421—427 (1968). — HEDGECOCK, L. W.: The effect of diet on the inducement of acquired resistance by viable and nonviable vaccines in experimental tuberculosis. Amer. Rev. Tuberc. **77**, 93—105 (1958). — HEILMAN, D. H.: Effect of dosage on endotoxin-induced changes in the reticuloendothelial system of rabbits. RES, J. reticuloendoth. Soc. **2**, 273—286 (1965). — HEILMAN, D. H., BAST, R., JR.: Effect of endotoxin on macrophages of the adult chicken. Proc. Soc. exp. Biol. (N.Y.) **116**, 1019—1022 (1964). — HEILMAN, D. H., BERNTON, H. W.: The effect of endotoxin on tissue cultures of spleen of normal and tuberculin-sensitive animals. Amer. Rev. resp. Dis. **84**, 862—871 (1961). — HEINIGER, H. J., RIEDWYL, H., GIGER, H., SORDAT, B., COTTIER, H.: Ultrastructural differences between thymic and lymph node small lymphocytes of mice: nucleolar size and cytoplasmic volume. Blood **30**, 288—300 (1967). — HELLER, J. H.: Effects of cortisone, choline and radiation upon the reticuloendothelial system. Fed. Proc. **14**, 224 (1955). — HÉNON, M., DELAUNAY, A.: Rapport entre l'activité phagocytaire et la teneur en glycogène des leucocytes de cobayes. Données obtenues après usage d'adrénaline. C. R. Acad. Sci. (Paris) **262**, 820—823 (1966). — HERBERT, W. J.: The mode of action of mineral-oil emulsion adjuvants on antibody production in mice. Immunology **14**, 301—318 (1968). — HERSH, E. M., HARRIS, J. E.: Macrophage-lymphocyte interaction in the antigen-induced blastogenic response of human peripheral blood leukocytes. J. Immunol. **100**, 1184—1194 (1968). — HERSHEY, S. G., ALI, M.: Influence of colloidal aggregate albumin pretreatment on phagocytosis and survival after experimental shock. Fed. Proc. **25**, 593 (1966). — HESS, M. W.: Experimental thymectomy. Possibilities and limitations. Habilitationsschrift, Universität Bern 1967. — HESS, M. W., COTTIER, H., STONER, R. D.: Primary and secondary antitoxin responses in thymectomized mice. J. Immunol. **91**, 425—430 (1963). — HESS, M. W., LÜSCHER, E. F.: Persönliche Mitteilung (1969). — HINSHAW, L. B.: Release of vasoactive agents in endotoxin shock. In: Bacterial endotoxins (Symposium). New Brunswick, N.J.: Institute of Microbiology. Rutgers: The State University 1964. ~ Mechanisms and therapy of endotoxin shock. Shock tour symposium. J. Okla. med. Ass. **59**, 407 (1966). — HINSHAW, L. B., BRAKE, C. M., EMERSON, T. E., JR.: Biochemical and pathologic alterations in endotoxin shock. In: Shock and Hypotension: Pathogenesis and Treatment. Twelfth Hahnemann Symposium. New York: Grune & Stratton 1965. — HINSHAW, L. B., SOLOMON, L. A., HOLMES, D. D., GREENFIELD, L. J.: Comparison of canine responses to *E. coli* organisms and endotoxin. Surg. Gynec. Obstet. **127**, 981—988 (1968). — HIRSCH, J. G.: Cinemicrophotographic observations on granule lysis in polymorphonuclear leucocytes during phagocytosis. J. exp. Med. **116**, 827—834 (1962). ~ Demonstration by fluorescence microscopy of adsorption into bacteria of a heat-labile factor from guinea pig serum. J. Immunol. **92**, 155—158 (1964). ~ Phagocytosis. Ann. Rev. Microbiol. **19**, 339—350 (1965). ~ Structure and ultra-structure of mononuclear phagocytes. In: Conference on Mononuclear Phagocytes,

September 2—5, 1969, Leiden. — HIRSCH, J. G., COHN, Z. A.: Degranulation of polymorphonuclear leucocytes following phagocytosis of microorganisms. J. exp. Med. **112**, 1005—1014 (1960). — HIRSCH, J. G., FEDORKO, M. E.: Ultrastructure of human leukocytes after simultaneous fixation with glutaraldehyde and osmium tetroxide and "postfixation" in uranyl acetate. J. Cell Biol. **38**, 615—627 (1968). — HIRSCH, J. G., STRAUSS, B.: Studies on heatlabile opsonin in rabbit serum. J. Immunol. **29**, 145—154 (1964). — HIRSCH, M. S., GARY, G. W., JR., MURPHY, F. A.: *In vitro* and *in vivo* properties of antimacrophage sera. J. Immunol. **102**, 656—661 (1969). — HIRSHHORN, R., WEISSMANN, G.: Death of leucocytes due to ingestion to heterologous lysosomes. Nature (Lond.) **214**, 892—894 (1967). — HITZIG, W. W.: Die Plasmaproteine in der klinischen Medizin. Berlin-Göttingen-Heidelberg: Springer 1963. — HODEL, C.: Fermenthistochemische Befunde an Riesenzellen in Talkgranulomen der Ratte. Path. et Microbiol. (Basel) **30**, 27—34 (1967). — HODEL, C., MEIER-RUGE, W.: Die pathologische Riesenzelle im histotopochemischen Enzymbild. Verh. dtsch. Ges. Path. **1966**, 399—402. — HODGES, R. E.: Nutrition in relation to infection. Med. Clin. N. Amer. **48**, 5—18 (1964). — HOFFMANN, J. A., PORTE, A., JOLY, P.: Présence d'un tissue hématopoïétique au niveau du diaphragma dorsal de *Locusta migratoria* (Orthoptère). C. R. Acad. Sci. (Paris) **266**, 1882—1883 (1968a). ~ Sur la nature hématopoïétique de l'»organe phagocytaire« (Cuénot) chez *Grillus bimaculatus* (Orthoptère Ensifère). C. R. Acad. Sci. (Paris) **267**, 776—777 (1968b). — HOFFMANN, J. A., STOEKEL, M.-E., PORTE, A., JOLY, P.: Ultrastructure des hémocytes de *Locusta migratoria* (Orthoptère). C. R. Acad. Sci. (Paris) **266**, 503—505 (1968). — HOKIN, L. E., HOKIN, M. R.: Phosphoinositides and protein secretion in pancreas slices. J. biol. Chem. **233**, 805—810 (1958). — HOLLANDER, J. L., McCARTY, D. J., ASTORGA, G., CASTRO-MURILLO, E.: Studies on the pathogenesis of rheumatoid joint inflammation. I. The "R.A. Cell" and a working hypothesis. Ann. intern. Med. **62**, 271—280 (1965). — HOLTER, H.: Pinocytosis. Int. Rev. Cytol. **8**, 481—504 (1959). ~ Physiologie und Pinocytose bei Amöben. In: Sekretion und Exkretion. Funktionelle und morphologische Organisation der Zelle, S. 119—143. Berlin-Heidelberg-New York: Springer 1965. — HOLTER, H., HOLTZER, H.: Pinocytotic uptake of fluorescein-labelled proteins by various tissue cells. Exp. Cell Res. **18**, 421—423 (1959). — HOLUB, M.: Longliving small lymphocytes in diffusion chambers in rabbits. Folia microbiol. (Praha) **9**, 307—309 (1964). — HOWARD, J. G.: The reticuloendothelial system and resistance of bacterial infection. Scot. med. J. **6**, 60—82 (1961). ~ A study of reticuloendothelial function during graft-versus-host reaction in the adult mouse. In: Rôle du système réticulo-endothélial dans l'immunité antibactérienne et antitumorale. Coll. int. C.N.R.S., Gif-sur-Yvette 1962. Ed. du C.N.R.S., p. 369—387, Paris 1963. ~ The use of reticuloendothelial function for studying graft-versus-host reaction in the presence of potential host-versus-graft reaction. RES, J. reticuloendoth. Soc. **1**, 29—39 (1964). — HOWARD, J. G., BOAK, J. L., CHRISTIE, G. H.: Further studies on the transformation of thoracic duct cells into liver macrophages. Ann. N.Y. Acad. Sci. **129**, 327—339 (1966). — HOWARD, J. G., CHRISTIE, G. H., BOAK, J. L., EVANS-ANFOM, E.: Evidence for the conversion of lymphocytes into liver macrophages during graft-versus-host reaction. In: La greffe des cellules hématopoiétiques allogéniques. Coll. int. C.N.R.S., p. 95—102, Paris 1964. — HOWARD, J. G., ROWLEY, D., WARDLAW, A. C.: Investigations on the mechanism of stimulation of non-specific immunity by bacterial lipopolysaccharides. Immunology **1**, 181—203 (1958). — HOWARD, J. G., WARDLAW, A. C.: The opsonic effect of normal serum on the uptake of bacteria by the reticuloendothelial system. Immunology **1**, 338—352 (1958). — HUDSON, G., YOFFEY, J. M.: Reticuloendothelial cells in the bone marrow of the guinea-pig. J. Anat. (Lond.) **97**, 409—416 (1963). ~ The passage of lymphocytes through the sinusoidal endothelium of guinea-pig bone marrow. Proc. roy. Soc. B **165**, 486—496 (1966). — HUFF, C. G.: Immunity in invertebrates. Physiol. Rev. **20**, 68—88 (1940). — HUGHES, W. L., BOND, V. P., BRECHER, G., CRONKITE, E. P., PAINTER, R. B., QUASTLER, H., SHERMAN, F. G.: Cellular proliferation in the mouse as revealed by autoradiography with tritiated thymidine. Proc. nat. Acad. Sci. (Wash.) **44**, 476—483 (1958). — HULLIGER, L.: Über die unterschiedliche Entwicklungsfähigkeit des Blutes und der Lymphe in vitro. Virchows Arch. path. Anat. **329**, 289—318 (1956). — HULLIGER, L., ALLGÖWER, M.: Proliferation und Differenzierung monocytärer Zellen des peripheren Blutes. Schweiz. med. Wschr. **91**, 1201—1202 (1961). — HUMPHREY, J. M.: The fate of antigen and its relationship to the immune response. The complexity of antigens. Antibiotica et Chemother. (Basel) **15**, 7—23 (1969a). ~ Summing up and general discussion. In: Conference on Mononuclear Phagocytes, September 2—5, 1969b, Leiden. — HUMPHREY, J. H., ASKONAS, B. A., AUZINS, I., SCHECHTER, I., SELA, M.: The localization of antigen in lymph nodes and its relation to specific antibody-producing cells. II. Comparison of iodine-125 and tritium labels. Immunology **13**, 71—86 (1967). — HUMPHREY, J. H., FRANK, M. M.: The localization of non-microbial antigens in the draining lymph nodes of tolerant, normal and primed rabbits. Immunology **13**, 87—100 (1967). — HURLEY, J. V., RYAN, G. B., FRIEDMAN, A.: The mononuclear response to intrapleural injection in the rat. J. Path. Bact. **91**, 575—587 (1966). — HUTH, F., LANGER, E.: Elektronenmikroskopische Untersuchungen der Aufnahme von Myofer durch die Synovial-

membran. In: Beiträge zur pathologischen Anatomie und zur allgemeinen Pathologie (F. Büchner, ed.), S. 435—449. Stuttgart: Gustav Fischer 1965.
Imrie, R. C., Mueller, G. C.: Release of a lymphocyte growth promoter in leucocyte cultures. Nature (Lond.) 219, 1277—1279 (1968). — Izard, J.: Ultrastructure of the thymic reticulum in guinea pig. Cytological aspects of the problem of the thymic secretion. Anat. Rec. 155, 117—132 (1966).
Jacob, H. S., Jandl, J. H.: Effects of sulfhydryl inhibition on red blood cells. II. Studies in vivo. J. clin. Invest. 41, 1514—1523 (1962). — Jandl, J. H., Kaplan, M. E.: The destruction of red cells by antibodies in man. III. Quantitative factors influencing the patterns of hemolysis in vivo. J. clin. Invest. 39, 1145—1156 (1960). — Janoff, A.: Mast cell-rupturing agents in leukocyte lysosomes. In: Proc. Vth Internat. Symp. Immunopathology (P. Miescher and P. Grabar, eds.), p. 49—66. Basel-Stuttgart: Schwabe 1968. — Janoff, A., Scherer, J.: Mediators of inflammation in leukocyte lysosomes. IX. Elastinolytic activity in granules of human polymorphonuclear leukocytes. J. exp. Med. 128, 1137—1155 (1968). — Jenkin, C., Benacerraf, B.: In vitro studies on the interactions between mouse peritoneal macrophages and strains of Salmonella and Escherichia coli. J. exp. Med. 112, 403—417 (1960). — Jenkin, C. R.: The effect of opsonins on the intracellular survival of bacteria. Brit. J. exp. Path. 44, 47—57 (1963). — Jenkin, C. R., Rowley, D.: Opsonins as determinants of survival in intraperitoneal infections of mice. Nature (Lond.) 184, 474—475 (1959). ~ The role of opsonins in the clearance of living and inert particles by cells of the reticuloendothelial system. J. exp. Med. 114, 363—374 (1961). ~ Basis for immunity to typhoid in mice and the question of "cellular immunity". Bact. Rev. 27, 391—404 (1963a). ~ Salmonella typhimurium, a parasite of the reticuloendothelial system. In: Rôle du système réticulo-endothélial dans l'immunité antibactérienne et antitumorale, p. 291—317. Coll. int. C.N.R.S. Gif-sur-Yvette 1962. Ed. du C.N.R.S., Paris 1963b. ~ Partial purification of the "protective" antigen of salmonella typhimurium and its distribution amongst various strains of bacteria. Austr. J. exp. Biol. med. Sci. 43, 65—78 (1965). — Jenkin, C. R., Rowley, D., Auzins, I.: The basis for immunity to mouse typhoid. I. The carrier state. Austr. J. exp. Biol. med. Sci. 42. 215—228 (1964). — Jennings, J. F., Hughes, L. A.: Inhibition of phagocytosis by anti-macrophage antibodies. Nature (Lond.) 221, 79—80 (1969). — Jerne, N. K.: Summary: Waiting for the end. Cold Spr. Harb. Symp. quant. Biol. 32, 591—603 (1967). — Jeska, E. L.: Mouse peritoneal exudate cell reactions to parasitic worms. I. Cell adhesion reactions. Immunology 16, 761—771 (1969). — Jeunet, F. S., Good, R. A.: Reticuloendothelial function in the isolated perfused liver. I. Study of rates of clearance role of a plasma factor and the nature of RE blockade. J. reticuloendoth. Soc. 4, 351—369 (1967). ~ Reticuloendothelial function in the isolated perfused liver. II. Phagocytosis of heat-aggregated bovine serum albumin. Demonstration of two components in the blockade of the reticuloendothelial system. J. reticuloendoth. Soc. 6, 94—107 (1969). — Johnson, H. A., Cronkite, E. P.: The effect of tritiated thymidine on mortality and tumor incidence in mice. Radiat. Res. 30, 488—496 (1967). — Johnston, R. B., Jr., Klemperer, M. R., Alper, C. A., Rosen, F. S.: The enhancement of bacterial phagocytosis by serum. The role of complement components and two cofactors. J. exp. Med. 129, 1275—1290 (1969). — Jones, J. C.: Current concepts concerning insects hemocytes. Amer. Zoologist 2, 209—246 (1962). — Joos, F., Roos, B., Bürki, H., Bürki, K., Laissue, J.: Umsatz, Proliferation und Phagozytosetätigkeit der freien Zellen im Peritonäalraum der Maus nach Injektion von Polystyren-Partikeln. Z. Zellforsch. 95, 68—85 (1969). — Journey, L. J.: Cytoplasmic microtubulus in mouse peritoneal macrophages during rejection of MC1M ascites tumor cells. Cancer Res. 24, 1391—1405 (1964).
Kabisch, W. T., Bruyn, P. P. H. de, Pabuwal, S. N.: Quantitative characteristics of phagocytic organs. Anat. Rec. 161, 197—210 (1968). — Kampschmidt, R. F., Upchurch, H. F.: Stimulation of the reticulo-endothelial system in tumor-bearing rats. RES, J. reticuloendoth. Soc. 5, 510—519 (1968). — Kapral, F. A.: The phagocytosis and intracellular fate of staphylococci. Ann. N.Y. Acad. Sci. 128, 285—300 (1965). — Karnovsky, M. L.: Metabolic basis of phagocytic activity. Physiol. Rev. 42, 143—168 (1962). ~ Metabolism of mononuclear phagocytes. In: Conference on Mononuclear Phagocytes, September 2—5, 1969, Leiden. — Karnovsky, M. L., Shafer, A. W., Cagan, R. H., Graham, R. C., Karnovsky, M. J., Glass, E. A., Saito, K.: Membran function and metabolism in phagocytic cells. Trans. N.Y. Acad. Sci. 28, 778—787 (1966). — Karnovsky, M. L., Wallach, D. F. H.: The metabolic basis of phagocytosis. III. Incorporation of inorganic phosphate into various classes of phosphatides during phagocytosis. J. biol. Chem. 236, 1895—1901 (1961). ~ Metabolic responses of mammalian cells to solid particles. In: Rôle du système réticulo-endothélial dans l'immunité antibactérienne et antitumorale. Coll. int. C.N.R.S., Gif-sur Yvette 1962, p. 147—163. Ed. du C.N.R.S., Paris 1963. — Karrer, H. E.: Electron microscopic study of the phagocytosis process in lung. J. biophys. biochem. Cytol. 7, 357—366 (1960). — Karthigasu, K., Jenkin, C. R.: The functional development of the reticuloendothelial system of the chick embryo. Immunology 6, 255—263 (1963). — Karthi-

GASU, K., READE, P. C., JENKIN, C. R.: The functional development of the reticuloendothelial system. III. The bacterial capacity of fixed macrophages of foetal and neonatal chicks and rats. Immunology 9, 67—73 (1965). — KASS, E. H., GREEN, G. M., GOLDSTEIN, E.: Mechanisms of antibacterial action in the respiratory system. Bact. Rev. 30, 488—496 (1966). — KATZ, J., WOOD, H. G.: The use of glucose-C^{14} for the evaluation of the pathways of glucose metabolism. J. biol. Chem. 235, 2165—2177 (1960). — KAUFFMAN, H. M., HUMPHREY, L. J., HANBACK, L. D., DAVIS, F., MADGE, G. E., RITTENBURY, M. S.: Inhibition of the afferent arc of the renal homograft response with a reticuloendothelial depressant. Transplantation 5, 1217—1222 (1967). — KAUFFMAN, S. L.: Alterations in cell proliferation in mouse lung following urethane exposure. I. The non-vacuolated alveolar cell. Amer. J. Path. 54, 83—93 (1969). — KAVANAU, J. L.: Structure and function in biological membranes, vol. 2, p. 477—554. San Francisco-London-Amsterdam: Holden-Day, Inc. 1965. — KEEFE, F. B., HELMAN, S. I., SMITH, J. J.: RES response to hypophysectomy in the rat. RES, J. reticuloendoth. Soc. 4, 177—189 (1967). — KELLER, H. U., SORKIN, E.: Studies on chemotaxis. I. On the chemotactic and complement fixing activity of gamma-globulins. Immunology 9, 241—247 (1965a). ~ Studies on chemotaxis. II. The significance of normal sera for chemotaxis induced by various agents. Immunology 9, 441—447 (1965b). ~ Studies on chemotaxis. IV. The influence of serum factors on granulocyte locomotion. Immunology 10, 409—416 (1966). ~ Studies on chemotaxis. V. On the chemotactic effect of bacteria. Int. Arch. Allergy 31, 505—517 (1967a). ~ Studies on chemotaxis. VI. Specific chemotaxis in rabbit polymorphonuclear leucocytes and mononuclear cells. Int. Arch. Allergy 31, 575—586 (1967b). ~ Chemotaxis of leukocytes. Experientia (Basel) 24, 641—652 (1968). — KELLY, L. S., BROWN, B. A., DOBSON, E. L.: Cell division and phagocytic activity in liver reticulo-endothelial cells. Proc. Soc. exp. Biol. (N.Y.) 110, 555—559 (1962). — KELLY, L. S., DOBSON, E. L., FINNEY, C. R., HIRSCH, J. D.: Proliferation of the reticuloendothelial system in the liver. Amer. J. Physiol. 198, 1134—1138 (1960). — KENT, R.: The development of the phagocytic activity of the reticuloendothelial system in the chick. J. Embryol. exp. Morph. 9, 128—137 (1961). ~ Uptake of carbon particles by the RES of the fowl, the frog, and the chick embryo. RES, J. reticuloendoth. Soc. 3, 271—293 (1966). — KESSEL, R. W. I., BRAUN, W.: Cytotoxicity of endotoxin in vitro. Effects on macrophages from normal guinea pigs. Austr. J. exp. Biol. med. Sci. 43, 511—522 (1965). — KESSEL, R. W. I., MONACO, L., MARCHISIO, M. A.: The specificity of the cytotoxic action of silica. A study in vitro. Brit. J. exp. Path. 44, 351—364 (1963). — KEYSERLINGK, D. GRAF: Elektronenmikroskopische Untersuchung über die Differenzierungsvorgänge im Cytoplasma von segmentierten neutrophilen Leukozyten während der Zellbewegung. Exp. Cell Res. 51, 79—91 (1968). — KIM, Y. B., BRADLEY, S. G., WATSON, D. W.: Immune response to an elimination of particulate and soluble antigens in immunology virgin piglets. Fed. Proc. 25, 547 (1966). ~ Ontogeny of the immune response. IV. The role of antigen elimination in the true primary immune response in germfree, colostrum-deprived piglets. J. Immunol. 99, 320—326 (1967). — KINOSHITA, S., HOFFMANN-BERLING, A.: Lokale Kontraktion als Ursache der Plasmateilung von Fibroblasten. Biochim. biophys. Acta (Amst.) 79, 98—101 (1964). — KISSLING, U., ROOS, B., JOOS, F., BÜRKI, H., BÜRKI, K., LAISSUE, J.: Zellwanderung und Zellproliferation während der Entstehung des experimentellen Ölgranuloms bei der Maus. Beitr. path. Anat. 139, 115—137 (1969). — KISTLER, G. S., CALDWELL, P. R. B., WEIBEL, E. R.: Development of fine structural damage to alveolar and capillary lining cells in oxygen-poisoned rat lungs. J. Cell Biol. 32, 605—628 (1967). — KIYONO, K.: Die vitale Karminspeicherung. Ein Beitrag zur Lehre von der vitalen Färbung mit besonderer Berücksichtigung der Zelldifferenzierungen im entzündlichen Gewebe. Jena: Gustav Fischer 1914. — KIYONO, K., NAKANOIN, T.: Weitere Untersuchungen über die histiozytären Zellen. Acta Sch. med. Univ. Kioto 3, 55—138 (1920). — KLIMA, R.: Zur Morphologie und klinischen Pathologie der lymphatischen Reaktion. Schweiz. med. Wschr. 91, 1165—1169 (1961). — KNIGHT, ST., LING, N. R., SELL, S., OTNARD, C. E.: The transformation in vitro of peripheral lymphocytes of some laboratory animals. Immunology 9, 565—574 (1965). — KÖLSCH, E., MITCHISON, N. A.: The subcellular distribution of antigens in macrophages. J. exp. Med. 128, 1059—1079 (1968). — KOENIG, M. G., HEYSSEL, R. M., MELLY, M. A., ROGERS, D. E.: The dynamics of reticuloendothelial blockade. J. exp. Med. 122, 117—142 (1965). — KOLOUCH, F., JR.: The lymphocyte in acute inflammation. Amer. J, Path. 15, 413—428 (1939). — KORN, E. D., WEISMAN, R. A.: Phagocytosis of latex beads by acanthamoeba. II. Electron microscopic study of the initial events. J. Cell Biol. 34, 219—227 (1967). — KOSSARD, S., NELSON, D. S.: Studies on cytophilic antibodies. III. Sensitization of homologous and heterologous macrophages by cytophilic antibodies: Inhibition of sensitization by normal serum. Austr. J. exp. Biol. med. Sci. 46, 51—61 (1968a). ~ Studies on cytophilic antibodies. IV. The effects of proteolytic enzymes (trypsin and papain) on the attachment to macrophages of cytophilic antibodies. Austr. J. exp. Biol. med. Sci. 46, 63—71 (1968b). — KRACHT, J., GUSEK, W.: Autoradiographische und histochemische Untersuchungen am Mycolsäuregranulom, S. 300—304. Verh. Dtsch. Ges. Path. Stuttgart: Gustav

Fischer 1964. — KRASSININE, G., KAHAN, A., AMOR, B., DELBARRE, F.: Etude, par immunofluorescence, des inclusions caractéristiques du ragocyte synovial. C. R. Acad. Sci. (Paris) **263**, 801—803 (1966). — KRISCH, K.: Lysosomen. Dtsch. med. Wschr. **91**, 1274—1280 (1966).
LAMVIK, J. O.: The transformation of human mononuclear leukocytes in vitro. I. Comparison of cells in suspension and attached to coverslips. Acta haemat. (Basel) **36**, 335—343 (1966). ~ The transformation of human mononuclear leukocytes in vitro. II. Precursors of large mononuclear cells on coverslips. Acta haemat. (Basel) **37**, 32—41 (1967). — LAY, W. H., NUSSENZWEIG, V.: Ca^{++}-dependent binding of antigen-19 S antibody complexes to macrophages. J. Immunol. **102**, 1172—1178 (1969). — LEAKE, E. S., GONZALES-OJEDA, D., MYRVIK, Q. N.: Enzymatic differences between normal alveolar macrophages and oil-induced peritoneal macrophages obtained from rabbits. Exp. Cell Res. **33**, 553—561 (1964). — LEAKE, E. S., MYRVIK, Q. N.: Digestive vacuole formation in alveolar macrophages after phagocytosis of mycobacterium smegmatis in vivo. RES, J. reticuloendoth. Soc. **3**, 83—100 (1966). ~ Changes in morphology and lysozyme content of free alveolar cells after the intravenous injection of killed BCG in oil. RES, J. reticuloendoth. Soc. **5**, 33—53 (1968). — LEDER, L. D.: Der Blutmonocyt. Morphologie, Herkunft, Funktion und prospektive Potenz, Monozytenleukämie. Berlin-Heidelberg-New York: Springer 1967. — LEDER, L. D., CRESPIN, S.: Fermenthistochemische Untersuchungen zur Genese der Hautfenstermakrophagen. Frankfurt. Z. Path. **73**, 611—628 (1964). — LEDER, L. D., NICOLAS, R.: Cytologische Untersuchungen zur Genese der Makrophagen an Hautfensterpräparaten. Frankfurt. Z. Path. **72**, 632—644 (1963a). ~ Fermentcytochemische Untersuchungen zur Genese der Makrophagen an Hautfensterpräparaten. Frankfurt. Z. Path. **73**, 228—244 (1963b). ~ Untersuchungen zur Genese der Fremdkörperriesenzellen mittels der Hautfenstermethode. Frankfurt. Z. Path. **74**, 620—639 (1965a). ~ Über das cytologische und fermentcytochemische Verhalten der Hautfenstermakrophagen bei Langzeitversuchen. Klin. Wschr. **43**, 684—690 (1965b). — LEDER, L. D., PÖRKSEN, C.: Untersuchungen zur Abkunft der Entzündungsmakrophagen von Blutmonozyten am Beispiel der akuten Appendicitis. Klin. Wschr. **45**, 721—725 (1967). — LEE, L., STETSON, CH. A., JR.: The local and generalized Shwartzman phenomena. In: The inflammatory process (B. W. ZWEIFACH, L. GRANT and R. T. McCLUSKEY. eds.), p. 791—817. New York-London: Academic Press 1965. — LEMPERLE, G.: Stimulation of the reticuloendothelial system in burned rats infected with pseudomonas aeruginosa. J. infect. Dis. **117**, 7—14 (1967). — LENNERT, K.: Lymphknoten: Diagnostik in Schnitt und Ausstrich. In: Handbuch der speziellen pathologischen Anatomie und Histologie (O. LUBARSCH, F. HENKE, R. RÖSSLE und E. UEHLINGER, Hrsg.), Bd. I/3a. Berlin-Göttingen-Heidelberg: Springer 1961. — LENNERT, K., CAESAR, R., MÜLLER, H. K.: Electron microscopic studies of germinal centers in man. In: Germinal centers in immune responses (H. COTTIER, N. ODARTCHENKO, R. SCHINDLER and C. C. CONGDON, eds.), p. 49—59. Berlin-Heidelberg-New York: Springer 1967. — LEPOW, I. H., DIAS DA SILVA, W., PATRICK, R. A.: Biologically active cleavage products of components of complement. In: Cellular and humoral mechanisms in anaphylaxis and allergy (H. MOVAT, ed.). Basel: Karger 1969. — LETTERER, E.: Die allergisch-hyperergische Entzündung. In: Handbuch der allgemeinen Pathologie (F. BÜCHNER, E. LETTERER u. F. ROULET, Hrsg.), Bd. 7/I, S. 497—600. Berlin-Göttingen-Heidelberg: Springer 1956. ~ Die Morphologie der immunopathischen Reaktionen. In: Handbuch der allgemeinen Pathologie (F. BÜCHNER, E. LETTERER u. F. ROULTER, Hrsg.), Bd. 7/II, S. 1—253. Berlin-Heidelberg-New York: Springer 1967. — LEWIS, W. H.: The transformation of mononuclear blood cells into macrophages, epitheloid cells, and giant cells. Harvey Lect. **21**, 77—112 (1926/27). ~ Pinocytosis. Bull. Johns Hopk. Hosp. **49**, 17—24 (1931). — LICHTENSTEIN, L. M., GEWURZ, H., ADKINSON, N. F., JR., SHIN, H. S., MERGENHAGEN, S. E.: Interactions of the complement system with endotoxic lipopolysaccharide: the generation of an anaphylatoxin. Immunology **16**, 327—336 (1969). — LIEBMAN, E.: On trephocytes and trephocytosis; a study on the role of leucocytes in nutrition and growth. Growth **10**, 291—330 (1946). — LIPSMEYER, E. A., KANTOR, F. S.: Delayed hypersensitivity. III. Effect of pre-exposure to antigen upon macrophage migration. J. Immunol. **102**, 1074—1078 (1969). — LISON, L., SMULDERS, J.: Discriminating "athrocytes" in the reticuloendothelial system. Nature (Lond.) **162**, 65—66 (1948). — LITTLE, J. R., BRECHER, G., BRADLEY, T. R., ROSE, S.: Determination of lymphocyte turnover by continous infusion of H^3-thymidine. Blood **19**, 236—242 (1962). — LOGAN, G., WILHELM, D. L.: Ultra-violet injury as an experimental model of the inflammatory reaction. Nature (Lond.) **198**, 968—969 (1963). — LOVETT, C. A., MOVAT, H. Z.: Role of PMN-leucocyte lysosomes in tissues injury, inflammation and hypersensitivity. III. Passive cutaneous anaphylaxis induced in the rat with homologous and heterologous hyperimmune antibody. Proc. Soc. exp. Biol. (N.Y.) **122**, 991—996 (1966). — LOW, F. N.: Electron microscopy of the rat lung. Anat. Rec. **113**, 437—449 (1952). ~ The pulmonary alveolar epithelium of laboratory mammal and man. Anat. Rec. **117**, 241—263 (1953). — LUBAROFF, D. M., WAKSMAN, B. H.: Bone marrow as a source of cells in reactions of cellular hypersensitivity. I. Passive transfer of tuberculin sensitivity in syngeneic systems. J. exp. Med. **128**, 1425—

1435 (1968). — LURIE, M. B.: Studies on the mechanism of immunity in tuberculosis. The fate of tubercle bacilli ingested by mononuclear phagocytes derived from normal and immunized animals. J. exp. Med. **75**, 247—268 (1942). ~ Resistance to tuberculosis: experimental studies in native and acquired defensive mechanisms. Cambridge (Mass.): Harvard University Press 1964.

MacCALLUM, D. K.: Time sequence study on the hepatic system of macrophages in malaria-infected hamsters. J. reticuloendoth. Soc. **6**, 232—252 (1969a). ~ A study of macrophage — pulmonary vascular bed interactions in malaria-infected hamsters. J. reticuloendoth. Soc. **6**, 253—270 (1969b). — MACHADO, E., LOZZIO, B. B., ROYER, M.: Cellular modification of the reticuloendothelial system submitted to different stimulants. RES, J. reticuloendoth. Soc. **5**, 297—314 (1968). — MACKANESS, G. B.: The phagocytosis and inactivation of staphylococci by macrophages of normal rabbits. J. exp. Med. **112**, 35—53 (1960). ~ The behaviour of microbial parasites in relation to phagocytic cells in vitro and in vivo. 14th Symp. Soc. General Microbiol., London 1964. Cambridge: Cambridge Univ. Press 1964a. ~ The immunological basis of acquired cellular resistance. J. exp. Med. **120**, 105—120 (1964b). ~ The relationship of delayed hypersensitivity to acquired cellular resistance. Brit. med. Bull. **23**, 52—54 (1967). ~ The influence of immunologically committed lymphoid cells on macrophage activity *in vivo*. J. exp. Med. **129**, 973—992 (1969). — MACKANESS, G. B., BLANDEN, R. V.: Cellular immunity. Progr. Allergy **11**, 89—140 (1967). — MACKANESS, G. B., BLANDEN, R. V., COLLINS, F M.: Host-parasite relations in mouse typhoid. J. exp. Med. **124**, 573—583 (1966). — MacKINNEY, A. A., JR., STOHLMAN, F., JR., BRECHER, G.: The kinetics of cell proliferation in cultures of human peripheral blood. Blood **19**, 349—358 (1962). — MACKMULL, G., MICHELS, N. A.: Absorption of colloidal carbon from the peritoneal cavity in the teleost, tautogolabrus adspersus. Amer. J. Anat. **51**, 3—47 (1932). — MAEGRAITH, B. G.: Interaction of nutrition and infection. In: Nutrition and infection (G. E. W. WOLSTENHOLME and M. O'CONNOR, eds.). Boston: Little, Brown & Co. 1967. — MALININ, T. I., PEKIN, T. J., ZVAIFLER, N. J.: Cytology of synovial fluid in rheumatoid arthritis. Amer. J. clin. Path. **47**, 203—208 (1967). — MANDEL, T.: Ultrastructure of epithelial cells in the medulla of the guineapig thymus. Austr. J. exp. Biol. med. Sci. **46**, 755—767 (1968). — MARCHESI, V. T., GOWANS, J. L.: The migration of lymphocytes through the endothelium of venules in lymph nodes: an electron microscope study. Proc. roy. Soc. B **159**, 283—290 (1964). — MARIKOVSKY, Y., DANON, D.: Structural differences between old and young negatively stained red cell membranes. J. Ultrastruct. Res. **20**, 83—90 (1967). — MARSHALL, V. R., KNIGHT, P. R.: The effect of antilymphocytic serum (ALS) on the reticuloendothelial system (RES) of mice. J. Immunol. **102**, 1498—1503 (1969). — MAXIMOW, A.: Experimentelle Untersuchungen über die entzündliche Neubildung von Bindegewebe. Beitr. path. Anat., Suppl. **5**, 1—262 (1902). ~ Über die Entwicklung der Blut- und Bindegewebszellen beim Säugetierembryo. Folia haemat. **4**, 611—626 (1907). ~ Der Lymphocyt als gemeinsame Stammzelle der verschiedenen Blutelemente in der embryonalen Entwicklung und im postfetalen Leben der Säugetiere. Folia haemat. **8**, 125—134 (1909). ~ Morphology of the mesenchymal reactions. Arch. Path. **4**, 557—606 (1927a). ~ Über das Mesothel (Deckzellen der serösen Häute) und die Zellen der serösen Exsudate, Untersuchungen an entzündetem Gewebe und an Gewebekulturen. Arch. exp. Zellforsch. **4**, 1—42 (1927b). ~ Development of non-granular leucocytes (lymphocytes and monocytes) into polyblasts (macrophages) and fibroblasts in vitro. Proc. Soc. exp. Biol. (N.Y.) **24**, 570—572 (1927c). — MAXWELL, K. W., MARCUS, S.: Phagocytosis and intracellular fate of Mycobacterium tuberculosis: In vitro studies with guinea-pig peritoneal and alveolar mononuclear phagocytes. J. Immunol. **101**, 176—182 (1968). — McCLUSKEY, R. T., BENACERRAF, B., McCLUSKEY, J. W.: Studies on the specificity of the cellular infiltrate in delayed hypersensitivity reactions. J. Immunol. **90**, 466—477 (1963). — McDEVITT, H. O.: The cellular localization of antigen. RES, J. reticuloendoth. Soc. **5**, 256—269 (1968). — McGUIRE, E. A., YOUNG, V. R., NEWBERNE, P. M., PAYNE, B. J.: Effects of Salmonella typhimurium infection. Arch. Path. **86**, 60—68 (1968). — McINTYRE, J., ROWLEY, D., JENKIN, C. R.: The functional heterogeneity of macrophages at a single cell level. Austr. J. exp. Biol. med. Sci. **45**, 675—680 (1967). — McKAY, D., JENKIN, C. R., ROWLEY, D.: Immunity in the invertebrates. I. Studies on the naturally occuring haemagglutinins in the fluid of invertebrates. Austr. J. exp. Biol. med. Sci. **47**, 125—134 (1969). — McRIPLEY, R. J., GARRISON, D. W.: Effect of burns in rats on defence mechanisms against Pseudomonas aeruginosa. J. infect. Dis. **115**, 159—170 (1965). — MEDAWAR, P. B.: Immunological tolerance. The phenomenon of tolerance provides a testing ground for theories of the immune response. Science **133**, 303—306 (1961). — MEGIRIAN, R.: Effect of chlorambucil on the blood clearances of injected particulate matter. RES, J. reticuloendoth. Soc. **2**, 238—248 (1965). — MEGIRIAN, R., LEONARDI, D.: Effect of methotrexate on the blood clearance of carbon after india ink. RES, J. reticuloendoth. Soc. **3**, 295—304 (1966). — MESROBEANU, I., BONA, C., MESROBEANU, L.: Pinocytosis by leucocytes of "0" endotoxins. Exp. Cell Res. **36**, 434—438 (1964). — METALNIKOV, S. I.,

GASCHEN, H.: Immunité de la chenille contre divers microbes. C.R. Soc. Biol. (Paris) **83**, 119—121 (1920). ~ Sur la rapidité d'immunisation chez la chenille de Galleria. C.R. Soc. Biol. (Paris) **85**, 224—226 (1921). — METCALF, D.: Functional interactions between the thymus and other organs. In: The thymus (V. DEFENDI and D. METCALF, eds.), p. 53—73. Philadelphia: The Wistar Institute Press 1964. — METCHNIKOFF, E.: Über eine Sproßpilzkrankheit der Daphnien. Beitrag zur Lehre über den Kampf der Phagocyten gegen Krankheitserreger. Virchows Arch. path. Anat. **96**, 177—195 (1884). ~ Leçons sur la pathologie comparée de l'inflammation. Paris: Masson 1892. ~ Immunität bei Infektionskrankheiten. Jena: Gustav Fischer 1902. — MIESCHER, P.: The role of the reticuloendothelial system in haematoclasia. In: Physiopathology of the reticuloendothelial system (B. N. HALPERN, B. BENACERRAF und J. F. DELAFRESNAYE, eds.), p. 147—171. Oxford: Blackwell Sci. Publ. 1957. — MILANESI, S.: Intercellular junctions in lymph node follicles of various species. Proc. 6th Int. Congr. Electron Microscopy, Kyoto 1966. — MILLER, F.: Hemoglobin absorption by the cells of the proximal convoluted tubule in mouse kidney. J. biophys., biochem. Cytol. **8**, 689—718 (1960). — MILLER, J. F. A. P., HOWARD, J. G.: Some similarities between the neonatal thymectomy syndrome and graft-versus-host disease. RES, J. reticuloendoth. Soc. **1**, 369—392 (1964). — MILLER, J. J., NOSSAL, G. J. V.: Antigens in immunity. VI. The phagocytic reticulum of lymph node follicles. J. exp. Med. **120**, 1075—1085 (1965). — MIMS, C. A.: The peritoneal macrophages of mice. Brit. J. exp. Path. **45**, 37—43 (1964). — MITCHELL, J., ABBOT, A.: Ultrastructure of the antigen-retaining reticulum of lymph node follicles as shown by high-resolution autoradiography. Nature (Lond.) **208**, 500—502 (1965). — MITCHISON, N. A.: The immunogenic capacity of antigen taken up by peritoneal exudate cells. Immunology **16**, 1—14 (1969). — MOE, R. E.: Fine structure of the reticulum and sinuses of lymph nodes. Amer. J. Anat. **112**, 311—335 (1963). — MÖLLER, E.: Haemolytic activity of mouse peritoneal exudate cells *in vitro*. Immunology **16**, 609—619 (1969). — MOLLISON, P. L.: The reticuloendothelial system and red cell destruction. Proc. roy. Soc. Med. **55**, 915—920 (1962). — MONIS, B., WEINBERG, T., SPECTOR, G. J.: The carrageenan granuloma in the rat. A model for the study of the structure and function of macrophages. Brit. J. exp. Path. **49**, 302—310 (1968). — MOORE, R. D., MUMAW, V. R., SCHOENBERG, M. H.: The structure of the spleen and its functional implications. Exp. molec. Path. **3**, 31—50 (1964). — MOORE, R. D., SCHOENBERG, M. D.: Alveolar lining cells and pulmonary reticuloendothelial system of the rabbit. Amer. J. Path. **45**, 991—1006 (1964). — MORRIS, B.: The lymphatic system and the immune response. Aust. J. Sci. **31**, 13—18 (1968). — MORROW, S. H., DI LUZIO, N. R.: Reticuloendothelial function in thymectomized rats. Nature (Lond.) **205**, 193—194 (1965). — MOUTON, D., BIOZZI, G., BOUTHILLIER, Y., STIFFEL, C.: Phagocytosis of Salmonella by reticuloendothelial cells of new born piglets lacking natural antibody. Nature (Lond.) **197**, 706 (1963). — MOVAT, H. Z., FERNANDO, N. V. P.: The fine structure of lymphoid tissue. Exp. molec. Path. **3**, 546—568 (1964). — MOVAT, H. Z., WEISER, W. J., GLYNN, M. F., MUSTARD, J. F.: Platelet phagocytosis and aggregation. J. Cell Biol. **27**, 531—543 (1965). — MUDD, ST., McCUTCHEON, M., LUCKÉ, B.: Phagocytosis. Physiol. Rev. **14**, 260—275 (1934). — MÜLLER-EBERHARD, H. J.: Chemistry and reaction mechanisms of complement. In: Advances in immunology (F. J. DIXON and H. G. KUNKEL, eds.), vol. 8. New York: Academic Press 1968. — MUNDER, P. G.: The relationship between macrophages and adjuvant activity. In: Conference on Mononuclear Phagocytes, September 2—5, 1969, Leiden. — MURAMATSU, S., MORITA, T., SOHMURA, Y.: Cellular kinetics of phagocytic cells in immunized x-irradiated mice. J. Immunol. **95**, 1134—1141 (1966). — MURRAY, I. M.: The mechanism of blockade of the reticuloendothelial system. J. exp. Med. **117**, 139—147 (1963). — MYRVIK, Q. N., EVANS, D. G.: Metabolic and immunologic activities of alveolar macrophages. Arch. environm. Hlth **14**, 92—96 (1967). — MYRVIK, Q. N., LEAKE, E. S., FARISS, B.: Studies on pulmonary alveolar macrophages from the normal rabbit: A technique to procure them in a high state of purity. J. Immunol. **26**, 128—132 (1961).

NACHMIAS, V. T.: Further electron microscope studies on fibrillar organization of the ground cytoplasm of *Chaos chaos*. J. Cell Biol. **38**, 40—50 (1968). — NELSON, D.: Macrophages and immunity. Amsterdam: North-Holland Publ. Co. 1969. — NELSON, D. S., BOYDEN, S. V.: The loss of macrophages from peritoneal exudates following the injection of antigens into guinea-pigs with delayed-type hypersensitivity. Immunology **6**, 264—275 (1963). — NELSON, D. S., MILDENHALL, P.: Studies on cytophilic antibodies. I. The production by mice of macrophage cytophilic antibodies to sheep erythrocytes: relationship to the production of other antibodies and the development of delayed-type hypersensitivity. Austr. J. exp. Biol. med. Sci. **45**, 113—130 (1967). ~ Studies on cytophilic antibodies. II. The production by guinea-pigs of macrophage cytophilic antibodies to sheep erythrocytes and human serum albumin: Relationship to the production of other antibodies and the development of delayed-type hypersensitivity. Austr. J. exp. Biol. med. Sci. **46**, 33—49 (1968). — NELSON, E. L., BEKKER, J. R.: The effect of whole-body x-irradiation on the bactericidal activity of phagocytic cells. I. Survival of Pseudomonas aeruginosa within phagocytes from peritoneal exudates of mice. J. infect. Dis. **104**, 13—19 (1959). — NELSON, R. A., JR.: Immune-adherence. In:

Mechanism of cell and tissue damage produced by immune reactions. 2nd Int. Symp. Immunopath., Brook Lodge (Michigan, USA) 1961 (P. GRABAR and P. MIESCHER, eds.), p. 245—248. Basel-Stuttgart: Benno Schwabe 1962. ~ The role of complement in immune phenomena. In: The inflammatory process (B. W. ZWEIFACH, L. GRANT and R. T. McCLUSKEY, eds.), p. 819—872. New York-London: Academic Press 1965. — NELSTROP, A. E., TAYLOR, G., COLLARD, P.: Studies on phagocytosis. I. Antigen clearance studies in rabbits. Immunology 14, 325—337 (1968a). ~ Studies on phagocytosis. III. Antigen clearance studies in invertebrates and poikilothermic vertebrates. Immunology 14, 347—356 (1968b). — NEWBERNE, P. M., HUNT, C. E., YOUNG, V. R.: The role of diet and the reticuloendothelial system in the response of rats to Salmonella typhimurium infection. Brit. J. exp. Path. 49, 448—457 (1968). — NEWSOME, J.: Phagocytosis by human neutrophils. Nature (Lond.) 214, 1092—1094 (1967). — NICOL, T., BILBEY, D. L. J.: Elimination of macrophage cells of the reticuloendothelial system by way of the bronchial tree. Nature (Lond.) 182, 192—193 (1958). ~ The effect of various steroids on the phagocytic activity of the reticuloendothelial system. In: Reticuloendothelial structure and function (J. H. HELLER, ed.), p. 301—320. New York: The Ronald Press Comp. 1960. — NICOL, T., CORDINGLEY, J. L.: Reticuloendothelial excretion via the bronchial tree. In: The reticuloendothelial system and atherosclerosis (N. R. DiLUZIO and R. PAOLETTI, eds.), p. 58—62. New York: Plenum Press 1967. — NICOLESCU, P., ROUILLER, CH.: Beziehungen zwischen den Endothelzellen der Lebersinusoide und den von Kupfferschen Sternzellen. Elektronenmikroskopische Untersuchungen. Z. Zellforsch. 76, 313—338 (1967). — NORMANN, S. J., BENDITT, E. P.: Function of the reticuloendothelial system. I. A study on the phenomenon of carbon clearance inhibition. J. exp. Med. 122, 693—707 (1965a). ~ Function of the reticuloendothelial system. II. Participation of a serum factor in carbon clearance. J. exp. Med. 122, 709—719 (1965b). — NORMANN, S. J., LAGUNOFF, D., BENDITT, E. P.: Function of the reticuloendothelial system. III. Simultaneous measure of 2 particles during clearance inhibition. Lab. Invest. 19, 353—357 (1968). — NORTH, R. J.: The localization by electron microscopy of acid phosphatase activity in guinea pig macrophages. J. Ultrastruct. Res. 16, 96—108 (1966). ~ The uptake of particulate antigen. RES, J. reticuloendoth. Soc. 5, 203—229 (1968). ~ Cellular kinetics associated with the development of acquired cellular resistance. J. exp. Med. 130, 299—314 (1969a). ~ The mitotic potential of fixed phagocytes in the liver as revealed during the development of cellular immunity. J. exp. Med. 130, 315—326 (1969b). — NORTH, R. J., MACKANESS, G. B.: Electron microscopical observations on the peritoneal macrophages of normal mice and mice immunised with Listeria monocytogenes. II. Structure of macrophages from immune mice and early cytoplasmic response to the presence of ingested bacteria. Brit. J. exp. Path. 44, 608—611 (1963). — NOSSAL, G. J. V., ABOTT, A., MITCHELL, J.: Antigens in immunity. XIV. Electron microscopic radioautographic studies of antigen capture in the lymph node medulla. J. exp. Med. 127, 263—276 (1968). — NOSSAL, G. J. V., ABOTT, A., MITCHELL, J., LUMMUS, Z.: Antigens in immunity. XV. Ultrastructural features of antigen capture in primary and secondary lymphoid follicles. J. exp. Med. 127, 277—290 (1968). — NOSSAL, G. J. V., ADA, G. L., AUSTIN, C. M.: Antigens in immunity. IV. Cellular localization of ^{125}I- and ^{131}I-labelled flagella in lymph nodes. Austr. J. exp. Biol. med. Sci. 42, 311—330 (1964). — NOVIKOFF, A. B.: Lysosomes in the physiology and pathology of cells: contributions of staining methods. In: Ciba Foundation Symposium Lysosomes (A. V. S. DE RENCK and M. P. CAMERON, eds.), p. 36—73. London: Churchill 1963. — NOVIKOFF, A. B., BEAUFAY, H., DUVE, C. DE: Electron microscopy of lysosome-rich fractions from rat-liver. J. biophys. biochem. Cytol. 2 (Suppl.), 179—184 (1956). — NOWELL, P. C.: Phytohemagglutinin: an initiator of mitosis in cultures of normal human leukocytes. Cancer Res. 20, 462—466 (1960).

ODARTCHENKO, N., BOND, V. P., FEINENDEGEN, L. E., COTTIER, H.: Kinetics of erythrocytic precursor proliferation in dog. In: Cell Proliferation, a Guinness Symposium, p. 172—189. Oxford: Blackwell, 1963. — ODARTCHENKO, N., COTTIER, H., FEINENDEGEN, L. E., BOND, V. P.: Evaluation of mitotic time in vivo, using tritiated thymidine as a cell marker: Successive labeling with time of separate mitotic phases. Exp. Cell Res. 35, 402—411 (1964). — ODARTCHENKO, N., LEWERENZ, M., SORDAT, B., ROOS, B., COTTIER, H.: Kinetics of cellular death in germinal centers of mouse spleen. In: Germinal centers in immune responses, p. 212—217. (H. COTTIER, N. ODARTCHENKO, R. SCHINDLER, C. C. CONGDON, eds.) Berlin-Heidelberg-New York: Springer 1967. — OLD, L. J., BENACERRAF, B., CLARKE, D. A., CARSWELL, E. A., STOCKERT, E.: The role of the reticuloendothelial system in the host reaction to neoplasia. Cancer Res. 21, 1281—1300 (1961). — OLD, L. J., BENACERRAF, B., STOCKERT, E.: Increased resistance to mengo virus following infection with bacillus Calmette-Guérin. In: Rôle du système réticulo-endothélial dans l'immunité antibactérienne et antitumorale, p. 319—339. Coll. int. C.N.R.S., Gif-sur-Yvette 1962. Ed. du C.N.R.S., Paris 1963. — OLD, L. J., BOYSE, E. A., BENNETT, B., LILLY, F.: Peritoneal cells as an immune population in transplantation studies. In: Cell-bound antibodies. Conf. Nat. Acad. Sci. nat. Res. Counc. 1963 (B. AMOS and H. KOPROWSKI, eds.), p. 89—99. Philadelphia: The Wistar Institute Press 1963. — OLD, L. J., CLARKE, D. A., BENACERRAF, B.,

Goldsmith, M.: The reticuloendothelial system and the neoplastic process. Ann. N.Y. Acad. Sci. 88, 264—280 (1960). — Olson, I. A., Yoffey, J. M.: Oligosynthetic and polysynthetic lymph nodes. In: The lymphocyte in immunology and haemopoiesis (J. M. Yoffey, ed.), p. 358—361. London: Edw. Arnold Publ. Ltd. 1967. — Oppenheim, J. J., Perry, S.: Effects of endotoxins on cultured leukocytes. Proc. Soc. exp. Biol. (N.Y.) 118, 1014—1019 (1965). — Oren, R., Farnham, A. E., Saito, K., Milofsky, E., Karnovsky, M. L.: Metabolic patterns in three types of phagocytizing cells. J. Cell Biol. 17, 487—501 (1963). — Ouchi, E., Selvaraj, R. J., Sbarra, A. J.: The biochemical activities of rabbit alveolar macrophages during phagocytosis. Exp. Cell Res. 40, 456—468 (1965).

Padawer, J.: Uptake of colloidal thorium dioxide by mast cells. J. Cell Biol. 40, 747—760 (1969). — Padawer, J., Gordon, A. S.: Cellular elements in the peritoneal fluid of some mammals. Anat. Rec. 124, 209—222 (1956). — Paillot, A.: L'immunité acquise chez les insectes. C.R. Soc. Biol. (Paris) 83, 272—280 (1920). — Panijel, J., Cayeux, P.: Immunosuppressive effects of macrophage antiserum. Immunology 14, 769—780 (1968). — Papermaster, B. W., Condie, R. M., Finstad, J., Good, R. A.: Evolution of the immune response. I. The phylogenetic development of adaptive immunologic responsiveness in vertebrates. J. exp. Med. 119, 105—130 (1964). — Parrott, D. M. V., Sousa, M. A. B. de: The persistence of donor-derived cells in thymus grafts, lymph nodes and spleens of recipient mice. Immunology (Lond.) 13, 193—200 (1967). — Pavillard, E. R. J.: In vitro phagocytic and bactericidal ability of alveolar and peritoneal macrophages of normal rats. Austr. J. exp. Biol. med. Sci. 41, 265—274 (1963). — Payling Wright, G.: The reticuloendothelial system. In: Recent advances in pathology (G. Hadfield, ed.), p. 59—81. London: Churchill 1953. — Pearsall, N. N., Weiser, R. S.: The macrophage in allograft immunity. I. Effects of silica as a specific macrophage toxin. RES, J. reticuloendoth. Soc. 5, 107—120 (1968a). ~ The macrophage in allograft immunity. II. Passive transfer with immune macrophages. RES, J. reticuloendoth. Soc. 5, 121—133 (1968b). — Pearson, G. R., Freeman, B. A., Hines, W. D.: Thin section electron micrographs of monocytes infected with Brucella suis. J. Bact. 86, 1123—1125 (1963). — Pelc, S. R., Appleton, T. C.: Distribution of tritiated thymidine in various tissues. Nature (Lond.) 205, 1287—1289 (1965). — Perkins, E. H., Nettesheim, P., Morita, T.: Radioresistance of the engulfing and degradative capacities of peritoneal phagocytes to kiloroentgen x-ray doses. RES, J. reticuloendoth. Soc. 3, 71—82 (1966). — Pernis, B., Bairati, A., Milanesi, S.: Cellular and humoral reactions to Freund's adjuvant in guinea-pig. Path. Microbiol. 29, 837—853 (1966). — Pernis, B., Vigliani, E. C., Monaco, L.: A study of the action of silica particles on macrophages in vitro. Med. d. Lavoro 51, 3—9 (1960). — Petrakis, N. L.: In vivo cultivation of leukocytes in diffusion chambers: requirement of ascorbic acid for differentiation of mononuclear leukocytes to fibroblasts. Blood 18, 310—316 (1961). — Petrakis, N. L., Davis, M., Lucia, S. P.: The in vivo differentiation of human leukocytes into histiocytes, fibroblasts and fat cells in subcutaneous diffusion chambers. Blood 17, 109—118 (1961). — Petris, S. de, Karlsbad, G., Pernis, B.: Filamentous structures in the cytoplasm of normal mononuclear phagocytes. J. Ultrastruct. Res. 7, 39—55 (1962). — Pfeffer, W.: Locomotorische Richtungsbewegungen durch chemische Reize. Unters. bot. Inst. Tübingen 1, 363 (1884). — Phelps, P., McCarty, D. J.: Crystal-induced inflammation in canine joints. II. Importance of polymorphonuclear leukocytes. J. exp. Med. 124, 115—126 (1966). — Phillips, J. H.: Immunological processes and recognition of foreignness in the invertebrates. In: Phylogeny of immunity (R. T. S. Smith, P. A. Miescher and R. A. Good, eds.), p. 133—139. Gainsville: Univ. of Florida Press 1966. — Phillips, J. H., Yardley, B. J.: Detection in invertebrates of inducible, reactive materials resembling antibody. Nature (Lond.) 188, 728—730 (1960). — Pinkett, M. O., Cowdrey, C. R., Nowell, P. C.: Mixed hematopoietic and pulmonary origin of "alveolar macrophages" as demonstrated by chromosome markers. Amer. J. Path. 48, 859—867 (1966). — Pisano, J. C., Filkins, J. P., Di Luzio, N. R.: Phagocytic and metabolic activities of isolated rat Kupffer cells. Proc. Soc. exp. Biol. (N.Y.) 128, 917—922 (1968). — Pliska, F.: Weitere Untersuchungen über Immunitätsreaktionen und über Phagozytose bei Karpfen. Zbl. Bakt. Parasitenk. 143, 451—460 (1939). — Policard, A., Collet, A., Martin, J. C., Pregermain, S., Reuet, Ch.: Etude infrastructurale des macrophages libres isolés du poumon chez le cobaye. C.R. Acad. Sci. (Paris) 256, 3404—3406 (1963). — Policard, A., Collet, A., Martin, J. C., Reuet, Ch.: Etude au microscope électronique sur les systèmes d'expansions foliacées présents dans les macrophages et les cellules épithéloides. Z. Zellforsch. 66, 96—105 (1965). — Ponder, E.: The influence of surface charge and of cytoplasmic viscosity on the phagocytosis of a particle. J. gen. Physiol. 11, 757—777 (1928). — Pophillat, F.: Influence of hypophysectomy on the phagocytic activity of the reticuloendothelial system. Ann. Inst. Pasteur 103, 43—53 (1962). — Pozzi, F., Barbolini, G.: Ricerche istoenzimologiche sugli istiociti della milza e del fegato di ratto con particolare riferimento agli istiociti in posizione endoteliale. Arch. De Vecchi Anat. pat. 45, 523—557 (1965).

Rabinovitch, M.: Phagocytic recognition mechanims. In: Conference on Mononuclear Phagocytes, September 2—5, 1969, Leiden. — Rabinowitz, Y.: Separation of lymphocytes, polymorphonuclear leukocytes and monocytes on glass columns, including tissue cuiture observations. Blood 23, 811—828 (1964). — RABINOWITZ, Y., SCHREK, R.: Studies of cell source of macrophages from human blood in slide chambers. Proc. Soc. exp. Biol. (N.Y.) 110, 429—431 (1962). — RALSTON, D. J., ELBERG, S. S.: Serum-mediated immune cellular responses to Brucella melitensis REV I. II. Restriction of Brucella by immune sera and macrophages. J. reticuloendoth. Soc. 6, 109—139 (1969). — RASCHE, B., ULMER, W. T.: Über die zytotoxische Wirkung von fibrogenem Staub auf Alveolar- und Peritonealphagozyten in vitro. Morphologie, Milchsäurebildung, Sauerstoffverbrauch. Int. Arch. Gewerbepath. Gewerbehyg. 21, 39—49 (1964). ~ Experimentelle Beiträge zur cellulären Lungenreinigung. Untersuchungen über die Herkunft der Alveolarmakrophagen. Klin. Wschr. 44, 841—844 (1966). ~ Die zelluläre Retention und der zelluläre Transport inhalierter Staubpartikel in Alveolarmakrophagen. Med. thorac. 24, 227—236 (1967). — READE, P. C.: Phagocytosis in invertebrates. Austr. J. exp. Biol. med. Sci. 46, 219—229 (1968a). ~ The development of bactericidal activity in rat peritoneal macrophages. Austr. J. exp. Biol. med. Sci. 46, 231—247 (1968b). — READE, P. C., CASLEY-SMITH, J. R.: The functional development of the reticuloendothelial system. II. The histology of blood clearance by the fixed macrophages of foetal rats. Immunology 9, 61—66 (1965). — READE, P. C., TURNER, K. J., JENKIN, C. R.: The functional development of the reticuloendothelial system. IV. Studies of serum opsonins to Salmonella typhimurium in foetal and natal rats. Immunology 9, 75—84 (1965). — REBUCK, J. W., CROWLEY, J. H.: A method of studying leucocytic functions in vivo. Ann. N.Y. Acad. Sci. 59, 757—805 (1955). — REBUCK, J. W., Lo GRIPPO, G. A.: Characteristics and interrelationships of the various cells in the RE cell, macrophage, lymphocyte, and plasma cell series in man. Lab. Invest. 10, 1068—1093 (1961). — REICHARD, S. M., EDELMANN, A., GORDON, A. S.: Adrenal and hypophyseal influences upon the uptake of radioactive gold (Au^{198}) by the reticuloendothelial system. Endocrinology 59, 55—68 (1956a). ~ Endocrine influences upon the uptake of colloidal thorium by the reticuloendothelial system. J. Lab. clin. Med. 48, 431—441 (1956b). — RHODES, J. M., LIND, I.: Antigen uptake in vivo by peritoneal macrophages from normal mice, and those undergoing primary or secondary responses. Immunology 14, 511—525 (1968). — RIBBERT, H.: Die Abscheidung intravenös injizierten gelösten Karmins in den Geweben. Z. allg. Physiol 4, 201—214 (1904). — RIFKIND, R. A.: Destruction of injured red cells in vivo. Amer. J. Med. 41, 711—723 (1966). — RINGLE, D. A., HERNDON, B. L., BULLIS, H. R., JR.: Effects of RES-stimulating lipids and zymosan on shock. Amer. J. Physiol. 210, 1041—1047 (1966). — ROBERTS, A. N.: Cellular localization and quantitation of tritiated antigen in mouse lymph nodes during early primary immune response. Amer. J. Path. 49, 889—909 (1966). — ROBERTS, A. N., HAUROWITZ, F.: Intracellular localization and quantitation of tritiated antigens in reticuloendothelial tissues of mice during secondary and hyperimmune responses. J. exp. Med. 116, 407—422 (1962). — ROBERTS, D. K., LATTA, J. S.: Electron microscopic studies on the red pulp of the rabbit spleen. Anat. Rec. 148, 81—101 (1964). — ROBINEAUX, R., FRÉDÉRIC, J.: Contribution à l'étude des granulations neutrophiles des polynucleaires par la microcinématographie en contraste de phase. C.R. Soc. Biol. (Paris) 149, 486—489 (1955). — ROBINEAUX, R., NELSON, R. A., JR.: Étude par la microcinématographie en contraste de phase et à l'accéléré du phénomène d'immuno-adhérence et de la phagocytose concomitante. C. R. Soc. Biol. (Paris) 149, 489—492 (1955). — ROBINEAUX, R., PINET, J.: An in vitro study of some mechanisms of antigen uptake by cells. In: Cellular aspects of immunity. A Ciba Foundation Symposium (G. E. W. WOLSTENHOLME and C. M. O'CONNOR, eds.), p. 5—40. London: Churchill 1960. — ROBINSON, ST. H., BRECHER, G., LOURIE, I. S., HALEY, J. E.: Leukocyte labeling in rats during and after continuous infusion of tritiated thymidine: implication for lymphocyte longevity and DNA reutilization. Blood 26, 281—295 (1965). — ROHR, H.-P.: Die funktionelle Bedeutung der Lysosomen unter physiologischen und pathologischen Bedingungen. Schweiz. med. Wschr. 96, 1712—1716 (1966). — ROHR, K.: Das menschliche Knochenmark, 3. Aufl. Stuttgart: Thieme 1960. — ROOS, B., NOESBERGER, B., HESS, M., STONER, R. D., COTTIER, H.: Nicht publizierte Befunde, 1967. — ROOS, B., ODARTCHENKO, N., HESS, M., STONER, R. D., COTTIER, H.: Zur Kinetik retikuloendothelialer und histiozytärer Zellen in Lymphknoten von Mäusen nach Sekundärstimulation mit Tetanustoxoid: Autoradiographische Untersuchungen mit Hilfe von Thymidin-^{3}H. Résumé des Communications, Xe Congr. Soc. Europ. Hémat., Strasbourg 1965, No 113. — ROPES, M. W.: Phagocytic activity and morphological variations on the ciliated epithelial cells of the trachea and bronchi in rabbits. Contr. Embryol. 22, 79 (1930). — ROSS, R., LILLYWHITE, J. W.: The fate of buffy coat cells grown in subcutaneously implanted diffusion chambers. A light and electron microscopic study. Lab. Invest. 14, 1568—1585 (1965). — ROTHER, K., ROTHER, U.: Studies on complement defective rabbits. IV. Blood clearance of intravenously injected S. typhi by the reticuloendothelial system. Proc. Soc. exp. Biol. (N.Y.) 119, 1055—1059 (1965). — ROWLEY, D.: Bactericidal activity of macrophages in vitro against Escherichia coli. Nature (Lond.) 181, 1738—1739 (1958). ~ Phagocytosis. Adv. Immunol. 2, 241—264 (1962). — ROWLEY, D., AUZINS, I., JENKIN, C. R.: Further studies regarding the question of cellular immunity in mouse typhoid. Austr. J. exp. Biol. med. Sci. **46**, 447—463 (1968). — Rowley, D., Thöni, M., Isliker, H.: Opsonic requirements for bacterial phagocytosis. Nature (Lond.) **207**, 210—211 (1965). — Rowley, D., Turner, K. J.: Increase in macroglobulin antibodies of mouse and pig following injection of bacterial lipopolysaccharide. Immunology **7**, 394—402 (1964). ~ Number of molecules of antibody required to promote phagocytosis of one bacterium. Nature (Lond.) **210**, 496—498 (1966). — Rowley, D., Turner, K. J., Jenkin, C. R.: The basis for immunity to mouse typhoid. III. Cell-bound antibody. Austr. J. exp. Biol. med. Sci. **42**, 237—248 (1964). — Rowley, D., Wardlaw, A. C.: Lysis of gram-negative bacteria by serum. J. gen. Microbiol. **18**, 529—533 (1958). — Rowley, D., Whitby, J. L.: The bactericidal activity of mouse macrophages in vitro. Brit. J. exp. Path. **40**, 507—515 (1959). — Rüttner, J. R., Vogel, A.: Elektronenmikroskopische Untersuchungen an der Lebersinusoidwand. Verh. dtsch. Ges. Path. **41**, 314—328 (1957). — Rusznyak, I., Földi, M., Szabó, G.: Physiologie und Pathologie des Lymphkreislaufes. Jena: Fischer 1957. — Rylander, R.: Measurement of different mechanisms for elimination of bacteria from the lung. Bact. Rev. **30**, 514—516 (1966). — Ryser, H.: The measurement of I^{131}-serum albumin uptake by tumor cells in tissue culture. Lab. Invest. **12**, 1009—1017 (1963). ~ A membrane effect of basic polymers dependent on molecular size. Nature (Lond.) **32**, 934—936 (1967a). ~ Studies on protein uptake by isolated tumor cells. III. Apparent stimulations due to pH, hypertonicity, polycations, or dehydration and their relation to the enhanced penetration of infectious nucleic acids. J. Cell Biol. **32**, 737—750 (1967b). — Ryser, H., Aub, J. C., Caulfield, J. B.: Studies on protein uptake by isolated tumor cells. II. Quantitative data on the adsorption and uptake of I^{131}-serum albumin by Ehrlich ascites tumor cells. J. Cell Biol. **17**, 437—449 (1962). — Ryser, H., Caulfield, J. B., Aub, J. C.: Studies on protein uptake by isolated tumor cells. I. Electron microscopic evidence of ferritin uptake by Ehrlich ascites tumor cells. J. Cell Biol. **14**, 255—268 (1962). — Rytel, M. W., Stollerman, G. H.: The opsonic effect of complement on the phagocytosis of gammaglobulin-coated bentonite particles. J. Immunol. **90**, 607—611 (1963).

Saba, T. M.. Filkins, J. P., DiLuzio, N. R.: Properties of the "opsonic system" regulating in vitro hepatic phagocytosis. RES, J. reticuloendoth. Soc. **3**, 398—414 (1966). ~ Phagocytic and opsonic activities of germfree rats. Proc. Soc. exp. Biol. (N.Y.) **125**, 634—636 (1967). — Safier, S., Cottier, H., Cronkite, E. P., Jansen, C. R., Rai, K. R., Wagner, H. P.: Studies on lymphocytes. VI. Evidence showing different generation times for cytologically different lymphoid cell lines in the thoracic duct of the calf. Blood **30**, 301—310 (1967). — Safier, S., Wagner, H. P., Cottier, H., Rai, K., Jansen, C. R., Cronkite, E. P.: Lymphoid cell lines in the thoracic duct of the calf with different generation times. In: Germinal centers in immune responses (H. Cottier, N. Odartchenko, R. Schindler, and C. C. Congdon, eds.), p. 161—164. Berlin-Heidelberg-New York: Springer 1967. — Salzgeber, B., Weber, R.: La régression du mésonéphros chez l'embryon de poulet. Etude des activités de la phosphatase acide et des cathepsines. Analyse biochimique, histochimique et observations au microscope électronique. J. Embryol. exp. Morph. **15**, 397—419 (1966). — Sanders, C. L., Adee, R. R.: Phagocytosis of inhaled plutonium oxide-^{239}Pu particles by pulmonary macrophages. Science **162**, 918—920 (1968). ~ The ultrastructure of mononuclear phagocytes following intraperitoneal administration of ^{239}PuO$_2$ particles. J. reticuloendoth. Soc. **6**, 1—23 (1969). — Sastry, P. S., Hokin, L. E.: Studies on the role of phospholipids in phagocytosis. J. biol. Chem. **241**, 3354—3361 (1966). — Saunders, J. W., Gasseling, M. T., Saunders, L. C.: Cellular death in morphogenesis of the avian wing. Develop. Biol. **5**, 147—178 (1962). — Sbarra, A. J., Bardawil, W. A., Shirley, W., Gilfillan, R. F.: Degranulation of guinea pig leukocytes accompanying phagocytosis. Exp. Cell Res. **24**, 609—611 (1961). — Sbarra, A. J., Karnovsky, M. L.: The biochemical basis of phagocytosis. I. Metabolic changes during the ingestion of particles by polymorphonuclear leukocytes. J. biol. Chem. **234**, 1355—1362 (1959). ~ The biochemical basis of phagocytosis. II. Incorporation of C^{14}-labeled building blocks into lipid protein, and glycogen of leukocytes during phagocytosis. J. biol. Chem. **235**, 2224—2229 (1960). — Sbarra, A. J., Shirley, W.: Phagocytosis inhibition and reversal. I. Effect of glycolytic intermediates and nucleotides on particle uptake. J. Bact. **86**, 259—265 (1963). — Sbarra, A. J., Shirley, W., Bardawil, W. A.: "Piggy-back" phagocytosis. Nature (Lond.) **194**, 255—256 (1962). — Schäfer, H. E., Fischer, R.: Enzymhistochemische Untersuchungen an den Gewebeleukocyten im Vergleich zu Blut- und Bindegewegszellen bei Maus und Ratte. Virchows Arch. path. Anat. **338**, 130—142 (1964). — Schäfer-Danneel, S.: Strukturelle und funktionelle Voraussetzungen für die Bewegung von Amoeba proteus. Z. Zellforsch. **78**, 441—462 (1967). — Schindler, R.: Die tierische Zelle in Zellkultur. In: Recent Results in Cancer Research (Hrsg. P. Rentchnick), Bd. 1. Berlin-Heidelberg-New York: Springer 1965. — Schmalzl, F., Huber, H., Asamer, H., Abbrederis, K., Braunsteiner, H.: Cytochemical and immunohistologic investigations on the source and the functional changes of mononuclear cells in skin window exudates. Blood 34, 129—140 (1969). — Schmidt, F. C.: Elektronenmikroskopische Untersuchungen an den Sinusoid-Wandzellen (Kupfferschen Sternzellen) der weißen Maus. Anat. Anz. 108, 376—387 (1960). — Schoenberg, M. D., Gilman, P. A., Mumaw, V. R., Moore, R. D.: The phagocytosis of uniform polystyrene latex particles (PLP) by the reticuloendothelial system (RES) in the rabbit. Brit. J. exp. Path. 42, 486—495 (1961). — Schooley, J. C.: Autoradiographic observations of plasma cell formation. J. Immunol. 86, 331—337 (1961). — Schooley, J. C., Kelly, L. S., Dobson, E. L., Finney, C. R., Havens, V. W., Cantor, L. N.: Reticuloendothelial activity in neonatally thymectomized mice and irradiated mice thymectomized in adult life. RES, J. reticuloendoth. Soc. 2, 396—405 (1965). — Sever, J. L.: Passive transfer of resistance to tuberculosis through use of monocytes. Proc. Soc. exp. Biol. (N.Y.) 103, 326—329 (1960). — Shayegani, M. G., Kapral, F. A., Mudd, St.: Phagocytosis and intracellular killing of staphylococcus aureus by human and rabbit blood leukocytes. J. Immunol. 93, 88—93 (1964). — Shelton, E., Rice, M. E.: Growth of normal peritoneal cells in diffusion chambers: A study in cell modulation. Amer. J. Anat. 105, 281—341 (1959). — Silverman, L., Shorter, R. G.: Histogenesis of the multinucleated giant cell. Lab. Invest. 12, 985—990 (1963). — Silverstein, A. M., Parshall, Ch. J., Jr., Uhr, J. W.: Immunologic maturation in utero: Kinetics of the primary antibody response in the fetal lamb. Science 154, 1675—1677 (1966). — Silverstein, A. M., Uhr, J. W., Kraner, K. L., Lukes, R. J.: Fetal response to antigenic stimulus. II. Antibody production by the fetal lamb. J. exp. Med. 117, 799—812 (1963). — Slonecker, Ch. E., Roos, B., Sordat, B., Hess, M. W., Cottier, H.: Kinetic studies on peritoneal macrophages and lymphoid cells in mice prelabeled with thymidine-^{3}H. In: Conference on Mononuclear Phagocytes, September 2—5, 1969, Leiden. — Smith, H.: The biochemical challenge of microbial pathogenicity. Bact. Rev. 32, 164—184 (1968). — Snell, J. F.: Relationsship of chromium phosphate clearance rates to resistance: I. The effects of some corticosteroids on blood clearance rates in mice. In: Reticuloendothelial structure and function (J. H. Heller, ed.), p. 321—332. New York: The Ronald Press Comp. 1960. — Sordat, B., Sordat, M., Cottier, H.: Localisation intra- et intercellulaire d'anticorps spécifiques antiperoxydase dans les centres germinatifs du ganglion lymphatique poplité de la souris. C. R. Acad. Sci. (Paris) 268, 1556—1558 (1969). — Sorenson, G. D.: Electron microscopic study of popliteal lymph nodes from rabbits. Amer. J. Anat. 109, 73—94 (1960). ~ An electron microscopic study of hematopoiesis in the yolk sac. Lab. Invest. 10, 178—193 (1961). — Sorokin, S. A.: A morphologic and cytochemical study on the great alveolar cell. J. Histochem. Cytochem. 14, 884—897 (1967). — Spector, W. G.: Mononuclear phagocytes in the inflammatory response. In: Conference on Mononuclear Phagocytes, September 2—5, 1969, Leiden. — Spector, W. G., Coote, E.: Differentially labelled blood cells in the reaction to paraffin oil. J. Path. Bact. 90, 589—598 (1965). — Spector, W. G., Lykke, A. W. J.: The cellular evolution of inflammatory granulomata. J. Path. Bact. 92, 163—177 (1966). — Spector, W. G., Walters, M. N.-I., Willoughby, D. A.: The origin of the mononuclear cells in inflammatory exudates induced by fibrinogen. J. Path. Bact. 90, 181—192 (1965). — Spector, W. G., Willoughby, D. A.: The origin of mononuclear cells in chronic inflammation and tuberculin reactions in the rat. J. Path. Bact. 96, 389—399 (1968). — Spencer, H., Shorter, R. G.: Cell turnover in pulmonary tissues. Nature (Lond.) 194, 880 (1962). — Spitler, L., Huber, H., Fudenberg, H. H.: Inhibition of capillary migration by antigen-antibody complexes. J. Immunol. 102, 404—411 (1969). — Squibb, R. L., Siegel, N., Solotorovsky, M.: Protein metabolism in liver of chicks fed deficient-to-excess quantities of protein and lysine and infected with tuberculosis. J. Nutr. 86, 133—142 (1965). — Stähelin, H., Karnovsky, M. L., Farnham, A. E., Suter, E.: Studies on the interaction between phagocytes and tubercle bacilli. III. Some metabolic effects in guinea pigs associated with infection with tubercle bacilli. J. exp. Med. 105, 265—277 (1957). — Stähelin, H., Suter, E., Karnovsky, M. L.: Studies on the interaction between phagocytes and tubercle bacilli. I. Observations on the metabolism of guinea pig leucocytes and the influence of phagocytosis. J. exp. Med. 104, 121—136 (1956). — Stauber, L. A.: The fate of india ink injected intracardially into the oyster, ostera virginica (Gmelin). Biol. Bull. 98, 227—241 (1950). — Stecher, V.: Synthesis of proteins by mononuclear phagocytes. In: Conference on Mononuclear Phagocytes, September 2—5, 1969, Leiden. — Stecher, V. J., Jacobson, E. B., Thorbecke, G. J.: Formation of B$_1$C by peritoneal macrophages. Fed. Proc. 24, 447 (1965). — Stecher, V. J., Thorbecke, G. J.: Sites of synthesis of serum proteins. I. Serum protein produced by macrophages in vitro. J. Immunol. 99, 643—652 (1967a). ~ Sites on synthesis of serum proteins. II. Medium requirements for serum protein production by rat macrophages. J. Immunol. 99, 653—659 (1967b). ~ Sites of synthesis of serum proteins. III. Production of β_{1C}, β_{1E} and transferrin by primate and rodent cell lines. J. Immunol. 99, 660—668 (1967c). — Sterzl, J.: The opsonic activity of complement in sera without antibody. Folia microbiol. (Praha) 8, 240—244 (1963). — Stetson, C. A.: The role of humoral antibody in the homograft reaction. Adv. Immunol. 3, 97—130 (1963). — Stewart, R. H., Hodge, F. A., Silverman, M. S.: Effects of continuous irradiation of mice on the immune response to live listeria monocytogenes. J. infect. Dis. 117, 109—115 (1967). — STIFFEL, C.: Etude de la fonction phagocytaire du système réticulo-endothélial. J. Physiol. (Paris) 50, 911—949 (1958). — STIFFEL, C., BIOZZI, G., MOUTON, D., BOUTHILLIER, Y., DECREUSEFOND, C.: Studies on phagocytosis of bacteria by the reticuloendothelial system in a strain of mice lacking hemolytic complement. J. Immunol. 93, 246—249 (1964). — STIFFEL, C., HALPERN, B. N., MOUTON, D., BIOZZI, G., MATHÉ, G.: Effets comparés des doses infraléthales et léthales d'irradiation x sur l'activité phagocytaire du système réticulo-endothélial chez la souris. Rev. franç. Étud. clin. biol. 4, 164—166 (1959). — STOCKEM, W.: Pinocytose und Bewegung von Amoeben. I. Die Reaktion von Amoeba proteus auf verschiedene Markierungssubstanzen. Z. Zellforsch. 74, 372—400 (1966). — STRAUSS, B. S., STETSON, CH. A., JR.: Studies on the effect of certain macromolecular substances on the respiratory activity of the leucocytes of peripheral blood. J. exp. Med. 112, 653—669 (1960). — STUART, A. E.: Structural and functional effects of lipids on the reticuloendothelial system. In: Rôle du système réticulo-endothélial dans l'immunité antibactérienne et antitumorale. Coll. int. C.N.R.S. Gif-sur-Yvette 1962. Ed. du C.N.R.S., Paris 1963. STUART, A. E., BIOZZI, G., STIFFEL, C., HALPERN, B. N., MOUTON, D.: The stimulation and depression of reticuloendothelial phagocytic function by simple lipids. Brit. J. exp. Path. 41, 599—604 (1960). — STUART, A. E., DAVIDSON, A. E.: The effect of intravenous cholesterol oleate on the function of the reticuloendothelial system. Brit. J. exp. Path. 44, 24—30 (1963). — STUTTE, H.-J.: Morphologische und fermenthistochemische Untersuchungen zur Abgrenzung der Sinuswandzellen an Schnittpräparaten der menschlichen Milz. Virchows Arch. path. Anat. 341, 307—316 (1966). ~ Nature of human spleen red pulp cells with special reference to sinus lining cells. Z. Zellforsch. 91, 300—314 (1968). — SUTER, E.: Multiplication of tubercle bacilli within mononuclear phagocytes in tissue cultures derived from normal animals and animals vaccinated with BCG. J. exp. Med. 97, 235—245 (1953). ~ Interaction between phagocytes and pathogenic microorganisms. Bact. Rev. 20, 94—132 (1956). — SUTER, E., HULLIGER, L.: Nonspecific and specific cellular reactions to infections. Ann. N.Y. Acad. Sci. 88, 1237—1245 (1960). — SUTER, E., RAMSEIER, H.: Cellular reactions in infection. Adv. Immunol. 4, 117—173 (1964). — SWARTZENDRUBER, D. C., CONGDON, C. C.: Electron microscope observations on tingible body macrophages in mouse spleen. J. Cell Biol. 19, 641—646 (1963). — SWARTZENDRUBER, D. C., HANNA, M. G.: Electron microscopic autoradiography of germinal center cells in mouse spleen. J. Cell Biol. 25, 109—119 (1965).

TAKEYA, K., MORI, R., IMAIZUMI, N.: Suppressed multiplication of Listeria monocytogenes within macrophages derived from thymectomized mice. Nature (Lond.) 218, 1174 (1968). — TANAKA, H.: Mesenchymal and epithelial reticulum in lymph nodes and thymus of mice as revealed in the electron microscopy. Ann. Report, Inst. Res., Kyoto Univ. 5, 146—196 (1962). — TAPLIN, G. V., FINNEGAN, C., NOYES, P., SPRAGUE, G.: Blood retention of intravenously injected colloidal prodigiosin in normal and roentgen irradiated rabbits: an index of phagocytic function in the reticuloendothelial system. Amer. J. Roentgenol. 71, 294—305 (1954). — TAPLIN, G. V., GREVIOR, J. S., FINNEGAN, C., DUNN, A., NOYES, P.: Further studies of the mechanism of pulmonary clearance of prodigiosin in normal and x-irradiated rabbits. Ann. Allergy 11, 1—11 (1953). — TAYLOR, J. H., WOODS, PH. S., HUGHES, W. L.: The organization and duplication of chromosomes as revealed by autoradiographic studies using tritium-labeled thymidine. Proc. nat. Acad. Sci. (Wash.) 43, 122—127 (1957). — THOMAS, L.: The role of the reticuloendothelial system in the reaction to endotoxins. In: Physiopathology of the reticuloendothelial system (B. N. HALPERN, B. BENACERRAF and J. F. DELAFRESNAYE, eds.), p. 226—244. Oxford: Blackwell Sci. Publ. 1957. — THOMPSON, J.: The effect of glucocorticosteroids on the kinetics of mononuclear phagocytes. In: Conference on Mononuclear Phagocytes, September 2—5, 1969, Leiden. — THORBECKE, G. J., OLD, L. J., BENACERRAF, B., CLARKE, D. A.: A histochemical study of acid and alkaline phosphatase in mouse livers during various conditions modifying activity of the reticuloendothelial system. J. Histochem. Cytochem. 9, 392—399 (1961). — TIMIRAS, P. S.: Phagocytosis and the hypophysis-adrenocortical system. Acta endocr. (Kbh.) 12, 1—118 (1953). — TREPEL, F., BEGEMANN, H.: On the origin of the skin window macrophages. Acta haemat. (Basel) 36, 386—398 (1966). — TREPEL, F., RASTETTER, J.: Untersuchungen zur funktionellen Differenzierung der mononukleären Leukozyten. Blut 15, 76—82 (1967). — TREPEL, F., WAUBKE, R., BEGEMANN, H.: Phagocytose durch Lymphocyten. Klin. Wschr. 44, 256—261 (1966). — TRIPATHY, S. P., MACKANESS, G. B.: The effect of cytotoxic agents on the passive transfer of cell-mediated immunity. J. exp. Med. 130, 17—30 (1969). — TRIPLETT, E. L., CUSHING, J. E., DURALL, G. L.: Observations on some immune reactions of the sipunculid worm Dendrostomum zostericolum. Amer. Naturalist 92, 287—293 (1958). — TRIPP, M. R.: Mechanisms of removal of injected microorganisms from the american oyster Crassostrea virginica. Biol. Bull. 119, 273—282 (1960). ~ Defense mechanisms of mollusks. RES, J. reticuloendoth. Soc. 5, 598 (1968) (abstr.). — TROMP, S. W.: The effect of local and regional meteorological environments on the development and spreading of communicable disease. Rep. Biometeorol. Res. Centre

Nr. 11. — Tullis, J. L., Surgenor, D. M.: Phagocytosis-promoting factor of plasma and serum. Ann. N.Y. Acad. Sci. **66**, 386—390 (1956). — Turk, J. L.: Delayed hypersensitivity. In: Frontiers of biology, vol. 4 (A. Neuberger and E. L. Tatum, eds.), 179—202. Amsterdam: North-Holland Publ. Comp. 1967. — Turk, J. L., Polák, L.: Studies on the origin and reactive ability in vivo of peritoneal exudate cells in delayed hypersensitivity. Int. Arch. Allergy **31**, 403—416 (1967). — Turner, K. J., Jenkin, C. R., Rowley, D.: The basis for immunity to mouse typhoid. II. Antibody formation during the carrier state. Austr. J. exp. Biol. Med. Sci. **42**, 229—236 (1964). — Tyler, A.: Natural heteroagglutinins in the bodyfluids and seminal fluids of various invertebrates. Biol. Bull. **90**, 213—219 (1946). — Tyler, W. S., Pangborn, J.: Laminated membrane surface and osmiophilic inclusions in avian lung epithelium. J. Cell Biol. **20**, 157—164 (1964).

Unanue, E. R.: Properties and some uses of anti-macrophage antibodies. Nature (Lond.) **218**, 36—38 (1968). ~ The immune response of mice to keyhole limpet hemocyanin bound to macrophages. J. Immunol. **102**, 893—898 (1969). — Unanue, E. R., Askonas, B. A.: Persistence of immunogenicity of antigen after uptake by macrophages. J. exp. Med. **127**, 915—926 (1968). — Undritz, E.: Die Retikulumzelle. 8. Kongr. Europ. Ges. Haematologie, Wien 1961.

Vacher, J., Stoner, H. B.: The removal of injected beryllium from the blood of the rat. Brit. J. exp. Path. **49**, 315—323 (1968). — Valentine, W. N.: The enzymes of leucocytes. Ann. N.Y.Acad. Sci. **59**, 1003—1011 (1955). — Vaughan, R. B., Boyden, S. V.: Interactions of macrophages and erythrocytes. Immunology (Lond.) **7**, 118—126 (1964). — Verly, W. G., Hunebelle, G.: Préparation de thymidine marquée avec du tritium. Bull. Soc. Chim. belg. **66**, 640—649 (1957). — Vilček, J.: Interferon. Virology monographs (S. Gard, C. Hallauer and K. F. Meyer), vol. 6. Wien-New York: Springer 1969. — Virolainen, M.: Hematopoietic origin of macrophages as studied by chromosome markers in mice. J. exp. Med. **127**, 943—952 (1968). — Voisin, G. A.: Les anticorps "cytophiles" et leur rôle biologique. Rev. franç Étud. clin. biol. **12**, 433—442 (1967). — Volkman, A.: The origin and turnover of mononuclear cells in peritoneal exudates in rats. J. exp. Med. **124**, 241—254 (1966). — Volkman, A., Collins, F. M.: Recovery of delayed-type hypersensitivity in mice following suppressive doses of X-radiation. J. Immunol. **101**, 846—859 (1968). — Volkman, A., Gowans, J. L.: The production of macrophages in the rat. Brit. J. exp. Path. **46**, 50—61 (1965a). ~ The origin of macrophages from bone marrow in the rat. Brit. J. exp. Path. **46**, 62—70 (1965b).

Wagner, H. P., Cottier, H., Cronkite, E. P., Cunningham, L., Jansen, C. R., Rai, K. R.: Studies on lymphocytes. V. Short in vivo DNA synthesis and generation time of lymphoid cells in the calf thoracic duct after simulated or effective extra corporeal irradiation of circulating blood. Exp. Cell Res. **46**, 441—451 (1967). — Ward, P. A.: The chemosuppression of chemotaxis. J. exp. Med. **124**, 209—225 (1966). ~ Chemotaxis of mononuclear cells. J. exp. Med. **128**, 1201—1221 (1968). — Ward, P. A., Cochrane, Ch. G., Müller-Eberhard, H. J.: The role of serum complement in chemotaxis of leukocytes in vitro. J. exp. Med. **122**, 327—346 (1965). ~ Further studies on the chemotactic factor of complement and its formation in vivo. Immunology **11**, 141—153 (1966). — Wardlaw, A. C., Howard, J. G.: A comparative survey of the phagocytosis of different species of bacteria by Kupffer cells. Perfusion studies with the isolated rat liver. J. exp. Med. **40**, 113—117 (1959). — Wasi, S., Murray, R. K., Macmorine, D. R. L., Movat, H. Z.: The role of PMN-leucocyte lysosomes in tissue injury inflammation and hypersensitivity. II. Studies on the proteolytic activity of PMN-leucocyte lysosomes of the rabbit. Brit. J. exp. Path. **47**, 411—423 (1966). — Watanuki, T., Miura, A. B., Koizumi, K.: Elektronenmikroskopische und enzymhistochemische Untersuchungen über den morphologischen Unterschied zwischen Retikulumzellen und Sinusendothelien des Mäuselymphknotens. Virchows Arch. (Abt. A) Path. Anat. **346**, 130—153 (1969). — Weber, R.: Inhibitory effect of actinomycin D on tail atrophy in Xenopus larvae at metamorphosis. Experientia (Basel) **21**, 665—666 (1965). ~ Biochemische und zellbiologische Aspekte der Geweberückbildung in der Entwicklung. Bull. schweiz. Akad. Wiss. **22**, 27—46 (1966). — Webster, A.J.F., Hicks, A. M., Hays, F. L.: Cold climate and cold temperature induced changes in the heat production and thermal insulation of sheep. Canad. J. Physiol. Pharmacol. **47**, 553—562 (1969). — Weibel, E. R., Palade, G. E.: New cytoplasmic components in arterial endothelia. J. Cell Biol. **23**, 101—112 (1964). — Weiss, L.: An electron microscopic study of the vascular sinuses of the bone marrow of the rabbit. Bull. Johns Hopk. Hosp. **108—109**, 171—178 (1961). ~ The structure of intermediate vascular pathways in the spleen of rabbits. Amer. J. Anat. **113**, 51—91 (1963). ~ The white pulp of the spleen. The relationship of arterial vessels, reticulum and free cells in the periarterial lymphatic sheath. Bull. Johns Hopk. Hosp. **115**, 99—113 (1964). ~ The histophysiology of bone marrow. Clin. Orthop. **52**, 13—23 (1967). — Weissmann, G.: Lysosomes. New Engl. J. Med. **273**, 1084—1090, 1143—1149 (1965). ~ The role of lysosomes in inflammation and disease. Ann. Rev. Med. **18**, 97—112 (1967). — Wellensiek, H.-J., Coons, A. H.: Studies on antibody production. IX. The cellular localization of antigen molecules (Ferritin) in the secondary response. J. exp. Med. **119**, 685—695 (1964). — Welsch, U., Caesar, R.: Transendotheliale Granulocytenemigration in der Zunge des Frosches bei der Entzündung. Beitr. path. Anat. **135**, 235—249 (1967). — Wessel, W., Gedigk, P., Giersberg, O.: Elektronenmikroskopische und morphometrische Untersuchungen an Kaninchenlebern nach intravenöser Injektion organisch gebundenen Kupfers. Virchows Arch. path. Anat. **340**, 206—230 (1966). — Whitby, J., Rowley, D.: The role of macrophages in the elimination of bacteria from the mouse peritoneum. Brit. J. exp. Path. **40**, 358—370 (1959). — White, J. G.: The transfer of thorium particles from plasma to platelets and platelet granules. Amer. J. Path. **53**, 567—576 (1968). — White, R. G.: Recognition mechanisms in the chicken spleen. Antibiot. et Chemotherap. (Basel) **15**, 24—39 (1969). — Whitelaw, D. M.: The intravascular lifespan of monocytes. Blood **28**, 455—464 (1966). — Whitelaw, D. M., Bell, M. F., Batho, H. F.: Monocyte kinetics: Oberservations after pulse labeling. J. cell. Physiol. **72**, 65—72 (1968). — Wiedmeier, V. T., Johnson, S. A., Siegesmund, K. A., Smith, J. J.: Systemic effects of RES blocking agents in the dog. J. reticuloendoth. Soc. **6**, 202—220 (1969). — Wiener, J., Cottrell, T. S., Margaretten, W., Spiro, D.: An electron microscopic study of steroid induced reticuloendothelial blockade. Amer. J. Path. **50**, 187—201 (1967). — Wiener, J., Lattes, R. G., Spiro, D.: An electron microscopic study of leukocyte emigration and vascular permeability in tuberculin sensitivity. Amer. J. Path. **50**, 484—521 (1967). — Wilkins, D. J., Bangham, A. D.: The effect of some metal ions on *in vitro* phagocytosis. J. reticuloendoth. Soc. **1**, 233—242 (1964). — Wilkinson, P. C., Borel, J. F., Stecher-Levin, V. J., Sorkin, E.: Macrophage and neutrophil specific chemotactic factors in serum. Nature (Lond.) **222**, 244—247 (1969). — Williamson, J. R., Grisham, J. W.: Electron microscopy of leukocytic margination and emigration in acute inflammation in dog pancreas. Amer. J. Path. **39**, 239—256 (1961). — Winter, G. C. B., Yoffey, J. M.: Incorporation of ^{3}H-5-uridine by human peripheral mononuclear leucocytes changing from the non-multiplying to the multiplying state. Exp. Cell Res. **43**, 84—94 (1966). — Wisse, E.: Fine structural study on the sinusoidal lining cells of the liver. In: Conference on Mononuclear Phagocytes, September 2—5, 1969, Leiden. — Wittig, G.: Phagocytosis by blood cells in healthy and diseased caterpillars. I. Phagocytosis of Bacillus thuringiensis Berliner in Pseudaletia unipuncta (Haworth). J. invert. Path. **7**, 474—488 (1965). ~ The pathology of insect blood cells: a review. Amer. Zoologist **2**, 257—273 (1962). — Wohlfahrt-Bottermann, K. E.: Protistenstudien. X. Licht und elektronenmikroskopische Untersuchungen an der Amoebe Hyalodiscus simplex u. sn. Protoplasma (Wien) **52**, 58—107 (1960). — Wohlfarth-Bottermann, K. E., Stockem, W.: Pinocytose und Bewegung von Amoeben. II. Permanente und induzierte Pinocytose bei Amoeba proteus. Z. Zellforsch. **73**, 444—474 (1966). — Wolfart, W.: Histoautoradiographische Untersuchungen zum Stoffwechsel und zur Genese des tuberkulösen Granulationsgewebes (untersucht mit radioaktiv markiertem ^{3}H-Thymidin, ^{3}H-Cytidin und ^{3}H-Phenylalanin. In: Beiträge zur pathologischen Anatomie und zur allgemeinen Pathologie (F. Büchner, Hrg.), S. 436—483. Stuttgart: Gustav Fischer 1963/64. — Wright, A. E., Douglas, St. R.: Role of the blood fluids in phagocytosis. Proc. roy. Soc. B **72**, 357—370 (1903). — Wulff, H. R., Sparrevohn, St.: The origin of mononuclear cells in human skin windows. Acta path. microbiol. scand. **68**, 401—407 (1966).

Yam, L. T., Finkel, H. E., Weintraub, L. R., Crosby, W. H.: Circulating iron-containing macrophages in hemochromatosis. New Engl. J. Med. **279**, 512—514 (1968). — Yoffey, J. M.: Structural peculiarities of the blood vessels of the bone marrow. Bibl. anat. (Basel) **7**, 298—303 (1965). — Yoshida, T., Benacerraf, B., McCluskey, R. T., Vassalli, P.: The effect of intravenous antigen on circulating monocytes in animals with delayed hypersensitivity. J. Immunol. **102**, 804—811 (1969).

Zatti, M., Rossi, F.: Mechanism of the respiratory stimulation in phagocytosing leucocytes. The KCN-intensitive oxidation of NADPH$_2$. Experientia (Basel) **22**, 758—759 (1966). — Zatti, M., Rossi, F., Meneghelli, V.: Metabolic and morphological changes of polymorphonuclear leukocytes during phagocytosis. Brit. J. exp. Path. **46**, 227—233 (1965). — Ziff, M.: The effect of cytostatic agents on the kinetics of mononuclear phagocytes. In: Conference on Mononuclear Phagocytes, September 2—5, 1969, Leiden. — Zilversmit, D. M., Boyd, G. A., Brucer, M.: The effect of particle size on blood clearance and tissue distribution of radioactive gold colloids. J. Lab. clin. Med. **40**, 255—260 (1952). — Zucker-Franklin, D.: Electron microscope study of the degranulation of polymorphonuclear leucocytes following treatment with streptolysin. Amer. J. Path. **47**, 419—433 (1965). ~ The phagosomes in rheumatoid synovial fluid leukocytes: A light, fluorescence, and electron microscope study. Arthr. and Rheum. **9**, 24—36 (1966). — Zucker-Franklin, D., Hirsch, J. G.: Electron microscope studies on the degranulation of rabbit peritoneal leukocytes during phagocytosis. J. exp. Med. **120**, 569—576 (1964). — Zweifach, B. W.: The contribution of the reticuloendothelial system to the development of tolerance to experimental shock. Ann. N.Y. Acad. Sci. **88**, 203—212 (1960).

Ontogenesis of Immunobiological Systems

By

J. J. T. Owen, Oxford[*]

With 20 Figures

Introduction

The development of the cellular systems which initiate and participate in immune responses is the central theme of this chapter. The origin and nature of precursor cells, the role of primary lymphoid organs (thymus and avian bursa of Fabricius) in their maturation, and the development of secondary lymphoid organs (lymph nodes and spleen) and of the recirculating lymphocyte pool are topics which are considered in some detail. In addition, the differentiation of cellular systems is discussed in relation to the functional division of immune responses into those which are 'cell-mediated' and those which depend primarily on humoral antibody. Other aspects of immunogenesis are touched upon only as they impinge on the central theme. Some of them have been discussed fully elsewhere[1].

Since the origin of lymphoid precursor cells is intimately related to the whole question of the derivation and potentialities of haemopoietic stem cells, this topic is discussed first.

A. The Derivation of Haemopoietic Stem Cells

Haemopoietic stem cells have been defined as cells which not only are able to differentiate into mature blood cells but also have a capacity of extensive cell renewal[2]. The origin and nature of these cells have been matters of considerable controversy. Many studies have been concerned with the question of whether mature cells are derived from a common stem cell type (monophyletic hypothesis), or from a variety of distinct stem cells (polyphyletic hypothesis)[3]. There has also been argument as to whether the cells of the centres which are thought to control immunological development — namely, the thymus and avian bursa of Fabricius — are derived from the epithelium which forms the primary organ rudiments or from mesenchymal cells which migrate into the rudiments from outside. Finally, while it was been commonly assumed that stem cells arise *in situ* in each developing haemopoietic organ (theory of 'local origin'), the possibility that stem cells may be disseminated from the yolk sac via the bloodstream has not been definitely excluded (theory of 'extra-embryonic origin').

Many of these matters have proved incapable of solution by histological methods alone. The recent introduction of cell-marker techniques has allowed an analysis of dynamic cellular processes, the results of which are discussed in the following sections.

---

[*] Department of Human Anatomy, University of Oxford.

[1] STERZL and SILVERSTEIN 1967.

[2] BARNES and LOUTIT 1967.

[3] BLOOM 1938.

1. Yolk Sac Haemopoiesis

Haemopoietic stem cells are first derived from early yolk sac, probably from cells that migrate out of particular regions of the primitive streak[4]. While the proponents of the polyphyletic view of haemopoiesis have held that these cells have only one potential, namely that of erythroid differentiation[5], supporters of the monophyletic school have argued that, although a majority of yolk sac stem cells differentiate into first generation erythrocytes, a proportion continue to proliferate as stem cells which are capable of granuloid and lymphoid as well as erythroid development[6].

Clearly a decision between these rival views cannot be reached on the basis of morphological studies alone. Experimental support for the monophyletic view was provided by BLOCK (1946) who transplanted pieces of yolk sac into the anterior chamber of the eye and showed that granulocytes and megakaryocytes were formed as well as erythrocytes. Similarly, chromosome marker experiments in irradiated chick embryos have shown that yolk sac cells are able to repopulate a variety of embryonic organs[7] (Table 1). Chromosome marker studied in irradiated mice have shown that yolk sac cells can repopulate the thymus[8].

While these experiments strongly suggest that yolk sac stem cells are pluripotential, i.e. capable of myeloid or lymphoid differentiation, the possibility that there are distinct categories of stem cell, committed to particular types of differentiation, has not been formally excluded. However, it seems unlikely that stem cells should be committed at such an early stage of development before the various types of haemopoietic activity have been initiated.

A number of studies have been made on the structure of primitive haemopoietic cells in the yolk sac. MAXIMOW (1924) and DANCHAKOFF (1918) described the presence of large amoeboid cells having an intensely basophilic cytoplasm and prominent nucleoli. They proposed that they were pluripotential stem cells. At first, MAXIMOW called them 'large lymphocytes' because they are the first white blood corpuscles of the embryo. He later admitted that this term was somewhat incongruous as at the time of their appearance there is no lymphoid tissue in the embryo. He therefore renamed them 'haemocytoblasts'. However, this term presupposes that the cells *are* stem cells. In the absence of direct evidence on this point it is perhaps better if they are referred to as 'large basophilic cells'.

These cells have recently been examined with the electron microscope[9]. They have a cytoplasm which contains abundant free ribosomes, numerous mitochondria, a prominent Golgi area, but a sparse endoplasmic reticulum. In the chick embryo yolk sac they are present from 30 to 36 hours of incubation to at least 7 days.

2. Liver, Spleen and Bone Marrow Haemopoiesis

Haemopoiesis is a principal function of the mammalian, but not the avian, foetal liver. There has been some controversy as to whether the haemopoietic stem cells of the liver are derived from entodermal cells of the hepatic trabeculae[10] or from mesenchymal cells[11].

The commencement of haemopoietic activity in the liver (mainly erythroid) and in the spleen and bone marrow (erythroid and granuloid) is associated with the appearance of large basophilic cells[12]. In certain experimental situations the

---

[4] MURRAY 1932.   [5] HOUSER, ACKERMAN and KNOUF 1961.
[6] DANCHAKOFF 1916, 1918, MAXIMOW 1924.   [7] MOORE and OWEN 1967a.   [8] TYAN 1968.
[9] SORENSON 1961, EDMONDS 1966.   [10] THOMAS and YOFFEY 1964.   [11] MAXIMOW 1909.
[12] SORENSON 1960, GRASSO, SWIFT and ACKERMAN 1962.

Table 1. *Chromosome analysis of irradiated chicks (female) injected with embryonic haemopoietic cells (male)*

Age of donor (days)	Thymus % donor	Bursa % donor	Marrow % donor	Spleen % donor
Yolk sac injection (10×10^6 cells)				
7	24	16	12	—
7	8	20	46	—
7	36	24	32	—
Spleen cell injection (10×10^6 cells)				
14	88	98	25	48
14	60	44	58	48
14	48	40	56	—
Bone marrow injection (10×10^6 cells)				
16*	12	26	32	—
16*	14	16	20	—
18	16	8	28	—
18	24	12	44	—
18**	30	24	29	40
Thymus cell injection (10×10^6 cells)				
14	0	0	0	—
14	0	0	0	—
18	0	6	0	—
18	0	0	0	0
18	0	0	0	—
Embryonic blood injection (0.1 ml)				
13	28	32	20	—
13	14	20	10	—

N. B. (1) Embryos were irradiated (800 rad) at 13 days and injected with cells at 14 days' incubation. Chicks were sampled at 2 days after hatching except * sampled at 20 days' incubation and ** sampled 7 days after hatching. (2) Counts were made on 50 to 100 metaphases in nearly every case. (3) No chromosome preparations could be obtained from spleen in a majority of cases. (Data from MOORE and OWEN 1967a.)

stem cells of these organs have been found to be capable of undergoing various types of haemopoietic development. Thus embryonic bone marrow or spleen cells repopulated both myeloid and lymphoid tissues of irradiated chick embryos[13] (Table 1). TAYLOR (1965a) has shown, using the T_6 marker chromosome, that cells of 12-day mouse embryo liver will proliferate in the thymus of irradiated adult mice. Similarly, this method has been used to demonstrate the presence of cells in various embryo tissues, including bone marrow and spleen, which can proliferate in myeloid and lymphoid tissues of adult irradiated recipients[14].

This evidence provides further support for the notion that haemopoietic stem cells have pluripotential capabilities.

B. The Role of Stem Cell Migration in Haemopoietic Development

MAXIMOW (1924) proposed that 'haemocytoblasts' were derived by the differentiation of mesenchymal cells in each developing haemopoietic organ. While

[13] MOORE and OWEN 1967a.
[14] TYAN 1968, TYAN and HERZENBERG 1968a.

9*

this proposition would explain the widespread distribution of these cells, the evidence supporting it is not decisive, since it is based on an analysis of tissue sections.

Cell marker techniques provide a more reliable way of tracing cells[15]. An excellent cell marker method is available in the chick embryo where the sex chromosome difference between male (ZZ) and female (ZW) cells[16] (Fig. 1) can

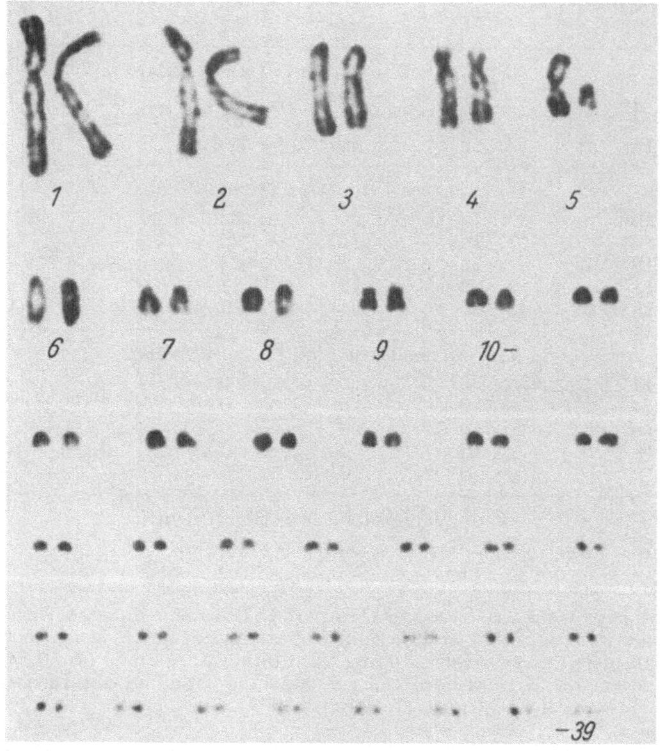

Fig. 1a

Fig. 1a and b. Karyotypes drawn up from chick embryo cells. Cells from female embryos (a) can easily be distinguished from those of male embryos (b) since the fifth pair of chromosomes, which are the sex chromosomes, consist of two large metacentric chromosomes in the male (ZZ) and only one metacentric and one small acrocentric chromosome in the female (ZW). Metaphase preparations can be quickly identified, therefore, as belonging to male or female embryos depending on whether they contain two or one large metacentric chromosomes.
[From Owen, J. J. T.: Chromosoma (Berlin) 16, 601—608 (1965)]

be used to study the interflow of cells between embryo pairs joined by a natural vascular union (in twins) or by an artificial union (produced by parabiosis).

In experiments of this design high levels of cellular chimerism have been found in both myeloid and lymphoid organs (Table 2, 3, 4, 5) which indicate that — contrary to previous views — the stem cells of these organs are 'blood-borne'[17]. Moreover, when tritiated thymidine-labelled yolk sac, spleen or bone marrow cells were injected into normal chick embryos, each developing haemopoietic organ showed an uptake of labelled basophilic cells coinciding with the initiation of

[15] Ford 1966.   [16] Owen 1965.   [17] Moore and Owen 1965, 1966, 1967b, 1967c.

haemopoiesis in the organ[18]. This suggests that these cells, which are the 'haemocytoblasts' of MAXIMOW, may well be stem cells.

Although similar experiments cannot be applied to the mammalian embryo, a number of investigations have shown that placental interchange of blood in multiple mammalian pregnancies results in cellular chimerism in haemopoietic tissues of adult animals[19]. The presence of haemopoietic stem cells capable of

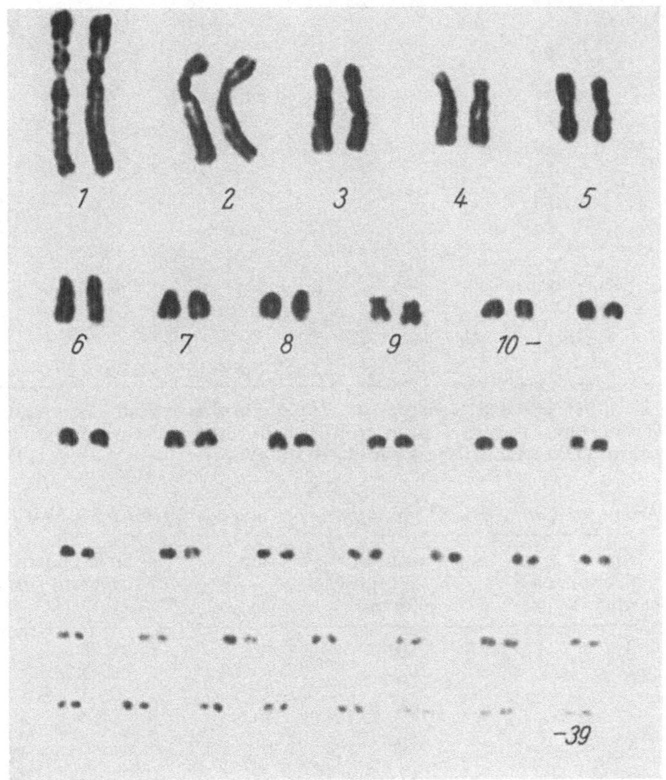

Fig. 1 b

forming spleen colonies in irradiated animals has been demonstrated in mouse foetal blood[20]. Stem cell migration therefore is likely to play an important part in mammalian haemopoietic development. Indeed, the formation of haemopoietic stem cells may be a developmental event unique to the early embryo since all subsequent stem cells can be derived by self-replication of the primary yolk sac pool and by the establishment after cell migration of secondary pools in embryonic bone marrow and spleen (and probably in mammalian liver). The stem cell pool of the adult may in turn be derived from these embryonic sites.

If, as the evidence presented in the previous section suggests, the embryonic haemopoietic stem cell has a wide range of developmental capabilities, then its

---

[18] MOORE and OWEN 1967 d.
[19] OWEN, DAVIS and MORGAN 1946, BENIRSCHKE and BROWNHILL 1962, GENGOZIAN, BATSON and EIDE 1964.
[20] BARNES and LOUTIT 1967.

Table 2. *Chromosome analysis of myeloid organs of parabiosed and twin chick embryos*

Age at parabiosis (days)	Age at sampling (days)	Sex	Bone marrow % metaphases opposite sex	Spleen % metaphases opposite sex
6	19	♀	24	20
		♂	18	26
6	19	♀	18	46
		♂	14	19
7	20	♀	29	22
8	19	♂	24	28
8	17	♀	42	46
		♂	33	38
8	15	♀	48	36
8	15	♀	14	28
11	19	♀	—	27
		♂	—	48
Twin embryos	12	♀	4	27
		♂	4	39
Twin embryos	11	♀	0	—
		♂	2	—

N. B. (1) In most cases at least 50 to 100 metaphases were scored in each tissue. (2) Where only one embryo is represented from the initial pair the partner had died following Colcemid injection. (Data from Moore and Owen 1965.)

Table 3. *Chromosome analysis of the thymus of embryos joined by a chorioallantoic union*

Age at parabiosis (days)	Age at sampling (days)	Sex	% Metaphases of opposite sex
6	19	♀	0
6	19	♀	3
7	20	♀	12
8	19	♂	0
8	17	♀	0
8	15	♀	0
8	15	♀	0
8	15	♂	0
Twin embryos	11	♀	8
		♂	2
Twin embryos	12	♀	1
		♂	4
Twin embryos	13	♀	4
		♂	1

N. B. (1) 50 to 100 metaphases scored in most cases. (2) Only one embryo has been scored in each parabiosed pair because of losses due to Colcemid treatment or inadequacy of chromosome preparations. (Data from Moore and Owen 1965, 1967 c.)

differentiation into specialized cell types may depend upon the inductive environment of the organ rudiment into which it migrates (Fig. 2). The concept of a dynamic cellular interflow of uncommitted stem cells in embryonic haemopoiesis

Table 4. *Cellular chimerism in the thymus of embryos joined by a yolk sac union*

Age at sampling (days)	Sex	% Metaphases of opposite sex
14	♀	44
14	♀	58
	♂	8
14	♀	32
	♂	4
14	♀	52
	♂	26
15	♂	6
16	♂	70

N. B. (1) Embryos were joined at 4 days' incubation. (2) 50 to 100 metaphases were scored in each case. (3) Some embryos were lost due to Colcemid treatment. (Data from MOORE and OWEN 1967c.)

Table 5. *Cellular chimerism in the bursa of Fabricius of embryos joined by a chorioallantoic union*

Age at parabiosis (days)	Age at sampling (days)	Sex	% Metaphases of opposite sex
6	19	♀	37
		♂	27
6	19	♀	26
		♂	50
7	20	♀	42
8	19	♂	38
8	17	♀	29
		♂	32
8	15	♀	0
8	15	♀	4
		♂	8
11	19	♀	47
		♂	49
Twin embryos	11	♀	0
		♂	0
Twin embryos	12	♀	0
		♂	0
Twin embryos	13	♀	4
		♂	2

N. B. (1) 50 to 100 metaphases scored in most cases. (Data from MOORE and OWEN 1965, 1966.)

is fully compatible with the results of studies in the adult animal which have demonstrated the importance of cell migration[21] and the influence of local environment[22] in stem cell differentiation.

---

[21] MICKLEM, FORD, EVANS and GRAY 1966.
[22] CURRAY and TRENTIN 1967.

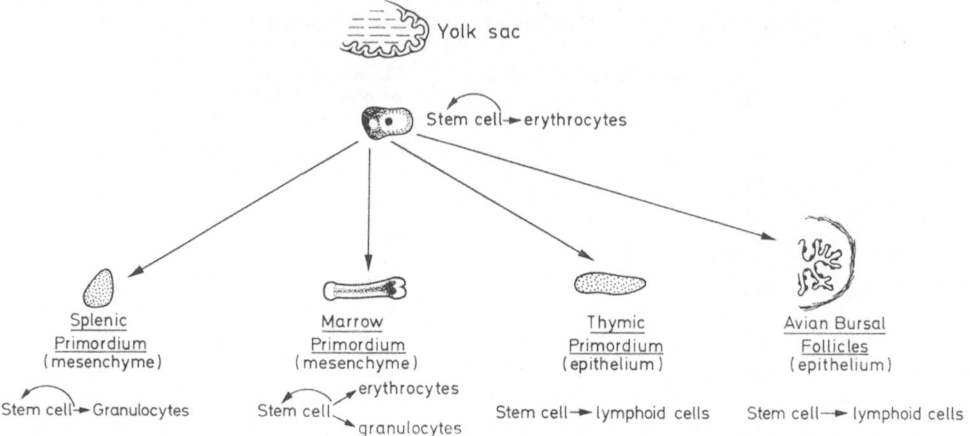

Fig. 2. General outline of embryonic haemopoiesis based on stem cell migration. Replication of stem cells is shown in yolk sac, spleen and bone marrow. (From Moore, M. A. S., Owen, J. J. T.: Lancet **1967 II**, 658—659)

C. The Immunological Potentialities of Embryonic Haemopoietic Cells

In a series of recent experiments various mouse embryo tissues have been shown to contain precursors of cells which can participate in immune reactions on transfer to adult animals. Precursors of cells which are involved in 'cell-mediated' immune responses of the delayed hypersensitivity or homograft type have been identified using a modified parental-F_1 hybrid graft-v-host method[23]. In brief, this method involves the injection of cell suspensions of the embryonic tissue under study into sublethally irradiated F_1 hybrids (one parental strain identical with the donor embryo). After 60 days various lymphoid tissues from these hybrids are injected into a second group of sublethally irradiated F_1 mice (one parental strain identical with the donor embryo but the second parental strain differing from that of the first F_1 host). Death of the primary F_1 hosts indicates that mature immunologically reactive cells were present in the initial inoculum. Death of the second F_1 hosts indicates that the initial inoculum contained potentially immunologically reactive cells which have matured in the primary F_1 host.

Using this test system, precursors of cells which have the potential to participate in 'cell-mediated' responses have been identified in mouse foetal liver and placenta from 9 days' gestation onwards, yolk sac from 12 days' gestation, upper trunk and thymus from 11 to 15 days' gestation, lung from 15 days' gestation, bone marrow and spleen towards the end of pregnancy and in gut only after birth[24]. In the period immediately after birth, these cells were found in liver, Peyer's patches, lung, bone marrow, lymph nodes, spleen, blood and thymus. However, by six weeks after birth precursors of cells which participate in 'cell-mediated' reactions are confined to bone marrow[25].

[23] Tyan and Cole 1963, 1964, 1966, Tyan, Cole and Nowell 1966, Tyan 1968.
[24] Tyan 1968.
[25] Tyan and Cole 1965, McGregor 1968.

In a further experiment, using a similar test system, the functional development of precursor cells of this type of immune response was shown to be thymus-dependent. Thus, if the primary F_1 recipients of foetal liver cells were thymectomized the precursor cells failed to mature and hence no deaths occurred when they were transferred to secondary hosts[26].

Cells capable of differentiating into immunoglobulin-producing cells have been identified using a different transfer system. Cells were removed from various embryonic organs of mice of known immunoglobulin allotype and transferred to lethally irradiated adult recipients of different allotype to the donor. Donor type immunoglobulins were found in the sera of irradiated mice which had received cells from yolk sac or liver of 9-day embryos, placenta of 10-day embryos, gut and lung from 16- to 20-day embryos and in some mice receiving thymus cells of 16- to 18-day embryos[27]. Late in pregnancy precursors of immunoglobulin producing cells were found in bone marrow, spleen and blood.

It was also found that liver, yolk sac and placenta removed from embryos prior to the appearance of the foetal thymus were capable of producing donor type immunoglobulin in the sera of thymectomized hosts. This result shows that the thymus is not essential for immunoglobulin production *per se*. However, the thymus was found necessary for the production of a detectable specific antibody response to certain antigens[28].

Recently it has been shown that, while precursors of immunoglobulin-producing cells may be independent of the thymus for their maturation, they may depend upon the influence of lymphoepithelial tissue of the intestinal tract. Thus PEREY, COOPER and GOOD (1968) have shown that antibody response can be restored in irradiated rabbits by the injection of foetal liver cells regardless of whether the animals were thymectomized. If however their intestinal lymphoid tissue (appendix, Peyer's patches and sacculus rotundus) had been removed, irradiated rabbits injected with foetal liver cells failed to recover their capacity for antibody response.

In summary, it is clear that there are precursors of cells which participate in 'cell-mediated' immune response and precursors of cells involved in immunoglobulin synthesis in a variety of embryonic tissues. Since cell migration has been shown to be an important feature of embryonic haemopoiesis, it seems likely that these precursor cells are widely dispersed after migration from a restricted number of sites. The structural identity of these cells, in particular their relationship to the large basophilic cells of the embryo are matters for further investigation. Indeed, it is not known whether there is a single precursor cell type for both immune responses or whether there are already separate cell lines early in embryogenesis. The evidence presented in the previous section favours a single cell type, but TYAN and HERZENBERG (1968a) favour separate precursor cells. The influence of the thymus and other organs on the maturation of precursor cells will be discussed in later sections.

D. The Development of the Thymus

The thymus is the first lymphoid organ of the embryo and as such its development merits special attention. Both the origin and ultimate fate of thymus lymphocytes have been controversial matters, although they are clearly of crucial importance to an understanding of the role of the thymus in immunogenesis. They are considered, therefore, in some detail in the following sections.

---

[26] TYAN 1964.   [27] TYAN, COLE and HERZENBERG 1967, TYAN and HERZENBERG 1968a.
[28] TYAN and HERZENBERG 1968b.

1. The Derivation of Thymus Lymphocytes

While there has been general agreement that the thymus is initially derived from epithelium mainly of the third, but also of the fourth pharyngeal pouch[29], the origin of lymphoid cells (thymocytes) which subsequently proliferate within it has been widely disputed. One view held by Beard (1894, 1900), Stöhr (1906, 1910), Bell (1906), Dustin (1911, 1920, 1927, 1934) and others affirmed that lymphoid cells arise by direct 'transformation' of epithelial cells within the thymic anlage. The other view, supported by Hammar (1905, 1909), Maximow (1909), Badertscher (1915), Harland (1940), Kingsbury (1940) and Klapper (1946) held that thymocytes are derived from mesenchymal cells which migrate into the epithelial anlage from outside. Species differences alone could not account for these diverse conclusions since they were based on studies of a wide variety of mammals, birds, reptiles and fish. It seems likely that they were a result of the difficulties encountered in attempting an analysis of cellular kinetics by histological methods.

Several recent histological studies have suffered from the same difficulties. Thus, Weakley, Patt and Shepro (1964), Ackerman and Knouff (1964a, 1965), Kostowiecki (1965) and Sanel (1967) have supported an epithelial origin of thymocytes, while Smith (1965) has favoured a mesenchymal derivation.

In an attempt to provide an experimental approach to the problem, a number of studies have been made on thymic transplants[30]. The object of the studies was to determine whether or not grafts became populated by host cells. Thus, invasion by host cells would favour the 'mesenchyme migration' view of lymphopoiesis, while continued proliferation of donor cells would support the 'epithelial transformation' theory. None of the results were conclusive because host and donor cells could not be distinguished from each other with certainty.

Auerbach (1961) introduced an experimental approach in which cells of different origin could be identified. Thymic rudiments of 12-day mouse embryos were separated into 'epithelial' and 'mesenchymal' components using the enzyme trypsin. The developmental potential of each component was tested by culturing or transplanting it in combination with non-thymic tissues of mouse or chick embryos. Because chick and mouse cells can be distinguished from each other in tissue sections, it was possible to show that lymphoid cells developed in the 'epithelial' but not the 'mesenchymal' component of the rudiment. Auerbach concluded that the initial lymphoid cell population of the mouse thymus is derived by the differentiation of epithelial cells and that migrating mesenchymal cells do not contribute significantly. However, this conclusion is critically dependent upon the supposition that cells of mesenchymal origin have not already migrated into the 'epithelial' component of the 12-day rudiment. This experiment does not, therefore, provide a decisive answer to the problem.

Recently, experiments have been designed to investigate the possible role of blood-borne cells in thymic development. In these experiments the sex chromosome difference between male (ZZ) and female (ZW) avian cells[31] was used as a marker to study the interflow of cells between parabiosed chick embryos[32]. In twin embryos and embryos joined by a chorioallantoic anastomosis, low levels of cellular chimerism were found in the thymus although considerably higher levels of intermixture were present in other haemopoietic organs (Tables 2 and 3). This result suggests either (a) that thymus lymphocytes are not derived from

---

[29] Venzke 1952, Schrier and Hamilton 1952, Hammond 1954.
[30] Gottesman and Jaffe 1926, Jolly and Lievre 1932, Gregoire 1935.
[31] Owen 1965.   [32] Moore and Owen 1965.

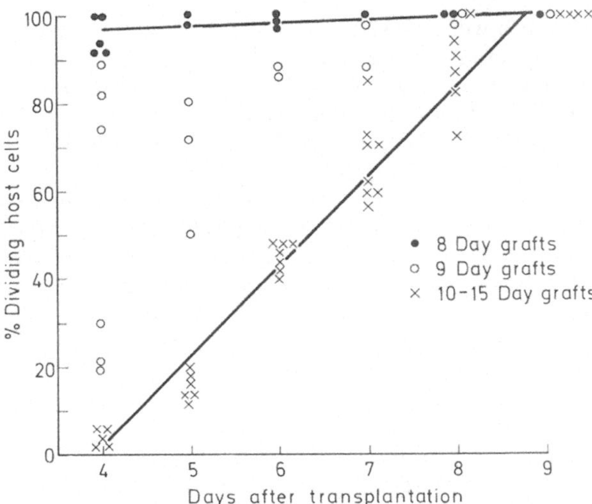

Fig. 3. Percentage of dividing host cells in chick thymic transplants made to the chorio-allantois and sampled after various intervals. Each point represents a chromosome analysis on a single transplant. While 8-day grafts are almost entirely populated by host cells 4 days after transplantation, 10- to 15-day grafts are not repopulated until 9 days after transplantation. The rate of repopulation of 9-day transplants is variable. [From Moore, M. A. S., Owen, J. J. T.: J. exp. Med. **126**, 715—726 (1967)]

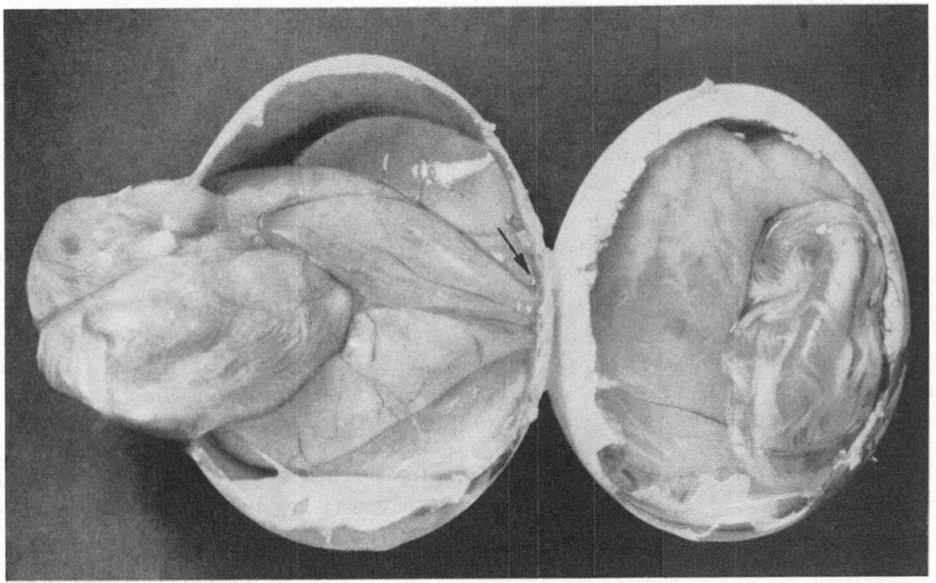

Fig. 4. Embryos joined by a yolk sac anastomosis (arrowed). They were operated on at 4 days' incubation. [From Moore, M. A. S., Owen, J. J. T.: J. exp. Med. **126**, 715—726 (1967)]

cells carried in the bloodstream or (b) that because the chorioallantoic union between embryos was established at a relatively late stage of thymic development, each rudiment would already have received a large complement of stem cells from its own circulating pool.

Further experiments were carried out, therefore, in which chick embryos were joined at a very early stage of incubation by a yolk sac anastomosis[33] (Fig. 4). High levels of cellular chimerism were found in the thymus of some of these embryos (Table 4). This shows that the second interpretation is correct, namely that there is a considerable flow of stem cells from the blood stream into the thymic anlage during early development.

There are reasons for believing that this inflow continues, albeit at a reduced rate, during the rest of embryogenesis and into adult life. Evidence in the embryo comes from three main sources. First, low levels of chimerism were found in some embryos parabiosed by a chorioallantoic union which suggests that there is a small but significant stem cell inflow to the thymus during late development. Second, chick thymic rudiments of 8- to 15-day embryos were populated by host cells when transplanted to the chorioallantois[33]. Admittedly, older grafts showed a degree of necrosis which could account for the loss of some donor cells. However all grafts were eventually populated completely by host cells which favours the notion that stem cells continue to flow into the lymphoid thymus.

It is interesting to note that the precise rate at which grafts were populated by host cells was variable, more mature thymic rudiments being populated more slowly than younger ones (Fig. 3). This may be because older grafts already contain considerable numbers of stem cells before transplantation and hence maintain their own population of cells for a longer period. Finally, repopulation of thymus of irradiated embryos by injected marrow or spleen cells supports the role of blood-borne stem cells in thymic lymphopoiesis[34].

In the adult animal the most conclusive evidence that there is a stem cell inflow to the thymus comes from experiments in which pairs of syngeneic mice, one CBA.H and the other CBA.T$_6$T$_6$, were parabiosed together for various periods[35]. The presence of two T$_6$ marker chromosomes in one animal of each pair enabled the interchange of cells between partners to be detected. A low level of cellular chimerism was found in the thymus of each animal which indicates that there is a slow inflow of stem cells from the bloodstream into the adult thymus. This result has been confirmed in parabiosed mice in which one member of each pair was labelled with a radioisotope marker[36].

Thymus graft experiments in adult mice also support the derivation of thymus lymphocytes from migrant cells. It has been shown, using the T$_6$ chromosome marker, that after an initial regenerative phase in which donor cells participate, thymus grafts placed under the skin or renal capsule are eventually repopulated entirely by host cells[37]. If these grafts are reimplanted into a second host they are again repopulated by cells of the new host[38]. Finally, it has been clearly shown that when haemopoietic cells are injected into irradiated adult mice, donor cells proliferate in the regenerating thymus[39].

The sum of all these results strongly supports the notion that during development and after, the lymphoid cells of the thymus are derived from stem cells which migrate into the organ from the bloodstream.

2. Nature of the Thymic Stem Cell

The most likely primary source of stem cells in early thymic development is the yolk sac. Thus, the yolk sac is the only major site of production of blood cells

---

[33] Moore and Owen 1967 c.   [34] Moore and Owen 1967 a.
[35] Harris, Ford, Barnes and Evans 1964.   [36] Brumy and Metcalf 1967.
[37] Metcalf and Wakonig-Vaartaja 1964, Dukor, Miller, House and Allman 1965.
[38] Harris and Ford 1964.   [39] Ford and Micklem 1963, Micklem, Ford, Evans and Gray 1966, Ford, Micklem, Evans, Gray and Ogden 1966.

when the thymus is first developing, and experiments using a chromosome marker technique in irradiated chick embryos have shown that yolk sac cells are capable of repopulating the regenerating thymus[40].

Most studies, whatever their conclusions about the derivation of thymus lymphocytes, are agreed that the earliest lymphoid cells within the thymic anlage are much larger than mature thymocytes. At early stages of development, cells which are characterized by prominent nucleoli and heavily basophilic cytoplasm are found within the thymic rudiment. These cells have been referred to as 'large lymphocytes'[41] by some authors and as 'lymphoblasts'[42] by others. It is best perhaps for the moment if they are called 'large basophilic cells' since this term does not carry the implication that they *are* thymic stem cells.

In a recent study an attempt was made to establish the earliest stage at which cells of this type are present in the chick and mouse thymus[43]. Primordia were removed from embryos of known age and were fixed in Bouin, embedded in polyester wax and stained in Giemsa. This procedure was found to be ideal for the identification of basophilic cells.

Large basophilic cells were found in the chick thymic anlage at seven days' incubation (Fig. 11) and in the mouse anlage at 11 days' gestation (Fig. 15). Thereafter the number of these cells in rudiments of both species increased during the following few days of development (Figs. 13, 17). The fact that these cells are structurally similar to the large basophilic cells found in yolk sac, blood and later stages in bone marrow and spleen provides at least circumstantial evidence that they are migrant stem cells.

More direct evidence has come from experiments in which tritiated thymidine-labelled cells of embryonic marrow and spleen were injected intravenously into chick embryos of various ages[44]. Labelled basophilic cells, derived from the inoculum, were found in thymic rudiments of embryos of seven days' incubation onwards. Although this experiment supports the idea that basophilic cells in rudiments are migrants from the bloodstream, formal proof that they are the precursors of thymus lymphocytes is lacking. However, evidence will be presented in the next section that lymphoid development of chick and mouse thymic rudiments is dependent upon the presence of basophilic cells within them.

It is likely that the stem cell of the adult thymus is of bone marrow origin. Thus chromosome marker experiments in irradiated mice have shown that bone marrow cells proliferate in the thymus[45]. Little is known, however, about the structural identity of these cells. Radioisotope-labelled cells migrating to the thymus in parabiosed mice were said to be of large lymphocyte type[46]. BALNER and DERSJANT (1964) transfused labelled bone marrow cells into irradiated mice and although they found cortical lymphopoiesis in the thymus on day eight, none of the thymocytes were labelled. They suggested that the thymus was seeded by way of the spleen and lymph nodes where proliferation of labelled mononuclear cells had been going on since the fourth day and had resulted in a loss of label by day eight. It must be concluded that the question of the identity of the thymus stem cells in the adult is still completely open.

3. Cellular Interaction in Thymus Development

The importance of the interaction between migrant stem cell and epithelial anlage to thymic development has been studied by isolating the anlage from its

[40] MOORE and OWEN 1967a.   [41] BADERTSCHER 1915, HARLAND 1940.
[42] ACKERMAN and KNOUFF 1964, SMITH 1965.   [43] MOORE and OWEN 1967c.
[44] MOORE and OWEN 1967d.   [45] MICKLEM, FORD, EVANS and GRAY 1966.
[46] BRUMBY and METCALF 1967.

stem cell supply and then testing its capacity for lymphoid differentiation[47]. Thymic rudiments from both chick and mouse embryos were removed at various stages of development and cultured in diffusion chambers placed on the chick chorioallantois (Fig. 5). The advantages of the chorioallantois as a site for diffusion

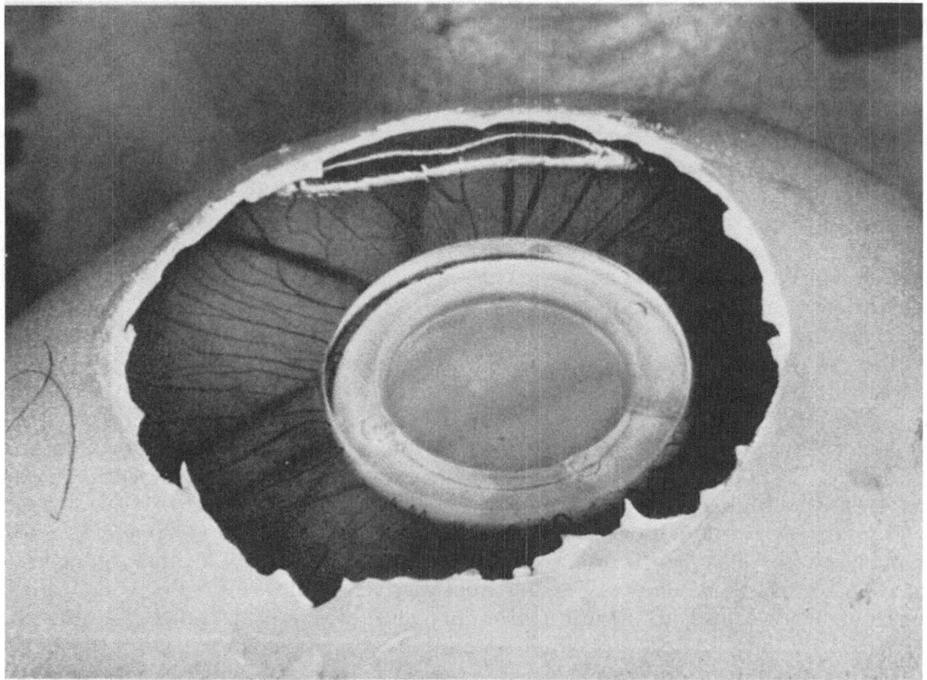

Fig. 5. Diffusion chamber embedded in chorioallantois. The circular coverslip sealing the hole in the shell has been removed and the hole enlarged so as to expose the chamber. [From Owen, J. J. T., Ritter, M. A.: J. exp. Med. **129**, 431—442 (1969)]

chamber implantation are twofold; first, the host embryo does not mount an immune reaction against donor tissue, and second, it provides a highly nutritive environment in which the full potentiality of the isolated rudiments may be expressed.

In both chick and mouse rudiments the degree to which the explanted thymus developed was found to be critically dependent upon the age of the embryo from which they were removed. Thus little or no lymphoid development occurred in rudiments from early embryos, whereas excellent development was found in rudiments from older ones. Further, the ability to undergo lymphoid development was closely correlated with the presence of basophilic cells within the explanted rudiment. For example, the 6-day chick thymus which contains no basophilic cells (Fig. 7) failed completely to become lymphoid in diffusion chambers even after a 6-day period (Fig. 8). If, on the other hand, the 6-day thymus was grafted directly to the chorioallantois and so had its stem cell supply restored, it became fully lymphoid (Fig. 9). The design of this experiment is shown in Fig. 6. The 7-day chick thymus which contains a few basophilic cells (Fig. 11) showed a 'patchy' lymphoid development in diffusion chambers (Fig. 12),

---

[47] Owen and Ritter 1969.

whereas the 9-day chick thymus which contains many basophilic cells (Fig. 13) became fully lymphoid (Fig. 14).

A similar result was obtained with explanted mouse thymic rudiments, in that no lymphoid development was found in explanted tissue containing the 10-day mouse thymic primordium and very little lymphoid development (Fig. 16)

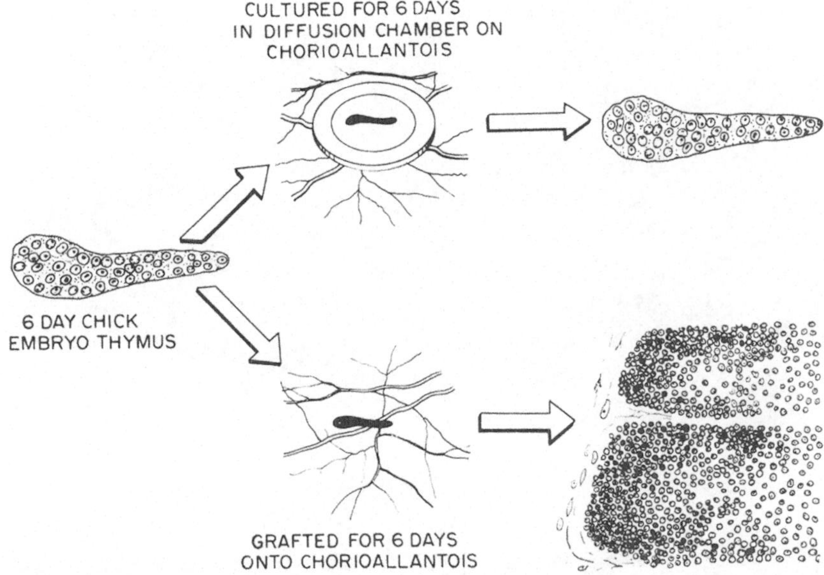

Fig. 6. Design of experiment in which 6-day chick thymic rudiments were either cultured in diffusion chambers on the chorioallantois or grafted directly to the chorioallantoic membrane. Rudiments cultured in chambers (i.e. separated from a vascular supply of stem cells) did not become lymphoid, whereas those which were grafted to the chorioallantois and so had a vascular supply restored became fully lymphoid. N.B. On transfer the 6-day rudiment was composed of a thin epithelial cord surrounded by a small amount of mesenchymal tissue

in explants of 11-day mouse thymus (Fig. 15). Good lymphoid development was found in mouse thymus rudiments of 12 days and over (Fig. 18) in which there are initially many basophilic cells (Fig. 17).

The most likely explanation for the lack of lymphoid development in early thymic rudiments is that at this stage they have not received stem cells and so cannot develop further in diffusion chambers. The correlation between the presence or absence of basophilic cells and the attainment or failure of lymphoid development supports the evidence presented in the last section that these cells are migrant stem cells.

The situation in the rudiments which fail to become lymphoid may be comparable to that seen in adult thymus grafts which have been pretreated with radiation *in vitro* so as to render donor cells incapable of proliferation and then transplanted to irradiated hosts. Whereas similar grafts to normal hosts showed lymphoid regeneration following an inflow of host cells, no lymphopoiesis occurred in grafts to irradiated hosts, presumably because of a lack of stem cells in transplant and host[48].

---

[48] DUKOR, MILLER, HOUSE and ALLMAN 1965.

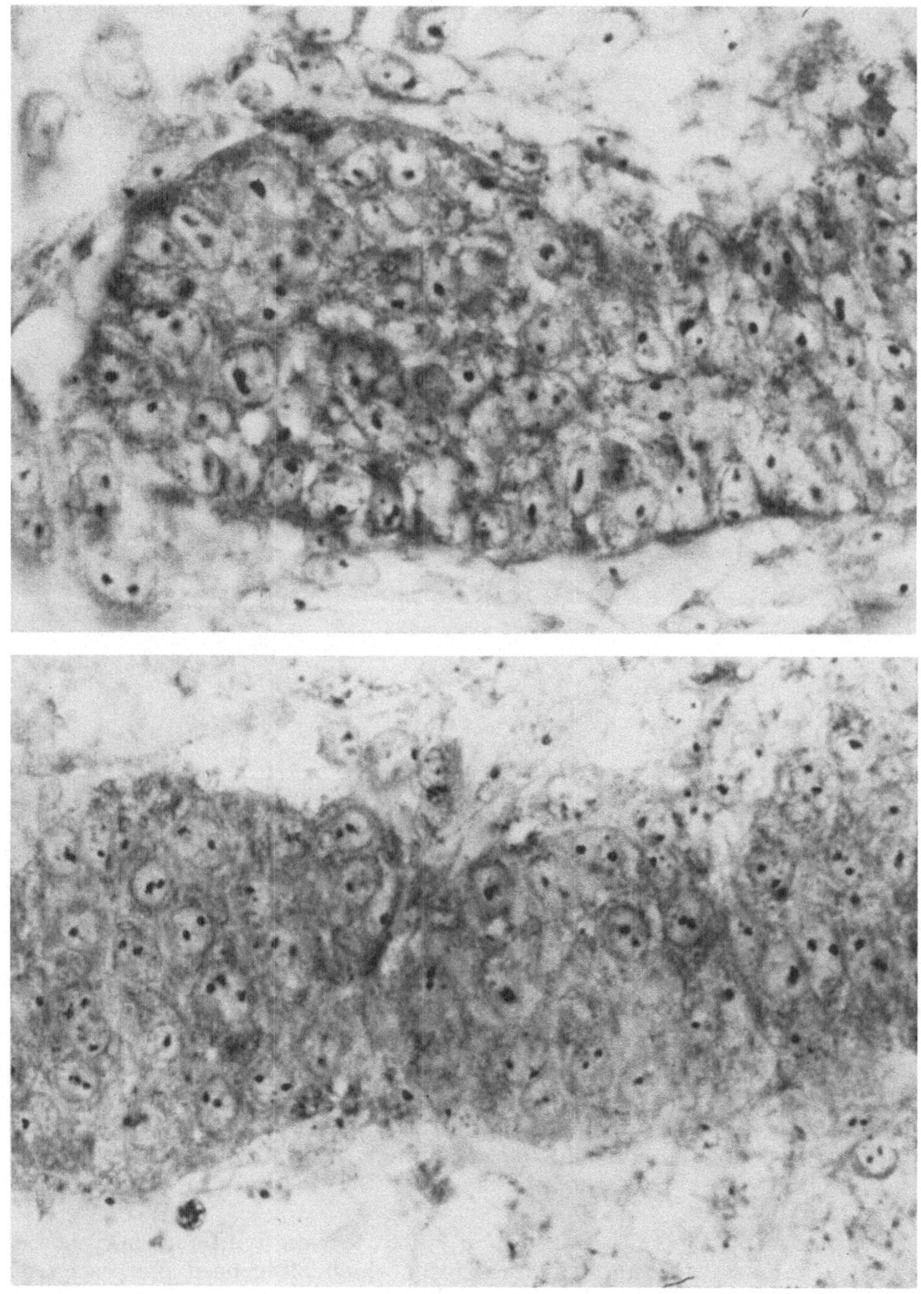

Figs. 7 and 8

Fig. 7. Thymic rudiment of 6-day chick embryo. The rudiment is composed of pale-staining epithelial cells, and no basophilic cells can be found within it. Giemsa stain ×2,250

Fig. 8. 6-day chick thymic rudiment cultured for 6 days in diffusion chamber. No lymphoid development has taken place within the rudiment. Giemsa stain ×2,250

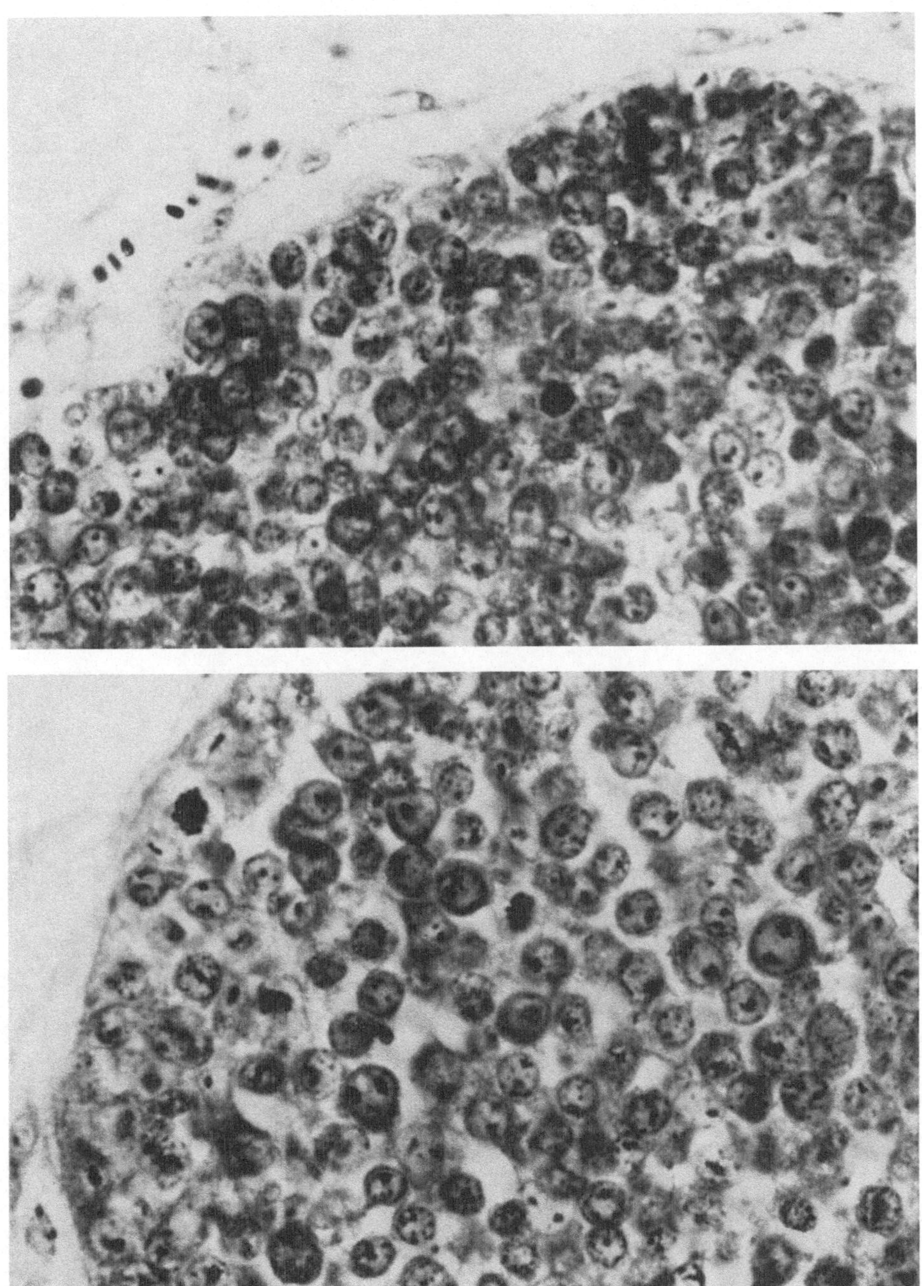

Figs. 9 and 10

Fig. 9. 6-day chick thymic rudiment grafted to the chorioallantois for 6 days. With the restoration of a blood supply the rudiment has become fully lymphoid. Its development compares favourably with that of the normal thymus *in situ* (see Fig. 10). Giemsa stain ×2,250

Fig. 10. Section of normal 12-day chick thymus. Giemsa stain ×2,250

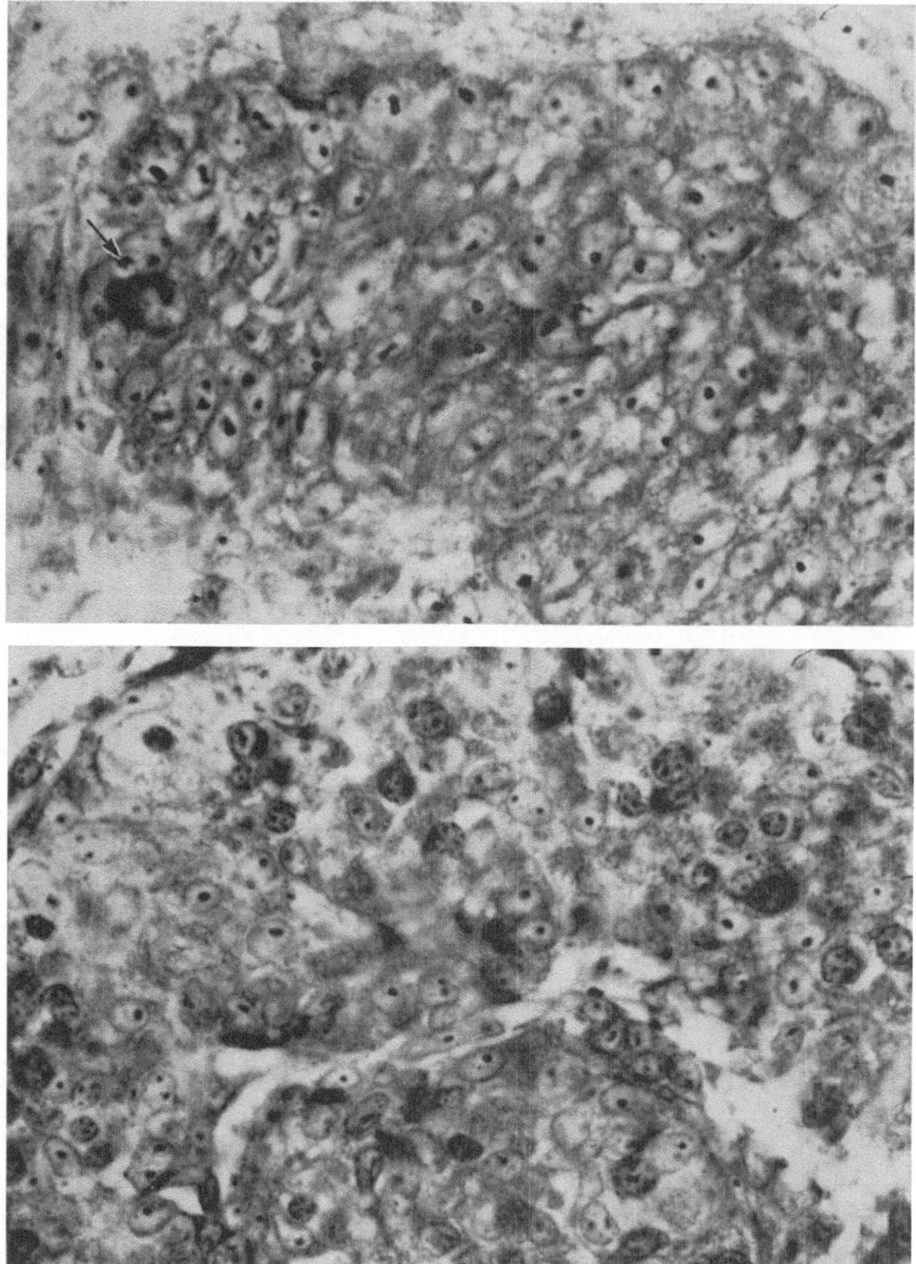

Figs. 11 and 12

Fig. 11. Section of 7-day chick thymus. At this stage, it is largely composed of pale-staining epithelial cells but a few cells with basophilic cytoplasm can be found within it. One of these is arrowed. Giemsa stain ×2,250

Fig. 12. 7-day chick thymus cultured in diffusion chamber for 5 days. Scattered lymphoid cells are present but the degree of development is not as good as that of 9-day chick rudiments (see Fig. 14). Giemsa stain ×2,250

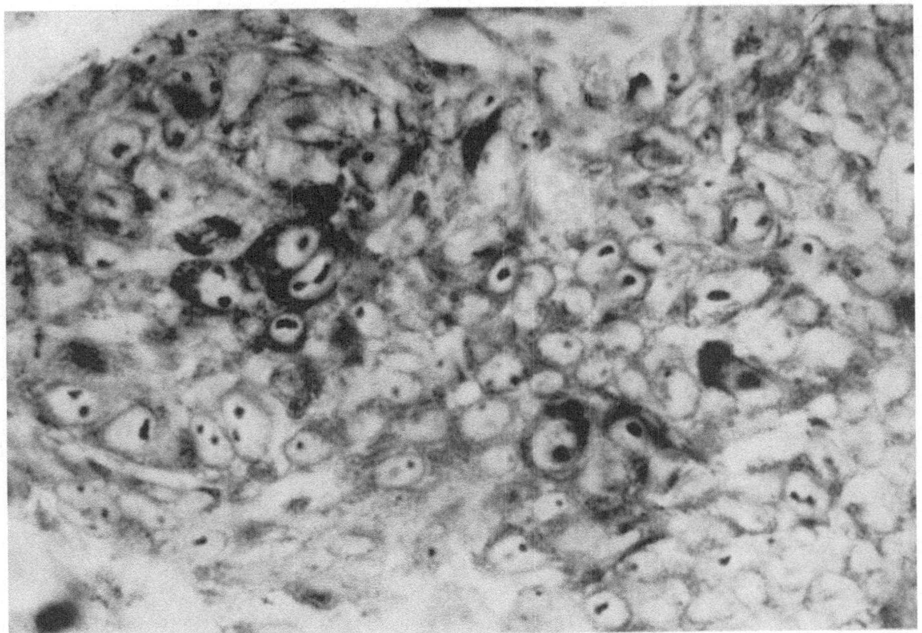

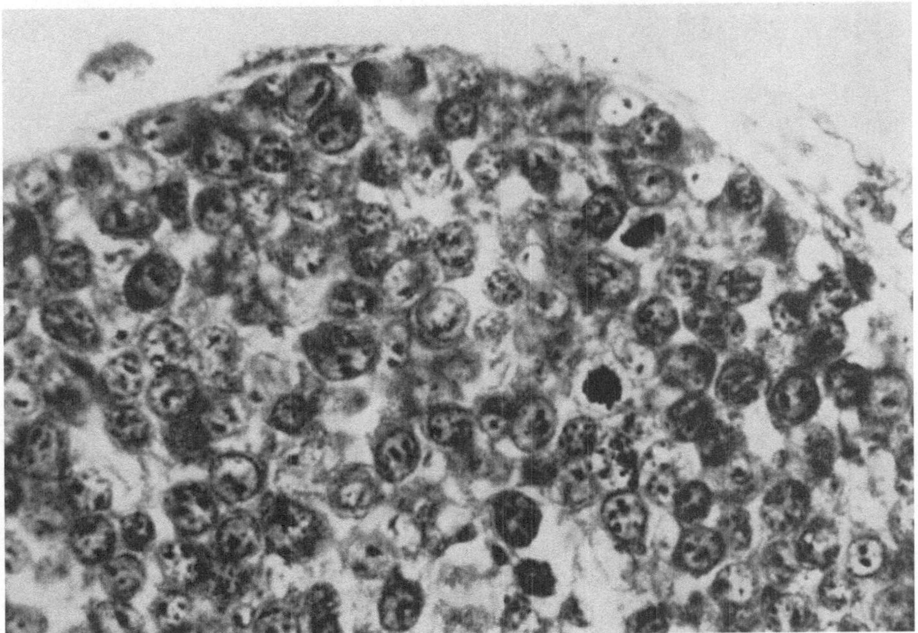

Figs. 13 and 14

Fig. 13. Thymic rudiment of 9-day chick embryo. Note the presence of basophilic cells within rudiment. Giemsa stain ×2,250

Fig. 14. 9-day chick thymus cultured for 3 days in diffusion chamber. There are numerous lymphoid cells, characterized by speckled chromatin, within the rudiment. Giemsa stain ×2,250

10*

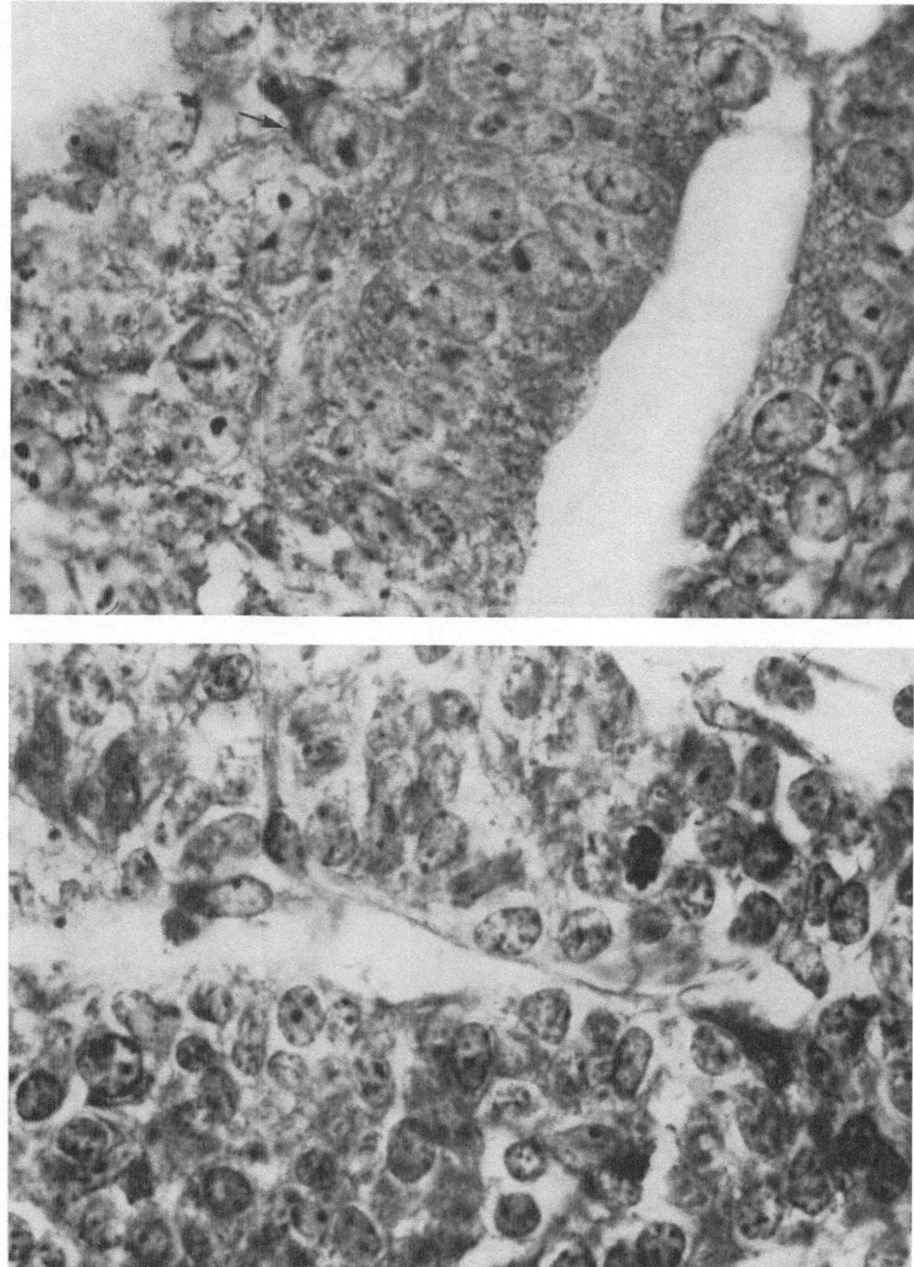

Figs. 15 and 16

Fig. 15. Thymic primordium of 11-day mouse embryo. A basophilic cell (arrowed) can be seen adjacent to the rudiment. Giemsa stain ×2,250

Fig. 16. 11-day mouse thymic rudiment cultured in diffusion chamber for 6 days. Few lymphoid cells are present and the rudiment retains its pouch-like form. Giemsa stain ×2,250

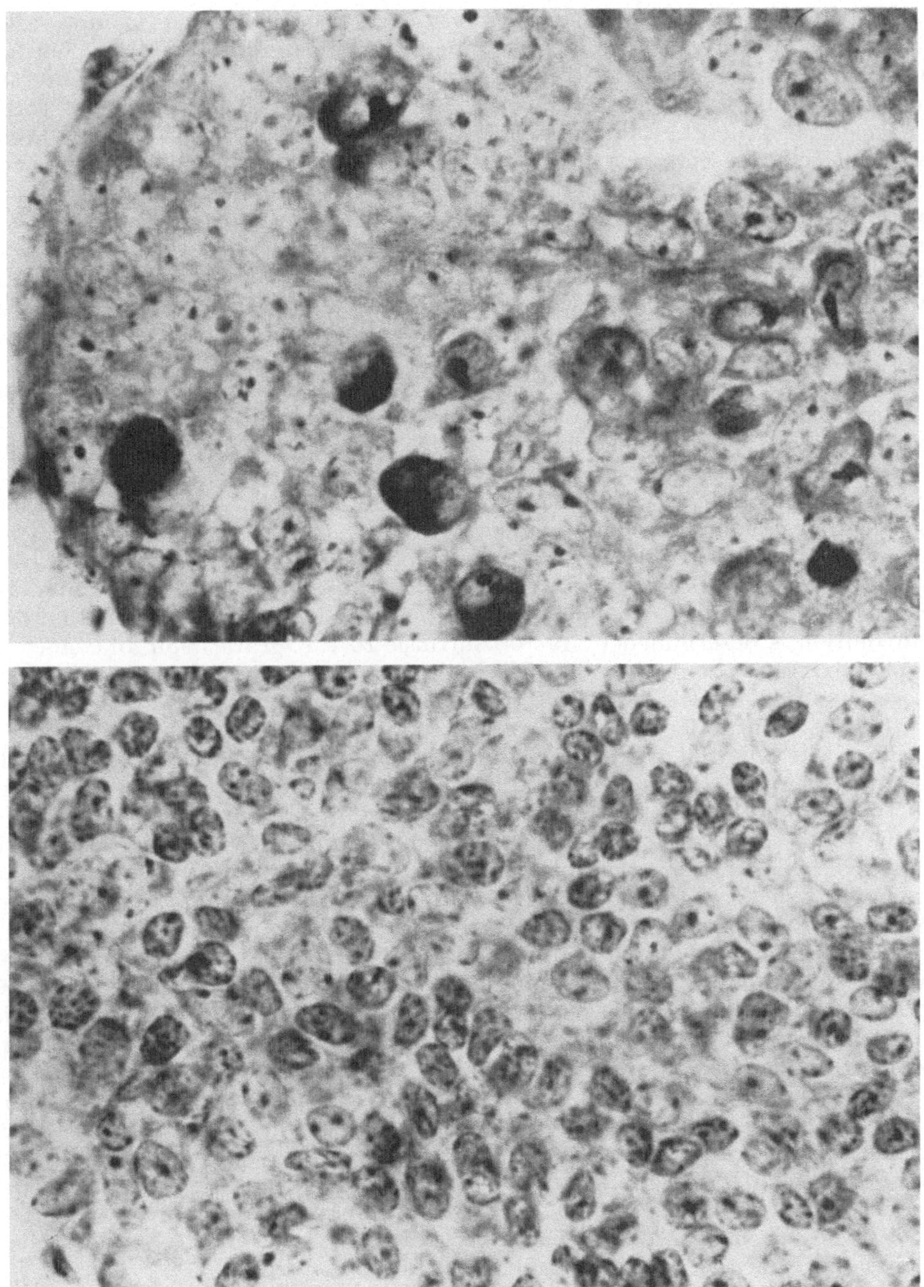

Figs. 17 and 18

Fig. 17. Thymic rudiment of 12-day mouse embryo. The rudiment at this stage contains a number of basophilic cells. Giemsa stain ×2,250

Fig. 18. 12-day mouse thymic rudiment cultured for 5 days. There is good lymphoid development within the rudiment. Giemsa stain ×2,250. [Figs. 7 to 18 are from OWEN, J. J. T., RITTER, M. A.: J. exp. Med. 129, 431—442 (1969)]

While these experiments have demonstrated the importance of an available stem cell pool to thymus development, there seems little doubt that the epithelial component of the rudiment exerts an important influence on the proliferation and differentiation of these cells to mature thymocytes. The nature of this influence is, at present, unknown. There is some evidence that it may involve epithelial cells in secretory activity. Thus ultrastructural studies on embryonic thymus[49] have shown that epithelial cells contain lamellar systems, abundant vesicles and vacuoles of various densities which are features consistent with involvement in secretion. Similarly, evidence of secretory activity in cells which are thought to be of epithelial derivation has been adduced from histochemical and ultrastructural studies of the adult thymus[50]. Although this evidence is not conclusive, it is consistent with reports describing the extraction of lympho-cytosis-stimulating factors from thymic tissue[51].

The factors governing the internal organization of the developing thymus and the disposition of particular cell types are unknown, but in the first place the division into cortex and medulla may involve the selective migration of lymphoid stem cells to the outer part of the developing rudiment. The factors regulating thymic growth, assuming the availability of a stem cell supply, seem to be intrinsic. Thymic grafts made from young animals, although they were repopulated by host cells, showed a true growth irrespective of host age[52]. Thus the growth of transplants from neonatal animals placed in adults whose own thymus had involuted was excellent[53]. It must be concluded that the growth pattern and eventual onset of involution is determined by factors intrinsic to the graft itself and since the lymphoid cells of the graft were of host type, they must reside in the epithelial cytoreticulum. Metcalf (1964) has shown that no compensatory regeneration of the thymus occurs after subtotal thymectomy. Also, the growth of individual thymic grafts was not affected by the number of thymus grafts implanted[54]. These facts support the notion that the growth of the thymus is autonomous and that there are no feedback regulatory influences on its proliferative activity.

One of the outstanding features of thymic lymphopoiesis as compared with lymphopoiesis in certain other sites is that it is uninfluenced by antigenic stimulation. Thus the growth and eventual regression of the thymus is qualitatively the same in the germfree (axenic) animal as in the normal animal[55].

It is well known that the lymphocyte population of the thymus is extremely sensitive to a wide variety of stimuli. Adrenal and gonad steroids[56], reserpine[57] and bacterial endotoxins[58] may all produce a sudden depletion in the population of lymphocytes as a result of cell lysis and probably reduced lymphopoiesis[58]. There is also evidence of a relationship between the thymus and hypophysis since young mice injected with antihypophysis serum developed thymic involution[59].

In summary the evidence to date suggests that normal thymic development depends upon an interaction between extrinsically derived stem cells and the primary epithelial organ anlage. The pattern of growth and development of the thymus is in the main determined by the epithelial cytoreticulum rather than by extrinsic factors. It also seems likely that the maturation of stem cells is under the influence of the epithelial component of the organ.

[49] Sanel 1967.
[50] Hoshino 1962, Clark 1963, 1966, Weakley, Patt and Shepro 1964, Smith 1965, Izard 1966, Gad and Clark 1968.
[51] Metcalf 1958, Goldstein, Slater and White 1966.   [52] Metcalf 1965.
[53] Metcalf, Wakonig-Vaartaja and Bradley 1965.   [54] Metcalf 1963.
[55] Wilson, Bealmear and Sobonya 1965.   [56] Cowan and Sorenson 1964.
[57] Draskoci and Jankovic 1964.   [58] Gad and Clark 1968.
[59] Pierpaoli and Sorkin 1967.

4. Abnormalities of Thymus Development

Various developmental anomalies of the thymus have been found in a number of immunological deficiency diseases. These anomalies may result from a failure in either or both of the primary components of the thymus, namely the stem cell and epithelial anlage. Thus, a condition of complete thymic agenesis has been reported which is due to a failure of development of the third and fourth pharyngeal pouches[60]. Since it is the epithelial anlage rather than the stem cell which is deficient in this instance, the most effective remedy for the situation should be the implantation of a thymic graft.

In certain other deficiency diseases the thymus develops as an epithelial rudiment but remains alymphoid. In one of these conditions (reticular dysgenesis) there is a general failure in blood leucocyte development[61] which suggests that both defects may be due to the absence of a pluripotential stem cell. The failure of thymic development in this disease may be comparable, therefore, to that which occurs in the early thymic rudiment explanted in a diffusion chamber and so deprived of a stem cell inflow[62]. Just as this experimental defect can be remedied by the restoration of a stem cell supply so, perhaps, the alymphoplasia in this disease might be reversed by the injection of foetal haemopoietic cells.

The mechanisms involved in the production of certain other conditions of thymic failure, whether or not they are associated with agammaglobulinaemia[63], are likely to be more complex. Lymphocytes, although few in number, are sometimes found in the thymus in these conditions. Since there is no evidence of a general stem cell deficiency, it seems likely that the defect may be in the thymic anlage which, although present, may be functionally deficient in the sense that it fails to direct the lymphoid differentiation of stem cells. A basis for the development of a defective thymic anlage has been suggested by PETERSON, KELLY and GOOD (1964) in ataxia-telangiectasia. In this disease there is a generalized mesenchymal defect which might result in maldevelopment of the thymic rudiment, since it has been shown that mesenchyme influences the normal development of the epithelial anlage[64].

Thus many of the thymic anomalies found in immunological deficiency diseases may be accounted for by a developmental failure in the stem cell-organ rudiment interaction. Further study of the nature of this interaction should be important not only to an understanding of these diseases but also to the processes of immunogenesis.

5. Cell Kinetics in the Thymus

The fact that there is a continuous input of stem cells to the thymus through embryonic and adult life[65] suggests that once stem cells have entered the thymus their capacity for proliferation is limited. This deduction is supported by the evidence that donor cells disappear from thymic grafts and are replaced by cells of host origin[66]. Also, when thymus cells were injected into the irradiated embryo or adult animal, little or no uptake of these cells was found in the regenerating host thymus, although other haemopoietic tissues, notably bone marrow, con-

[60] HUBER, CHOLNOKY and ZOETHOUT 1967, LISCHNER, PUNNETT and DiGEORGE 1967.

[61] DE VAAL and SEYNHAEVE 1959, GITLIN, VAWTOR and CRAIG 1964.

[62] OWEN and RITTER 1969.

[63] FULGINITI, PEARLMAN, REIQUAM, CALMAN, HATHAWAY, BLACKBURN, GITHENS and KEMPE 1966, ROSEN, GOTTOFF, CRAIG, RITCHIE and JANEWAY 1966.

[64] AUERBACH 1960.   [65] FORD 1966, MOORE and OWEN 1967c.

[66] METCALF and WAKONIG-VAARTAJA 1964, HARRIS and FORD 1964, DUKOR, MILLER, HOUSE and ALLMAN 1965, MOORE and OWEN 1967c.

tained cells which proliferated in the organ[67]. It seems likely, therefore, that a continuous inflow of stem cells to the thymus is needed to maintain its proliferative requirements during growth and to replace cell loss by death or emigration.

Information concerning the precise cytological events which occur during this proliferation is incomplete. Cytological analyses of proliferation in the rat thymus have been made by Sainte-Marie and Leblond (1958, 1964b, 1965). Their conclusions were based on counts made of resting and dividing cells of various types in the thymus. They proposed that small thymus lymphocytes are the product of a series of eight consecutive 'reductive' mitoses, beginning with reticular cells in the cortex of the thymus, followed by large lymphocytes and progressing to small lymphocytes which migrate to the medulla of the organ. These conclusions, however, depend upon a number of important assumptions; first that thymus lymphocytes can be divided into large, medium and small categories, second that mitotic figures can be separately identified as belonging to one of these cell types, and third that 'transitional' forms between cell types can be identified in tissue section.

Quantitative assessment of cell size changes which occur in thymus lymphopoiesis has been made using a Coulter counter[68]. These studies have shown that during embryogenesis there is a gradual reduction in modal cell volume of thymocytes.

A number of studies have used autoradiographic analysis following tritiated thymidine injection to determine the proliferative patterns of thymus cells. The sources of error and limitations of this approach have been discussed by Cottier, Odartchenko, Feinendegen and Bond (1965). Interpretation of data is rendered particularly difficult because of the extensive reutilization of label which occurs in the thymus. Thus cells which are initially labelled, break down and release isotope which is incorporated into previously unlabelled cells[69]. Nevertheless, the method has provided some useful information. Using a combination of data derived from fall in grain counts with time and from mitotic labelling curves, total cell cycle times of from 6.8 to 8.2 hours have been calculated for large and medium size cells in thymus of AKR mice[70]. Following single pulse labelling, the percentage of labelled lymphoid cells has been found to rise progressively with time, so that 50% of small cells are labelled by 1.6 days in AKR mouse thymus[71]. This suggests that the total population of thymic small lymphocytes is replaced every three to four days. However, by day five, the per cent labelling is still only 95% in small lymphocytes which suggests that a small fraction of the lymphocyte population may have a longer life span than is typical for the majority of thymocytes. Autoradiographs of sections of mouse thymus taken three to five days after labelling suggest that most of the unlabelled cells are situated in the thymic medulla[72]. It is not certain whether these longer-lived cells are a discrete cell population or whether they are the progeny of shorter-lived cells.

Almost certainly the high proportion of cells labelled after a single pulse of tritiated thymidine is produced by extensive reutilization of label. This is confirmed by the fact that a constant level of tritiated DNA[73] and total grain counts[74] have been found in thymus during the first few days after labelling. This also

---

[67] Ford and Micklem 1963, Micklem, Ford, Evans and Gray 1966, Moore and Owen 1967a.
[68] Ball 1963, Peterson and Good 1965, Sherman and Auerbach 1966.
[69] Metcalf and Wiadrowski 1966.
[70] Metcalf 1966a, Metcalf and Wiadrowski 1966, Metcalf 1967.
[71] Metcalf and Wiadrowski 1966, Matsuyama, Wiadrowski and Metcalf 1966.
[72] Matsuyama, Wiadrowski and Metcalf 1966.
[73] Craddock, Nakai, Fukuta and Vanslager 1964.
[74] Metcalf 1966b.

suggests that the cell loss which must take place to balance the production of new cells does not occur at random in the cell population but that most small lymphocytes migrate or die at the end of their three to four day intrathymic life span.

6. Fate of Thymus Lymphocytes

Evidence for the view that most lymphocytes die within the thymus has come from a number of sources. Histological studies have shown that under normal circumstances pyknotic cells are seen in the thymus especially in the cortical region[75]. Experimental evidence has come from studies on mice carring multiple thymic grafts[76]. The isotopic labelling patterns in grafts were found to be identical with that of the host thymus and control thymuses, i.e. by day three after tritiated thymidine injection up to 90% of the lymphoid cells in grafts were labelled. Mice were followed for a period of up to 14 days after injection, but at no time did the percentage of labelled lymphocytes in lymph nodes or blood rise above control levels. Also, no correlation was found between the total weight of thymic grafts and the weights of lymph nodes of host mice. It was concluded that relatively few lymphocytes leave the thymus, the majority dying *in situ*. However, it is questionable whether this conclusion may apply to the normal thymus, particularly to that of the young animal.

Histological evidence supporting some cell migration from the thymus has been presented in a number of studies[77]. Such evidence cannot be conclusive because of the problems involved in determining dynamic cellular events from histological studies alone.

A number of experiments have been designed to study the fate of injected suspensions of isotopically labelled thymus cells[78]. Labelled cells have been found in liver, spleen and lymph nodes and in the latter organs they localize in 'thymus-dependent' areas[79]. Thymus cell migration has also been investigated by injecting thymidine directly into the thymus and so labelling thymocytes *in situ*[80]. The distribution of labelled cells was then followed, as a function of time, in lymphoid and other tissues. However, the possibility that spill-over of isotope into the general circulation might be responsible for labelling in peripheral sites was not entirely excluded. Even so, the number of labelled cells found in lymphoid organs was small in relation to the production rate of thymus cells.

In a recent carefully designed experiment, *in situ* labelling of the young rat thymus with tritiated thymidine was followed by continuous infusion of 'cold' nucleoside into the systemic circulation so as to minimize uptake of radioactive isotope which might spill over from the thymic infusion[81]. Appreciable numbers of highly labelled cells were found in the diffuse cortex of lymph nodes and in the periarteriolar white pulp of spleen, but no labelled cells were found in bone marrow or intestinal mucosa. The results suggest that in the newborn rat, migrant cells from the thymus comprise a major portion of the total lymphocyte population in lymph nodes and spleen. In the adult animal, this migration is limited to specific portions of lymph nodes and spleen, namely those regions which are known to serve the recirculating lymphocyte pool[82].

---

[75] METCALF 1964, SAINTE-MARIE and LEBLOND 1964.

[76] MATSUYAMA, WIADROWSKI and METCALF 1966.

[77] SAINTE-MARIE and LEBLOND 1964a, KOTANI, SEIKI, YAMASHITA and HORIT 1966, TORO and OLAH 1967.

[78] FICHTELIUS 1960.   [79] PARROTT 1967.

[80] MURRAY and MURRAY 1961, MURRAY and WOODS 1964, NOSSAL 1964, LINNA 1968.

[81] WEISSMAN 1967.   [82] GOWANS and KNIGHT 1964.

Chromosome marker studies have also suggested that migrant thymus cells populate peripheral lymphoid organs. For example, the lymph nodes of thymectomized, thymus-grafted mice have been found to contain a high proportion of cells of graft origin[83]. Proliferation of these cells can be induced by antigenic stimulation[84]. Recently, a high proportion of thymus-derived cells have been demonstrated in the blood of thymectomized irradiated mice that had been injected with syngeneic bone marrow cells and grafted with a chromosomally marked thymus[85].

Thus, the balance of evidence at the moment suggests that a considerable number of cells do migrate from the thymus particularly during early life. Evidence will be presented in a later section that these cells may constitute a major contribution to the 'long-lived' cell component of the recirculating lymphocyte pool.

E. The Effects of Thymectomy on Lymphoid Development

The effects of neonatal thymectomy on lymphopoiesis and immune responses have been recently reviewed by Miller and Osoba (1967). Only a summary of the main findings will be presented here.

A number of reports on a variety of species have shown that neonatal thymectomy is followed by lymphocyte deficiency. Thus, blood lymphocyte levels remain low in neonatally thymectomized mice so that older mice suffer from a severe lymphopenia[86]. Thymectomy of newborn rats[87], guinea pigs[88], and rabbits[89] is also followed by a lowered level of blood lymphocytes as compared with control animals.

A marked depletion in the number of thoracic duct lymphocytes has been reported in neonatally thymectomized mice[90]. Thoracic duct drainage of these mice at six weeks of age produced only three to four million cells in a 48-hour period, whereas 100 million cells could be obtained from control mice in the same interval. Thoracic duct drainage of rats thymectomized in the neonatal period has also revealed a deficit in lymphocyte numbers[87].

These results suggest that neonatal thymectomy produces a reduction in the 'pool' of lymphoid cells which is known to circulate between blood and lymph[91]. It is not surprising, therefore, that the changes which have been found in lymphoid tissues of animals thymectomized at birth involve regions which are known to serve the recirculating lymphocyte pool[92].

In neonatally thymectomized mice a severe depletion of lymphocytes has been found from three weeks onwards in areas immediately surrounding the central arterioles of spleen follicles[93]. The lymph nodes of these animals showed a severe lymphocyte deficiency in mid and deep cortical areas and post-capillary venules were thin-walled and empty. Similarly, in rats thymectomized at birth the peri-arteriolar lymphocyte sheaths in spleen and the diffuse lymphocyte fields of the deep cortex of lymph nodes and Peyer's patches were depleted of cells[94].

---

[83] Miller 1962a, 1962b, Harris and Ford 1964.
[84] Leuchars, Cross and Davies 1964, Davies, Leuchars, Wallis and Koller 1966.
[85] Davies, Festenstein, Leuchars, Wallis and Doenhoff 1968.
[86] Miller 1961, 1962a, 1962b, 1964, Good, Dalmasso, Martinez, Archer, Pierce and Papermaster 1962, Parrott and East 1964.   [87] Goldschneider and McGregor 1968.
[88] Ernström and Larsson 1966.   [89] Sutherland, Archer and Good 1964.
[90] Mitchell and Miller 1967.   [91] Gowans 1959.   [92] Gowans and Knight 1964.
[93] Good, Dalmasso, Martinez, Archer, Pierce and Papermaster 1962, Miller 1962a, Parrott, De Sousa and East 1966, Dukor and Dietrich 1967.
[94] Waksman, Arnason and Jankovic 1962, Goldschneider and McGregor 1968.

These deficient regions have been named 'thymus-dependent areas'[95]. However, this term may be somewhat misleading since these areas can be depleted of lymphocytes by procedures other than thymectomy. Thus prolonged thoracic duct drainage in adult animals produces this lesion[96]. In both cases the deficiency can be cured by the injection of thoracic duct cells. Perhaps the simplest explanation for these results is that the lymphocyte deficiency in these areas primarily reflects the deficit in the circulating pool of lymphoid cells, which is a result of neonatal thymectomy.

Injection of isotopically labelled thymus cells or lymphocytes has shown that both the localization of cells in spleen and lymph nodes and the migration of cells from blood to lymph is unaffected by thymectomy[97].

Germinal centres and plasma cells are present in neonatally thymectomized mice and there is a tendency for plasma cells to accumulate in 'thymus-dependent areas' of thymectomized mice over six weeks[98]. It seems possible, therefore, that germinal centre formation and plasma cell production are processes which are independent of the thymus. This receives further support from work on chickens. Thus, although complete thymectomy is difficult to achieve in the newly-hatched chicken, in birds with only a small amount of thymus left, a fall in blood and spleen lymphocytes has been reported[99]. However, no deficit in plasma cells was found. In chickens thymectomized and irradiated after hatching, cell depletion was marked in periarteriolar lymphocyte sheaths of spleen, and the cells lacking were lymphocytes and not plasma cells[100]. By contrast when the bursa of Fabricius was removed from newly hatched chicks which were then irradiated, germinal centre formation and plasma cell production were deficient. It has been concluded that the thymus and the bursa of Fabricius control the development of separate lymphoid systems[101]. This concept will be discussed more fully in a later section.

The effects of neonatal thymectomy on bone marrow lymphocytes has not been studied in detail, but in mice it has been reported that marrow lymphocytes are relatively unaffected during the first four weeks of life[102]. In rats, no evidence of a decrease in number of bone marrow lymphocytes was found in animals thymectomized at seven days[103].

Neonatal thymectomy in rodents has been found to affect tissues other than lymphoid ones. Thus a general hyperplasia of reticulo-endothelial elements has been described in thymectomized mice[104]. This however has not been found in neonatally thymectomized mice reared in germ-free conditions[105]. The increased phagocytic activity reported must be regarded, therefore, as a response to pathogens to which thymectomized animals may be unusually prone. Indeed, it is well known that mice thymectomized at birth often develop a fatal wasting illness characterized by hunched posture, lethargy, ruffled fur, diarrhoea and death within a short period[106].

Although the pathogenesis of this condition has not been fully resolved, the fact that germ-free mice thymectomized at birth and maintained in a germ-free

---

[95] PARROTT, DE SOUSA and EAST 1966.   [96] GOLDSCHNEIDER and McGREGOR 1968.
[97] PARROTT, DE SOUSA and EAST 1966, GOLDSCHNEIDER and McGREGOR 1968.
[98] PARROTT, DE SOUSA and EAST 1966.
[99] WARNER and SZENBERG 1962, JANKOVIC and ISAKOVIC 1964, ISAKOVIC and JANKOVIC 1964.
[100] COOPER, PETERSON and GOOD 1965, COOPER, PETERSON, SOUTH and GOOD 1966.
[101] COOPER, PETERSON and GOOD 1965, COOPER, PETERSON, SOUTH and GOOD 1966.
[102] HAYS 1967.   [103] HARRIS 1961, BIERRING and GRUNNET 1964.
[104] MILLER and HOWARD 1964, SCHOOLEY, KELLY, DOBSON, FINNEY, HAVENS and CANTOR 1965.
[105] BENVENISTE and SALOMON 1968.
[106] MILLER 1962a, 1962b, PARROTT 1962, PARROTT and EAST 1964.

environment do not develop the disease[107], suggests that the condition is precipitated by infectious agents. When mice were removed from a germ-free to a conventional environment, wasting disease developed in thymectomized mice but not in controls[108]. Moreover, mice and rats that had been neonatally thymectomized were found to be more susceptible than controls to a variety of pathogens including pyogenic bacteria[109], hepatotrophic virus[110] and certain endotoxins[111].

It is clearly of some importance to know to what extent the changes noted after neonatal thymectomy are a direct result of thymectomy or are due to associated ill health. An attempt has been made to answer this question by studying the lymphoid tissues of neonatally thymectomized germ-free mice reared in a germ-free environment. In recent studies of this type neonatal thymectomy was found to have no significant effect on blood lymphocyte levels[112], however there was a clear-cut reduction in the cellularity of periarteriolar lymphoid sheaths in spleen and the paracortical regions of lymph nodes in thymectomized germ-free mice as compared with non-thymectomized germ-free controls[113]. As mentioned previously, these are the regions which show lymphocyte depletion in conventionally reared thymectomized mice.

Germ-free thymectomized mice did not show the plasma cell accumulations found in 'thymus-dependent areas' in thymectomized conventionally reared mice[114], nor did they show the signs of autoimmune lesions which have been reported in thymectomized conventional mice[115]. Some plasma cells and germinal centres were found in the spleens and lymph nodes of thymectomized, germ-free animals which suggests that they may have been subjected to some antigenic stimulation. Injection of sheep red blood cells into intact germ-free animals resulted in the appearance of considerable numbers of germinal centres and plasma cells. However, few germinal centres or plasma cells were found after the injection of sheep red cells into thymectomized germ-free recipients[116]. This result suggests that germinal centre and plasma cell formation may not be entirely independent of thymic influence. This is supported by reports on chicks[117] and mice[118] that a moderate depletion of germinal centre formation follows neonatal thymectomy.

In summary, thymectomy in the neonatal period primarily produces a reduction in the number of cells in the recirculating lymphocyte pool and so a cell depletion in those areas of spleen, lymph nodes and Peyer's patches which are served by the pool. While certain other effects may be caused by ill health to which thymectomized animals are prone, recent results suggests that moderately reduced germinal centre and plasma cell formation may be a direct result of removal of the thymus.

Thymectomy performed after the neonatal period is followed by less severe effects which also involve a reduction in the number of circulating lymphocytes[119]. The effect of adult thymectomy is most readily demonstrated by the impaired ability of the thymectomized, irradiated adult to show lymphoid recovery[120]. These results show that the thymus continues to exert an important influence on lymphoid structure into adult life.

[107] McIntire, Sell and Miller 1964, Wilson, Sjodin and Bealmear 1964.
[108] Wilson, Sjodin and Bealmear 1964.   [109] Azar 1964.
[110] East, Parrott, Chesterman and Pomerance 1963.
[111] Salvin, Peterson and Good 1965.
[112] Bealmear and Wilson 1967, Dukor, Miller and Sacquet 1968.
[113] Dukor, Miller and Sacquet 1968.   [114] Dukor, Miller and Sacquet 1968.
[115] De Vries, van Putten, Balner and van Bekkum 1964.
[116] Dukor, Miller and Sacquet 1968.   [117] Jankovic and Mitrovic 1967.
[118] Grundmann and Hobik 1967.   [119] Metcalf 1966.
[120] Auerbach 1963, Miller, Doak and Cross 1963, Miller, Leuchars, Cross and Dukor 1964, Globerson and Feldman 1964.

F. The Effects of Thymectomy on Immunogenesis

The effects of thymectomy on the development of immunity fall into two broad categories: (a) effects on immunoglobulin production and antibody synthesis and (b) effects on responses which have been grouped under the general title 'cell-mediated' immunity and which include delayed hypersensitivity and homograft reactions.

There has been agreement that, although thymectomy in the neonatal period may delay the synthesis of immunoglobulins[121], the levels of immunoglobulin eventually reached are not impaired, with the possible exception of IgA[122]. This accords with the observations of TYAN and HERZENBERG (1968b) that immunoglobulin production by embryonic cells transferred to adult irradiated recipients is thymus-independent.

Despite the fact that a considerable number of variables including species of animal tested, nature of antigenic challenge and timing of both challenge and measurement of response influence the eventual outcome, certain general conclusions concerning the effects of thymectomy on antibody responsiveness have been reached. While a reduced antibody response has been found to primary challenge with sheep erythrocytes[123] and a number of other antigens[124] in mammals thymectomized at birth, near-normal or normal responses have been found after primary challenge with hemocyanin and *Pneumococcus* type III capsular polysaccharide[125] and tetanus toxoid[126] among other antigens.

Time course studies on antibody production in neonatally thymectomized mice after primary challenge with sheep erythrocytes have shown both a lowered and a delayed response[127], the major abnormality being a delayed production of 7S haemolysin[128]. This defect was also reflected in a diminished number of antibody-plaque-forming cells in thymectomized mice[129]. A greater effect on secondary than on primary response to tetanus toxoid[130] and MS-2 coliphage[131] has been reported in thymectomized mice. However, a near-normal secondary response to sheep erythrocytes has been found at a time when the primary response was depressed[132]. The extent to which these different results are due to timing of antigen injection as well as type of antigen used is unknown.

Thymectomy at hatching has not been found to affect immunoglobin production or antibody formation in a great majority of chicks[133]. This result contrasts markedly with the effect of extirpation of the bursa of Fabricius.

The development of 'cell-mediated' immune responses has been found to be severely affected by neonatal thymectomy. In mice, impaired capacity to reject

---

[121] HUMPHREY, PARROTT and EAST 1964.
[122] ARNASON, ST. CYR and GRABER 1963, ARNASON, ST. CYR and RELYVELD 1964, ARNASON, ST. CYR and SHAFFNER 1964, FAHEY, BARTH and LAW 1965.
[123] HUMPHREY, PARROT and EAST 1964, SVET-MOLDAVSKY, ZINZAR and SPECTOR 1964, FAHEY, BARTH and LAW 1965, FRIEDMAN 1965, MILLER, DE BURGH and GRANT 1965, BASCH 1966.
[124] GOOD, DALMASSO, MARTINEZ, ARCHER, PIERCE and PAPERMASTER 1962, JANKOVIC, WAKSMAN and ARNASON 1962, MILLER 1962a, ARNASON, ST. CYR and SHAFFNER 1964, HUMPHREY, PARROTT and EAST 1964, SHERMAN, ADNER and DAMASHEK 1964, SVET-MOLDAVSKY, ZINZAR and SPECTOR 1964, PINNAS and FITCH 1966.
[125] HUMPHREY, PARROTT and EAST 1964, FAHEY, BARTH and LAW 1965.
[126] HESS, COTTIER and STONER 1963, HESS and STONER 1966.
[127] ROGISTER 1965, DUKOR, DIETRICH and ROSENTHAL 1966, SINCLAIR and MILLICAN 1967.
[128] SINCLAIR 1967a.   [129] WEISS, MITCHELL and MILLER 1967.
[130] HESS, COTTIER and STONER 1963, HESS and STONER 1966.
[131] BASCH 1966.   [132] SINCLAIR 1967b, SINCLAIR and ELLIOTT 1968.
[133] WARNER and SZENBERG 1962, GRAETZER, WOLFE, ASPINALL and MEYER 1963, ISAKOVIC, JANKOVIC, POPESKOVIC and MILOSEVIC 1963, ROSE and ORLANS 1968.

skin grafts from mice of the same H_2 locus[134] and from other H_2 loci or even grafts from other species[134] has been reported in neonatally thymectomized recipients. A similar effect has been demonstrated in neonatally thymectomized rats[135].

Delayed hypersensitivity reactions to tuberculin and bovine serum albumin have been found to be deficient in neonatally thymectomized rats[137] and impaired hypersensitivity reactions have been reported in thymectomized mice[138].

The ability of lymphoid cells from thymectomized animals to initiate graft versus host reactions in appropriate recipients has also been found to be reduced[139]. Thus, 2 million thoracic duct cells from normal rats can induce a graft versus host reaction in newborn recipients whereas ten times as many cells from neonatally thymectomized donors are ineffective[140].

A number of reports have shown that thymectomy of newly hatched chickens considerably decreases their ability to reject grafts of foreign tissue[141], whereas bursectomy has no effect. The capacity to produce delayed hypersensitivity reactions, as measured by the occurrence of allergic encephalomyelitis and by the intensity of delayed wattle reactions to tuberculin and spinal cord lipid, was reduced by thymectomy at hatching[142]. The development of delayed hypersensitivity to diphtheria toxoid was also found to be impaired in thymectomized, irradiated chickens[143].

Although immunological deficiencies are present in thymectomized animals well before the onset of wasting disease, it is of some importance to know to what extent the depressed responses are a direct consequence of thymectomy rather than a result of extrinsic factors. Several recent studies have been undertaken, therefore, to investigate the immunological responses of thymectomized mice born and reared in a germ-free environment. BEALMEAR and WILSON (1967a, 1967b) found that under these circumstances thymectomized mice showed little or no diminution in their capacity to reject tumour homografts or to produce antibodies to *Salmonella typhimurium* H antigen. On the other hand, MILLER, DUKOR, GRANT, SINCLAIR and SACQUET (1967) found an effect on the response of thymectomized germ-free C3H mice to sheep erythrocytes as compared with germ free controls. This was shown as both a lowered haemolysin and haemagglutinin titre and as a reduced number of antibody plaque forming cells. They also found that thymectomized germ-free C3H mice could reject CBA skin grafts but at an extended time interval as compared with controls. The balance of evidence does suggest, therefore, that factors operating in the conventional state such as bacterial contamination, endotoxins and perhaps susceptibility to tolerance induction by cross-reacting antigens[144], exaggerate the basic immunological defects produced by thymectomy.

While the effects of thymectomy on the development of immune responses have been found to be most marked when the operation is performed in the neonatal period, evidence has accumulated which suggests that the thymus con-

[134] MILLER 1961, MARTINEZ, KERSEY, PAPERMASTER and GOOD 1962.
[135] DALMASSO, MARTINEZ and GOOD 1962b, MILLER 1962a, 1962b, GOEDBLOED and VOS 1965.
[136] ARNASON, JANKOVIC and WAKSMAN 1962.
[137] ARNASON, JANKOVIC and WAKSMAN 1962, ARNASON, JANKOVIC, WAKSMAN and WENNERSTEN 1962, JANKOVIC, WAKSMAN and ARNASON 1962, ISAKOVIC and WAKSMAN 1965.
[138] ROWE, BLACK and LEVEY 1963, EAST, PARROTT and SEAMER 1964.
[139] DALMASSO, MARTINEZ and GOOD 1962a, MILLER and MITCHELL 1967.   [140] RIEKE 1966.
[141] WARNER and SZENBERG 1962, ASPINALL, MEYER, GRAETZER and WOLFE 1963, JANKOVIC and ISAKOVIC 1964.
[142] JANKOVIC and ISVANESKI 1963.   [143] COOPER, PETERSON, SOUTH and GOOD 1966.
[144] MILLER, DUKOR, GRANT, SINCLAIR and SACQUET 1967.

tinues to exert an influence on immunological capability into adult life. Defects
in immunological performance after adult thymectomy have been found to be
most obvious when testing is delayed for some time after operation[145]. Evidence
has also been presented which suggests that the adult thymus is of crucial importance to the recovery of the immune system after irradiation[146].

In summary, the data from a large number of studies suggest that while
neonatal thymectomy is not without effect on antibody responsiveness its major
impact is on 'cell-mediated' immunity. Possible interrelationships between the
thymus and other organs in the development of these responses will be discussed
in a later section.

G. The Effects of Thymic Grafts

A number of experiments have demonstrated the efficacy of thymic grafts in
restoring the lymphoid development and immunological capacity of thymectomized animals. Restoration has been obtained with either syngeneic[147] or allogeneic[148] grafts which both became repopulated by host cells[149]. Some recovery
has been reported in thymectomized recipients of xenogeneic thymic grafts[150] in
which only epithelial elements survived. This suggests that restoration is not
entirely dependent upon the lymphoid cells of thymic grafts. However, chromosome
marker studies have shown that donor cells from thymic grafts do proliferate in
the lymphoid tissues of thymectomized hosts[151] and that these cells are capable of
proliferation in response to antigenic stimulus[152].

Thymus grafts enclosed in cell-tight diffusion chambers have been found to be
capable of restoring immunological responses in thymectomized animals[153],
although there has been some doubt as to whether they fully restore lymphoid
development[154]. Other lymphoid organs enclosed in diffusion chambers were
completely ineffective. These results suggest that the thymus may secrete a substance which promotes immunological maturation.

Further evidence supporting this concept has come from experiments in
which it has been shown that pregnancy restores the immunological capacity of
neonatally thymectomized mice[155], albeit for a temporary period[156]. It has been
suggested that this effect is mediated by a humoral factor liberated from the
foetal thymus.

Cytological evidence that thymus epithelial cells are involved in secretory
activity has been presented[157] and a number of thymic extracts have been found
to possess lymphocytosis-stimulating properties[158]. An extract has recently been
prepared from the thymus of syngeneic donors which restored the immunologic
capacity of neonatally thymectomized mice[159]. Dissociated spleen cells of thymectomized mice treated with this extract evoked a graft versus host reaction in
newborn allogeneic recipients. However, the extract failed to prevent 'wasting',
nor did it produce lymphoid regeneration. These results support the idea that

[145] METCALF 1965, MILLER 1965, TAYLOR 1965b.
[146] MILLER, DOAK and CROSS 1963, CROSS, LEUCHARS and MILLER 1964, DAVIES, TYAN and
COLE 1964.   [147] MILLER 1962a, EAST and PARROTT 1964.
[148] DALMASSO, MARTINEZ, SJODIN and GOOD 1963, MILLER, DE BURGH, DUKOR, GRANT, ALL-
MANN and HOUSE 1966.   [149] DUKOR, MILLER, HOUSE and ALLMAN 1965.
[150] LAW 1966.   [151] HARRIS and FORD 1964, MILLER 1962a.
[152] MILLER, DE BURGH, DUKOR, GRANT, ALLMAN and HOUSE 1966.
[153] OSOBA and MILLER 1963, 1964, LEVEY, TRAININ and LAW 1963.   [154] OSOBA 1965a.
[155] OSOBA 1965b.   [156] ELDERS, PARHAM and HUGHES 1968.   [157] CLARK 1966.
[158] METCALF 1958, CAMBLIN and BRIDGES 1964, GOLDSTEIN, SLATER and WHITE 1966.
[159] LAW and AGNEW 1968.

thymus not only influences the maturation of precursor cells which may migrate to it, but also that it can mature precursor cells situated in other lymphoid organs.

A puzzling aspect of the view that a proportion of cells in the recirculating pool of antigen-reactive cells are derived from the thymus is that thymus lymphocytes themselves show poorly developed immune responses. Thus only very large numbers of thymus cells (up to 300 million)[160] can restore immunological capacity in thymectomized animals whereas 5 million spleen or lymph node cells can produce a comparable effect[161]. Similarly, the ability of thymus cells to produce a graft versus host reaction in appropriate recipients is considerably less than that of spleen cells[162]. Perhaps the simplest explanation for this apparent paradox is that only a small component of the thymus lymphocyte population is functionally mature at any one time. Alternatively, thymus lymphocytes may complete their maturation after they have left the thymus. Whatever the explanation, evidence has recently been presented which shows that cells derived from the thymus can participate in immune responses in association with cells of bone marrow origin. This matter will be discussed further in a later section.

In summary, the thymus is concerned with the maturation of precursor cells into cells capable of responding to antigenic stimulus. The fact that thoracic duct lymphocytes can respond to antigen in the thymectomized animal suggests that the thymus is not needed for the response itself[163].

H. The Development of the Bursa of Fabricius

The effects of thymectomy are mainly seen on 'cell-mediated' responses; plasma cell and germinal centre formation, and immunoglobulin and specific antibody production are less consistently affected. It has been concluded therefore that two systems may be involved in the development of immunity: one, which is thymus-dependent, is concerned with the maturation of 'cell-mediated' reactions; the other, which is independent of the thymus, controls plasma cell formation and the elaboration of immunoglobulins and humoral antibodies.

The main evidence for the existence of two separate systems comes from work on chickens where the bursa of Fabricius has been shown to control the development of immunoglobulins and antibodies[164]. The development of this organ will be discussed, therefore, in some detail.

1. The Derivation of Bursal Lymphocytes

The bursa of Fabricius is a lymphoid organ found only in the class Aves. It is a sac-like structure which arises as an evagination of the dorsal wall of the cloaca on about the fifth day of incubation[165]. As development proceeds the inner lining of the sac is thrown up into several longitudinal folds or plicae. Shortly after the 12th day of incubation, groups of cells in the lining epithelium show an increase in mitotic activity so that localized swellings are formed. These bulge as epithelial nodules into the underlying connective tissue where they continue to enlarge. Lymphoid cells subsequently differentiate within these epithelial follicles. The derivation of these lymphoid cells has been a matter of some controversy.

[160] Yunis, Hilgard, Sjodin, Martinez and Good 1964, Trainin, Law and Levey 1965.
[161] Dalmasso, Martinez, Sjodin and Good 1963.
[162] Billingham, Defendi, Silvers and Steinmuller 1962, Cohen, Thorbecke, Hochwald and Jacobson 1963.
[163] Weiss, Mitchell and Miller 1967.
[164] Cooper, Peterson and Good 1965, Cooper, Peterson, South and Good 1966.
[165] Forbes 1877, Jolly 1915, Boyden 1922.

In early studies it was generally accepted that bursal lymphocytes were derived by the transformation and differentiation of epithelial cells[166]. However, in an extensive histological study, JOLLY (1915) concluded that bursal lymphocytes were derived from mesenchymal cells of surrounding connective tissue which migrate into the epithelial follicles shortly after their formation.

In several recent light and electron microscope studies, ACKERMAN (1962) and ACKERMAN and KNOUFF (1959, 1963, 1964b) concluded that the majority of bursal lymphocytes are derived by transformation of epithelial cells. They suggested that lymphocytes in the centre of each follicle arise exclusively by transformation of undifferentiated epithelial cells, whereas lymphocytes in the cortical region of each follicle are derived both by migration of lymphoid cells from the medulla and by transformation of cortical mesenchyme cells *in situ*.

Table 6. *Chromosome analysis of bursal grafts to chorioallantois of 10-day chick embryo hosts*

Age of graft (days of incubation)	Age of host at sampling (days of incubation)	% host metaphases
10	17	83
10	17	80
10	17	82
10	17	82
10	19	94
10	19	86
12	19	92
12	19	72
12	19	88
12*	19	50
13	19	88
13	19	92
13	19	48
14	19	64

N. B. (1) * This graft was made to a host that had been testosterone-treated. (2) Counts were made on 50 metaphases in each graft. (Data from Moore and Owen 1966.)

The evidence on which these various views were based depends upon the interpretation of histological data and, as with arguments concerning the derivation of thymus lymphocytes, this type of data cannot conclusively settle problems involving cell dynamics.

An experimental approach to the question of the origin of bursal lymphocytes has been made using the sex chromosome difference[167] between male (ZZ) and female (ZW) avian cells as a cell marker. In chick embryos joined by a vascular union, it is possible to investigate the interflow of cells between pairs where each partner is of different sex. When a chromosomal analysis was made on cells of the bursa of Fabricius from parabiosed embryos over 15 days' incubation, high levels of cellular chimerism were found[168] (Table 5). Since the majority of dividing cells in the bursa of Fabricius after 15 days' incubation were lymphoid, the result indicates that bursal lymphocytes are derived from stem cells which migrate into the organ from the blood stream.

This conclusion has also been substantiated by experiments in which rudiments were grafted to the chorioallantoic membranes of chick embryos[169]. Bursal grafts

---

[166] FORBES 1877, STIEDA 1880, WENCKEBACH 1896, RETTERER and LELIEVRE 1913.
[167] OWEN 1965.   [168] MOORE and OWEN 1965, 1966.   [169] MOORE and OWEN 1966.

removed from 10- to 12-day embryos and transplanted to the chorioallantois of 10-day hosts showed excellent growth and development with no intervening necrosis. Using the chromosome marker method, they were found to be almost completely populated by host cells at 7 to 9 days after transplantation (Table 6). Bursal grafts from 12- to 14-day embryos were also populated by host cells but interpretation of this result is complicated by the fact that these transplants do undergo some initial necrosis.

Further evidence supporting the role of blood-borne stem cells in bursal development has been provided by chromosome marker studies in the irradiated chick embryo[170]. In these experiments, donor cells from various tissues, including blood, were found to be capable of populating the regenerating bursa of Fabricius (Table 1).

It may be concluded that bursal lymphocytes are not derived from cells intrinsic to the bursal primordium, i.e. epithelial cells, but that they are the progeny of stem cells which migrate into the bursal follicles from the blood stream.

2. Nature of the Bursal Stem Cell

Since bursal lymphoid development begins at a comparatively late stage of embryogenesis the migrant stem cells could be derived from a number of haemopoietic sites. Spleen and bone marrow haemopoiesis are already under way at the time of bursal lymphopoiesis and the yolk sac is still a major source of blood cells. It seems likely that bursal stem cells may be derived from these sites. This is confirmed by the fact that yolk sac and other myeloid cells repopulated the bursa of the irradiated embryo but thymus cells did not[171].

Histological examination of bursal follicles before and during the time they are becoming lymphoid has demonstrated the presence of large basophilic cells both in follicles and in connective tissue around follicles (Figs. 19, 20). These cells are identical in structure, at least at the light microscope level, with basophilic cells in the thymic primordium, yolk sac and other embryonic haemopoietic organs. Evidence has been presented in a previous section that these cells may be stem cells. Although this evidence was largely circumstantial, more direct evidence has been obtained by injecting tritiated thymidine-labelled cells from bone marrow and spleen into embryos of various incubation stages. Labelled basophilic cells were later found within the bursal follicles as well as in other sites[172].

These results strongly support the view that the basophilic cells within bursal follicles are migrant stem cells, but they do not formally prove that they are lymphoid precursors. However, the simplest interpretation of the evidence available is that the thymus and bursa of Fabricius are populated by basophilic cells which migrate via the circulation from the yolk sac. The subsequent differentiation of these uncommitted cells then depends upon their interaction with the epithelial organ anlage into which they migrate.

3. Cellular Interaction in Bursal Development

Although the nature of the interaction between stem cell and epithelial follicle is unknown, a number of experimental procedures have been found to modify it. It has been shown that bursal development can be affected by extrinsic factors[173]; in particular, administration of testosterone to chick embryos at early stages of

170 Moore and Owen 1967a.   171 Moore and Owen 1967a.
172 Moore and Owen 1967d.   173 Glick 1964.

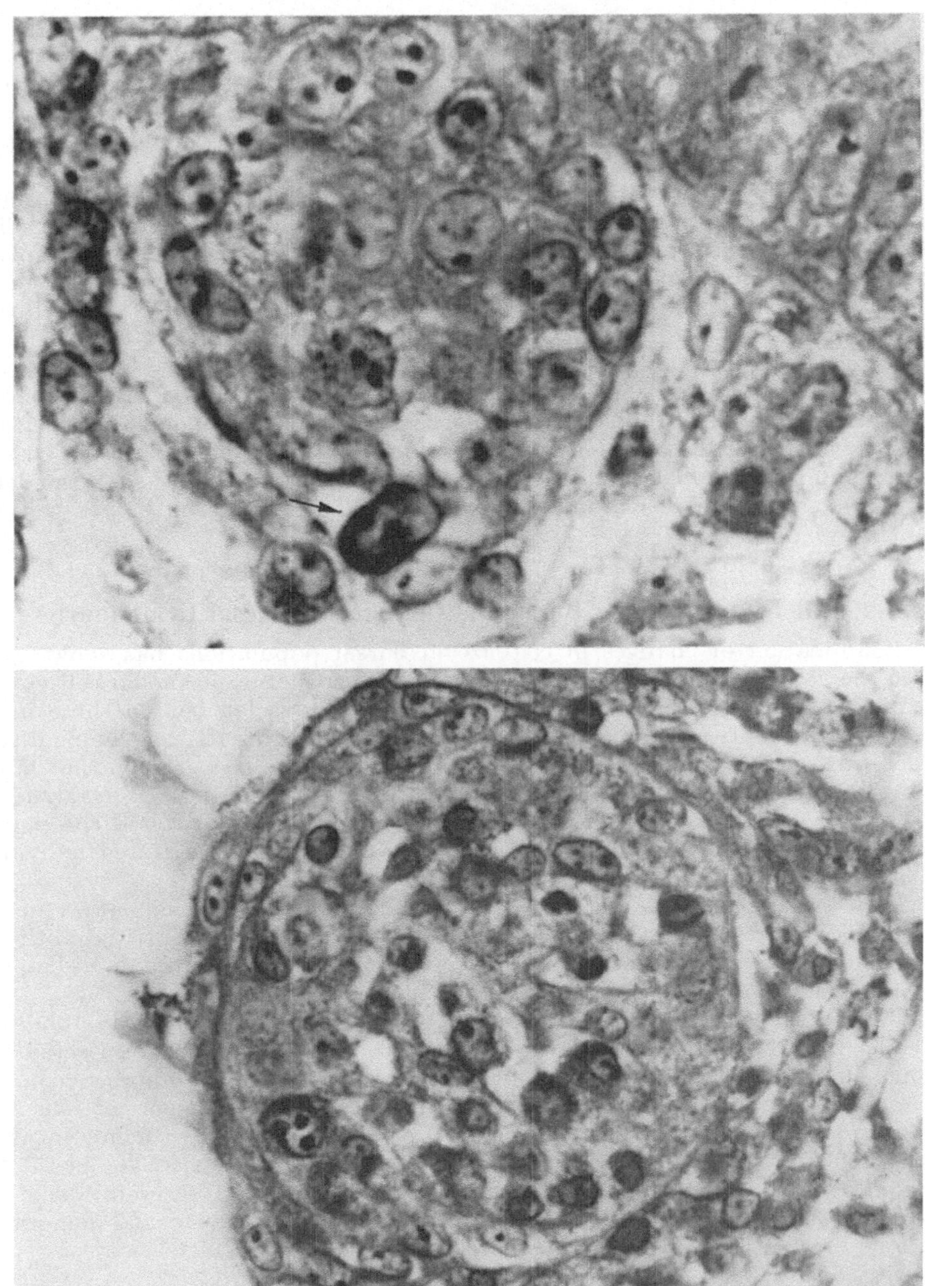

Figs. 19 and 20

Fig. 19. High-power view of a developing follicle in the bursa of Fabricius of a 14-day chick embryo. A basophilic cell lies adjacent to the follicle (arrowed). Giemsa stain ×3,750

Fig. 20. Section of 15-day bursa of Fabricius showing a follicle containing a number of basophilic cells. Giemsa stain ×2,250

11*

incubation results in an inhibition of bursal development[174]. By varying dosage and time of administration of testosterone, it has been possible either to inhibit bursal development completely or to produce degrees of developmental retardation. Complete inhibition is only possible when the hormone is injected at 7 days of incubation or earlier, while treatment prior to the 13th day will prevent epithelial budding and all subsequent follicle formation[175].

The mode of action of the hormone on bursal development is not known but it probably affects the proliferation rather than the availability of stem cells. Thus, normal bursal grafts have been found to show some development when placed on the chorioallantois of testosterone-treated hosts and under these circumstances a considerable proportion of cells in the graft are of host type[176]. The effect is unlikely to be one of direct mitotic inhibition as some hormonally-treated bursas show good epithelial proliferation.

Inhibition of alkaline phosphatase activity has been noted in mesenchyme cells surrounding bursal follicles following testosterone treatment[177]. This suggests that the effects of the hormone are not confined to the interaction between stem cell and epithelial follicle but also involve surrounding tissues. Indeed, the defect in lymphoid follicle formation may perhaps be secondary to a mesenchymal deficiency.

4. Cell Kinetics in the Bursa and the Fate of Bursal Lymphocytes

Examination of changes in cell size in bursal populations has shown that, as in the case of thymus cells, there is a gradual reduction in modal cell volume during embryogenesis[178]. The size changes in the bursa lag behind those in the thymus. This is not unexpected since the thymus begins its development at a much earlier stage of incubation. Ultrastructural studies have shown that bursal lymphocytes differ from thymus lymphocytes in several respects[179]. Bursal lymphocytes have been found to contain numerous polyribosomes scattered throughout their cytoplasm whereas thymus lymphocytes contain only scattered individual ribosomes.

Radioisotope studies have shown that the lymphocyte population of the bursa is a very rapidly dividing one[180]. Thus the *in vitro* uptake of tritiated thymidine by bursal cell suspensions is even greater than that of thymus cells. This proliferation is independent of antigenic stimulus[181].

Very little is known about the fate of the large number of lymphocytes produced. When radioisotope-labelled bursal cell suspensions were injected into young chicks, labelled cells were found in the spleen but not in numbers comparable to those found after the injection of thymus cells[182]. Transport of cells from the bursa to other organs has been claimed on the basis of experiments in which cells of the bursa were locally labelled with tritiated thymidine[183]. The possibility of spill-over of isotope into the general circulation makes interpretation of the results of this experiment difficult. It must be concluded that formal demonstration of 'seeding' of bursal cells to the periphery is still lacking.

---

[174] Meyer, Rao and Aspinall 1959, Aspinall, Meyer and Rao 1961, Rao, Aspinall and Meyer 1962, Warner and Burnet 1961.
[175] Aspinall and Meyer 1964.
[176] Moore and Owen 1966.
[177] Ackerman and Knouff 1963.
[178] Peterson and Good 1965, Sherman and Auerbach 1966.
[179] Clawson, Cooper and Good 1967.
[180] Warner 1965.   [181] Thorbecke 1959.
[182] Warner 1965.   [183] Woods and Linna 1965.

I. The Effects of Bursectomy on Lymphoid Development and Immunogenesis

The effects of surgical or hormonal bursectomy on the development of immune responses have been studied in some detail and have been reviewed by WARNER and SZENBERG (1964) and WARNER (1967).

A profound depletion of plasma cell formation has been found in surgically bursectomized chicks[184], while other studies have reported only a minor reduction in plasma cell numbers after this procedure[185]. Surgical bursectomy combined with irradiation produced a marked depletion in plasma cells and germinal centres[185]. Surgical bursectomy carried out prior to hatching was also found to have a marked effect on plasma cell formation[186]. Germinal centre formation in the caecal tonsil and Peyer's patches was reported to be deficient after surgical bursectomy[187].

Hormonal bursectomy produces more marked effects on lymphoid tissues and immunogenesis than surgical bursectomy at hatching[188]. However, hormonal bursectomy suffers from certain disadvantages. First, a given amount of hormone produces variable degrees of bursal inhibition and second, it affects thymic as well as bursal development. Thus, thymic cells of 19-day testosterone-treated embryos have a larger modal cell volume than thymic cells of normal embryos of the same incubation stage[189]. Conclusions drawn from the results of hormonal bursectomy must be accepted, therefore, with some caution. Nevertheless, there is general agreement between studies using surgical or hormonal bursectomy that either procedure retards the development of plasma cells and germinal centres.

GLICK, CHANG and JAAP (1956) first demonstrated an association between the bursa of Fabricius and the development of immune responses by showing that chickens surgically bursectomized 12 days after hatching had a greatly reduced capacity to produce agglutinins to *Salmonella typhimurium*. The effect of bursectomy on antibody-forming capacity has been found to be dependent on the age at which the operation is carried out. Surgical bursectomy at one week after hatching is much more effective than bursectomy at five weeks[190].

Surgical bursectomy at hatching has, in some cases, totally prevented detectable antibody formation[191]. However, there have been other reports that chicks surgically bursectomized within 24 hours of hatching are able to form antibodies[192]. When chicks were irradiated as well as bursectomized at hatching, no antibody formation could be elicited to either bovine serum albumin or to *Brucella abortus* at the time intervals tested[193]. Surgical bursectomy at 19 days' incubation resulted in a depression not only of primary but also of secondary response[194].

Antibody forming capacity has also been found to be severely depressed after hormonal bursectomy. MUELLER, WOLFE and MEYER (1960) failed to detect antibody to bovine serum albumin in chickens injected with testosterone on the fifth day of incubation. In another study, no detectable antibody could be found to any of five antigens used in hormonally bursectomized chickens which totally lacked bursal lymphoid tissue[195]. PIERCE, CHUBB and LONG (1966) also failed to

---

184 ISAKOVIC and JANKOVIC 1964.   185 COOPER, PETERSON, SOUTH and GOOD 1966.
186 VAN ALTAN, CAIN, GOOD and COOPER 1968.   187 JANKOVIC and MITROVIC 1967.
188 WARNER, SZENBERG and BURNET 1962, CAREY and WARNER 1964, PIERCE and LONG 1965, PIERCE, CHUBB and LONG 1966.   189 SHERMAN and AUERBACH 1966.
190 CHANG, RHEINS and WINTER 1957, MUELLER, WOLFE and MEYER 1960.
191 MUELLER, WOLFE, MEYER and ASPINALL 1962.
192 PIERCE, CHUBB and LONG 1966, COOPER, PETERSON, SOUTH and GOOD 1966, JANKOVIC and ISAKOVIC 1966.   193 COOPER, PETERSON, SOUTH and GOOD 1966.
194 VAN ALTEN, CAIN, GOOD and COOPER 1968.   195 WARNER, SZENBERG and BURNET 1962.

detect antibody to bovine serum albumin in hormonally bursectomized chicks. Chicks treated with hormone on the fifth day of incubation were found to make antibody to *Brucella abortus* but this was mainly of the IgM type[196]. In a recent study, hormonal bursectomy was found to be more effective than surgical bursectomy plus irradiation in depressing the primary response to human serum albumin and sheep red cells[197]. However, relatively little effect was found on secondary response.

Low immunoglobulin levels have been found after surgical or hormonal bursectomy. Surgical bursectomy in combination with irradiation has been found completely to depress both IgG and IgM production[198]. Surgical bursectomy alone at hatching reduced IgG levels, but IgM levels were normal or elevated[199]. Surgical bursectomy at 19 days' incubation consistently produced this effect[200], which suggests that the bursa is concerned with the sequential maturation of first IgM-producing cells and then IgG-producing cells.

In contrast to these marked effects on immunoglobulin and specific antibody formation, bursectomy has been found to have no effect on the capacity of chicks to reject skin homografts[201]. Normal second set homograft rejection has been reported in chicks rendered agammaglobulinaemic by bursectomy and irradiation[202]. Surgical bursectomy within a few days of hatching did not suppress sensitization to spinal cord lipid or tuberculin[203]. Evidence has already been presented that these responses are thymus-dependent.

In contrast to the extensive literature on the restoration of immunological responsiveness after thymectomy, relatively little work has been carried out on the reconstitution of bursectomized chicks. Bursal homografts, although they are eventually rejected, have been found to have some effect on restoring antibody-forming capacity in surgically bursectomized chicks[204]. Bursal grafts enclosed in cell-tight diffusion chambers also restored antibody production in bursectomized recipients[205]. This result has been presented as evidence supporting a hormonal function of the bursa. However, Dent and Peterson (1967) and Dent, Perey, Cooper and Good (1968) have shown that bursas of hatched chicks are heavily contaminated with bacteria and that the antibody restoration reported may be due to endotoxin enhancement of the immunological potential remaining in bursectomized recipients. Bursas of 19-day embryos, which presumably are not contaminated, were without effect.

When chicks were bursectomized and irradiated in the newly hatched period and autologous bursal cells reinjected intraperitoneally into them, immunoglobulin as well as germinal centre and plasma cell formation was restored but they failed to produce antibody on specific antigen challenge[206]. This result not only suggests that bursal lymphocytes may be directly involved in immunoglobulin formation but that restoration of immunoglobulin production and specific antibody formation need not necessarily go together.

In summary, it is clear that the bursa of Fabricius is intimately concerned with the development of antibody responsiveness and so with the development

[196] Claflin, Smithies and Meyer 1966.   [197] Rose and Orlans 1968.
[198] Cooper, Peterson and Good 1965.
[199] Cooper, Peterson, South and Good 1966, Ortega and Der 1965.
[200] van Altan, Cain, Good and Cooper 1968.
[201] Warner, Szenberg and Burnet 1962, Aspinall, Meyer, Graetzer and Wolfe 1963.
[202] Perey, Cooper and Good 1967.
[203] Jánkovic, Isvaneski, Milosevic and Poperskovic 1963, Jankovic and Isvaneski 1963.
[204] Isakovic, Jankovic, Popeskovic and Milosevic 1963.
[205] St. Pierre and Ackerman 1965, Jankovic and Leskowitz 1965.
[206] Cooper, Schwartz and Good 1966.

of structures and cell types associated with this type of reaction. However, the precise way in which the bursa influences this aspect of immunogenesis is not fully understood. While DENT and GOOD (1965) failed to detect antibody-forming cells in bursas of immunized chicks, it has recently been shown that explants of bursal tissue from 18-day embryos or one-day post-hatch chicks cultured *in vitro* incorporated ^{14}C labelled amino acids into IgM, whereas spleen at these stages showed no immunoglobulin synthesis[207]. This result was concordant with observations on tissue sections of bursa stained for the presence of immunoglobulins with fluorescein-labelled antisera. Cells in medullary regions of bursal follicles were found to contain IgM[208]. Synthesis of IgM by embryonic bursal cells has also been reported in another investigation[209]. These studies support the view that the bursa controls the maturation of cells so that they become capable of synthesising immunoglobulins. It is not finally resolved whether this maturation process is necessarily restricted to cells actually within the bursa.

J. Possible Mammalian Equivalents of the Bursa of Fabricius

The evidence presented in previous sections suggests that the avian lymphoid system can be divided into two separate structural and functional units. One component, which is thymus-dependent, is concerned with 'cell-mediated' responses, the other, which is dependent on the bursa of Fabricius, controls immunoglobulin and antibody formation.

Several lines of evidence have been advanced to support a comparable division in mammalian lymphoid tissue. First, neonatal thymectomy has relatively little effect on germinal centre and plasma cell formation and produces deficiencies which primarily involve 'cell-mediated' immunity. Second, a selective failure of either 'cell-mediated' immunity or antibody production has been found in certain human immunological deficiency diseases[210]. Finally, recent studies by TYAN and HERZENBERG (1968b) have shown that tissues removed from mouse embryos before the development of the thymus contain precursors of cells which produce immunoglobulins on transfer to adult thymectomized recipients. This result suggests that the maturation of immunoglobulin-producing cells is independent of the thymus.

If this evidence is accepted as indicating a division in immunological responsiveness in mammals, it is clearly of considerable importance to identify the mammalian organ or tissue which may be equivalent in function to the avian bursa of Fabricius.

ARCHER, SUTHERLAND and GOOD (1963, 1964) pointed out that the development of the mammalian appendix is similar in many respects to that of the bursa of Fabricius. Lymphoid tissue in both organs develops in close association with epithelium, both begin their development after the thymus but before the formation of germinal centres and plasma cells, and the histological appearance of both organs is strikingly similar at maturity. However, ACKERMAN (1966) has pointed to important differences in the developmental patterns of the two organs. Nonetheless, appendectomy combined with neonatal thymectomy has been found greatly to depress the antibody response of rabbits to bovine gammaglobulin[211]. Lesser effects were produced by appendectomy or thymectomy alone or by thymectomy combined with splenectomy.

[207] THORBECKE, WARNER, HOCHWALD and OHANIAN 1968.
[208] THORBECKE, WARNER, HOCHWALD and OHANIAN 1968.
[209] MARINKOVICH and BALUDA 1966.   [210] PETERSON, COOPER and GOOD 1965.
[211] SUTHERLAND, ARCHER and GOOD 1964.

Fichtelius (1967, 1968) and Fichtelius, Finstad and Good (1968) suggested that at least some of the diffusely scattered, gut-associated, lymphoepithelial micro-organs found in fishes and reptiles may be primitive equivalents of the avian bursa of Fabricius. Similarly, intestinal lymphoepithelial tissues of mammals may be specialized derivatives of these primitive micro-organs.

Experimental evidence supporting a bursal equivalent role for mammalian intestinal lymphoepithelial tissue has been obtained in several recent experiments. Rabbits subjected to surgical removal of appendix, sacculus rotundus and Peyer's patches combined with sublethal whole body irradiation showed a failure of antibody response to a range of antigens which was not found in animals subjected to irradiation alone[212]. In a further study, early removal of these organs resulted in lower levels of immunoglobins and impaired ability to respond by antibody production to three of four antigens in comparison with sham-operated rabbits[213]. The number of circulating lymphocytes was reduced but no effect was found on skin graft rejection or delayed hypersentivity responses. Some of the rabbits subjected to extirpation of intestinal lymphoepithelial tissue developed Coomb's positive red cells and other signs of an 'autoimmune' process[214]. The significance of this finding is not clear.

Recently, convincing evidence that intestinal lymphoepithelial tissues control the maturation of immunoglobulin-producing cells has been obtained in studies in which extirpation of appendix, sacculus rotundus and Peyer's patches of rabbits was combined with lethal whole body irradiation and haemopoietic reconstitution with foetal liver cells[215]. Antibody response to *Brucella abortus* was abolished in these animals but not in rabbits subjected to irradiation and reconstitution with foetal liver cells alone. This result suggests that intestinal lymphoepithelial tissues of rabbits play a central lymphoid function and are responsible for the maturation of precursor cells into a cell line which produces immunoglobulins.

The evidence provided by these experiments is consistent with the view that intestinal lymphoepithelial tissue is the mammalian equivalent of the bursa of Fabricius. However, there are a number of discrepancies between the developmental and functional properties of the tissues. Whereas the development of the bursa of Fabricius[216] and thymus[217] has been found to proceed normally in a germ-free environment, a number of studies have shown that Peyer's patches remain rudimentary in guinea pigs[218], rats[219] and mice[220] reared under germ-free conditions.

The pattern of repopulation of Peyer's patches by chromosomally marked bone marrow and lymphoid cells in irradiated mice has been found to resemble that of lymph nodes and not thymus[221]. This result concords with the observations of Gowans and Knight (1964) who showed that transfused radioactively labelled lymphocytes migrate into Peyer's patches in the same way as they do into lymph nodes, in comparison to the failure of cells to migrate into the thymus. These observations associate Peyer's patches with peripheral rather than central lymphoid tissues.

When the rudimentary Peyer's patches of germ-free rats were injected with formalized sheep red cells, a serum-haemolytic and haemagglutinating antibody

[212] Cooper, Perey, McKneally, Gabrielson, Sutherland and Good 1966.
[213] Cooper, Perey, Gabrielson, Sutherland, McKneally and Good 1968.
[214] Kellum, Sutherland, Eckert, Good and Peterson 1965, Sutherland, Archer, Peterson, Eckert and Good 1965.   [215] Perey, Cooper and Good 1968.
[216] Thorbecke 1959.   [217] Wilson, Bealmear and Sobonya 1965.
[218] Miyakawa 1959.   [219] Cooper, Thonard, Crosby and Dalbow 1968.
[220] Dukor, Miller and Sacquet 1968.   [221] Evans, Ogden, Ford and Micklem 1967.

response was found which was thought to be derived solely from the injected Peyer's patch and draining mesenteric lymph nodes[222]. The Peyer's patch, which before injection contained only a loose sheet of lymphocytes, showed good follicular formation with well developed germinal centres. Indeed, the appearance of injected Peyer's patches of germ-free animals was identical with uninjected Peyer's patches of conventional animals. This evidence supports the view that Peyer's patches react to antigen like secondary lymphoid organs.

In summary, although the experimental evidence obtained in the rabbit suggests that intestinal lymphoid tissue controls the differentiation of immunoglobulin-producing cells and hence performs the functions of a primary lymphoid organ, there seems little doubt that some of the lymphoid tissue in the intestine behaves like secondary lymphoid tissue elsewhere.

K. Cellular Interactions in Immunogenesis

The evidence available at the moment is consistent with the view that the thymus matures precursor cells so that they become capable of responding to antigen. While the immunological impairment produced by neonatal thymectomy is most clearly seen in 'cell-mediated' responses, antibody production may also be affected. The relationship between the thymus and the precursors of antibody-forming cells has been the subject of a number of recent studies.

Precursors of cells which participate in antibody responses have been detected by transferring cell suspensions to irradiated syngeneic recipients and stimulating with antigen. CLAMON, CHAPERON and TRIPLETT (1966a, 1966b) have shown by means of this method that suspensions of adult bone marrow and thymus cells were more effective in producing anti-sheep red cell haemolysins when transferred together to irradiated mice than could be accounted for by the summation of the activities of each suspension considered singly. Thymus cells from 6-day-old mice, but not from 1-day-old mice, could act synergistically with bone marrow cells in this way. Sonnicated or irradiated mouse thymus cells and living rat thymus cells were ineffective, but thymectomy of the irradiated recipient did not modify the degree of co-operation between living syngeneic thymus and marrow cells[223].

One interpretation of these results would be that while one cell suspension contains precursors of antibody-forming cells, the other suspension contains cells which are necessary for the differentiation of these precursors into antibody-producing cells. The data obtained in these experiments did not demonstrate which suspension, bone marrow or thymus, contained cells capable of antibody-production.

The response of thymus cells in immune reactions has also been investigated using chromosome markers. DAVIES, LEUCHARS, WALLIS and KOLLER (1966) showed that if thymectomized irradiated mice were protected with syngeneic bone marrow and grafted with a chromosomally marked thymus implant, thymus donor-type cells were subsequently found in spleen and lymph nodes. Furthermore, a transient but well defined increase in the proportion of thymus-derived cells was found following an injection of sheep red blood cells or the application of a skin homograft. A greater proportion of thymus-derived cells proliferated in response to a second challenge with sheep red blood cells and a high percentage of thymus-derived cells were found in lymph nodes draining a second skin graft. Although these experiments clearly demonstrated the proliferative response of thymus-derived cells to antigenic stimulus, they did not determine whether thymus cells are precursors of antibody-producing cells.

---

[222] COOPER, THONARD, CROSBY and DALBOW 1968.
[223] CLAMAN, CHAPERON and SELNER 1968.

This point was investigated further in experiments in which thymectomized irradiated mice were injected with bone marrow cells and grafted with a thymus implant from donors which not only differed chromosomally, but were also slightly different immunogenetically [224]. When spleen cells from these primary hosts were transferred soon after challenge with sheep erythrocytes into irradiated secondary recipients which had been rendered isoimmune against either the thymus or marrow donor, only those recipients capable of rejecting cells of thymus donor-type could produce considerable amounts of antibody on challenge with sheep red blood cells. By contrast, mice immunized against marrow donor-type produced much less antibody. Most antibody was formed when both cell populations were allowed to react to antigenic challenge.

The experiment suggests that thymus-derived cells are not directly involved in antibody production. However, the initial transfer of spleen cells was performed when the thymus graft would be repopulated by cells of bone marrow origin. Thus, the haemolysins detected in secondary hosts, presensitized against thymus donor-type, may have been produced by marrow cells which had migrated to the thymus graft. Nonetheless, the experiment provides substantial evidence that although thymus-derived cells respond vigorously by mitosis to antigenic stimulation, they do not produce antibody.

This conclusion has been confirmed in recent studies in which the capacity of thymus, thoracic duct or bone marrow cells to transfer responsiveness to sheep erythrocytes was examined in mice whose own immune response was depressed by thymectomy or irradiation. The content of precursors of antibody-forming cells in each suspension was determined using anti-H2 sera and chromosome markers. In neonatally thymectomized mice, thymus cells were as capable as thoracic duct cells in enabling recipients to respond to sheep erythrocytes when antigen was given with the cells [225]. On the other hand, no significant elevation of the immune response was found in recipients of either bone marrow cells, irradiated thymus or thoracic duct cells, or thymic extracts. Spleen cells of reconstituted mice were exposed to anti-H2 sera directed against thymus or thoracic duct cell donor, or against thymectomized host. Only isoantisera directed against the host were found to reduce the number of haemolysin-forming cells in spleen cell suspensions.

This result again raises the possibility that the thymus contributes cells which do not become antibody producers but which enable another cell line to begin antibody production. In further transfer experiments [226], suspensions of either thymus or bone marrow cells were injected together with sheep erythrocytes into heavily irradiated mice. The numbers of discrete haemolytic foci or of haemolysin-forming cells in spleens of recipients of either cell suspension were not significantly greater than in controls given antigen alone. However, when thoracic duct cells were injected together with sheep erythrocytes a significant increase in both parameters was found. Syngeneic thoracic duct and marrow cells were found to cooperate in the production of plaque-forming cells, but less interaction was noted between thymus and bone marrow cells.

In another experiment [227], lethally irradiated mice were injected with chromosomally marked, syngeneic mixtures of thymus and bone marrow cells. All antibody-forming cells were found to be of bone marrow origin.

On the basis of these various experiments, it was concluded that thoracic duct lymph contains both antigen-reactive cells and cells capable of antibody formation.

---

[224] Davies, Leuchars, Wallis, Marchant and Elliott 1967.
[225] Miller and Mitchell 1968.   [226] Mitchell and Miller 1968b.
[227] Nossal, Cunningham, Mitchell and Miller 1968.

Kinetic studies on the lifespan of thoracic duct lymphocytes have already suggested that the cell population may not be homogeneous but that it may consist of long- and short-lived types[228]. From what is known of the immunological responses of the long-lived lymphocyte, it seems most likely that it is the antigen-reactive cell. It was further concluded that while bone marrow contains only precursors of antibody-forming cells, thymus contains only antigen-reactive cells, but in a proportion less than that found in thoracic duct lymph. Since it is known that a considerable number of cells in the recirculating lymphocyte pool are initially derived from the thymus[229], it seems reasonable to conclude that these cells are of the antigen-reactive type. Recent experiments have shown that it is this thymus-derived component of the lymphocyte pool and the lymphoid regions served by it which are affected by antilymphocyte globulin[230].

The specificity of the reaction between thymus cells and antigen was investigated in heavily irradiated mice which were injected with thymus cells plus either sheep, rabbit or horse erythrocytes[231]. When spleen and bone marrow cells were transferred from these animals and injected with sheep erythrocytes into secondary irradiated recipients, significant antibody production was found only in those mice which received cells from donors incubating thymus cells plus sheep erythrocytes.

In another experiment, thymectomized irradiated mice which had been injected with syngeneic bone marrrow and grafted with a chromosomally marked thymic implant were given multiple injections of sheep erythrocytes[232]. Some impairment of antibody response to sheep erythrocytes and a marked reduction in the proliferation of thymus-derived cells was noted at a later stage. This result suggests that the activity of thymus-derived cells may be abrogated by prior contact with antigen. Since these cells are important in initiating immune reactions, the finding may be of importance in relation to immunological tolerance.

It has been shown that tolerance[233] and immunological memory[234] are properties of thoracic duct lymphocytes. The experiments of TAYLOR (1968) have suggested that it may be the thymus-derived component of the thoracic duct cell population which mediates immunological paralysis. Thymus-marrow cooperation was investigated by transferring cell suspensions to irradiated mice and using serum albumin as antigen. It was found that for a constant dose of thymus cells, antibody response declined with diminishing doses of marrow cells and with a constant dose of marrow cells a declining response was found with diminishing numbers of thymus cells. Some donors were injected with bovine serum albumin one day before cell transfer. When thymus cells from treated donors were transferred with normal marrow cells the response to this antigen was profoundly depressed, but when marrow cells of treated donors were transferred with normal thymus cells scarcely any inhibitory effect was found. However, the specificity of the unresponsive condition needs to be investigated before it is concluded that thymus cells can carry immunological paralysis.

While it has been shown that bone marrow contains cells which can become antibody-forming cells, the identity of these precursors has not been established. A recent study has indicated that rabbit bone marrow cells can respond *in vitro* by blastogenesis and mitosis to a number of antigens[235]. Density gradient separation of cell fractions has shown that it is the marrow small lymphocyte population which reacts to antigen in this way[236]. This cell population is rapidly dividing and

[228] EVERETT and TYLER 1967.   [229] WEISMAN 1967.
[230] MARTIN and MILLER 1968, TURK and WILLOUGHBY 1967, LEUCHARS, WALLIS and DAVIES 1968.   [231] MITCHELL and MILLER 1968a.
[232] GERSHON, WALLIS, DAVIES and LEUCHARS 1968.
[233] McGREGOR, McCULLAGH and GOWANS 1967.   [234] GOWANS and UHR 1966.
[235] SINGHAL and RICHTER 1968.   [236] SINGHAL, RICHTER and OSMOND 1968.

is derived from cell precursors some of which are intrinsic to the marrow[237] and some of which may migrate into the marrow from the blood[238]. The precise functions of the marrow small lymphocyte population and the relationship of these lymphocytes to those in other organs are still largely unknown.

It seems reasonable to conclude from these studies on cellular interactions that the division between 'cell-mediated' and antibody-forming systems is not an absolute one. While a bursal-equivalent organ may be needed for the maturation of the antibody-forming cell line, the production of specific antibodies by these cells may require the co-operation of thymus-derived antigen-reactive cells. Whatever the mechanisms involved, these results are consistent with the view that thymus-derived cells are involved in the afferent limb of the antibody response while cells of bone marrow origin are involved in the efferent limb.

It has been suggested that a first step in antibody formation involves phagocytosis of antigen and its subsequent processing[239], and a second step involves transfer of immunogenetic information from macrophages to immunocompetent cells[240] with subsequent initiation of antibody synthesis. Thus, the development of the macrophage system may be important to immunogenesis as a whole. Argyris (1968) has shown that transplantation of adult viable peritoneal macrophages into newborn mice allows them to respond to sheep erythrocytes. She found that there is a critical period in development when lymphoid cells can be stimulated immunologically by macrophage treatment. Lack of response before this period may have been due to functional immaturity of immunocompetent cells. Failure in response after this period may have been due to the fact that mice had then developed their own antigen recognition system.

The experiments described in this section clearly indicate that the development of immune systems involves not only the maturation of distinct cell lines, but also requires an interaction between the separate cell types so formed.

Summary

An account is given of some aspects of the development of immunocompetent cells. This problem has been discussed, also, by Auerbach (1967). During embryogenesis, lymphoid organs (thymus and bursa of Fabricius) and myeloid organs are populated by stem cells derived from the blood stream. Although formal proof is lacking, it is likely that these cells correspond in structure to 'haemocytoblasts' of Maximow and others, and that after their initial formation in the yolk sac they are widely dispersed via the vascular system. It is probable, also, that these cells are endowed with a range of developmental capabilities and that their differentiation into distinct cell types depends upon the nature of the organ rudiment, epithelial in the primary lymphoid organs and mesenchymal in the myeloid organs, into which they migrate. This scheme as it relates to the lymphoid organs accords with that proposed by Burnet (1968) and Good, Cooper, Peterson, Hoyer and Gabrielson (1967).

The thymus continues to receive a stem inflow both in later periods of embryogenesis and in adult life. The proliferation of these cells counterbalances cell loss through death or emigration. The results of cell marker studies show that the thymus contributes a considerable number of cells to the recirculating lymphocyte pool and the results of neonatal thymectomy suggest that these cells constitute an important 'antigen-reactive' component of the immune system. The thymus is concerned, therefore, with the maturation of precursor cells so that they become

[237] Everett and Caffrey 1967.   [238] Keiser, Cottier, Bryant and Bond 1967.
[239] Nossal 1966.   [240] Fishman, Hammerstrom and Bond 1963.

responsive to antigen. Evidence from a number of sources suggests that this effect may be mediated by a humoral factor secreted by the epithelial cytoreticulum.

The bursa of Fabricius is concerned with the maturation of immunoglobulin-producing cells. Whether there is a comparable organ in the mammal is still uncertain, but experiments involving removal of intestinal lympho-epithelial tissue in rabbits strongly support the notion that this tissue is necessary for the maturation of precursors of antibody-forming cells.

While the respective results of thymectomy and bursectomy suggest that there is a delineation between the development of 'cell-mediated' and antibody responses, there is also evidence that an interaction between cell systems is needed for the full expression of certain immune responses. The development of a functional macrophage system may be of crucial importance, also, in this context.

In conclusion, the development of immune systems depends upon the maturation of primitive precursor cells by certain primary lymphoid organs. The nature of this process is unknown but its elucidation is basic to the understanding of immunogenesis as a whole.

References

ACKERMAN, G. A.: Electron microscopy of the bursa of Fabricius of the embryonic chick with particular reference to the lympho-epithelial nodules. J. Cell Biol. 13, 127—146 (1962). ~ The origin of the lymphocytes in the appendix and tonsil illiaca of the embryonic and neonatal rabbit. Anat. Rec. 154, 21—40 (1966). — ACKERMAN, G. A., KNOUFF, R. A.: Lymphopoiesis in the bursa of Fabricius. Amer. J. Anat. 104, 163—206 (1959). ~ Testosterone suppression of mesenchymal alkaline phosphatase activity and lympho-epithelial nodule formation in the bursa of Fabricius in the embryonic chick. Anat. Rec. 146, 23—27 (1963). ~ Lymphocyte formation in the thymus of the embryonic chick. Anat. Rec. 149, 191—216 (1964a). ~ Lympho-cytopoietic activity in the bursa of Fabricius. In: The thymus in immunobiology (ed. R. A. GOOD and A. E. GABRIELSEN), p. 123—146. New York: Hoeber 1964b. ~ The epithelial origin of the lymphocytes in the thymus of the embryonic hamster. Anat. Rec. 152, 35—53 (1965). — ALTAN, P. J. VAN, CAIN, W. A., GOOD, R. A., COOPER, M. D.: Gammaglobulin production and antibody synthesis in chickens bursectomized as embryos. Nature (Lond.) 217, 358—360 (1968). — ARCHER, O. K., SUTHERLAND, D. E. R., GOOD, R. A.: Appendix of the rabbit: a homologue of the bursa in the chicken? Nature (Lond.) 200, 337—339 (1963). ~ The developmental biology of the lymphoid tissue of the rabbit: consideration of the role of the thymus and appendix. Lab. Invest. 13, 259—271 (1964). — ARGYRIS, B. F.: Role of macrophages in immunological maturation. J. exp. Med. 128, 459—467 (1968). — ARNASON, B. G., JANKOVIC, B. D., WAKSMAN, B. H.: Effect of thymectomy on 'delayed' hypersensitive reactions. Nature (Lond.) 194, 99—100 (1962). — ARNASON, B. G., JANKOVIC, B. D., WAKSMAN, B. H., WENNER-STEN, C.: Role of the thymus in immune reactions in rats. II. Suppressive effect of thymectomy at birth on reactions of delayed (cellular) hypersensitivity and the circulating small lymphocyte. J. exp. Med. 116, 177—186 (1962). — ARNASON, B. G., VAUX ST. CYR, C. DE, GRABAR, P.: Immunoglobulin abnormalities of the thymectomized rat. Nature (Lond.) 199, 1199—1200 (1963). — ARNASON, B. G., VAUX ST. CYR, C. DE, RELYVELD, H. E.: Role of the thymus in immune reactions in rats. IV. Immunoglobulins and antibody formation. Int. Arch. Allergy 25, 206—224 (1964). — ARNASON, B. G., VAUX ST. CYR, C. DE, SHAFFNER, J. B.: A comparison of immunoglobulins and antibody production in the normal and thymectomized mouse. J. Immunol. 93, 915—925 (1964). — ASPINALL, R. L., MEYER, R. K.: Effect of steroidal and surgical bursectomy and surgical thymectomy on the skin homograft reaction in chickens. In: The thymus in immunobiology (ed. R. A. GOOD and A. E. GABRIELSEN), p. 376—392. New York: Hoeber 1964. — ASPINALL, R. L., MEYER, R. K., GRAETZER, M. A., WOLFE, H. R.: Effect of thymectomy and bursectomy on the survival of skin homografts in chickens. J. Immunol. 90, 872—877 (1963). — ASPINALL, R. L., MEYER, R. K., RAO, M. A.: Effect of various steroids on the development of the bursa of Fabricius in chick embryos. Endocrinology 68, 944—949 (1961). — AUERBACH, R.: Morphogenetic interactions in the development of the mouse thymus gland. Develop. Biol. 2, 271—284 (1960). ~ Experimental analysis of the origin of cell types in the development of the mouse thymus gland. Develop. Biol. 3, 336—354 (1961). ~ Thymus: its role in lymphoid recovery after irradiation. Science 139, 1061 (1963). ~ The development of immunocompetent cells. Develop. Biol., Suppl. 1, 254—263 (1967). — AZAR, H. A.: Bacterial infection and wasting in neonatally thymectomized rats. Proc. Soc. exp. Biol. (N.Y.) 116, 817—823 (1964).

Badertscher, J. A.: The development of the thymus in the pig. II. Histogenesis. Amer. J. Anat. 17, 437—493 (1915). — Ball, W. D.: A quantitative assessment of mouse thymus differentiation. Exp. Cell Res. 31, 82—88 (1963). — Balner, H., Dersjant, H.: Early lymphatic regeneration in thymectomized radiation chimeras. Nature (Lond.) 204, 941—942 (1964). — Barnes, D. W. H., Loutit, J. F.: Haemopoietic stem cells in the peripheral blood. Lancet 1967 II, 1138—1141. — Basch, R. S.: Immunologic competence after thymectomy. Int. Arch. Allergy 30, 105—119 (1966). — Bealmear, P. M., Wilson, R.: Leucocyte counts of germ-free neonatally thymectomized C.F.W. mice. Blood 30, 112—119 (1967). — Beard, J.: The development and probable function of the thymus. Anat. Anz. 9, 476—486 (1894). ~ The source of leucocytes and the true function of the thymus. Anat. Anz. 18, 550—573 (1900). — Bell, E. T.: The development of the thymus. Amer. J. Anat. 5, 29—62 (1906). — Benirschke, K., Brownhill, L. E.: Further observations on marrow chimerism in Marmosets. Cytogenetics 1, 245—257 (1962). — Benveniste, J., Salomon, J. C.: Phagocytic activity after thymectomy in axenic mice. Proc. Soc. exp. Biol. (N.Y.) 128, 1010—1012 (1968). — Bierring, F., Grunnet, I.: Quantitative bone marrow studies in the rat following a combination of subtotal splenectomy, total thymectomy and extensive removal of lymph nodes. Acta anat. (Basel) 59, 182—187 (1964). — Billingham, R. E., Defendi, V., Silvers, W. K., Steinmuller, D.: Quantitative studies on the induction of tolerance of skin homografts and on runt disease in neonatal rats. J. nat. Cancer Inst. 28, 365—435 (1962). — Block, M.: Experimental analysis of haematopoiesis in rat yolk sac. Anat. Rec. 96, 289—312 (1946). — Bloom, W.: The embryogenesis of mammalian blood. In: Handbook of Hematology, (ed. H. Downey), p. 374. New York: Hoeber 1938. — Boyden, E. A.: The development of the cloaca in birds with special reference to the origin of the bursa of Fabricius, the function of the urodeal sinus, and the regular occurrence of a cloacal fenestra. Amer. J. Anat. 30, 163—202 (1922). — Brumy, M., Metcalf, D.: Migration of cells to the thymus demonstrated by parabiosis. Proc. Soc. exp. Biol. (N.Y.) 124, 99—103 (1967). — Burnet, F. M.: Evolution of the immune process in vertebrates. Nature (Lond.) 218, 426—430 (1968).

Camblin, J. G., Bridges, J. B.: Effects of cell-free extracts of thymus in leucopenic rats. Transplantation 2, 785—787 (1964). — Carey, J., Warner, N. L.: Gammaglobulin synthesis in hormonally bursectomized chickens. Nature (Lond.) 203, 198—199 (1964). — Chang, T. S., Rheins, M. S., Winter, A. R.: The significance of the bursa of Fabricius in antibody production in chickens. I. Age of chickens. Poultry Sci. 36, 735—738 (1957). — Claflin, A. J., Smithies, O., Meyer, R. K.: Antibody responses in bursa-deficient chickens. J. Immunol. 97, 693—699 (1966). — Claman, H. N., Chaperon, E. A., Selner, J. C.: Thymus-marrow immunocompetence. III. The requirement for living thymus cells. Proc. Soc. exp. Biol. (N.Y.) 127, 462—466 (1968). — Claman, H. N., Chaperon, E. A., Triplett, R. F.: Thymus-marrow cell combinations. Synergism in antibody production. Proc. Soc. exp. Biol. (N.Y.) 122, 1167—1171 (1966a). ~ Immunocompetence of transferred thymus-marrow cell combinations. J. Immunol. 97, 828—832 (1966b). — Clark, G. L.: The thymus in mice of strain 129/J studied with the electron microscope. Amer. J. Anat. 112, 1—34 (1963). ~ Cytological evidence of secretion in the thymus. In: Ciba Found. Symp. Thymus: Experimental and clinical studies, p. 3—30. London: Churchill 1966. — Clawson, C. C., Cooper, M. D., Good, R. A.: Lymphocyte fine structure in the bursa of Fabricius, the thymus and the germinal center. Lab. Invest. 16, 407—421 (1967). — Cohen, M. W., Thorbecke, G. J., Hochwald, G. M., Jacobson, E. B.: Induction of graft-versus-host reaction in newborn mice by injection of newborn or adult homologous thymus cells. Proc. Soc. exp. Biol. (N.Y.) 114, 242—244 (1963). — Cooper, G. N., Thonard, J. C., Crosby, R. L., Dalbow, M. H.: Immunological responses in rats following antigenic stimulation of Peyer's patches. II. Histological changes in germ-free animals. Aust. J. exp. Biol. med. Sci. 46, 407—419 (1968). — Cooper, M. D., Perey, D. Y., Gabrielson, A. E., Sutherland, D. E. R., McKneally, M. F., Good, R. A.: Production of antibody deficiency syndrome in rabbits by neonatal removal of organized intestinal lymphoid tissue. Int. Arch. Allergy 33, 65—88 (1968). — Cooper, M. D., Perey, D. Y., McKneally, M. F., Gabrielson, A. E., Sutherland, D. E. R., Good, R. A.: A mammalian equivalent of the avian bursa of Fabricius. Lancet 1966 I, 1388—1391. — Cooper, M. D., Peterson, R. D. A., Good, R. A.: Delineation of the thymic and bursal lymphoid systems in the chicken. Nature (Lond.) 205, 143—146 (1965). — Cooper, M. D., Peterson, R. D. A., South, M. A., Good, R. A.: The functions of the thymus system and the bursa system in the chicken. J. exp. Med. 123, 75—102 (1966). — Cooper, M. D., Schwartz, M. L., Good, R. A.: Restoration of gammaglobulin production in agammaglobulinemic chickens. Science 151, 471—473 (1966). — Cottier, H., Odartchenko, N., Feinendegen, L. E., Bond, V. P.: Tritiated thymidine for in vivo cytokinetic studies on lymphoreticular tissue. In: The thymus in immunobiology (ed. R. A. Good and A. E. Gabrielsen), p. 332—340. New York: Hoeber 1964. — Cowan, W. K., Sorenson, G.: Electron microscope observations of acute thymic involution produced by hydrocortisone. Lab. Invest. 13, 353—370 (1964). — Craddock, C. G., Nakai, G. S., Fukuta, H., Vanslager, L. M.: Proliferative activity of the lymphatic tissues of rats as studied with tritium labelled thymidine. J. exp. Med. 120, 389—412 (1964). — Cross, A. M., Leuchars, E., Miller, J. F. A. P.: Studies on the recovery of the immune response in irradiated mice thymectomized in adult life. J. exp. Med. 119, 837—850 (1964). — Curray, J. L., Trentin, J. J.: Haemopoietic spleen colony studies: I. Growth and differentiation. Develop. Biol. 15, 395—413 (1967).

Dalmasso, A. P., Martinez, C., Good, R. A.: Failure of spleen cells from thymectomized mice to induce graft-versus-host reactions. Proc. Soc. exp. Biol. (N.Y.) 110, 205—208 (1962a). ~ Further studies of suppression of the homograft reaction by thymectomy in the mouse. Proc. Soc. exp. Biol. (N.Y.) 111, 143—146 (1962b). — Dalmasso, A. P., Martinez, C., Sjodin, K., Good, R. A.: Studies on the role of the thymus in immunobiology. Reconstitution of immunologic capacity in mice thymectomized at birth. J. exp. Med. 118, 1089—1109 (1963). — Danchakoff, V.: Origin of the blood cells. Development of the haematopoietic organs and regeneration of the blood cells from the standpoint of the Monophyletic School. Anat. Rec. 10, 397—413 (1916). ~ Cell potentialities and differential factors, considered in relation to erythropoiesis. Amer. J. Anat. 24, 1—36 (1918). — Davies, A. J. S., Festenstein, H., Leuchars, E., Wallis, V. J., Doenhoff, M. J.: A thymic origin for some peripheral-blood lymphocytes. Lancet 1968 I, 183—184. — Davies, A. J. S., Leuchars, E., Wallis, V., Koller, P. C.: The mitotic response of thymus-derived cells to antigenic stimulus. Transplantation 4, 438—451 (1966). — Davies, A. J. S., Leuchars, E., Wallis, V., Marchant, R., Elliott, E. V.: The failure of thymus-derived cells to produce antibody. Transplantation 5, 222—231 (1967). — Davies, W. E., Tyan, M. L., Cole, L. J.: Homografts in thymectomized irradiated mice: responses to primary and secondary skin grafts. Science 145, 394—395 (1964). — Dent, P. B., Good, R. A.: Absence of antibody production in the bursa of Fabricius. Nature (Lond.) 207, 491—493 (1965). — Dent, P. B., Perey, D. Y. E., Cooper, M. D., Good, R. A.: Nonspecific stimulation of antibody production in surgically bursectomized chickens by bursa-containing diffusion chambers. J. Immunol. 101, 799—805 (1968). — Dent, P. B., Peterson, R. D. A.: Bursa hormone — a nonspecific adjuvant effect of bursal diffusion chamber implants on antibody production. Fed. Proc. 26, 621 (1967). — Draskoci, M., Jankovic, B. D.: Involution of thymus and suppression of immune responses in rats treated with reserpine. Nature (Lond.) 202, 408—409 (1964). — Dukor, P., Dietrich, F. M.: Impairment of phytohaemagglutinin blastic transformation in lymph nodes of thymectomized mice. Int. Arch. Allergy 32, 521—544 (1967). — Dukor, P., Dietrich, F. M., Rosenthal, M.: Recovery of immunological responsiveness in thymectomized mice. Clin. exp. Immunol. 1, 391—404 (1966). — Dukor, P., Miller, J. F. A. P., House, W., Allman, V.: Regeneration of thymus grafts. I. Histological and cytological aspects. Transplantation 3, 639—668 (1965). — Dukor, P., Miller, J. F. A. P., Sacquet, E.: The immunological responsiveness of germ free mice thymectomized at birth. II. Lymphoid tissue and histopathology. Clin. exp. Immunol. 3, 191—212 (1968). — Dustin, A. P.: Le thymus de l'axolotl. Arch. Biol. (Liège) 26, 567—613 (1911). ~ Recherches d'histologie normale et expérimentale sur le thymus des Amphibiens anoures. Arch. Biol. (Liège) 31, 601—690 (1920). ~ Thymus et hématopoièse. Strasbourg méd. 85, 192—198 (1927). ~ À propos d'une nouvelle explicative de l'histogénèse du thymus. Arch. Biol. (Liège) 45, 339—352 (1934).

East, J., Parrott, D. M. V.: Prevention of wasting in mice thymectomized at birth and their subsequent rejection of allogeneic leukemic cells. J. nat. Cancer Inst. 33, 673—669 (1964). — East, J., Parrott, D. M. V., Chesterman, F. C., Pomerance, A.: The appearance of a hepatotrophic virus in mice thymectomized at birth. J. exp. Med. 118, 1069—1082 (1963). — East, J., Parrott, D. M. V., Seamer, J.: The ability of mice thymectomized at birth to survive infection with lymphocytic choriomeningitis virus. Virology 22, 160—162 (1964). — Edmonds, R. H.: Electron microscopy of erythropoiesis in the avian yolk sac. Anat. Rec. 154, 785—806 (1966). — Elders, M. J., Parham, B. A., Hughes, E. R.: Prevention of wasting disease by pregnancy associated with hypertrophy of the fetal thymus. J. exp. Med. 127, 649—659 (1968). — Ernström, V., Larsson, B.: Changes in circulating lymphocyte populations in growing guinea pigs. A quantitative study of blood and thoracic duct lymphocytes in neonatally sham-operated and thymectomized animals. Acta path. microbiol. scand. 67, 267—275 (1966). — Evans, E. P., Ogden, D. A., Ford, C. E., Micklem, H. S.: Repopulation of Peyer's patches in mice. Nature (Lond.) 216, 36—38 (1967). — Everett, N. B., Caffrey, R. W.: Radioautographic studies of bone marrow small lymphocytes. In: The lymphocyte in immunology and haemopoiesis, p. 108—119. London: E. Arnold 1967. — Everett, N. B., Tyler, R. W.: Lymphopoiesis in the thymus and other tissues: Functional implications. Int. Rev. Cytol. 22, 205—237 (1967).

Fahey, J. L., Barth, W. F., Law, L. W.: Normal immunoglobulins and antibody response in neonatally thymectomized mice. J. nat. Cancer Inst. 35, 663—678 (1965). — Fichtelius, K. E.: On the distribution of thymus lymphocytes. In: Ciba Found. Symp. Haemopoiesis. Cell production and its regulation, p. 204—220. London: Churchill 1960. ~ The mammalian equivalent to bursa Fabricii of birds. Exp. Cell Res. 46, 231—233 (1967). ~

The gut epithelium — a first level lymphoid organ? Exp. Cell Res. **49**, 87—104 (1968). — FICHTELIUS, K. E., FINSTAD, J., GOOD, R. A.: Bursa equivalent of bursaless vertebrates. Lab. Invest. **19**, 339—351 (1968). — FISHMAN, M., HAMMERSTROM, R. A., BOND, V. P.: *In vitro* transfer of macrophage RNA to lymph node cells. Nature (Lond.) **198**, 549—551 (1963). — FORBES, W. A.: On the bursa Fabricii in birds. Proc. zool. Soc. London 304—318 (1877). — FORD, C. E.: Traffic of lymphoid cells in the body. In: Ciba Found. Symp. Thymus: Experimental and clinical studies, p. 131—152. London: Churchill 1966. — FORD, C. E., MICKLEM, H. S.: The thymus and lymph nodes in radiation chimaeras. Lancet **1963 I**, 359—362. — FORD, C. E., MICKLEM, H. S., EVANS, E. P., GRAY, J. G., OGDEN, D. A.: The inflow of bone marrow cells to the thymus: studies with part body irradiated mice injected with chromosome marked bone marrow and subjected to antigenic stimulation. Ann. N.Y. Acad. Sci. **129**, 283—296 (1966). — FRIEDMAN, H.: Absence of antibody plaque forming cells in spleens of thymectomized mice immunized with sheep erythrocytes. Proc. Soc. exp. Biol. (N.Y.) **118**, 1176—1180 (1965). — FULGINITI, V. A., PEARLMAN, D. S., REIQUAM, C. W., CLAMAN, H. N., HATHAWAY, W. E., BLACKBURN, W. R., GITHENS, J. H., KEMPE, C. H.: Dissociation of delayed-hypersensitivity and antibody-synthesizing capacities in man. Lancet **1966 II**, 5—8.

GAD, P., CLARK, G. L.: Involution and regeneration of the thymus in mice, induced by bacterial endotoxin and studied by quantitative histology and electron microscopy. Amer. J. Anat. **122**, 573—606 (1968). — GENGOZIAN, N., BATSON, J. S., EIDE, P.: Hematologic and cytogenetic evidence for hematopoietic chimerism in the Marmoset. Cytogenetics **3**, 384—393 (1964). — GERSHON, R. K., WALLIS, V., DAVIES, A. J. S., LEUCHARS, E.: Inactivation of thymus cells after multiple injections of antigen. Nature (Lond.) **218**, 380—381 (1968). — GITLIN, D., VAWTER, G., CRAIG, J. M.: Thymic alymphoplasia and congenital aleukocytosis. Pediatrics **33**, 184—192 (1964). — GLICK, B.: The bursa of Fabricius and the development of immunologic competence. In: The thymus in immunobiology (ed. R. A. GOOD and A. E. GABRIELSEN), p. 343—358. New York: Hoeber 1964. — GLICK, B., CHANG, T. G., JAAP, R. G.: The bursa of Fabricius and antibody production. Poultry Sci. **35**, 224—225 (1956). — GLOBERSON, A., FELDMAN, M.: Role of the thymus in restoration of immune reactivity and lymphoid regeneration in irradiated mice. Transplantation **2**, 212—227 (1964). — GOEDBLOED, J. F., VOS, O.: The capacity for skin rejection in mice thymectomized neonatally or in adult life. Transplantation **3**, 368—379 (1965). — GOLDSCHNEIDER, I., McGREGOR, D. D.: Migration of lymphocytes and thymocytes in the rat. I. The route of migration from blood to spleen and lymph nodes. J. exp. Med. **127**, 155—168 (1968). — GOLDSTEIN, A. L., SLATER, F. D., WHITE, A.: Preparation, assay and partial purification of a thymic lymphocytopoietic factor (Thymosin). Proc. nat. Acad. Sci. (Wash.) **56**, 1010—1017 (1966). — GOOD, R. A., COOPER, M. D., PETERSON, R. D. A., HOYER, J. R., GABRIELSON, A. E.: Immunological deficiency diseases of man — relationships to disturbances of germinal center formation. In: Germinal centers in immune responses, p. 386—405. Berlin-Heidelberg-New York: Springer 1967. — GOOD, R. A., DALMASSO, A. P., MARTINEZ, C., ARCHER, O. K., PIERCE, J. C., PAPERMASTER, B. W.: The role of the thymus in development of immunologic capacity in rabbits and mice. J. exp. Med. **116**, 773—796 (1962). — GOTTESMAN, J. M., JAFFE, H. L.: Studies on the histogenesis of autoplastic thymus transplantations. J. exp. Med. **43**, 403—414 (1926). — GOWANS, J. L.: The recirculation of lymphocytes from blood to lymph in the rat. J. Physiol. (Lond.) **146**, 54—69 (1959). — GOWANS, J. L., KNIGHT, E. J.: The route of re-circulation of lymphocytes in the rat. Proc. roy. Soc. B **159**, 257—282 (1964). — GOWANS, J. L., UHR, J. W.: The carriage of immunological memory by small lymphocytes in the rat. J. exp. Med. **124**, 1017—1030 (1966). — GRAETZER, M. A., WOLFE, H. R., ASPINALL, R. L., MEYER, R. K.: Effect of thymectomy and bursectomy on precipitin and natural hemagglutinin production in the chicken. J. Immunol. **90**, 878—887 (1963). — GRASSO, J. A., SWIFT, H., ACKERMAN, G. A.: Observations on the development of erythrocytes in mammalian foetal liver. J. Cell Biol. **14**, 235—254 (1962). — GREGOIRE, C.: Recherches sur la symbiose lymphoépithéliale au niveau du thymus de mammifères. Arch. Biol. (Liège) **46**, 717—820 (1935). — GRUNDMANN, E., HOBIK, H. P.: Histological and autoradiographic studies on the follicles of neonatally thymectomized mice. In: Germinal centers in immune responses, p. 349—355. Berlin-Heidelberg-New York: Springer 1967.

HAMMAR, J. A.: Zur Histogenese und Involution der Thymusdrüse. Anat. Anz. **27**, 41—89 (1905). ~ Zur Kenntnis des Teleostier-Thymus. Arch. mikr. Anat. **73**, 1—68 (1909). — HAMMOND, W. S.: Origin of thymus in the chick embryo. J. Morph. **95**, 501—521 (1954). — HARLAND, J.: Early histogenesis of the thymus of the white rat. Anat. Rec. **77**, 247—271 (1940). — HARRIS, C.: The lymphocyte-like cell in the marrow of rats. Blood **18**, 691—701 (1961). — HARRIS, J. E., FORD, C. E.: Cellular traffic of the thymus: experiments with chromosome markers. Evidence that the thymus plays an instructional part. Nature (Lond.) **201**, 884—885 (1964). — HARRIS, J. E., FORD, C. E., BARNES, D. W. H., EVANS, E. P.: Cellular traffic of the thymus: experiments with chromosome markers. Evidence from parabiosis for an afferent stream of cells. Nature (Lond.) **201**, 886—887 (1964). — HAYS, E. F.: Lymphoid restoration of neonatally thymectomized mice with thymus epithelial reticular cell remnants. In: Germinal centers in immune responses, p. 371—378. Berlin-Heidelberg-New York: Springer 1967. — HESS, M. W., COTTIER, H., STONER, R. D.: Primary and secondary antitoxin responses in thymectomized mice. J. Immunol. **91**, 425—430 (1963). — HESS, M. W., STONER, R. D.: Further studies on tetanus antitoxin responses in neonatally thymectomized mice. Int. Arch. Allergy **30**, 37—47 (1966). — HOSHINO, T.: The fine structure of ciliated vesicle-containing reticular cells in the mouse thymus. Exp. Cell Res. **27**, 615—617 (1962). — HOUSER, J. W., ACKERMAN, G. A., KNOUFF, R. A.: Vasculogenesis and erythropoiesis in the living yolk sac of the chick embryo. Anat. Rec. **140**, 29—35 (1961). — HUBER, J., CHOLNOKY, P., ZOETHOUT, H. E.: Congenital aplasia of parathyroid glands and thymus. Arch. Dis. Childh. **42**, 190—192 (1967). — HUMPHREY, J. H., PARROTT, D. M. V., EAST, J.: Studies on globulin and antibody production in mice thymectomized at birth. Immunology **7**, 419—439 (1964).

ISAKOVIC, K., JANKOVIC, B. D.: Role of the thymus and bursa of Fabricius in immune reactions in chickens. II. Cellular changes in lymphoid tissues of thymectomized, bursectomized and normal chickens in the course of the first antibody response. Int. Arch. Allergy **24**, 296—310 (1964). — ISAKOVIC, K., JANKOVIC, B. D., POPESKOVIC, L., MILOSEVIC, D.: Effect of neonatal thymectomy, bursectomy and thymobursectomy on haemagglutinin production in chickens. Nature (Lond.) **200**, 273—274 (1963). — ISAKOVIC, K., WAKSMAN, B. H.: Effect of sensitization to bovine serum albumin on adjuvant disease in normal and neonatally thymectomized rats. Proc. Soc. exp. Biol. (N.Y.) **119**, 676—678 (1965). — IZARD, J.: Ultrastructure of the thymic reticulum of the guinea pig. Cytological aspects of the problem of thymic secretion. Anat. Rec. **115**, 117—121 (1966).

JANKOVIC, B. D., ISAKOVIC, K.: Role of the thymus and bursa of Fabricius in immune reactions in chickens. I. Changes in lymphoid tissues of chickens surgically thymectomized at hatching. Int. Arch. Allergy **24**, 278—295 (1964). ~ Antibody production in bursectomized chickens given repeated injections of antigen. Nature (Lond.) **211**, 202—203 (1966). — JANKOVIC, B. D., ISVANESKI, M.: Experimental allergic encephalomyelitis in thymectomized, bursectomized and normal chickens. Int. Arch. Allergy **23**, 188—206 (1963). — JANKOVIC, B. D., ISVANESKI, M., MILOSEVIC, D., POPESKOVIC, L.: Delayed hypersensitive reactions in bursectomized chickens. Nature (Lond.) **198**, 298—299 (1963). — JANKOVIC, B. D., LESKOWITZ, S.: Restoration of antibody producing capacity in bursectomized chickens by bursal grafts in millipore chambers. Proc. Soc. exp. Biol. (N.Y.) **118**, 1164—1166 (1965). — JANKOVIC, B. D., MITROVIC, K.: Germinal centres in the tonsilla caecalis — relationship to the thymus and bursa of Fabricius. In: Germinal centers in immune responses, p. 34—37. Berlin-Heidelberg-New York: Springer 1967. — JANKOVIC, B. D., WAKSMAN, B. H., ARNASON, B. S.: Role of the thymus in immune reactions in rats. I. The immunological response to bovine serum albumin (antibody formation, Arthus reactivity and delayed hypersensitivity) in rats thymectomized or splenectomized at various times after birth. J. exp. Med. **116**, 159—176 (1962). — JOLLY, J.: La bourse de Fabricius et les organes lymphoépithéliaux. Arch. Anat. micr. Morph. exp. **16**, 363—547 (1915). — JOLLY, J., LIEVRE, C.: Recherches sur la greffe du thymus. Arch. Anat. micr. Morph. exp. **28**, 179—221 (1932).

KEISER, G., COTTIER, H., BRYANT, B. J., BOND, V. P.: Origin and fate of bone marrow lymphoid cells of dog. In: Lymphocyte in immunology and haemopoiesis, p. 149—159. London: Arnold 1967. — KELLUM, M. J., SUTHERLAND, D. E. R., ECKERT, E., GOOD, R. A., PETERSON, R. D. A.: Wasting disease, Coombs-positivity and amyloidosis in rabbits subjected to central lymphoid extirpation and irradiation. Int. Arch. Allergy **27**, 6—26 (1965). — KINGSBURY, B. F.: The development of the pharyngeal derivatives of the opposum. Amer. J. Anat. **67**, 393—437 (1940). — KLAPPER, C. E.: The development of the pharynx of the guinea pig with special emphasis on the morphogenesis of the thymus. Amer. J. Anat. **78**, 139—179 (1946). — KOSTOWIECKI, M.: Primary human lymphocytes as derivatives of the thymic epithelial cords. Z. mikr.-anat. Forsch. **73**, 404—432 (1965). — KOTANI, M., SEIKI, K., YAMASHITA, A., HORIT, I.: Lymphatic drainage of thymocytes to the circulation of the guinea pig. Blood **27**, 511—520 (1966).

LAW, L. W.: Restoration of thymic function in neonatally thymectomized mice bearing xenogeneic thymic grafts. Nature (Lond.) **210**, 1118—1120 (1966). — LAW, L. W., AGNEW, H. D.: Effect of thymus extracts on restoration of immunologic competence in thymectomized mice. Proc. Soc. exp. Biol. (N.Y.) **127**, 953—956 (1968). — LEUCHARS, E., CROSS, A. M., DAVIES, A. J. S.: A cellular component of thymic function. Nature (Lond.) **203**, 1189 (1964). — LEUCHARS, E., WALLIS, V. J., DAVIES, A. J. S.: Mode of action of antilymphocyte serum. Nature (Lond.) **219**, 1325—1328 (1968). — LEVEY, R. H., TRAININ, N., LAW, L. W.: Evidence for function of thymic tissue in diffusion chambers implanted in neonatally thymectomized mice. J. nat. Cancer Inst. **31**, 199—217 (1963). — LINNA, T. J.: Cell migration from the thymus to other lymphoid organs in hamsters of different ages. Blood **31**, 727—746 (1968). —

Lischner, H. W., Punnett, H. H., Digeorge, A. M. D.: Lymphocytes in congenital absence of the thymus. Nature (Lond.) 214, 580—582 (1967).

Marinkovich, V. A., Baluda, M. A.: In vitro synthesis of γM-like globulin by various chick embryonic cells. Immunology 10, 383—397 (1966). — Martin, W. J., Miller, J. F. A. P.: Cell to cell interaction in the immune response. IV. Site of action of antilymphocytic globulin. J. exp. Med. 128, 855—874 (1968). — Martinez, C., Kersey, J., Papermaster, B. W., Good, R. A.: Skin homograft survival in thymectomized mice. Proc. Soc. exp. Biol. (N.Y.) 109, 193—196 (1962). — Matsuyama, M., Wiadrowski, M., Metcalf, D.: Autoradiographic analysis of lymphopoiesis and lymphocyte migration in mice bearing multiple thymus grafts. J. exp. Med. 123, 559—576 (1966). — Maximow, A. A.: Untersuchungen über Blut und Bindegewebe. I. Die frühesten Entwicklungsstadien der Blut- und Bindegewebszellen beim Säugetierembryo, bis zum Anfang der Blutbildung in der Leber. Arch. mikr. Anat. 73, 444 (1909a). ~ Untersuchungen über Blut und Bindegewebe. II. Über die Histogenese des Thymus bei Säugetieren. Arch. mikr. Anat. 74, 525—621 (1909b). ~ Relation of blood cells to connective tissue and endothelium. Physiol. Rev. 4, 533—563 (1924). — McGregor, D. D.: Bone marrow origin of immunologically competent lymphocytes in the rat. J. exp. Med. 127, 953—966 (1968). — McGregor, D. D., McCullagh, P. J., Gowans, J. L.: The role of lymphocytes in antibody formation. I. Restoration of the haemolysin response in X-irradiated rats with lymphocytes from normal and immunologically tolerant donors. Proc. roy. Soc. B 168, 229—243 (1967). — McIntire, K. R., Sell, S., Miller, J. F. A. P.: Pathogenesis of the postneonatal thymectomy wasting syndrome. Nature (Lond.) 204, 151—155 (1964). — Metcalf, D.: The thymus lymphocytosis stimulating factor. Ann. N.Y. Acad. Sci. 73, 113—119 (1958). ~ The autonomous behaviour of normal thymus grafts. Aust. J. exp. Biol. med. Sci. 41, 437—448 (1963). ~ The thymus and lymphopoiesis. In: The thymus in immunobiology (ed. R. A. Good and A. E. Gabrielsen), p. 150—182. New York: Hoeber 1964. ~ Multiple thymus grafts in aged mice. Nature (Lond.) 208, 87—88 (1965). ~ The thymus: Its role in immune responses, leukaemia development and carcinogenesis. In: Recent Results in Cancer Research. Berlin-Heidelberg-New York: Springer 1966a. ~ The nature and regulation of lymphopoiesis in the normal and neoplastic thymus. In: Ciba Found. Symp. Thymus: Experimental and clinical studies, p. 242—263. London: Churchill 1966b. ~ Lymphocyte kinetics in the thymus. In: Lymphocyte in immunology and haemopoiesis, p. 333—341. London: Arnold 1967. — Metcalf, D., Wakonig-Vaartaja, R.: Stem cell replacement in normal thymus grafts. Proc. Soc. exp. Biol. (N.Y.) 115, 731—735 (1964). — Metcalf, D., Wakonig-Vaartaja, R., Bradley, T. R.: The growth and repopulation of thymus grafts placed under the kidney capsule. Aust. J. exp. Biol. med. Sci. 43, 17—30 (1965). — Metcalf, D., Wiadrowski, M.: Autoradiographic analysis of lymphocyte proliferation in the thymus and in thymic lymphoma tissue. Cancer Res. 26, 483—491 (1966). — Meyer, R. L., Rao, M. A., Aspinall, R. L.: Inhibition of the development of the bursa of Fabricius in the embryo of the common fowl by 19-nortestosterone. Endocrinology 64, 890—897 (1959). — Micklem, H. S., Ford, C. E., Evans, E. P., Gray, J.: Interrelationships of myeloid and lymphoid cells: studies with chromosome-marked cells transfused into lethally irradiated mice. Proc. roy. Soc. B 165, 78—102 (1966). — Miller, J. F. A. P.: Immunological function of the thymus. Lancet 1961 II, 748—749. ~ Effect of neonatal thymectomy on the immunological responsiveness of the mouse. Proc. roy. Soc. B 156, 415—428 (1962a). ~ Role of the thymus in transplantation immunity. Ann. N.Y. Acad. Sci. 99, 340—354 (1962b). ~ Effect of thymic ablation and replacement. In: The thymus in immunobiology (ed. R. A. Good and A. E. Gabrielsen), p. 436—460. New York: Hoeber 1964. ~ Effect of thymectomy in adult mice on immunological responsiveness. Nature (Lond.) 208, 1337—1338 (1965). — Miller, J. F. A. P., Burgh, P. M. de, Dukor, P., Grant, G., Allman, V., House, W.: Regeneration of thymus grafts. II. Effects on immunological capacity. Clin. exp. Immunol. 1, 61—76 (1966). — Miller, J. F. A. P., Burgh, P. M. de, Grant, G. A.: Thymus and the production of antibody plaque-forming cells. Nature (Lond.) 208, 1332—1334 (1965). — Miller, J. F. A. P., Doak, S. M. A., Cross, A. M.: Role of the thymus in the recovery of the immune mechanism in the irradiated adult mouse. Proc. Soc. exp. Biol. (N.Y.) 112, 785—792 (1963). — Miller, J. F. A. P., Dukor, P., Grant, G., Sinclair, N. R. St. C., Sacquet, E.: The immunological responsiveness of germ-free mice thymusectomized at birth. I. Antibody production and skin homograft rejection. Clin. exp. Immunol. 2, 531—542 (1967). — Miller, J. F. A. P., Howard, J. G.: Some similarities between the neonatal thymectomy syndrome and graft versus host disease. J. reticuloendoth. Soc. 1, 369—392 (1964). — Miller, J. F. A. P., Leuchars, E., Cross, A. M., Dukor, P.: Immunologic role of the thymus in radiation chimeras. Ann. N.Y. Acad. Sci. 120, 205—217 (1964). — Miller, J. F. A. P., Mitchell, G. F.: The cellular basis of the immunological defects in thymectomized mice. (ii) The immunological competence of cells in the thoracic duct lymph of mice thymectomized at birth. Nature (Lond.) 214, 994—995 (1967). ~ Cell to cell interaction in the immune response. I. Hemolysin-forming cells in neonatally thymectomized mice reconstituted with thymus or thoracic duct lymphocytes. J. exp. Med. **128**, 801—820 (1968). — MILLER, J. F. A. P., OSOBA, D.: Current concepts of the immunological function of the thymus. Physiol. Rev. **47**, 437—520 (1967). — MITCHELL, G. F., MILLER, J. F. A. P.: The cellular basis of the immunological defects in thymectomized mice. (i) The thoracic duct lymphocyte output of unaesthetized mice thymectomized at birth. Nature (Lond.) **214**, 992—997 (1967). ∼ Immunological activity of thymus and thoracic duct lymphocytes. Proc. nat. Acad. Sci. (Wash.) **59**, 296—303 (1968a). ∼ Cell to cell interaction in the immune response. II. The source of hemolysin-forming cells in irradiated mice given bone marrow and thymus or thoracic duct lymphocytes. J. exp. Med. **128**, 821—838 (1968b). — MIYUKAWA, M.: The lymphatic system of the germ-free guinea pig. Ann. N.Y. Acad. Sci. **78**, 221—236 (1959). — MOORE, M. A. S., OWEN, J. J. T.: Chromosome marker studies on the development of the haemopoietic system in the chick embryo. Nature (Lond.) **208**, 956, 989—990 (1965). ∼ Experimental studies on the development of the bursa of Fabricius. Develop. Biol. **14**, 40—51 (1966). ∼ Chromosome marker studies on the irradiated chick embryo. Nature (Lond.) **215**, 1081—1082 (1967a). ∼ Stem cell migration in developing myeloid and lymphoid systems. Lancet **1967**bII, 658—659. ∼ Experimental studies on the development of the thymus. J. exp. Med. **126**, 715—726 (1967c). ∼ Unpublished observations (1967d). — MUELLER, A. P., WOLFE, H. R., MEYER, R. K.: Precipitin production in chickens. XXI. Antibody production in bursectomized chickens and in chickens injected with 19-nortestosterone on the fifth day of incubation. J. Immunol. **85**, 172—179 (1960). — MUELLER, A. P., WOLFE, H. R., MEYER, R. K., ASPINALL, R. L.: Further studies on the role of the bursa of Fabricius in antibody production. J. Immunol. **88**, 354—360 (1962). — MURRAY, P. D. F.: The development in vitro of the blood of the early chick embryo. Proc. roy. Soc. B **111**, 497—521 (1932). — MURRAY, R. G., MURRAY, A.: Studies on the fate of lymphocytes. 1. Labelling small thymic lymphocytes with tritiated thymidine. Blood **18**, 737—749 (1961). — MURRAY, R. G., WOODS, P. A.: Studies on the fate of lymphocytes. III. The migration and metamorphosis of in situ labelled thymic lymphocytes. Anat. Rec. **150**, 113—128 (1964).

NOSSAL, G. J. V.: Studies on the rate of seeding of lymphocytes from the intact guinea pig thymus. Ann. N.Y. Acad. Sci. **120**, 171—181 (1964). — NOSSAL, G. J. V., AUSTIN, CAROLINE M.: Mechanism of induction of immunological tolerance. II. Simultaneous development of priming and tolerance. Aust. J. exp. Biol. med. Sci. **44**, 327—340 (1966). — NOSSAL, G. J. V., CUNNINGHAM, A., MITCHELL, G. F., MILLER, J. F. A. P.: Cell to cell interaction in the immune response. III. Chromosomal marker analysis of single antibody-forming cells in reconstituted, irradiated or thymectomized mice. J. exp. Med. **128**, 839—854 (1968).

ORTEGA, L. G., DER, B. K.: Studies of agammaglobulinemia induced by ablation of the bursa of Fabricius. Fed. Proc. **23**, 546 (1964). — OSOBA, D.: The effects of thymus and other lymphoid organs enclosed in Millipore chambers on neonatally thymectomized mice. J. exp. Med. **122**, 633—650 (1965a). ∼ Immune reactivity in mice thymectomized soon after birth: normal response after pregnancy. Science **147**, 298—299 (1965b). — OSOBA, D., MILLER, J. F. A. P.: Evidence for a humoral thymus factor responsible for the maturation of immunological faculty. Nature (Lond.) **199**, 653—654 (1963). ∼ The lymphoid tissues and immune responses of neonatally thymectomized mice bearing thymus tissue in Millipore diffusion chambers. J. exp. Med. **119**, 117—194 (1964). — OWEN, J. J. T.: Karyotype studies on gallus domesticus. Chromosoma (Berl.) **16**, 601—608 (1965). — OWEN, J. J. T., RITTER, M. A.: Tissue interaction in the development of thymus lymphocytes. J. exp. Med. **129**, 431—442 (1969). — OWEN, R. D., DAVIES, H. P., MORGAN, R. F.: Quintuplet calves and erythrocyte mosaicism. J. Hered. **37**, 290—297 (1946).

PARROTT, D. M. V.: Strain variation in mortality and runt disease in mice thymectomized at birth. Transplant. Bull. **29**, 102—104 (1962). ∼ The integrity of the germinal centre: an investigation of the differential localization of labelled cells in lymphoid organs. In: Germinal centres in immune responses, p. 168—175. Berlin-Heidelberg-New York: Springer 1967. — PARROTT, D. M. V., EAST, J.: Studies on a fatal wasting syndrome of mice thymectomized at birth. In: The thymus in immunobiology (ed. R. A. GOOD and A. E. GABRIELSEN), p. 523—541. New York: Hoeber 1964. — PARROTT, D. M. V., SOUSA, M. A. B. DE, EAST, J.: Thymusdependent areas in the lymphoid organs of neonatally thymectomized mice. J. exp. Med **123**, 191—204 (1966). — PEREY, D. Y., COOPER, M. D., GOOD, R. A.: Normal second set wattle homograft rejection in agammaglobulinemic chickens. Transplantation **5**, 615—623 (1967). ∼ Lymphoepithelial tissue of the intestine and differentiation of antibody production. Science **161**, 265—266 (1968). — PETERSON, R. D. A., COOPER, M. D., GOOD, R. A.: The pathogenesis of immunologic deficiency diseases. Amer. J. Med. **38**, 579—604 (1965). — PETERSON, R. D. A., GOOD, R. A.: Morphologic and developmental differences between the cells of the chicken's thymus and bursa of Fabricius. Blood **26**, 269—280 (1965). — PETERSON, R. D. A., KELLY, W. D., GOOD, R. A.: Ataxia-telangiectasia: its association with a defective thymus, immunological deficiency disease and malignancy. Lancet **1964**I, 1189—1193. — PIERCE, A. E., CHUBB, R. C., LONG, P. L.: The significance of the bursa of Fabricius in relation to the synthesis of 7s and 19s immune globulins and specific antibody activity in the fowl. Immunology 10, 321—337 (1966). — Pierce, A. E., Long, P. L.: Studies on acquired immunity to coccidiosis in bursaless and thymectomized fowls. Immunology 9, 427—439 (1965). — Pierpaoli, W., Sorkin, E.: Relationship between thymus and hypophysis. Nature (Lond.) 215, 834—837 (1967). — Pinnas, J. L., Fitch, F. W.: Immunologic competence of thymectomized rats to several soluble and particulate antigens. Int. Arch. Allergy 30, 217—230 (1966).

Rao, M. A., Aspinall, R. L., Meyer, R. K.: Effect of dose and time of administration of 19-nortestosterone on the differentiation of lymphoid tissue in the bursa of Fabricii of chick embryos. Endocrinology 70, 159—165 (1962). — Retterer, E., Lelievre: Nouvelles recherches sur la bourse de Fabricius. C. R. Soc. Biol. (Paris) 74, 182—185 (1913). — Rieke, W. O.: Lymphocytes from thymectomized rats: immunologic, proliferative and metabolic properties. Science 152, 535—538 (1966). — Rogister, F.: Immunological recovery in neonatally thymectomized "Swiss-albino" mice. Transplantation 3, 669—671 (1965). — Rose, M. E., Orlans, E.: Normal immune responses of bursaless chickens to a secondary antigenic stimulus. Nature (Lond.) 217, 231—235 (1968). — Rosen, F. S., Gotoff, S. P., Craig, J. M., Ritchie, J., Janeway, C. A.: Further observations on the Swiss type of agammaglobulinemia (alymphocytosis). The effect of syngeneic bone marrow cells. New Engl. J. Med. 274, 18—21 (1966). — Rowe, W. P., Black, P. H., Levey, R. H.: Protective effect of neonatal thymectomy on mouse L.C.M. infection. Proc. Soc. exp. Biol. (N.Y.) 114, 248—251 (1963).

Sainte-Marie, G., Leblond, C. P.: Tentative pattern for renewal of lymphocytes in the cortex of the rat thymus. Proc. Soc. exp. Biol. (N.Y.) 97, 263—270 (1958). ~ Thymus-cell population dynamics. In: The thymus in immunobiology (ed. R. A. Good and A. E. Gabrielsen), p. 207—235. New York: Hoeber 1964a. ~ Cytologic features and cellular migration in the cortex and medulla of thymus in the young adult rat. Blood 23, 275—299 (1964b). ~ Elaboration of a model for the formation of lymphocytes in the thymic cortex of young adult rats. Blood 26, 765—783 (1965). — Salvi n, S. B., Peterson, R. D. A., Good, R. A.: The role of the thymus in resistence to infection and endotoxin toxicity. J. Lab. clin. Med. 65, 1004—1022 (1965). — Sanel, F.: Ultrastructure of differentiating cells during thymus histogenesis. Z. Zellforsch. 83, 8—29 (1967). — Schooley, J. C., Kelly, L. S., Dobson, E. L., Finney, C. R., Havens, V. W., Cantor, L. N.: Reticuloendothelial activity in neonatally thymectomized mice and irradiated mice thymectomized in adult life. J. reticuloendoth. Soc. 2, 396—405 (1965). — Schrier, J. E., Hamilton, H. L.: An experimental study of the origin of the parathyroid and thymus glands in the chick. J. exp. Zool. 119, 165—187 (1952). — Sherman, J. D., Adner, M. M., Damashek, W.: Effect of thymectomy on the golden hamster. II. Studies of the immune response in thymectomized and splenectomized non wasted animals. Blood 23, 375—388 (1964). — Sherman, J., Auerbach, R.: Quantitative characteristics of chicken thymus and bursa development. Blood 27, 371—379 (1966). — Sinclair, N. R. St. C.: Delayed development of primary immunological responsiveness in neonatally thymectomized Swiss albino mice. Clin. exp. immunol. 2, 701—704 (1967a). ~ A comparison of primary and secondary haemolysin response to sheep erythrocytes in neonatally thymectomized, sham-thymectomized and normal Swiss mice. Immunology 12, 559—564 (1967b). — Sinclair, N. R. St. C., Elliott, E. V.: Neonatal thymectomy and haemolysin responses in inbred mice. J. Immunol. 101, 251—255 (1968). — Sinclair, N. R. St. C., Millican, D.: Delayed development of immunological responsiveness in neonatally thymectomized mice: a time-course study. Clin. exp. Immunol. 2, 269—274 (1967). — Singhal, S. K., Richter, M.: Cells involved in the immune response. I. The response of normal rabbit bone marrow cells to antigen in vitro. Int. Arch. Allergy 33, 493—500 (1968). — Singhal, S. K., Richter, M., Osmond, D. G.: Cells involved in the immune response. III. Responsiveness to antigens of a lymphocyte-rich fraction of normal rabbit bone marrow. Int. Arch. Allergy 34, 224—232 (1968). — Smith, C.: Studies on the thymus of the mammal. XIV. Histology and histochemistry of embryonic and early postnatal thymuses of C57B1/6 and AKR strain mice. Amer. J. Anat. 116, 611—630 (1965). — Sorenson, G. D.: An electron microscope study of haemopoiesis in liver of fetal rabbit. Amer. J. Anat. 106, 27—40 (1960). ~ An electron microscope study of haematopoiesis in the yolk sac. Lab. Invest. 10, 178—193 (1961). — St. Pierce, R. L., Ackerman, G. A.: Bursa of Fabricius in chickens: possible humoral factor. Science 147, 1307—1308 (1965). — Sterzl, J., Silverstein, A. M.: Developmental aspects of immunity. Adv. Immunology 6, 337—459 (1967). — Stieda, L.: Über den Bau und die Entwicklung der Bursa Fabricii. Z. wiss. Zool. 34, 296—309 (1880). — Stöhr, P.: Über die Natur der Thymuselemente. Anat. H. 31, 409—457 (1906). ~ Über die Abstammung der kleinen Thymusrindenzellen. Anat. H. 41, 107—126 (1910). — Sutherland, D. E. R., Archer, O. K., Good, R. A.: The role of the appendix in development of immunologic capacity. Proc. Soc. exp. Biol. (N.Y.) 115, 673—676 (1964). — Sutherland, D. E. R., Archer, O. K., Peterson, R. D. A., Eckert, E., Good, R. A.: Development of "autoimmune processes" in rabbits after neonatal removal of central lymphoid tissue. Lancet 1965 I, 130—133. — Svet-Moldavsky, G. J.,

ZINZAR, S. N., SPECTOR, N. M.: Dissociation of the immunological competence in neonatally thymectomized mice and its restoration. Nature (Lond.) 202, 353—355 (1964).

TAYLOR, R. B.: Pluripotential stem cells in mouse embryo liver. Brit. J. exp. Path. 46, 376—383 (1965a). ~ Decay of immunological responsiveness after thymectomy in adult life. Nature (Lond.) 208, 1334—1355 (1965b). ~ Immune paralysis of thymus cells by bovine serum albumin. Nature (Lond.) 220, 611 (1968). — THOMAS, D. B., YOFFEY, J. M.: Human foetal haematopoiesis. II. Hepatic haemopoiesis in the human foetus. Brit. J. Haemat. 10, 193—197 (1964). — THORBECKE, G. J.: Some histological and functional aspects of lymphoid tissue in germ-free animals. Ann. N.Y. Acad. Sci. 78, 237—246 (1959). — THORBECKE, G. J., WARNER, N. L., HOCHWALD, G. M., OHANIAN, S. H.: Immunoglobulin production by the bursa of Fabricius of young chickens. Immunology 15, 123—134 (1968). — TORO, I., OLAH, I.: Penetration of thymocytes into the blood circulation. J. Ultrastruct. Res. 17, 439—451 (1967). — TRAININ, N., LAW, L. W., LEVEY, R. H.: Patterns of reconstitution of neonatally thymectomized mice by injections of isolated lymphopoietic and haemopoietic cells. Proc. Soc. exp. Biol. (N.Y.) 118, 79—85 (1965). — TURK, J. L., WILLOUGHBY, D. A.: Central and peripheral effects of antilymphocyte sera. Lancet 1967 I, 249—251. — TYAN, M. L.: Thymus: its role in maturation of fetal lymphoid precursors. Science 145, 934—935 (1964). ~ Studies on the ontogeny of the mouse immune system. I. Cell bound immunity. J. Immunol. 100, 535—542 (1968). — TYAN, M. L., COLE, L. J.: Mouse foetal liver and thymus: Potential sources of immunologically active cells. Transplantation 1, 347—350 (1963). ~ Sources of potentially immunologically reactive cells in certain foetal and adult tissues. Transplantation 2, 241—245 (1964). ~ Bone marrow as the major source of potential immunologically competent cells in the adult mouse. Nature (Lond.) 208, 1223—1224 (1965). ~ Further observations on potential immunologically competent cells of fetal liver origin. Transplantation 4, 557—564 (1966). — TYAN, M. L., COLE, L. J., HERZENBERG, L. A.: Fetal liver: a source of immunoglobulin producing cells in the mouse. Proc. Soc. exp. Biol. (N.Y.) 124, 1161—1163 (1967). — TYAN, M. L., COLE, L. J., NOWELL, P. C.: Fetal liver and thymus: role in the ontogenesis of the mouse immune system. Transplantation 4, 79—83 (1966). — TYAN, M. L., HERZENBERG, L. A.: Studies on the ontogeny of the mouse immune system. II. Immunoglobulin-producing cells. J. Immunol. 101, 446—450 (1968a). ~ Immunoglobulin production by embryonic tissues: thymus independent. Proc. Soc. exp. Biol. (N.Y.) 128, 952—954 (1968b).

VAALE, O. M. DE, SEYNHAEVE, V.: Reticular dysgenesia. Lancet 1959 II, 1123—1125. — VENZKE, W. G.: Morphogenesis of the thymus of chicken embryos. Amer. J. vet. Res. 13, 395—404 (1952). — VRIES, M. J. DE, PUTTEN, L. M. VAN, BALNER, H., BEKKUM, D. W. VAN: Lésions suggérant une reactivité autoimmune chez des souris atteintes de la "runt disease" après thymectomie néonatale. Rev. franç. Étud. clin. biol. 9, 381—397 (1964).

WAKSMAN, B. H., ARNASON, B. G., JANKOVIC, B. D.: Role of the thymus in immune reactions in rats. III. Changes in the lymphoid organs of thymectomized rats. J. exp. Med. 116, 187—206 (1962). — WARNER, N. L.: The immunological role of different lymphoid organs in the chicken. IV. Functional differences between thymic and bursal cells. Aust. J. exp. Biol. med. Sci. 43, 439—450 (1965). ~ The immunological role of the avian thymus and bursa of Fabricius. Folia biol. (Praha) 13, 1—17 (1967). — WARNER, N. L., BURNET, F. M.: The influence of testosterone treatment on the development of the bursa of Fabricius in the chick embryo. Aust. J. exp. Biol. med. Sci. 14, 580—587 (1961). — WARNER, N. L., SZENBERG, A.: Effect of neonatal thymectomy on the immune response in the chicken. Nature (Lond.) 196, 784—785 (1962). ~ The immunological function of the bursa of Fabricius in the chicken. Ann. Rev. Microbiol. 18, 253—268 (1964). — WARNER, N. L., SZENBERG, A., BURNET, F. M.: The immunological role of different lymphoid organs in the chicken: 1. Dissociation of immunological responsiveness. Aust. J. exp. Biol. med. Sci. 40, 373—387 (1962). — WEAKLEY, B. S., PATT, D. I., SHEPRO, D.: Ultrastructure of the fetal thymus in the golden hamster. J. Morph. 115, 319—335 (1964). — WEISS, N. G., MITCHELL, G. F., MILLER, J. F. A. P.: The cellular basis of the immunological defects in thymectomized mice. (III). The proliferation and differentiation of antigen sensitive cells in neonatally thymectomized mice. Nature (Lond.) 214, 995—997 (1967). — WEISSMAN, I.: Thymus cell migration. J. exp. Med. 126, 291—304 (1967). — WENCKEBACH, K. F.: Die follikel der Bursa Fabricii. Anat. Anz. 11, 159—160 (1896). — WILSON, R., BEALMEAR, M., SOBONYA, R.: Growth and regression of the germfree (axenic) thymus. Proc. Soc. exp. Biol. (N.Y.) 118, 97—99 (1965). — WILSON, R., SJODIN, K., BEALMEAR, M.: Absence of wasting in thymectomized germfree (axenic) mice. Proc. Soc. exp. Biol. (N.Y.) 117, 237—239 (1964). — WOODS, R., LINNA, J.: The transport of cells from the bursa of Fabricius to the spleen and thymus. Acta path. microbiol. scand. 64, 470—476 (1965).

YUNIS, E. J., HILGARD, H., SJODIN, K., MARTINEZ, C., GOOD, R. A.: Immunological reconstitution of thymectomized mice by injections of isolated thymocytes. Nature (Lond.) 201, 784—786 (1964).

Lymphatischer Apparat, insbesondere Thymus, in der Pathogenese der Defektimmunopathien

Von

M. W. Hess, Bern*

Mit 8 Abbildungen

Einleitung

Unsere Kenntnisse über die Funktionen des lymphoretikulären Systems haben sich in den vergangenen Jahren bedeutend erweitert. Die immunbiologischen Fähigkeiten des Säugerorganismus beruhen auf der normalen Entwicklung sowie auf der morphologischen und funktionellen Integrität dieses komplexen Zell- und Organsystems. In der pränatalen Entwicklung des lymphoretikulären Systems spielt der Thymus eine entscheidende Rolle[1]. Die Funktionstüchtigkeit des immunbiologisch aktiven Gewebes scheint aber auch im postnatalen Leben Regelvorgängen unterworfen zu sein, bei denen dem Thymus eine besonders wichtige Rolle zukommt.

Besonders drei Forschungsrichtungen haben dazu beigetragen, wenigstens einige der Funktionsmechanismen des Thymus näher zu erfassen: Studien der stammesgeschichtlichen und der ontogenetischen Entwicklung des lymphoretikulären Gewebes gaben Aufschluß über die zeitliche Folge der Zell- und Organgenese einerseits und über diejenige der immunbiologischen Fähigkeiten andererseits. Tierexperimentelle Untersuchungen der Ausfallserscheinungen nach Entfernung oder Ausschaltung bestimmter lymphoretikulärer Zellen oder Organe gaben Anhaltspunkte über deren Funktion. Schließlich ließen die Entdeckung sowie das immunbiologische und morphologische Studium der sog. Defektimmunopathien beim Menschen erkennen, daß in diesen „Naturexperimenten" die Folgeerscheinungen einer fehlenden oder fehlerhaften Entwicklung einer oder mehrerer Komponenten des immunbiologisch aktiven Systems zum Ausdruck kommen.

Unter dem *Begriff der Defektimmunopathien* (immunbiologische Defektkrankheiten) werden verschiedene Krankheitsbilder mit dem gemeinsamen Merkmal einer gestörten Fähigkeit des Organismus zur physiologischen Beantwortung einer antigenischen Stimulation zusammengefaßt. Die schwersten Formen solcher Leiden äußern sich schon kurz nach der Geburt und führen öfters vor Ablauf des ersten Lebensjahres zum Tod. Demgegenüber hat es sich gezeigt, daß andere, spätmanifeste Defektimmunopathien mit einem nahezu normalen Leben vereinbar sind. Aus diesen Feststellungen geht hervor, daß Defektimmunopathien Störungen ganz unterschiedlicher Schweregrade darstellen. Trotz ihrer Seltenheit wird unser besonderes Interesse den kongenitalen Defekten gelten, da gerade in diesen Fällen aus dem Fehlen einer oder mehrerer Komponenten des immunbiologisch aktiven Systems auf deren physiologische Funktion geschlossen werden kann.

---

* Pathologisches Institut der Universität Bern.

[1] Übersicht bei Good und Gabrielsen 1964, Miller und Dukor 1964, Metcalf 1966a, Miller und Osoba 1967, Hess 1968, Davies 1969.

Für das bessere Verständnis der morphologischen und funktionellen Befunde bei einzelnen Defektsyndromen erscheint es zweckmäßig, in gesonderten Abschnitten den heutigen Stand der experimentellen Forschung auf dem Gebiet der Funktionen des lymphoretikulären Systems zu erläutern. In verschiedenen Tierexperimenten wurde versucht, Modelle für die einzelnen Formen menschlicher Defektimmunopathien zu schaffen und die entsprechenden immunbiologischen Ausfallserscheinungen nachzuahmen. Mit Hilfe solcher Tierversuche konnten einige anregende Hypothesen über die den Defektimmunopathien zugrunde liegenden Entwicklungsstörungen aufgestellt werden.

A. Das lymphoretikuläre System

Die Gesamtheit der lymphoretikulären Organe und ihrer Zellen bietet dem Säugetierorganismus einen wirkungsvollen Schutz gegen schädliche Einwirkungen von Fremdmaterial. Die beiden wichtigsten Mechanismen, auf denen diese Schutzfunktion beruht, sind die Phagocytose und die adaptive immunbiologische Reizbeantwortung. Kombinierte oder isolierte Störungen, bzw. der Wegfall einer oder beider Komponenten, äußern sich in einer Abwehrschwäche: das befallene Individuum leidet an einer Defektimmunopathie. Für das Verständnis der Pathogenese dieser Defektkrankheiten erwies sich die Erforschung der normalen, embryonalen und fetalen Entwicklung des lymphoretikulären Systems und seiner Funktionsfähigkeit als sehr aufschlußreich. Das Verständnis für die ontogenetischen Verhältnisse wurde durch Resultate phylogenetischer Untersuchungen bereichert und vertieft. In den folgenden zwei Abschnitten sollen diejenigen Aspekte der phylogenetischen und ontogenetischen Entwicklung des lymphoretikulären Systems zusammengefaßt werden, die für die Beurteilung der Defektimmunopathien beim Menschen wichtig sind (vgl. dazu das entsprechende Kapitel von Owen in diesem Band). Anschließend folgt eine Übersicht über unsere heutigen Kenntnisse von Morphologie und Funktion der Zellen des lymphoretikulären Systems.

1. Die phylogenetische Entwicklung des lymphoretikulären Systems und der Abwehrfunktionen

Das stammesgeschichtlich älteste Prinzip der Abwehr in der Tierwelt ist wohl dasjenige der Phagocytose oder Pinocytose[2]. Schon Einzeller besitzen die Fähigkeit, partikuläres oder gelöstes Fremdmaterial aufzunehmen. Diese Aufgabe wird im Verlauf der Phylogenese immer differenzierteren Zellen und Zellsystemen übertragen. Bei den Invertebraten konnten bis jetzt keine Anzeichen einer adaptiven immunbiologischen Reizbeantwortung gefunden werden, die den für Wirbeltiere aufgestellten Kriterien dieser Reaktionen entsprechen. Obschon die Wirbellosen für die Abwehr im wesentlichen bloß über Phagocytose und enzymatische Mechanismen verfügen, erstaunt die Differenzierung, mit der diese Funktionen in den Dienst der Arterhaltung eingesetzt werden. Man weiß zur Zeit noch nicht, wie die Invertebraten zwischen eigenem und artfremdem Gewebe zu unterscheiden vermögen. Ebenso ungeklärt ist die Frage, weshalb beispielsweise Schmetterlingsraupen in die Cölomhöhle injizierte Bakterien nach wiederholter Verabreichung rascher phagocytieren als nach der ersten Injektion[3]. Solche „Gedächtnisleistungen" könnten auf einer induzierten, adaptiven Enzymbildung beruhen, wie sie unter anderem bei den Bakterien nachgewiesen wurde. PHILLIPS (1960) berichtete

---

[2] Übersicht: Roos, dieser Band, S. 91.   [3] CAMERON 1932, DALES 1957.

über die Produktion „antikörperähnlicher" Substanzen, die nach Kontakt mit gelösten, artfremden Proteinen in Seeanemonen nachgewiesen werden konnten; die Rolle derartiger Substanzen in den Abwehrmechanismen der Invertebraten ist noch wenig untersucht (vgl. auch McKay, Jenkin und Rowley 1969).

Bei den Wirbeltieren ist das Prinzip der Phagocytose vor allem in Verbindung mit dem reticuloendothelialen bzw. lymphoretikulären Gewebe erhalten geblieben. Mit der bei Fischen einsetzenden Entwicklung des lymphoretikulären Systems sind zusätzlich, und erstmals im Verlaufe der Evolution, die Voraussetzungen zum Erwerb der Fähigkeit zur adaptiven Immunität, wie sie heute definiert wird, geschaffen. Alle Varianten der erworbenen Immunität, d.h. Produktion humoraler Antikörper, Überempfindlichkeitsreaktionen vom Sofort- oder Spättyp sowie die verschiedenen Formen der Transplantationsimmunität, sind Ausdruck der Fähigkeit des Organismus 1. spezifische Antigendeterminanten erkennen zu können, 2. Proteine oder Zellen mit einer gegen diese Determinanten gerichteten Spezifität zu bilden, und 3. Mechanismen zu entwickeln, dank derer das betreffende Antigen bei mehrmaliger Begegnung wiedererkannt wird. Mit dem Erwerb dieses spezialisierten Prinzips konnten demnach die Abwehrmöglichkeiten bedeutend erweitert werden.

Die phylogenetische Entwicklung des lymphoretikuären Systems bei primitiven Vertebraten war zum guten Teil unbekannt, bevor Good und seine Mitarbeiter dieser Forschungsrichtung neuen Auftrieb verliehen und wichtige neue Erkenntnisse beitragen konnten[4]. Von den bisher in dieser Hinsicht untersuchten Vertebraten gehören die am wenigsten differenzierten der Ordnung Rundmäuler (*Cyclostomata*) an, im besonderen zwei Hexenfisch-(hagfish-)Arten (*Eptatretus stoutii* und *Myxine glutinosa*) und das Meerneunauge (*Petromyzon marinus*). Die Hexenfische besitzen weder einen Thymus noch lymphatische Organe oder Plasmazellen; es finden sich lediglich Blutbildungsherde in der Lamina propria des Darms und im Bereich der vorderen Niere. Der *Eptatretus stoutii* reagiert auf die Injektion von komplettem Freundschem Adjuvans mit einer entzündlichen Reaktion, bei der kleine lymphoide Zellen beteiligt zu sein scheinen[5]. Immunglobuline konnten nicht nachgewiesen werden[6], und Anzeichen einer Befähigung zu zellgebundenen Immunreaktionen scheinen nicht immer vorhanden zu sein[7]. Das Meerneunauge hingegen verfügt neben einem thymusähnlichen Organ im Bereich der Kiemenspalten[8], über lymphocytenhaltiges, hämopoietisches Gewebe in der Kiemenregion, im rudimentär entwickelten Knochenmark und in der Milz; typische Plasmazellen wurden aber nie gefunden. Diese primitiven Fische sind imstande, Hauthomotransplantate abzustoßen und, nach Sensibilisierung mit Tuberkulin, eine Überempfindlichkeitsreaktion vom Spättyp zu vollziehen. Eine Produktion humoraler Antikörper wurde nur nach Stimulation mit *Brucella*-Antigen beobachtet[9]. Mit der Entwicklung eines primitiven Thymus tritt somit erstmals im Verlauf der Evolution die Fähigkeit zur Ausbildung einer zellgebundenen, eventuell z.T. vielleicht auch einer humoralen Immunität auf.

Eindeutige Plasmazellen werden erstmals bei höheren Elasmobranchiern gefunden[10]. Besonders gut untersucht sind verschiedene Haifischarten, bei denen nach Stimulation mit einer Reihe von Antigenen sowohl eine primäre als auch eine

---

[4] Siehe Good und Papermaster 1964, Papermaster, Condie, Finstad und Good 1964, Good, Finstad, Pollara und Gabrielsen 1966, Finstad und Good 1966, vgl. auch Burnet 1968, 1969.

[5] Finstad und Good 1966, Hildemann und Thoenes 1969.

[6] Papermaster, Condie und Good 1962.

[7] Papermaster, Condie, Finstad und Good 1964, Hildemann und Thoenes 1969.

[8] Salkind 1915.   [9] Finstad und Good 1966, Good und Finstad 1967.

[10] Clawson, Finstad und Good 1966.

anamnestische Antikörperproduktion nachgewiesen werden konnten[11]. Immuno- und physikochemische Untersuchungen der Serumproteine antikörperproduzierender niederer Wirbeltiere zeigten, daß die Antikörperspezifität in 7 S und 19 S γ-Globulin-Fraktionen vorliegt[12]. Von Interesse ist, daß diese Antikörper in Abwesenheit von Keimzentren gebildet werden. Kürzlich gelang der Nachweis einer erstaunlichen Ähnlichkeit zwischen Aminosäurensequenzen von H- und L-Ketten dieser Fischimmunglobuline und denjenigen des N-terminalen Endes muriner und menschlicher Immunglobulin L-Ketten[13]. Alle Elasmobranchier wie auch die in der phylogenetischen Ordnung höher stehenden Knorpelfische, Ganoiden und Knochenfische, sind zur Vollziehung einer Reihe von Immunreaktionen befähigt (s. z. B. SZAKOLCZAI 1968) und besitzen einen gut entwickelten Thymus mit klar getrennter Rinde und Mark, dazu lymphatisches Gewebe in der Milz, längs des Darmtrakts und im Nierenbereich[14]. Die Anhäufungen von Lymphocyten im Bereich des Fischdarms sind allerdings mit den Peyerschen Platten der Säugetiere nicht direkt vergleichbar.

Allen Fischen fehlen eigentliche Lymphknoten, Tonsillen und Keimzentren. Bei Amphibien können primitive Lymphknoten gefunden werden[15]; diese enthalten, wie auch die Milz, follikuläre Strukturen ohne eigentliche Keimzentren, dagegen mit einem Saum antikörperhaltiger Zellen (Antikörperproduktion in Amphibien siehe CHING und WEDGWOOD 1967, COOPER 1968).

Tonsillen, als lymphoepitheliale Strukturen mit klar abgegrenzten Zonen, finden sich bei Reptilien und höheren Wirbeltieren. Auf derselben phylogenetischen Entwicklungsstufe treten Plasmazellen in der Darmschleimhaut in Erscheinung. Von Interesse ist die Beobachtung, daß die neuseeländische Brückenechse (*Sphenodon punctatum*) als erdgeschichtlich ältestes lebendes Reptil sowohl 7 S wie 18 S Immunglobuline bilden kann, Antikörperaktivität gegen *Salmonella adelaide* aber auch nach Hyperimmunisierung nur in der Makroglobulinfraktion nachgewiesen werden konnte (MARCHALONIS, EALEY und DIENER 1969).

Die Bursa Fabricii, eine lymphoepitheliale Struktur im Bereich der Kloake, scheint eine Besonderheit der Tierklasse Vögel darzustellen. Die Bursa spielt bei den Vögeln, zusammen mit dem Thymus, eine wichtige Rolle in der Entwicklung der immunbiologischen Fähigkeiten[16]. Die Frage, ob bei Säugetieren ein der Bursa funktionell und/oder morphologisch vergleichbares Äquivalent besteht, wird noch mehrfach aufgegriffen werden müssen. Vorläufig sei auf die Hypothese einer Zweiteilung des immunbiologisch aktiven Gewebes hingewiesen: danach wäre der Thymus als zentrales lymphoides Organ für die Entwicklung der sog. zellgebundenen Immunität verantwortlich, während die Bursa — oder das „Bursa-Äquivalent" bei bursalosen Tierklassen — als zweites zentrales lymphoides Organ für die Ausbildung der humoralen Immunität entscheidend wäre[17]. In bezug auf die Phylogenese scheint die Feststellung wichtig, daß bei den Vögeln mit der Ausbildung der Bursa Fabricii erstmals deutliche Keimzentren in den Lymphknoten beobachtet werden können.

---

[11] SIGEL und CLEM 1963, FINSTAD und GOOD 1966, GOOD, FINSTAD, POLLARA und GABRIELSEN 1966.

[12] MARCHALONIS und EDELMAN 1965, 1968, CLEM und SIGEL 1966, SHUSTER und GOODMAN 1968, MARCHALONIS 1969, MARCHALONIS, EALEY und DIENER 1969.

[13] POLLARA, FINSTAD und GOOD 1969.

[14] GOOD, FINSTAD, POLLARA und GABRIELSEN 1966.

[15] EVANS, KENT, BRYANT und MOYER 1966, COOPER 1968.

[16] GLICK, CHANG und JAAP 1956, WARNER, SZENBERG und BURNET 1962, COOPER, PETERSON und GOOD 1965.

[17] WARNER, SZENBERG und BURNET 1962, ARCHER, PAPERMASTER und GOOD 1964, COOPER, GABRIELSEN, PETERSON und GOOD 1967, FICHTELIUS 1967, PEREY, COOPER und GOOD 1968.

Der Schritt in der phylogenetischen Entwicklung, der von den Vögeln zu den Säugern führt, ist nicht nur dadurch charakterisiert, daß bei den letzteren ein Bursa-Äquivalent nicht mit Sicherheit gefunden werden kann. Während bei Vögeln, und auch bei gewissen primitiven Säugetieren (Beispiel: Australischer Ameisenigel, *Tachyglossus aculeatus*[18]), die Keimzentren oft in keinem Zusammenhang mit dichten Ansammlungen kleiner Lymphocyten beobachtet werden, ist

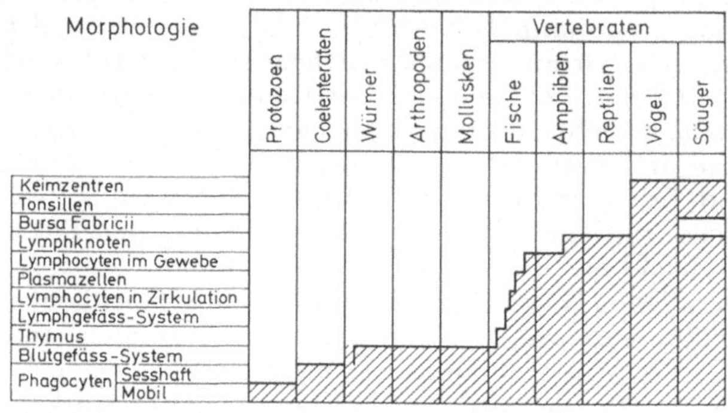

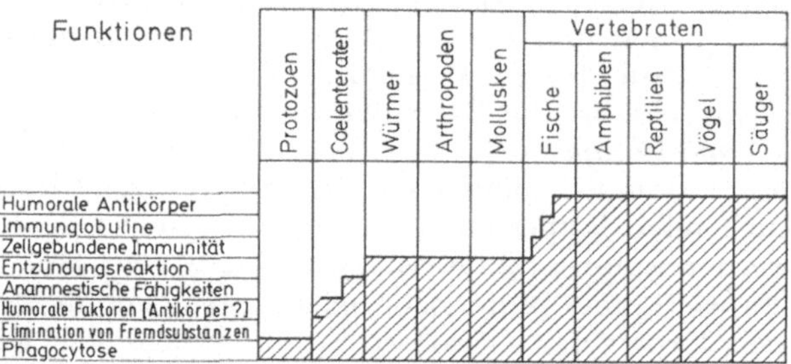

Abb. 1. Schematische Darstellung der phylogenetischen Entwicklung des immunbiologischen Systems

der Lymphfollikel beim erwachsenen Säuger deutlich in ein Keimzentrum und eine Randzone, bestehend aus kleinen Lymphocyten, unterteilbar. Weiter zeichnet sich eine zunehmende Trennung des lymphatischen vom myeloischen Gewebe ab: diese ist allerdings weder vollständig, noch im Verlauf der Ontogenese dauernd vorhanden.

Die wichtigsten Resultate der phylogenetischen Untersuchungen lassen sich folgendermaßen zusammenfassen (Abb. 1): Das Prinzip der Abwehr bzw. desjenige der Arterhaltung wird auf niedrigster tierischer Entwicklungsstufe durch die Phagocytose verwirklicht. Sogenannte „unspezifische" humorale Faktoren können ebenfalls schon früh in der Stammesgeschichte nachgewiesen werden[19]. Die Fähigkeit zur adaptiven Immunität scheint eng mit der Entwicklung des Thymus zusammenzuhängen. Das Konzept einer Zweiteilung des immunbiologisch kompetenten, lymphoretikulären Systems in eine thymus- und in eine bursaabhängige Komponente ist aus phylogenetischer Sicht nicht ohne weiteres verständlich, da der Erwerb der Fähigkeit zur humoralen Antikörperproduktion der Entwicklung der Bursa (oder ihres Äquivalents) zeitlich vorangeht. Mit der

---

[18] Diener und Ealey 1965, Schofield und Cahill 1969.
[19] Vgl. Gewurz, Finstad, Muschel und Good 1966.

Möglichkeit einer Ausbildung von Keimzentren in den Lymphfollikeln erwirbt der Organismus die Fähigkeit zum Vollzug einer raschen anamnestischen Antikörperproduktion. Der in dieser Zusammenfassung skizzierte Entwicklungsablauf deckt sich zum großen Teil mit demjenigen, der während der Ontogenese des Säugetierorganismus beobachtet wird.

2. Die ontogenetische Entwicklung des lymphoretikulären Systems und der adaptiven Immunität

In der Embryogenese des Menschen sind die Lymphgefäße die ersten nachweisbaren Strukturen des lymphoretikulären Systems. Kurz nach der Bildung eines kommunizierenden Blutgefäßsystems (beim Embryo von 9—12 mm Scheitel-Steißlänge) entstehen paarige Jugular- und Iliacalsäcke sowie ein Retroperitonealsack und die *Cisterna chyli*. Diese Strukturen bilden sich in einer späteren Entwicklungsphase teilweise zu primären Lymphknoten um. Die Entstehung primitiver Lymphgefäße und Lymphknotenanlagen mit retikulären Trabekeln geht derjenigen des eigentlichen lymphatischen Parenchyms zeitlich voraus.

Bei allen bisher untersuchten Säugetier-Species ist der Thymus in der Ontogenese das erste Organ, das Sitz einer lebhaften Lymphopoiese wird[20]. Als epitheliale Einsenkung der dritten und vierten Kiementaschen paarig angelegt, descendiert der primitive Thymus als vorwiegend epitheliales Gebilde in caudaler Richtung. Die ersten Anzeichen einer lymphopoietischen Aktivität lassen sich bei Mäuseembryonen am 14. Schwangerschaftstag nachweisen, und schon 2 Tage später besteht das Organ vorwiegend aus lymphoiden Zellen[21]. In rascher Folge erscheinen Lymphocyten im Blut, in der Milz, im Parenchym des Gastrointestinaltrakts und in den Lymphknoten[22]. Bei keimfrei aufgezogenen Tieren zeigt der Thymus auch nach der Geburt eine viel aktivere Lymphopoiese und einen höheren Gehalt an Lymphocyten als die übrigen lymphatischen Organe[23]. Bei konventionell gehaltenen Tieren dagegen nimmt die Masse des lymphatischen Parenchyms im Bereich des Intestinaltrakts und seiner regionären Lymphknoten, wahrscheinlich im Sinne einer Reaktion auf lokale antigenische Stimulation, schon kurze Zeit nach Beginn der bakteriellen Darmbesiedlung mächtig zu.

Auch in der ontogenetischen Entwicklung des lymphatischen Apparats scheint demnach der Thymus eine führende Rolle zu spielen. Die Frage der Herkunft der ersten Thymuslymphocyten bleibt noch umstritten. Für das Verständnis der Pathogenese der Defektimmunopathien beim Menschen wäre es von größter Bedeutung zu wissen, ob Thymuslymphocyten Abkömmlinge eingewanderter Zellen sind („Immigrationstheorie")[24] oder ob sie durch eine direkte Transformation epithelialer Zellen entstehen („Transformationstheorie")[25]. Erst in jüngster Zeit wurde versucht, dieses Problem, das mit morphologischen Untersuchungsmethoden nicht gelöst werden konnte, experimentell anzugehen. Aufgrund einer Reihe von *in vitro*-Versuchen mit embryonalem Mäusegewebe gelangten AUERBACH und seine Mitarbeiter zum Schluß, daß primäre lymphoide Anlagen im Thymus unter dem Einfluß eines mesenchymalen Induktionsmechanismus durch Transformation epithelialer Elemente entstehen und daß lymphoide Zellen den Thymus verlassen, die peripheren lymphoiden Organe besiedeln und so Vorläufer lymphoider Kolonien bilden[26]. Bei der Deutung dieser Resultate, die auf künstlichen *in vitro*-Experimenten beruhen, ist vor allem zu bedenken, daß

---

[20] Übersicht bei ACKERMAN 1967.
[21] BALL und AUERBACH 1960, GOOD und PAPERMASTER 1964, KÖBBERLING 1965, THAW 1967, STRAMIGNONI und MOLLO 1968.   [22] ARCHER, SUTHERLAND und GOOD 1964, MILLER 1964.
[23] GORDON 1959.   [24] Vgl. dazu z. B. MAXIMOW 1909.   [25] Vgl. dazu z. B. STÖHR 1910.
[26] Übersicht bei AUERBACH 1964a, 1964b, 1966.

Untersuchungen ohne Verwendung einer stabilen Zellmarkierung nur sehr beschränkte Hinweise auf Ursprung und Transformation von Zellen geben können. In der Tat gelang Moore und Owen (1967) der Nachweis, daß die ersten lymphoiden Zellen im embryonalen Hühnerthymus extrathymischer Herkunft sind und wahrscheinlich aus primitivem blutbildendem Gewebe stammen[27]. Die von Ackerman (1962) postulierte Umwandlung von Darmepithelzellen in lymphoide Elemente erscheint wenig stichhaltig.

In der Ontogenese treten Lymphocyten in Milz und Lymphknoten später in Erscheinung als im Thymus[28]. Bis jetzt wurde nicht versucht, mit Hilfe von stabilen Zellmarkierungsmethoden an intakten Embryonen die Frage nach dem Ursprung der extrathymischen Lymphopoiese zu klären. Experimente solcher Art wären von großer Wichtigkeit, besonders im Hinblick auf die postulierte Existenz einer primär extrathymischen Lymphocytenproduktion[29]. Die Hypothese, daß sowohl die thymische wie die extrathymische oder „Bursa-Äquivalent"-abhängige Lymphopoiese gemeinsame Stammzellen haben sollen, läßt sich jedenfalls mit der Vorstellung einer ausschließlich epithelialen Herkunft der Thymuslymphocyten nicht ohne weiteres in Einklang bringen.

In der Ontogenese geht der Erwerb immunbiologischer Reaktionsmöglichkeiten der Ausbildung des Thymus und der übrigen lymphatischen Organe parallel[30]. Die Befunde von Tyan und Herzenberg (1968) deuten allerdings darauf hin, daß bei der Maus Zellen mit der Fähigkeit zur Immunglobulinbildung schon am 9. Schwangerschaftstag vorhanden sind. Die Herkunft dieser Zellen (hämopoietisches Gewebe?) sowie die Spezifität ihrer Produkte sind nicht bekannt. In Untersuchungen an Beuteltieren wurde festgestellt, daß eine Fähigkeit zu humoraler Antikörperproduktion von dem Entwicklungsgrad an besteht, da sowohl Thymus wie Lymphknoten lymphoide Zellen enthalten[31]. Diese Beobachtungen, zusammen mit an anderen Species gewonnenen Untersuchungsresultaten[32], widerlegen die alte Auffassung, wonach der Säugetierorganismus erst zur Zeit der Geburt oder noch später eine immunbiologische Reizbeantwortung vollziehen könne[33]. Vielmehr muß angenommen werden, daß der fetale Organismus bei geeigneter Stimulation durchaus befähigt ist, Antikörper gegen verschiedene Antigene zu bilden und/oder mit der Ausbildung einer Überempfindlichkeit vom Spättyp zu reagieren.

Zusammenfassend läßt sich festhalten (Abb. 2):

1. In der Ontogenese ist der Organismus in der Regel erst dann immunbiologisch kompetent, wenn die thymische Lymphopoiese in Gang gekommen ist.

2. Im Gegensatz zur phylogenetischen Sequenz werden Lymphknoten in der Ontogenese ausgebildet, bevor die Plasmazellbildung einsetzt.

3. Für eine durch Transformation von Epithelzellen des Darmtrakts entstandene, „Bursa-äquivalente" Lymphopoiese fehlen bis jetzt alle Anhaltspunkte.

---

[27] Vgl. auch Owen, dieser Band, S. 129—181

[28] Übersicht bei Ruth 1960, Kay, Playfair, Wolfendale und Hopper 1962, La Via, Rowlands und Block 1963.

[29] Cooper, Gabrielsen, Peterson und Good 1967, Good, Cooper, Peterson, Hoyer und Gabrielsen 1967, vgl. auch Tyan und Herzenberg 1968.

[30] Übersicht bei Sterzl und Silverstein 1967.

[31] Kalmutz 1962, La Via, Rowlands und Block 1963, Stanley, Waring und Yadav 1966.

[32] Schinckel und Ferguson 1953, Fennestad und Borg-Petersen 1962, Silverstein 1964, Silverstein und Kraner 1965, Kim, Bradley und Watson 1966a, 1966b, 1968, Serra, Aiuti, Ungari, Reverberi und Turbessi 1967, Du Pasquier 1967, Tyan 1968, Paupe und Meyer 1969a, 1969b.

[33] Vgl. z.B. Smith und Bridges 1958.

4. Ein Keimzentren- und Plasmazell-System wird erst nach antigenischer Stimulation entwickelt. Diese Differenzierung kann bei transplacentärer Übertragung von Erregern oder anderen Antigenen schon *in utero* einsetzen, tritt aber physiologischerweise erst postnatal, d.h. nach der bakteriellen Besiedlung des Darmes, auf.

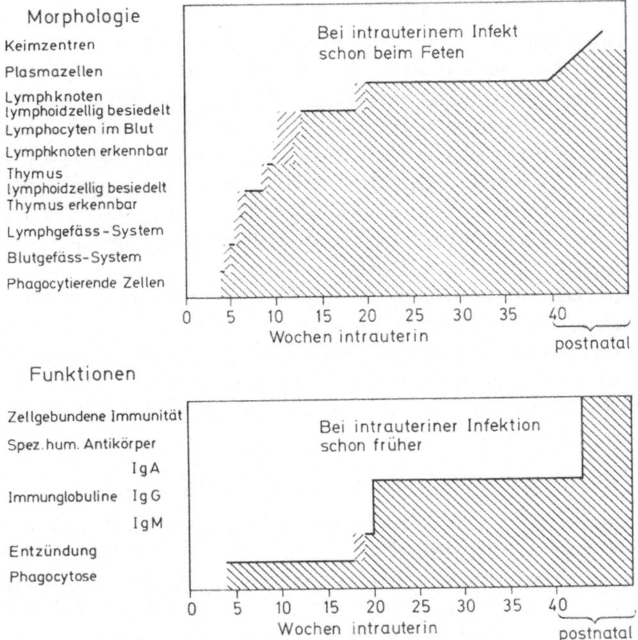

Abb. 2. Schematische Darstellung der ontogenetischen Entwicklung des immunbiologischen Systems beim Menschen

3. Die zum lymphoretikulären System gehörenden Organe und Zellen des Säugetierorganismus

Der Begriff des lymphoretikulären Systems, das lymphoide, plasmocytoide, histiocytäre, retikuläre und endotheliale Zellen der lymphatischen Organe umfaßt, wurde im Hinblick auf die engen morphologischen und funktionellen Beziehungen zwischen diesen Elementen geprägt.

a) Die lymphoretikulären Organe

Wie aus den erwähnten phylogenetischen und ontogenetischen Studien hervorgeht, nimmt der *Thymus* unter den lymphoretikulären Organen eine Schlüsselstellung ein. Die Thymusrinde besitzt keine erkennbaren, afferenten Lymphgefäße und scheint durch eine besondere perivasculäre Epithelzellschicht wenigstens teilweise vom Übertritt makromolekularer Substanzen aus dem Blutkreislauf geschützt zu sein[34]. Eine Unterteilung in Rinde und Mark läßt sich nicht nur morphologisch, sondern auch funktionell begründen. Die Lymphocyten der *Thymusrinde* sind in bezug auf Zell- und Nucleolengröße viel einheitlicher als anderswo im lymphoretikulären System (z.B. Maus)[35] und erscheinen im elektronenoptischen Bild als sehr unreif[36].

---

[34] Übersicht bei CLARK 1964, KONVALAINEN und GITLIN 1967.
[35] HEINIGER, RIEDWYL, GIGER, SORDAT und COTTIER 1967.
[36] COTTIER und JOST 1962, CLAWSON, COOPER und GOOD 1967.

Verschiedene experimentelle Befunde sprechen dafür, daß das *Knochenmark* bei der Bildung lymphoider „Stammzellen" eine Rolle spielt[37]. Deshalb scheint es richtig, das Knochenmark, unter Vorbehalt gewisser Einschränkungen, auch zum lymphoretikulären System zu zählen[38].

Eine Sonderstellung nehmen jene lymphoretikulären Organe ein, die in die Blutbahn eingeschaltet sind. Besonders in der *Milz* (bei einzelnen Species auch in sog. *Hämolymphknoten*) besteht wegen der Fenestrationen der Gefäßendothelien die Möglichkeit eines engen Kontaktes von Zellen des strömenden Blutes mit denjenigen des lymphatischen Parenchyms. In der *Leber* sind wohl phagocytierende Zellen in Form der Kupfferschen Sternzellen in die Blutbahn eingeschaltet, doch fehlt unter physiologischen Bedingungen das lymphatische Gewebe.

Die *Lymphknoten* werden durch das System der *Lymphgefäße* einerseits miteinander, andererseits durch eigene Blutgefäße sowie den *Ductus thoracicus* mit dem Blutkreislauf verbunden. Auf die Bedeutung dieser Verbindungen wird weiter unten eingegangen (s. S. 192ff.).

Die lymphoretikulären Strukturen des Nasopharynx und des Verdauungstraktes, *Tonsillen, Solitärfollikel, Peyersche Platten* und *Appendix*, können in einer weiteren Gruppe zusammengefaßt werden. Diese lymphoretikulären Gewebe sind wegen ihrer charakteristischen Lokalisation in der Wand von Hohlorganen ständig immunbiologischen Reizen durch antigenisches Material aus dem Verdauungstrakt ausgesetzt.

b) Die Zellen des lymphoretikulären Systems

Das Verständnis der Funktionen des immunbiologisch aktiven Gewebes wird durch den Umstand erschwert, daß sich das lymphoretikuläre System in komplexer Weise aus ortsständigen und wandernden Zellen zusammensetzt[39]. Ortsständigkeit oder Wanderung sind im übrigen nicht Charakteristika einer bestimmten Zellart: beim Schaf konnte beispielsweise nachgewiesen werden, daß Kupffersche Sternzellen, früher als Prototypen fixierter Makrophagen betrachtet, unter gewissen Bedingungen die Leber auf dem Lymphweg verlassen und die periportalen Lymphknoten erreichen[40]. Die neuen Erkenntnisse über die Wanderungsmöglichkeiten lymphoider Zellen wurden vor allem mit Hilfe einer stabilen Zellmarkierung gewonnen. Mit den gegenwärtig zur Verfügung stehenden Methoden gelingt es oft nicht, eine *Zellart* mit Sicherheit einer bestimmten *Zellinie* zuzuordnen, ganz abgesehen von der Unmöglichkeit, etwas über ihre prospektive Potenz aussagen zu können.

Diese Feststellungen gelten in ganz besonderem Maße für die Klasse der *kleinen Lymphocyten.* Gewisse frühere Ansichten über diese morphologisch charakterisierte Zellgruppe haben in den letzten Jahren einer Kritik nicht standgehalten. Heute sind sich die meisten Autoren darüber einig, daß Herkunft, Entwicklungsmöglichkeiten, Leistung und Lebensdauer der einzelnen kleinen Lymphocyten innerhalb der Gesamtpopulation sehr verschieden sein können[41]. Die lymphoiden *Thymusrindenzellen* nehmen eine besondere Stellung ein. Im jugendlichen Organismus zeichnen sich vor allem die Zellen der äußeren Rindenzone durch eine rege Proliferationstätigkeit aus[42]. Neugebildete Zellen wandern gegen die Rinden-Mark-Zone[43] und nehmen dabei die Gestalt kleiner Lymphocyten an. Auf den Umstand,

---

[37] Micklem, Ford, Evans und Gray 1966, Field und Stanley 1966, vgl. auch Mitchell und Miller 1968, Linna und Lidén 1969, Lidén und Linna 1969.
[38] Siehe auch Harris 1961, Zacharski, Hill und Maldonado 1967, McGregor 1968.
[39] Siehe Yoffey 1967, Bos 1967.   [40] Morris 1968a.
[41] Übersicht bei Yoffey 1967, Cottier, Hess, Roos und Gretillat 1969.
[42] Übersicht bei Hinrichsen 1963, Metcalf 1964, 1966, v. Gaudecker 1966, Borum 1968.
[43] Hinrichsen 1965, Köbberling 1965.

daß die kleinen Lymphocyten der jugendlichen Thymusrinde im Vergleich zu denjenigen peripherer lymphoretikulärer Organe sehr viel einheitlicher sind und einen geringeren Differenzierungsgrad erkennen lassen[44], wurde bereits hingewiesen (S. 189). Die Vermutung liegt nahe, es könnte sich bei diesen Elementen um nichtsensibilisierte, ganz unreife Zellen handeln, die nach Verlassen des Thymus als „antigenreaktive" Zellen[45] periphere lymphoretikuläre Organe besiedeln. Die im *Thymusmark* vorhandenen Zelltypen entsprechen viel eher denjenigen, die in peripheren Lymphknoten gefunden werden[46], mit der Ausnahme allerdings, daß Keimzentren im Thymusmark physiologischerweise nicht beobachtet werden.

Eine Gruppe kleiner lymphoider Zellen im Knochenmark weist ähnliche ultrastrukturelle Eigenschaften auf wie die Thymusrindenzellen. Obwohl viele dieser Zellen wahrscheinlich erythropoietische Vorläufer darstellen[47], wurde postuliert, daß diese rein morphologisch definierte Zellgruppe Elemente enthält, die Stammzellen für Thymuslymphocyten sein könnten[48].

Die große Mehrzahl der Zellen in der heterogenen Population kleiner Lymphocyten im Blut und in allen peripheren lymphoretikulären Organen scheint immunbiologisch aktiv zu sein[49].

Die größeren lymphoiden Elemente (*mittlere und große Lymphocyten*) unterscheiden sich von den kleinen Lymphocyten vor allem hinsichtlich RNS- und DNS-Syntheseaktivität. Eine Größeneinteilung der lymphoiden Zellen ist im übrigen rein arbiträr: so lassen sich beispielsweise beim Kalb mit Sicherheit nur zwei Populationen unterscheiden[50]. Von besonderem Interesse sind hingegen die lymphoiden *Keimzentrenzellen* (Germinoblasten, Germinocyten)[51], deren Ultrastruktur (reichlich Polysomen, vereinzelt rauhes endoplasmatisches Reticulum)[52] die Annahme nahelegt, es könnte sich bei diesen Elementen um Vorstufen antikörperbildender Zellen handeln[53].

Die strenge Abgrenzung der Lymphocyten von den *Plasmazellen* wurde durch Ergebnisse immunohistochemischer und elektronenoptischer Untersuchungen hinfällig. Alle möglichen Zwischenformen werden gefunden, und zellkinetische Untersuchungen lassen vermuten, daß Plasmazellen als Endstadien der Differenzierung gewisser Lymphocyten angesehen werden dürfen[54].

c) Proliferatives Verhalten, Wanderungsmöglichkeiten und Lebensdauer der Lymphocyten

Die *proliferativen Eigenschaften* lymphoider Zellen lassen sich am besten mit Hilfe einer *in vivo*-Markierung mit Thymidin-^{3}H verfolgen. Wie man schon lange

---

[44] Vgl. HEINIGER, RIEDWYL, GIGER, SORDAT und COTTIER 1967, COTTIER und JOST 1962, CLAWSON, COOPER und GOOD 1967.

[45] MILLER und MITCHELL 1967, vgl. auch MITCHELL und MILLER 1968, CLAMAN, CHAPERON und SELNER 1968, Übersicht bei DAVIES 1969.

[46] Vgl. z. B. HEINIGER, COTTIER, HESS und STONER 1965.

[47] Vgl. z. B. CUDKOVICZ, UPTON, SMITH, GOSSLEE und HUGHES 1964, YOFFEY 1964, BENNETT und CUDKOVICZ 1967, HARRIS und KUGLER 1967, HUDSON und YOFFEY 1967, OSMOND 1967.

[48] Übersicht bei FORD 1966, FELDMAN und MEKORI 1966, OWEN, dieser Band, S. 129—181.

[49] Übersicht bei COTTIER, HESS, ROOS und GRETILLAT 1969, RAMSEIER 1969.

[50] SIPE, CHANANA, CRONKITE, JOEL und SCHIFFER 1966.

[51] LENNERT 1961.

[52] SWARTZENDRUBER und CONGDON 1963, SWARTZENDRUBER 1965, SWARTZENDRUBER und HANNA 1965, MILANESI 1966, LENNERT, CAESAR und MÜLLER 1967.

[53] SORDAT, SORDAT und COTTIER 1969, SORDAT, SORDAT, HESS, STONER, und COTTIER 1970.

[54] Übersicht bei HEINIGER, COTTIER, HESS und STONER 1965, COTTIER, HESS, ROOS und GRETILLAT 1969.

aus der hohen Zahl von Mitosefiguren ableiten[55] und in letzter Zeit mit Hilfe autoradiographischer Untersuchungen bestätigen konnte[56], ist die relative proliferative Aktivität der Thymusrindenlymphocyten im Durchschnitt bei jungen erwachsenen Säugern 5—10mal größer als diejenige der lymphoiden Zellen in Milz, Peyerschen Platten oder Lymphknoten. Untersuchungen an fetalen und neugeborenen Mäusen zeigten, daß die Zellteilung 3—4 Tage nach der Geburt besonders intensiv ist[57]. Während dieser Periode maximaler Proliferation konnte eine mittlere Generationszeit von 9—$9^1/_2$ Std bei einer mittleren Mitosezeit von 27—44 min und einer DNS-Synthesezeit von $6^1/_2$—$7^1/_2$ Std ermittelt werden[58]. Die Bestimmung der Zellcycluszeiten lymphoider Zellen in anderen lymphoretikulären Organen stößt wegen des ständigen Austauschs von Lymphocyten zwischen den einzelnen Organen, dem Gewebe und dem Blut auf erhebliche Schwierigkeiten (s. u.). Im Ductus thoracicus des Kalbes wurden, wiederum durch *in vivo*-Markierung mit Thymidin-^{3}H, mindestens zwei Lymphocytenpopulationen mit unterschiedlichen DNS-Synthese- und Generationszeiten gefunden. Wahrscheinlich handelt es sich bei den lymphoiden Zellen mit besonders kurzer Intermitosezeit um Angehörige der sensibilisierten („committed") Lymphocytenfamilie[59]. Dasselbe könnte auch für Abkömmlinge der während einer anamnestischen Immunreaktion von neugebildeten Keimzentren produzierten Lymphocyten gelten[60].

Unsere Kenntnisse über die *Wanderungsmöglichkeiten* der Lymphocyten sind vereinfacht in Abb. 3 dargestellt[61]. Die Tatsache, daß ein Teil der lymphoiden Zellen vom Ort ihrer Entstehung in die Lymphe und/oder Blutbahn übertreten, ins Gewebe oder in Hohlräume austreten und wieder rezirkulieren kann, stellt die Voraussetzung für eine in allen Teilen des Körpers vorhandene immunbiologische Reaktivität des lymphoretikulären Systems dar, mit der Möglichkeit einer raschen anamnestischen Reizbeantwortung.

Verschiedentlich konnte gezeigt werden, daß kleine lymphoide Zellen aus dem Blut ins Knochenmark übertreten und sich dort teilen können[62]. Man weiß ferner, daß das Knochenmark lymphoide Zellen ans Blut abgibt[63]. Es wurde schon darauf hingewiesen, daß sich Blutlymphocyten, die zum Teil aus dem Knochenmark stammen, unter bestimmten Bedingungen auch im Thymus ansammeln können[64]. In Zelltransfer- und Transplantationsversuchen, die allerdings dem physiologischen Zustand kaum gerecht werden, konnten Wirtszellen in Thymustransplantaten[65], ferner Zellen aus der Bursa Fabricii[66] oder aus Lymphknoten[67] im Thymus nachgewiesen werden. Im Thymus selbst findet eine ständige Wanderung neugebildeter Lymphocyten vom Cortex gegen die Medulla statt[68]. Das Schicksal

---

[55] Siehe z. B. Beard 1900, Kindred 1940, 1942, Andreasen und Ottesen 1944, Andreasen und Chistensen 1949.

[56] Andreasen und Christensen 1949, Metcalf 1964, Hinrichsen 1965, Köbberling 1965, Borum 1968.   [57] Hess, Stoner und Cottier 1967.

[58] Michalke, Hess, Riedwyl, Stoner und Cottier 1969, vgl. auch Borum 1968.

[59] Janett, Wagner, Jansen, Cottier und Cronkite 1966.

[60] Cottier, Odartchenko, Keiser, Hess und Stoner 1964, Cottier, Keiser, Odartchenko, Hess und Stoner 1967; Übersicht bei Cottier, Odartchenko, Schindler und Congdon 1967.   [61] Übersicht bei Gowans und McGregor 1965, Bos 1967.

[62] Übersicht bei Bond, Feinendegen, Heinze und Cottier 1964, Ford 1966, Keiser, Cottier, Bryant und Bond 1967.

[63] Barnes, Breckon, Ford, Micklem und Ogden 1967.

[64] Field und Stanley 1966, Micklem 1966, Ford 1966, Brumby und Metcalf 1967, vgl. auch Linna, Brenning und Hemmingsson 1969, Doria und Agarossi 1969.

[65] Dukor, Miller, House und Allman 1965, Leuchars, Morgan, Davies und Wallis 1967.

[66] Woods und Linna 1965.   [67] Galton und Reed 1966.

[68] Hinrichsen 1965, Köbberling 1965.

der Thymuslymphocyten war lange Zeit umstritten. Bis vor kurzem haben mehrere Autoren angenommen, die meisten dieser Zellen gingen kurz nach ihrer Entstehung zugrunde, d.h. ohne den Thymus zu verlassen[69]. Heute bestehen gute Gründe zur Annahme einer massiven Ausschwemmung lymphoider Zellen aus dem Thymus[70]. In diesem Zusammenhang wären anzuführen: 1. die bei neugeborenen Mäusen gefundene Unstimmigkeit zwischen dem Gewichtsanstieg des Thymus und der festgestellten Produktionsrate lympoider Zellen bei mangelnden Anhaltspunkten für massiven Zelluntergang während der Beobachtungsperiode[71]; 2. der autoradiographische und radiochemische Nachweis tritium-

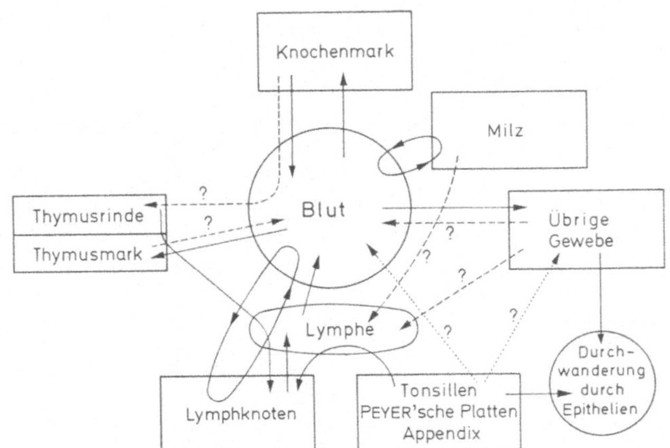

Abb. 3. Schema der Lymphocytenwanderung (Zirkulation und Rezirkulation)
(COTTIER, HESS, ROOS und GRÉTILLAT 1969)

markierter DNS in Lymphocyten peripherer lymphoretikulärer Organe nach direkter Markierung der Thymuslymphocyten mit Thymidin-^{3}H[72]; 3. der Nachweis eines hohen Prozentsatzes von Thymuslymphocyten im Blut von thymektomierten und letal bestrahlten Mäusen, die mit syngeneischem Knochenmark und einem chromosomenmarkierten Thymusimplantat behandelt worden waren[73]. Wahrscheinlich findet der Zellaustritt aus dem Thymus nicht auf dem Blutweg[74], sondern auf dem Lymphweg[75] statt (Abb. 4).

Viele Untersucher beschäftigten sich mit Problemen der Zellwanderung innerhalb der Lymphknoten und den verbindenden Lymphgefäßen, wobei dem Ductus thoracicus besondere Aufmerksamkeit geschenkt wurde[76]. Innerhalb der Keimzentren, die alle eine polare Anordnung zeigen[77], scheint eine Wanderung vom dicht zum weniger dicht besiedelten Teil stattzufinden[78]. Durch Drainage der

---

[69] Übersicht bei METCALF 1966.
[70] vgl. z. B. FOLKMAN, WINSEY, COLE und HODES 1968, Übersicht bei HESS 1968, MICHALKE, HESS, RIEDWYL, STONER und COTTIER 1969.
[71] COTTIER 1965, HESS, STONER und COTTIER 1967, MICHALKE, HESS, RIEDWYL, STONER und COTTIER 1969, SCHAEDELI, COTTIER, HESS und STONER 1969.
[72] LINNA und STILLSTRÖM 1966, LINNA 1967, 1968, WEISSMAN 1967, CRONKITE 1968, LINNA, BRENNING und HEMMINGSSON 1969.
[73] DAVIES, FESTENSTEIN, LEUCHARS, WALLIS und DOENHOFF 1968, FESTENSTEIN, DAVIES, LEUCHARS, WALLIS und DOENHOFF 1969.
[74] ERNSTRÖM und LARSSON 1966, ERNSTRÖM, GYLLENSTEIN und LARSSON 1965, ERNSTRÖM und LARSSON 1969.   [75] SLONECKER, SORDAT und HESS 1969.
[76] Übersicht bei GOWANS und McGREGOR 1965.   [77] MILLIKEN 1969.
[78] HANNA 1964; vgl. auch KOBURG 1967, SORDAT, MOSER, GERBER und COTTIER 1969.

efferenten Lymphgefäße eines Lymphknotens[79] oder des Ductus thoracicus[80] ließ sich zeigen, daß dauernd eine große Zahl von Lymphocyten aus den Lymphknoten abgegeben wird. Nicht nur wird ein erheblicher Abfall der Zahl der im Blut zirkulierenden Lymphocyten nach fortgesetzter Drainage des Ductus thoracicus

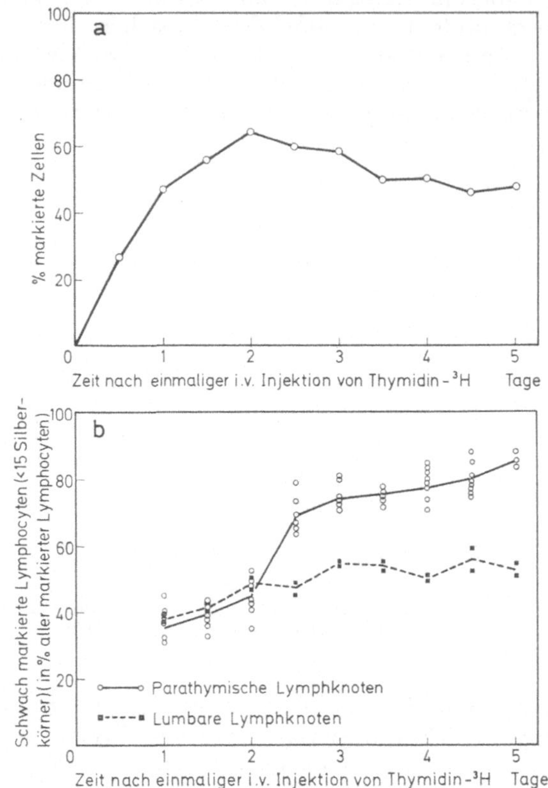

Abb. 4a u. b. Auswanderung von Thymuslymphocyten in die subcapsulären Sinus der parathymischen Lymphknoten der Maus. a Markierungsindex der Thymuslymphocyten an der Rinden-Mark-Grenze nach einmaliger, intravenöser Injektion von Thymidin-³H. Am Ende des 2. Tages erreicht die Kurve ein Maximum. b Anteil schwach markierter Lymphocyten (entsprechend der Markierungsintensität der Thymusrindenlymphocyten) an der Gesamtzahl markierter lymphoider Zellen in den subcapsulären Sinus der parathymischen Lymphknoten nach einmaliger, intravenöser Injektion von Thymidin-³H. Der Prozentsatz schwach markierter Zellen in den Sinus der parathymischen Lymphknoten nimmt von der Zeit des höchsten Markierungsindex der Thymuslymphocyten an der Rinden-Mark-Grenze an viel stärker zu als in den entsprechenden Sinus der lumbaren Lymphknoten. (Slonecker, Sordat und Hess 1969; mit Genehmigung der Plenum Press, New York)

festgestellt[81], sondern die Zahl der Ductus thoracicus - Lymphocyten wird bei Entfernung der lymphoiden Zellen aus dem zirkulierenden Blut ebenfalls stark gesenkt[82]. Diese Tatsache kann durch eine Rezirkulation der Lymphocyten des Blutes über die Lymphknoten in die Lymphe erklärt werden[83].

---

[79] Hall und Morris 1964, 1965, Engeset und Nesheim 1966, Morris 1968a, b.
[80] Übersicht bei Yoffey und Courtice 1956, Gesner und Gowans 1962, Cronkite, Jansen, Cottier, Rai und Sipe 1964.   [81] Siehe Yoffey 1960.
[82] Cronkite, Jansen, Cottier, Rai und Sipe 1964.
[83] Gowans 1959, Gowans und Knight 1964, Goldschneider und McGregor 1968.

Aus dem Studium des zeitlichen Verlaufs der Lymphocytenreduktion in den Lymphknoten, im Blut und in der Lymphe während einer fortgesetzten extrakorporalen Bestrahlung des zirkulierenden Blutes oder Ductus thoracicus - Drainage erhellen die folgenden wichtigen Punkte:

1. Die Abnahme der Zellzahl in den lymphoretikulären Organen ist weniger erheblich und erfolgt weniger rasch als im Blut oder in der Lymphe[84]. Aus diesen und anderen Befunden schließt man auf die Existenz einer *mobilen* und/oder *leicht mobilisierbaren* neben einer mehr *seßhaften Lymphocytenpopulation.*

2. Durch die oben erwähnten Maßnahmen werden gewisse Zonen der Lymphknoten selektiv entvölkert: beim Kalb beschränkt sich die zahlenmäßige Reduktion der lymphoiden Elemente im wesentlichen auf die inneren Schichten der Lymphknotenrinde und auf das paracorticale Gebiet[85]. Wanderzellen scheinen demnach mit Vorliebe diese Lymphknotenbezirke vorübergehend zu besiedeln. Diese Interpretation wird gestützt durch morphologische Untersuchungen, die zeigen, daß der Übertritt der Blutlymphocyten in das Lymphknotengewebe vor allem im Bereich der postcapillären Venolen erfolgt, die sich in diesem Gebiet befinden[86]. Dieselbe Zone wird von gewissen Autoren als „thymusabhängig" bezeichnet, weil einerseits bei thymektomierten Tieren der Lymphocytenbestand der paracorticalen Gebiete der Lymphknoten reduziert erscheint[87], andererseits radioaktiv markierte Thymuslymphocyten nach intravenöser Injektion in diesem Bereich der Lymphknoten gefunden werden[88].

3. Die Zellen der Milz und der Lymphknoten beteiligen sich an diesem fortwährenden Austausch lymphoider Zellen wesentlich lebhafter als diejenigen von Thymus und Knochenmark[89]. Diese Beobachtung erklärt sich wahrscheinlich teilweise durch eine unterschiedliche antigenische Stimulation. Nach lokaler Antigenzufuhr nimmt die Zahl der Lymphocyten im drainierenden Lymphknoten[90] und in dessen efferenten Lymphgefäßen[91] rasch zu.

Die *Lebensdauer der Lymphocyten* kann unter anderem mit Hilfe einer kontinuierlichen Infusion[92] oder häufig wiederholter Injektionen[93] von Thymidin-^{3}H geprüft werden. Die Resultate derartiger Untersuchungen müssen mit Vorsicht beurteilt werden, und es ist unumgänglich, sich der Fehlermöglichkeiten und Grenzen der Methode bewußt zu bleiben[94]. In frühen Stadien der Ontogenese des lymphoretikulären Systems ist die Neubildung von Zellen größer als der Zellverlust. Mit zunehmendem Alter stellt sich aber ein Gleichgewicht ein, und schließlich übertrifft die Zahl der zugrunde gehenden Zellen diejenige der neugebildeten in steigendem Maße. Aus theoretischen Erwägungen wurde der Begriff der Stammzelle geschaffen, worin die Stammzelle als unreifster, teilungsfähiger Vertreter einer bestimmten Zellinie umschrieben wird, der den Zellnachschub unterhält[95]. Die mit zunehmendem Alter abnehmende immunbiologische Funktionsfähigkeit könnte teilweise im Sinne einer Verarmung des Organismus an Stammzellen des lymphatischen Systems gedeutet werden[96]. Die Herkunft der unreifsten Vorstufen der Lymphopoiese und Plasmocytopoiese ist noch umstritten. Auf die

---

[84] COTTIER, CRONKITE, JANSEN, RAI, SINGER und SIPE 1964.

[85] COTTIER, CRONKITE, JANSEN, RAI, SINGER und SIPE 1964, RUCHTI, COTTIER, CRONKITE, JANSEN und RAI 1970.   [86] GOWANS und KNIGHT 1964.

[87] PARROT und DE SOUSA 1966.   [88] PARROT, DE SOUSA und EAST 1966.

[89] FORD 1966, RUCHTI, COTTIER, CRONKITE, JANSEN und RAI 1970.

[90] SLONECKER und RIEKE 1965.   [91] MORRIS 1968b.

[92] LITTLE, BRECHER, BRADLEY und ROSE 1962, ROBINSON, BRECHER, LOURIE und HALEY 1965.   [93] EVERETT und CAFFREY 1967, SCHÄR, ROOS und COTTIER 1968.

[94] Siehe z.B. COTTIER, ODARTCHENKO, FEINENDEGEN und BOND 1964, CAFFREY, EVERETT und RIEKE 1966.   [95] Übersicht bei COTTIER, HESS, ROOS und GRETILLAT 1969.

[96] Vgl. COLE 1962, MAKINODAN und PETERSON 1965, 1966a, b.

besonders undifferenzierte Gruppe lymphoider Zellen in der Thymusrinde wurde schon hingewiesen[97], ebenso auf den Export neugebildeter Thymuslymphocyten in periphere lymphoretikuläre Organe[98]. Möglicherweise ist, zumindest in frühen Stadien der Ontogenese, der Ursprung der Thymuslymphocyten im primitiven hämopoietischen Gewebe zu suchen[99]. Wie lange in der Ontogenese diese Wanderung von Knochenmarkszellen in die Thymusrinde anhält, ist unbekannt. Wie unter bestimmten, allerdings unphysiologischen Bedingungen nachgewiesen wurde, kann die Besiedlung des Thymus durch extrathymische lymphoide Elemente, nicht nur des Knochenmarks, auch nach der Geburt anhalten[100]. Andererseits ergaben sich in jüngerer Zeit Anhaltspunkte für eine Einwanderung von Thymuslymphocyten in die Darmwand bei Säugetieren[101], was mit der selbständigen Entwicklung eines „Bursa-Äquivalents"[102] nicht ohne weiteres in Einklang zu bringen ist.

Die Einteilung der Lymphocyten in eine kurzlebige und eine langlebige Population[103] stellt eine Vereinfachung dar, die den tatsächlichen Verhältnissen kaum gerecht zu werden scheint. Der Markierungsindex der Lymphocyten im zirkulierenden Blut steigt sowohl im Verlauf einer kontinuierlichen[104] wie auch einer häufig wiederholten[105] intravenösen Injektion von Thymidin-^{3}H zuerst rasch, dann nur noch langsam an. Dieser Kurvenverlauf entspricht einer kontinuierlichen und nicht einer zweiphasigen Häufigkeitsverteilung der „Lebensdauer" einzelner Elemente. Zudem wird in solchen Versuchen nicht eigentlich die „Lebensdauer", sondern nur die Verweildauer einzelner Zellen in einem bestimmten Kompartiment untersucht. Da die kleinen Lymphocyten potentiell teilungsfähige Elemente darstellen, die sehr lange in einer bezüglich DNS-Synthese inaktiven Phase verharren können (sog. „G_0-Phase"[106]), kann die obere Grenze ihrer „Lebensdauer" überhaupt nicht bestimmt werden.

In bezug auf die *immunbiologische Funktionsfähigkeit* der Zellen lymphoretikulärer Organe, die durch Proliferation *und* Differenzierung erreicht wird, sind wir auf Arbeitshypothesen angewiesen. In jüngerer Zeit wurden gewisse Fragen der Differenzierung besonders intensiv an *in vitro* kultivierten und mit Phythämagglutinin (PHA) stimulierten Lymphocyten untersucht[107]. Es muß darauf hingewiesen werden, daß weder die Mechanismen der durch PHA induzierten Lymphocytentransformation geklärt, noch die Zulässigkeit einer Übertragung der Resultate solcher *in vitro*-Methoden auf physiologische Verhältnisse erwiesen sind. Die Erforschung der Frühphase derjenigen cellulären Vorgänge *in vivo*, die durch erstmaligen Kontakt des Organismus mit einer bestimmten Antigendeterminante ausgelöst werden, hat mit den uns gegenwärtig zur Verfügung stehenden Methoden noch zu keinem schlüssigen Resultat geführt. Nach Nettesheim und Makinodan (1965) soll nach Antigenkontakt nur eine von 10^6 Zellen zur Proliferation gebracht werden. Aus einer mit Antikörperproduktion und/oder der Ausbildung sensibilisierter Zellen verbundenen immunbiologischen Reizbeantwortung gehen

---

[97] Heiniger, Riedwyl, Giger, Sordat und Cottier 1967.
[98] Linna und Stillström 1966, Linna 1967, 1968, Weissman 1967, Hess 1968, Michalke, Hess, Riedwyl, Stoner und Cottier 1969.
[99] Vgl. Moore und Owen 1967, Owen, dieser Band, S. 129—181
[100] Übersicht bei Micklem, Ford, Evans und Gray 1966.
[101] Linna 1967, 1968, Cronkite 1968.
[102] Siehe z. B. Cooper, Gabrielsen, Peterson und Good 1967, Fichtelius 1970.
[103] Vgl. z. B. Everett, Caffrey und Rieke 1964.
[104] Little, Brecher, Bradley und Rose 1962.
[105] Everett und Caffrey 1967, Schär, Roos und Cottier 1968.
[106] Siehe Cottier, Hess, Roos und Gretillat 1969.
[107] Übersicht bei Naspitz und Richter 1968, vgl. auch Schwarz 1967, Weber 1968, Claman und Brunstetter 1968, Astaldi und Airo 1969.

auch sog. „Gedächtnis-Zellen" („memory cells") hervor, die in der Regel die
Gestalt kleiner Lymphocyten haben und sich bei erneutem Antigenkontakt wieder
teilen können[108]. Wir kennen die Mechanismen nicht, die eine immunologisch
kompetente Zelle dazu bestimmen, sich einerseits zur antikörperbildenden
und/oder sensibilisierten Zelle, andererseits zur Plasmazelle mit limitierter Lebensdauer oder zur langlebigen „Memory"-Zelle zu differenzieren.

B. Experimentell erzeugte Immunopathien

Wie schon weiter oben erwähnt, wurden in jüngerer Zeit vermehrte An-
strengungen unternommen, durch das Studium der Ausfallserscheinungen nach
Exstirpation einzelner lymphoretikulärer Organe im Tierversuch mehr über Funktion und gegenseitige Beeinflussung dieser Organe zu erfahren. Von besonderer
Bedeutung sind in diesem Zusammenhang begreiflicherweise die nach perinataler
Thymektomie bei Säugetieren und nach Bursektomie und/oder Thymektomie bei
frischgeschlüpften Vögeln erhobenen Befunde[109]. Die aus tierexperimentellen
Untersuchungen abgeleiteten Hypothesen über eine mögliche hierarchische Ordnung in Entwicklung und Funktion einzelner Organe und Strukturen innerhalb
des lymphoretikulären Systems sind für das Verständnis der Pathogenese menschlicher Immunopathien bestimmt nützlich. Es muß aber einschränkend betont
werden, daß alle diese Annahmen vorläufig theoretischer und meistens hypothetischer Natur sind, da die ihnen zugrunde liegenden Versuchsbedingungen oft
mit den in der Humanmedizin anzutreffenden Verhältnissen wenig gemein haben.

1. Thymektomie

Wegen der führenden Rolle, die dem Thymus in der Entwicklung des lymphoretikulären Systems offenbar zukommt (s. S. 187ff.)[110], ist das Studium immunbiologischer Ausfallserscheinungen nach Thymektomie von besonderem Interesse.
Frühere Versuche, durch die Entfernung dieses Organs im erwachsenen Versuchstier dessen immunbiologische Reaktionsfähigkeit zu beeinflussen, waren erfolglos:
außer einer meist vorübergehenden Lymphopenie im zirkulierenden Blut konnte
kein reproduzierbarer Operationseffekt festgestellt werden[111]. Die in den letzten
Jahren an perinatal thymektomierten Tieren erhobenen Befunde waren weit ein-
drücklicher. Konventionell gehaltene Mäuse, die innerhalb des ersten Lebenstages
thymektomiert wurden, erwiesen sich im Erwachsenenalter nach den ersten Berichten nicht nur als unfähig, humorale Antikörper zu produzieren[112] und homologe Hauttransplantate abzustoßen[113], sondern entwickelten überdies ein Kachexie-
ähnliches Krankheitsbild („post-thymectomy wasting syndrome"), dem die Tiere
meist vor Erreichen des Alters von 3 Monaten erlagen[114]. Ähnliche Auswirkungen
der perinatalen Thymektomie wurden auch an Hamstern[115], Ratten[116] und

---

[108] GOWANS und UHR 1966.
[109] Übersicht bei MILLER und DUKOR 1964, GOOD und GABRIELSEN 1964, DEFENDI und MET-
CALF 1964, METCALF 1966, WOLSTENHOLME und PORTER 1966, MILLER und OSOBA 1967,
HESS 1968, DAVIES 1969.   [110] Vgl. auch OWEN, dieser Band, S. 129—181
[111] Vgl. z.B. HAMMAR 1936, TESSERAUX 1953.   [112] MILLER 1963.
[113] MILLER 1961, GOOD, DALMASSO, MARTINEZ, ARCHER, PIERCE und PAPERMASTER 1962.
[114] PARROT 1962, MILLER 1963, PARROT und EAST 1964.
[115] SHERMAN, ADNER und DAMESHEK 1963, 1964, DEFENDI, ROOSA und KOPROWSKI 1964,
ROOSA, WILSON und DEFENDI 1965.
[116] JANKOVIC, WAKSMAN und ARNASON 1962, ARNASON, JANKOVIC, WAKSMAN und WENNER-
STEN 1962, ARNASON, JANKOVIC und WAKSMAN 1964, AZAR, WILLIAMS und TAKATSUKI
1964.

Kaninchen[117] beobachtet, wobei allerdings bei den letzteren nie ein Wasting-Syndrom auftrat. Alle diese Tiere mit reduzierter oder fehlender immunbiologischer Reaktionsfähigkeit zeigten eine zahlenmäßige Verminderung der kleinen Lymphocyten im Blut und in den lymphoretikulären Geweben, und die schon früher von Schooley und Kelly (1961) beobachtete Abnahme der Zahl der pro Zeiteinheit aus dem Ductus thoracicus austretenden Lymphocyten wurde bestätigt[118]. Die zahlenmäßige Verminderung der Lymphocyten macht die nach perinataler Thymektomie auftretende erhöhte Infektanfälligkeit gut verständlich[119]. Das vorerst als echter Thymektomieeffekt gedeutete Wasting-Syndrom wird indessen weder bei thymektomierten spezifisch pathogenfreien[120] noch bei keimfrei gehaltenen Mäusen[121] beobachtet. Überdies verhindert eine Behandlung der operierten Tiere mit Antibiotica das Auftreten des Wasting-Syndroms auch bei konventionell aufgezogenen Ratten[122]. Diese Befunde sind gewichtige Argumente für eine infektiöse Ätiologie dieser postoperativen Kachexie[123].

In der Folge zeigte sich dann, daß die nach perinataler Thymektomie auftretenden immunbiologischen Ausfallserscheinungen nicht immer mit der anfänglich beobachteten Deutlichkeit erzielt werden können. Konventionell oder pathogenfrei gehaltene und keimfrei aufgezogene, thymektomierte Tiere scheinen imstande zu sein, nach Stimulation mit einer Reihe von Antigenen humorale Antikörper in normalen oder beinahe normalen Mengen zu produzieren[124]. Die zellgebundene immunbiologische Reaktionsfähigkeit, soweit diese durch die gegenwärtig zur Verfügung stehenden Transplantations-, Überempfindlichkeits- oder „graft-versus-host"-Reaktionen beurteilt werden kann, wird durch neonatale Thymektomie in vielen Fällen nachhaltiger in Mitleidenschaft gezogen als die Produktion humoraler Antikörper[125]. Es fragt sich, ob auf diesen unterschiedlichen Effekt der Thymektomie auf die Entwicklung antikörperproduzierender im Vergleich zu sensibilisierten Zellen ein so großes Gewicht gelegt werden darf, wie es die meisten Autoren tun. Anhaltspunkte für eine direkte oder indirekte Rolle der Thymuslymphocyten in der humoralen Antikörperproduktion sind vorhanden[126]. Andererseits wurde mehrfach über vergebliche Versuche berichtet, mit Hilfe der perinatalen Thymektomie die Ausbildung von Überempfindlichkeitsreaktionen vom Spättyp zu verhindern[127]. Keimfrei aufgezogene, perinatal thymektomierte Tiere vermögen homologe Hauttransplantate sogar rascher abzu-

---

[117] Archer und Pierce 1961, Good, Dalmasso, Martinez, Archer, Pierce und Papermaster 1962, Archer, Sutherland und Good 1964.

[118] Miller 1961, Arnason, Jankovic, Waksman und Wennersten 1962; Literatur bei Miller, Mitchell und Weiss 1967, Rieke und Schwarz 1967, Schooley und Shrewsbury 1967.

[119] Jankovic, Waksman und Arnason 1962, Leyten, De Somer, Denys und Prinzie 1965, Salvin, Peterson und Good 1965, Kalter, Ratner, Britton, Vice, Eugster und Rodriguez 1967, Crispens und Rey 1967, Wright 1968, Brown, Allison und Taylor 1968.

[120] Hess, Cottier und Stoner 1963.

[121] Wilson, Sjodin und Bealmear 1964, McIntire, Sell und Miller 1964, Miller, Dukor, Grant, Sinclair und Sacquet 1967, Dukor, Miller und Sacquet 1968.

[122] Azar, Williams und Takatsuki 1964.

[123] Hess 1968, Keast und Walters 1968, Benveniste, Lespinats und Salomon 1969, Sherman und Turner 1969.

[124] Hess, Cottier und Stoner 1963, Schooley und Kelly 1964, Humphrey, Parrot und East 1964, Fahey, Barth und Law 1965, Brooke 1965, Hess und Stoner 1966, Basch 1966, Bealmear und Wilson 1967.

[125] Übersicht bei Arnason und Waksman 1962, Arnason, Jankovic und Waksman 1964, Waksman 1964, Miller und Dukor 1964, Miller, Mitchell und Weiss 1967, Hess 1968.

[126] Leuchars, Davies, Wallis und Koller 1966, Carter, Davies, Leuchars, Wallis und Gershon 1969, Laissue, Hess, Stoner, Riedwyl und Cottier 1969.

[127] Übersicht bei Waksman 1964, Hess 1968.

stoßen als konventionell gehaltene Tiere desselben Stammes[128]. Beim Schaf bewirkt die intrauterine Thymektomie keine verzögerte Abstoßung homologer Hauttransplantate[129].

Wie schon erwähnt, zeigen im Erwachsenenalter thymektomierte Tiere keine tiefgreifenden, morphologischen oder funktionellen Veränderungen[130]. Neuere Untersuchungen ergaben hingegen, daß mit zunehmendem Zeitintervall zwischen adulter Thymektomie und antigenischer Stimulation die Fähigkeit der operierten Tiere, Antikörper oder in Transplantat-anti-Wirt-Reaktionen wirksame Lymphocyten zu produzieren, schneller abnimmt, als in scheinoperierten Kontrollen[131]. Die Erholung der Immunfunktionen erwachsener Tiere, die nach der Thymektomie einer subletalen Ganzkörperbestrahlung unterzogen wurden, erfolgt im Gegensatz zu der nur bestrahlter Kontrollen, nicht oder nur sehr langsam und unvollständig[132]. Diese Befunde weisen darauf hin, daß die Anwesenheit des Thymus auch für die Aufrechterhaltung der immunbiologischen Fähigkeiten des erwachsenen Organismus von Bedeutung ist.

Die Lymphocyten thymektomierter Tiere scheinen gegenüber denjenigen normaler oder scheinoperierter Kontrollen einige metabolische Besonderheiten aufzuweisen: gemessen an der Einbaurate radioaktiver Purin- und Pyrimidinbasen, ist die RNS-Synthese herabgesetzt mit einer entsprechenden Verminderung der Proteinsynthese[133]. Diese Resultate dürfen aber nicht dazu verleiten, auf eine funktionelle Minderwertigkeit der Einzelzelle zu schließen, vor allem nicht, so lange die Veränderungen in der Zusammensetzung der Zellpopulation thymektomierter Tiere nicht bekannt sind[134]. Wie MILLER und andere Autoren mit Hilfe der Jerneschen Plaquetechnik zeigten, ist die Herabsetzung der Antikörperproduktion nach perinataler Thymektomie auf eine Verminderung der Zahl antikörperproduzierender Zellen, und nicht auf eine beeinträchtigte Funktion der Einzelzelle zurückzuführen[135]. Neuere Untersuchungsergebnisse lassen allerdings die theoretische Möglichkeit offen, daß in Abwesenheit des Thymus ein Teil der Lymphocyten die Fähigkeit verliert, mit bestimmten Antigenen zu reagieren[136].

Somit sind zur Zeit die Mechanismen der Thymusfunktionen noch immer ungenügend geklärt. Drei Möglichkeiten, die sich gegenseitig nicht ausschließen, werden diskutiert[137]: 1. Versorgung peripherer lymphoretikulärer Organe mit immunologisch kompetenten Lymphocyten; 2. Produktion eines oder mehrerer humoraler Faktoren mit einer Kontakt- oder Fernwirkung auf Proliferation und Differenzierung („competence-inducing factor") lymphoider Zellen; und 3. Elimination derjenigen Klone immunologisch kompetenter Zellen, die eine gegen körpereigene Substanzen gerichtete Spezifität besitzen.

Obwohl nie Zweifel darüber bestanden, daß Lymphocyten aus dem Thymus periphere lymphoretikuläre Organe besiedeln, wird das Ausmaß der Zellemigra-

[128] McIntire, Sell und Miller 1964, Bealmear und Wilson 1967, Miller, Dukor, Grant, Sinclair und Sacquet 1967.   [129] Silverstein und Kraner 1965, Cole 1969.

[130] Vgl. auch Harris, Rhoads und Stokes 1948, MacLean, Zak, Varco und Good 1957, Fichtelius, Laurell und Philipsson 1961, Azar, Naujok und Williams 1963.

[131] Metcalf 1965, Taylor 1965, Miller 1965, Follett, Battisto und Bloom 1966, Campbell, Rowlands, Harrington und Kind 1966.

[132] Miller 1962, Miller, Doak und Cross 1963, Cross, Leuchars und Miller 1964, Barnes, Loutit und Sansom 1964, Leonard und MacHutchinson 1965, Sljivic und Petrovic 1967, Davies, Carter, Leuchars, Wallis und Koller 1969, Davies, Carter, Leuchars und Wallis 1969.

[133] Rieke 1966, Slonecker und Rieke 1967.

[134] Vgl. dazu Miller, Mitchell und Weiss 1967.

[135] Miller, De Burgh und Grant 1965, Friedman 1965, Takeya und Nomoto 1967.

[136] Miller, Mitchell und Weiss 1967, Meuwissen, van Alten und Good, 1969.

[137] Übersichten bei Metcalf 1966a, Miller und Osoba 1967, Hess 1968.

tion noch unterschiedlich beurteilt[138]. Metcalf postuliert, daß weitaus die meisten der im Thymus neugebildeten Zellen zugrunde gehen, ohne das Organ zu verlassen[139]. Unter physiologischen Bedingungen fehlen aber morphologisch faßbare Hinweise auf einen erheblichen intrathymischen Zelltod[140]. Heute darf als gesichert gelten, daß eine große Zahl neugebildeter Lymphocyten den Thymus auf dem Lymphweg verlässt[141] (s. auch Abb. 4).

Die weiteren postulierten Thymusfunktionen bleiben vorläufig hypothetisch. Weder ein humoraler Einfluß auf lymphoretikuläres Gewebe und auf die Immunfunktionen im Sinne einer Fernwirkung[142], noch die Kontrolle der regelrechten Vernichtung von Zellklonen mit autoreaktiver Spezifität[143] sind zur Zeit gesichert. In diesem Zusammenhang muß daran erinnert werden, daß der Bestand und die Proliferationstätigkeit der Thymuslymphocytenpopulation der Beeinflussung durch eine große Zahl endogener[144] und exogener (z.B. Endotoxine[145]) Faktoren untersteht. Möglicherweise spielen die reticuloepithelialen Strukturen des Thymus eine wichtige Rolle in der Differenzierung eingewanderter Vorläuferzellen zu antigenreaktiven Lymphocyten[146]. Diese Annahme beruht zum großen Teil auf Resultaten elektronenmikroskopischer Untersuchungen, aufgrund derer eine sekretorische Funktion dieser epithelialen Zellen vermutet wurde[147]. Bis heute gelang es jedoch nicht, einen dieser verschiedenen hypothetischen Thymusfaktoren, sei er auf humoralem Weg oder nur durch direkten Zellkontakt wirksam, mit reproduzierbarer biologischer Aktivität zu isolieren[148].

Die einzigen Funktionen des Thymus, für deren Existenz zur Zeit befriedigende Anhaltspunkte bestehen, sind die intrathymische Lymphopoiese und die Besiedlung peripherer lymphoretikulärer Organe mit Lymphocyten. Die Frage nach der Herkunft, nach dem extrathymischen Schicksal und nach der immunologischen Kompetenz dieser Zellen ist für das Verständnis der Defektimmunopathien von größter Bedeutung.

Wie im Kapitel über die ontogenetische Entwicklung des lymphoretikulären Systems kurz dargelegt wurde (s. S. 187ff.)[149], sind die ersten lymphoiden Elemente im embryonalen Thymus wahrscheinlich extrathymischer Herkunft: die Vorläufer der ersten Thymuslymphocyten wären demnach Elemente aus dem hämopoietischen Gewebe[150]. Es ist unbekannt, wie lange im Verlauf des intra- und extrauterinen Lebens der Thymus unter physiologischen Bedingungen mit solchen Stammzellen versorgt wird. Obwohl aus dem Knochenmark stammende Lymphocyten, zumindest bei besonderer Versuchsanordnung, auch im Thymus

---

[138] Übersicht bei Metcalf 1966, Hess 1968.

[139] Siehe z.B. Nakamura und Metcalf 1961, Metcalf und Brumby 1966, Metcalf 1966b.

[140] Cottier 1965, 1966, Hess 1968, Michalke, Hess, Riedwyl, Stoner und Cottier 1969, Schaedeli, Cottier, Hess und Stoner 1969.   [141] Cronkite 1968, Michalke, Hess, Riedwyl, Stoner und Cottier 1969, Slonecker, Sordat und Hess 1969.

[142] Siehe Metcalf 1956, 1964, Ishidate und Metcalf 1963, Levey, Trainin, law, Black und Row 1963, Osoba 1966, Clark 1966, Trainin, Burger und Kaye 1967, Law und Agnew 1968, Burger und Knyszynski 1969, Reese und Israel 1969.

[143] Siehe Burnet 1962, Howie und Helyer 1966, Holmes und Burnet 1966, Strauss und van der Geld 1966, Smiley, Bradley, Daly und Ziff 1969, Yunis, Teague, Stutman und Good 1969, vgl. auch Goldstein und Hofmann 1969.

[144] Z. B. Steroide: vgl. Cowan und Sorenson 1964; Wachstumshormon: vgl. Pierpaoli und Sorkin 1967, 1968, 1969, Baroni, Fabris und Bertoli 1969a, 1969b.

[145] Vgl. Gad und Clark 1968.   [146] Vgl. Owen und Ritter 1969, Mandel 1969.

[147] Vgl. Clark 1964, 1966, Weakley, Patt und Shepro 1964, Smith 1965, Izard 1966, Sanel 1967, Gad und Clark 1968.

[148] De Somer, Denys und Leyten 1963, Camblin und Bridges 1964, Comsa 1965, Klein, Goldstein und White 1965, 1966, Trainin, Bejerano, Strahilevitch, Goldring und Small 1966, Hand, Caster und Luckey 1967.

[149] Owen, dieser Band, S. 129—181   [150] Vgl. Moore und Owen 1967.

erwachsener Tiere nachgewiesen werden können[151], weiß man nicht, welche Bedeutung dieser Beobachtung für physiologische Verhältnisse zugemessen werden darf. Überdies scheinen die Vorgänge in dem sich *in utero* entwickelnden Organismus mit denjenigen im erwachsenen Tier nicht übereinzustimmen: im ersten Fall handelt es sich bei den in den Thymus einwandernden Zellen um Vorläufer der Rindenlymphocyten, während im zweiten Fall Knochenmarkzellen nur im Thymusmark und an der Mark-Rinden-Grenze nachgewiesen werden können[152].

Das *Schicksal* der aus dem Thymus auswandernden Zellen ist schwer zu beurteilen. Alle Studien, die auf die Übertragung von Thymus als Organ[153] oder als Zellsuspension[154] ausgerichtet sind, stützen sich auf unphysiologische Verhältnisse. Die im Experiment faßbare Zellverteilung im Organismus wird einerseits durch die verschiedensten Faktoren beeinflußt, z. B. heterogene Zellpopulationen, unterschiedliches Überleben der transferierten Zellen, ungleiche Wanderungsgeschwindigkeiten. Überdies gelingt es bei der Verwendung von Zellen mit Markier-Chromosomen[155] nur, diejenigen Elemente zu erfassen, die sich in Teilung befinden. Bessere Auskunft vermögen Experimente zu geben, in denen Thymuslymphocyten nach generalisierter[156] oder lokaler[157] Markierung mit radioaktiven DNS-Vorläufern am *intakten* Tier autoradiographisch nachgewiesen werden. Mit solchen Methoden fanden sich überzeugende Hinweise auf das Bestehen einer zahlenmäßig sehr erheblichen Auswanderung von Thymuslymphocyten in periphere Organe[158]. Die geringe Markierungsintensität der lymphoiden Zellen der Thymusrinde erschwert die Deutung der Resultate solcher Versuche: schwach markierte Zellen werden aus Gründen ungenügender autoradiographischer Wirksamkeit wahrscheinlich oft als nicht markiert registriert, d. h. solche Thymuslymphocyten können auf ihrer Wanderung in periphere lymphatische Organe nicht verfolgt werden.

Intravenös injizierte Thymuslymphocyten siedeln sich mit hoher Selektivität in sog. „thymusabhängigen Zonen" von Milz und Lymphknoten an[159]. In den Lymphknoten von Mäusen handelt es sich hierbei um die paracorticale Zone: sie ist bei den meisten Species mit derjenigen identisch, die den leicht mobilisierbaren Anteil der Lymphocyten beherbergt und wo Lymphocyten aus dem zirkulierenden Blut ins lymphatische Gewebe austreten (vgl. S. 192ff.)[160]. Eine zahlenmäßige Verminderung dieser paracortical gelegenen Lymphocyten wird nicht nur nach Thymektomie bei Mäusen[161], sondern auch nach prolongierter Drainage des Ductus thoracicus[162] oder nach extrakorporaler Bestrahlung des zirkulierenden Blutes beim Kalb[163] sowie, in gewissen Fällen, nach Behandlung mit sog. Antilymphocytenseren[164] beobachtet.

[151] Siehe z. B. MICKLEM 1966, FORD 1966, BRUMBY und METCALF 1967, DORIA und AGAROSSI 1969.   [152] BRUMBY und METCALF 1967.

[153] MILLER 1962, DALMASSO, MARTINEZ, SJODIN und GOOD 1963, METCALF 1964, METCALF und WAKONIG-VARTAAJA 1964, DUKOR, MILLER, HOUSE und ALLMAN 1965.

[154] PARROT, DE SOUSA und EAST 1966, PARROT 1967.

[155] FORD 1966, KOLLER, DAVIES, LEUCHARS und WALLIS 1967, BARNES, BRECKON, FORD, MICKLEM und OGDEN 1967, Übersicht bei DAVIES 1969.

[156] SLONECKER, SORDAT und HESS 1969.

[157] NOSSAL und GORRIE 1964, LINNA und STILLSTRÖM 1966, LIDEN und LINNA 1965, 1966, EVERETT und CAFFREY 1967.   [158] WEISSMAN 1967, CRONKITE 1968.

[159] PARROT, DE SOUSA und EAST 1966, DE SOUSA und PARROT 1967.

[160] GOWANS und KNIGHT 1964, COTTIER, CRONKITE, JANSEN, RAI, SINGER und SIPE 1964, GOWANS und MCGREGOR 1965.

[161] PARROT, DE SOUSA und EAST 1966.   [162] Vgl. YOFFEY 1967.

[163] COTTIER, CRONKITE, JANSEN, RAI, SINGER und SIPE 1964, RUCHTI, COTTIER, CRONKITE, JANSEN und RAI 1970.

[164] GRAY, MONACO, WOOD und RUSSELL 1966, FIORE-DONATI, CAPPUZZO, COLLAVO, PENNELLI und CHIECO-BLANCHI 1969, TRIDENTE und VAN BEKKUM 1969, Übersicht bei JOOSTE 1970.

Die *immunbiologische Kompetenz* der Thymuslymphocyten wird sehr verschieden beurteilt. Es ist zu bedenken, daß die kleinen lymphoiden Zellen der Thymusrinde im Vergleich zu einer entsprechenden Zellpopulation in Lymphknoten einerseits viel einheitlicher sind[165], andererseits morphologisch einem weniger differenzierten Zustand entsprechen[166]. Da im jugendlichen Thymus die Rindenlymphocyten im Vergleich zu den Marklymphocyten stark überwiegen (9:1 bei 4 Wochen alten Mäusen[167]), bestehen Thymuszellsuspensionen vorwiegend aus Rindenlymphocyten. Bisher gelang es meistens nicht, mit solchen Zellen eine Transplantat-anti-Wirt-Reaktion („graft-versus-host reaction") hervorzurufen[168], Antikörper zu produzieren[169] oder *in vitro* nach Zusatz von PHA eine Transformation zu erzielen[170]. Trotzdem liegt die Vermutung nahe, es handle sich bei den Lymphocyten der Thymusrinde um nichtsensibilisierte Vorläufer immunokompetenter Zellen (s. u.). Die bei Zell-Transfer-Studien beobachtete Antikörperproduktion durch Thymuslymphocyten[171] sowie das Vorhandensein einer auf PHA-Stimulation reagierenden Zellfraktion[172] muß mit großer Wahrscheinlichkeit auf die Anwesenheit von Zellen aus dem *Thymusmark* zurückgeführt werden. Wie schon erwähnt, unterscheidet sich das Thymusmark grundsätzlich von der Rinde, indem es Plasmazellen[173], manchmal auch Keimzentren[174], enthalten kann, durch rezirkulierende lymphoide Zellen besiedelt wird[175], eine geringere proliferative Tätigkeit aufweist[176] und eine viel heterogenere Population kleiner Lymphocyten enthält. Wenn von der immunbiologischen Kompetenz der Thymuslymphocyten die Rede ist, sollte streng zwischen derjenigen der Rinden und Markzellen unterschieden werden. Dieser Forderung wird keine der bis heute vorliegenden Untersuchungen gerecht.

Man fragt sich, ob die Thymusrindenzellen, die bei Abschluß ihrer Wanderung aus der äußeren Rindenzone an die Rinden-Mark-Grenze die Gestalt kleiner Lymphocyten angenommen haben[177], sich erst nach Verlassen des Organs weiter differenzieren und immunokompetent werden. Die nach perinataler Thymektomie beobachteten morphologischen und funktionellen Ausfallserscheinungen lassen vermuten, daß aus dem Thymus stammende Zellen sowohl bei humoralen wie auch bei zellgebundenen Immunreaktionen maßgeblich beteiligt sind[178]. Gegenwärtig wird von vielen Autoren die These verfochten, daß die Rolle der Thymuslymphocyten auf diejenige eines „Vermittlers" in der Differenzierung immunokompetenter Knochenmarkslymphocyten beschränkt sei[179]. Der Ursprung dieser

[165] Heiniger, Riedwyl, Giger, Sordat und Cottier 1967.
[166] Cottier und Jost 1962, Clawson, Cooper und Good 1967.
[167] Metcalf 1964.   [168] Billingham und Silvers 1961, 1964.
[169] Übersicht bei Thorbecke und Cohen 1964; s. auch Miller, De Burgh und Grant 1965, Kennedy, Simonovitch, Till und McCulloch 1965, Kennedy, Till, Simonovitch und McCulloch 1966, Davies, Leuchars, Wallis, Marchant und Elliott 1967, Davies 1969.
[170] Weber 1966, Winkelstein und Craddock 1967, Schwarz 1967, Weber 1968, Claman und Brunstetter 1968, Astaldi und Airo 1969.
[170] Weber 1966, Winkelstein und Craddock 1967.
[171] Vgl. Stoner und Hale 1955, Stoner und Bond 1963.
[172] Winkelstein und Craddock 1967.
[173] Heiniger, Cottier, Hess und Stoner 1965.   [174] Kostowiecki 1963, 1964.
[175] Gowans und Knight 1964, Field und Stanley 1966, Micklem 1966, Ford 1966.
[176] Metcalf 1964, 1966.   [177] Hinrichsen 1965, Köbberling 1965.
[178] Miller und Mitchell 1967, Miller, Mitchell und Weiss 1967, Davies, Leuchars, Wallis, Marchant und Elliott 1967, Dukor, Miller und Sacquet 1968, Mitchell und Miller 1968, Carter, Davies, Leuchars, Wallis und Gershon 1969, Laissue, Hess, Stoner, Riedwyl und Cottier 1969, Übersicht bei Davies 1969.
[179] Vgl. Miller, Mitchell und Weiss 1967, Mitchell und Miller 1968, Osoba 1968, Carter, Davies, Leuchars, Wallis und Gershon 1969, Claman, Chaperon und Hayes 1969, Globerson 1969, Übersicht bei Davies 1969.

(autochthonen?) Knochenmarkslymphocyten sowie die Wirkungsmechanismen der Thymuszellen sind aber noch unklar.

2. Bursektomie bei Vögeln

Die in der Literatur als „hormonale Bursektomie"[180] bezeichnete Entwicklungshemmung der Bursa Fabricii infolge Behandlung des Embryos mit Testosteron soll in der folgenden Besprechung nicht berücksichtigt werden. Diese Hormonbehandlung beeinflußt nämlich nicht nur die Entwicklung der Bursa, sondern hat unter anderem auch eine Schädigung des Thymus zur Folge[181].

Mit Hilfe der chirurgischen Entfernung der Bursa, die technisch schon *in ovo* gelingt[182], können die Folgen eines isolierten Fehlens der Bursa besser beurteilt werden. Je früher in der Entwicklung die Bursektomie vorgenommen wird, desto schwerer sind die erzeugten Defekte[183]. In bursektomierten Vögeln scheint vor allem, aber nicht ausschließlich, die Fähigkeit zur Bildung von Keimzentren[184] und zur Produktion humoraler Antikörper[185] stark herabgesetzt zu sein, während Immunreaktionen vom zellgebundenen Typ meist kaum beeinträchtigt werden[186].

Im besonderen gelang es, durch Kombination von Bursektomie und anschließender ionisierender Ganzkörperbestrahlung des frischgeschlüpften Hühnchens eine Agammaglobulinämie mit erhaltener zellgebundener Immunreaktivität zu erzeugen[187]. Vögel, denen Bursa *und* Thymus entfernt werden, sind nicht lebensfähig[188].

Es scheint wichtig, an dieser Stelle auf folgendes hinzuweisen:

1. In der ontogenetischen Entwicklung der Vögel findet eine lymphoidzellige Besiedlung des Thymus zeitlich vor derjenigen der Bursa statt[189].

2. Thymuslymphocyten wandern ins Bursa-Gewebe, und umgekehrt können Bursalymphocyten im Thymus nachgewiesen werden[190]. Da der Thymus, wie die Bursa, keine afferenten Lymphgefäße besitzt, darf angenommen werden, daß die Immigration auf dem Blutweg erfolgt.

3. Die Antikörpersynthese ist bei bursektomierten, nicht bestrahlten Tieren nicht vollständig aufgehoben. Nach Stimulation mit gewissen Antigenen werden 7 S Antikörper produziert, während die Bildung von Keimzentren und 19 S Antikörpern fehlen soll[191]. Bei hyperimmunisierten Hühnern kommt es auch in Abwesenheit der Bursa zur Keimzentren- und Plasmazellbildung mit Produktion von 7 S und 19 S Antikörpern[192].

---

[180] Vgl. MEYER, RAO und ASPINALL 1959. MUELLER, WOLFE und MEYER 1960.

[181] WARNER und SZENBERG 1964; vgl. auch CLAFLIN, SMITHIES und MEYER 1966.

[182] COOPER und WELLER 1969.

[183] MUELLER, WOLFE und MEYER 1960, MUELLER, WOLFE und COTE 1964, JANKOVIC und ISAKOVIC 1966.

[184] COOPER, PETERSON und GOOD 1965, COOPER, CAIN, VAN ALTEN und GOOD 1969, VAN METER, GOOD und COOPER 1969, CAIN, COOPER, VAN ALTEN und GOOD 1969.

[185] CHANG, GLICK und WINTER 1955, GLICK, CHANG und JAAP 1956, WARNER, SZENBERG und BURNET 1962, PAPERMASTER, FRIEDMAN und GOOD 1962, KEMENES und PERTHES 1963, MUELLER, WOLFE und COTE 1964, WARNER und SZENBERG 1964, OKUYAMA 1965a, CLAFLIN, SMITHIES und MEYER 1966, COOPER, CAIN, VAN ALTEN und GOOD 1969, VAN METER, GOOD und COOPER 1969, CAIN, COOPER, VAN ALTEN und GOOD 1969.

[186] PAPERMASTER, FRIEDMAN und GOOD 1962, WARNER und SZENBERG 1963, OKUYAMA 1965b, PEREY, COOPER und GOOD 1967.

[187] COOPER, PETERSON und GOOD 1965, COOPER, PETERSON, SOUTH und GOOD 1966, COOPER, GABRIELSEN, PETERSON und GOOD 1967, Übersicht bei VAN METER, GOOD und COOPER 1969.   [188] SZENBERG und WARNER 1962, WARNER und SZENBERG 1964.

[189] PETERSON und GOOD 1965.

[190] LINNA, BRENNING und HEMMINGSSON 1969.

[191] CLAFLIN, SMITHIES und MEYER 1966.

[192] ISAKOVIC und JANKOVIC 1967, vgl. auch JANKOVIC und ISAKOVIC 1968.

4. Nicht alle mit heutigen Methoden erfaßbaren Phänomene zellgebundener Immunreaktionen scheinen ausschließlich an die Anwesenheit eines funktionierenden Thymus gebunden zu sein[193].

5. Eine immunbiologische Restitution bursektomierter Hühner durch Implantation bursahaltiger Diffusionskammern gelingt nur mit bakteriell kontaminiertem Gewebe geschlüpfter Tiere nicht aber mit einer embryonalen Bursa (DENT, PEREY, COOPER und GOOD 1968).

3. Übrige Beispiele experimentell erzeugter Immunopathien

Weder die *Splenektomie*[194] noch die *Entfernung einzelner Lymphknoten*[195] haben schwerwiegende immunbiologische Ausfallserscheinungen zur Folge. Die *Exstirpation lymphoretikulären Gewebes des Gastrointestinaltrakts* scheint unter gewissen Versuchsbedingungen und bei gewissen Tierspecies eine leichte Verminderung der Immunreaktivität nach sich zu ziehen[196]. Ob allerdings die abgeschwächte Antikörperproduktion des Kaninchens nach Entfernung von Thymus und Appendix oder der Peyerschen Platten[197] als Beweis für die Existenz eines ,,Bursa-Äquivalents'' bei Säugetieren[198] gelten kann, erscheint fraglich. Bei der keimfrei aufgezogenen Ratte verhalten sich im übrigen die rudimentär ausgebildeten Peyerschen Platten nach lokaler antigenischer Stimulation wie *sekundäre* lymphoretikuläre Strukturen (COOPER, THONARD, CROSBY und DALBOW 1968).

Durch langdauernde *Drainage des Ductus thoracicus* werden selektiv zirkulierende und rezirkulierende lymphoide Zellen entfernt[199]. Die Beeinträchtigung der immunbiologischen Reaktionsfähigkeit ist je nach der Tierspecies und dem verwendeten Testsystem sehr unterschiedlich[200]. Während die humorale Antikörperproduktion kaum beeinflußt wird[201], scheint die Abstoßung von Hauthomotransplantaten, die im Einzugsgebiet der drainierten Lymphe implantiert wurden, gegenüber Kontrolltransplantaten anderer Lokalisation deutlich verzögert zu sein[202].

Ein ähnlicher Effekt wie nach Ductus-Drainage wurde nach *extrakorporaler Bestrahlung des zirkulierenden Blutes* beobachtet[203].

In jüngerer Zeit häuften sich Berichte über die immundepressive Wirkung sog. *Antilymphocytenseren* (ALS)[204]. Über die Wirkungsmechanismen dieser heterologen Antiseren, deren Spezifität nicht nur gegen Lymphocyten gerichtet

---

[193] Vgl. dazu WARNER und SZENBERG 1964.

[194] Vgl. SANDERS und FLOREY 1940, AMBRUS, AMBRUS, PICKREN, AMOS, NETER und HELM 1964.

[195] Vgl. SANDERS und FLOREY 1940.

[196] GOOD, DALMASSO, MARTINEZ, ARCHER, PIERCE und PAPERMASTER 1962, SUTHERLAND, ARCHER und GOOD 1964, ARCHER, SUTHERLAND und GOOD 1964, ARCHER, PAPERMASTER und GOOD 1964, KONDA und HARRIS 1966, GOOD, CAIN, PEREY, DENT, MEUWISSEN, RODEY und COOPER 1969.

[197] SUTHERLAND, ARCHER und GOOD 1964, PEREY, COOPER und GOOD 1968.

[198] Vgl. GOOD, COOPER, PETERSON, HOYER und GABRIELSEN 1967, GOOD, PEREY, CAIN, DENT, MEUWISSEN, RODEY und COOPER 1969, FICHTELIUS 1967, 1970.

[199] YOFFEY 1960, GOWANS und KNIGHT 1964, CRONKITE, JANSEN, COTTIER, RAI und SIPE 1964.

[200] GOWANS, McGREGOR, COWEN und FORD 1962, McGREGOR und GOWANS 1963, 1964, WILLIAMS 1966.

[201] Vgl. STONER, COTTIER, SIPE, CHANANA, JOEL und CRONKITE 1969.

[202] CHANANA, BRECHER, CRONKITE, JOEL und SCHNAPPAUF 1966.

[203] CRONKITE, CHANANA, STONER, SCHNAPPAUF, COTTIER, JANSEN und RAI 1965, STONER, COTTIER, SIPE, CHANANA, JOEL und CRONKITE 1969.

[204] Übersicht bei WAKSMAN, ARBOUYS und ARNASON 1961, WOODRUFF, ANDERSON und ABAZA 1967, TURK und WILLOUGHBY 1967, JAMES und MEDAWAR 1967, PICHLMAYR 1967, JOOSTE 1968, 1970.

ist [205], herrscht noch keine Klarheit [206]: obwohl man annehmen darf, daß die Hauptwirkung auf einer cytotoxischen Lymphocytolyse beruht [207], können nicht alle ALS-Effekte damit erklärt werden [208]. Aus vorläufig unbekannten Gründen wird vorwiegend die zirkulierende und/oder leicht mobilisierbare Lymphocytenpopulation betroffen [209], weshalb die mit ALS erzielte Immundepression derjenigen nach Ductus thoracicus-Drainage oder extrakorporaler Bestrahlung des zirkulierenden Blutes in mancher Hinsicht ähnelt. Da ALS *in vitro* [210] und *in vivo* [211] Lymphocyten zur Transformation anregt, andererseits aber die Lymphocyten ALS-behandelter Tiere sich in Transfer-Experimenten als inkompetent erwiesen [212], wurde spekuliert, daß in einem „sterilen Aktivierungsprozeß" („sterile activation") unter dem Einfluß von ALS inkompetente Lymphocyten gebildet würden [213].

4. Schlußfolgerungen aus experimentellen Befunden

Aus den oben erwähnten Resultaten tierexperimenteller Untersuchungen wird klar, daß es mit keiner der heute bekannten Maßnahmen gelingt, die immunbiologische Reaktionsfähigkeit des Säugerorganismus im postnatalen Leben vollständig und dauernd aufzuheben. Insbesondere sind Versuche einer *selektiven* Schädigung der humoralen oder der zellgebundenen Immunität beim Säuger bisher nicht eindeutig geglückt.

Die Verhältnisse scheinen bei den Vögeln etwas klarer zu liegen: die Ausbildung der vollen Fähigkeit, Keimzentren, Immunglobuline und Antikörper zu bilden, dürfte an die Anwesenheit einer funktionierenden Bursa Fabricii gebunden sein, während der Thymus vorwiegend für die Entwicklung der zellgebundenen Immunreaktivität verantwortlich gemacht wird [214]. Wie schon erwähnt, ist diese funktionelle Zweiteilung des immunbiologisch aktiven Zellsystems jedoch schematisch und vermag nicht alle Beobachtungen zu erklären.

Aufgrund dieser Auffassung von zwei sich weitgehend unabhängig entwickelnden Immunsystemen haben insbesondere GOOD u. Mitarb. eine Hypothese aufgestellt, die auch für das bessere Verständnis der Pathogenese menschlicher Defektimmunopathien herangezogen wurde [215]. Nach dieser Modellvorstellung, in der eine den Vögeln analoge Dissoziation der immunbiologischen Entwicklung auch für den Säugetierorganismus postuliert wird, würden hypothetische Stammzellen, deren prospektive Entwicklung vielleicht auch in Richtung Myelo-, Erythro- und Megakaryocytopoiese gehen könnte, in der Embryonal-(und Fetal-) Periode in die Thymusanlage und in die fetale Darmschleimhaut einwandern. Nach einer Periode der Differenzierung würden Abkömmlinge dieser Zellen auswandern und andere lymphoretikuläre Organe besiedeln. Die im Thymus differenzierten Zellen sollen, immer nach derselben Hypothese, ausschließlich für die Ausbildung der cellulären Immunität verantwortlich sein, während die vom

---

[205] Vgl. MONACO, WOOD, GRAY und RUSSELL 1966.
[206] Übersicht bei LEVEY und MEDAWAR 1966a, b, JAMES 1967.
[207] JAMES 1967, JAMES und ANDERSON 1967, ANDERSON, JAMES und WOODRUFF 1967.
[208] Vgl. LEVEY und MEDAWAR 1967.
[209] BRENT, COURTENAY und GOWLAND 1967, FIORE-DONATI, CAPPUZZO, COLLAVO, PENNELLI und CHIECO-BIANCHI 1969, TRIDENTE und VAN BEKKUM 1969.
[210] GRÄSBECK, NORDMANN und DE LA CHAPELLE 1963, 1964, HOLT, LING und STANDWORTH 1966, RUSSELL und MONACO 1967, GREAVES, ROITT, ZAMIR und CARNAGHAN 1967.
[211] DENMAN und FRENKEL 1967, 1968a, b.
[212] LEVEY und MEDAWAR 1967, BOAK, FOX und WILSON 1967.
[213] LEVEY und MEDAWAR 1967, DENMAN, DENMAN und HOLBOROW 1968.
[214] Vgl. WARNER und SZENBERG 1964, COOPER, GABRIELSEN, PETERSON und GOOD 1967, COOPER, CAIN, VAN ALTEN und GOOD 1969, CAIN, COOPER, VAN ALTEN und GOOD 1969.
[215] Vgl. GOOD, COOPER, PETERSON, HOYER und GABRIELSEN 1967, COOPER, PEREY, PETERSON, GABRIELSEN und GOOD 1968.

Gastrointestinaltrakt („Bursa-Äquivalent") herkommenden Zellen ausschließlich humorale Antikörper produzieren würden. Die verschiedenen Formen menschlicher Defektimmunopathien könnten nach denselben Autoren zwanglos in zwei Gruppen gegliedert werden, nämlich in solche mit einem primären Thymusdefekt und in solche mit primärer Fehlentwicklung des „Bursa-Äquivalents"[216].

Wie weiter unten dargelegt werden soll, vermag jedoch die der GOODschen Hypothese zugrunde liegende Auffassung nicht allen morphologischen und funktionellen Besonderheiten der Defektimmunopathien zu genügen, ganz abgesehen davon, daß vorläufig keine befriedigenden Argumente für die Existenz streng lokalisierter Bursa-Äquivalente bei Säugern vorliegen.

C. Formen menschlicher Defektimmunopathien

Eine Defektimmunopathie im weitesten Sinne des Begriffs ist durch die Unfähigkeit des Organismus gekennzeichnet, auf eine antigenische Stimulation mit einer normalen immunbiologischen Reizbeantwortung zu reagieren. Die Vielfalt der bis dahin bekanntgewordenen Spielarten solcher Immundefekte[217] macht eine auf pathogenetische Mechanismen gerichtete Besprechung dieser Leiden zu einem schwierigen und, zum Teil notwendigerweise, spekulativen Unterfangen.

Im folgenden soll versucht werden, eine Defektimmunopathie als Folge einer morphologischen und/oder funktionellen Anlage- und/oder Differenzierungsstörung des lymphoretikulären Systems zu deuten. Im Gegensatz zu der von der GOODschen Gruppe vertretenen Hypothese einer Zweiteilung des immunologisch aktiven Apparats in eine thymus- und eine bursaabhängige Komponente, liegt diesem Interpretationsversuch die Annahme zugrunde, daß auf die Forderung der Existenz eines vom Thymus unabhängigen „Bursa-Äquivalents" beim Menschen verzichtet werden kann. Die ersten, in frühen Phasen der Ontogenese auftretenden lymphoiden Zellen im Thymus sind wahrscheinlich extrathymischer Herkunft. Damit ist die Möglichkeit nicht ausgeschlossen, daß unter physiologischen Verhältnissen später keine weitere Einwanderung von Vorläuferzellen in die Thymusrinde mehr stattfindet. Nach der hier vorgebrachten Hypothese besiedeln die Abkömmlinge der Thymusrindenlymphocyten als immunbiologisch kompetente Zellen die lymphoretikulären Organe, einschließlich derjenigen des Gastrointestinaltrakts, und beteiligen sich zum Teil an der Lymphocytenzirkulation und -rezirkulation. Die Entscheidung darüber, ob immunokompetente Lymphocyten sich in Richtung einer antikörperproduzierenden oder einer, für die zellgebundene Immunität verantwortlichen, sensibilisierten Zelle entwickeln, wäre nicht von ihrer Herkunft aus zwei verschiedenen zentralen Organen abhängig, sondern von anderen Faktoren. Unter den letzteren wären z.B. das Entwicklungsstadium des Organismus, Menge und physikalische Form des den Zellen angebotenen Antigens und dessen Verteilung im Organismus zu nennen. Die Abnahme der immunbiologischen Fähigkeiten im Alter sowie die Späteffekte einer Thymektomie wären nach dieser Hypothese auf eine zahlenmäßige Reduktion des Pools nichtsensibilisierter „Stammzellen" zurückzuführen. Die verschiedenen Formen von Defektimmunopathien entsprächen Anlage- und/oder Differenzierungsstörungen des lymphoretikulären Systems, die sich irgendwo innerhalb der normalen Entwick-

---

[216] Vgl. auch GOOD 1966, COOPER, PEREY, PETERSON, GABRIELSEN und GOOD 1968.

[217] Übersicht bei BARANDUN, COTTIER, HÄSSIG und RIVA 1959, GOOD, KELLY, RÖTSTEIN und VARCO 1962, HITZIG und COTTIER 1963, PETERSON, COOPER und GOOD 1965, STOELINGA 1966, GOOD, COOPER, PETERSON, HOYER und GABRIELSEN 1967, COOPER, GABRIELSEN und GOOD 1967, DAMMACO und BONOMO 1967, COTTIER, BÜRKI, HESS und HÄSSIG 1968, NEZELOF und IMBERT 1968, SELL 1968, DACHY 1968, SELIGMANN, FUDENBERG und GOOD 1968, FULGINITI 1969.

Tabelle. *Defektimmunopathien beim Menschen*

1. Kombinierte Anlagestörung des lympho-retikulären Gewebes und des lympho-myeloiden Komplexes ?	Retikuläre Dysgenesie
2. Mit gestörter Thymusanlage und/oder -entwicklung, mit Lymphopenie	Di George-Syndrom Schweizer Typ der Agammaglobulinämie Thymische Alymphoplasie Louis-Bar-Syndrom (Ataxia tekangiectasia)
3. Ohne schwere Thymusdysplasie, ohne nennenswerte Lymphopenie	
3.1. Mit gestörter Keimzentren- und Antikörperbildung	
3.1.1. Gegenüber allen bisher geprüften Antigenen	Kongenitales Antikörpermangelsyndrom vom Bruton-Typ Begleitformen des Antikörpermangel-syndroms[a] bei: Neoplasien des lymphoretikulären Ge-webes (lymphatische Leukämie, Para-proteinämie, Makroglobulinämie, Lymphogranuloma Hodgkin, groß-follikuläres Lymphoblastom Brill-Symmers) andern Krankheiten (z. B. Diabetes mellitus, perniciöse Anämie)
3.1.2. Nur gegenüber bestimmten Antigenen	Normogammaglobulinämische Formen des Antikörpermangelsyndroms Wiskott-Aldrich-Syndrom
3.2. Gestörte Produktion bestimmter Immunglobulinklassen	Dysimmunoglobulinämien ohne Lympho-penie
4. Andere Formen gestörter Abwehrfunktionen im weitesten Sinne	
4.1. Gestörte Synthese von Komponenten des Komplementsystems	Hypokomplementämie (C_2'- und C_3'-Mangel) Hereditäres, angioneurotisches Ödem
4.2. Gestörte Granulocytenfunktion ?	Chediak-Higashi-Syndrom Cyclische Neutropenie (,,gray collie syndrome") ,,Fatal granulomatous disease"

[a] Ausfälle unterschiedlich.

lungssequenz manifestieren können: die schwersten Defekte würden erwartungs-gemäß bei einer mangelhaften oder fehlenden Stammzellimmigration in die Thymusanlage auftreten, während in den klinisch leichtesten Fällen die Störungen weiter peripher zu suchen wären, beispielsweise als qualitativ und/oder quantitativ fehlerhafte Produktion von Antikörpern oder sensibilisierten Zellen. Zwischen diesen Extremen sind theoretisch alle möglichen Zwischenformen zu erwarten. In Abb. 5 sind die Grundlagen dieser Hypothese schematisch dargestellt.

Es muß mit Nachdruck betont werden, daß vorläufig jede Einteilung der Defektimmunopathien nach pathogenetischen Gesichtspunkten hypothetisch bleibt. Unsere Kenntnisse über die ontogenetische Entwicklung des lympho-retikulären Systems und die dieser übergeordneten Regulationsmechanismen, ferner über die Vorgänge, die zu einer immunbiologischen Reizbeantwortung führen, sowie vor allem der morphologischen und funktionellen Defekte der einzelnen Krankheitsbilder, sind noch sehr lückenhaft. In der Tabelle wird dann auch auf eine streng schematische Einteilung verzichtet, obwohl sich die Klassifizierung lose an die in Abb. 5 wiedergegebene Auffassung anlehnt.

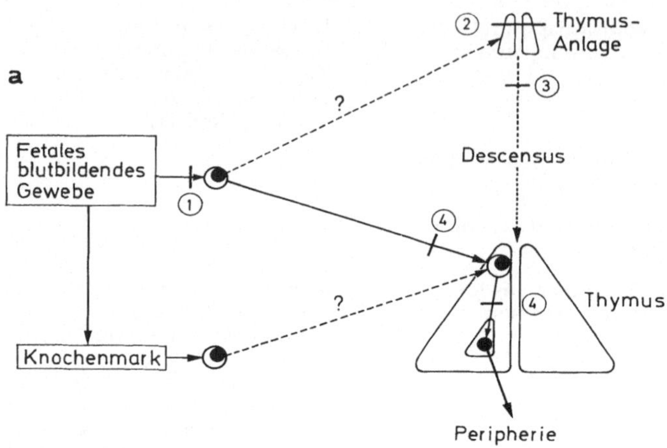

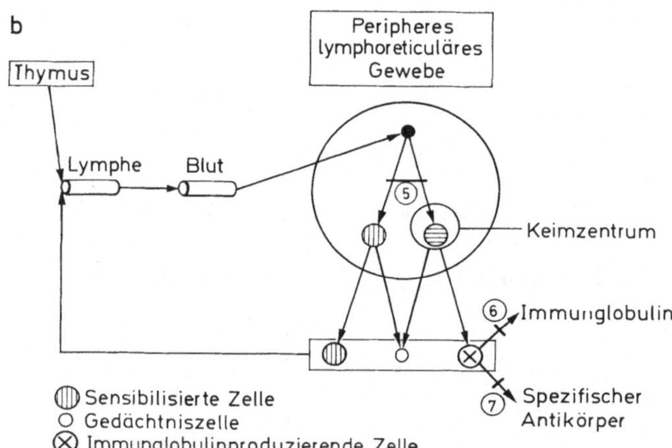

Abb. 5a u. b. Hypothese über die Pathogenese menschlicher Defektimmunopathien. Der mutmaßliche Ort der Störung ist mit einer Nummer bezeichnet. a Defektimmunopathien mit gestörter Thymusanlage und/oder -entwicklung: *1* retikuläre Dysgenesie; *2* Di George-Syndrom; *3* Schweizer Typ der Agammaglobulinämie (thymische Alymphoplasie); *4* thymische Alymphoplasie (Louis-Bar-Syndrom). b Defektimmunopathien ohne schwere Thymusdysplasie: *5* Agammaglobulinämie vom Bruton-Typ; *6* Dysimmunoglobulinämien ohne Lymphopenie; *7* normogammaglobulinämisches Antikörpermangelsyndrom, Wiskott-Aldrich-Syndrom

1. Defektimmunopathien mit gestörter Thymusanlage und/oder -entwicklung

Die den Defektimmunopathien dieser Gruppe zugrunde liegenden Anlage- und/oder Differenzierungsstörungen des lymphoretikulären Systems fallen zeitlich in die Embryonal- bzw. frühe Fetalperiode. Die daraus hervorgehenden

Defekte sind schwer, gehen alle mit einer Lymphopenie einher, und die Lebensaussichten des Individuums sind dementsprechend gering[218].

Wohl der schwerste beim Menschen beschriebene Defekt des lymphoretikulären Gewebes findet sich bei der sog. *retikulären Dysgenesie*. Bis heute wurde allerdings nur über drei Fälle berichtet, bei denen der Tod überdies in den ersten Lebenstagen eintrat[219]. Immunbiologische Untersuchungen liegen begreiflicherweise nicht vor. Da die Kinder nicht nur lymphopenisch waren, sondern dazu eine erhebliche Granulocytopenie aufwiesen, könnte man annehmen, daß die Störung auf der Stufe der hypothetischen hämopoetischen Stammzelle zu suchen ist. Die Resultate der morphologischen Untersuchungen der Einzelfälle von retikulärer Dysgenesie erlauben vorläufig kein abschließendes Urteil. Immerhin wurde auf die Möglichkeit aufmerksam gemacht, das klinische Bild als Überlagerung eines primären Thymusdefekts mit einer Transplantat-anti-Wirt-Reaktion (,,graft-versus-host reaction'') zu interpretieren[220].

Wohl am besten untersucht und umschrieben sind Fälle des sog. *Schweizer Typs der Agammaglobulinämie* (SAG). Seit der ersten Beschreibung des typischen Krankheitsbildes im Jahre 1950[221] wurden über 70 Fälle von SAG beschrieben und durch morphologische Befunde ergänzt. Eine kritische Sichtung des bis heute bekannten Untersuchungsgutes wurde kürzlich von HITZIG, BARANDUN und COTTIER (1968) vorgenommen[222]. Hier sei deshalb nur auf die folgenden, das Verständnis der Pathogenese betreffenden Gesichtspunkte hingewiesen.

Die heutige Deutung dieses Krankheitsbildes hat sich merklich gewandelt, seit GLANZMANN und RINIKER (1950) beobachteten, daß frühkindliche Todesfälle mit Zeichen extremer Lymphopenie familiär gehäuft vorkommen können. Die eindrückliche Verminderung der Lymphocytenzahl im zirkulierenden Blut und in den lymphoretikulären Organen wurde von GLANZMANN und RINIKER (1950) einem massiven Zellverlust infolge einer erhöhten Verletzlichkeit (,,Schwäche'', ,,Phthise'') der Lymphocyten zugeschrieben. Zu jener Zeit war nicht bekannt, daß die Kinder eine Agammaglobulinämie aufwiesen; auch auf die Besonderheiten der Thymusentwicklung wurde nicht hingewiesen. Erst sieben Jahre später schlug COTTIER (1957) aufgrund morphologischer und serologischer Befunde vor, dieses Krankheitsbild als familiär auftretenden, primären Entwicklungsdefekt des Thymus neu zu definieren. Der Thymus wird in typischen Fällen von SAG unvollständig descendiert gefunden, wobei das Thymusrudiment zusätzlich massive Strukturdefekte aufweist (Abb. 6). Die klinisch und serologisch nachweisbare Agammaglobulinämie findet ihre Erklärung in einem Fehlen von Keimzentren und Plasmazellen in den lymphoretikulären Organen (Abb. 7), unter Einschluß des lymphatischen Systems des Gastrointestinaltrakts[223]. Immunbiologische Untersuchungen zeigten, daß solche Patienten einerseits unfähig sind, humorale Antikörper zu produzieren[224], und daß andererseits keine zellgebundenen Immun-

---

[218] Neuere Übersichten bei COTTIER, BÜRKI, HESS und HÄSSIG 1968; HOYER, COOPER, GABRIELSEN und GOOD 1968, HITZIG, BARANDUN und COTTIER 1968, SELIGMANN, FUDENBERG und GOOD 1968, HOYER, COOPER, GABRIELSEN und GOOD 1968.

[219] DE VAAL und SEYNHAEVE 1959, GITLIN, VAWTER und CRAIG 1964, vgl. auch LAMVIK und MOE 1969.   [220] HOYER, COOPER, GABRIELSEN und GOOD 1968, LAMVIK und MOE 1969.

[221] GLANZMANN und RINIKER 1950.

[222] Siehe auch GOOD, COOPER, PETERSON, HOYER und GABRIELSEN 1967, COOPER, GABRIELSEN und GOOD 1967.

[223] COTTIER 1957, CHARACHE, WINKLESTEIN, ABUELO, JOHNSON und NEFF 1968; Übersicht bei BARANDUN, COTTIER, HÄSSIG und RIVA 1959, HITZIG, BARANDUN und COTTIER 1968.

[224] HITZIG, BIRO, BOSCH und HUSER 1958, BARANDUN, COTTIER, HÄSSIG und RIVA 1959, HITZIG und WILLI 1961, HITZIG, KAY und COTTIER 1965, HAWORTH, HOOGSTRATEN und TAYLOR 1967.

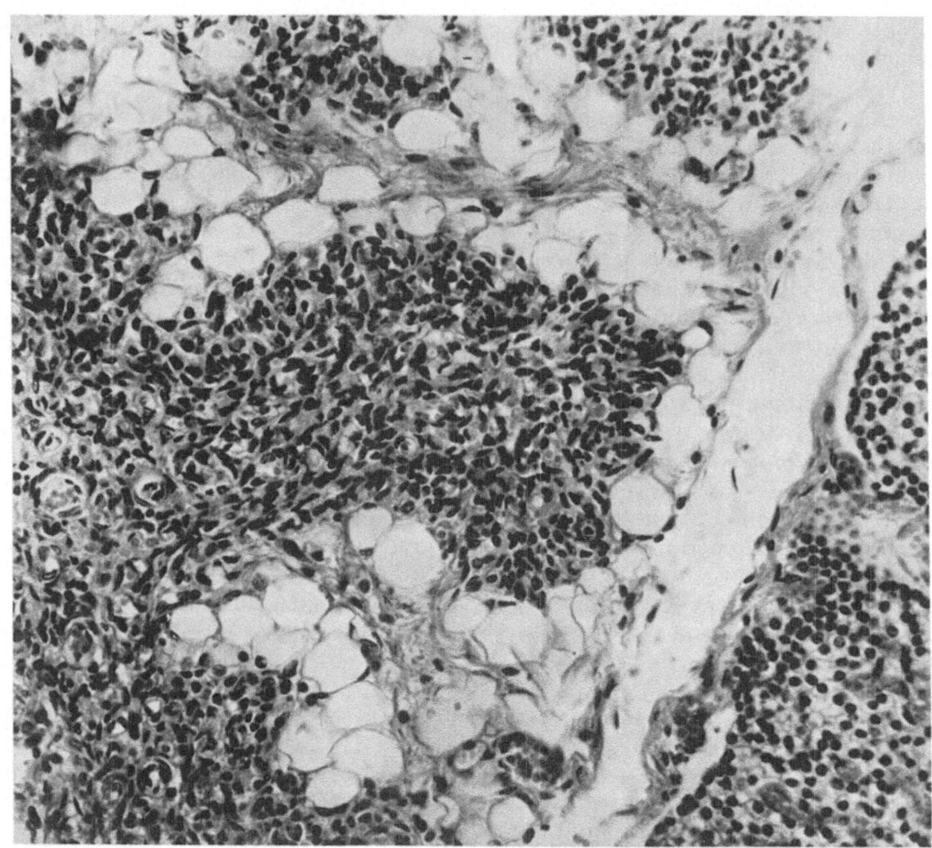

Abb. 6. Thymus bei einem Fall von SAG (Cottier 1957): inkompletter Descensus; am rechten Bildrand: Glandula parathyreoidea. Überaus lymphocytenarm, keine klar ersichtliche Abtrennung von Rinde und Mark, keine deutlichen Hassallschen Körperchen (Hämalaun-Eosin, Vergr. 380×)

reaktionen ausgelöst werden können[225]. Neuere Untersuchungen deckten überdies einen funktionellen Defekt der peripheren Lymphocyten von Patienten mit SAG auf: eine Transformation solcher Zellen gelingt *in vitro* weder mit Antigen noch mit PHA[226]. Aus diesen Gründen stehen klinisch schwere, rekurrierende Infekte im Vordergrund, die meist 1—3 Monate nach der Geburt manifest werden und nach durchschnittlich 7 Monaten zum Tode führen[227]. Da Knaben und Mädchen gleichermaßen betroffen und die Eltern meist gesund sind, darf ein autosomal-recessiver Erbgang angenommen werden[228].

Die sog. *thymische Alymphoplasie*[229] ist im Einzelfall schwer vom typischen SAG abzutrennen. Diese Defektimmunopathie soll, im Gegensatz zur SAG, nur

[225] Barandun, Cottier, Hässig und Riva 1959, Rosen, Gitlin und Janeway 1962, Gitlin und Craig 1963, Hitzig, Kay und Cottier 1965, McKusick und Cross 1966, Haworth, Hoogstraten und Taylor 1967, De Vries, Dooren und Cleton 1968.

[226] Hitzig, Kay und Cottier 1965, Bach, Meuwissen, Albertini und Good 1968, Astaldi und Airo 1969.   [227] Übersicht bei Hitzig, Barandun und Cottier 1968.

[228] Cottier 1957, Tobler und Cottier 1958, Hitzig, Biro, Bosch und Huser 1958, Hitzig und Willi 1961, Blackburn und Gordon 1967.

[229] Rosen, Gitlin und Janeway 1962, Gitlin und Craig 1963, Gitlin, Rosen und Janeway 1964, Rosen, Craig, Vawter und Janeway 1968.

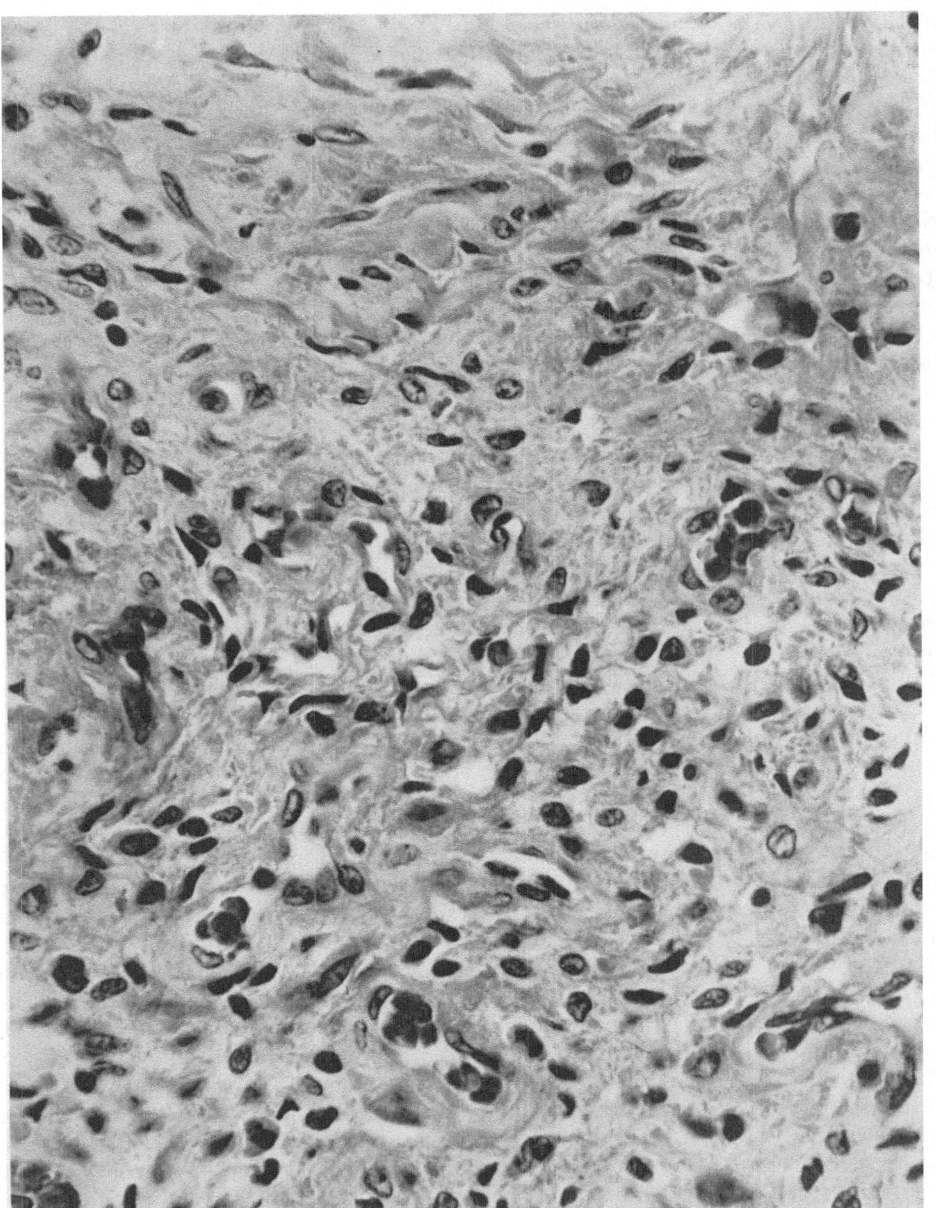

Abb. 7. Axillärer Lymphknoten bei einem Fall von SAG (HITZIG, BARANDUN und COTTIER 1968): fast vollständiger Mangel an Lymphocyten, Fehlen von Plasmazellen, Vorherrschen dicht gelagerter Reticulum- und Bindegewebszellen (Hämalaun-Eosin, Vergr. 1040×)

bei Knaben auftreten[230]. Klinisch unterscheiden sich die bis jetzt untersuchten Fälle kaum von der Symptomatik der eindeutig autosomal vererbten Gruppe: Diarrhoe, Pneumopathie und Sepsis werden mit gleicher Häufigkeit beobachtet wie in Fällen von SAG. Immunbiologische Untersuchungen deckten ebenfalls Defekte auf, die mit denjenigen bei SAG identisch sind, nämlich eine Unfähigkeit zur Produktion humoraler Antikörper, ein Unvermögen, zellgebundene Immun-

[230] Siehe MILLER und SCHIEKEN 1967, ROSEN, CRAIG, VAWTER und JANEWAY 1968.

14*

reaktionen zu vollziehen, und eine fehlende *in vitro*-Transformation von Patienten-lymphocyten nach Stimulation mit Antigen oder PHA[231]. Nach den bisherigen Beschreibungen wird bei der thymischen Alymphoplasie der Thymus auch zum Teil unvollständig descendiert gefunden[232]. Die Lymphopenie des peripheren Blutes scheint meist weniger stark ausgeprägt zu sein als in Fällen von SAG; es muß aber in diesem Zusammenhang daran erinnert werden, daß 1. die Zahl der zirkulierenden Lymphocyten nicht als Maß für den gesamten Lymphocyten-bestand im Organismus gelten darf und, daß 2. nicht alle kleinen Rundzellen mit den morphologischen Charakteristiken der Lymphocyten immunbiologisch kompetente Zellen sein müssen. In den lymphoretikulären Organen wird meistens auch ein extremer Lymphocytenmangel gefunden. Versuche einer histologischen Unterscheidung der beiden Formen begegnen größten Schwierigkeiten[233]. Es scheint nicht ohne weiteres verständlich, daß zwei in ihren morphologischen und funktionellen Defekten derart ähnliche Krankheiten einen voneinander verschiedenen Erbgang haben sollen.

Kürzlich wurden wenige Fälle einer Defektimmunopathie beschrieben, der ein komplexer Anlagedefekt der 3. und 4. Schlundtasche zugrunde liegen soll: das sog. *Di-George-Syndrom* („III and IV Pharyngeal Pouch Syndrome")[234]. Die Auswirkungen einer kombinierten Anlagestörung von Thymus und Parathyreoidea sind sehr schwer zu deuten und vorläufig noch ungenügend untersucht. Es könnte sich um isolierte Defekte handeln, da bisher keine familiäre Häufung dieser Krankheit beobachtet wurde[235]. Die Überlebenszeit von Patienten mit Di-George-Syndrom variiert von wenigen Tagen bis 17 Monate. Die Lymphocytenzahl im zirkulierenden Blut und im Knochenmark ist nicht vermindert. Ebenso scheint die Produktion von Plasmazellen und Immunglobulinen nicht gestört zu sein. Wenn man sich vor Augen hält, daß die Zahl der zirkulierenden Lymphocyten ein wenig zuverlässiges Maß für die Gesamtmasse des immunbiologisch aktiven Gewebes ist und, daß die Antikörperspezifität der von den Plasmazellen produzierten Immunglobuline nicht unbedingt gegen bekannte Antigene gerichtet zu sein braucht, ist es nicht unverständlich, daß immunbiologische Untersuchungen solcher Patienten auf deren Unvermögen hinweisen, humorale Antikörper zu produzieren oder mit Überempfindlichkeitsreaktionen vom Spättyp zu reagieren. Bei der Autopsie wurde in den wenigen bis heute untersuchten Fällen kein Thymusgewebe gefunden. Dies schließt an sich eine Thymus-Heterotopie nicht aus. Stufenschnittuntersuchungen aller Hals- und oberen Thoraxorgane wurden unseres Wissens nicht in allen solchen Fällen durchgeführt. Gerade in diesem Zusammenhang wäre es aber von größtem Interesse zu wissen, ob ein Thymus tatsächlich nie angelegt worden war, oder ob es sich um eine sekundäre Thymusinvolution handeln könnte. Das Vorliegen einer echten primären Thymusaplasie brächte in der Tat die Hypothese einer thymusabhängigen Entwicklung des lymphoretikulären Systems und der immunbiologischen Kompetenz ins Wanken. Die Herkunft der lymphoiden Elemente und der Plasmazellen wäre unklar, außer unter der Annahme eines Chimärismus, d.h. beim Vorliegen einer protrahierten Transplantat-anti-Wirt-Reaktion („graft-versus-host reaction") mütterlicher

---

[231] Bach, Meuwissen, Albertini und Good 1968, Becroft und Douglas 1968, Schumacher, Dreher und Simons 1968, Gotoff 1968a.   [232] Hoyer 1968.
[233] Siehe auch Cottier, Bürki, Hess und Hässig 1968, Hitzig, Barandun und Cottier 1968.
[234] Di George 1965, Taitz, Zarate-Salvador und Schwartz 1966, Lischner, Punnett und Di George 1967, Huber, Cholnoky und Zoethout 1967, Lischner, Dacou und Di George 1967, Cleveland, Fogel und Kay 1968, Kretschmer, Say, Brown und Rosen 1968, August, Rosen, Filler, Janeway, Markowski und Kay 1968; Übersicht bei Di George 1968.   [235] Di George 1968.

gegen kindliche lymphoide Elemente. Man kann sich aber nur schwer vorstellen, daß unter diesen Umständen, trotz wiederholter Infekte, normale Lymphocytenzahlen in gewissen Fällen über die Dauer von mehr als 12 Monaten aufrechterhalten werden könnten. Chromosomenanalysen wurden in einem Fall durchgeführt[236]: unter den Blutlymphocyten des männlichen Patienten wiesen 2% der Zellen einen weiblichen Karotyp auf. Die zweite Erklärungsmöglichkeit, nämlich die einer sekundären Thymusinvolution, scheint aufgrund unserer gegenwärtigen Kenntnisse ebenfalls denkbar, weisen doch histologische Untersuchungen von Lymphknotenbiopsien in einem der Fälle auf eine überwältigende Infektion mit säurefesten Mikroorganismen hin[237]. Jedenfalls ist bei der Diagnose eines Di-George-Syndroms so lange Vorsicht am Platz, als Zweifel darüber bestehen, daß es sich um eine echte Thymusaplasie im Sinne der Nicht-Anlage handelt. Das Dilemma bleibt ungelöst, wieso Patienten, denen eine Thymusanlage fehlen soll, länger überleben als solche, bei denen der Thymus wohl angelegt, aber nicht descendiert ist. Zukünftige morphologische und funktionelle Untersuchungen werden es vielleicht erlauben, zu diesen Fragen Stellung zu nehmen.

Verschiedentlich wurde über Versuche einer Substitutionstherapie bei Fällen von SAG, thymischer Alymphoplasie oder Di-George-Syndrom berichtet (HITZIG, KAY und COTTIER 1964, ROSEN, GOTOFF, CRAIG, RITCHIE und JANEWAY 1966, HATHAWAY, BRANGLE, NELSON und ROECKEL 1966, HARBOE, PANDE, BRANDT-ZAEG, TVETER und HJORT 1966, GATTI, MEUWISSEN, ALLEN, HONG und GOOD 1968, AUGUST, ROSEN, FILLER, JANEWAY, MARKOWSKI und KAY 1968). Die Resultate sind insofern nicht sehr ermutigend, als nur wenige Berichte von Langzeiterfolgen vorliegen (GATTI, MEUWISSEN, ALLEN, HONG und GOOD 1968). Die Mißerfolge sind vor allem auf die Auslösung einer Transplantat-Anti-Wirt-Reaktion zurückzuführen (vgl. HATHAWAY, FULGINITI, PIERCE, GITHENS, PEARL-MAN, MUSCHENHEIM und KEMPE 1967, HONG, GATTI und GOOD 1968).

Als weiteres Beispiel einer Defektimmunopathie, die mit Thymusveränderungen einhergehen kann, gilt das *Louis-Bar-Syndrom* (*Ataxia teleangiectasia* der Angelsachsen)[238]. Strukturdefekte des Thymus wurden in vielen Fällen beschrieben[239]. Die Lymphopenie und die Immundefekte sind gewöhnlich weniger stark ausgeprägt als bei der SAG oder der thymischen Alymphoplasie[240]. Auffällig ist eine im Verhältnis zu anderen Immunglobulinen stärkere Verminderung des Serum-IgA, resp.-IgE[241] und eine herabgesetzte Transformationsfähigkeit der Blutlymphocyten *in vitro* unter PHA-Einfluß[242]. Die Beurteilung dieses Krankheitsbildes wird erschwert durch das Vorliegen zusätzlicher Defekte am Zentralnervensystem. Die Beobachtung von McKUSICK und CROSS (1966), die bei einer „Old Amish"-Sippe in einer Familie zwei typische Fälle von SAG diagnostizierten, während in einer anderen, der ersten mehrfach verwandten Familie mehrere Fälle

---

[236] LISCHNER, PUNNETT und DI GEORGE 1967.   [237] DI GEORGE 1968.

[238] LOUIS-BAR 1941, BODER und SEDGWICK 1958, CENTERWALL und MILLER 1958, THIEFFRY, ARTHUIS, AICARDI und LYON 1961, PETERSON, KELLY und GOOD 1964, FIREMAN, BOESMAN und GITLIN 1964, LAMY, JAMMET, MARTIN und DEJOULX 1964, EISEN, KARPATI, LASZLO, ANDERMANN, ROBB und BACAL 1965, ROSENTHAL, MARKOWITZ und MEDENIS 1965, AMMANN, LOPEZ, BÜTLER und ROSSI 1965; Übersicht bei LEVEQUE, DEBAUCHEZ, DESBOIS, FEINGOLD, BARBET und MARIE 1966, PETERSON und GOOD 1968.

[239] Siehe z. B. THIEFFRY, ARTHUIS, AICARDI und LYON 1961, PETERSON, KELLY und GOOD 1964, FIREMAN, BOESMAN und GITLIN 1964, PETERSON, COOPER und GOOD 1966.

[240] ROSENTHAL, MARKOWITZ und MEDENIS 1965, PETERSON und GOOD 1968.

[241] FIREMAN, BOESMAN und GITLIN 1964, SOUTH, COOPER, WOLLHEIM und GOOD 1968, AMMANN, CAIN, ISHIZAKA, HONG und GOOD 1969.

[242] LEIKIN, BAZELON und PARK 1966, OPPENHEIM, BARLOW, WALDMANN und BLOCK 1966, GOTOFF 1968a.

von Louis-Bar-Syndromen auftraten, scheint für das Vorliegen eines ähnlichen genetischen Defekts zu sprechen.

Zu erwähnen wäre noch der Einzelfall eines möglicherweise primären Thymusdefektes, der von Nezelof u. Mitarb.[243] beschrieben wurde. Der Thymus wurde zwar descendiert, aber nur „rudimentär ausgebildet" gefunden. Das Krankheitsbild des Nezelofschen Falles scheint sich von demjenigen der SAG dadurch zu unterscheiden, daß eine normale Immunglobulinkonzentration im Serum gefunden wurde. Diese Defektimmunopathie wurde daher oft als Beispiel eines selektiven Thymusdefekts einem Entwicklungsdefekt des „Bursa-Äquivalents" gegenübergestellt[244]. Obwohl nur morphologische Untersuchungen der mediastinalen und intestinalen Lymphknoten mitgeteilt werden, fällt auf, daß weder follikuläre Strukturen noch Keimzentren gefunden wurden. Alle Lymphknoten, mit Ausnahme der 60—70% Plasmazellen enthaltenden mediastinalen, waren klein, sehr arm an lymphoiden Zellen, doch mit normalem Reticulumzell-Netz. Eine normale Ausbildung des „Bursa-Äquivalents" wird außerdem sehr in Zweifel gezogen durch die Tatsache, daß lymphoide Zellen in Mucosa und Submucosa des Dünndarms oder der Appendix nur spärlich vorhanden waren und Peyersche Platten überhaupt fehlten („. . . aucune formation lymphoide cohérente n'est présente dans l'appendice et l'iléum terminal. Les corpuscules de Malpighi sont rudimentaires"[245]). Nach der ersten Beobachtung von Nezelof wurden verschiedene weitere, wenn auch morphologisch nicht immer gut untersuchte, ähnliche Fälle bekannt[246]. Es darf vermutet werden, daß sich diese Krankheitsbilder nicht in eine wohldefinierte Gruppe einordnen lassen (s. Abb. 5).

Zusammenfassend gewinnt man den Eindruck, daß die morphologischen Störungen bei den erwähnten Beispielen von Defektimmunopathien, die direkt auf einem Anlage- und/oder Differenzierungsdefekt des Thymus beruhen könnten, die Richtigkeit der Unterteilung in primäre Thymus- und primäre „Bursa-Äquivalent"-Defekte bezweifeln lassen. Wenn tatsächlich eine örtlich getrennte und unabhängige Differenzierung immunbiologisch kompetenter Zellen in Thymus einerseits und „Bursa-Äquivalent" andererseits stattfinden sollte, müßte man zur Erklärung der immunbiologischen Ausfallserscheinungen in Fällen von SAG einen Entwicklungsdefekt *beider* Zellinien annehmen[247]. Wenn aber der Defekt bei SAG nur eine für Thymus und „Bursa-Äquivalent" gemeinsame Vorläuferzelle betreffen sollte, wäre der unvollständige Descensus des Thymus noch nicht geklärt[248]. Es bleibt die Möglichkeit, daß auch aus dem Thymus stammende Lymphocyten Vorläufer antikörperproduzierender Zellen sein könnten.

Eine weitere Schwierigkeit ergibt sich aus dem Umstand, daß bei verschiedenen, schweren Entwicklungsstörungen des Thymus Keimzentrenbildung mit oder ohne gleichzeitiges Vorkommen von Plasmazellen[249] und normalen Immunglobulinkonzentrationen[250] oder Dysimmunglobulinämie[251] gefunden wurden. Wie

[243] Nezelof, Jammet, Lortholary, Labrune und Lamy 1964, Nezelof 1968, Nezelof und Imbert 1968.   [244] Good 1966, Good, Cooper, Peterson, Hoyer und Gabrielsen 1967.
[245] Nezelof, Jammet, Lortholary, Labrune und Lamy 1964.
[246] Breton, Walbaum, Boniface, Goudemand und Dupont 1963, Allibone, Goldie und Marmion 1964, Sacrez, Willard, Levy, Meyer und Bigel 1965, Fireman, Johnson und Gitlin 1966, Blecher, Soothill, Voyce und Walker 1968.
[247] Good, Cooper, Peterson, Hoyer und Gabrielsen 1967.
[248] Cottier, Bürki, Hess und Hässig 1968.
[249] Di George 1965, 1968, Matsaniotis, Apostolopoulou und Vlachos 1966.
[250] Fulginiti, Hathaway, Pearlman, Blackburn, Githens, Claman und Kempe 1966, Nezelof 1968, Blecher, Soothill, Voyce und Walker 1968, Schumacher, Dreher und Simons 1968.
[251] Breton, Walbaum, Boniface, Goudemand und Dupont 1963, Fireman, Johnson und Gitlin 1966, Becroft und Douglas 1968.

schon mehrfach betont wurde[252], ist es von größter Wichtigkeit zu wissen, ob die immunglobulinproduzierenden Elemente in solchen Fällen tatsächlich vom Patienten selber stammen, oder ob es sich um „transplantierte" Zellen handelt. Als Herkunftsort solcher Fremdzellen, die im an sich immunbiologisch areaktiven Wirt sich vermehren und funktionieren könnten, kommen in Frage 1. die Mutter, 2. Blut- oder Knochenmarkstransfusate, oder 3. andere Transplantate. Solange das Vorliegen eines derartigen Chimärismus immunbiologisch aktiver Elemente nicht ausgeschlossen werden kann, ist eine endgültige Klassifizierung derartiger Sonderfälle nicht möglich.

2. Defektimmunopathien ohne schwere Thymusdysplasie

In den nachfolgend erwähnten Defektimmunopathien liegt dem Defekt nicht, oder nicht in erster Linie, eine Fehlentwicklung des Thymus als Organ zugrunde, sondern eine morphologisch nicht sicher faßbare, funktionelle Störung des peripheren immunbiologisch aktiven Gewebes.

Das am besten untersuchte Krankheitsbild dieser Gruppe ist die klassische, *geschlechtsgebunden vererbte Agammaglobulinämie der Knaben (Bruton-Typ)*[253]. Die Unfähigkeit der Patienten mit Brutonscher Agammaglobulinämie, Immunglobuline in nennenswerter Konzentration zu bilden, findet ihr morphologisches Korrelat in der extremen Seltenheit von Plasmazellen und Keimzentren in den lymphoretikulären Organen (Abb. 8), auch nach wiederholter antigenischer Stimulation. Der Thymus erscheint in den meisten Fällen annähernd normal entwickelt und das lymphatische Gewebe des Darmtrakts, der Tonsillen, der Milz und der Lymphknoten ist in ansehnlicher Menge vorhanden[254]. Es muß an dieser Stelle festgehalten werden, daß die lymphoiden Zellen der Lymphknoten in Fällen von Brutonscher Agammaglobulinämie nicht in typischen Zonen angeordnet erscheinen, wie dies für die „thymusabhängigen Zonen" in Milz und Lymphknoten von Mäusen beschrieben wurde[255]. Man weiß heute noch nicht, ob die Störung auf ein Fehlen der Vorläufer antikörperproduzierender Zellen zurückzuführen ist, oder ob die Vorläufer wohl da sind, sich aber wegen eines unbekannten, genetisch determinierten Defektes nicht in Keimzentren- oder Plasmazellen transformieren können. Die zweite Möglichkeit gewinnt durch die Beobachtung an Gewicht, daß Lymphocyten von Patienten mit Brutonscher Agammaglobulinämie sich *in vitro* wohl durch PHA, aber nicht immer durch Antigene stimulieren lassen[256] und daß in einigen Fällen funktionelle Defekte der Immunglobuline auftreten können (SELIGMANN, MESHAKA und DANON 1967, PICKERING, HONG und GOOD 1967). Von Bedeutung ist auch die Beobachtung, daß Patienten mit Brutonscher Agammaglobulinämie in gewissen Fällen Hauttransplantate nur verzögert abstoßen[257]. Offensichtlich muß das Krankheitsbild hinsichtlich funktioneller Störungen noch besser untersucht werden, bevor ein Thymusdefekt in Kombination mit einer Fehlentwicklung des immunglobulinproduzierenden Zellsystems ausgeschlossen werden kann.

---

[252] Siehe KADOWAKI, ZUELZER, BROUGH, THOMPSON, WOOLLEY und GRUBER 1965, HARBOE, PANDE, BRANDTZAEG, TVETER und HJORT 1966, COTTIER, BÜRKI, HESS und HÄSSIG 1968, GITHENS, MUSCHENHEIM, FULGINITI, ROBINSON und KAY 1969; vgl. auch TUFFREY, BISHUN und BARNES 1969.

[253] BRUTON 1952.

[254] BARANDUN, COTTIER, HÄSSIG und RIVA 1959.

[255] Siehe PARROT, DE SOUSA und EAST 1966, DE SOUSA und PARROT 1967.

[256] MEUWISSEN, VAN ALTEN, BACH und GOOD 1968, GOTOFF 1968a, 1968b, COOPERBAND, ROSEN und KIBRICK 1968, LIEBER, HIRSCHHORN und FUDENBERG 1969.

[257] GOOD und VARCO 1955, BARANDUN, COTTIER, HÄSSIG und RIVA 1959.

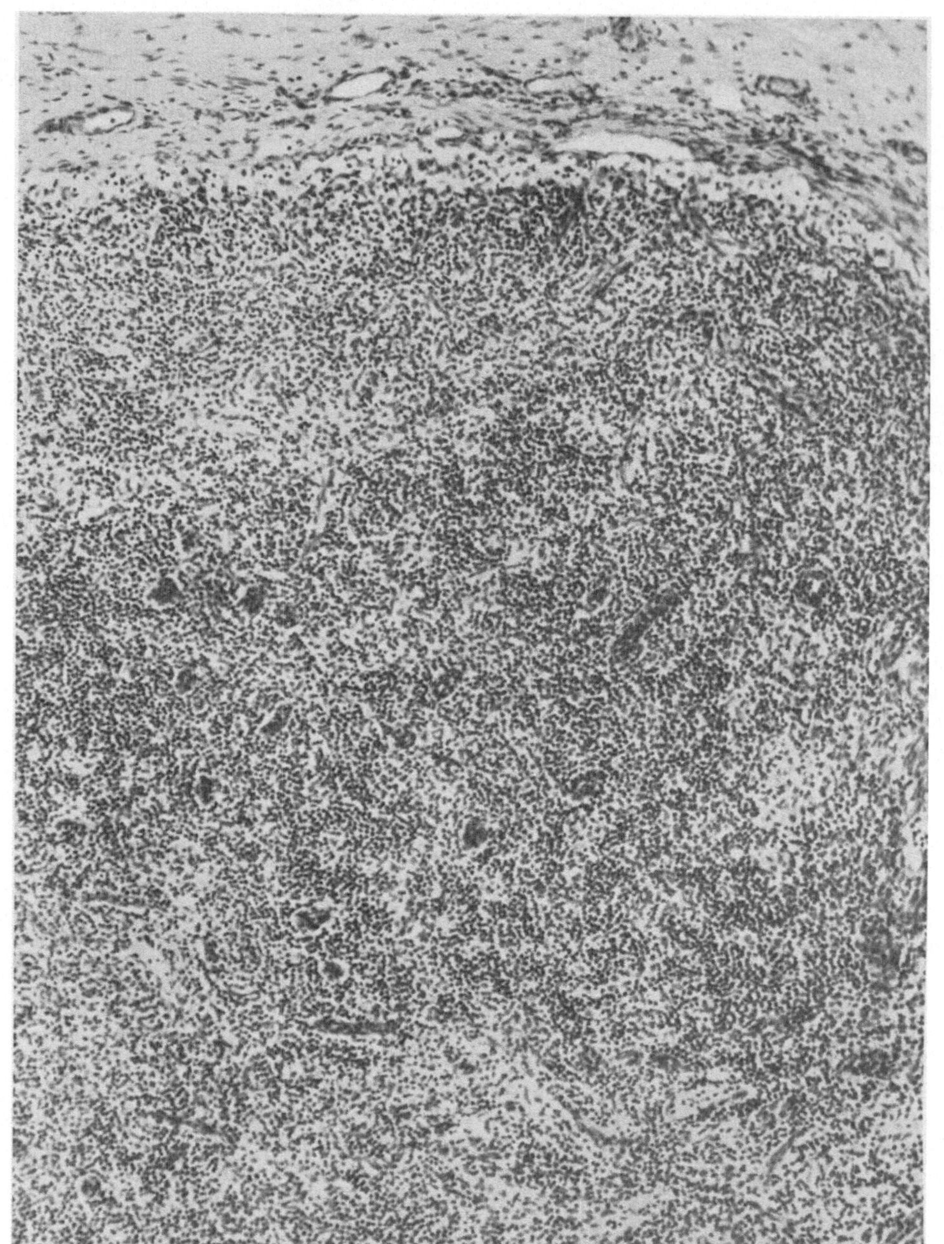

Abb. 8. Inguinaler Lymphknoten bei einem Fall von Brutonscher Agammaglobulinämie: wenig, sehr kleine Keimzentren, diffuse Lymphocyteninfiltrate in der Rindenzone und an der Rinden-Mark-Grenze (Hämalaun-Eosin, Vergr. 217×)

In der Gruppe der *Dysimmunoglobulinämien ohne Lymphopenie* werden Krankheitszustände zusammengefaßt, die durch eine mengenmäßige Verminderung oder das Fehlen eines oder mehrerer Typen von Immunglobulinen bei gleichzeitiger normaler oder vermehrter Produktion anderer Immunglobuline charakterisiert sind[258]. Das damit verbundene Antikörpermangelsyndrom kann

[258] Rosen, Kevy, Merler, Janeway und Gitlin 1961, Barandun, Cottier, Hässig und Riva 1959, Stoelinga 1966.

sich klinisch durch schwere Störungen manifestieren oder auch symptomlos verlaufen. Die Frage nach den diesen Defektimmunopathien zugrunde liegenden Störungen bleibt noch offen. Die Patienten sind in der Regel imstande, trotz des Bestehens eines partiellen Antikörpermangelsyndroms, Antikörper gegen eine Reihe von Antigenen zu produzieren[259]. Auch bei extremer mengenmäßiger Verminderung einer Immunglobulinklasse können meist noch Spuren des betreffenden Proteins nachgewiesen werden. HONG und GOOD (1967) machen deshalb auf die Möglichkeit aufmerksam, daß zufolge eines genetisch determinierten Enzymdefekts biologisch inaktive Immunglobuline gebildet werden könnten. Die Produktion von Immunglobulinen ohne nachweisbare Antikörperspezifität wurde auch als Erklärungsmöglichkeit des sog. *normogammaglobulinämischen Antikörpermangelsyndroms* in Betracht gezogen[260].

Die Gruppe der *sporadischen, kongenitalen oder erworbenen Formen von Hypo- oder Agammaglobulinämie*[261] umfaßt eine Reihe immunbiologischer Mangelzustände, deren Wesen noch nicht genügend geklärt ist. Bei den spätmanifesten Formen von Defektimmunopathien besteht die theoretische Möglichkeit, daß sie Ausdruck eines Thymusversagens im Sinne einer Erschöpfung des Vorläufer-Pools immunologisch aktiver Zellen darstellen könnten. Vielleicht besteht eine gewisse Ähnlichkeit mit den experimentell nachweisbaren immunbiologischen Ausfallserscheinungen als Spätfolgen einer Thymektomie am erwachsenen Tier[262]. Die Angaben über morphologische Befunde am Thymus in solchen Fällen sind noch zu spärlich, als daß jetzt schon Schlußfolgerungen gezogen werden könnten.

Beim *Wiskott-Aldrich-Syndrom*[263], das durch Ekzeme, Thrombopenie und rekurrierende Infekte charakterisiert ist, wird neuerdings eine selektive Störung der Fähigkeit vermutet, humorale Antikörper gegen Polysaccharide bilden zu können[264]. Obwohl schon über 90 Fälle dieses recessiv geschlechtsgebundenen vererbten Leidens beschrieben und zum Teil gründlich untersucht worden sind[265], ist die Pathogenese noch unklar.

Als Beispiele von Defektimmunopathien im weitesten Sinne können noch die sog. essentiellen *Hypokomplementämien*, das *hereditäre angioneurotische Ödem* und verschiedene Syndrome, die mit gestörten Abwehrfunktionen einhergehen, angeführt werden. Patienten mit einem $C'2$- oder $C'3$-*Mangel*[266] sind klinisch gesund, obwohl das Patientenserum *in vitro* eine herabgesetzte chemotaktische und hämolytische Aktivität zeigt[267]. Offenbar genügen die in Spuren vorhandenen $C'2$-Mengen, die *in vivo* nötige Komplementaktivität aufrechtzuerhalten. Völlig anders verhält es sich beim *hereditären angioneurotischen* Ödem[268], dem nach neueren Untersuchungen ein Mangel an Inhibitor der $C'1$-Esterase zugrunde

---

[259] Siehe STOELINGA 1966.   [260] BARANDUN, COTTIER, HÄSSIG und RIVA 1959.

[261] BARANDUN, COTTIER, HÄSSIG und RIVA 1959, vgl. auch CRUCHAUD, GIRARD, KAPANCI, LAPERROUZA, MEGEVAND und SCHWARZENBERG 1968, CHARACHE, WINKLESTEIN, ABUELO, JOHNSON und NEFF 1968.   [262] MILLER 1965, TAYLOR 1965, METCALF 1965.

[263] WISKOTT 1937, ALDRICH, STEINBERG und CAMPBELL 1954, RADL, MASOPUST, HOUSTEK und HRODEK 1967.

[264] BLAESE, STROBER, BROWN und WALDMANN 1968, COOPER, CHASE, LOWMAN, KRIVIT und GOOD 1968.

[265] Übersicht bei COOPER, CHASE, LOWMAN, KRIVIT und GOOD 1968, MANDL, WATSON und ROSE 1968, BERGLUND, FINNSTROM, JOHANSSON und MOLLER 1968, DOUGLAS und FUDENBERG 1969.

[266] SILVERSTEIN 1960, HÄSSIG, BOREL, AMMANN, THÖNI und BÜTLER 1964, KLEMPERER, WOODWORTH, ROSEN und AUSTEN 1966, COOPER, TEN BENSEL und KOHLER 1968, KLEMPERER 1969, ALPER, PROPP, KLEMPERER und ROSEN 1969.

[267] Übersicht bei AUSTEN, KLEMPERER und ROSEN 1968, ALPER, PROPP, KLEMPERER und ROSEN 1969.

[268] Übersicht bei LANDERMAN 1962, DONALDSON und ROSEN 1966.

liegt[269]: die Krankheit, die schon lange als dominantes Erbleiden bekannt ist[270], verläuft schubweise mit akutem Auftreten umschriebener, subepithelialer Ödeme der Haut und der Mucosa des Gastrointestinal- oder des oberen Respirationstrakts. Offenbar spielt das Fehlen des $C'1$-Esterase-Inhibitors eine pathogenetische Rolle, denn die klinischen Attacken sind begleitet von einer stark erhöhten $C'1a$-Aktivität im Serum[271]. Die Gründe, die zu einer derartig lokalisierten und schubweisen Aktivierung von $C'1a$ führen, sind völlig unbekannt.

In jüngerer Zeit wurde auch den Abwehrdefekten, die nicht direkt auf eine Störung der adaptiven Immunfunktionen im engeren Sinn zurückzuführen sind, vermehrte Aufmerksamkeit geschenkt. Beim autosomal-recessiv vererbten *Chediak-Higashi-Syndrom* (hereditary gigantism of cytoplasmic organelles)[272] werden in zahlreichen Zelltypen, unter anderem in neutrophilen Granulocyten, als Zeichen einer funktionellen Minderwertigkeit, cytoplasmatische Riesenbläschen gefunden[273]. Obwohl bei Patienten mit Chediak-Higashi-Syndrom weder die Fähigkeit zur Produktion humoraler Antikörper, noch Reaktionen zellgebundener Immunität beeinträchtigt scheinen, findet sich charakteristischerweise eine ungewöhnliche Anfälligkeit gegenüber bakteriellen Infekten[274]. Die Existenz einer dem Chediak-Higashi-Syndrom vergleichbaren Krankheit gewisser Nerze, die „Aleutian mink disease", gestattete, einen solchen Defekt experimentell zu untersuchen[275]. Die Resultate dieser zur Zeit noch nicht abgeschlossenen Untersuchungen scheinen auf eine erhöhte Verletzlichkeit der Lysosomenmembran und auf die Unfähigkeit eines Abbaus gewisser phagocytierter Mikroorganismen hinzuweisen[276]. Weitere Abwehrdefekte, wie z. B. das „*Gray Collie Syndrome*" (cyclische Neutropenie)[277] oder die „*Fatal granulomatous disease*" bei Kindern[278], sind noch zu wenig untersucht, um ein abschließendes Urteil über die den Defekten zugrunde liegenden Mechanismen zu erlauben.

Zusammenfassung und Schlußfolgerungen

In einer kritischen Sichtung tierexperimenteller und klinischer Befunde wurde versucht, unsere heutigen Kenntnisse der Pathogenese sowie der morphologischen und funktionellen Kennzeichen menschlicher Defektimmunopathien zusammenzufassen. Die Rolle des Thymus interessierte in diesem Zusammenhang ganz besonders, weil heute außer Zweifel steht, daß die Funktionstüchtigkeit des Thymus für die normale Entwicklung des gesamten lymphoretikulären Systems, und damit der immunbiologischen Reaktionsfähigkeit, entscheidend ist. Trotzdem muß festgehalten werden, daß die Mechanismen der Thymusfunktion(en) zum Teil immer noch einer Klärung bedürfen.

---

[269] Donaldson und Evans 1963, Rosen, Charache, Pensky und Donaldson 1965, Austen und Sheffer 1965.   [270] Osler 1888.

[271] Siehe Austen, Klemperer und Rosen 1968.

[272] Steinbrinck 1948, Chediak 1952, Higashi 1954; Übersicht bei Windhorst, White, Dent, Decker und Good 1968.

[273] Bessis, Bernard und Seligman 1961, Mauri und Silingardi 1964, Sadan, Yaffe, Rosenszajn, Adar, Soroker und Efrati 1965, Kritzler, Terner, Lindenbaum, Magidson, Williams, Preisig und Phillips 1964.

[274] Page, Berendes, Warner und Good 1962, Windhorst, White, Dent, Decker und Good 1968.

[275] Übersicht bei Windhorst, White, Dent, Clawson, Pollara, Zelickson und Good 1967.

[276] Windhorst, White, Dent, Clawson, Polara, Zelickson und Good 1967.

[277] Page und Good 1957, Breton-Gorius 1966, Windhorst, White, Dent, Decker und Good 1968.

[278] Übersicht bei Holmes, Page, Windhorst, Quie, White und Good 1968.

Phylogenetische Untersuchungen zeigen deutlich, daß sich bei den Vertebraten die Möglichkeiten einer immunbiologischen Reizbeantwortung auf verschiedene antigenische Reize parallel und schrittweise mit der Entwicklung des lymphoretikulären Systems erweitern: in Form eines lymphomyeloiden Komplexes bei den Rundmäulern, Thymus und Milz bei den Elasmobranchiern, Plasmazellen bei höheren Fischen, Lymphknoten bei einigen Vertretern der Amphibien und bei den Reptilien, schließlich Tonsillen und Keimzentren bei Reptilien, Vögeln und Säugern. Eine gewisse Analogie zwischen phylogenetischer und ontogenetischer Entwicklung des lymphoretikulären Systems ist augenfällig. Diese Parallelität ist jedoch nicht absolut, was beispielsweise aus der Tatsache erhellt wird, daß in der Ontogenese der Säuger Lymphknoten zeitlich vor den Plasmazellen in Erscheinung treten, während die in phylogenetischen Untersuchungen beobachtete Sequenz gerade umgekehrt ist.

Der Entwicklungsgrad des lymphoretikulären Systems in der Ontogenese konnte im Tierexperiment ebenfalls in direkte Beziehung zur immunbiologischen Reaktionsfähigkeit gebracht werden: erst wenn der Thymus lymphoidzellig besiedelt ist, und wenn Lymphocyten im peripheren Blut erscheinen, können humorale Antikörper gebildet und Hauttransplantate verworfen werden. Ein voll entwickeltes Keimzentren- und Plasmazellsystem wird in der Regel erst postnatal beobachtet, dann nämlich, wenn eine bakterielle Besiedlung des Darms stattgefunden hat.

Obwohl außer Zweifel steht, daß im Verlaufe der Ontogenese der meisten Säuger die ersten Ansammlungen lymphoider Zellen im Thymus erfolgen, ist die Herkunft dieser Zellen immer noch umstritten. Experimentelle Befunde berechtigen zur Annahme, daß bei den Vögeln der Ursprung dieser Thymuslymphocyten im extrathymischen hämopoetischen Gewebe zu suchen ist. Der Beweis für die Berechtigung einer Übertragung dieses Befundes auf die Situation bei Säugern, und im besonderen auf den Menschen, muß noch erbracht werden.

Die Resultate verschiedener tierexperimenteller Untersuchungen weisen darauf hin, daß die Mehrzahl der im Thymus proliferierenden Lymphocyten nach einer gewissen Zeit das Organ verlassen und periphere lymphoide Organe besiedeln, wobei ein Teil dieser Zellen offenbar dem Pool rezirkulierender Lymphocyten beitritt. Die Thymusrindenlymphocyten entsprechen wahrscheinlich Vorläufern immunbiologisch kompetenter Zellen. Die Fähigkeit, mit Antigen reagieren zu können, soll, nach der Ansicht gewisser Autoren, nur im Thymus zu erwerben sein.

Die Thymektomie in der Perinatalperiode oder im Erwachsenenalter hat aus den oben erwähnten Gründen eine zahlenmäßige Verminderung, vor allem auch der leicht-mobilisierbaren Fraktion der Lymphocyten im Blut, in der Lymphe und in den lymphatischen Organen zur Folge. Die immunbiologischen Ausfallserscheinungen perinatal thymektomierter, konventionell gehaltener Tiere sind wegen der Einflüsse eines „Wasting"-Syndroms schwer zu beurteilen. Resultate neuerer Untersuchungen an neugeborenen spezifisch-pathogenfrei oder keimfrei gehaltenen sowie an erwachsenen ganzkörperbestrahlten Tieren erwecken den Eindruck, daß im Anschluß an die Thymektomie vor allem zellgebundene Immunreaktionen geschädigt sind, während die humorale Antikörperproduktion kaum beeinflußt wird. Die Beobachtung einer verminderten Fähigkeit thymektomierter Tiere, Keimzentren und Plasmazellen in normalem Ausmaß zu produzieren, deutet aber darauf hin, daß Thymuslymphocyten in der humoralen Antikörperproduktion ebenfalls eine Rolle spielen. Die Thymektomie am nicht bestrahlten, erwachsenen Tier hat keine unmittelbar feststellbaren Schädigungen der immunbiologischen Reaktionsfähigkeit zur Folge. Die festgestellten Spätfolgen hingegen, herabgesetzte Antikörperproduktion und verminderte zellgebundene Reaktionsfähigkeit, deuten auf die wichtige Rolle hin, die der Thymus auch im erwachsenen Organismus spielt. Die nächstliegende Erklärungsmöglichkeit für dieses Phänomen besteht in der Annahme einer Erschöpfung des Vorläuferpools immunbiologisch reaktiver Zellen, die in Abwesenheit des Thymus mit der Zeit manifest wird.

Es wurden verschiedene Hypothesen aufgestellt, die die Pathogenese der menschlichen Immunopathien erklären sollen. Eine dieser Annahmen stützt sich auf Resultate von Thymektomie- und Bursektomieversuchen an Tieren und besagt, daß auch beim Menschen die Fähigkeit, zellgebundene Immunreaktionen zu vollziehen, an die Funktionstüchtigkeit des Thymus gebunden sei, während die Fähigkeit zur Immunglobulin- und humoralen Antikörperbildung von der Entwicklung eines sog. Bursa-Äquivalents abhängig sein soll. Diese Hypothese, die die Existenz eines vom Thymus weitgehend unabhängigen, primären lymphatischen Organs im Gastrointestinaltrakt postuliert, wird nicht allen experimentellen und klinischen Gegebenheiten gerecht. Wahrscheinlich ist die Annahme berechtigt, daß der Thymus zeitlebens der hauptsächliche, wenn nicht alleinige Lieferant antigenreaktiver Vorläuferzellen bleibt, und zwar sowohl für die zellgebundenen wie auch für die mit humoraler Antikörperproduktion einhergehenden Immunreaktionen.

Aufgrund dieser vereinfachten Anschauung könnten die verschiedenen Formen menschlicher Defektimmunopathien eingeteilt werden in eine Gruppe, bei denen eine Anlage- oder Entwicklungsstörung des Thymus vorliegt, und in eine zweite Gruppe, bei denen der Defekt weiter peripher zu suchen ist. Bis jetzt war es allerdings nicht möglich, bei gewissen Krankheiten der zweiten Gruppe eine *funktionelle* Störung des Thymus mit Sicherheit auszuschließen.

Die Pathogenese der Defektimmunopathien wird unklar bleiben, solange sich unsere Kenntnisse über die zeitlichen Verhältnisse und die Mechanismen der Immunogenese nicht bedeutend erweitert haben. Andererseits bietet gerade das Studium dieser seltenen Krankheitszustände die Gelegenheit, wesentliche Anhaltspunkte für das Verständnis der physiologischen Funktionen einzelner Immunglobuline und der Phänomene zellgebundener Immunität zu erhalten.

Literatur *

ACKERMAN, G. A.: Electron microscopy of the bursa of Fabricius of the embrionic chick with particular reference to the lympho-epithelial nodules. J. Cell Biol. **13**, 127—146 (1962). ~ Developmental relationship between the appearance of lymphocytes and lymphopoietic activity in the thymus and lymph nodes of the fetal cat. Anat. Rec. **158**, 387—399 (1967). — ALDRICH, R. A., STEINBERG, A. G., CAMPBELL, D. C.: Pedigree demonstrating a sex-linked recessive condition characterized by draining ears, eczematoid dermatitis and bloody diarrhea. Pediatrics **13**, 133—138 (1954). — ALLIBONE, E. O., GOLDIE, W., MARMION, B. P.: *Pneumocystis carinii* pneumonia and progressive vaccinia in siblings. Arch. Dis. Childh. **39**, 26—34 (1964). — AMBRUS, J. L., AMBRUS, C. M., PICKREN, J. W., AMOS, D. B., NETER, E., HELM, J.: Regulation of regeneration and transplantation of hemic tissues. Ann. N.Y. Acad. Sci. **113**, 898—914 (1964). — AMMANN, P., LOPEZ, V., BÜTLER, R., ROSSI, E.: Das Ataxie-Teleangiektasie-Syndrom (Louis-Bar-Syndrom) aus immunologischer Sicht. Helv. paediat. Acta **20**, 137—146 (1965). — ANDERSON, N. F., JAMES, K., WOODRUFF, M. F. A.: Effect of antilymphocytic antibody and antibody fragments on skin-homograft survival and the bloodlymphocyte count in rats. Lancet **1967 I**, 1126—1128. — ANDREASEN, E., CHRISTENSEN, S.: The rate of mitotic activity in the lymphoid organs of the rat. Anat. Rec. **103**, 401—412

---

* Siehe auch Nachtrag zur Literatur, S. 233.

(1949). — ANDREASEN, E., OTTESEN, J.: Significance of the various lymphoid organs to the lymphocyte production in the Albino rat. Acta path. microbiol. scand. **54**, 25—32 (1944). — ARCHER, O. K., PAPERMASTER, B. W., GOOD, R. A.: Thymectomy in rabbit and mouse: consideration of time of lymphoid peripheralization. In: The thymus in immunobiology (eds. R. A. GOOD and A. E. GABRIELSEN), p. 414—431. New York: Hoeber-Harper 1964. — ARCHER, O. K., PIERCE, J. C.: Role of the thymus in development of the immune response. Fed. Proc. **20**, 26 (1961) (abstract). — ARCHER, O. K., SUTHERLAND, D. E. R., GOOD, R. A.: The developmental biology of lymphoid tissue in the rabbit. Consideration of the role of thymus and appendix. Lab. Invest. **13**, 259—271 (1964). — ARNASON, B. G., JANKOVIC, B. D., WAKSMAN, B. H.: The role of the thymus in immune reactions in rats. In: The Thymus in Immunobiology (eds. R. A. GOOD and A. E. GABRIELSEN), p. 492—501. New York: Hoeber-Harper 1964. — ARNASON, B. G., JANKOVIC, B. D., WAKSMAN, B. H., WENNERSTEN, C.: Role of the thymus in immune reactions in rats. II. Suppressive effect of thymectomy at birth in reactions of delayed (cellular) hypersensitivity and the circulating small lymphocyte. J. exp. Med. **116**, 177—186 (1962). — ARNASON, B. G., WAKSMAN, B. H.: A survey of the thymus and its relation to lymphocytes and immune reactions. Blood **20**, 617—628 (1962). — AUERBACH, R.: Experimental analysis of mouse thymus and spleen morphogenesis. In: The Thymus in Immunobiology (eds. R. A. GOOD and A. E. GABRIELSEN), p. 95—113. New York: Hoeber-Harper 1964. ~ On the function of the embryonic thymus. In: The Thymus (eds. V. DEFENDI and D. METCALF), p. 1—7. Philadelphia: The Wistar Institute Press 1964. ~ Embryogenesis of immune systems. In: Thymus. Experimental and Clinical Studies (eds. G. E. W. WOLSTENHOLME and R. PORTER), p. 39—49. London: Churchill 1966. — AUSTEN, K. F., KLEMPERER, M. R., ROSEN, F. S.: Inborn errors of the complement system of man. In: Immunologic deficiency diseases in man (eds. D. BERGSMA and R. A. GOOD), p. 418—423. U.S. Natl. Found. Original Article Series IV, 1968. — AUSTEN, K. F., SHEFFER, A. L.: Detection of hereditary angioneurotic edema by demonstration of a reduction in the second component of human complement. New Engl. J. Med. **272**, 649—656 (1965). — AZAR, H. A., NAUJOK, G.. WILLIAMS, J.: Role of the adult thymus in immune reactions. I. Observations on lymphoid organs, circulating lymphocytes and serum protein fractions of thymectomized or splenectomized adult mice. Amer. J. Path. **43**, 213—225 (1963). — AZAR, H. A., WILLIAMS, J., TAKATSUKI, K.: Development of plasma cells and immunoglobulins in neonatally thymectomized rats. In: The Thymus (eds. V. DEFENDI and D. METCALF), p. 75—87. Philadelphia: The Wistar Institute Press 1964.

BACH, F. H., MEUWISSEN, H. J., ALBERTINI, R. J., GOOD, R. A.: Cellular studies in agammaglobulinemia. In: Immunologic Deficiency Diseases in Man (eds. D. BERGSMA and R. A. GOOD), p. 245—252. U.S. Natl. Found. Original Article Series IV, 1968. — BALL, W. D., AUERBACH, R.: In vitro formation of lymphocytes from embryonic thymus. Exp. Cell Res. **20**, 245—247 (1960). — BARANDUN, S., COTTIER, H., HÄSSIG, A., RIVA, G.: Das Antikörpermangelsyndrom. Basel-Stuttgart: Schwabe 1959. — BARNES, D. W. H., BRECKON, G., FORD, C. E., MICKLEM, H. S., OGDEN, D. A.: Fate of lymphoid cells injected into lethally irradiated mice: further experiments. In: The Lymphocyte in Immunology and Haemopoiesis (ed. J. M. YOFFEY), p. 207—215. London: Arnold 1967. — BARNES, D. W. H., LOUTIT, J. F., SANSOM, J. M.: Role of the thymus in the radiation chimera. Ann. N.Y. Acad. Sci. **120**, 218—224 (1964). — BARONI, C., FABRIS, N., BERTOLI, G.: Hormonal control of lymphoreticular tissue in SNELL/BAGG pituitary dwarf mice. Adv. exp. Med. Biol. **5**, 403—405 (1969a). — BASCH, R. S.: Immunologic competence after thymectomy. Int. Arch. Allergy **30**, 105—119 (1966). — BEALMEAR, P. M., WILSON, R.: Homograft rejection by neonatally thymectomized germ-free mice. Cancer Res. **27**, 358—361 (1967). — BEARD, J.: The source of lymphocytes and the true function of the thymus. Anat. Anz. **18**, 550—573 (1900). — BENNETT, M., CUDKOVIC, G.: Functional and morphological characterization of stem cells: the unipotential role of "lymphocytes" of mouse marrow. In: The Lymphocyte in Immunology and Haemopoiesis (ed. J. M. YOFFEY), p. 183—194. London: Arnold 1967. — BESSIS, M., BERNARD, J., SELIGMAN, M.: Etude cytologique d'un cas de maladie de Chédiak. Nouv. Rev. franç. Hémat. **1**, 422—440 (1961). — BILLINGHAM, R. E., SILVERS, W. K.: Quantitative studies on the ability of cells of different origins to induce tolerance of skin homografts and cause runt disease in neonatal mice. J. exp. Zool. **146**, 113—129 (1961). ~ Some biological differences between thymocytes and lymphoid cells. In: The Thymus (eds. V. DEFENDI and D. METCALF), p. 41—51. Philadelphia: The Wistar Institute Press 1964. — BLACKBURN, W. R., GORDON, D. S.: The thymic remnant in thymic alymphoplasia. Arch. Path. **84**, 363—375 (1967). — BLAESE, R. M., STROBER, W., BROWN, R. S., WALDMANN, T. A.: The Wiskott-Aldrich syndrome. A disorder with a possible defect in antigen processing or recognition. Lancet **1968I**, 1056—1061. — BOAK, J. L., FOX, M., WILSON, R. E.: Activity of lymphoid tissues from antilymphocyte-serum-treated mice. Lancet **1967I**, 750—752. — BODER, E., SEDGWICK, R. P.: Ataxia-telangiectasia. A familial syndrome of progressive cerebellar ataxia, oculocutaneous telangiectasia and frequent pulmonary infection. Pediatrics **21**, 526—554 (1958). — BOND,

V. P., Feinendegen, L. E., Heinze, E., Cottier, H.: Distribution of transfused tritiated cytidine-labeled leukocytes and red cells in the bone marrow of normal and irradiated rats. Ann. N.Y. Acad. Sci. 113, 1009—1019 (1964). — Bos, W. H.: Recirculatie en transformatie van lymphocyten. Groningen: Drukkerij van Denderen 1967. — Brent, L., Courtenay, T., Gowland, G.: Immunological reactivity of lymphoid cells after treatment with anti-lymphocytic serum. Nature (Lond.) 215, 1461—1464 (1967). — Breton, A., Walbaum, R., Boniface, L., Goudemand, M., Dupont, A.: Lymphocytophtisie avec dysgamaglobulinémie chez un nourrisson. Arch. franç. Pédiat. 20, 131—146 (1963). — Breton-Gorius, J.: Structures périodiques dans les granulations éosinophiles et neutrophiles des leucocytes polynucléaires du sang de l'homme. Nouv. Rev. franç. Hémat. 6, 195—208 (1966). — Brooke, M. S.: The immunological behaviour of mature C57BL/6J mice thymectomized at birth. Immunology 8, 526—528 (1965). — Brumby, M., Metcalf, D.: Migration of cells to the thymus demonstrated by parabiosis. Proc. Soc. exp. Biol. (N.Y.) 124, 99—103 (1967). — Bruton, O. C.: Agammaglobulinemia. Pediatrics 9, 722—728 (1952). — Burnet, F. M.: Role of the thymus and related organs in immunity. Brit. med. J. 1962 II, 807—811.

Caffrey, R. W., Everett, N. B., Rieke, W. O.: Radioautographic studies of reticular and blast cells in the hemopoietic tissues of the rat. Anat. Rec. 155, 41—57 (1966). — Camblin, J. G., Bridges, J. B.: Effects of cell-free extracts of thymus in leucopenic rats. Transplantation 2, 785—787 (1964). — Cameron, G. R.: Inflammation in earthworms. J. Path. Bact. 35, 933—972 (1932). — Campbell, P. A., Rowlands, D. T., Jr., Harrington, M. J., Kind, P. D.: The adjuvant action of endotoxin in thymectomized mice. J. Immunol. 96, 849—853 (1966). — Carter, R. L., Davies, A. J. S., Leuchars, E., Wallis, V. J., Gershon, R. K.: The mitotic response of thymus-derived cells to a variety of different antigens. Adv. exp. Med. Biol. 5, 143—147 (1969). — Centerwall, W. R., Miller, M. M.: Ataxia, telangiectasia and sinopulmonary infections. Amer. J. dis. Child. 95, 385—396 (1958). — Chanana, A. D., Brecher, G., Cronkite, E. P.: Joel, D., Schnappauf, H. P.: The influence of extracorporeal irradiation of the blood and lymph on skin homograft rejection. Rad. Res. 27, 330—346 (1966). — Chang, T. S., Glick, B., Winter, A. R.: The significance of the bursa of Fabricius of chickens in antibody production. Poultry Sci. 34, 1187 (1955) (abstract). — Chediak, M. M.: Nouvelle anomalie leucocytaire de caractère constitutionel et familial. Rév. Hémat. 7, 362—367 (1952). — Claflin, A. J., Smithies, O., Meyer, R. K.: Antibody responses in bursa-deficient chickens. J. Immunol. 97, 693—699 (1966). — Clark, S. L.: The penetration of proteins and colloidal materials into the thymus from the blood stream. In: The Thymus (eds. V. Defendi and D. Metcalf), p. 9—31. Philadelphia: The Wistar Institute Press 1964. — Clark, S. L., Jr.: Cytological evidences of secretion in the thymus. In: Thymus. Experimental and Clinical Studies (eds. G. E. W. Wolstenholme and R. Porter), p. 3—38. London: Churchill 1966. — Clawson, C. C., Cooper, M. D., Good, R. A.: Lymphocyte fine structure, in the bursa of Fabricius, the thymus, and the germinal centers. Lab. Invest. 16, 407—421 (1967). — Clawson, C. C., Finstad, J., Good, R. A.: Evolution of the immune response. V. Electron microscopy of plasma cells and lymphoid tissue of the paddlefish. Lab. Invest. 15, 1830—1847 (1966). — Clem, L. W., Sigel, M. M.: Immunological and immunochemical studies on holestean and marine teleost fishes immunized with bovine serum albumin. In: Phylogeny of Immunity (eds. R. T. Smith, P. A. Miescher and R. A. Good), p. 209—217. Gainesville: University of Florida Press 1966. — Cleveland, W. W., Fogel, B. J., Kay, H. E.: Implant of fetal thymus in an infant with the III—IV pharyngeal pouch syndrome. J. clin. Invest. 47, 20a—21a (1968) (abstract). — Cole, L. J.: Ageing at the cellular level. Differential effect of transplanted isogenic lymphoid cells from old versus young mice. Gerontologia (Basel) 6, 36—40 (1962). — Comsa, J.: Action of the purified thymus hormone in thymectomized guinea pigs. Amer. J. med. Sci. 250, 79—85 (1965). — Cooper, M.D., Chase, H.P., Lowman, J.T., Krivit, W., Good, R.A.: Wiskott-Aldrich syndrome. An immununologic deficiency disease involving the afferent limb of immunity. Amer.J.Med. 44, 499—513 (1968). — Cooper, M. D., Gabrielsen, A. E., Good, R. A.: Role of the thymus and other central lymphoid tissues in immunological disease. Ann. Rev. Med. 18, 113—138 (1967). — Cooper, M. D., Gabrielsen, A. E., Peterson, R. D. A., Good, R. A.: Ontogenetic development of the germinal centers and their function-relationship to the bursa of Fabricius. In: Germinal Centers in Immune Responses (eds. H. Cottier, N. Odartchenko, R. Schindler and C. C. Congdon), p. 28—33. Berlin-Heidelberg-New York: Springer 1967. — Cooper, M. D., Perey, D. Y., Peterson, R. D. A., Gabrielsen, A. E., Good, R. A.: The two-component concept of the lymphoid system. In: Immunologic Deficiency Diseases in Man (eds. D. Bergsma and R. A. Good), p. 7—12. U.S. Natl. Found. Original Article Series IV, 1968. — Cooper, M. D., Peterson, R. D. A., Good, R. A.: Delineation of the thymic and bursal lymphoid systems in the chicken. Nature (Lond.) 205, 143—146 (1965). — Cooper, M. D., Peterson, R. D. A., South, M. A., Good, R. A.: The functions of the thymus system and the bursa system in the chicken. J. exp. Med. 123, 75—102 (1966). — Cooper, M. D., Weller, E. M.: Developmental suppression of germinal center and IgG production by prednisolone and 6-mercaptopurine.

Adv. exp. Med. Biol. 5, 277—284 (1969). — COTTIER, H.: Zur Histopathologie des Antikörper-mangelsyndroms. Trans. 6th Congr. Europ. Soc. Haemat., Copenhagen, 1957, p. 41—46. Basel-New York: Karger 1958. ~ Études de cinétique cellulaire effectuées sur des thymus de souris „Swiss albino" au cours de la période périnatale en utilisant, comme indicateur, une substance marquée, la thymidine-^{3}H. Méd. et Hyg. (Genève) 23, 794 (1965). ~ Studi citocinetici sul timo di topi albini Swiss nel periodo perinatale, mediante timidina-^{3}H. Atti del Convegno sul Timo, Cernobbio, 1965, p. 9—11. Torino: Minerva Medica 1966. — COTTIER, H., BÜRKI, K., HESS, M. W., HÄSSIG, A.: Pathological considerations of immunologic deficiency diseases in man. In: Immunologic Deficiency Diseases in Man (eds. D. BERGSMA and R. A. GOOD), p. 152—164. U.S. Natl. Found. Original Article Series IV, 1968. — COTTIER, H., CRONKITE, E. P., JANSEN, C. R., RAI, K. R., SINGER, S., SIPE, C. R.: Studies on lymphocytes. III. Effects of extracorporeal irradiation of the circulating blood upon the lymphoreticular organs in the calf. Blood 24, 241—253 (1964). — COTTIER, H., HESS, M. W., ROOS, B., GRETILLAT, P. A.: Regeneration, Hyperplasie und Neoplasie am Beispiel der lymphoretikulären Organe. Handbuch der allgemeinen Pathologie, Bd. VI/2 (herausgeg. von H.-W. ALTMANN, F. BÜCHNER, H. COTTIER, E. GRUNDMANN, G. HOLLE, E. LETTERER, W. MASSHOFF, H. MEESSEN, F. ROULET, G. SEIFERT, G. SIEBERT und A. STUDER), p. 496—766, Berlin-Heidelberg-New York: Springer 1969. — COTTIER, H., JOST, L.: Autoradiographische und elektronenoptische Untersuchungen über die Wirkung ionisierender Strahlen auf das immunbiologisch aktive Gewebe. Trans. 8th Congr. Europ. Soc. Haemat., Wien 1961, Nr 195. Basel-New York: Karger 1962. — COTTIER, H., KEISER, G., ODARTCHENKO, N., HESS, M., STONER, R. D.: De novo formation and rapid growth of germinal centers during secondary antibody responses to tetanus toxoid in mice. In: Germinal Centers in Immune Responses (eds. H. COTTIER, N. ODARTCHENKO, R. SCHINDLER, C. C. CONGDON), p. 270—276. Berlin-Heidelberg-New York: Springer 1967. — COTTIER, H., ODARTCHENKO, N., FEINENDEGEN, L. E., BOND, V. P.: Tritiated thymidine for in vivo cytokinetic studies on lymphoreticular tissue. In: The Thymus in Immunobiology (eds. R. A. GOOD and A. E. GABRIELSEN), p. 332—340. New York: Hoeber-Harper 1964. — COTTIER, H., ODARTCHENKO, N., KEISER, G., HESS, M., STONER, R. D.: Incorporation of tritiated nucleosides and amino acids into lymphoid and plasmacytoid cells during secondary response to tetanus toxoid in mice. Ann. N.Y. Acad. Sci. 113, 612—626 (1964). — COTTIER, H., ODARTCHENKO, N., SCHINDLER, R., CONGDON, C. C. (eds.): Germinal Centers in Immune Responses. Berlin-Heidelberg-New York: Springer 1967. — COWAN, W. K., SORENSON, G.: Electron microscopic observations of acute thymic involution produced by hydrocortisone. Lab. Invest. 13, 353—370 (1964). — CRISPENS, CH. G., JR., REY, I. R.: Additional studies on the effects of neonatal thymectomy and lactate dehydrogenase virus infection on mice. Experientia (Basel) 23, 681—683 (1967). — CRONKITE, E. P.: Thymic cell migration. In: Proc. 2nd Internatl. Congr. Lymphology, Miami, 1968 (in press). — CRONKITE, E. P., CHANANA, A. D., STONER, R. D., SCHNAPPAUF, H. P., COTTIER, H., JANSEN, C. R., RAI, K. R.: Influence of extracorporeal irradiation of the blood upon lymphocytes and immunity. Coll. int. CNRS 147, 137—151 (1965). — CRONKITE, E. P., JANSEN, C. R., COTTIER, H., RAI, K., SIPE, C. R.: Lymphocyte production measured by extracorporeal irradiation, canulation, and labeling techniques. Ann. N.Y. Acad. Sci. 113, 556—577 (1964). — CROSS, A. M., LEUCHARS, E., MILLER, J. F. A. P.: Studies on the recovery of the immune response in irradiated mice thymectomized in adult life. J. exp. Med. 119, 837—850 (1964). — ČUDKOVICZ, G. A., UPTON, A. C., SMITH, L. H., GOSSLEE, D. G., HUGHES, W. L.: An approach to the characterization of stem cells in mouse bone marrow. Ann. N. Y. Acad. Sci. 114, 571—582 (1964).

DALES, R. P.: Preliminary observations on the role of the coelomic cells in food storage and transport in certain polychaetes. J. marine Biol. Ass. U.K. 36, 91—109 (1957). — DALMASSO, A. P., MARTINEZ, C., SJODIN, K., GOOD, R. A.: Studies on the role of the thymus in immunobiology. Reconstitution of immunologic capacity in mice thymectomized at birth. J. exp. Med. 118, 1089—1109 (1963). — DAMMACCO, F., BONOMO, L.: Agamma- e disgammaglobulinemia: Aspetti clinici e biologici. Recenti Progr. Med. 42, 573—601 (1967). — DAVIES, A. J. S., FESTENSTEIN, H., LEUCHARS, E., WALLIS, V. J., DOENHOFF, M. J.: A thymic origin for some peripheral blood lymphocytes. Lancet 1968I, 183—184. — DAVIES, A. J. S., LEUCHARS, E., WALLIS, V., MARCHANT, R., ELLIOTT, E. V.: The failure of thymus-derived cells to produce antibody. Transplantation 5, 222—231 (1967). — DEFENDI, V., METCALF, D. (eds.): The Thymus. Philadelphia: The Wistar Institute Press 1964. — DEFENDI, V., ROOSA, R. A., KOPROWSKI, H.: Effect of thymectomy at birth on response to tissue, cells and virus antigen. In: The Thymus in Immunobiology (eds. R. A. GOOD and A. E. GABRIELSEN), p. 504—521. New York: Hoeber-Harper 1964. — DENMAN, A. M., DENMAN, E. J., HOLBOROW, E. H.: Immunosuppressive effects of lymphoid cell proliferation in mice receiving antilymphocyte globulin. Nature (Lond.) 217, 177—178 (1968). — DENMAN, A. M., FRENKEL, E. P.: Studies of the effect of induced immune lymphopenia. I. Enhanced effects of rabbit anti-rat lymphocyte globulin in rats tolerant to rabbit immunoglobulin G. J. Immunol. 99, 498—507

(1967). ~ Mode of action of anti-lymphocyte globulin. I. The distribution of rabbit anti-lymphocyte globulin injected into rats and mice. Immunology 14, 107—113 (1968a). ~ Mode of action of antilymphocyte globulin. II. Changes in the lymphoid cell population in rats treated with anti-lymphocyte globulin. Immunology 14, 115—126 (1968b). — DIENER, E., EALEY, E. H. M.: Immune system in a monotreme: studies on the Australian echidna (*Tachyglossus aculeatus*). Nature (Lond.) 208, 950—953 (1965). — DONALDSON, V. H., EVANS, R. R.: Biochemical abnormality in hereditary angioneurotic edema: absence of serum inhibitor of C'1-esterase. Amer. J. Med. 35, 37—44 (1963). — DONALDSON, V. H., ROSEN, F. S.: Hereditary angioneurotic edema: a clinical survey. Pediatrics 37, 1017—1027 (1966). — DUKOR, P., MILLER, J. F. A. P., HOUSE, W., ALLMAN, V.: Regeneration of thymus grafts. I. Histological and cytological aspects. Transplantation 3, 639—668 (1965). — DUKOR, P., MILLER, J. F. A. P., SACQUET, E.: The immunological responsiveness of germ-free mice thymectomized at birth. II. Lymphoid tissue and histopathology. Clin. exp. Immunol. 3, 191—212 (1968).

EISEN, A. H., KARPATI, G., LASZLO, T., ANDERMANN, F., ROBB, J. P., BACAL, H. L.: Immunologic deficiency in ataxia-telangiectasia. New Engl. J. Med. 272, 18—22 (1965). — ENGESET, A., NESHEIM, A.: Sinuslymphocytosis and lymph flow. Acta path. microbiol. scand. 68, 181—188 (1966). — ERNSTRÖM, U. L., GYLLENSTEN, L., LARSSON, B.: Venous output of lymphocytes from the thymus. Nature (Lond.) 207, 540—541 (1965). — ERNSTRÖM, U. L., LARSSON, B.: Thymic and thoracic duct contributions to blood lymphocytes in normal and thyroxin-treated guinea pigs. Acta physiol. scand. 66, 189—195 (1966). — EVANS, E. E., KENT, S. P., BRYANT, R. E., MOYER, M.: Antibody formation and immunological memory in the marine toad. In: Phylogeny of Immunity (eds. R. T. SMITH, P. A. MIESCHER and R. A. GOOD), p. 218—226. Gainesville: The University of Florida Press 1966. — EVERETT, N. B., CAFFREY, R. W.: Radioautographic studies of bone marrow lymphocytes. In: The Lymphocyte in Immunology and Haemopoiesis (ed. J. M. YOFFEY), p. 108—119. London: Arnold 1967. — EVERETT, N. B., CAFFREY, R. W., RIEKE, W. O.: Recirculation of lymphocytes. Ann. N.Y. Acad. Sci. 113, 887—897 (1964).

FAHEY, J. L., BARTH, W. F., LAW, L. W.: Normal immunoglobulins and antibody response in neonatally thymectomized mice. J. nat. Cancer Inst. 35, 663—678 (1965). — FELDMAN, M., MEKORI, T.: Differentiation and immunological competence of cloned cell populations of lymphoid origin. In: Thymus. Experimental and Clinical Studies (eds. G. E. W. WOLSTENHOLME and R. PORTER), p. 86—104. London: Churchill 1966. — FENNESTAD, K. L., BORG-PETERSEN, C.: Antibody formation in bovine foetuses infected with *Leptospira saxkoebing*. Acta path. microbiol. scand., Suppl. 154, 307—308 (1962). — FESTENSTEIN, H., DAVIES, A. J. S., LEUCHARS, E., WALLIS, V. J., DOENHOFF, M. J.: Mouse blood lymphocytic origins investigated by a simple cell culture technique. Adv. exp. Med. Biol. 5, 121—124 (1969). — FICHTELIUS, K. E., LAURELL, G., PHILIPSSON, L.: The influence of thymectomy on antibody formation. Acta path. microbiol. scand. 51, 81—86 (1961). — FIELD, E. O., STANLEY, E. M.: The migration of cells to the thymus. Acta haemat. 35, 221—231 (1966). — FINSTAD, J., GOOD, R. A.: Phylogenic studies of adaptive immune responses in the lower vertebrates. In: Phylogeny of Immunity (eds. R. T. SMITH, P. A. MIESCHER and R. A. GOOD), p. 173—188. Gainesville: The University of Florida Press 1966. — FIORE-DONATI, L., CAPPUZZO, G. M., COLLAVO, D., PENNELLI, N., CHIECO-BIANCHI, L.: Morphological changes in lymphoid tissues of mice treated with anti-lymphocyte sera. Adv. exp. Med. Biol. 5, 343—357 (1969). — FIREMAN, PH., BOESMAN, M., GITLIN, D.: Ataxia telangiectasia. A dysgammaglobulinaemia with deficient γ_1A, γ_1B-globulin. Lancet 1964 I, 1193—1195. — FIREMAN, PH., JOHNSON, H. A., GITLIN, D.: Presence of plasma cells and γ_{1M}-globulin synthesis in a patient with thymic alymphoplasia. Pediatrics 37, 485—492 (1966). — FOLLETT, D. A., BATTISTO, J. R., BLOOM, B. R.: Tolerance to a defined chemical hapten produced in adult guinea pigs after thymectomy. Immunology 11, 73—76 (1966). — FORD, C. E.: Traffic of lymphoid cells in the body. In: Thymus. Experimental and Clinical Studies (eds. G. E. W. WOLSTENHOLME and R. PORTER), p. 131—152. London: Churchill 1966. — FRIEDMAN, H.: Absence of antibody plaque-forming cells in spleens of thymectomized mice immunized with sheep erythrocytes. Proc. Soc. exp. Biol. (N.Y.) 118, 1176—1180 (1965). — FULGINITI, V. A., HATHAWAY, W. E., PEARLMAN, D. S., BLACKBURN, W. R., GITHENS, J. H., CLAMAN, H. N., KEMPE, C. H.: Dissociation of delayed hypersensitivity in man. Report of two siblings with thymic dysplasia, lymphoid tissue depletion, and normal immunoglobulins. Lancet 1966 II, 5—8.

GAD, P., CLARK, G. L.: Involution and regeneration of the thymus in mice, induced by bacterial endotoxin and studied by quantitative histology and electron microscopy. Amer. J. Anat. 122, 573—606 (1968). — GALTON, M., REED, P. B.: Entry of lymph node cells into the normal thymus. Transplantation 4, 168—177 (1966). — GAUDECKER, B. VON: Elektronenmikroskopische Autoradiographie mit ³H-Thymidin an der Thymusrinde der Maus. Z. Zellforsch. 12, 281—294 (1966). — GEORGE, A. M. DI: Discussion of a paper by M. D. COOPER et al. J. Pediat. 67, 907 (1965). ~ Congenital absence of the thymus and its immunologic consequences: concurrence with congenital hypoparathyroidism. In: Immunologic Deficiency

Diseases in Man (eds. D. BERGSMA and R. A. GOOD), p. 116—121. U.S. Natl. Found. Original Article Series IV, 1968. — GESNER, B. M., GOWANS, J. L.: The fate of lethally irradiated mice given isologous and heterologous thoracic duct lymphocytes. Brit. J. exp. Path. **43**, 431—440 (1962). — GEWURZ, H., FINSTAD, J., MUSCHEL, L. H., GOOD, R. A.: Phylogenetic inquiry into the origins of the complement system. In: Phylogeny of Immunity (eds. R. T. SMITH, P. A. MIESCHER and R. A. GOOD), p. 105—117. Gainesville: The University of Florida Press 1966. — GITLIN, D., CRAIG, J. M.: The thymus and other lymphoid tissues in congenital agammaglobulinemia. I. Thymus alymphoplasia and lymphocytic hypoplasia and their relation to infection. Pediatrics **32**, 517—530 (1963). — GITLIN, D., ROSEN, F. S., JANEWAY, C. A.: The thymus and other lymphoid tissues in congenital agammaglobulinemia. II. Delayed hypersensitivity and homograft survival in a child with thymic alymphoplasia. Pediatrics **33**, 711—720 (1964). — GITLIN, D., VAWTER, G., CRAIG, J. M.: Thymic alymphoplasia and congenital aleukocytosis. Pediatrics **33**, 184—192 (1964). — GLANZMANN, E., RINIKER, P.: Essentielle Lymphocytophthise. Wien. med. Wschr. **100**, 35—36 (1950). — GLICK, B., CHANG, T. S., JAAP, R. G.: The bursa of Fabricius and antibody production. Poultry Sci. **35**, 224—225 (1956). — GOOD, R. A.: Discussion remark. In: Thymus. Experimental and Clinical Studies (eds. G. E. W. WOLSTENHOLME and R. PORTER), p. 468—475. London: Churchill 1966. — GOOD, R. A., CAIN, W. A., PEREY, D. Y., DENT, P. B., MEUWISSEN, H. J., RODEY, G. E., COOPER, M. D.: Studies on the nature of germinal centers. Adv. exp. Med. Biol. **5**, 33—47 (1969). — GOOD, R. A., COOPER, M. D., PETERSON, R. D. A., HOYER, J. R., GABRIELSEN, A. E.: Immunological deficiency diseases in man — relationship to disturbances of germinal center formation. In: Germinal Centers in Immune Responses (eds. H. COTTIER, N. ODARTCHENKO, R. SCHINDLER and C. C. CONGDON), p. 386—405. Berlin-Heidelberg-New York: Springer 1967. — GOOD, R. A., DALMASSO, A. P., MARTINEZ, C., ARCHER, O. K., PIERCE, J. C., PAPERMASTER, B. W.: The role of thymus in development of immunologic capacity in rabbits and mice. J. exp. Med. **116**, 773—795 (1962). — GOOD, R. A., FINSTAD, J.: The phylogenetic development of immune responses and the germinal center system. In: Germinal Centers in Immune Responses (eds. H. COTTIER, N. ODARTCHENKO, R. SCHINDLER and C. C. CONGDON), p. 4—27. Berlin-Heidelberg-New York: Springer 1967. — GOOD, R. A., FINSTAD, J., POLLARA, B., GABRIELSEN, A. E.: Morphologic studies on the evolution of the lymphoid tissues among the lower vertebrates. In: Phylogeny of Immunity (eds. R. T. SMITH, P. A. MIESCHER and R. A. GOOD), p. 149—168. Gainesville: The University of Florida Press 1966. — GOOD, R. A., GABRIELSEN, A. E. (eds.): The Thymus in Immunobiology. New York: Hoeber-Harper 1964. — GOOD, R. A., KELLY, W. D., RÖTSTEIN, J., VARCO, L. R.: Immunological deficiency diseases. Agammaglobulinemia, hypogammaglobulinemia, Hodgkin's disease, and sarcoidosis. Progr. Allergy **6**, 187—319 (1962). — GOOD, R. A., PAPERMASTER, B. W.: Ontogeny and phylogeny of adaptive immunity. Adv. Immunol. **4**, 1—115 (1964). — GOOD, R. A., VARCO, R. L.: Clinical and experimental study of agammaglobulinemia. J. Lancet **75**, 245—271 (1955). — GORDON, H. A.: Morphological and physiological characterization of germ free life. Ann. N.Y. Acad. Sci. **78**, 208—220 (1959). — GOWANS, J. L.: The recirculation of lymphocytes from blood to lymph in the rat. J. Physiol. (Lond.) **146**, 54—69 (1959). — GOWANS, J. L., KNIGHT, E. J.: The route of recirculation of lymphocytes in the rat. Proc. roy. Soc. London B **159**, 257—282 (1964). — GOWANS, J. L., McGREGOR, D. D.: The immunological activities of lymphocytes. Progr. Allergy **9**, 1—78 (1965). — GOWANS, J. L., McGREGOR, D. D., COWEN, D. M., FORD, C. E.: Initiation of immune responses by small lymphocytes. Nature (Lond.) **196**, 651—655 (1962). — GOWANS, J. L., UHR, J. W.: The carriage of immunological memory by small lymphocytes in the rat. J. exp. Med. **124**, 1017—1030 (1966). — GRÄSBECK, R., NORDMANN, C. T., CHAPELLE, A. DE LA: Mitogenic action of antileucocyte immune serum in peripheral leucocytes *in vitro*. Lancet **1963**II, 385—386. ~ The leukocyte-mitogenic effect of serum from rabbits immunized with human leukocytes. Acta med. scand., Suppl. **412**, 39—47 (1964). — GRAY, J. G., MONACO, A. P., WOOD, M. L., RUSSELL, P. S.: Studies on heterologous anti-lymphocyte serum in mice. I. *In vitro* and *in vivo* properties. J. Immunol. **96**, 217—228 (1966). — GREAVES, M. F., ROITT, I. M., ZAMUR, R., CARNAGHAN, R. B. A.: Effect of anti-lymphocyte serum on responses of human peripheral-blood lymphocytes to specific and non-specific stimulants *in vitro*. Lancet **1967**II, 1317—1319.

HÄSSIG, A., BOREL, J. F., AMMANN, P., THÖNI, M., BÜTLER, R.: Essentielle Hypokomplementämie. Path. Microbiol. **27**, 542—547 (1964). — HALL, J. G., MORRIS, B.: Effect of x-irradiation of the popliteal lymph node on its output of lymphocytes and immunological responsiveness. Lancet **1964**II, 1077—1080. ~ The origin of the cells in the efferent lymph from a single lymph node. J. exp. Med. **121**, 901—910 (1965). — HAMMAR, J. A.: Die normalmorphologische Thymusforschung im letzten Vierteljahrhundert. Analyse und Synthese nebst einigen Worten zu der Funktionsfrage. Leipzig: J. A. Barth 1936. — HAND, T., CASTER, P., LUCKEY, T. D.: Isolation of a thymus hormone, LSH. Biochem. biophys. Res. Commun. **26**, 18—23 (1967). — HANNA, M. G.: An autoradiographic study of the germinal center in the spleen white pulp during early intervals of the immune response. Lab. Invest. **13**, 95—104

(1964). — Harboe, M., Pande, H., Brandtzaeg, P., Tveter, K. J., Hjort, P. F.: Synthesis of donor type G-globulin following thymus transplantation in hypogammaglobulinemia with severe lymphopenia. Scand. J. Haemat. 3, 351—374 (1966). — Harris, C.: The lymphocyte-like cell in the marrow of rats. Blood 18, 691—701 (1961). — Harris, P. F., Kugler, J. H.: Transfusion of regenerating bone marrow into irradiated guinea pigs. In: The Lymphocyte in Immunology and Haemopoiesis (ed. J. M. Yoffey), p. 135—148. London: Arnold 1967. — Harris, T. N., Rhoads, J., Stokes, J.: A study of the role of the thymus and spleen in the formation of antibodies in the rabbit. J. Immunol. 58, 27—32 (1948). — Haworth, J. C., Hoogstraten, J., Taylor, H.: Thymic alymphoplasia. Arch. Dis. Child 42, 40—54 (1967). — Heiniger, H. J., Cottier, H., Hess, M., Stoner, R. D.: Zellkinetik der Plasmazellen mit Russell'schen Körperchen — autoradiographische Untersuchungen mit Hilfe von Thymidin-^{3}H an älteren Mäusen mit experimenteller chronischer Trichinosis. Schweiz. med. Wschr. 95, 1424—1426 (1965). — Heiniger, H. J., Riedwyl, H., Giger, H., Sordat, B., Cottier, H.: Ultrastructural differences between thymic and lymph node small lymphocytes in mice: nucleolar size and cytoplasmic volume. Blood 30, 288—300 (1967). — Hess, M. W.: Experimental thymectomy. Possibilities and limitations. Berlin-Heidelberg-New York: Springer 1968. — Hess, M. W., Cottier, H., Stoner, R. D.: Primary and secondary antitoxin responses in thymectomized mice. J. Immunol. 91, 425—430 (1963). — Hess, M. W., Stoner, R. D.: Further studies on antitoxin responses in neonatally thymectomized mice. Int. Arch. Allergy 30, 37—47 (1966). — Hess, M. W., Stoner, R. D., Cottier, H.: Growth characteristics of mouse thymus in the neonatal period. Nature (Lond.) 215, 426—428 (1967). — Higashi, O.: Congenital gigantism of peroxidase granules. Tohoku J. exp. Med. 59, 315—332 (1954). — Hinrichsen, K.: Autoradiographische Untersuchungen über die Aufnahme und Verteilung von Tritium-Thymidin im Thymus der Maus. Verh. anat. Ges. 59, 122—130 (1963). ~ Zellteilungen und Zellwanderungen im Thymus der erwachsenen Maus. Z. Zellforsch. 68, 427—444 (1965). — Hitzig, W. H., Barandun, S., Cottier, H.: Die schweizerische Form der Agammaglobulinämie. In: Ergebnisse der inneren Medizin und Kinderheilkunde (eds. L. Heilmeyer, A. F. Müller, A. Prader und R. Schoen), S. 80—154. Berlin-Heidelberg-New York: Springer 1968. — Hitzig, W. H., Biro, Z., Bosch, H., Huser, H. J.: Agammaglobulinämie und Alymphozytose mit Schwund des lymphatischen Gewebes. Helv. paediat. Acta 13, 551—558 (1958). — Hitzig, W. H., Cottier, H.: Das Antikörpermangelsyndrom. In: Die Plasmaproteine in der klinischen Medizin (ed. W. H. Hitzig), S. 142—178. Berlin-Göttingen-Heidelberg: Springer 1963. — Hitzig, W. H., Kay, H. E. M., Cottier, H.: Familial lymphopenia with agammaglobulinaemia. An attempt at treatment by implantation of foetal thymus. Lancet 1965 II, 151—154. — Hitzig, W. H., Willi, H.: Hereditäre lympho-plasmocytäre Dysgenesie („Alymphozytose mit Agammaglobulinämie"). Schweiz. med. Wschr. 91, 1626—1633 (1961). — Holmes, B., Page, A. R., Windhorst, D. B., Quie, P. G., White, J. G., Good, R. A.: Fatal granulomatous disease: A genetic defect of phygocytic function. In: Immunologic Deficiency Diseases in Man (ed. D. Bergsma), p. 433—439. U.S. Natl. Found. Original Article Series IV, 1968. — Holmes, M. C., Burnet, F. M.: Thymic changes in NZB mice and hybrids. In: Thymus. Experimental and Clinical Studies (eds. G. E. W. Wolstenholme and R. Porter), p. 381—398. London: Churchill 1966. — Holt, L. J., Ling, N. R., Standworth, D. R.: The effect of heterologous antisera and rheumatoid factor on the synthesis of DNA and protein by human peripheral lymphocytes. Immunochemistry 3, 359—372 (1966). — Hong, R., Good, R. A.: Limited heterogeneity of gammaglobulin in hypogammaglobulinemia. Science 156, 1102—1103 (1967). — Howie, J. B., Helyer, B. J.: The influence of neonatal thymectomy and thymus grafting on spontaneous auto-immune disease in mice. In: Thymus. Experimental and Clinical Studies (eds. G. E. W. Wolstenholme and R. Porter), p. 360—380. London: Churchill 1966. — Hoyer, J. R.: Mündl. Mitteilung (1968). — Hoyer, J. R., Cooper, M. D., Gabrielsen, A. E., Good, R. A.: Lymphopenic forms of congenital immunologic deficiency diseases. Medicine (Baltimore) 47, 201—226 (1968). — Huber, J., Cholnoky, P., Zoethout, H. E.: Congenital aplasia of parathyroid glands and thymus. Arch. Dis. Childh. 42, 190—192 (1967). — Hudson, G., Yoffey, J. M.: Interchange of lymphocytes between marrow and blood. In: The Lymphocytes in Immunology and Haemopoiesis (ed. J. M. Yoffey), p. 131—134. London: Arnold 1967. — Humphrey, J. H., Parrot, D. M. V., East, J.: Studies on globulin and antibody production in mice thymectomized at birth. Immunology 7, 419—439 (1964).

Isakovic, K., Jankovic, B. D.: Germinal centers and plasma cells in the thymus of the chicken. In: Germinal Centers in Immune Responses (eds. H. Cottier, N. Odartchenko, R. Schindler and C. C. Congdon), p. 379—382. Berlin-Heidelberg-New York: Springer 1967. — Ishidate, M., Metcalf, D.: The pattern of lymphopoiesis in the mouse thymus after cortisone administration or adrenalectomy. Austr. J. exp. Biol. med. Sci. 41, 637—649 (1963). — Izard, J.: Ultrastructure of the thymic reticulum of the guinea pig. Cytological aspects of the problem of thymic secretion. Anat. Rec. 155, 117—121 (1966).

James, K.: Some factors influencing the ability of anti-lymphocytic antibody to suppress humoral antibody formation. Clin. exp. Immunol. 2, 685—690 (1967). — James, K., Anderson, N. F.: Effect of anti-rat lymphocyte antibody on humoral antibody formation. Nature (Lond.) 213, 1195—1197 (1967). — James, K., Medawar, P. B.: Characterization of antilymphocytic antibody. Nature (Lond.) 214, 1052—1053 (1967). — Janett, A., Wagner, H. P., Jansen, C. R., Cottier, H., Cronkite, E. P.: Studies on lymphopoiesis. IV. A comparison of two approaches for the determination of the generation time in thoracic duct cells without detectable cytoplasmic differentiation. Europ. J. Cancer 2, 231—236 (1966). — Jankovic, B. D., Isakovic, K.: Suppression of homograft immunity in chickens grafted in ovo with allogeneic thymus. Nature (Lond.) 211, 93—94 (1966). — Jankovic, B. D., Waksman, B. H., Arnason, B. G.: Role of the thymus in immune reactions in rats. I. The immunologic response to bovine serum albumin (antibody formation, Arthus reactivity and delayed hypersensitivity) in rats thymectomized or splenectomized at various times after birth. J. exp. Med. 116, 159—175 (1962). — Jooste, S. V.: The effects of heterologous antilymphocytic antiserum in the late prenatal and early postnatal period in mice. Transplantation 6, 277—286 (1968).

Kadowaki, J. I., Zuelzer, W. W., Brough, A. J., Thompson, R. I., Woolley, P. V., Gruber, D.: XX/XY lymphoid chimaerism in congenital immunological deficiency syndrome with thymic alymphoplasia. Lancet 1965 II, 1152—1156. — Kalmutz, S. E.: Antibody production in the opossum embryo. Nature (Lond.) 193, 851—853 (1962). — Kalter, S. S., Ratner, I. A., Britton, H. A., Vice, T. E., Eugster, A. K., Rodriguez, A. R.: Wasting syndrome in thymectomized immature baboons (Papio species) after infection with adenovirus type 12. Nature (Lond.) 213, 610—612 (1967). — Kay, H. E. M., Playfair, J. H. L., Wolfendale, M., Hopper, P. K.: Development of the thymus in the human foetus and its relation to immunological potential. Nature (Lond.) 196, 238—240 (1962). — Keiser, G., Cottier, H., Bryant, B. J., Bond, V. P.: Origin and fate of bone marrow lymphoid cells of the dog. In: The Lymphocyte in Immunology and Haemopoiesis (ed. J. M. Yoffey), p. 149—159. London: Arnold 1967. — Kemenes, F., Pethes, G.: Further evidence for the role of the bursa of Fabricius in antibody production in chickens. Z. Immun.-Forsch. 125, 446—458 (1963). — Kennedy, J. C., Siminovitch, L., Till, J. E., McCullouch, E. A.: A transplantation assay for mouse cells responsive to antigenic stimulation by sheep erythrocytes. Proc. Soc. exp. Biol. (N.Y.) 120, 868—873 (1965). — Kennedy, J. C., Till, J. E., Siminovitch, L., McCullouch, E. A.: The proliferative capacity of antigen-sensitive precursors of hemolytic plaque-forming cells. J. Immunol. 96, 973—980 (1966). — Kim, Y. B., Bradley, S. G., Watson, D. W.: Ontogeny of the immune response. I. Development of immunoglobulins in germfree and conventional colostrum-deprived piglets. J. Immunol. 97, 52—63 (1966a). ~ Ontogeny of the immune response. II. Characterization of 19 SγG- and 7 SγG-immunoglobulins in the true primary and secondary responses in piglets. J. Immunol. 97, 189—196 (1966b). — Kindred, J. E.: A quantitative study of the hemopoietic organs of young albino rats. Amer. J. Anat. 67, 99—149 (1940). ~ A quantitative study of the hemopoietic organs of adult albino rats. Amer. J. Anat. 71, 207—243 (1942). — Klein, J. J., Goldstein, A. D., White, A.: Enhancement of in vivo incorporation of labeled precursors into DNA and total protein of mouse lymph nodes after administration of thymic extracts. Proc. nat. Acad. Sci. (Wash.) 53, 812—817 (1965). ~ Effects of the thymus lymphocytopoietic factor. Ann. N.Y. Acad. Sci. 135, 485—495 (1966). — Klemperer, M. R., Woodworth, H. C., Rosen, F. S., Austen, K. F.: Hereditary deficiency of the second component of complement (C′2) in man. J. clin. Invest. 45, 880—890 (1966). — Koburg, E.: Cell production and cell migration in the tonsil. In: Germinal Centers in Immune Responses (eds. H. Cottier, N. Odartchenko, R. Schindler and C. C. Congdon), p. 176—182. Berlin-Heidelberg-New York: Springer 1967. — Köbberling, G.: Autoradiographische Untersuchungen über Zellursprung und Zellwanderung in lymphatischen Organen fetaler und neugeborener Mäuse. Z. Zellforsch. 68, 631—659 (1965). — Koller, P. C., Davies, A. J. S., Leuchars, E., Wallis, V.: Studies on thymus grafts in irradiated mice: repopulation of the graft. In: The Lymphocyte in Immunology and Haemopoiesis (ed. T. M. Yoffey), p. 342—349. London: Arnold 1967. — Konda, S., Harris, R. N.: Effect of appendectomy and of thymectomy, with x-irradiation, on the production of antibodies to two protein antigens in young rabbits. J. Immunol. 97, 805—814 (1966). — Kostowiecki, M.: Germinal centers in the human thymus. Z. Zellforsch. 59, 790—803 (1963). ~ Are the germinal centers so rare in the human thymus? Z. mikr.-anat. Forsch. 71, 256—269 (1964). — Kritzler, R. A., Terner, J. Y., Lindenbaum, J., Magidson, J., Williams, R., Preisig, R., Phillips, G. B.: Chediak-Higashi syndrome. Cytologic and serum lipid observations in a case and family. Amer. J. Med. 36, 583—594 (1964).

Laissue, J., Hess, M. W., Stoner, R. D., Riedwyl, H., Cottier, H.: Regional disparity of germinal center development in neonatally thymectomized mice after stimulation with tetanus toxoid. Adv. exp. Med. Biol. 5, 285—292 (1969). — Lamy, M., Jammet, M. L., Martin, E., Dejoulx, B.: L'ataxie-télangiectasie. Arch. franç. Pédiat. 21, 645—659 (1964). — Landerman, N. S.: Hereditary angioneurotic edema. I. Case reports and review of literature.

J. Allergy **33**, 316—329 (1962). — La Via, M. F., Rowlands, D. T., Jr., Block, M.: Antibody formation in embryos. Science **140**, 1219—1220 (1963). — Leikin, S. L., Bazelon, M., Park, K. H.: *In vitro* lymphocyte transformation in ataxia-telangiectasia. J. Pediat. **68**, 477—478 (1966). — Lennert, K.: Lymphknoten — Cytologie und Lymphadenitis. In: Handbuch der speziellen pathologischen Anatomie und Histologie, Bd. I, 3A. Berlin-Göttingen-Heidelberg: Springer 1961. — Lennert, K., Caesar, R., Müller, H. K.: Electron microscopic studies of germinal centers in man. III. Ultrastructure of germinal centers. In: Germinal Centers in Immune Responses (eds. H. Cottier, N. Odartchenko, R. Schindler and C. C. Congdon), p. 49—59. Berlin-Heidelberg-New York: Springer 1967. — Leuchars, E., Davies, A. J. S., Wallis, V., Koller, P. C.: Further studies upon mitotic response of thymus-derived cells to antigenic stimulation. Ann. N.Y. Acad. Sci. **129**, 274—282 (1966). — Leuchars, E., Morgan, A., Davies, A. J. S., Wallis, V. J.: Thymus grafts in thymectomized and normal mice. Nature (Lond.) **214**, 801—802 (1967). — Levêque, B., Debauchez, C., Desbois, J.-C., Feingold, J., Barbet, J., Marie, J.: Les anomalies immunologiques et lymphocytaires dans le syndrome d'ataxie-télangiectasie. Ann. Pédiat. **42**, 2709—2725 (1966). — Levey, R. H., Medawar, P. B.: Some experiments on the action of antilymphoid antisera. Ann. N.Y. Acad. Sci. **129**, 164—177 (1966a). ~ Nature and mode of action of antilymphocyte antiserum. Proc. nat. Acad. Sci. (Wash.) **56**, 1130—1137 (1966b). ~ Further experiments on the action of antilymphocytic antiserum. Proc. Nat. Acad. Sci. (Wash.) **58**, 470—477 (1967). — Levey, R. H., Trainin, N., Law, L. W., Black, P. H., Rowe, W. P.: Lymphocytic choriomeningitis infection in neonatally thymectomized mice bearing diffusion chambers containing thymus. Science **142**, 483—485 (1963). — Leyten, R., Somer, P. de, Denys, P., Jr., Prinzie, P.: Effect of experimental viral infection in thymectomized rodents. Antonie v. Leeuwenhoek J. microbiol. serol. **31**, 145—152 (1965). — Liden, St., Linna, J.: Local labelling of lymph nodes with tritiated thymidine. Acta path. microbiol. scand. **65**, 173—184 (1965). — Linna, J., Stillström, J.: Migration of cells from the thymus to the spleen in young guinea pigs. Acta path. microbiol. scand. **68**, 465—475 (1966). — Linna, T. J.: Transport of tritium-labelled DNA from the thymus to other lymphoid organs in rabbits under normal condition and after administration of endotoxin. Int. Arch. Allergy **31**, 313—337 (1967). ~ Cell migration from the thymus to other lymphoid organs in hamsters of different ages. Blood **31**, 727—746 (1968). — Linna, T. J., Brenning, T., Hemmingsson, E.: Lymphoid cell migration and germinal centers. Adv. exp. Med. Biol. **5**, 133—142 (1969). — Lischner, H. W., Dacou, C., George, A. M. di: Normal lymphocyte transfer (NLT) test: negative response in a patient with congenital absence of the thymus. Transplantation **5**, 555—557 (1967). — Lischner, H. W., Punnett, H. R., George, A. M. di: Lymphocytes in congenital absence of the thymus. Nature (Lond.) **214**, 580—582 (1967). — Little, J. R., Brecher, G., Bradley, T. R., Rose, S.: Determination of lymphocyte turnover by continuous infusion of ^{3}H-thymidine. Blood **19**, 236—242 (1962). — Louis-Bar, E.: Sur un syndrome progressif comprenant des télangiectasies capillaires cutanées et conjonctivales symétriques, à disposition naevoide et des troubles cérébelleux. Confin. neurol. (Basel) **4**, 32—42 (1941/42).

MacLean, L. D., Zak, S. J., Varko, R. L., Good, R. A.: The role of the thymus in antibody production: An experimental study of immune response in thymectomized rabbits. Transplant. Bull. **4**, 21—22 (1957). — Makinodan, T., Peterson, W. J.: Growth and senescence of the primary antibody-forming potential of the spleen. J. Immunol. **93**, 886—896 (1965). ~ Secondary antibody-forming potential of mice in relation to age — its significance in senescence. Develop. Biology **14**, 96—111 (1966a). ~ Further studies on the secondary antibody-forming potential of juvenile, young adult, adult and aged mice. Develop. Biol. **14**, 112—129 (1966b). — Marchalonis, J. J., Edelman, G. M.: Phylogenetic origins of antibody structure. I. Multichain structure of immunoglobulins in the smooth dogfish (*Mustelus canis*). J. exp. Med. **122**, 601—618 (1965). ~ Phylogenic origins of antibody structure. III. Antibodies in the primary immune response of the sea lamprey, *Petromyzon marinus*. J. exp. Med. **127**, 891—914 (1968). — Matsaniotis, N., Apostolopoulou, E., Vlachos, J.: Thymic alymphocytosis. Report of a case with normal Peyer's patches. J. Pediat. **69**, 576—582 (1966). — Mauri, C., Silingardi, V.: A cytological and cytochemical study of Chediak's leukocytic anomaly. Acta haemat. (Basel) **32**, 114—126 (1964). — Maximow, A.: Untersuchungen über Blut und Bindegewebe. II. Über die Histogenese des Thymus bei Säugetieren. Arch. mikr. Anat. **74**, 525—621 (1909). — McGregor, D. D.: Bone marrow origin of immunologically competent lymphocytes in the rat. J. exp. Med. **127**, 953—966 (1968). — McGregor, D. D., Gowans, J. L.: The antibody response of rats depleted of lymphocytes by chronic drainage from the thoracic duct. J. exp. Med. **117**, 303—320 (1963). ~ Survival of homografts of skin in rats depleted of lymphocytes by chronic drainage from the thoracic duct. Lancet **1964I**, 629—632. — McIntire, K. R., Sell, S., Miller, J. F. A. P.: Pathogenesis of the post-neonatal thymectomy wasting syndrome. Nature (Lond.) **204**, 151—155 (1964). — McKusick, V. A., Cross, H. E.: Ataxia-telangiectasia and Swiss-type agammaglobulinemia. Two genetic disorders of the immune mechanism in related Amish sibships. J. Amer. med. Ass. **195**,

739—745 (1966). — METCALF, D.: The thymic origin of the plasma lymphocytosis stimulating factor. Brit. J. Cancer 10, 442—457 (1956). ~ Functional interactions between the thymus and other organs. In: The Thymus (eds. V. DEFENDI and D. METCALF), p. 53—72. Philadelphia: The Wistar Institute Press 1964. ~ Delayed effect of thymectomy in adult life on immunological competence. Nature (Lond.) 208, 1336 (1965). ~ The Thymus. Berlin-Heidelberg-New York: Springer 1966a. ~ The nature and regulation of lymphopoiesis in the normal and neoplastic thymus. In: Thymus. Experimental and Clinical Studies (eds. G. E. W. WOLSTENHOLME and R. PORTER), p. 242—263. London: Churchill 1966b. — METCALF, D., BRUMBY, M.: The role of the thymus in the ontogeny of the immune system. J. cell. Physiol. 67 (Suppl. 1), 149—168 (1966). — METCALF, D., WAKONIG-VAARTAJA, R.: Stem cell replacement in normal thymus grafts. Proc. Soc. exp. Biol. (N.Y.) 115, 731—735 (1964). — MEUWISSEN, H. J., ALTEN, P. J. VAN, BACH, F. H., GOOD, R. A.: Influence of thymus and bursa on in vitro lymphocyte function. In: Immunologic Deficiency Diseases in Man (eds. D. BERGSMA and R. A. GOOD), p. 253—256. U.S. Natl. Found. Original Article Series IV (1968). — MEYER, K., RAO, M. A., ASPINALL, R. L.: Inhibition of the development of the bursa of Fabricius in the embryo of the common fowl by 19-nortestosterone. Endocrinology 64, 890—897 (1959). — MICHALKE, W. D., HESS, M. W., RIEDWYL, H., STONER, R. D., COTTIER, H.: Thymic lymphopoiesis and cell loss in newborn mice. Blood 33, 541—554 (1969). — MICKLEM, H. S.: Effect of phytohemagglutinin-M (PHA) on the spleen-colony-forming capacity of mouse lymph node and blood cells. Transplantation 4, 732—741 (1966). — MICKLEM, H. S., FORD, C. E., EVANS, E. P., GRAY, J.: Interrelation-ships of myeloid and lymphoid cells: Studies with chromosome-marked cells transfused into lethally irradiated mice. Proc. roy. Soc. B 165, 78—102 (1966). — MILANESI, S.: Intercellular junctions in lymph node follicles of various species. Proc. 6th Intl. Congr. Electron Microscopy, Kyoto 1966. — MILLER, J. F. A. P.: Immunological function of the thymus. Lancet 1961 II, 748—749. ~ Immunological significance of the thymus of the adult mouse. Nature (Lond.) 195, 1318—1319 (1962). ~ Tolerance in the thymectomized animal. C. R. Coll. internat. CNRS 116, 47—73 (1963). ~ The thymus and the development of immunologic responsiveness. Science 144, 1544—1551 (1964). ~ Effect of thymectomy in adult mice on immunological responsiveness. Nature (Lond.) 208, 1337—1338 (1965). — MILLER, J. F. A. P., BURGH, P. M. DE, GRANT, G. A.: Thymus and the production of antibody-plaque-forming cells. Nature (Lond.) 208, 1332—1334 (1965). — MILLER, J. F. A. P., DOAK, S. M. A., CROSS, A. M.: Role of the thymus in recovery of the immune mechanism in the irradiated adult mouse. Proc. Soc. exp. Biol. (N.Y.) 112, 785—792 (1963). — MILLER, J. F. A. P., DUKOR, P.: Die Biologie des Thymus nach dem heutigen Stand der Forschung. Basel-New York: Karger 1964. — MILLER, J. F. A. P., DUKOR, P., GRANT, G., SINCLAIR, N. R. S. C., SACQUET, E.: The immunological responsiveness of germ-free mice thymectomized at birth. Clin. exp. Immunol. 2, 531—542 (1967). — MILLER, J. F. A. P., MITCHELL, G. F.: The thymus and the precursors of antigen reactive cells. Nature (Lond.) 216, 659—663 (1967). — MILLER, J. F. A. P., MITCHELL, G. F., WEISS, N. S.: Cellular basis of the immunological defects in thymectomized mice. Nature (Lond.) 214, 992—997 (1967). — MILLER, J. F. A. P., OSOBA, D.: Current concepts of the immunological function of the thymus. Physiol. Rev. 47, 437—520 (1967). — MILLIKEN, P. D.: The white pulp of the human spleen in three dimensions, and its relation to immunologic function. Adv. exp. Biol. Med. 5, 57—63 (1969). — MONACO, A. P., WOOD, M. L., GRAY, J. G., RUSSELL, P. S.: Studies on heterologous anti-lymphocyte serum in mice. II. Effect on the immune response. J. Immunol. 96, 229—238 (1966). — MOORE, M. A. S., OWEN, J. J.: Experimental studies on the development of the thymus. J. exp. Med. 126, 715—726 (1967). — MORRIS, B.: Migration intratissulaire des lymphocytes du mouton. Nouv. Rev. franç. Hémat. 8, 525—534 (1968a). ~ The significance of free floating cells of lymph in immunological reactions. Proc. 2nd Intl. Conf. Soc. Lymphology Miami, 1968b. — MUELLER, A. P., WOLFE, H. R., COTE, W. P.: Antibody studies in hormonally and surgically bursectomized chickens. In: The Thymus in Immunobiology (eds. R. A. GOOD and A. E. GABRIELSEN), p. 359—373. New York: Hoeber-Harper 1964. — MUELLER, A. P., WOLFE, H. R., MEYER, R. K.: Precipitin production in chickens. XXI. Antibody production in bursectomized chickens and in chickens injected with 19-nortestosterone on the 5th day of incubation. J. Immunol. 85, 172—179 (1960).

NAKAMURA, K., METCALF, D.: Quantitative cytological studies on thymic lymphoid cells in normal, preleukaemic and leukaemic mice. Brit. J. Cancer 15, 306—315 (1961). — NASPITZ, C. K., RICHTER, M.: The action of phytohemagglutinin in vivo and in vitro, a review. Progr. Allergy 12, 1—85 (1968). — NELSON, D. S.: Macrophages and Immunity. Amsterdam-London: North-Holland 1969. — NETTESHEIM, P., MAKINODAN, T.: Differentiation of lymphocytes undergoing an immune response in diffusion chambers. J. Immunol. 94, 868—876 (1965). — NEZELOF, C.: Thymic dysplasia with normal immunoglobulins and immunologic deficiency: pure alymphocytosis. In: Immunologic Deficiency Diseases in man (eds. D. BERGSMA and R. A. GOOD), p. 104—112. U.S. Natl. Found. Original Article Series IV (1968). — NEZELOF, C., JAMMET, M. L., LORTHOLARY, P., LABRUNE, B., LAMY, M.: L'hypoplasie héréditaire du thymus: sa place et sa responsabilité dans une observation d'aplasie lymphocytaire normoplasmacytaire et normoglobulinémique du nourrisson. Arch. franç. Pédiat. **21**, 897—920 (1964). — Nossal, G. J. V., Gorrie, J.: Studies of the emigration of thymic cells in young guinea pigs. In: The Thymus in Immunobiology (eds. R. A. Good and A. E. Gabrielsen), p. 288—290. New York: Hoeber-Harper 1964.

Okuyama, S.: Immunological status of chickens with neonatal thymectomy and bursectomy. II. Serological aspects of thymectomy and bursectomy in chickens. B. Specific antibody production in chickens with neonatal thymectomy and bursectomy. Sci. Rep. Res. Inst. Tohoku Univ. C **12**, 293—296 (1965a). ~ Immunological status of chickens with neonatal thymectomy and bursectomy. III. Delayed hypersensitivity in chickens with neonatal thymectomy and bursectomy. Sci. Rep. Res. Inst. Tohoku Univ. C **12**, 297—302 (1965b). — Oppenheim, J. J., Barlow, M., Waldmann, T. A., Block, J. B.: Impaired *in vitro* lymphocyte transformation in patients with ataxiatelangiectasia. Brit. med. J. **1966** II, 330—333. — Osler, W.: Hereditary angioneurotic oedema. Amer. J. med. Sci. **95**, 362—367 (1888). — Osmond, D. G.: Lymphocyte production in the bone marrow: radioautographic studies in polycythaemic guinea pigs. In: The Lymphocyte in Immunology and Haemopoiesis (ed. J. M. Yoffey), p. 120—130. London: Arnold 1967. — Osoba, D.: The functions of the thymus. Canad. med. Ass. J. **94**, 488—497 (1966). — Owen, J. J. T.: Ontogenesis of immunobiological systems. Dieser Band. — Owen, J. J. T., Ritter, M. A.: Tissue interaction in the development of thymus lymphocytes. J. exp. Med. **129**, 431—442 (1969).

Page, A., Good, R. A.: Studies on cyclic neutropenia — a clinical and experimental investigation. Amer. J. Dis. Child. **94**, 623—661 (1957). — Page, A. R., Berendes, H., Warner, J., Good, R. A.: The Chediak-Higashi syndrome. Blood **20**, 330—343 (1962). — Papermaster, B. W., Condie, R. M., Good, R. A.: Immune response in the California hagfish. Nature (Lond.) **196**, 355—357 (1962). — Papermaster, B. W., Condie, R. M., Finstad, J., Good, R. A.: Evolution of the immune response. I. The phylogenetic development of adaptive immunologic responsiveness in vertebrates. J. exp. Med. **119**, 105—130 (1964). — Papermaster, B. W., Friedman, D. I., Good, R. A.: Relationship of the bursa of Fabricius to immunologic responsiveness and homograft immunity in the chicken. Proc. Soc. exp. Biol. (N.Y.) **110**, 62—64 (1962). — Parrot, D. M. V.: Strain variation in mortality and runt disease in mice thymectomized at birth. Transplant. Bull. **29**, 102—104 (1962). ~ The integrity of the germinal center: An investigation of the differential localization of labeled cells in lymphoid organs. In: Germinal Centers in Immune Responses (eds. H. Cottier, N. Odartchenko, R. Schindler and C. C. Congdon), p. 168—175. Berlin-Heidelberg-New York: Springer 1967. — Parrot, D. M. V., East, J.: Studies on a fatal wasting syndrome in mice thymectomized at birth. In: The Thymus in Immunobiology (eds. R. A. Good and A. E. Gabrielsen), p. 523—540. New York: Hoeber-Harper 1964. — Parrot, D. M. V., Sousa, M. A. B. de: Changes in the thymus-dependent areas of lymph nodes after immunological stimulation. Nature (Lond.) **212**, 1316—1317 (1966). — Parrot, D. M. V., Sousa, M. A. B. de, East, J.: Thymus-dependent areas in the lymphoid organs of neonatally thymectomized mice. J. exp. Med. **123**, 191—204 (1966). — Peterson, R. D. A., Cooper, M. D., Good, R. A.: The pathogenesis of immunologic deficiency diseases. Amer. J. Med. **38**, 579—604 (1965). ~ Lymphoid tissue abnormalities associated with ataxia-telangiectasia. Amer. J. Med. **41**, 342—359 (1966). — Peterson, R. D. A., Good, R. A.: Morphologic and developmental differences between the cells of the chicken's thymus and bursa of Fabricius. Blood **26**, 269—280 (1965). ~ Ataxia-telangiectasia. In: Immunologic Deficiency Diseases in Man (eds. D. Bergsma and R. A. Good), p. 370—374. U.S. Natl. Found. Original Article Series IV (1968). — Peterson, R. D. A., Kelly, W. D., Good, R. A.: Ataxia-telangiectasia. Its association with a defective thymus, immunological deficiency disease and malignancy. Lancet **1964** I, 1189—1193. — Phillips, J. H.: Antibody-like materials of marine invertebrates. Ann. N.Y. Acad. Sci. **90**, 760—769 (1960). — Pichlmayr, R.: Herstellung und Wirkung heterologer Antihundelymphozytenseren. Z. ges. exp. Med. **143**, 161–226 (1967). — Pierpaoli, W., Sorkin, E.: Relationship between thymus and hypophysis. Nature (Lond.) **215**, 834—837 (1967) ~ Relationship between developmental hormones, the thymus, and immunological capacity. Adv. exp. Med. Biol. **5**, 397—401 (1969). — Pollara, B., Finstad, J., Good, R. A.: Specific immunoglobulin synthesis in lower vertebrates lacking germinal centers. Adv. exp. Med. Biol. **5**, 1—8 (1969).

Radl, J., Masopust, J., Houstek, J., Hrodek, O.: Paraproteinemia and unusual dys-globulinaemia in a case of Wiskott-Aldrich syndrome. An immunochemical study. Arch. Dis. Childh. **42**, 608—614 (1967). — Ramseier, H.: Die Transplantationsreaktion als zelluläre Immunität. Basel-New York: Karger 1969. — Rieke, W. O.: Lymphocytes from thymectomized rats: immunologic, proliferative, and metabolic properties. Science **152**, 535—538 (1966). — Rieke, W. O., Schwarz, M. R.: The proliferative and immunologic potential of thoracic duct lymphocytes from normal and thymectomized rats. In: The Lymphocyte in Immunology and Haemopoiesis (ed. J. M. Yoffey), p. 224—233. London: Arnold 1967. —

ROBINSON, S. H., BRECHER, G., LOURIE, I. S., HALEY, J. E.: Leukocyte labeling in rats during and after continuous infusion of tritiated thymidine: implications for lymphocyte longevity and DNA reutilization. Blood 26, 281—295 (1965). — ROOSA, R. A., WILSON, D. B., DEFENDI, V.: Effect of thymectomy on hamsters. Proc. Soc. exp. Biol. (N.Y.) 118, 584—590 (1965). — ROSEN, F. S., CHARACHE, P., PENSKY, J., DONALDSON, V.: Hereditary angioneurotic edema: Two genetic variants. Science 148, 957—958 (1965). — ROSEN, F. S., CRAIG, J. M., VAWTER, G., JANEWAY, C. A.: The dysgammaglobulinemias and X-linked thymic hypoplasia. In: Immunologic Deficiency Diseases in Man (eds. D. BERGSMA and R. A. GOOD), p. 67—70. U.S. Natl. Found. Original Article Series IV (1968). — ROSEN, F. S., GITLIN, D., JANEWAY, C. A.: Alymphocytosis, agammaglobulinemia, homografts and delayed hypersensitivity: study of a case. Lancet 1962 II, 380—381. — ROSEN, F. S., KEVY, S. V., MERLER, E., JANEWAY, C. A., GITLIN, D.: Recurrent bacterial infections and dysgammaglobulinemia: Deficiency of the 7 S gammaglobulin in the presence of elevated 19 S gammaglobulins. Pediatrics 28, 182—195 (1961). — ROSENTHAL, I. M., MARKOWITZ, A. S., MEDENIS, R.: Immunologic incompetence in ataxia-telangiectasia. Amer. J. Dis. Child. 110, 69—75 (1965). — RUSSELL, D. S., MONACO, A. P.: Heterologous antilymphocyte sera and some of their effects. Transplantation 5, 1086—1099 (1967). — RUTH, R. F.: Ontogeny of the blood cells. Fed. Proc. 19, 579—585 (1960).

SACREZ, R., WILLARD, D., BEAUVAIS, P., KORN, R.: Etude des troubles digestifs et respiratoires dans un cas de lymphocytophtisie du nourrisson. Arch. franç. Pédiat. 20, 401—416 (1963). — SADAN, N., YAFFE, D., ROZENSZAJN, L., ADAR, H., SOROKER, B., EFRATI, P.: Cytochemical and genetic studies in four cases of Chediak-Higashi-Steinbrinck syndrome. Acta haemat. (Basel) 34, 20—29 (1965). — SALKIND, J.: Contributions histologiques à la biologie comparée du thymus. Arch. Zool. exp. 55, 81—322 (1915). — SALVIN, S. B., PETERSON, R. D. A., GOOD, R. A.: The role of the thymus in resistance to infection and endotoxin toxicity. J. Lab. Clin. Med. 65, 1004—1022 (1965). — SANDERS, A. G., FLOREY, H. W.: The effects of the removal of lymphoid tissue. Brit. J. exp. Path. 21, 275—287 (1940). — SANEL, F.: Ultrastructure of differentiating cells during thymus histogenesis. Z. Zellforsch. 83, 8—29 (1967). — SCHAEDELI, J., COTTIER, H., HESS, M. W., STONER, R. D.: Nicht publizierte Befunde (1969). — SCHÄR, H., ROOS, B., COTTIER, H.: Nicht publizierte Befunde (1968). — SCHINCKEL, P. G., FERGUSON, K. A.: Skin transplantation in the foetal lamb. Austr. J. biol. Sci. 6, 533—548 (1953). — SCHOOLEY, J. C., KELLY, L. S.: The thymus in lymphocyte production. Fed. Proc. 20, 71 (1961) (abstract). ~ Influence of the thymus on the output of thoracic-duct lymphocytes. In: The Thymus in Immunobiology (eds. R. A. GOOD and A. E. GABRIELSEN), p. 236—253. New York: Hoeber-Harper 1964. — SCHOOLEY, J. C., SHREWSBURY, M. M.: The thymus and the recirculating lymphocyte pool. In: The Lymphocyte in Immunology and Haemopoiesis (ed. J. M. YOFFEY), p. 366—376. London: Arnold 1967. — SHERMAN, J. D., ADNER, M. M., DAMESHEK, W.: Effect of thymectomy on the golden hamster (Mesocricetus auratus). I. Wasting disease. Blood 22, 252—271 (1963). ~ Effect of thymectomy on the golden hamster (Mesocricetus auratus). II. Studies of the immune response in thymectomized and splenectomized non-wasted animals. Blood 23, 375—388 (1964). — SIGEL, M. M., CLEM, L. W.: Immunological response of an elasmobranch to human influenza virus. Nature (Lond.) 197, 315—316 (1963). — SILVERSTEIN, A. M.: Essential hypocomplementemia. Report of a case. Blood 16, 1338—1341 (1960). ~ Ontogeny of the immune response. Science 144, 1423—1428 (1964). — SILVERSTEIN, A. M., KRANER, K. L.: Studies on the ontogenesis of the immune response. In: Molecular and Cellular Basis of Antibody Formation (ed. J. STERZL), p. 341—348. Prague-New York-London: Academic Press 1965. — SIPE, C. R., CHANANA, A. D., CRONKITE, E. P., JOEL, D. D., SCHIFFER, L. M.: Studies on lymphopoiesis. VII. Size distribution of bovine thoracic duct lymphocytes. Proc. Soc. exp. Biol. (N.Y.) 123, 158—161 (1966). — SLJIVIC, V. S., PETROVIC, M. Z.: Antibody response of thymectomized rats after local irradiation of the spleen. Nature (Lond.) 215, 868—869 (1967). — SLONECKER, C. E., RIEKE, W. O.: Protein production by lymph node cells of rats stimulated with pertussis vaccine. Nature (Lond.) 207, 729—730 (1965). ~ Protein and nucleic acid synthesis in lymph node cells of thymectomized rats undergoing a primary immune response. Nature (Lond.) 214, 289—291 (1967). — SLONECKER, C. E., SORDAT, B., HESS, M. W.: Lymphatic drainage of thymic lymphocytes in mice. Adv. exp. Med. Biol. 5, 125—132 (1969). — SMITH, C.: Studies on the thymus of the mammal. XIV. Histology and histochemistry of embryonic and early postnatal thymuses of C57 BL/6 and AKR strain mice. Amer. J. Anat. 116, 611—630 (1965). — SMITH, R. T., BRIDGES, R. A.: Immunological unresponsiveness in rabbits produced by neonatal injection of defined antigens. J. exp. Med. 108, 227—250 (1958). — SOMER, P. DE, DENYS, P., JR., LEYTEN, R.: Activity of a non-cellular calf thymus extract in normal and thymectomized mice. Life Sci. 11, 810—819 (1963). — SORDAT, B., MOSER, R., GERBER, H., COTTIER, H.: Differentiation pathway within germinal centers of human tonsils. Adv. exp. Med. Biol. 5, 73—82 (1969). — SOUSA, M. A. B. DE, PARROT, D. M. V.: The definition of a germinal center area as distinct from the thymus-dependent area in the lymphoid tissue of the mouse. In: Germinal Centers in Immune Responses (eds. H. Cottier, N. Odar-tchenko, R. Schindler and C. C. Congdon), p. 361—370. Berlin-Heidelberg-New York: Springer 1967. — South, M. A., Cooper, M. D., Wollheim, F. A., Good, R. A.: The IgA system. II. The clinical significance of IgA deficiency: studies in patients with agam-maglobulinemia and ataxiatelangiectasia. Amer. J. Med. 44, 168—178 (1968). — Stan-ley, N. F., Waring, H., Yadav, M.: Discussion remark. In: Thymus. Experimental and Clinical Studies (eds. G. E. W. Wolstenholme and R. Porter), p. 207—210. London: Churchill 1966. — Steinbrinck, W.: Über eine neue Granulations-Anomalie der Leukocyten. Dtsch. Arch. klin. Med. 193, 577—581 (1948). — Sterzl, J., Silverstein, A. M.: Develop-mental aspects of immunity. Adv. Immunol. 6, 337—459 (1967). — Stoelinga, G. B. A.: Dysimmunoglobulinaemie bij kinderen. Nijmegen: Centrale Drukkerij N.V. 1966. — Stöhr, P.: Über die Natur der Thymus-Elemente. Anat. H. (1. Abt.) 41, 109—127 (1910). — Stoner, R. D., Bond, V. P.: Antibody formation by transplanted bone marrow, spleen, lymph nodes, and thymus cells in irradiated recipients. J. Immunol. 91, 185—196 (1963). — Stoner, R. D., Cottier, H., Sipe, C. R., Chanana, A. D., Joel, D., Cronkite, E. P.: The effects of extracorporeal irradiation of circulating blood and thoracic duct lymph on tetanus antitoxin responses in calves. Radiat. Res. 37, 539—550 (1969). — Stoner, R. D., Hale, W. M.: Antibody production by thymus and Peyer's patches intraocular transplants. J. Immunol. 75, 203—208 (1955). — Strauss, A. J. L., Geld, H. W. R. van der: The thymus and human disease with auto-immune concomitants, with special reference to myasthenia gravis. In: Thymus. Experimental and Clinical Studies (eds. G. E. W. Wolstenholme and R. Porter), p. 416—448. London: Churchill 1966. — Sutherland, D. E. R., Archer, O. K., Good, R. A.: The role of the appendix in development of immunologic capacity. Proc. Soc. exp. Biol. (N.Y.) 115, 673—676 (1964). — Swartzendruber, D. C.: Desmosomes in germinal centers of mouse spleen. Exp. Cell Res. 40, 429—432 (1965). — Swartzendruber, D. C., Congdon, C. C.: Electron microscopic observations on tingible body macrophages in mouse spleen. J. Cell Biol. 19, 641—646 (1963). — Swartzendruber, D. C., Hanna, M. G., Jr.: Electron micro-scopic autoradiography of germinal center cells in mouse spleen. J. Cell Biol. 25, 109—119 (1965). — Szenberg, A., Warner, N. L.: Dissociation of immunological responsiveness in fowls with a hormonally arrested development of lymphoid tissue. Nature (Lond.) 194, 146 (1962).

Taitz, L. S., Zarate-Salvador, C., Schwartz, E.: Congenital absence of the parathyroid and thymus glands in an infant (III and IV pharyngeal pouch syndrome). Pediatrics 38, 412—418 (1966). — Takeya, K., Nomoto, K.: Development of immunological capacities in normal and thymectomized mice. Nature (Lond.) 208, 1248—1249 (1967). — Taylor, R. B.: Decay of immunological responsiveness after thymectomy in adult life. Nature (Lond.) 208, 1334—1335 (1965). — Tesseraux, H.: Physiologie und Pathologie des Thymus, unter beson-derer Berücksichtigung der pathologischen Morphologie. Leipzig: Barth 1953. — Thieffry, S., Arthuis, M., Aicardi, J., Lyon, G.: L'ataxie-télangiectasie. Rev. neurol. 105, 390—405 (1961). — Thorbecke, G. J., Cohen, M. W.: Immunological competence and responsiveness of the thymus. In: The Thymus (eds. V. Defendi and D. Metcalf), p. 33—40. Philadelphia: The Wistar Institute Press 1964. — Tobler, R., Cottier, H.: Familiäre Lymphopenie mit Agammaglobulinämie und schwerer Monoliasis. Helv. paediat. Acta 13, 313—338 (1958). — Trainin, N., Bejerano, A., Strahilevitch, M., Goldring, D., Small, M.: A thymic factor preventing wasting and influencing lymphopoiesis in mice. Israel J. med. Sci. 2, 549—559 (1966). — Tridente, G., Bekkum, D. W. van: Effect of antilymphocyte serum on mouse lymphoid tissues in vivo and in vitro. Adv. exp. Med. Biol. 5, 371—386 (1969). — Turk, J. L., Willoughby, D. A.: Central and peripheral effects of antilymphocyte sera. Lancet 1967 II, 249—251.

Vaal, O. M. de, Seynhaeve, V.: Reticular dysgenesia. Lancet 1959 II, 1123—1125. — Vries, M. J. de, Dooren, L. J., Cleton, F. J.: Graft-versus-host or autoimmune lesions in the Swiss type of agammaglobulinemia: their relation to a deficient development of the thymic epithelium. In: Immunologic Deficiency Diseases in Man (eds. D. Bergsma and R. A. Good), p. 173—187. U.S. Natl. Found. Original Article Series IV (1968).

Waksman, B. H.: The local reaction of cellular hypersensitivity. Ann. N.Y. Acad. Sci. 116, 1045—1051 (1964). — Waksman, B. H., Arbouys, S., Arnason, B. G.: The use of specific "lymphocyte" antisera to inhibit hypersensitive reactions of the delayed type. J. exp. Med. 114, 997—1022 (1961). — Warner, N. L., Szenberg, A.: Immunological reactivity of bursa-less chickens in graft vs. host reactions. Nature (Lond.) 199, 43—44 (1963). ~ Immunologic studies on hormonally bursectomized and surgically thymectomized chickens: Dissociation of immunologic responsiveness. In: The Thymus in Immunobiology (eds. R. A. Good and A. E. Gabrielsen), p. 395—411. New York: Hoeber-Harper 1964. — Warner, N. L., Szenberg, A., Burnet, F. M.: The immunological role of different lymphoid organs in the chicken. I. Dissociation of immunological responsiveness. Aust. J. exp. biol. med. Sci. 40, 373—387 (1962). — Weakley, B. S., Patt, D. I., Shepro, D.: Ultrastructure of the fetal thymus in the golden hamster. J. Morph. 115, 319—335 (1964). — WEBER, W. T.: The *in vitro* response of thymic lymphocytes of the pig to phytohaemagglutinin. J. Cell Physiol. 67, 285—299 (1966). — WEISSMAN, I. L.: Thymus cell migration. J. exp. Med. 126, 291—304 (1967). — WILLIAMS, G. M.: Antigen localization in lymphopenic states. I. Localization pattern following chronic thoracic duct drainage. Immunology 11, 467—474 (1966). — WILSON, R., SJODIN, K., BEALMEAR, M.: The absence of wasting in thymectomized germfree (axenic) mice. Proc. Soc. exp. Biol. (N.Y.) 117, 237—239 (1964). — WINDHORST, D. B., WHITE, J. G., DENT, P. B., DECKER, J., GOOD, R. A.: Defective defense associated with genetic disease of subcellular organelles. In: Immunologic Deficiency Diseases in Man (eds. D. BERGSMA and R. A. GOOD), p. 424—432. U.S. Natl. Found. Original Article Series IV (1968). — WINDHORST, D. B., WHITE, J. G., ZELICKSON, A. S., CLAWSON, C. C., DENT, P. B., POLLARA, B., GOOD, R. A.: The Chediak-Higashi anomaly and the Aleutian trait in mink-homologous defects of lysosomal structure. Ann. N.Y. Acad. Sci. 155, 818—846 (1968). — WINKELSTEIN, A., CRADDOCK, C. G.: Comparative response of normal human thymus and lymph node cells to phytohemagglutinin in culture. Blood 29, 594—607 (1967). — WISKOTT, A.: Familiärer, angeborener Morbus Werlhofii? Mschr. Kinderheilk. 68, 212—216 (1937). — WOLSTENHOLME, G. E. W., PORTER, R. (eds.): The Thymus. Experimental and Clinical Studies. Ciba symposium. London: Churchill 1966. — WOODRUFF, M. F. A., ANDERSON, N. F., ABAZA, H. M.: Experiments with antilymphocytic serum. In: The Lymphocyte in Immunology and Haemopoiesis (ed. J. M. YOFFEY), p. 286—291. London: Arnold 1967. — WOODS, R., LINNA, J.: The transport of cells from the bursa of Fabricius to the spleen and the thymus. Acta path. microbiol. scand. 64, 470—476 (1965).

YOFFEY, J. M.: The lymphomyeloid complex. In: Ciba Foundation Symposium on Haemopoiesis (eds. G. E. W. WOLSTENHOLME and M. O'CONNOR), p. 1—36. London: Churchill 1960. ~ The lymphocyte. Amer. Rev. Med. 15, 125—148 (1964). ~ The fourth circulation. In: The Lymphocyte in Immunology and Haemopoiesis (ed. J. M. YOFFEY), p. 1—10. London: Arnold 1967. — YOFFEY, J. M., COURTICE, F. C.: Lymphatics, Lymph and Lymphoid Tissue. London: Arnold 1956.

ZACHARSKI, L. R., HILL, R. W., MALDONADO, J. E.: The lymphocyte. Proc. Mayo Clin. 42, 431—451 (1967).

Nachtrag zur Literatur

ALPER, C. A., PROPP, R. P., KLEMPERER, M. R., ROSEN, F. S.: Inherited deficiency of the third component of human complement (C'3). J. clin. Invest. 48, 553—557 (1969). — AMMANN. A. J., CAIN, W. A., ISHIZAKA, K., HONG, R., GOOD, R. A.: Immunoglobulin E deficiency in ataxia-telangiectasia. New Engl. J. Med. 281, 469—472 (1969). — ASTALDI, G., AIRO, R.: The response of different lymphocytes to phytohemagglutinin. J. reticuloendoth. Soc. 6, 34—49 (1969). — AUGUST, C. S., ROSEN, F. S., FILLER, R. M., JANEWAY, C. A., MARKOWSKI, B., KAY, H. E. M.: Implantation of a foetal thymus, restoring immunological competence in a patient with thymic aplasia (Di George's syndrome). Lancet 1968 II, 1210—1211.

BARONI, C. D., FABRIS, N., BERTOLI, G.: Effects of hormones on development and function of lymphoid tissues. Synergistic action of thyroxin and somatotropic hormone in pituitary dwarf mice. Immunology 17, 303—314 (1969 b). — BECROFT, D. M. O., DOUGLAS, R.: Thymic alymphoplasia, monoclonal gammopathy, and pneumocystis carinii pneumonia in an infant. Arch. Dis. Childh. 43, 444—450 (1968). — BENVENISTE, J., LESPINATS, G., SALOMON, J. C.: Study of immunoglobulins in axenic mice thymectomized at birth. Proc. Soc. exp. Biol. (N.Y.) 130, 936—940 (1969). — BERGLUND, G., FINNSTROM, O., JOHANSSON, S. G. O., MOLLER, K. L.: Wiskott-Aldrich syndrome. A study of 6 cases with determination of the immunoglobulins A, D, G, M and ND. Acta paediat. scand. 57, 89—97 (1968). — BLECHER, T. E., SOOTHILL, J. F., VOYCE, M. A., WALKER, W. H. C.: Antibody deficiency syndrome: a case with normal immunoglobulin levels. Clin. exp. Immunol. 3, 47—56 (1968). — BORUM, K.: Pattern of cell production and cell migration in mouse thymus studied by autoradiography. Scand. J. Haemat. 5, 339—352 (1968). — BROWN, I. N., ALLISON, A. C., TAYLOR, R. B.: *Plasmodium berghei* infections in thymectomized rats. Nature (Lond.) 219, 292—293 (1968). — BURGER, M., KNYSZYNSKI, A.: Dialysable agent involved in the stimulation of thymic regeneration following injury. Nature (Lond.) 223, 1165—1166 (1969). — BURNET, F. M.: Evolution of the immune process in vertebrates. Nature (Lond.) 218, 426—430 (1968). ~ The evolution of adaptive immunity in vertebrates. Acta path. microbiol. scand. 76, 1—11 (1969).

CAIN, W. A., COOPER, M. D., VAN ALTEN, P. J., GOOD, R. A.: Development and function of the immunoglobulin-producing system. II. Role of the bursa in the development of humoral immunological competence. J. Immunol. 102, 671—678 (1969). — CHARACHE, P., WINKELSTEIN, J. A., ABUELO, D. N., JOHNSON, J. D., NEFF, J. M.: Changing spectrum of immune pathology in man. J. clin. Invest. 47, 18 a (1968) (abstract). — CHING, Y.-C., WEDGWOOD, R. J.: Immunologic responses in the axolotl, *Siredon mexicanum*. J. Immunol. 99, 191—200

(1967). — Claman, H. N., Brunstetter, F. H.: The response of cultured human thymus cells to phytohemagglutinin. J. Immunol. 100, 1127—1134 (1968). — Claman, H. N., Chaperon, E. A., Hayes, L. L.: Thymus-marrow immunocompetence. IV. The growth and immunocompetence of transferred marrow, thymus, and spleen cells in parent and F_1 hybrid mice. Transplantation 7, 87—98 (1969). — Claman, H. N., Chaperon, E. A., Selner, J. C.: Thymus-marrow immunocompetence. III. The requirement for living thymus cells. Proc. Soc. exp. Biol. (N.Y.) 127, 462—466 (1968). — Cole, G. J.: The lymphatic system and the immune response in the lamb. Ph. D. Thesis, The Australian National University, Canberra, A. C. T. (1969). — Cooper, E. L.: Lymphomyeloid organs of amphibia. III. Antibody synthesis and lymph glands in larval bullfrogs. Anat. Rec. 162, 453—457 (1968). — Cooper, G. N., Thonard, J. C., Crosby, R. L., Dalbow, M. H.: Immunological responses in rats following antigenic stimulation of Peyer's patches. II. Histological changes in germ-free animals. Aust. J. exp. Biol. med. Sci. 46, 407—414 (1968). — Cooper, M. D., Cain, W. A., van Alten, P. J., Good, R. A.: Development and function of the immunoglobulin-producing system. I. Effect of bursectomy at different stages of development on germinal centers, plasma cells, immunoglobulins, and antibody production. Int. Arch. Allergy 35, 242—252 (1969). — Cooper, N. R., Ten Bensel, R., Kohler, P. F.: Studies of an additional kindred with hereditary deficiency of the second component of human complement (C'2) and description of a new method for the quantitation of C'2. J. Immunol. 101, 1176—1182 (1968). — Cooperband, S. R., Rosen, F. S., Kibrick, S.: Studies on the *in vitro* behaviour of agammaglobulinemic lymphocytes. J. clin. Invest. 47, 836—847 (1968). — Cruchaud, A., Girard, J. P., Kapanci, Y., Laper-Rouza, C., Megevand, R., Schwarzenberg, L.: Agammaglobulinémie chez un seul de deux jumeaux univitellins: Description et tentatives thérapeutiques par transfusion de cellules immunocompétentes isologues. Rev. franç. Étud. clin. biol. 13, 245—257 (1968).

Dachy, A.: Les syndromes de déficience immunitaire. Brux.-méd. 48, 567—575 (1968). — Davies, A. J. S.: The thymus and the cellular basis of immunity. Transplant. Rev. 1, 43—91 (1969). — Davies, A. J. S., Carter, R. L., Leuchars, E., Wallis, V.: The morphology of immune reactions in normal, thymectomized and reconstituted mice. II. The response to oxazolone. Immunology 17, 111—126 (1969). — Davies, A. J. S., Carter, R. L., Leuchars, E., Wallis, V., Koller, P. C.: The morphology of immune reactions in normal, thymectomized and reconstituted mice. I. The response to sheep erythrocytes. Immunology 16, 57—69 (1969). — Dent, P. B., Perey, D.Y. E., Cooper, M. D., Good, R. A.: Nonspecific stimulation of antibody production in surgically bursectomized chickens by bursa-containing diffusion chambers. J. Immunol. 101, 799—805 (1968). — Doria, G., Agarossi, G.: Immunologically competent thymus cells of bone marrow origin. Nature (Lond.) 221, 871—873 (1969). — Douglas, S. D., Fudenberg, H. H.: Graft versus host reaction in Wiskott-Aldrich syndrome: antemortem diagnosis of human GVH in an immunologic deficiency disease. Vox Sang. (Basel) 16, 172—178 (1969).

Ernström, U. L., Larsson, B.: Thymic export of lymphocytes 3 days after labelling with tritiated thymidine. Nature (Lond.) 222, 279—280 (1969).

Fichtelius, K. E.: The mammalian equivalent to bursa Fabricii of birds. Exp. Cell Res. 46, 231—234 (1967). ~ Cellular aspects of the phylogeny of immunity. Lymphology 3 (im Druck) (1970). — Folkman, J., Winsey, S., Cole, P., Hodes, R.: Isolated perfusion of thymus. Exp. Cell Res. 53, 205—214 (1968). — Fulginiti, V. A.: Immunologic deficiency states. Basic review of mechanisms of immunity. Clin. Pediat. (Phila.) 8, 216—224 (1969).

Gatti, R. A., Meuwissen, H. J., Allen, H. D., Hong, R., Good, R. A.: Immunological reconstitution of sex-linked lymphopenic immunological deficiency. Lancet 1968 II, 1366—1369. — Githens, J. H., Muschenheim, F., Fulginiti, V. A., Robinson, A., Kay, H. E. M.: Thymic alymphoplasia with XX/XY lymphoid chimerism secondary to probable maternal-fetal transfusion. J. Pediat. 75, 87—94 (1969). — Globerson, A.: Macrophages and the bicellular mechanism of antibody response. Proc. Conf. on Mononuclear Phagocytes, Leiden 1969 (im Druck). — Gotoff, S. P.: Lymphocytes in congenital immunological deficiency diseases. Clin. exp. Immunol. 3, 843—856 (1968a). ~ Lymphocytes in agammaglobulinemia: *in vitro* response to a specific antigen. Pediat. Res. 2, 209—214 (1968b). — Goldschneider, I., McGregor, D. D.: Migration of lymphocytes and thymocytes in the rat. II. Circulation of lymphocytes and thymocytes from blood to lymph. Lab. Invest. 18, 397—406 (1968). — Goldstein, G., Hofmann, W.W.: Endocrine function of the thymus affecting neuromuscular transmission. Clin. exp. Immunol. 4, 181—189 (1969).

Hathaway, W. E., Brangle, R. W., Nelson, T. L., Roeckel, I. E.: Aplastic anemia and alymphocytosis in an infant with hypogammaglobulinemia: graft-versus-host reaction? J. Pediat. 68, 713—722 (1966). — Hathaway, W. E., Fulginiti, V. A., Pierce, C. W., Githens, J. H., Pearlman, D. S., Muschenheim, F., Kempe, C. H.: Graft-versus-host reaction following a single blood transfusion. J. Amer. med. Ass. 201, 1015—1020 (1967).— Hildemann, W. H., Thoenes, G. H.: Immunological responses of Pacific hagfish. I. Skin transplantation immunity. Transplantation 7, 506—521 (1969). — Hong, R., Gatti, R. A.,

Good, R. A.: Hazards and potential benefits of blood-transfusion in immunological deficiency. Lancet 1968 II, 388—389.

Jankovic, B. D., Isakovic, K.: Thymus and adoptive transfer of antibody formation. Experientia (Basel) 24, 1272—1274 (1968). — Jooste, S. V.: Immunological effects of heterologous antilymphocytic sera. Lymphology 3 (im Druck) (1970).

Keast, D., Walters, M. N. I.: The pathology of murine runting and its modification by neomycin sulphate gavages. Immunology 15, 247—262 (1968). — Kim, Y. B., Bradley, S. G., Watson, D. W.: Ontogeny of the immune response. V. Further characterization of 19 S γ G- and 7 S γ G-immunoglobulins in the true primary immune response in germfree, colostrum-deprived piglets. J. Immunol. 101, 224—236 (1968). — Klemperer, M. R.: Hereditary deficiency of the second component of complement in man: an immunochemical study. J. Immunol. 102, 168—171 (1969). — Konvalainen, K., Gitlin, D.: Passage of antigens across the vascular barrier of the thymus. Nature (Lond.) 214, 592—593 (1967). — Kretschmer, R., Say, B., Brown, D., Rosen, F. S.: Congenital aplasia of the thymus gland (Di Goerge's syndrome). New Engl. J. Med. 279, 1295—1301 (1968).

Lamvik, J., Moe, P. J.: Thymic dysplasia with immunological deficiency. Report of two unusual cases. Acta path. microbiol. scand. 76, 349—360 (1969). — Law, L. W., Agnew, H. D.: Effect of thymic extracts on restoration of immunologic competence in thymectomized mice. Proc. Soc. exp. Biol. (N.Y.) 127, 953—956 (1968). — Liden, T. J., Linna, T. J.: Bone marrow cell migration to peripheral lymph nodes and skin in contact allergic guinea pigs. Int. Arch. Allergy 35, 47—57 (1969). — Lieber, E., Hirschhorn, K., Fudenberg, H. H.: Response of agammaglobulinaemic lymphocytes in mixed lymphocyte culture. Clin. exp. Immunol. 4, 83—91 (1969). — Linna, T. J., Liden, T. J.: Cell migration from the bone marrow to the spleen in young guinea pigs. Int. Arch. Allergy 35, 35—46 (1969).

Mandel, T.: Epithelial cells and lymphopoiesis in the cortex of guinea-pig thymus. Aust. J. exp. Biol. med. Sci. 47, 153—155 (1969). — Mandl, M. A. J., Watson, J. I., Rose, B.: The Wiskott-Aldrich syndrome. Immunopathological mechanisms and long-term survival. Ann. intern. Med. 68, 1050—1059 (1968).—— Marchalonis, J. J.: Isolation and characterization of immunoglobulin-like proteins of the Australian lungfish (Neoceratodus forsteri). Aust. J. exp. Biol. med. Sci. 47, 405—419 (1969). — Marchalonis, J. J., Ealey, E. H. M., Diener, E.: Immune response of the tuatara, Sphenodon punctatum. Aust. J. exp. Biol. med. Sci. 47, 367—380 (1969). — McKay, D., Jenkin, C. R., Rowley, D.: Immunity in the invertebrates. I. Studies on the naturally occurring haemagglutinins in the fluid from invertebrates. Aust. J. exp. Biol. med. Sci. 47, 125—134 (1969). — Meter, R. van, Good, R. A., Cooper, M. D.: Ontogeny of circulating immunoglobulins in normal, bursectomized and irradiated chickens. J. Immunol. 102, 370—374 (1969). — Meuwissen, H. J., van Alten, P. A., Good, R. A.: Decreased lymphoid cell multiplication in the post-thymectomy state. Transplantation 7, 1—11 (1969). — Miller, M. E., Schieken, R. M.: Thymic dysplasia. A separable entity from "Swiss agammaglobulinemia". Amer. J. med. Sci. 253, 741—750 (1967). — Mitchell, G. F., Miller, J. F. A. P.: Immunological activity of thymus and thoracic-duct lymphocytes. Proc. nat. Acad. Sci. (Wash.) 59, 296—303 (1968).

Nezelof, C., Imbert, M. C.: Le thymus et les organes lymphopoiétiques en relation avec les réactions immunologiques. Méd. et Hyg. Genève 26, 47—49 (1968).

Osoba, D.: Thymic control of cellular differentiation in the immunological system. Proc. Soc. exp. Biol. (N.Y.) 127, 418—420 (1968).

Pasquier, L. Du: Les réactions immunitaires chez le têtard d'Alytes obstetricans. II. Characterisation des immunocytes. C. R. Soc. Biol. (Paris) 161, 1947—1977 (1967). — Paupe, J., Meyer, B.: Les immunoglobulines chez le foetus et le nouveau-né. I. Evolution générale; les immunoglobulines d'origine maternelle. Path. et Biol. 17, 87—96 (1969 a). ~ Les immunoglobulines chez le foetus et le nouveau-né. II. Les immunoglobulines synthétisées par l'enfant. Conclusions. Path. et Biol. 17, 191—209 (1969 b). — Perey, D.Y., Cooper, M. D., Good, R. A.: Normal second-set wattle homograft rejection in agammaglobulinemic chickens. Transplantation 5, 615—623 (1967). ~ The mammalian homologue of the avian bursa of Fabricius. I. Neonatal extirpation of Peyer's patch-type lympho-epithelial tissues in rabbits: Method and inhibition of development of humoral immunity. Surgery 64, 614—621 (1968). — Pickering, R. J., Hong, R., Good, R. A.: Deficient complement fixation by aggregated gamma globulin from hypogammaglobulinemic patients. Science 157, 454—455 (1967). — Pierpaoli, W., Sorkin, E.: Effect of gonadectomy on the peripheral lymphatic tissue of neonatally thymectomized mice. Brit. J. exp. Path. 49, 288—293 (1968).

Reese, A. J. M., Israel, M. S.: An investigation of a possible humoral factor produced by the thymus in terms of its effect on immunological competence. Brit. J. exp. Path. 50, 461—470 (1969). — Rosen, F. S., Gotoff, S. P., Craig, J. M., Ritchie, J., Janeway, C. A.: Further observations on the Swiss type of agammaglobulinemia (alymphocytosis). New Engl. J. Med. 274, 18—21 (1966). — Ruchti, C., Cottier, H., Cronkite, E. P., Jansen, C. R., Rai, K. R.: Studies on lymphocytes. XVI. Differential lymphocyte depletion in lymphoreticular organs of the calf during continuous extracorporeal X-irradiation of the circulating blood. Cell & Tissue Kinetics (im Druck) (1970).

Schofield, G. C., Cahill, R. N. P.: Lymphoepithelial glands in the intestines and cloaca of the Australian echidna (*Tachyglossus aculeatus*). Experientia (Basel) 25, 180—181 (1969). — Schumacher, M. J., Dreher, G. H., Simons, M. J.: Thymic hypoplasia and immunoglobulin synthesis. Aust. paediat. J. 4, 252—259 (1968). — Schwarz, M. R.: Response of thymus and other human lymphoid tissues to PHA, PWM and genetically dissimilar cells. Proc. Soc. exp. Biol. (N.Y.) 125, 701—705 (1967). — Seligman, M., Fudenberg, H. H., Good, R. A.: A proposed classification of primary immunologic deficiencies. Amer. J. Med. 45, 817—824 (1968). — Seligmann, M., Meshaka, G., Danon, F.: Anomalies des immunoglobulines dans certaines agammaglobulinémies primitives. Rev. franç. Étud. clin. biol. 12, 604—607 (1967). — Sell, S.: Immunological deficiency diseases. Arch. Path. 86, 95—107 (1968). — Serra, G. B., Aiuti, F., Ungari, S., Reverberi, L., Turbessi, G.: Produzione fetale di immunoglobuline in corso di infezioni congenite. Minerva pediat. 19, 591—592 (1967). — Sherman, J. D., Turner, M.: Post-thymectomy wasting disease and intestinal bacterial flora. Arch. Path. 87, 29—34 (1969). — Shuster, J., Goodman, J. W.: Phylogenetic studies of shark immunoglobulins. Nature (Lond.) 219, 298—299 (1968). — Smiley, J. D., Bradley, J., Daly, D., Ziff, M.: Immunoglobulin synthesis *in vitro* by human thymus: comparison of myasthenia gravis and normal thymus. Clin. exp. Immunol. 4, 387—399 (1969). — Sordat, B., Sordat, M., Cottier, H.: Localisation intra- et intercellulaire d'anticorps spécifiques anti-peroxydase dans les centres germinatifs du ganglion lymphatique poplité de la souris. C. R. Acad. Sci. (Paris) 268, 1556—1558 (1969). — Sordat, B., Sordat, M., Hess, M. W., Stoner, R. D., Cottier, H.: Specific antibody within lymphoid germinal center cells of mice following primary immunization with horse-radish peroxidase: a light and electron microscopic study. J. exp. Med. 131, 77—91 (1970). — Stramignoni, A., Mollo, F.: Development of the lymphoid tissue in the rabbit's appendix. A light and electron microscopic study. Acta anat. (Basel) 70, 202—218 (1968). — Szakolczai, J.: Untersuchungen zum Nachweis von sessilen Antikörpern bei Karpfen (*Cyprinus carpio* L.). I. Nachweis von sessilen Antikörpern bei mit Pferdeserum immunisierten Karpfen. Z. Immun.-Forsch. 135, 95—101 (1968).

Thaw, S. F.: Ultrastructure of differentiating cells during thymus histogenesis. A light and electron microscopic study of epithelial and lymphoid cell differentiation during thymus histogenesis in C57 black mice. Z. Zellforsch. 83, 8—29 (1967). — Trainin, N., Burger, M., Kaye, A. M.: Some characteristics of a thymic humoral factor determined by assay *in vivo* of DNA synthesis in lymph nodes of thymectomized mice. Biochem. Pharmacol. 16, 711—720 (1967). — Tuffrey, M., Bishun, N. P., Barnes, R. D.: Porosity of the mouse placenta to maternal cells. Nature (Lond.) 221, 1029—1030 (1969). — Tyan, M. L.: Studies on the ontogeny of the mouse immune system. I. Cell-bound immunity. J. Immunol. 100, 535—542 (1968). — Tyan, M. L., Herzenberg, L. A.: Studies on the ontogeny of the mouse immune system. II. Immunoglobulin-producing cells. J. Immunol. 101, 446—450 (1968).

Weber, W. T.: Comparative responses to phythaemagglutinin of appendiceal, thymic and splenic lymphocytes of rabbits. Immunology 15, 173—183 (1968). — Wright, D. H.: The effect of neonatal thymectomy on the survival of golden hamsters infected with *Plasmodium berghei*. Brit. J. exp. Path. 49, 379—384 (1968).

Yunis, E. J., Teague, P. O., Stutman, O., Good, R. A.: Postthymectomy autoimmune phenomena in mice. II. Morphological observations. Lab. Invest. 20, 46—61 (1969).

Die cellulären Grundlagen
der immunbiologischen Reizbeantwortung

Cellular and Molecular Recognition
Mechanism Prior to the Immune Response

By

N. A. MITCHISON, London*

With 2 Figures

A. Predictions Concerning the Affinity of Antibodies

The mechanisms which prepare an individual for the immune response can be considered most clearly in the light of the selective antibody production theory. The origins of the theory can be traced back to the thoughts of EHRLICH (1899), but the major outlines were laid out by JERNE (1951), BURNET (1957), TALMAGE (1957) and LEDERBERG (1959). The theory has three principal tennets:

(i) One cell produces only one immunoglobulin.

(ii) A generator of diversity (in the sense defined by LENNOX and COHN 1967) of undefined character produces or activates many structural genes for different immunoglobulin combining sites, one in each cell.

(iii) Each antigen-sensitive cell (or 'immunologically competent cell') bears receptor molecules which are identical, at least in respect of their combining sites, with the product of the clone to which the cell will give rise if successfully stimulated.

The cellular events of the immune response consist essentially of a cycle of pause, then transformation plus multiplication, then synthesis, and then again pause. The cycle is triggered by the combination of antigen with a cellular receptor.

Even in this elementary form the theory can be used to make a number of semi-quantitative predictions concerning the affinity of antibodies. Some of these, in particular the normal rise of affinity, are important generalizations in immunology which lacked satisfactory explanation prior to the formulation of the selection theory. Others have been truly verified, in the sense that they were first predicted and then tested by experiment. The first part of this chapter deals in detail with these predictions.

It should perhaps be made clear at the outset that the accuracy of the predictions constitutes at present far the strongest body of evidence in favour of the selective theory. The direct evidence for receptors of an antibody nature is comparatively weak, although not entirely lacking. The predictions have not, of course, been the subject of intense research merely because of their theoretical importance; they are of general interest because they help us to understand the forces which control the immune response. Indeed, we can reasonably hope that in exploring the implications for affinity of the selection theory we are laying the groundwork for any future quantitative explanation of immunity.

The predictions can be more easily understood by considering Fig. 1, which refers to the population of antigen-sensitive cells within an individual. The figure

---

* National Institute for Medical Research, Mill Hill, London, NW7, England.

shows a frequency distribution of receptors, in respect of their affinity for a given antigen determinant. It may be noted in passing that their distribution is essentially similar to the frequency of determinants (chosen at random from a catalogue of organic chemicals) with affinity for a given combining site. No attempt need be made at this stage to assign scales; in an unselected population of cells it is clear that high affinity receptors will be rarer than low affinity ones. When a dose of antigen is introduced into the individual, the receptors will be exposed to a certain concentration of antigen. Those receptors with an affinity approximately equal to, or greater than this concentration are expected to combine with the antigen so that triggering ensues. Details of receptor number etc. will affect the precise relationship of the threshold affinity to the concentration. Factors which reduce the effective concentration of antigen will thus tend to increase the average affinity of the antibody product, and vice versa.

We will now consider the experimental evidence.

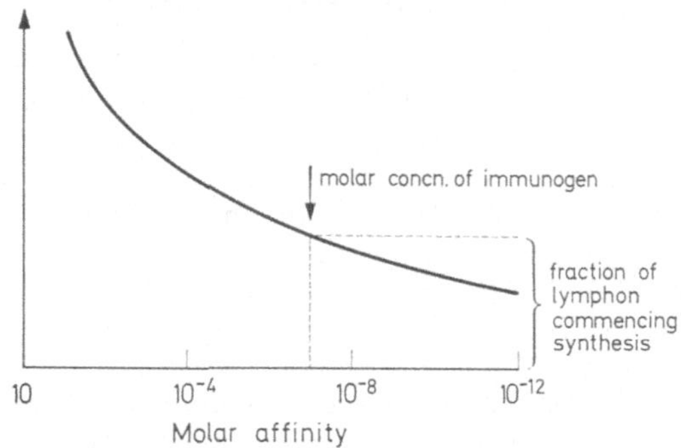

Fig. 1. The minimum theory. (From MITCHISON 1968a)

1. Affinity and Antigen Dose

Low doses of antigen should elicit populations of antibody of relatively high affinity. The point has been examined in detail, using the anti-DNP antibodies elicited by DNP-protein conjugates[1]. Provided that the antibodies are examined at the right time (not too soon after immunization), and have been elicited by doses of antigen in the right range, a relationship of the expected type is indeed found. The restrictions in respect of dose range are at least partially understood: doses that are too high probably elicit an appreciable degree of tolerance, which interferes with the simple expectation, while doses that are too low are thought partly to randomize the distribution of antigen among receptors[2].

A second prediction can equally be made, namely that high doses of antigen should elicit relatively large quantities of antibody. Only by severely restricting the timing and dose range can a relationship of the expected type be found. Accordingly it is assumed[3] that other types of control limit the total level of antibody.

2. Sensitivity of Stimulation and Affinity

The memory cells of animals which have been stimulated so as to produce high affinity antibody should be relatively sensitive to low concentrations of

---

[1] EISEN and SISKIND 1964, STEINER and EISEN 1967, SISKIND, DUNN and WALKER 1968, GOIDL, PAUL, SISKIND and BENACERRAF 1968.
[2] SISKIND and BENACERRAF 1969.   [3] STEINER and EISEN 1967.

antigen, compared with the cells after a low affinity response. This has been demonstrated for lymph node cells from guinea pigs, stimulated to incorporate H^3-thymidine by antigen *in vitro*[4]. The high affinity cells came from animals immunized with low doses (1 µg DNP-guinea pig albumin) of antigen, and the low affinity cells from animals immunized with high doses (mg).

3. Maturation of the Response

As time passes after immunization, the affinity of antibody tends to rise. This generalization was drawn first from practical experience with antitoxin production, in which the quality or 'avidity' of the antibodies was examined[5]. It was later confirmed in more systematic studies, first with protein antigens[6] and later with haptens[7] (Fig. 2).

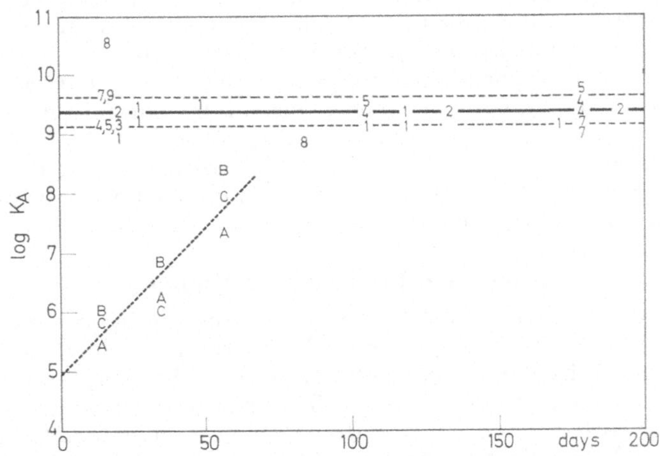

Fig. 2. Change in association constant with time. Each point represents an individual rabbit. *A—C*, ..., rabbits immunized with 5 mg of DNP-bovine γ-globulin from EISEN and SISKIND (1964). *1—9*, ——, rabbits immunized with either 0.5 or 1.0 mg of [(D-Ala-L-Ala)$_5$ ε-DNP-Lys]$_{10.2}$ (RICHARDS and HABER 1967). The best line is drawn through each series of points employing a least squares analysis. Parallel lines, - - - -, are drawn at one standard deviation

The phenomenon finds a natural explanation in the gradual and progressive loss of antigen from the body. As the effective concentration of antigen falls, the low-affinity receptors become unable to detect antigen, and their place is taken in the response by high-affinity receptors. The straightforward loss of antigen is no doubt supplemented by another mechanism which will tend to reduce the effective concentration still further, competition of secreted antibody with receptors (see below). This argument has the premise that the immune response is driven continuously by antigenic stimulation, which persists throughout the period of maturation. It is fortunate therefore that examples can be cited not only of prolonged retention of potentially active antigen within lymphoid tissue[8], but also of retained antigen driving the continued production of antibody for long periods[9].

[4] PAUL, SISKIND and BENACERRAF 1968.   [5] BARR and GLENNY 1945.
[6] JERNE 1951, FARR 1958, MITCHISON 1964.
[7] EISEN and SISKIND 1964, KLINMAN, ROCKEY, FRAUENBERGER and KARUSH 1966, STEINER and EISEN 1967, SISKIND, DUNN and WALKER 1968, GOIDL, PAUL, SISKIND and BENACERRAF 1968.   [8] MITCHISON 1969.   [9] WIGZELL 1966, 1967.

Exceptions occur with polysaccharide and other antigens. Perhaps the most dramatic was obtained with a synthetic polyamino acid conjugate designed to minimise immunogenic structures outside the DNP group[10]. This molecule, a sort of DNP-blob, elicits antibodies which from the start have high affinity, and which do not mature (Fig. 2). The antigen was designed to test another hypothesis; however, the fact that the lack of potentially cooperative determinants is associated with a lack of low-affinity antibodies suggests that the result can be explained by the cooperation hypothesis, outlined below.

4. Hapten Inhibition

Free hapten should be able to block competitively the stimulation of cells by hapten-protein conjugates. Inhibition of the expected type has been demonstrated in respect of H^3-thymidine incorporation[11] and antibody synthesis[12]. These experiments involved cells taken from previously immunized animals; this permits rapid stimulation *in vitro* in the presence or absence of the inhibitory haptens. The primary response presents greater difficulties. Partial inhibition of the anti-NIP primary response can be achieved by chronically infusing mice with NIP-aminocaproic acid, so that a concentration of 2×10^{-6} M is maintained in the blood for 3 days[13]. An anti-DNP response can be achieved by exposing chunks of spleen taken from mice immunized with haemocyanin to DNP-haemocyanin *in vitro*, and this response can be inhibited by hapten[14].

5. Selective Inhibition by Hapten

Under conditions of partial inhibition of the response by a free hapten which is structurally related to, but non-identical with the immunogen, receptors with high affinity for the hapten should preferentially be blocked, and antibodies of correspondingly altered affinity secreted. This has been demonstrated with the structurally related haptens NIP (4-hydroxy-3-iodo-5-nitrophenylacetic acid) and DIP (4-hydroxy-3,5-diiodophenylacetic acid)[15]; similar shifts of affinity can be produced with combinations of these haptens and NNP (4-hydroxy-3,5-dinitrophenylacetic acid) (unpublished data). Equally, partial inhibition by the same hapten as is present on the immunogen should increase affinity of the final antibody for structurally related haptens; a shift of the expected type has been found[16].

6. Inhibition by Antibody

Passively administered antibody should compete with receptors for antigen, and should therefore inhibit the immune response. Inhibition by antibody is now well established, and is potentially of great importance for prophylaxis of rhesus iso-immunization[17]. In at least some cases the inhibition clearly appears to operate through competition of the expected type with receptors. In order to inhibit successfully the passive antibody has to have an affinity commensurate with that of the antibody to be inhibited; this comparison has been made over a wide range of early and late antibodies, with proteins[18], haptens[19] and erythrocytes[20].

[10] Richards and Haber 1967.
[11] Dutton and Eady 1964, Oppenheim, Wolstencroft and Gell 1967.
[12] Brownstone, Mitchison and Pitt-Rivers 1966.
[13] R. Gosling and N. A. Mitchison — unpublished.
[14] Prof. M. Feldman — personal communication.   [15] Mitchison 1967.
[16] Cross and Mäkelä 1968, Mitchison — unpublished data.
[17] Uhr and Möller 1968, Clarke 1968, Mollison 1968.
[18] Uhr and Baumann 1961, Dixon, Jacot-Guillarmod and McCohahey 1967.
[19] Walker and Siskind 1968.   [20] Wigzell 1966.

7. Antibody Inhibition: Enhanced Affinity

Passive immunization, if it competitively reduces the effective concentration of antigen, should be equivalent to reducing the dose of antigen; it should therefore increase the affinity of the product antibody. This can be demonstrated for the anti-DNP response of the rabbit[21], but once again the desired effect occurs only under restricted conditions[22].

8. Original Antigenic Sin

'Original antigenic sin' refers to the influence of prior immunization with one antigen on the secondary response to a structurally related antigen: the secondary antigen should stimulate cells which had originally been stimulated by the primary antigen, and which therefore should produce antibody of maximum affinity for the primary antigen; on the other hand selection should occur among these cells, in favour of receptors of relatively high affinity for the secondary antigen. The phenomenon has been extensively studied with viral antigens[23], and the predictions fully verified. It has also been studied with haptens, using the sulphonic acids[24], the nitrophenols[25] and groups of the NIP type[26]; here also the secondary antibody tends to have a higher affinity for the hapten of the primary conjugate. It is clear, however, that the determinants shared together with the primary antigen play a role other than that of mere energetic selection; cooperation via carrier-specific determinants is a requirement, or at least an important facilitatory mechanism, for the secondary response (discussed below).

9. The Relative Affinities of 5-Valent and 2-Valent Antibodies

5-Valent (19 S) antibody will display a greater cooperative effect between individual binding sites than will 2-valent (7 S) antibody, provided that a multivalent antigen with suitably spaced determinants is being bound. In this sense the 5-valent antibody displays a greater avidity in proportion to affinity, and for a given avidity the affinity of the 5-valent antibody should be less. According to the selection theory the net avidity of the receptor will determine the critical threshold of stimulation, rather than the affinity of its individual binding sites. Hapten-protein conjugates which are capable of multivalent binding ought therefore to elicit 19 S antibody of relatively low affinity (but equal avidity) to 7 S antibody. This hypothesis has been explored with hapten-protein conjugates, using the very sensitive hapten-bacteriophage neutralization test to characterize 19 S antibody[27]; lower 19 S affinity is found, in accordance with expectation.

10. Hapten Inhibition and the 5-Valent Versus 2-Valent Antibody Decision

Receptors of highest affinity bind hapten most strongly. According to the foregoing argument (section 9 above), partial inhibition by hapten should therefore effect the 7 S response more strongly than the 19 S response; consequently 19 S antibody should be represented more strongly in the remaining antibody. Evidence of this type of selection has been obtained in secondary stimulation[28].

[21] SISKIND, DUNN and WALKER 1968.
[22] WALKER and SISKIND 1968.
[23] DAVENPORT, HENNESSY, DRESCHER, MULDER and FRANCIS 1964, WEBSTER 1966, FAZEKAS DE ST. GROTH and WEBSTER 1966a, b.
[24] DUBERT 1959a, b.   [25] EISEN 1966.
[26] MITCHISON 1967, and unpublished data.
[27] MÄKELÄ, KOSTIAINEN, KOPONEN and RUOSLAHTI 1967.
[28] MÄKELÄ 1967, MÄKELÄ, CROSS and RUOSLAHTI 1968.

11. Valency of Antigen and the 5-Valent Versus 2-Valent Antibody Decision

According to the foregoing argument (sections 9 and 10), antigens with small numbers of repeating determinants, or widely spaced ones, should yield relatively poor 19S responses. Relevant comparisons have been made with hapten conjugates having different coupling ratios, with the expected results[29]. The prediction has been successfully applied in a much more surprising context, as follows[30]. Individuals of blood group A_2 may contain anti-A_1 antibody, although A_1 and A_2 receptors are apparently identical; the receptor density is however known to be higher on A_1 than on A_2 erythrocytes. The hypothesis was put forward that the anti-A_1 antibodies are 19S, which can bind the A_1 but not the A_2 erythrocytes multivalently, and which cannot therefore, as receptors, be triggered by the native A_2 erythrocytes. In accordance with this hypothesis 7S antibodies (which are present in small proportion in normal anti-A isoagglutinins) could not be detected in the A_1-specific antibodies.

12. Direct Selection of Antigen-Sensitive Cells by Means of their Receptors

This, one of the great aims of cellular immunology, has now been achieved in principle[31]. The technique used is simply to pass suspensions of lymphoid cells down antigen-coated columns of glass or plastic beads. Unfortunately many cells are retained non-specifically, and so far the method is applicable rather to the selective removal of antigen-sensitive cells than to their enrichment. Presumably this selective depletion is functionally equivalent to the induction of tolerance, with all that this implies for the future transplantation of tissue. In the meanwhile we can expect the method to yield important results on the receptors of non-immune cell populations, and the distribution of affinities and immunoglobulin classes among receptors[32].

This completes our list of experiments bearing on the interpretation of the immune response in terms of the binding sites of receptors. The list is of course an arbitrary one; it excludes relevant but perhaps slightly more obscure topics such as the selection of L-chains, and the evolution of affinity during the induction and termination of tolerance. Some of these matters are discussed in an excellent recent review which goes over the ground of this discussion in greater detail[33]. Any list must also be provisional, since a great deal of work on receptors is going on at present. One line of approach which has not yet been fully exploited, for example, is affinity-labelling of the receptor binding site[34].

B. Immunoglobulins on Lymphocytes

At this point some direct questions about the chemical nature of the receptors need to be asked. Can we in fact demonstrate immunoglobulin locked into the surface of lymphocytes? How does the locking occur, and is it brought about by a well-defined lesion in the normal process of immunoglobulin secretion? How many receptors does one lymphocyte have? Above all, why does the binding of antigen to a receptor trigger the cell? Although none of these questions can yet be answered properly, we are at least beginning to learn how the answers might be obtained.

Several lines of evidence indicate that lymphocytes bear immunoglobulin in the position and with the reactivity appropriate for a receptor. Firstly, lympho-

[29] Mäkelä, Cross and Ruoslahti 1968.   [30] Mäkelä, Ruoslahti and Ehnholm 1968.
[31] Wigzell and Andersson 1969.   [32] Wigzell — personal communication.
[33] Siskind and Benacerraf 1969.   [34] Singer and Doolittle 1966.

cytes can be induced to transform by means of anti-immunoglobulin sera. Most of these experiments have been performed on rabbits[35], but human[36] and avian[37] lymphocytes are also susceptible. Perhaps the best demonstration that the antigen in these experiments was not absorbed passively on the lymphocytes was obtained with cells from newborn rabbits: at an age when the paternally inherited allotype cannot yet be detected in the serum, the cells can be transformed equally well by antibodies to the maternally and paternally inherited allotypes[38]. It is tempting to regard the induction of transformation as an analogue to triggering of the immune response, and therefore to identify the combination of anti-immuno-globulin and surface immunoglobulin, with the combination of antigen and receptor. This argument is weakened by knowledge that there are other agents such as phytohaemagglutinin and staphylococcal filtrate, which can also induce transformation but which presumably do not combine with immunoglobulin. Nevertheless, the transformation experiments provide the first and still the best evidence that lymphocytes do have immunoglobulin in the expected place.

A second line of evidence in favour of immunoglobulin on the lymphocyte surface is the susceptibility of one of the allotypes in a heterozygote to long-term suppression by anti-allotype antibody[39]. Although antibody might still con-ceivably act only after immunoglobulin synthesis has been triggered by antigen, the slow kinetics of recovery suggest that lymphocytes are the target[40]. This belief finds support in the excellent agreement between the kinetics of recovery from allotype suppression and from a state of tolerance after ceasing antigenic stimu-lation[41].

A third line of evidence is the competitive inhibition of secondary antigenic stimulation by anti-immunoglobulin serum[42]. Here again, as in the transforma-tion experiments, there is no real evidence that the target of the antibody is the receptor itself, although it is tempting to speculate that this is so. Experiments of this type do however show that the lymphocytes responsible for antibody production (although not necessarily the precursors of antibody-producing cells) have immunoglobulin on them in the right place for a receptor.

These experiments leave many questions unanswered. It begins to look as though the peripheral blood lymphocytes which can be transformed by anti-immunoglobulin sera comprise cells which either overlap or are co-extensive with the lymphocytes which can be transformed by phytohaemagglutinin. In birds, at least, the latter appear to be thymus-derived[43], and are therefore concerned with cellular immunity rather than humoral antibody production[44]; this is not the arrangement that might have been expected. Nor could it have been expected that recovery from allotype suppression in the rabbit would have paralleled so closely the recovery from tolerance. In suppression we are dealing with a property of the precursors of immunoglobulin-secreting cells, while recovery from tolerance depends on the thymus[45] which is now thought not to give rise to immunoglobulin-secreting cells[46]. Perhaps these matters will become clearer when we know more about the involvement of immunoglobins in cell-mediated immunity. Certainly systems in which inhibition by anti-immunoglobulin sera could be tested are now becoming available[47].

[35] SELL and GELL 1965a, b, GELL and SELL 1965, SELL 1968.
[36] ADINOLFI, GARDNER, GIANNELLI and McGUIRE 1967.
[37] SKAMENE and IVANYI 1969.   [38] SELL and GELL 1965b.   [39] DRAY 1962.
[40] HERZENBERG, HERZENBERG, GODLIN and RIVERA 1967, DUBISKI 1967.
[41] DRESSER and MITCHISON 1968.   [42] MITCHISON 1967.   [43] GREAVES, ROITT and ROSE 1968.
[44] SVENBERG and WARNER 1967, COOPER, PETERSON, SOUTH and GOOD 1966.
[45] CLAMAN and TALMAGE 1963, TAYLOR 1964.   [46] MITCHELL and MILLER 1968.
[47] BRUNNER, MAUEL, CEROTTINI and CHAPUIS 1968, GINSBURG 1968.

Attempts to demonstrate immunoglobulin on the surface of lymphocytes generally yield equivocal results. Even the most careful demonstrations[48] are open to questions concerning contamination of the cellular population and the possibility of absorbed antibody. Perhaps the most convincing and also the most promising experiments have been performed with neoplastic cell lines. Cell lines of Burkitt's lymphoma occasionally carry surface immunoglobulin[49]. Lymphomas which carry but do not secrete immunoglobulin have not yet been found in mice, although various types of non-secreting plasmacytomas induced by mineral oil have been described[50].

C. Antigen-Handling Mechanisms

So far we have been regarding immunization as a process in which the body is pumped up with a freely diffusible, rapidly equilibrating antigen gas (an analogy suggested by G. Edelman). This is a gross oversimplification, for we know that antigens are concentrated and retained by structures specialized for this purpose. Three examples may be quoted of departure from the elementary gas laws of the selection theory: (i) a dose of 0.01 µg of conjugated albumin in a mouse (equivalent to an initial body concentration of 10^{-10} M) can release a response in which antibody with an average affinity of 10^{-7} M is synthesized[51]; (ii) for inhibition by hapten, an excess of $\times 10,000$ over the concentration of antigen can be required[52]; (iii) in order to elicit anti-hapten antibody in the secondary response, differences of $\times 1,000$ in the threshold antigen concentration are imposed by changing the carrier protein, even though the antibody lacks detectable carrier-specificity[53].

An account of the supplementary mechanisms might be given from an anatomical point of view. We now know a great deal about the uptake and handling of antigen, especially by the macrophages of lymphoid tissue[54]. However, this point of view is represented elsewhere in this volume, and as an alternative we may consider a functional classification of antigen-handling mechanisms (table).

Table. *Mechanisms used to concentrate antigen in vicinity of receptors*

Intramolecular:	(1) *multivalent receptors*
	(2) *electrostatic attraction of antigen to receptor*
Intermolecular, intercellular:	
Non-specific, constitutive:	(3) *macrophages*
Specific, adaptive:	(4) *carrier antibody*
	(5) *thymus-derived immunity* (4 = 5 ?)
	(6) *19 S antibody*

Once again it must be emphasized that a list of mechanisms of the kind shown in the table has a highly provisional character. The worth of a scheme of classification will be judged by the extent to which hitherto undisclosed mechanisms will fit in. The emphasis in this table is placed on concentration, and it might well be asked whether the role of macrophages, for example, can be reduced to

[48] Merler and Janeway 1968.
[49] Klein, Klein, Nadkarnt, Nadkarnt, Wigzell and Clifford 1968.
[50] Cohn 1967.   [51] Mitchison 1967, and unpublished data.
[52] Brownstone, Mitchison and Pitt-Rivers 1966.   [53] Mitchison 1967.
[54] Nossal, Abbot and Mitchell 1968, Nossal, Abbot, Mitchell and Lummus 1968, Humphrey 1969, Balfour and Humphrey 1967.

anything so simple: after all, macrophages can also confer non-specific activation on lymphocytes[55]. Nevertheless, such examples of non-specific activation are, in terms of the selection theory, formally equivalent to increases in antigen concentration, and the terms should be understood in this sense.

Item (1) in the table, multivalent receptors, refers to MÄKELÄ's hypothesis explaining the 7S/19S decision in terms of cooperation between the binding sites of 19S receptors (see section 9—11 above).

Item (2) refers to the evidence that charged antigens tend to elicit antibodies of opposite charge[56]. Part of the effect can perhaps be attributed to charge interactions within the binding site, which are known to contribute binding energy to some antigen-antibody reactions; if this could be demonstrated unequivocally, an additional category of specific, constitutive mechanisms would have to be added to our classification. However, recent experiments indicate that charge interactions outside the binding site predominate, for a negatively charged determinant which is located on a positively charged macromolecule tends to elicit negatively charged antibody[57]; in a sense this finding demonstrates how obsolete is the concept of a unique binding site.

Item (3) refers to the role of macrophages in the immune response which can be demonstrated clearly by transfer experiments: antigens which have been taken up by macrophages are more potent than free antigen in eliciting an immune response[58].

The carrier effect referred to under item (4) can be formally defined as enhancement, as a consequence of immunity to one determinant on an antigenic structure (the carrier determinant), of the response to a second determinant (the inducing determinant). Defining the effect in this way begs a major question, by excluding the contribution of overlapping structures in the immediate environment of the inducing determinant; this simplifies the discussion, for although the local environment effects *may* play a role in some responses, they do so in a manner entirely distinct from the carrier effect as here defined. Carrier effects are familiar in many contexts, including primary[59] and secondary immunization[60], and immunological tolerance[61]. The theory has been advanced that carrier effects are the result of an act of cooperation, in which one cell picks up antigen by means of the carrier determinant, and presents it to a second cell whose receptor is thus triggered by the inducing determinant[62]; it is further believed that the cell which picks up antigen is thymus-derived[63], in which case items (4) = (5) in the table.

Item (5) refers to the thymus-marrow interaction, discussed elsewhere in this volume. The possibility that the role of the thymus-derived lymphocyte is to serve as an antigen-concentrating mechanism has been admirably reviewed by TAYLOR (1969).

Item (6) refers to the enhancing effect of 19S antibody on the response to sheep red blood cells[64]. The relationship of this mechanism to other specific, adaptive antigen-concentrating mechanisms is at present obscure.

[55] CLAMAN 1963, ASKONAS, AUZINS and UNANUE 1968, MITCHISON 1962, 1967, 1968b.
[56] SELA and MOZES 1966, NUSSENZWEIG, MAURER and BENACERRAF — unpublished observations.   [57] RUDE, MOZES and SELA 1968.
[58] FORD, GOWANS and McCULLAGH 1966, GALLILY and FELDMAN 1967, PRIBNOW and SILVERMAN 1967, UNANUE and ASKONAS 1968, MITCHISON 1969.
[59] PLESCIA, PALCZUK, BRAUN and CORA-FIGUEROA 1965, GREEN, PAUL and BENACERRAF 1966, McBRIDE and SCHIERMAN 1966, RAJEWSKY and ROTTLANDER 1967.
[60] BENACERRAF and GELL 1959a, b, MITCHISON 1968a, RAJEWSKY and ROTTLANDER 1967.
[61] WEIGLE 1962, 1964, BROWNSTONE, MITCHISON and PITT-RIVERS 1966a, RAJEWSKY and ROTTLANDER 1967.   [62] RAJEWSKY and ROTTLANDER 1967, MITCHISON 1968, 1969.
[63] MITCHISON 1968c, 1969, RAJEWSKY, SCHIRRMACHER, NASE and JERNE 1969.
[64] HENRY and JERNE 1968.

The concept of specific, adaptive antigen-concentrating mechanisms has wide implications. It has long been thought, for example, that antigens must be searched for foreign determinants at two levels, in order to account for experimental termination of tolerance[65]. This view can now be interpreted more precisely: provided that a structure carries some foreign determinants, which can engender the appropriate concentrating mechanism, other determinants, hitherto tolerated, may proceed to trigger a response. If the structure in question is an environmental antigen which shares the hitherto tolerated determinant together with normal components of the body, we can imagine autoimmunity ensuing.

Another implication concerns the secondary response. It is entirely possible that protective vaccination involves setting up of the appropriate concentrating mechanism, and that this may be every bit as important as expansion of the corresponding clones of marrow-derived plasma cell precursors. Presumably the concentrating mechanisms are more important in lowering the threshold sensitivity to antigen than in increasing the total quantity of antibody synthesized, but consideration of the selection theory indicates that these two effects cannot ultimately be dissociated.

A concentrating mechanism and a producing mechanisms, both of which are capable of clonal expansion, constitute in a sense two amplifiers connected in series. Chronic immunological diseases characteristically wax and wane at intervals, and organ transplantation is frequently followed by periodic rejection crises. It is tempting to attribute this kind of hunting to the interrelationship of the amplifiers.

Conclusions

A large body of evidence now supports the theory that an antigen determinant initiates the immune response by combining with a receptor, which is a sample of the antibody the cell will go on to synthesize in bulk. The determinant selects receptors by combining with those that have an affinity higher than the effective determinant concentration. With the help of this selective theory we are able to explain a large and growing body of empirical information. It is equally clear that the concentration which a given dose of antigen effectively reaches is profoundly modified by local concentrating mechanisms within the body. The theory of these mechanisms is less comprehensive than for the receptors, but at least we can begin to list and classify them. Among them some of the most intriguing are those which depend on prior immunization. One of the questions of the future is whether antigens are 'strong' or 'weak' because of receptor frequency or because of the capabilities of the concentrating mechanism. If we hope to control the immune response, neither mechanism can be neglected.

References

Adinolfi, M., Gardner, B., Giannelli, F., McGuire, M.: Studies on human lymphocytes stimulated *in vitro* with anti-γ and anti-μ antibodies. Experientia (Basel) **23**, 271—272 (1967). — Askonas, B. A., Auzins, I., Unanue, E. R.: Role of macrophages in the immune response. Bull. Soc. Chim. biol. (Paris) **50**, 1113—1128 (1968).

Balfour, B. M., Humphrey, J. H.: Localization of labelled antigen in germinal centres, and its relationship to the immune response. In: Germinal Centers of Immune Responses. Berlin-Heidelberg-New York: Springer 1967. — Barr, M., Glenny, A. T.: Some practical applications of immunological principles. J. Hyg. (Camb.) **44**, 135—142 (1945). — Benacerraf, B., Gell, P. G. H.: Studies on hypersensitivity. I. Delayed and Arthus-type skin reactivity to protein conjugates in guinea pigs. Immunology **2**, 53—63 (1959a). ~ Studies on hypersensitivity. III. The relation between delayed reactivity to the picryl group of

<hr>

65 Weigle 1961.

conjugates and contact sensitivity. Immunology **2**, 219—229 (1959b). — BROWNSTONE, A., MITCHISON, N. A., PITT-RIVERS, R.: Chemical and serological studies with a synthetic immunological determinant 4-hydroxy-3-iodo-5-nitrophenylacetic acid (NIP) and related compounds. Immunology **10**, 465—479 (1966a). ~ Biological studies with an iodinecontaining synthetic immunological determinant 4-hydroxy-3-iodo-5-nitrophenylacetic acid (NIP) and related compounds. Immunology **10**, 481—492 (1966b). — BRUNNER, K. T., MAUEL, J., CEROTTINI, J.-C., CHAPUS, B. : Quantitative assay of the lytic action of immune lymphoid cells an ^{51}Cr-labelled allogeneic target cells *in vitro;* inhibition by isoantibody and by drugs. Immunology **14**, 181—196 (1968). — BURNET, F. M.: A modification of Jerne's theory of antibody production using the concept of clonal selection. Austr. J. Sci. **20**, 67 (1957).

CLAMAN, H. N.: Tolerance to a protein antigen in adult mice and the effect of non-specific factors. J. Immunol. **91**, 833—839 (1963). — CLAMAN, H. N., TALMAGE, D. W.: Thymectomy: prolongation of immunological tolerance in the mouse. Science **141**, 1193—1194 (1963). — CLARKE, C. A.: Prophylaxis of rhesus iso-immunisation. Brit. med. Bull. **24**, 3—9 (1968). — COHN, M.: Natural history of the myeloma. Cold Spr. Harb. Symp. quant. Biol. **32**, 211—221 (1967). — COOPER, M. D., PETERSON, R. D. A., SOUTH, M. A., GOOD, R. A.: The functions of the thymus system and the bursa system in the chicken. J. exp. Med. **123**, 75—102 (1966).— CROSS, A. M., MÄKELÄ, O.: Selective inhibition of the secondary response of primed cells by incubation with hapten. Immunology **15**, 389—394 (1968).

DAVENPORT, F. M., HENNESSY, A. V., DRESCHER, J., MULDER, J., FRANCIS, J.: Further observations on the relevance of serological recapitulation of human infection with influenza viruses. J. exp. Med. **120**, 1087—1097 (1964). — DIXON, F. J., JACOT-GUILLARMOD, H., McCONAHEY, P. J.: The effect of passively administered antibody on antibody synthesis. J. exp. Med. **125**, 1119—1135 (1967). — DRAY, S.: Effect of maternal isoantibodies on the quantitative expression of two allelic genes controlling gamma globulin allotype specificities. Nature (Lond.) **195**, 677—680 (1962). — DRESSER, D. W., MITCHISON, N. A.: The mechanism of immunological paralysis. In: Advances in Immunology, vol. 8, p. 129—181 (eds. F. J. DIXON and H. G. KUNKEL). New York: Acad. Press 1968. — DUBERT, J. M.: Études sur l'évolution de la spécificité des anticorps du phénomène de rappel. Thèses de la Faculté des Sciences de l'Université de Paris. Editions Cluron 1959a. ~ La réaction haptène-antihaptène. Ann. Inst. Pasteur **97**, 679—696 (1959b). — DUBISKI, S.: Synthesis of allotypically defined immunoglobulins in rabbits. Cold Spr. Harb. Symp. quant. Biol. **32**, 311—316 (1967). — DUTTON, R. W., EADY, J. D.: An *in vitro* system for the study of the mechanism of antigenic stimulation in the secondary response. Immunology **7**, 40—52 (1964).

EHRLICH, P.: On immunity with special reference to cell life. Proc. roy. Soc. B **66**, 424—448 (1899). — EISEN, H. N.: Learning and memory in the immune response. Cancer Res. **26**, 2005—2011 (1966). — EISEN, H. N., SISKIND, G. W.: Variations in affinities of antibodies during the immune response. Biochemistry **3**, 996—1008 (1964).

FARR, R. S.: A quantitative immunochemical measure of the primary interaction between I*BSA and antibody. J. infect. Dis. **103**, 239—262 (1958). — FAZEKAS DE ST. GROTH, S., WEBSTER, R. G.: Disquisitions on original antigenic sin. I. Evidence in man. J. exp. Med. **124**, 331—345 (1966a). ~ Disquisitions on original antigenic sin. II. Proof in lower creatures. J. exp. Med. **124**, 347—361 (1966b). — FORD, W. L., GOWANS, J. L., McCULLAGH, P. J.: In: Ciba Foundation Symposium on the Thymus; Experimental and Clinical Studies (eds. G. E. W. WOLSTENHOLME and R. PORTER), p. 58. London: Churchill 1966.

GALLILY, R., FELDMAN, M.: The role of macrophages in the induction of antibody in X-irradiated animals. Immunology **12**, 197—206 (1967). — GELL, P. G. H., SELL, S.: Studies on rabbit lymphocytes *in vitro*. II. Induction of blast transformation with antisera to six IgG allotypes and summation with mixtures of antisera to different allotypes. J. exp. Med. **122**, 813—821 (1965). — GINSBURG, H.: Graft versus host reaction in tissue culture. I. Lysis of monolayers of embryo mouse cells from strains differing in the H-2 histocompatibility locus by rat lymphocytes sensitized *in vitro*. Immunology **14**, 621—635 (1968). — GOIDL, E. A., PAUL, W. E., SISKIND, G. W., BENACERRAF, B.: The effect of antigen dose and time after immunization on the amount and affinity of anti-hapten antibody. J. Immunol. **100**, 371—375 (1968). — GREAVES, M. F., ROITT, I. M., ROSE, M. E.: Effect of bursectomy and thymectomy on the response of chicken peripheral blood lymphocytes to phytohaemagglutinins. Nature (Lond.) **220**, 293—295 (1968). — GREEN, I., PAUL, W. E., BENACERRAF, B.: The behaviour of hapten-poly-L-lysine in conjugates as complete antigens in genetic responders and as haptens in non-responder guinea-pigs. J. exp. Med. **123**, 859—879 (1966).

HENRY, C., JERNE, N. K.: Competition of 19 S and 7 S antigen receptors in the regulation of the primary immune response. J. exp. Med. **128**, 133—152 (1968). — HERZENBERG, L. A., HERZENBERG, L. A., GODLIN, R. C., RIVERA, E. C.: Immunoglobulin synthesis in mice. Suppression by anti-allotype antibody. J. exp. Med. **126**, 701—713 (1967). — HUMPHREY, J. H.: The fate of antigen and its relationship to the immune response. The complexity of antigens. Antibiot. et Chemother. (Basel) **15**, 7—13 (1969).

Jerne, N. K.: A study of avidity. Acta path. microbiol. scand., Suppl. 87, 1—183 (1951).

Klein, E., Klein, G., Jagadish S. Nadkarni, Jayshree, Nadkarni, J., Wigzell, H., Clifford, P.: Surface IgM-kappa specificity on a Burkitt lymphoma cell *in vivo* and in derived culture lines. Cancer Res. 28, 1300—1310 (1968). — Klinman, R. N., Rockeh, J. H., Frauenberger, G., Karush, F.: Equine anti-hapten antibody. III. The comparative properties of γG- and γA-antibodies. J. Immunol. 96, 587—595 (1966).

Lederberg, J.: Genes and antibodies. Science 129, 1649—1653 (1959). — Lennox, E., Cohn, M.: Immunoglobulins. Ann. Rev. Biochem. 36, 365—406 (1967).

Mäkelä, O.: Discussion. Cold Spr. Harb. Symp. quant. Biol. 32, 439 (1967). — Mäkelä, O., Cross, A. M., Ruoslahti, E.: Similarities between the cellular receptor antibody and the secreted antibody. Proc. 4th Sanibel Island Conference, 1968. — Mäkelä, O., Kostiainen, E., Koponen, T., Ruoslahti, E.: The timing and quality of IgA, IgG and IgM responses in rabbits immunized with a hapten. In: Gamma Globulins. Nobel Symposium No 3 (ed. J. Killander), p. 505—516. New York: Interscience Publishers 1967. — Mäkelä, O., Ruoslahti, E., Ehnholm, Chr.: Subtypes of human ABO blood groups and subtype-specific antibodies. (In press.) — McBride, R. A., Schierman, L. W.: Antibody-forming cells: population patterns after simultaneous immunization with different isoantigens. Science 154, 655—656 (1966). — Merler, E., Janeway, C. A.: Immunochemical identification of cytophilic antibody in human lymphocytes. Proc. nat. Acad. Sci. (Wash.) 59, 393—397 (1968). — Mitchell, G. F., Miller, J. F. A. P.: Cell to cell interaction in the immune response. II. The source of hemolysin-forming cells in irradiated mice given bone marrow and thymus or thoracic duct lymphocytes. J. exp. Med. 128, 821—837 (1968). — Mitchison, N. A.: Long-term processes in paralysis. In: Mechanisms of Immunological Tolerance, p. 245—255. Prague: Czech. Acad. Sci. 1962. ~ Induction of immunological paralysis in two zones of dosage. Proc. roy. Soc. B 161, 275—292 (1964). ~ Immunological paralysis as a dosage phenomenon. In: Regulation of the Antibody Response, chap. II, p. 54—67. Illinois. Ch. C. Thomas 1967. ~ Antigen recognition responsible for the induction *in vitro* of the secondary response. Cold Spr. Harb. Symp. quant. Biol. 32, 431—439 (1967). ~ Recognition of antigen. In: Differentiation and Immunology, vol. 7, p. 29—42. New York: Acad. Press 1968a. ~ Immunological paralysis induced by brief exposure of cells to protein antigens. Immunology 15, 531—547 (1968b). ~ Transplantation immunology. In: Organ Transplantation Today. Amsterdam: Excerpta Medica Foundation 1968c. ~ Discussion. In: Immunological Tolerance (eds. Maurice Landy and Werner Braun), p. 113. New York: Acad. Press 1969a. ~ The immunogenic capacity of antigen taken up by peritoneal exudate cells. Immunology 16, 1—14 (1969b). ~ Unmasking of cell-associated foreign antigen during incubation of lymphoid cells. Israel J. med. Sci. 5, 230—234 (1969c). — Mollison, P. L.: Annotation: suppression of Rh-immunisation by passively administered anti-Rh. Brit. J. Haemat. 14, 1—4 (1968).

Nossal, G. J. V., Abbot, A., Mitchell, J.: Antigens in immunity. XIV. Electron microscopic radioautographic studies of antigen capture in the lymph node medulla. J. exp. Med. 127, 263—276 (1968). — Nossal, G. J. V., Abbot, A., Mitchell, J., Lummus, Z.: Antigens in immunity. XV. Ultrastructural features of antigen capture in primary and secondary lymphoid follicles. J. exp. Med. 127, 277—290 (1968).

Oppenheim, J. J., Wolstencroft, R. A., Gell, P. G. H.: Delayed hypersensitivity in the guinea pig to a protein-hapten conjugate and its relationship to *in vitro* transformation of lymph node, spleen, thymus and peripheral blood leukocytes. Immunology 12, 89—102 (1967).

Paul, W. E., Siskind, G. W., Benacerraf, B.: Specificity of cellular immune responses. Antigen concentration dependence of stimulation of DNA synthesis *in vitro* by specifically sensitized cells, as an expression of the binding characteristics of cellular antibody. J. exp. Med. 127, 25—42 (1968). — Plescia, O. J., Palczuk, N. C., Braun, W., Cora-Figueroa, E.: Antibodies to DNA and a synthetic polydeoxyribonucleotide produced by oligodeoxyribonucleotides. Science 148, 1102—1103 (1965). — Pribnow, J. F., Silverman, M. S.: Studies on the radiosensitisation phase of the primary antibody response in rabbits. I. The role of the macrophage. J. Immunol. 98, 225—229 (1967).

Rajewsky, K.: Discussion. In: Immunological Tolerance (eds. Maurice Landy and Werner Braun). New York: Acad. Press 1969. — Rajewsky, K., Rottländer, E.: Tolerance specificity and the immune response to lactic dehydrogenase isoenzymes. Cold Spr. Harb. Symp. quant. Biol. 32, 547—554 (1967). — Rajewsky, K., Schirrmacher, V., Nase, S., Jerne, N. K.: The requirement of more than one antigenic determinant for immunogenicity. J. exp. Med. (in press) (1969). — Richards, F. F., Haber, E.: Antibodies to relatively homogeneous haptens: the temporal pattern of their antigen-binding energies. Biochim. biophys. Acta (Amst.) 140, 558—560 (1967). — Rude, E., Mozes, E., Sela, M.: Role of the electrical charge of complete antigen in determining the chemical nature of anti-p-azobenzene-arsonate antibodies. Biochemistry 7, 2971—2975 (1968).

Sela, M., Mozes, E.: Dependence of the chemical nature of antibodies on the net electrical charge of antigens. Proc. nat. Acad. Sci. (Wash.) 55, 445—452 (1966). — Sell, S.: Studies on rabbit lymphocytes *in vitro*. IX. The suppression of antiallotype-induced blast transformation in lymphocyte cultures from allotypically suppressed donors. J. exp. Med. 128, 341—355 (1968). — Sell, S., Gell, P. G. H.: Studies on rabbit lymphocytes *in vitro*. I. Stimulation of blast transformation with an antiallotype serum. J. exp. Med. 122, 423—439 (1965a). ~ Studies on rabbit lymphocytes *in vitro*. IV. Blast transformation of the lymphocytes from newborn rabbits induced by antiallotype serum to a paternal IgG allotype not present in the serum of the lymphocyte donors. J. exp. Med. 122, 923—928 (1965b). — Singer, S. J., Doolittle, R. F.: Antibody active sites and immunoglobulin molecules. Science 153, 13—24 (1966). — Siskind, G. W., Benacerraf, B.: Ann. Rev. Med. (in press) 1959. — Siskind, G. W., Dunn, P., Walker, J. G.: Studies on the control of antibody synthesis. II. Effect of antigen dose and of suppression by passive antibody on the affinity of antibody synthesized. J. exp. Med. 127, 55—66 (1968). — Skamene, E., Ivanyi, J.: Lymphocyte transformation by H-chain specific anti-immunoglobulin sera. Nature (Lond.) 221, 681—682 (1969). — Steiner, L. A., Eisen, H. N.: Sequential changes in the relative affinity of antibodies synthesised during the immune response. J. exp. Med. 126, 1161—1183 (1967). — Svenberg, A., Warner, N. L.: The role of antibody in delayed hypersensitivity. Brit. med. Bull. 23, 30—34 (1967).

Talmage, D. W.: Allergy and immunology. Ann. Rev. Med. 8, 239—256 (1957). — Taylor, R. B.: An effect of thymectomy on recovery from immunological paralysis. Immunology 7, 595—602 (1964). ~ Transplant. Rev. 1, 114—149 (1969).

Uhr, J. W., Baumann, J. B.: Antibody formation. II. The specific anamnestic antibody response. J. exp. Med. 113, 959—970 (1961). — Uhr, J. W., Möller, G.: Regulatory effect of antibody on the immune response. Advanc. Immunol. 8, 81—127 (1968). — Unanue, E. R., Askonas, B. A.: The immune response of mice to antigen in macrophages. Immunology 15, 287—296 (1968).

Walker, J. G., Siskind, G. W.: Studies on the control of antibody synthesis. Effect of antibody affinity upon its ability to suppress antibody formation. Immunology 14, 21—28 (1968). — Webster, R. G.: Original antigenic sin in ferrets: the response to sequential infections with influenza viruses. J. Immunol. 97, 177—183 (1966). — Weigle, W. O.: The immune response of rabbits tolerant to BSA to the injection of other heterologous serum albumins. J. exp. Med. 114, 111—125 (1961). ~ Termination of acquired immunological tolerance to protein antigens following immunization with altered protein antigens. J. exp. Med. 116, 913—927 (1962). ~ The immune response of BSA tolerant rabbits to injections of BSA following the termination of the tolerant state. J. Immunol. 92, 791—797 (1964). — Wigzell, H.: Antibody synthesis at the cellular level. Antibody-induced suppression of 7S antibody synthesis. J. exp. Med. 124, 953—969 (1966). ~ Studies on the regulation of antibody synthesis. Cold Spr. Harb. Symp. quant. Biol. 32, 507—516 (1967). — Wigzell, H., Andersson, B.:Cell separation on antigen-coated columns. Elimination of high-rate antibody-forming cells and immunological memory cells. J. exp. Med. 129, 23—36 (1969).

Produktion humoraler Antikörper

The Primary Immune Response and Immunological Tolerance

By

E. Diener, Edmonton *

With 25 Figures

Part one

The Primary Immune Response

I. Introduction

The lympho-reticular system is concerned with defence mechanisms which are selectively directed against substances foreign to the organism. The initiation of an immune reaction requires discrimination between 'self' and 'not self' and may lead to the production of antibody. The *de novo* synthesis of an immunoglobulin with its high degree of stereospecificity to an antigenic determinant is the end of a chain composed of highly complex mechanisms of induction, proliferation and differentiation of specialized cells within the lymphoid system.

It is generally accepted that the present knowledge about the basic mechanisms of protein synthesis in bacteria is also applicable to the mammalian cell. Thus a unique sequence of amino acids which constitutes the specificity of a polypeptide chain is determined by a transfer of information from nuclear DNA of the genome through messenger RNA, ribosome and transfer RNA. This dogma of modern biochemistry when strictly applied to the phenomenon of antibody production postulates a code which is complementary to a particular antigen. The most useful theory suggests the antibody specificity to be genetically determined in each lymphoid cell as the result of somatic mutation, prior to contact with the antigen[1]. Thus the capacity to produce antibodies complementary to unique antigenic determinants is a predetermined quality of individual clones of lymphoid cells. The antigen is thought to act as a selective force in favour of a relevant clone of cells which then would initiate the production of antibody. This theory, known as the *clonal selection theory*, will be regarded as a working hypothesis in this article.

A. The Humoral Immune Response as Identified by the Presence of Serum Antibodies

The introduction of an immunogenic substance into the lymphoreticular system triggers off the mass production and secretion of antibodies which constitute a heterogeneous population of different molecular classes, each having the capacity to combine specifically with the relevant antigen. The quantity of antibody present at any given time after antigenic stimulation can be measured by

* Transplantation Unit, Faculty of Medicine, University of Alberta, Edmonton, Canada.
[1] Burnet 1959, 1964.

various methods, allowing the construction of an antibody titration curve as seen in Fig. 1. Fifty µg of the strongly immunogenic polymer of *Salmonella adelaide* flagellin[2] was injected intravenously into C57-mice[3]. After a latent period of approximately 3 days there was a sharp logarithmic increase of the antibody titre up to a peak level reached by 6 days. Thereafter, the antibody titre entered a plateau phase for several days and then declined steadily to lower levels.

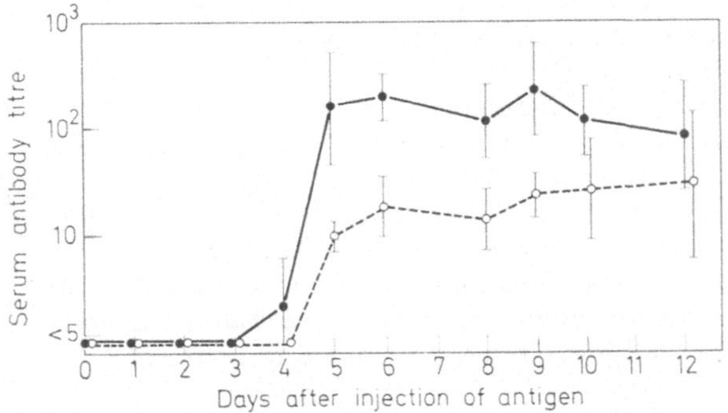

Fig. 1. Kinetics of antibody titres in C57 Bl-mice after a primary injection of 50 µg of polymer of flagellin from *S. adelaide*. Closed circles: geometric mean value of antibody titres from a group of mice before treatment of sera with 2-mercaptoethanol. Open circles: geometric mean value of antibody titres from a group of mice after treatment of sera with 2-mercaptoethanol. Vertical bars represent log 10-standard deviations

B. The Molecular Structure of Antibodies

The primary immune response in mammals is characterized by the sequential appearance of antibodies of different molecular weights. In the early response, the antibody activity can be recognized in the macroglobulin fraction and as time after immunization increases, the activity shifts to the γ G-immunoglobulin fraction. Based on differences in the serological qualities, two main antibody classes with different molecular weights and hence different sedimentation rates

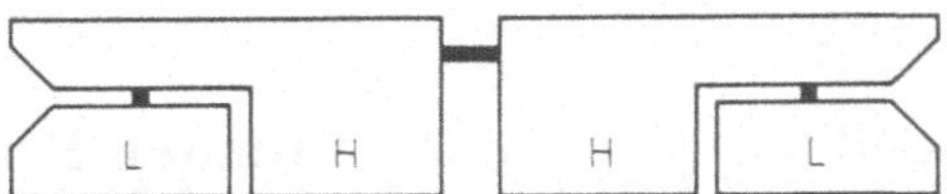

Fig. 2. Schematic diagram of an antibody molecule: *H* heavy chain, *L* light chain. Black bars represent interchain disulphide bonds. (After EDELMAN and GALLY 1964)

can be found during the immune response; they are referred to as IgM antibody (mol.wt. = 950,000) with a sedimentation coefficient of 19 S (Svedberg) and as IgG antibody (mol.wt. = 150,000) with a sedimentation coefficient of 7 S. In a sequential titration of antibodies in mammalian serum, the IgM phase may be distinguished from the IgG phase by its sensitivity to 2-mercaptoethanol (ME)[4]. It can be seen from the curve in Fig. 1 that IgM antibody constitutes the main bulk of the immunological activity during the first 5 days of the immune response and that this is followed by ME-resistant IgG antibody the plateau of which is reached approximately one week after antigen administration. In the human as well as in all other mammals, the IgG molecule consists of two types of poly-peptide chains linked by interaction of hydrophobic and hydrogen bonds and by disulfide bonds. As proposed by EDELMAN and GALLY (1964) (Fig. 2) the two

[2] ADA, NOSSAL, PYE and ABBOT 1964.   [3] DIENER 1968.   [4] DEUTSCH and MORTON 1957.

types of polypeptide chains, called heavy chain and light chain, are arranged in pairs around a rotational symmetry axis. One of the most important findings has been the identification of two distinct parts within light and heavy chains; first, the C-terminal half characterized by a constant sequence of amino acids common to all antibody molecules, and second, the N-terminal half in which the amino acid sequence varies from one antibody to another. Since the variable part contains the antigen combining site, it seems likely that it is the amino acid sequence of this area which determines the characteristics of tertiary structure and hence the antigen complementarity of the antibody molecule.

Apart from structural differences of the combining site region, there are distinct areas, mainly in the heavy chain, which have allowed the serological identification of a variety of different antibody classes in man and in other mammals, notably the mouse and the rabbit. The different phenotypes of immunoglobulin classes in man are listed in Table 1.

It has been found that the light chains are common to all immunoglobulins and are of two distinct antigenic types, K and λ. Each antibody molecule contains either two K- or two λ-light chains, but not a mixture of both.

Table 1. *Different phenotypes of immunoglobin classes in man*

Antibody class	H-chain	L-chain	Molecular formula
IgG	γ	λ or K	$\lambda_2\gamma_2$; $K_2\gamma_2$
IgM	μ	λ or K	$\lambda_2\mu_2$; $K_2\mu_2$
IgA	α	λ or K	$\lambda_2\alpha_2$; $K_2\alpha_2$
IgD	δ	λ or K	$\lambda_2\delta_2$; $K_2\delta_2$
IgE	Σ	λ or K	$\lambda_2\Sigma_2$; $K_2\Sigma_2$

It is self-evident that the changes in quantity and quality of serum antibody during the entire immune response is a direct reflection of cellular kinetics within the lymphoid cell mass. The following discussion is aimed at gaining some insight into the biological significance of the cellular events resulting from the interaction between antigen molecules and the lympho-reticular system.

II. The Cellular Basis of the Immune Response

A. Morphological Aspects of the Early Primary Immune Response

Mammalian lymphoid organs which contribute to the humoral immune response by the production of antibody-forming cells are the spleen, the lymph nodes and the Peyer's patches of the gut. These tissues, in particular the spleen and lymph nodes, contain characteristic aggregations of tightly packed lymphoid cells and in addition the macrophages dispersed in reticular sinusoids.

Spleen: The lymphoid part of the spleen constitutes the white pulp, as distinct from the red pulp (Fig. 3a). The lymphoid tissue expands as a periarterial sheath of lymphocytes and may contain germinal centres. The border area between the white pulp and the red pulp is divided into two regions, the circular sinus and the marginal zone, the former proximal, the latter distal to the central artery. The latter consists of a fine reticular fibre meshwork. The marginal sinus is lined by an endothelium continuous with that of the white pulp capillaries. The red pulp is characterized by sinuses and cords, the latter with arterioles frequently surrounded by plasma cells[5].

[5] For more detailed description see Weiss 1964, and Snook 1964.

Shortly after an intravenous injection of an antigen, there are two areas where cellular reactions may be observed: first, there is the appearance of large dividing cells rich in ribonucleic acid (RNA) which are clustered around the arteries of the white pulp[6], second, there is a subsequent proliferative activity occurring in the central parts of the white pulp, leading to the formation of germinal centres. Some days later, plasma cells appear in the red pulp and antibody-containing cells can be found in the peripheral blood[7].

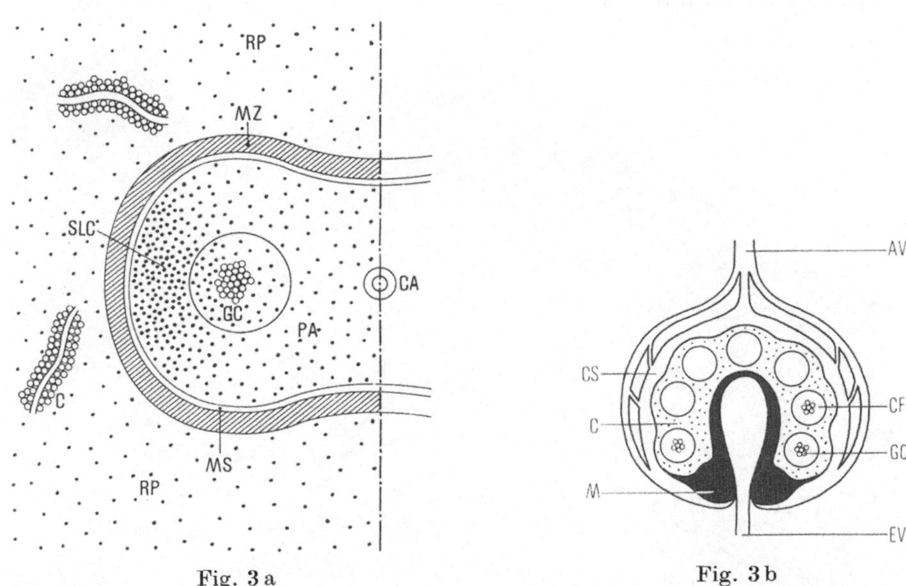

Fig. 3 a   Fig. 3 b

Fig. 3a. Schematic diagram of the white pulp of a rat spleen: *CA* Central arteriole, *PA* Peri-arterial lymphoid tissue, *GC* Germinal centre, *SLC* Small lymphocyte cuff, *MS* Marginal sinus, *MZ* Marginal zone, *RP* Red pulp, *C* Cord (arterioles surrounded by layers of plasma cells)

Fig. 3b. Schematic diagram of a mammalian lymph node: *A V* Afferent vessel, *E V* Efferent vessel, *CS* Circular sinus, *C* Cortex, *M* Medulla, *CF* Cortical follicles, *GC* Germinal centre

Lymph Nodes: The mammalian lymph node consists of a cortex and a medulla (Fig. 3b), and is surrounded by a circular sinus. The bulk of the lymphoid cell mass is found in the cortex which is differentiated into a diffuse cortical lymphoid tissue and the lymphoid follicles. The lymphoid follicles are collections of densely packed lymphocytes. As a result of antigenic stimulation, these areas may develop germinal centres with characteristics similar to those in the white pulp of the spleen[8]. Plasma cells appear in the medullary cords and may fill up the middle of the medulla a few days after the antigen has been administered.

Peyer's Patches: Peyer's patches are a part of the lymphoid tissue which is associated with the alimentary tract. They are located mainly in the ileum and consist of follicular aggregations of lymphoid cells. The functional significance of Peyer's patches in the humoral immune response is a controversial issue. Nevertheless there is evidence that they are rich in immunologically competent cells[9].

[6] LANGEVOORT 1963.
[7] SORKIN and LANDY 1965, KEARNEY and HALLIDAY 1965.
[8] NOSSAL, ADA and AUSTIN 1964.
[9] ARMSTRONG and DIENER 1969.

B. The Macrophage-Lymphoid Interaction

It has been known for a long time that antigens are taken up by phagocytic cells of the reticulo-endothelial system. Once it had become clear that the cells concerned with the retention and degradation of antigen were not themselves the producers of antibody, the idea was conceived that the reticulo-endothelial system may act as mediator of processed antigen to the lymphoid cells. Whilst earlier studies of antigen uptake were directed mainly to the phenomenon of phagocytosis by single cells, it became important to understand the functional role of such

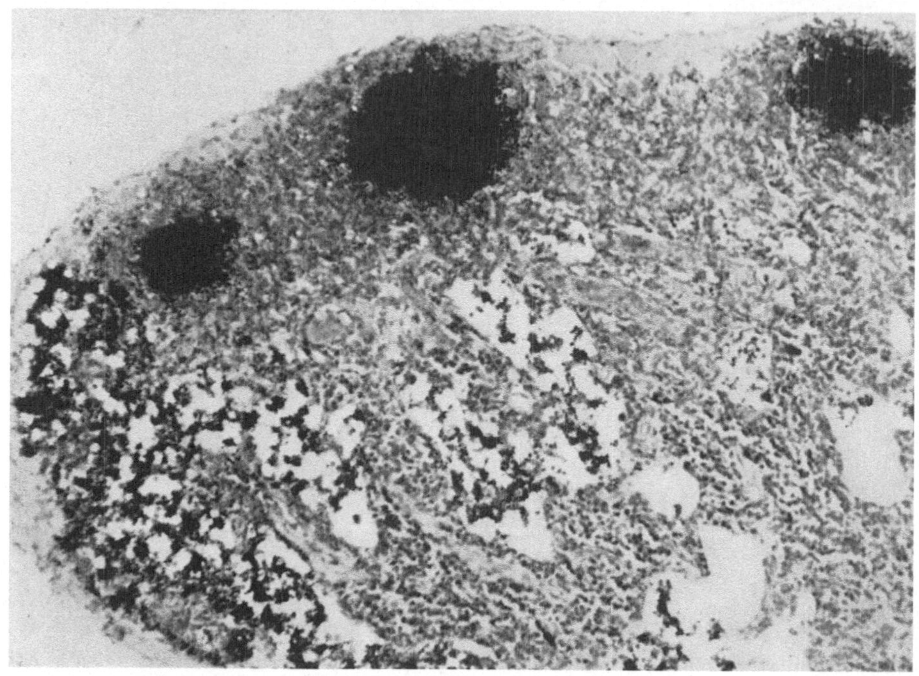

Fig. 4. Autoradiograph of a rat popliteal lymph node, 24 hours after injection of ^{125}I-labelled polymer of *S. adelaide* flagellin. Radiolabelled antigen is retained in cortical follicles and in macrophages of the lymph node medulla ($\times 350$). (Photograph was obtained through the courtesy of J. Mitchell, Walter and Eliza Hall Institute, Melbourne)

cells in the context of their relation to the entire immune system. Information in this respect has derived from experiments in which radioactively labelled antigen was traced in the lymphoid organs by means of autoradiographs[10]. It was hoped from studies on the topographic patterns of antigen distribution in lymph nodes and spleen, to gain some hint as to the mechanisms of cellular interaction which may precede the generation of antibody-forming cells. It was shown that ^{125}I-labelled flagellar antigen from *S. adelaide* may be selectively retained by lymphoid follicles, medullary macrophages of lymph nodes (Fig. 4) and by the white pulp of the spleen[11]. However it could be demonstrated that differences in the intimate relationship of the antigen and the relevant cells associated with it was not uniformly the same. This could most clearly be shown in lymph nodes, by means of high resolution autoradiographs[12]. In the cortical follicles, the antigen was

---

[10] Nossal, Ada and Austin 1964.   [11] Nossal, Austin, Pye and Mitchell 1966.
[12] Mitchell and Abbot 1965, Nossal, Abbot, Mitchell and Lummus 1968.

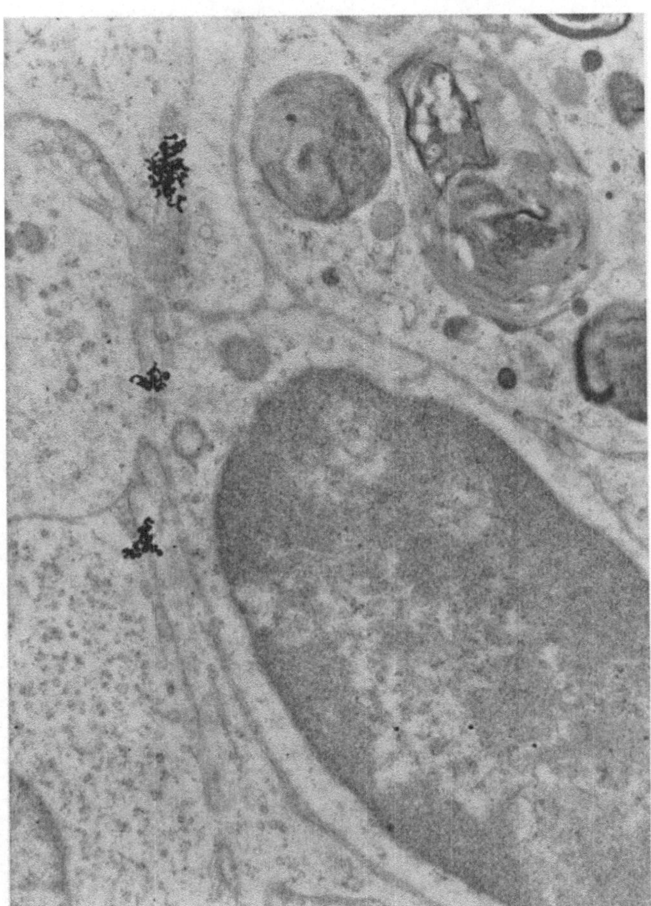

Fig. 5a. High resolution autoradiograph from cortical follicle of a rat popliteal lymph node, one day after injection of ^{125}I-labelled flagella from *S. adelaide*. The label is associated mainly with cell membranes, and is not inside cytoplasmic inclusions ($\times$ 26,000). (Photograph was obtained through the courtesy of A. ABBOT, Walter and Eliza Hall Institute, Melbourne)

retained at the surface of reticular cell processes (Fig. 5a) whereas in the medulla it was sequestered in the vacuoles of macrophages and degraded by lysosomal activity (Fig. 5b). Emphasis has been given to the fact that the entry of antigen into the cortical follicles preceded the appearance of germinal centres, and it was suggested that follicular antigen localization may be a prerequisite for immune induction. However, conclusive proof for such a hypothesis is still missing. A controversial hypothesis has been put forward by ADA and PARISH (1968) who suggested that the localization of antigen in the lymph node cortex may be related to the phenomenon of immunological tolerance. Some experimental evidence underlying this hypothesis will be discussed later in this article.

That the retention of antigen in centralized locations of the lymphoid system may be of essential value for optimal immune performance is indicated by the occurrence of a distinct antigen localization pattern already present in lower vertebrates. Immunophylogenetic studies by DIENER and NOSSAL (1966) have shown that in the amphibian *Bufo marinus* the antigen was trapped in lymph

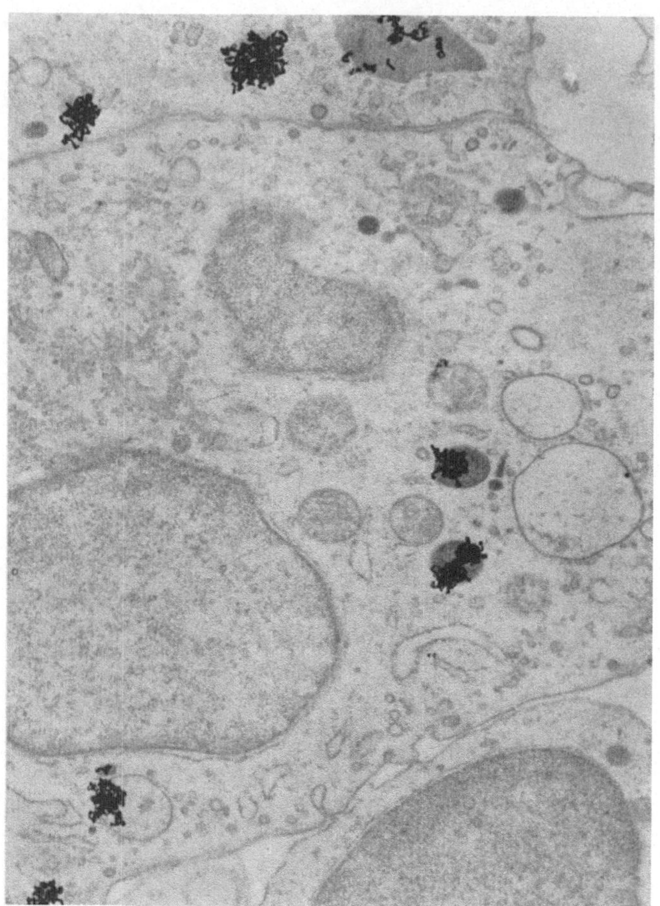

Fig. 5b. High resolution autoradiograph from medullary macrophages of a rat popliteal lymph node, one day after injection of ^{125}I-labelled flagella from *S. adelaide*. Medullary macrophages showing intracellular label predominantly associated with electron dense granules in the cytoplasm ($\times$ 26,000). (Photograph was obtained through the courtesy of A. Abbot, Walter and Eliza Hall Institute, Melbourne)

nodes of extremely primitive structure in which a separation into medulla and cortex is absent. In these nodules, the antigen was distributed uniformly throughout the tissue, mainly in association with reticulum cells. Current studies on high resolution autoradiographs have indicated that the antigen in this primitive vertebrate species is bound to reticulum cell processes in much the same way as in cortical follicles of the mammalian lymph node[13]. Further work on antigen retention in the most primitive class of present-day mammals, the Monotremata, has indicated a possible phylogenetic origin of the follicular antigen-trapping mechanism in lymph nodes of higher mammals[14]. It could be demonstrated that each lymph node in the Australian echidna *Tachyglossus aculeatus* shows a differentiation into a peripheral cortical area of small lymphocytes surrounding a germinal centre. The use of ^{125}I-labelled flagellar antigen from

[13] Diener and Marchalonis 1970.
[14] Diener and Ealey 1965, Diener and Ealey 1966, Diener, Wistar and Ealey 1967, Diener, Ealey and Legge 1967.

S. adelaide and subsequent autoradiographic studies revealed that the echidna lymph node is functionally analogous to one single cortical follicle in the multi-follicular lymph node of higher mammals, in that it traps antigen selectively and concentrates it at defined areas in the proximity of the germinal centre.

Whilst there is little information as to the basic significance of antigen retention mechanisms of the follicular type, there is evidence that medullary macrophages may be of importance in the induction of antibody formation by antigen. Thus it was shown by LANG and ADA (1967) that certain antigens are able to induce an immune response despite the relative lack of follicular localization, and that these antigens were mainly sequestered by medullary macrophages of lymph nodes.

The first experimental evidence for the postulated link between antigen retention by specialized cells and immune induction has been derived from work by Fishman's group[15]. In these experiments, peritoneal macrophages were in-cubated for 30 min *in vivo* or *in vitro* with T_2-bacteriophage. The cells, when subsequently subjected to phenol extraction, revealed two distinct RNA fractions of 5—7 S and of 16 S respectively, which were able to stimulate the synthesis of anti-T_2 antibodies at a low rate by lymph node cells *in vitro*. These experiments have been confirmed by other workers[16] with the additional and important finding that the RNA fractions were associated with antigen. It could however be shown that the RNA antigen complexes were more immunogenic than com-parable doses of antigen alone.

Most convincing results in favour of an instructive role of macrophages on immune induction have recently been reported by ADLER, FISHMAN and DRAY (1966). In their experiments, use was made of two allotypically different antibody markers (genetic marker of gammaglobulins); the donors of macrophage RNA were of a different allotype from that of the host tested for RNA-induced adoptive immunity. It was found that RNA from antigenically stimulated donor macro-phages was able not only to induce the formation of 19 S antibodies in the reci-pient, but also to instruct the host's lymphocytes to synthesize antibody which carried the allotypic specificity of the RNA donor strain.

The use of P^{32} in pulse labelling experiments by BISHOP, PISCIOTTA and ABRAMOFF (1967) revealed that the synthesis of immunogenic RNA in anti-genically stimulated macrophages was completed 30 minutes following the pulse. When pulse-chase studies were carried out, it was found that synthesized RNA remained stable for $2\frac{1}{2}$ hours following the pulse.

The biochemical evidence supporting the hypothesis that macrophages play a role in immune induction has gained support from experiments by FORD, GOWANS and McCULLAGH (1966). Use was made of a model system involving the interaction between macrophages and thoracic duct cells. Macrophages from peri-toneal exudate were fed with sheep erythrocytes *in vivo* and subsequently brought into contact with thoracic duct lymphocytes *in vitro* for a period of 3 to 6 hours. The lymphocytes, after having been removed from the macrophages, were then injected into sublethally irradiated recipients. The transplanted cells caused adoptive immunity in the recipients as shown by the production of anti-sheep erythrocyte antibody. MOSIER (1968), using the tissue culture techniques de-scribed by MISHELL and DUTTON (1967), showed that the separation of phagocytic cells from spleen cell suspensions abolished the immune response to sheep erythro-cytes. Experiments of different design have been reported by GALLILY and

---

[15] FISHMAN 1959, FISHMAN and ADLER 1963a, b, FISHMAN, VAN ROOD and ADLER 1965, FISHMAN 1961.

[16] COHEN and PARKS 1964, FRIEDMAN, STAVITSKY and SOLOMON 1965, ASKONAS and RHODES 1965 and COHEN 1965.

Feldman (1967). Recipient mice were rendered unresponsive to Shigella antigen by sublethal irradiation with 550 rad and injected with macrophages which had previously been exposed to the antigen. Under such conditions, immunity of the irradiated recipients could be restored to normal. However, when macrophages were derived from donors irradiated with 600 rad, no adoptive immune response was obtained. The authors suggest from these findings that macrophages are radiosensitive to a greater extent than are lymphocytes, and that it was the macrophages of the irradiated host animals which became affected in their capacity to process antigen for immune induction, rather than the lymphocytes. Support for such an assumption has been derived from control experiments in which normal lymphocytes free of macrophages could not induce immunity when exposed to antigen and subsequently injected into sublethally irradiated recipients. Since the mechanism of phagocytosis is highly radioresistant[17], one must assume that in these experiments X-irradiation may have affected intracellular mechanisms which are essential for immune induction. Evidence which strengthens such a hypothesis is obtained from experiments which have demonstrated that irradiated macrophages are unable to kill ingested bacteria[18]. Findings contradictory to those of Gallily and Feldman (1967) have been reported by Ellis, Gowans and Howard (1967). Rats were submitted to X-irradiation 24 hours before an intravenous injection of thoracic duct cells combined with sheep erythrocyte antigens. It was found that irradiation of the host animal in doses up to 1,000 rad did not impair an adoptive primary immune response. The differences in the results of the two experiments may be due to the use of a different animal species as well as to some differences in the experimental design and the antigen used.

In contrast to the already numerous experimental findings favouring macrophages as essential participants in immune induction, there is also evidence that macrophages may act as destructive competitors of antigens[19]. Under this aspect, the 'Fishman factor' may represent immunogenic activity of ingested antigen which at the time of biochemical isolation from the relevant cells has not yet been completely degraded.

Perhaps one of the most serious criticisms concerning the experimental background on which the possible significance of macrophages in immune induction is based is the fact that most investigators have dealt with extremely large numbers of cells which were identified on morphological grounds as phagocytes. It is however not certain that these cells can be regarded as identical with presumed antigen-processing cells of lymphoid organs. The possibility cannot be excluded that the macrophage populations studied so far contained small proportions of cells not identifiable on morphological grounds, but which may be potent mediators of immune induction, and that these are in fact cells which have been studied. It would seem that the most promising way to overcome the present difficulties would be to use an *in vitro* assay system in combination with techniques of cell separation such as that based on an equilibrium density gradient system[20].

C. The Immunologically Competent Cell

The term 'immunologically competent cell' has been introduced by Medawar (1960) to describe the potential capability of a cell for its active participation in

---

[17] Brecher, Endicott, Gump and Brawner 1948, Gordon, Cooper and Miller 1955, Perkins, Morita and Nettesheim 1965.   [18] Donaldson, Marcus, Gyi and Perkins 1956.
[19] Perkins and Makinodan 1965.   [20] Shortman 1968.

an immune response. Such participation is regarded as a specific reactivity with a particular antigen or an antigenic determinant[21]. It has to be stressed that the immunologically competent cell is not necessarily identical with the antibody-forming cell precursor, as will be discussed later.

The experiments by GOWANS and collaborators have shown that the thoracic duct is especially rich in immunologically competent cells with regard to both the cell-mediated and the humoral immune response[22]. Furthermore, it was shown that the immunologically competent cells are lymphocytes, a finding which has destroyed one of the dogmas of classical haematology which believed lymphocytes to be end cells not capable of further differentiation and proliferation. Studies of the population kinetics of the immunologically competent cells have shown that the majority of these cells found in the thoracic duct lymph migrate via the blood stream into postcapillary venules of lymph nodes and through the endothelial wall into the lymphocytic fields to leave the nodes via the efferent ducts. These cells may eventually enter the thoracic duct in order to recirculate back into the blood stream[23].

1. The Quantitive Estimation of Antigen-Reactive Cells

Attempts to quantitate the pool of circulating immunologically competent cells reactive to sheep erythrocyte antigens have been undertaken by an indirect method[24]. A defined number of lymphoid cells together with sheep erythrocytes as an antigen was transplanted into X-irradiated and therefore immunologically paralysed recipient mice. By comparing the ensuing immune response with the number of cells transferred it was computed that in the normal mouse spleen there is only 1 in 10^7 cells and in a preimmunized animal 1 in 10^5 cells capable of responding to sheep erythrocyte antigens. The search for the immunologically competent cell, its origin and relationship to the antibody-forming cell entered a new phase with the introduction of more direct techniques.

KENNEDY, SIMINOVITCH, TILL and McCULLOCH (1965), PLAYFAIR, PAPERMASTER and COLE (1965), ARMSTRONG and DIENER (1968), and DIENER, ARMSTRONG, ROBINSON and MARBROOK (1968) have introduced methods based on similar grounds for the estimation of cells capable of responding to antigens of sheep erythrocytes or to bacterial antigens by initiating the formation of antibody-forming cells. Immunologically competent cells which are stimulated by a particular antigen to initiate an immune response have been called 'antigen-sensitive' or 'antigen-reactive' cells. For reasons discussed by NOSSAL (1967), the term 'antigen-reactive cell' is favoured and will be used throughout this chapter. The method for the enumeration of antigen-reactive cells is based on the fact that such cells, when injected intravenously into a lethally irradiated mouse, seed into the host's spleen where they give rise to discrete colonies of antibody-forming cells. Theoretically, the number of such antibody-forming cell colonies established in the irradiated host spleen should be directly proportional to the number of injected donor cells.

The different technical steps of the method designed for the use of sheep erythrocyte antigens are as follows (Fig. 6): A certain number of lymphoid cells in suspension is injected intravenously into a lethally irradiated recipient mouse together with the antigen. After an interval of 7 to 8 days the recipient spleen

---

[21] BURNET 1961.   [22] GOWANS, McGREGOR, COWEN and FORD 1962, GOWANS 1962, McGREGOR and GOWANS 1963, GOWANS and McGREGOR 1963.
[23] GOWANS and KNIGHT 1964.   [24] MAKINODAN and ALBRIGHT 1962.

is removed and cut transversely into small slices some of which may contain colonies of antibody-producing cells. The slices are then placed onto a base layer of solidified agar containing sheep erythrocytes as a target for the antibody produced. During incubation at 37°C, those slices which contain colonies of antibody-producing cells cause the sensitization of nearby sheep erythrocytes incorporated in the agar, which in the presence of subsequently added complement will be lysed. The haemolytic areas can be identified at low magnification as light transparent foci in the agar.

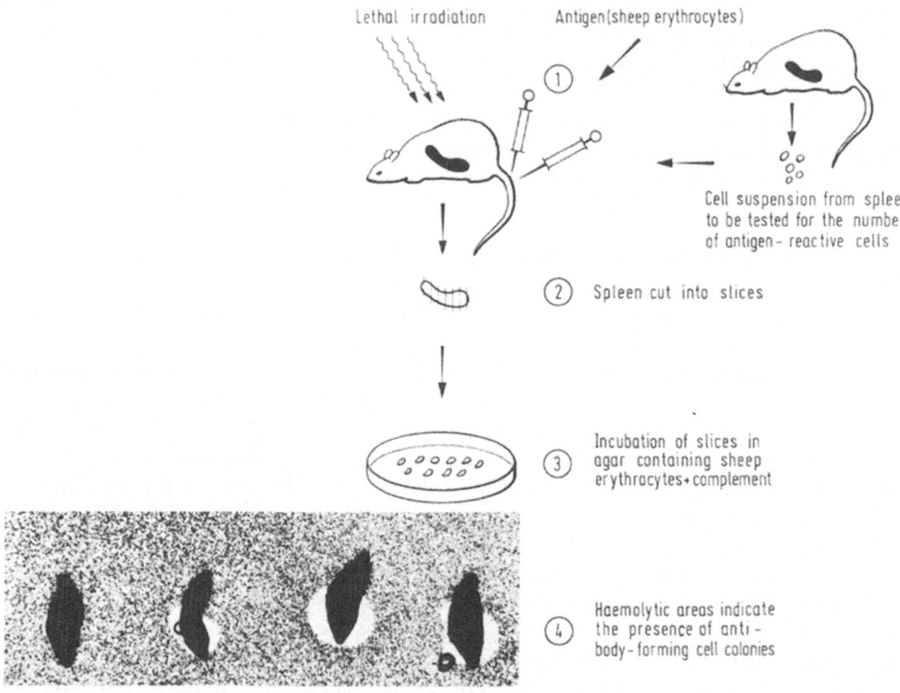

Fig. 6. Assay for the enumeration of immunologically competent cells reactive to sheep erythrocytes. (After Kennedy, Siminovitch, Till and McCullough 1965, Playfair, Papermaster and Cole 1965)

As predicted, the number of haemolytic foci bears a linear relationship to the number of cells injected into the X-irradiated host. Thus it was found that each 1×10^6 spleen cells injected into a recipient caused the formation of 2 haemolytic foci in response to sheep erythrocytes. From the statistical point of view it then seemed justified to assume that each of the antibody-producing clusters of cells had been derived from a single immunologically competent precursor cell. It is however doubtful that this statement is a true reflection of the biological mechanism responsible for the formation of antibody-producing spleen colonies. As will be shown later, there is strong evidence that a successful immune induction depends on the close interaction between at least two cell types. It is furthermore possible that the establishment of inoculated cells within the irradiated spleen would be more likely to occur in areas in which the presence of previously seeded cells is providing a suitable microenvironment for colony formation. For these reasons it seems more appropriate to attribute an antibody-forming spleen colony to the

presence of a 'reactive unit' rather than to a single antigen-reactive cell. It should
also be borne in mind that satellite colonies may be formed as a result of migration
of antibody-forming cells from colonies into the surrounding tissue. Despite these
criticisms the colony focus assay has proved to be an extremely useful and sensitive technique in experiments which depend on relative rather than absolute
numbers of antigen-reactive cells.

In an effort to find a more direct way of defining quantitatively the presence
of antigen-reactive cells in a given suspension of lymphoid cells, ROBINSON, MAR-
BROOK and DIENER (1967) have succeeded in designing an appropriate *in vitro*
method. Mouse lymphoid cells were incubated under tissue culture conditions in

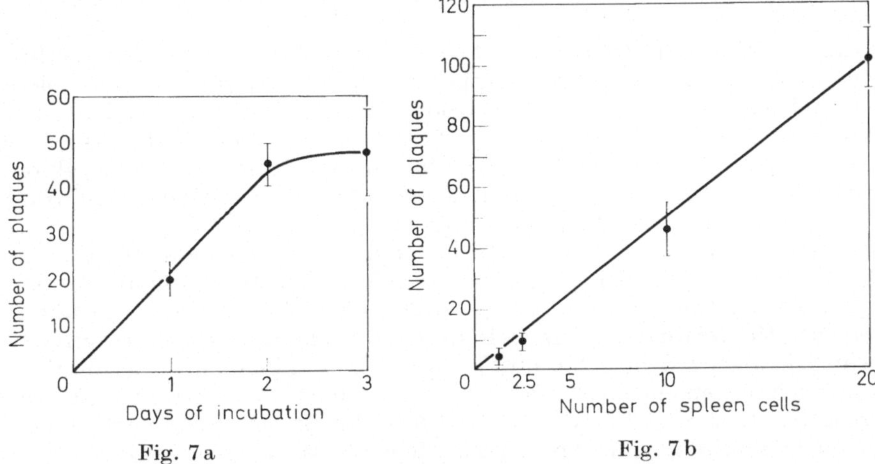

Fig. 7 a

Fig. 7 b

Fig. 7a. *In vitro* assay for the enumeration of immunologically competent cells reactive to
sheep erythrocyte antigens: numbers of haemolysin plaques formed at varying times of incubation with 10×10^6 spleen cells per plate. Each point represents the mean of results from
10 to 20 cultures. Standard deviations are indicated by bars. (After ROBINSON, MARBROOK
and DIENER 1967)

Fig. 7b. *In vitro* assay for the enumeration of immunologically competent cells reactive to
sheep erythrocyte antigens: numbers of haemolysin plaques formed at varying numbers of
spleen cells plated. Each point represents the mean results from 10 to 20 cultures. Standard
deviations are indicated by bars. (After ROBINSON, MARBROOK and DIENER 1967)

agar together with sheep erythrocytes which served not only as antigen but also
for the detection of haemolytic areas indicating the production of haemolytic
antibody. When mouse spleen cells were cultured, complement-dependent haemolytic foci appeared and their size and number increased with time for 2 days
(Fig. 7a). Furthermore, the number of these foci bore a linear relationship to the
number of spleen cells tested (Fig. 7b). It is known from work by JERNE and
NORDIN (1963) and from our own observations [25], that spleens from non-immunized
mice contain a background of cells producing haemolytic antibody against sheep
erythrocytes, varying between 20 to 200 antibody-forming cells. That this is also
true for man has recently been shown by DIENER and MACKAY (1967). In the tissue
culture system described, such background cells appeared after 2 hours of incubation. Their number was found to be 0.16 cells per 10×10^6 spleen cells plated.
Tests in which actinomycin-D, mouse antiglobulin and colchicine were added,

---

[25] DIENER 1966.

on separate occasions, to the agar medium, showed that cellular division and *de novo* production of protein was necessary for the formation of plaque areas.

The number of antigen-reactive cells responding to sheep erythrocytes can be estimated from these *in vitro* data to be in the order of 4.4 per 10×10^6 spleen cells plated. Assuming an average of 10×10^8 nucleated cells per whole mouse spleen, the number of responsive antigen-reactive cells in this organ would be in the order of 440 cells. This figure is considerably lower than that recorded by other workers who used the aforementioned *in vivo* method, and found the number of cells reactive to sheep erythrocytes to be 1,000 cells per whole mouse spleen[26]. It may be that the figure obtained from the *in vitro* experiments is a closer estimate of the actual value since it was the result of direct measurement, but it is also possible that it is an underestimate as a proportion of cells may not perform well *in vitro*.

Because of the limitations implicit in the heterologous nature of erythrocyte antigens with regard to the various aspects of humoral immunity and tolerance, there are advantages offered by the introduction of an antigen-reactive cell assay depending on a well defined and powerful protein antigen. With this in mind, Armstrong and Diener (1969) have introduced a technique based on the method of Kennedy, Siminovitch, Till and McCullogh (1965) but using the polymer of *S. adelaide* flagellin as the antigen.

The method (Fig. 8) involves the injection of a known number of mouse lymphoid cells into syngeneic recipients which have had their immune mechanism destroyed by a lethal dose of X-irradiation. The following day the antigen is injected into the irradiated animals in order to stimulate antigen-reactive donor cells which had seeded into the host's spleen. The animals are sacrificed 8 days later and their spleen cut into slices 160 μ thick which are placed in sequence onto a microscope slide, previously coated with a thin layer of Salmonella bacteria suspended in motility agar. The spleen slices are then covered with a layer of sterile agar and incubated at 37°C to allow the bacteria to swarm into the upper agar layer. Areas of antibody production in the spleen slices are detected by the absence of bacterial growth in the agar nearby, whereas the remainder of the slide is covered with a heavy growth of bacteria. A focus of bacterial inhibition by antibody is defined as one or more contiguous positive slices separated from other positive areas by one or more negative slices.

2. The Content of Antigen-Reactive Cells in Different Lymphoid Tissues

An assessment of the content of immunologically competent cells reactive to polymer of *S. adelaide* flagellin of various lymphoid organs of the non-immunized mouse has been carried out by Armstrong and Diener (1968). Results are presented in Table 2. In general, the relative distribution of these cells followed a similar pattern as was found with regard to the distribution pattern of antibody-forming cell populations in an immunized animal. Thus the main antibody-forming organs, such as lymph nodes and spleen, were found to be rich in antigen-reactive cells. However, no such cells were found in the thymus, which does not take part directly in antibody formation.

It is interesting to note that the Peyer's patches of the gut contained the highest relative number of antigen-reactive cells when compared with any other lymphoid organ. This finding is consistent with reports by Cooper and Turner (1967) who demonstrated that these organs can give rise to antibody-forming cells, when directly injected with antigen.

---

[26] Kennedy, Siminovitch, Till and McCulloch 1965.

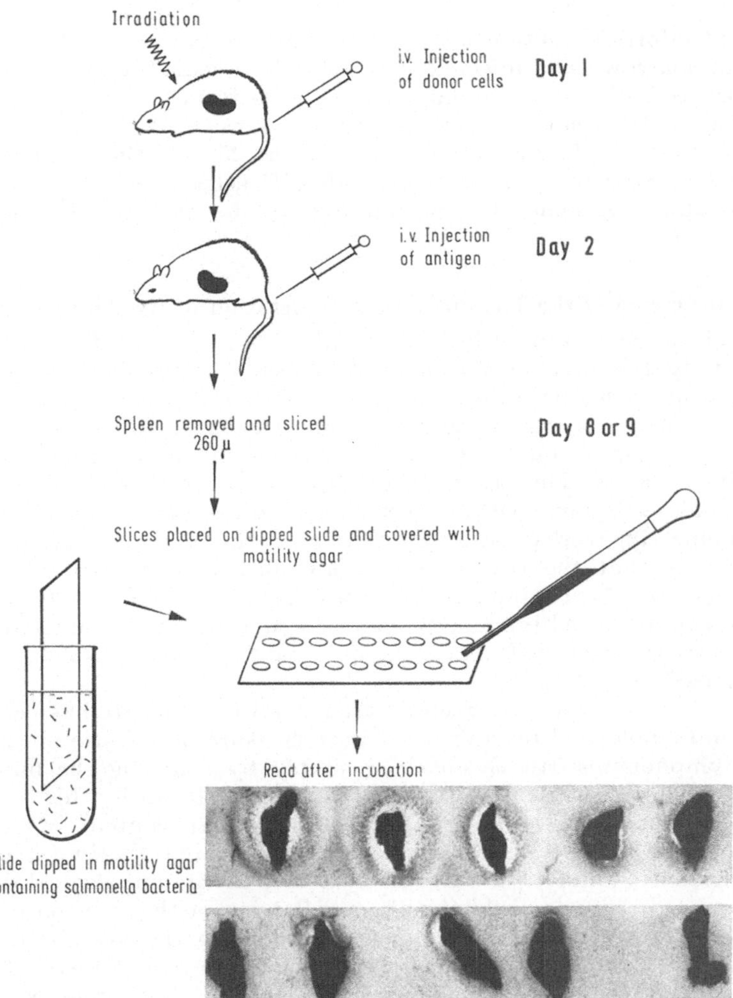

Fig. 8. Method for the enumeration of immunologically competent cells reactive to *Salmonella* antigens. Bacterial migration is inhibited due to antibody secreted by the spleen slices. (After ARMSTRONG and DIENER 1969)

Table 2. *Antigen-reactive cells in cell populations from different lymphoid organs in* CBA_{T6T6} *mice*

Cell source (and number of animals tested)	Number of cells injected	Mean % specific activity	Mean ARC foci/spleen	Mean ARC foci/10^6 injected cells
Spleen (15)	2×10^6	33	2.5	1.2
Mesenteric lymph nodes (11)	1×10^6	43	2.2	2.2
Peyer's patches (10)	1×10^6	67	2.6	2.6
Thymus (11)	50×10^6	5	0.5	0.01
Bone marrow (7)	10×10^6	41	3	0.3
Bone marrow plus thymus (8)	50×10^6 plus 50×10^6	15	1.6	0.02

Background was 0.1 foci/spleen.
ARC = antigenreactive cell.

Recent efforts to obtain adoptive immune responses to sheep erythrocytes with bone marrow cells injected into lethally irradiated syngeneic mice have been unsuccessful unless thymus cells or cells from thoracic duct lymph were injected as well[27]. Using Salmonella antigens however bone marrow was found to contain antigen-reactive cells comprising about 25% of the number found in the spleen, when compared on the basis of 10×10^6 cells tested.

Implications of some of these findings will be discussed in another context in this article.

3. The Influence of the Thymus on the Generation of the Antigen-Reactive Cell

One of the standard techniques in physiology to test for the function of a particular organ is its removal from the organism. The possible biological deficiency resulting from such a procedure can then be used as a guide to trace the functional significance of the organ in question. This usually includes the reimplantation of the entire organ or some of its structural components in order to test for their restorative capacity. This classic extirpation approach has helped to elucidate the function of the thymus, with respect to immunocompetence.

The pioneering work of Miller and collaborators and of others has established unequivocally that the thymus exerts an influence essential for the complete development of normal immune faculties. This was found to be the case with regard to cell-mediated immune phenomena such as transplantation and delayed hypersensitivity reactions[28] as well as humoral immunity to some, though not to all, antigens[29].

As mentioned earlier, the recirculating small lymphocyte has been implicated in some immunological reactions. A direct measure of the size of the circulating pool of lymphocytes can be obtained simply by counting the number of cells emerging from a thoracic duct fistula. It has been shown by this technique, that neonatal thymectomy severely affects the cellular content of thoracic duct lymph[30]. Since these cells, to a large degree, determine the immune capacity of the experimental animal[31] it was reasoned that the immunological deficiencies in thymectomized animals could thus be a reflection of the reduced number of the mobilizable lymphocyte pool. This was tested using the assay system described previously for the quantitation of antigen-reactive cells[32] responding to sheep erythrocytes as the antigen[33]. Mouse thoracic duct cells from both neonatally thymectomized and non-thymectomized mice were injected into syngeneic lethally irradiated recipients together with sheep erythrocytes. The spleens of these mice were then tested for the number of antigen-reactive cells that were derived from the inoculum and had responded to the antigenic challenge by the production of clusters of antibody-forming cells. It was found that in an aliquot of 1×10^6 cells taken from the circulating lymphocyte pool of a normal mouse, there were about 60 antigen-reactive cells, as compared with only 2 to 3 antigen-reactive cells per 10^6 thoracic duct lymphocytes from a thymectomized mouse. Taken at face value, these findings suggest that thymectomy affects the generation of immunologically competent cells rather than the capability of such cells to respond to an antigenic stimulus, as has been suggested by Metcalf (1965). For confirmation of this interpretation, neonatally thymectomized mice were injected with syngeneic

[27] Claman, Chaperon and Triplett 1966, Mitchell and Miller 1968.
[28] Miller 1961, 1962a, b, c.   [29] See Miller and Osoba 1967.
[30] Mitchell and Miller 1967.   [31] Gowans, McGregor, Cowen and Ford 1962, McGregor and Gowans 1963, Gowans and McGregor 1963.
[32] Kennedy, Siminovitch, Till and McCulloch 1965, Playfair, Papermaster and Cole 1965.   [33] Miller and Mitchell 1967a.

thoracic duct cells from adult donors[34]. Ten days later, these mice were tested for the number of antigen-reactive cells that had responded to an antigenic stimulus with sheep erythrocytes. It was found that the number of antigen-reactive cells as well as of antibody-forming cells of neonatally thymectomized mice injected with thoracic duct cells from normal donors could be elevated to levels comparable to those in normal mice. These findings strongly suggest that antigen-reactive cells are able to respond normally to an antigenic stimulus despite the absence of the thymus, and that neonatally thymectomized mice are deficient in the number of such reactive cells. It is possible that the thymus influences the development of antigen-reactive cells from some precursor cells. Whether such influence is mediated by humoral mechanisms or whether it requires the intimate contact between the thymus and potentially immunologically competent cells remains an open question.

The reduction of antigen-reactive cells in the thoracic duct lymph and thus the deficiency of immunological performance is most evident in neonatally thymectomized mice. However, impairment of the immune response could also be observed in adult mice, only a few months after thymectomy[35]. This would suggest that the thymus exerts its influence on the recruitment and maintenance of immunologically competent cells not only in the newborn mouse but also during adult life.

4. The Antigen-Reactive Cell, the Precursor of the Antibody-Forming Cell?

Based on the finding that the thymus is necessary for the recruitment of cells antigen-reactive to sheep erythrocytes, the question can be asked whether this is a function of the thymus epithelium, the mass of thymocytes or of both. This question is partly answered by the results of experiments in which normal animals and animals thymectomized in adult life were exposed to sublethal doses of X-irradiation. It was found that recovery of the lymphoid system to full immune competence occurred only in non-thymectomized animals[36]. The experiments indicate that the thymic epithelial rudiment exerts some influence on lymphoid regeneration. From this it does not necessarily follow that epithelial cells are also responsible for the re-establishment of immunological competence. It may be that the lymphoid repopulation of the thymus is a prerequisite for restoration of immune capacities, but that the former depends on the participation of the thymic epithelium.

The fact that radiation recovery of the immune system requires the presence of bone marrow[37] suggests that the precursor of an immunologically competent cell is of bone marrow origin. Such a theory has been substantiated by a series of experiments which made use of chromosome marker techniques to study the migration streams of cells in parabiotic and irradiated animals[38]. It was found that bone marrow cells recolonized not only bone marrow, but also the central and peripheral parts of the lymphoid system i.e. thymus, spleen and lymph nodes. However, no permanent recolonization took place when cells from thymus, lymph nodes or thoracic duct lymph were inoculated. In a parabiotic experiment in which one of the partners was thymectomized, an asymmetrical exchange of cells between the parabionts was found; the thymectomized animal contained more cells from its non-thymectomized partner than was the case in the reverse

[34] WEISS, MITCHELL and MILLER 1967.   [35] TAYLOR 1965, METCALF 1965.
[36] MILLER, DOAK and CROSS 1963, CROSS, LEUCHARS and MILLER 1964.
[37] TYAN and COLE 1965, GLOBERSON and AUERBACH 1967, TRENTIN, WOLF, CHENG, FAHL-
BERG, WEISS and BONHAG 1967.   [38] HARRIS and FORD 1964, HARRIS, FORD, BARNES
and EVANS 1964, FORD 1966, MICKLEM, FORD, EVANS and GRAY 1966.

situation. The two experiments indicate the existence of self-renewing bone marrow stem cells, the progeny of which seed into the immune system.

Extension of these observations by experiments on the functional relationship of the different cell populations was pioneered by Miller and Mitchell (1967a). Bone marrow cells from normal and neonatally thymectomized mice were injected into both non-thymectomized and thymectomized lethally irradiated recipients. Their spleens were then tested at weekly intervals for the number of antigen-reactive cells responsive to sheep erythrocytes. It was found that 1×10^6 bone marrow cells from both normal and neonatally thymectomized donors when transplanted separately into non-thymectomized irradiated hosts, gave rise to normal levels of up to 1,000 to 1,500 antigen-reactive cells by 3 to 4 weeks. As expected from previous experiments, no such regeneration was observed when thymectomized recipients were used. These experiments again stress the necessity for the participation of the thymus in the generation of immunologically competent cells. It is of particular interest, that no antigen-reactive cells could be found in irradiated, non-thymectomized hosts during the first week after inoculation of bone marrow cells. It should be remembered that during this time period, the thymus is still devoid of its lymphoid compartment due to irradiation and that it takes some days for this organ to become repopulated[39]. It could thus be possible that precursors of immunologically competent cells first require thymus lymphocytes to become antigen-reactive.

To test this assumption, bone marrow cells were inoculated into lethally irradiated hosts and one week later the spleen cells of these primary hosts were transferred further through successive generations of irradiated mice. At each passage, aliquots of spleen cells were tested for the number of antigen-reactive cells. In contrast to previous experiments, in which bone marrow cells were incubated in a single host for 3 weeks, incubation of such cells repeatedly for time intervals of 1 week only, did not result in an increased number of antigen-reactive cells to normal levels[40]. Since these findings coincide with the observation that no lymphoid repopulation of the thymus in irradiated hosts had occurred during the 1 week period after cell inoculation, it was concluded that the induction of immunological competence in bone marrow cells requires the presence of the thymic lymphoid compartment.

On the assumption that bone marrow cells need to migrate through the thymic tissue in order to gain immunological competence it was reasoned that normal thymus tissue should contain antigen-reactive cells. Similar experiments to those using serially transferred bone marrow were thus carried out using thymus cells. However, contrary to expectation, no increase in the number of antigen-reactive cells occurred, as was the case in the bone marrow transfer experiment. Thus it seemed clear that (i) restoration of immunological competence requires the presence of the thymic lymphoid compartment and that (ii) the interaction between thymus cells and bone marrow cells does not depend on the intrathymic contact of the two cell types. This interpretation is in line with observations made by Claman, Chaperon and Tripplet (1966) and by Miller and Mitchell (1967b). Mixtures of thymus cells and bone marrow are far more active in the restorative process of the humoral immune reaction to sheep erythrocytes in irradiated mice than could be accounted for by summing up the restorative capacity of each of the two cell populations. Within the same experimental concept are results reported by Davis, Leuchars, Wallis and Koller (1966) who showed by means of chromosome marker studies, that antigenic stimulation causes a sharp increase, during a short period of time, in the number of thymus graft-derived dividing cells. It is of partic-

---

[39] Balner and Dersjant 1964.   [40] Miller and Mitchell 1967a.

ular interest, that these cells were not capable of antibody production[41]. All these data suggest the idea that the original theory which assumed one cell line only to be involved in interaction with the antigen was an oversimplification. Instead, there would be two cell lines involved, one thymus- one bone marrow-derived. Tests based on such a hypothesis have been carried out by MITCHELL and MILLER (1968).

Thymocytes were injected together with or without sheep erythrocytes into irradiated primary recipients. Cells from the spleen of these hosts were transferred to a second irradiated recipient, together with sheep erythrocytes alone or with bone marrow cells and sheep erythrocytes. An adoptive immune response against the antigen took place only in those mice which had received bone marrow together with the antigen and spleen cells from primary hosts which had received thymocytes together with antigen. No immune reaction was obtained in secondary recipients which had received spleen cells from a primary host inoculated with thymocytes in the absence of antigen. Obviously, the thymus lymphocyte population had first to react with the specific antigen before interaction with bone marrow cells could lead to an immune response.

These results pose the question as to which of the two cell populations contains the precursors of antibody-forming cells. The answer was given by an ingenious experiment in which neonatally thymectomized CBA mice were given C57Bl or (C57B×CBA) F_1 thymocytes together with sheep erythrocytes. Under these conditions, allogeneic cells were as effective as syngeneic cells in elevating the immune response to levels comparable to those of non-thymectomized controls. The use of allogeneic lymphocytes made it possible to detect the origin of the antibody-forming cells generated in the recipient mouse by exposing them to either anti-C57Bl or anti-CBA serum *in vitro* before assaying the number of antibody-forming cells in the spleen. The results showed that no antibody-forming cells could be found when anti-CBA serum was used. By contrast, the number of antibody-forming cells was unaffected in the presence of anti-C57Bl serum. This clearly indicates that the antibody-forming cells were of CBA type and thus must have been derived from the host, possibly the bone marrow, rather than from the grafted thymocytes. This is further substantiated by experiments in which CBA/T6T6 bone marrow cells together with CBA thymus cells were injected into irradiated CBA hosts and stimulated with sheep erythrocytes. Antibody-forming cells were detected using a modification[42] of Jerne's haemolysin plaque technique, and their karyotype determined at the single-cell level. It was found that all the antibody-forming cells tested bore the T6T6 marker chromosomes and thus were of bone marrow origin[43].

In summary, these experiments strongly suggest that the inductive process of antibody synthesis by the progeny of bone marrow-derived precursor cells depends on the presence of a second cell type which gains its immunological competence through a thymic influence.

The fact that the above mentioned work relies entirely on the antigen system of sheep erythrocytes poses the question as to whether the dependence of the humoral antibody-forming capacity from the thymus is a general phenomenon, independent of the nature of the antigen used. There are a number of facts which cast some doubt on such a generalized assumption. Although immunological deficiency due to neonatal thymectomy was observed with regard to sheep erythrocytes, *Salmonella typhi* H, O and Vi-antigens, influenza A-virus, T2-coli phage, diphtheria toxoid, human gammaglobulin, ovalbumin and bovine serum albumin, no such

---

[41] DAVIS, LEUCHARS, WALLIS, MARCHANT and ELLIOT 1967.   [42] CUNNINGHAM 1965.
[43] NOSSAL, CUNNINGHAM, MITCHELL and MILLER 1968.

reduction in antibody formation was reported when the following antigens were used: Tetanus toxoid, hemocyanin, pneumococcus type III capsular polysaccharide, Salmonella flagellar antigen, ferritin, MS-2 bacteriophage and polyoma virus[44].

In an experiment in which C3H-mice, thymectomized at 6 weeks of age, were injected with 25 μg of polymer from *S. adelaide* flagellin at the age of 600 days, no difference in the resulting antibody titre[45] was found when compared with a group of normal mice of the same age. Furthermore, it was demonstrated by ARMSTRONG, DIENER and SHELLAM (1969) that using the flagellar antigen system of *S. adelaide*, the number of antigen-reactive cells in various tissues of the mouse does not appear to be influenced by thymus cells. Quite in contrast to experiments with sheep erythrocyte antigens[46] the relative number of antigen-reactive cells in bone marrow of the CBA-mouse was found to be as much as 30% of that found in the spleen. Such responsiveness was shown to be thymus-independent since the immune response of lethally irradiated hosts was not enhanced when large numbers of thymus cells were injected together with bone marrow cells.

It has to be borne in mind that in so-called thymus-independent immune reactions to certain antigens, the recruitment of antigen-reactive cells may be maintained by non-thymic lymphoid organs. The idea that the site of antigen-reactive cell maturation could at least be partly associated with lymphoid organs other than the thymus is suggested by the observations on certain forms of immuno-pathies such as the sex-linked recessive agammaglobulinemia[47]. This disease, despite congenital lymphopenia in association with failure of thymic development to a certain degree allows humoral immune reactions to occur. In the search for extrathymic sources of antigen-reactive cell maturation, emphasis has been placed on the Peyer's patches of the gut as being the mammalian equivalent of the bursa of Fabricius in birds[48]. This organ has so far been found only in birds and is associated with the capacity for humoral immunity[49]. The finding of antigen-reactive cells to *S. adelaide* flagellar antigens[50] in Peyer's patches of the mouse however indicates that these tissues possess immunologically competent cells, as shown in (Table 2). This is in contrast to the failure of bursa cells to cause adoptive immunity in a transfer system[51] or to produce antibody-forming cells[52]. On the other hand there is no reason to exclude the possibility that bursa equivalent tissue in mammals may be associated with lymphoid organs which are themselves involved in immune reactions. That this may in fact be the case with regard to the lymphoid compartment of the gut has been suggested on experimental grounds by PEREY, COOPER and GOOD (1968). The work was based on previous findings by COOPER, PEREY, McKNEALLY, GABRIELSEN, SUTHERLAND and GOOD (1966) which showed that extirpation of the intestinal lympho-epithelial tissue in rabbits prior to an antigenic stimulus with *Brucella abortus* abolished the antibody response. Assuming the lympho-epithelial tissue of the intestines in mammals to be functionally equivalent to the bursa of Fabricius in birds, this tissue should possess the capacity to restore the immunological competence of lethally irradiated animals after they have been injected with bone marrow or foetal liver cells (see also similar experiments in this chapter on the restoration of immunological competence by the thymus). Rabbits, after surgical removal of the gut associated lymphoid tissue, were lethally irradiated and subsequently injected with foetal liver cells. Under these conditions, no restoration of the immunological competence as tested with *Brucella*

[44] MILLER and OSOBA 1967.   [45] DIENER, unpublished data.
[46] CLAMAN, CHAPERON and TRIPLETT 1966, MITCHELL and MILLER 1968.
[47] GOOD, GABRIELSEN, PETERSON, FINSTAD and COOPER 1966.
[48] COOPER, PEREY, McKNEALLY, GABRIELSEN, SUTHERLAND and GOOD 1966.
[49] WARNER and SZENBERG 1964.   [50] ARMSTRONG, DIENER and SHELLAM 1968.
[51] CAIN, WEIDANZ and COOPER 1967.   [52] DENT and GOOD 1965.

antigens occurred. However, the same experimental procedure, except for the removal of the intestinal lympho-epithelial tissue, resulted in the full restoration of the immunological capacity in irradiated rabbits.

At present there is no conclusive explanation for the apparent discrepancies in the degree of thymus dependence of immune responses to different antigens. The introduction of quantitative techniques at the level of the antigen-reactive and the antibody-forming cell responding to flagellar antigens of *Salmonella* bacteria[53] should be helpful for further elucidation of the problem.

5. Kinetics of Antigen-Reactive Cells during the Primary Immune Response

The increase of antibody-forming cells during the immune response is paralleled and influenced by an increased production of non-antibody-forming antigen-reactive cells. The significance of these cells in response to a second antigenic stimulus is subject of another chapter of this volume (see Secondary Immune Response). In this paragraph, experiments by ARMSTRONG, DIENER and SHELLAM (1968) are discussed, in which it was possible to analyse the kinetics of antigen-reactive cell populations during the primary immune response to polymer of *S. adelaide* flagellin. In these experiments use was made of the technique of ARMSTRONG and DIENER (1968) for the enumeration of antigen-reactive cells. In addition, the corresponding number of antibody-forming cells was also measured, employing the method developed by DIENER (1968) as described later. The experimental design of this investigation is presented schematically in Fig. 9. Donor mice

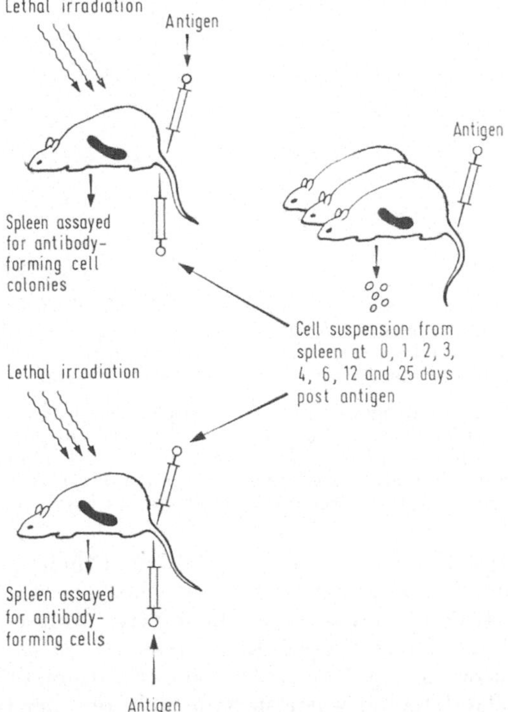

Fig. 9. Experimental design to study the population kinetics of antigen-reactive cells during the primary immune response

<hr>

[53] DIENER 1968, ARMSTRONG and DIENER 1969.

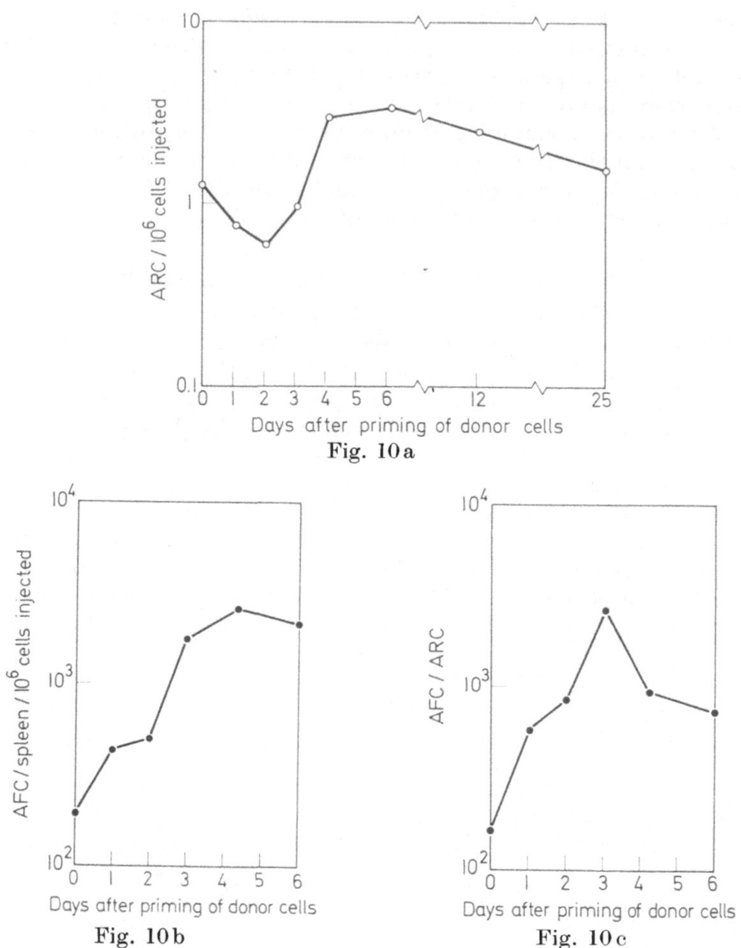

Fig. 10a

Fig. 10b　　　　　　　　　　　　Fig. 10c

Fig. 10a and b. Population kinetics of antigen-reactive cells during the primary response of CBA-mice to 25 µg of polymer of *S. adelaide* flagellin. a Adoptive immune response in terms of antigen-reactive cells derived from primed donors. b Adoptive immune response in terms of antibody forming cells. (After ARMSTRONG, DIENER and SHELLAM 1969)

Fig. 10c. Population kinetics of antigen-reactive cells during the primary response of CBA-mice to 25 µg of polymer of *S. adelaide* flagellin. Ratio of AFC/ARC in populations of spleen cells primed with 25 µg of polymer from *S. adelaide* flagellin, 8 days after transfer into lethally irradiated and antigenically challenged host mice. *AFC* Antibody-forming cells, *ARC* Antigen-reactive cells. (After ARMSTRONG, DIENER and SHELLAM 1969)

were injected with 25 µg of polymer and a proportion of their spleen cells was transferred into lethally irradiated recipient mice at the time of antigen injection and thereafter at 1, 2, 3, 4, 6, 12 and 25 days. The relative number of antigen-reactive cells present in the donor inoculum was then measured in the host spleen as described. Results are shown in Fig. 10a. At the time of antigen injection, the number of antigen-reactive cells detected was approximately one per 10^6 cells transferred. According to the seeding rate of immunologically competent cells into the host's spleen[54] it has been calculated that the absolute number of such cells in an unprimed

---

[54] ARMSTRONG and DIENER 1968.

spleen with potential reactivity to polymer is in the order of 2,400 cells. It is of particular interest that this figure decreased at days 1 and 2 after immunization to about half the normal number and then rose to peak values of approximately 3.7 antigen-reactive cells per million cells transferred by day 6 and plateaued thereafter for at least 25 days. It was computed that the total number of these cells in a mousespleen 6 days after antigen injection was approximately 8,900 as compared with 2,400 antigen-reactive cells present in an non-immunized mouse. It is to be expected that an inoculum derived from a primed donor, because of its increased number of antigen-reactive cells, would also give rise to a higher number of antibody-forming cells. This was found to be the case as shown in Fig. 10b. However, when the ratio of antibody-forming cells to their antigen-reactive precursors per 10^6 transferred cells was calculated (Fig. 10c) it was found to be unexpectedly high with regard to cells transferred at 1, 2 and 3 days after priming. From an inoculum of cells derived from donors at 4 days after priming, the ratio dropped by a factor of 7. The fact that the level of antigen-reactive cells remained low or dropped, while the number of antibody-forming cells rose, indicated that the peak response of antigen-reactive cells did not coincide with that of antibody-forming cells, and this rules out the possibility that antibody-forming cells already in proliferation at time of transfer could have produced detectable antibody-active foci in the host's spleen.

In summary, during the primary immune response there is not only the proliferation of antibody-forming cells, but there is the concomitant production of antigen-reactive cells to levels several times greater than those measured in unprimed animals. The data of this investigation do not agree with the results discussed in a review by MAKINODAN and ALBRIGHT (1966), in which the increase in the numbers of antigen-reactive cells during the primary immune response was reported to be about 100-fold. In their experiments, the number of antigen-reactive cells was calculated from serum antibody titres of irradiated host mice after the inoculation of limited numbers of donor spleen cells. Since the immune response was not quantitated at the level of the antigen-reactive cell, these high figures may be interpreted as the result of further stimulation of already proliferating antibody-forming cells as well as of precursor cells present in the inoculum. This possibility is based on the assumption that immunized cells could recognize the presence of additional antigen in the host and be driven to excessive multiplication as shown in serial transfer experiments by MÖLLER (1968).

D. The Antibody-Forming Cell
1. The Quantitative Estimation of Antibody-Forming Cells

A direct association of antibody with certain lymphoid cells in tissue sections and on cell smears has been visualized specifically by the 'sandwich' fluorescent antibody technique, introduced by COONS, LEDUC and CONNOLLY (1953, 1955). Whilst this technique allows an analysis of the distribution pattern of antibody-forming cells within the topography of their environment in tissue sections, other methods have been designed for the quantitative assessment of antibody-forming cells present in a given tissue.

a) The Direct Haemolysin Plaque Technique

The most commonly used techniques for the enumeration of antibody-forming cells have been introduced by JERNE and NORDIN (1963), and by INGRAHAM and BUSSARD (1964). These techniques make use of the fact that lymphoid cells which release haemolytic antibody against sheep erythrocytes, when mixed with the latter

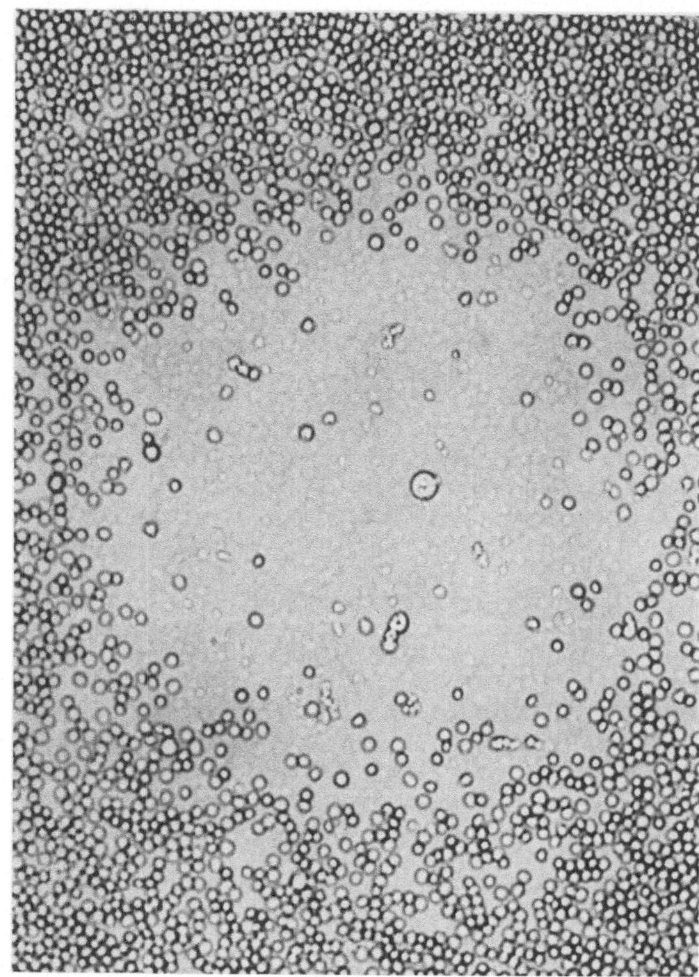

Fig. 11. Haemolysin plaque assay by Jerne and Nordin (1963) modified according to Cunningham (1965). Haemolytic area in a monolayer of sheep erythrocytes. The haemolysin-secreting cell is seen in the centre of the plaque ($\times$ 300)

in vitro, cause their sensitization and subsequent lysis, provided complement is added to the system. The phenomenon results in the appearance of a circular plaque, the centre of which is occupied by the antibody-forming cell (Fig. 11). The original methods were designed for the use of cells incorporated into solid agar or in semi-solid carboxymethyl-cellulose. A more sensitive method makes use of liquid cell cultures on microscopic slides which allow a more accurate assessment of the number of antibody-forming cells[55]. The haemolysin plaque technique has been modified for use with polysaccharide antigens adsorbed onto erythrocytes which serve as target cells in the *in vitro* assay[56] and with soluble polyamino acid antigens[57].

As shown by Humphrey and Dourmashkin (1965) and by Borsos and Rapp (1965), one 19 S antibody molecule attached to an erythrocyte is sufficient to

[55] Cunningham 1965.
[56] Landy, Sanderson, Bernstein and Jackson 1964, Möller 1965.
[57] Walsh, Maurer and Egan 1967.

cause its lysis when complement is added, whereas several hundreds or thousands of 7 S molecules are needed for the same effect. It is for this reason that the conventional Jerne-plaque technique predominantly detects 19 S antibody-forming cells as a result of its sensitivity limits partially determined by dilution of antibody in the agar surrounding the antibody-forming cell. An indirect way to accomplish haemolysis of erythrocytes by 7 S antibody under the described circumstances has been introduced by DRESSER and WORTIS (1965), STERZL and RIHA (1965) and by WEILER, MELLETZ and BREUNINGER-PECK (1965). In these techniques, anti-gammaglobulin is applied to Jerne's plaque assay to act as an amplification system for the lysis of erythrocytes previously sensitized with 7 S antibody. A combination of both, the direct and the indirect haemolysin plaque technique allows the enumeration of both, 19 S and 7 S producing cells in a suspension of lymphoid cells.

b) Detection of Antibody-Forming Cells by Immunocytoadherence

For the investigation of certain basic cellular aspects in the field of immunology, there are several advantages offered by the development of a system which depends on the direct interaction between the relevant antigen and the antibody producing cell. Such a technique makes use of the phenomenon of immunocytoadherence which involves the specific adherence of an antigen to the surface of lymphoid cells by the relevant antibody. When heterologous erythrocytes are used as antigen, these cells adhere to antibody-forming cells, causing the so-called rosette formation[58]. Such rosettes can be microscopically enumerated in liquid suspensions and thus the number of AFC estimated. That the formation of rosettes around antibody-forming cells is due to antibody on the cell surface is proved by the fact that no adherence of target cells occurs in the presence of anti-γ-globulin.

There are distinct advantages in the use of the immunocytoadherence phenomenon with antigens which can be regarded as optimal in their antigenic, immunogenic and tolerogenic properties. As mentioned earlier, these criteria are fulfilled with the use of bacterial flagellar antigens, such as the protein monomer of *S. adelaide* flagella. With the use of this antigen, a method has been introduced[59] which allows the enumeration on a large scale of antibody-forming cells. The technique uses the principle of bacterial immunocytoadherence which has been critically analysed by MÄKELÄ and NOSSAL (1961a). Cell adherent bacteria, when cultured in petri dishes containing nutrient agar, give rise to bacterial colonies which can be counted under low-power magnification. The technique is schematically described in Fig. 12. A mouse spleen is removed at the appropriate time following antigen injection and the tissue minced to produce a suspension of single cells. To this suspension, organisms of a strain of Salmonella which possesses only the H-antigen in common with *S. adelaide* are added. After a period of incubation at 4°C, aliquots of the suspension are placed in nutrient agar which supports bacterial growth, and the entire preparation is incubated once more at 37°C. Those cells which have produced antibodies to the antigen injected into the mouse are heavily coated with bacteria after the first incubation. During the second incubation, the bacteria surrounding the cells to which they are adherent grow into discrete 'adherence colonies' which are stained and later counted (Fig. 13). It is believed that the described method should not be restricted to the antigen of *S. adelaide* but should be equally applicable to a wide range of different bacterial

---

[58] NOTA, LIACOPOULOS-BRIOT, STIFFEL and BIOZZI 1964, ZAALBERG 1964.
[59] DIENER 1968.

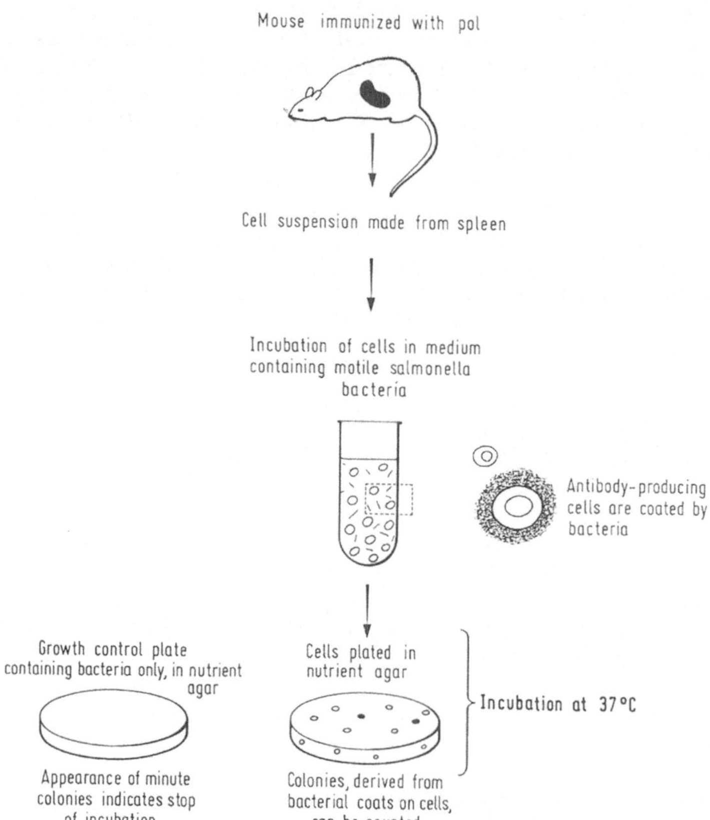

Fig. 12. Assay for the enumeration of cells forming antibodies to antigens of *Salmonella* flagella. (After Diener 1968)

Fig. 13. Adherence colonies seen through the dissecting microscope: Each colony is derived from bacteria adherent to an antibody-forming cell. (After Diener 1968)

antigens. Thus direct comparative studies in the field of interaction between the antigen structure and the immune system would widen the scope of experimental possibilities.

From the phenomenon of bacterial cytoadherence, a method has emerged which allows the direct microscopical study of antibody-forming cells on stained

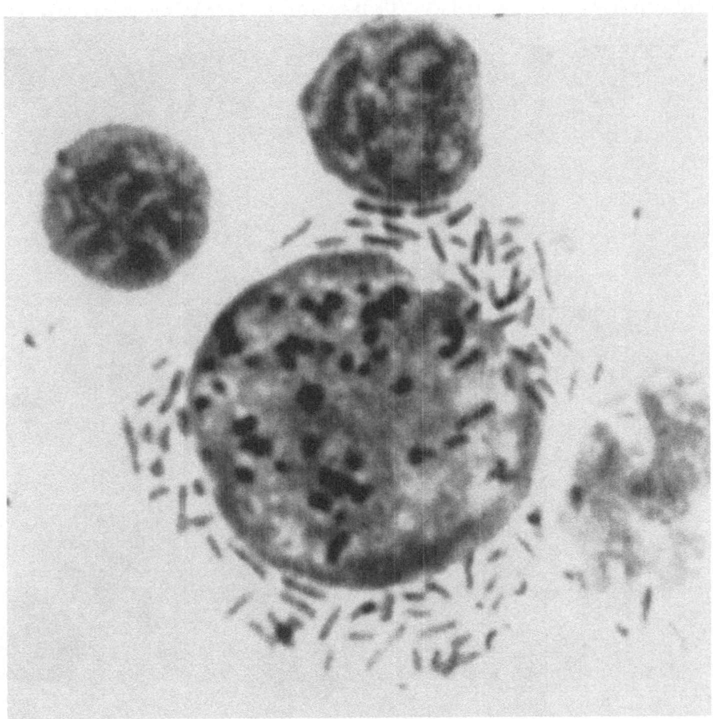

Fig. 14. Autoradiographic preparation of a mouse spleen cell forming antibody to polymer of *S. adelaide* flagellin. The grains over the nucleus indicate that ^{3}H-thymidine has been incorporated into the DNA. Antibody secreted to the surface of the cell causes adherence of *Salmonella* bacteria. The cell may be categorized as a large basophilic mononuclear cell with a diameter of 13 μ

smears. Following interaction of an immune cell suspension with motile *Salmonella* bacteria and subsequent removal of free bacteria by a density gradient centrifugation method, cell smears are carried out. These can be stained as for haematological use and antibody-forming cells identified by their corona of adherent bacteria. The technique may readily be applied for autoradiographic purposes (Fig. 14)[60].

2. Morphology of the Antibody-Forming Cell

Based on a series of earlier work[61] it has been generally believed that antibody is formed mainly by the plasma cell and its precursors. More recently, it was claimed that antibody may also be produced by small lymphocytes[62]. The fact

---

[60] DIENER and MARCHALONIS 1968, RUSSELL and DIENER 1968.

[61] FAGRAEUS 1948, LEDUC, COONS and CONNOLLY 1955, COONS, LEDUC and CONNOLLY 1955, NOSSAL 1959, NOSSAL and MÄKELÄ 1962.

[62] ATTARDI, COHN, HORIBATA and LENNOX 1964, VAN FURTH, SCHUIT and HIJMANS 1966, HUMMELER, HARRIS, TOMASSINI, HECHTEL and FARBER 1966, HARRIS, HUMMELER and HARRIS 1966.

18*

however that in these studies antibody-forming cells were either selected by indirect means or were morphologically identified by phase contrast or fluorescence microscopy, has led to differences of opinion as to their classification.

A valuable classification system for antibody-forming cells has been suggested by Cunningham (1968), based on the degree of basophilia, the cell diameter and the nucleus-cytoplasm ratio. Thus, small lymphocytes are categorized as

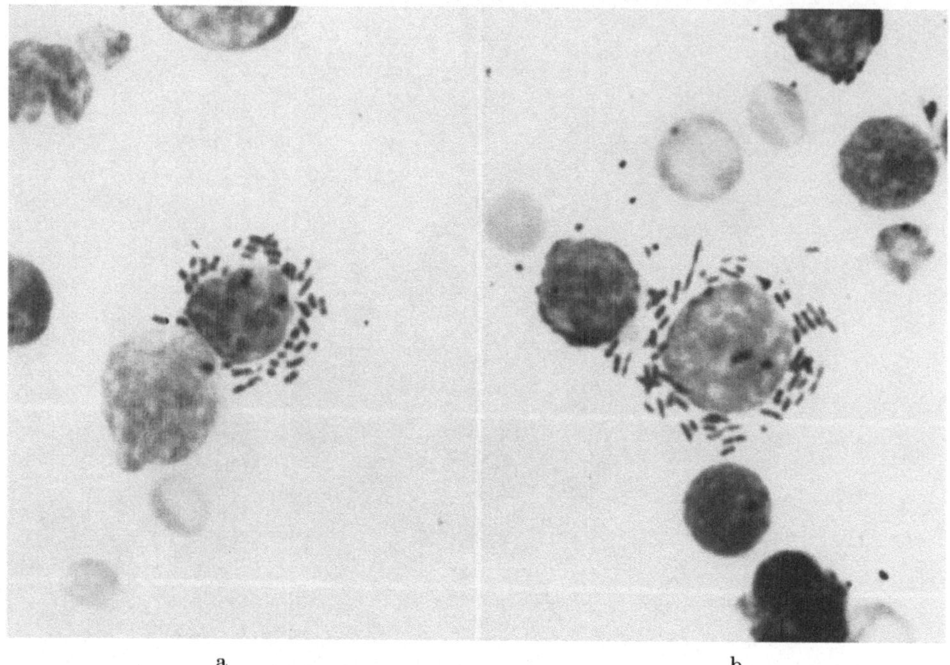

a   b

Fig. 15a—f. Collection of cells forming antibody to polymer of *S. adelaide* flagellin. Antibody secreted to the surface of the cells causes adherence of *Salmonella* bacteria. a Small lymphocyte diameter 7.5 μ. b Medium lymphocyte diameter 9 μ. c Basophilic mononuclear cell diameter 9 μ. d Basophilic mononuclear cell diameter 13 μ. e Immunoblast diameter 15.5 μ. f Immunoblast in mitosis (metaphase) diameter 16 μ

weakly basophilic cells with a diameter range of less than 8 μ, blast cells with a broad range of basophilia and a diameter of more than 15 μ, and plasma cells with medium to strong basophilia and a diameter of 12 μ or more. As to the nucleus-cytoplasm ratio, the figure for plasma cells is less than 0.5 and for mononuclear cells, lymphocytes and blast cells, greater than 0.5. It has been found by Cunningham, that in a mouse immunized with sheep erythrocytes, a relatively small proportion of antibody-forming cells could be classified as blast cells, lymphocytes or plasma cells. The majority of antibody producers fell into the category of basophilic mononuclear cells with a diameter between 11 and 15 μ. In an attempt to study the population kinetics and morphology of antibody-forming cells in more detail and to utilize antigens different from sheep erythrocytes, use has been made of the phenomenon of immunocytoadherence of Salmonella bacteria. Antibody-forming cells coated with Salmonella organisms were selected on Giemsa stained smears and studied microscopically[63]. It can be seen from Fig. 15 that antibody formation can be attributed to a wide variety of lymphoid cells with

[63] Russell and Diener 1970.

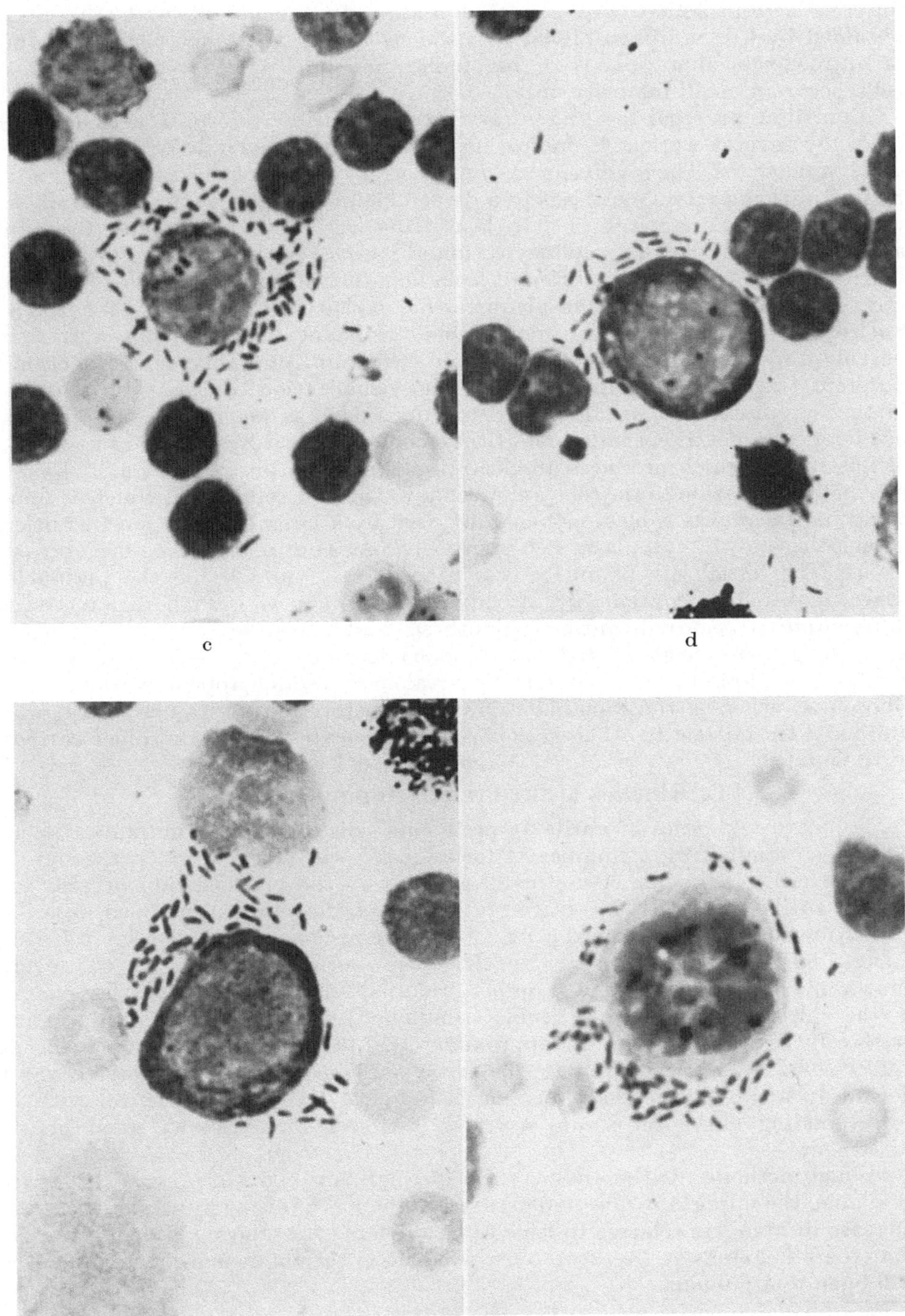

Fig. 15 c—f

different cytoplasmic staining characteristics. In agreement with the results obtained by Cunningham (1968) it is shown that in the mouse, the main bulk of antibody-forming cells is of basophilic mononuclear type and that plasma cells occur in small minority only.

Contributions regarding the ultrastructure of antibody-forming cells have been made by several workers[64], indicating that these cells include both plasma cells and lymphocytes. The involvement in antibody synthesis of the lymphocyte is surprising in that protein synthesis to a detectable degree is not expected from cells with such small quantities of cytoplasm. However, it has been pointed out that antibody-forming small lymphocytes found in the centre of haemolytic plaques (Jerne plaque) were clearly different from non-antibody-forming cells of the same cell type found at the edges of plaque areas, in that they exhibited Golgi bodies, nucleoli and short channels of endoplasmic reticulum. Plasma cells were found bearing different amounts of cytoplasmic reticulum, probably as a reflection of different stages of cell differentiation. The visualization of antibody deposition in the cytoplasm and its ultrastructural organells has been successfully carried out by means of a direct immunoferritin technique[65], and by the use of peroxidase as an antigen which produces an electron-opaque reaction product at the site of intracellular fixation to the relevant antibody. The first cell type in which antibody could be traced was a blast cell characterized by a large electron lucent nucleus, a nucleolus and the cytoplasm rich in free ribosomes but poor in organized ergastoplasm. The initial site of antibody synthesis was found to be the perinuclear space, and a high content of antibody was found in the Golgi region. As cell differentiation occurred, antibody synthesis could be observed in relation to a developing ribosome associated endoplasmic reticulum. In the mature plasma cell, antibody was found accumulated in spherical masses which appeared studded with ribosomes, whereas the remainder of the ergastoplasm contained little or no antibody. In contrast to other workers, no lymphocytes which contained antibody were found.

E. Kinetics of the Primary Immune Response

Population kinetics of antibody-producing cells during the immune response have been studied by a number of techniques[66] with regard to erythrocyte or polysaccharide antigens. A method which allows the enumeration of cells producing antibody to protein antigen of *S. adelaide* flagellin[67], has been described earlier in this article. A typical primary immune response by the spleen of C57Bl-mice to 50 µg of polymer from *S. adelaide* as measured at the single cell level is shown in Fig. 16. A significant number of antibody-forming cells clearly emerged in the spleen 2 days after antigenic stimulation, and thereafter increased progressively to a peak value of approximately 1,000 antibody-forming cells per 1×10^6 cells. After the fourth day, the curve plateaued and after 12 days began to decline to about 20 antibody-forming cells by 26 days. A comparison with the corresponding curve on serum antibody titre in Fig. 1 shows good general agreement.

When methods for the enumeration of single antibody-forming cells became available, the important question arose as to the mechanisms by which these cells increase in numbers relative to time after antigenic stimulation. Despite the fact that there is extensive literature on this subject, the following controversies are still open to argument.

---

[64] Fitch, Rowley and Coulthard 1965, Harris, Hummeler and Harris 1966.
[65] De Petris, Karlsbad and Pernis 1963.
[66] Jerne and Nordin 1963, Ingraham and Bussard 1964, Landy, Sanderson, Bernstein and Jackson 1964, Möller 1965.   [67] Diener 1968.

1. Is the observed latent period at the beginning of a primary immune response a real one, or is it due to an artifact ?

2. Is the observed logarithmic increase in the number of antibody-forming cells of the immune response the result of cellular proliferation or differentiation or of both mechanisms ?

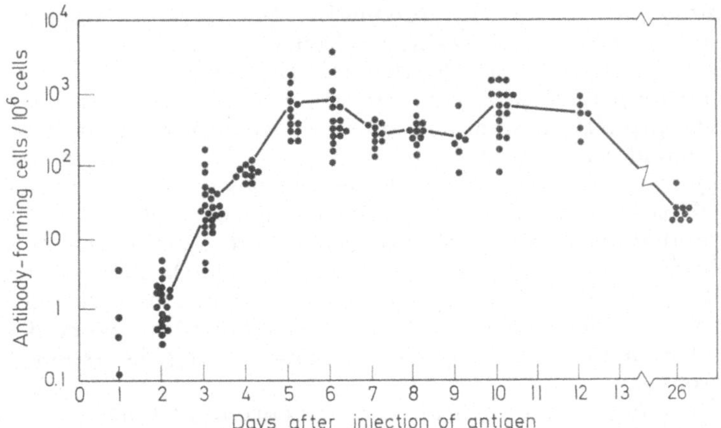

Fig. 16. Population kinetics of antibody-forming cells in the spleen of C57 Bl-mice after a primary injection of 50 µg of polymerized flagellin from *S. adelaide*. Each of the closed circles indicates the number of antibody-forming cells obtained from one mouse spleen tested. The response curve connects the mean values obtained from each group (32 out of 36 mice had no detectable antibody-forming cells produced after 1 day of immunization)

1. The Latent Period

The existence of a lag period elapsing between the time of antigenic stimulation and the appearance of antibody-forming cells supports the idea that the lymphoid system has to prepare to manufacture antibody. Apart from antigen processing by the reticulo-endothelial system, there is need for differentiation of non-antibody-forming immunologically competent cells into cells rich in cytoplasmic polyribosomes for antibody synthesis. This process may or may not be paralleled by proliferation of the cells concerned. Although the duration of the latent period as measured *in vivo* has been reported by most workers to be in the range of 20 to 48 hours[68], there is evidence that it may be much shorter, at least in response to some antigens. Using a very sensitive method for the enumeration of antibody-forming cells by adherence of antigen-coated bentonite particles to cellbound antibody, BAKER, BERNSTEIN, PASANEN and LANDY (1966) have recorded an induction time of only 6 hours. It has been reported by LITT (1967) that immune haemolysis of chicken erythrocytes after primary injection into guinea pigs occurred within 5 to 7¹/₂ min. The method used in this investigation allowed the direct observation of lysed erythrocytes in corticomedullary junctions of the relevant lymph node. There is however some doubt as to the specificity of the reactions observed, since the system was not directly shown to be complement- or antibody-dependent. The latent period of about 20 hours for the sheep erythrocyte antigen system[69] and for *S. adelaide* flagellar antigens[70] obtained *in vitro* is consistent with most of the relevant findings from experiments performed *in vivo*.

---

[68] SVEHAG and MANDEL 1964, DIENER 1968, STERZL, VESELY, JILEK and MANDEL 1964.
[69] DUTTON and MISHELL 1967a, b.   [70] DIENER and ARMSTRONG 1967.

An indirect way to test for the existence of a latent phase during the humoral immune response is to look for qualitative differences in the effects of chemical (immunosuppressive drugs) and physical (X-irradiation) influences on the initial and the later phases of the response. Such differences were observed with the use of the immunosuppressive drug 6-mercaptopurine (6-MP)[71]. It was found that 6-MP inhibited antibody formation only when administered during, but not before, the exponential part of antibody production. Similarly, different phases of the immune response show differences in sensitivity to chemicals[72].

More recently, Dutton and Mishell (1967a) have presented instructive data from experiments performed *in vitro*. In their system it was possible to study the kinetics of the primary immune response on a quantitatively well defined population of lymphoid cells in contrast to *in vivo* systems in which the results may be influenced by cell migration and by the distribution of antigen. Pulses of tritiated thymidine (^{3}H-thymidine) with radioactivities high enough to inhibit proliferation when incorporated into DNA-synthesizing cells, were added to the cultures at various times after antigenic stimulation. It was found that the immune response could not be inhibited when the ^{3}H-thymidine was administered during the first 24 hours after the antigen. Marked inhibition was, however, observed when pulses were given at 32 hours of culture and thereafter during the exponential part of the immune phase.

All these findings clearly indicate the existence of at least two phases during the early immune response which differ in their susceptibility to experimental insults and hence must reflect changes in the physiological state of the cells concerned. The current thinking assumes the two phases to involve first, antigen processing followed by differentiation of lymphoid cells (small lymphocytes?) into lymphoblasts and second, their proliferation into an antibody-forming cell population. Although there is no direct proof for a correlation between these events and the first appearance of antibody-forming cells, it has been assumed that the latter would emerge from lymphoblasts. Thus the latent period is believed to involve antigen processing and blast cell transformation.

2. The Exponential Phase

Autoradiographic techniques which allow the study of incorporation of ^{3}H-thymidine into cell DNA during the synthetic phase of the cell cycle have led to convincing results which suggest that the exponential rise in the number of antibody-forming cells is mainly due to cell mitosis[73]. A more detailed investigation of the cellular involvement during the immune response of mice to polymer of *S. adelaide* flagellin has recently been carried out by Russell and Diener (1969). One of the main advantages of using this antigen is the extremely low level of background, when tested with the immunocytoadherence assay in C57Bl-mice[74]. It was therefore possible to study antibody-forming cells at the earliest and later stages of the primary immune response, when the number of such cells in response to the erythrocyte antigen system would still be below the background level. Mice of the strain C57Bl were injected with 25 µg of polymer from *S. adelaide* flagellin and given pulses for three hours of ^{3}H-thymidine at 2, $2^1/_2$, 3 and 4 days thereafter. The mice were then killed and their spleens processed for cell smears for the identification of antibody-forming cells as described above. In order to study the proliferative phase of these cells, smears were prepared for autoradio-

[71] Sterzl 1960, Jaroskova, Mistecky and Sterzl 1966.
[72] Makinodan, Albright, Perkins and Nettesheim 1965.
[73] Koros, Fuji and Jerne 1966, Szenberg and Cunningham 1968, Koros, Mazur and Mowery 1968.   [74] Diener 1968.

graphic purpose. On the average, 50 antibody-forming cells were scored from different mice at each time point. Cell diameters and the percentage of labelled cells were recorded. Results of this survey are presented in Fig. 17. It was found that during the initial phase of the immune response, 40% of the antibody-forming cells belonged to the category of small lymphocytes with a cell diameter of less than 8 μ. By $2^1/_2$ and 3 days, this population had already decreased to 10% and by 4 days had disappeared. As the population of small cells decreased, there was an increase of medium-sized antibody-forming cells with a diameter of between 8 μ and 10 μ from 5% up to 35% of the whole population. During the period from 2 days to 4 days, there was a population of antibody-forming cells

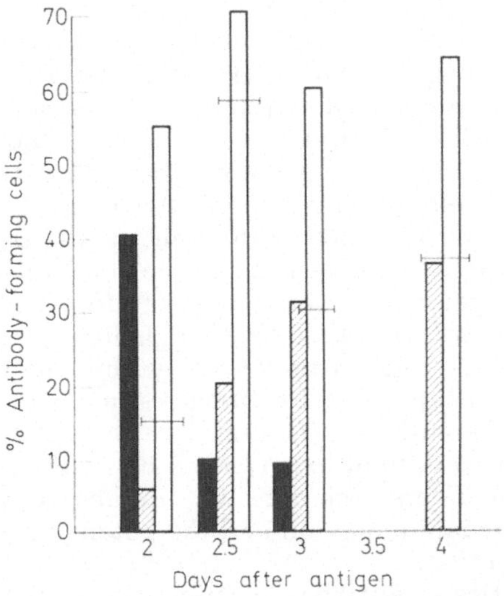

Fig. 17. Histogram showing the size distribution of antibody-forming cells during the primary immune response of C57 Bl-mice. Black bars: small lymphocytes with a cell diameter of less than 8 μ. Hatched bars: medium and large lymphocytes with a cell diameter of 8 to 15 μ. White bars: blast cells with a diameter of 15 μ and more. Horizontal bars indicate the percentage of ³H-thymidine labelled cells. The radiolabelled thymidine was injected into the mice 3 hours before killing

at a more or less constant level of 60% which belonged to the category of large cells (immunoblasts) with a cell diameter of more than 15 μ. As regards ³H-thymidine-labelled cells, the first indication of proliferation of antibody-forming cells was 2 days after antigenic stimulation. At such time, 15% of the cells were labelled. By $2^1/_2$ days, the percentage of labelled cells had already risen to the peak value of nearly 60% and decreased thereafter to approximately 30% by days 3 and 4. The fact that there was a significant proportion of small lymphocytes engaged in antibody formation at the early phase of the response is a surprise and does not agree with the current belief that the immune response begins with the appearance of antibody-forming blast cells. It is however felt that these new findings are valid, since they have been derived for the first time from a system which is not obscured by background antibody-forming cells. Furthermore, similar studies on the toad *Bufo marinus* by DIENER and MARCHALONIS (1970) have indicated that in this species, so entirely different from the mouse, a significant rise in the number of small antibody-forming cells is characteristic of the early primary immune response to *S. adelaide* antigens. It is tempting to suggest these small cells to be precursors of a subsequent population of larger antibody-forming cells. This however remains speculative. The possibility that antibody-forming cells may arise predominantly by differentiation of non-antibody-forming cells has been suggested by the work of Baker, Bernstein, Pasanen and Landy 1966, Eidinger and Pross 1967, Tannenberg 1967. This concept gains support from experiments by Sterzl (1967) who showed the lack of influence of inhibitors of DNA-synthesis and of antimitotic substances on the early immune response. However, the inhibitory effect of actinomycin-D, when administered within this time, is taken as an indication that RNA synthesis and thus differentiation of immunologically competent cells into antibody-forming cells was affected. Based on experiments in which different doses of antigen were used for immunization, Sterzl has suggested that the relationship between differentiation and proliferation of cells giving rise to antibody-forming cell populations may be determined by the dose of antigen administered. To test this concept, Sterzl and Jilek (1967) inoculated sterile piglets (obtained by hysterectomy and reared on antigen-free nutrients) with a high dose of sheep erythrocytes. After an inactive phase of 36 hours, a rapid increase in the number of antibody-forming cells took place with a calculated cell-doubling time of 2.6 hours, to 3.3 hours. Since such short division cycles would be unlikely to occur, it was suggested that the logarithmic phase of the response had been due to the non-synchronous differentiation of immunologically competent cells into antibody-forming cells. Furthermore, it was reasoned that excessive stimulation with high doses of antigen may eventually result in the depletion of antigen-reactive cells within the lymphoid system, thus leading to a temporary incapability for further stimulation by the same antigen [terminal exhaustive differentiation (Sterzl)]. Such terminal exhaustive differentiation may account for results of experiments carried out by Taliaferro and Taliaferro (1951): an inverse relationship was observed between the dose of antigen initially used for immunization and the potency for a secondary response following a booster injection.

Regarding the kinetics of antibody-forming cell populations, it would appear that increasing the dose of antigen provokes the differentiation and subsequent proliferation of more immunologically competent cells, and this would result in an increase in the slope of the antibody-forming cell response as related to the time after antigenic stimulation. So far, this concept has been based on indirect experiments and partially depended on extrapolations from immune response curves back to the level of the antigen-reactive cell pool. More direct results have been derived from work by Armstrong and Diener (1969). Using the focus assay for the enumeration of antigen-reactive cells in combination with the adherence colony assay for the quantitative assessment of antibody-forming cells[75], the effect of the antigen dose on the antigen-reactive cell population was investigated. Concentrations of antigen ranging from 0.5 to 25 µg of polymer from *S. adelaide* flagellin were injected into CBAT6T6 mice which had been lethally irradiated and received an inoculum of a fixed number of syngeneic spleen cells. The mice were divided into two groups; spleens from the first group were assayed for the number of antigen-reactive cells responding to the particular antigen dose and from the second group for the number of antibody-forming cells. The results from these experiments indicate that by increasing the dose of antigen from 0.5 to 10 µg, significantly more antigen-reactive cells per spleen responded to the stimulus with a higher dose. However, antigen doses higher than 10 µg did not increase this number further (Fig. 18). When spleens were assessed for antibody-forming cells derived from immunologically competent cells of the inoculum, an increase in numbers

---

[75] Diener 1968.

in the dose range from 0.5 to 10 μg of antigen was observed (Fig. 18). However, no further rise occurred when 25 μg of antigen was used for stimulation. From the ratio of the number of antibody-forming cells to that of responding antigen-reactive cells it was found that the average number of antibody-forming progeny cells per antigen-reactive cell decreased significantly as the antigen dose was increased (Fig.18).

These results may be considered as direct evidence that the antigen-dependent rise in total numbers of antibody-forming cells is due to an increased number of stimulated antigen-reactive cells. This leads to the conclusion that antigen-reactive cells respond in an all-or-none fashion to an antigenic stimulus, and that

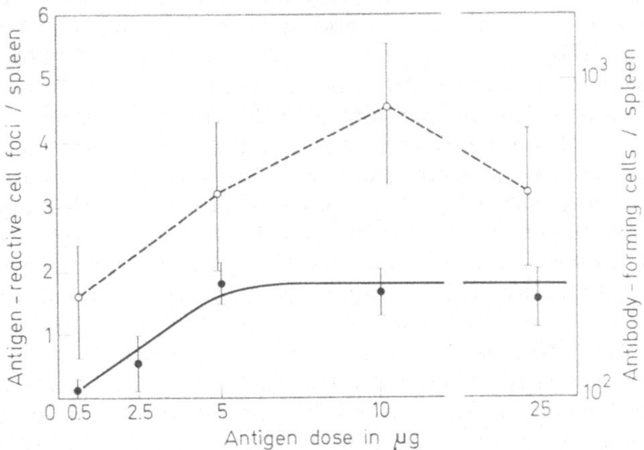

Fig. 18. Number of antigen-reactive cell foci and of antibody-forming cells in CBA-mice, related to the dose of antigen administered (Polymer of *S. adelaide* flagellin). All animals were irradiated with 800 rad and received 2×10^6 spleen cells 24 hours before antigen was injected. Tests were performed 8 days post antigen. Closed circles: mean numbers of antigen-reactive cell foci. Open circles: mean numbers of antibody-forming cells. Vertical bars indicate the cumulative proportional error, calculated by using the 95% confidence intervals as error limits. According to the non-parametric rank test, the responses of both antibody-forming cells and of antigen-reactive cell foci at the antigen dose of 10 μg are significantly different from value obtained with 0.5 μg of antigen. (After ARMSTRONG and DIENER 1969)

it is the number of such cells triggered by the antigen which contributes at least partially to the magnitude of the immune response. The fall with increasing antigen dose in the average number of antibody-forming cells per antigen-reactive cell is more difficult to interpret. It is tempting to take this result as a confirmation of STERZL's theory on terminal exhaustive differentiation. However, the data so far are not convincing enough to demonstrate this point clearly, and the possibility still remains that feed-back inhibition and cell migration may be the responsible factors.

Experimental data reported so far provide direct and indirect evidence for the concept which regards the antigen concentration to be the main factor determining the number of immunologically competent cells to induce the differentiation and proliferation of an antibody-forming progeny. The question still remains as to the influence of the antigen concentration on the maintenance of such proliferation and ultimately on the size of the resulting antibody-forming cell population. This problem is partially elucidated by experiments in which lymphoid cells, once they have been triggered by an antigenic stimulus to generate an immune reaction, are being excluded from further antigenic influence. Cells were taken from an animal shortly after antigenic challenge and transplanted to an antigen-free environment[76]. It was observed that the immune response proceeded for a short interval of 24 hours to develop as under normal conditions, but then ceased quickly. Further demonstration of the phenomenon comes from work by DUTTON and MISHELL (1967a, b) on *in vitro* immune responses of mouse spleen cells to sheep erythrocyte antigens. In this system, when cells were cultured *in vitro* with an initial antigen dose of 3×10^6 sheep red cells, a primary immune response was observed, reaching the peak of about 1,000 antibody-forming cells per million harvested cells by day 4. If however, cells were taken for culture which had been primed *in vivo* 2 to 3 days previously, due to the additional antigenic stimulus, these cells were capable of carrying their proliferative activity to much higher levels than they would have done *in vivo*. Thus by day 4 *in vitro*, 200,000 antibody-forming cells per 10^6 harvested cells were counted. This would indicate that cells involved in a primary immune response are able to proliferate further, provided continuous antigenic stimulation takes place. Similar results have been reported by MÖLLER (1968) who carried out serial transfer of spleen cells into heavily irradiated hosts. It was calculated that each immunologically competent cell gave rise to 38 divisions during the first four passages. This means that one such precursor cell would have produced about 10^{12} antibody-forming progeny cells. This proliferative potential is never made use of in a normal animal because of limitations by homoeostatic mechanisms which, under the experimental conditions described, were excluded. All these observations have been strengthened by more direct experiments on single antibody-forming cells[77]. Such cells were isolated by virtue of their property to cause bacterial adherence due to specific antibody to the relevant bacterial antigen, and placed in microdroplets by micromanipulation according to the method introduced by MÄKELÄ and NOSSAL (1961a, b). Such a cell was broken to release intracellular antibody which then was titrated by determining its capacity to immobilize a defined number of bacteria. Antibody-forming cells derived from an immunized animal usually contained detectable amounts of antibody in their cytoplasm. However, when antibody-forming cells were isolated and tested from an animal that had received specific antibody one day after immunization together with the relevant antigen, at no stage during the response did they contain antibody comparable in its property to immobilize bacteria to the extent of fully differentiated cells from control animals. The interpretation of these findings was that antigen must persist for antibody-forming cells to become fully differentiated. The administration of passive antibody to the immunized animals resulted in the neutralization of antigen and thus prevented further antigenic stimulation and eventual maturation of still primitive antibody-forming cells or their precursors respectively.

From present data it can be concluded that the normal primary immune response is characterized by a latent period, followed by a logarithmic increase of antibody-forming cells which is mainly due to proliferation. There is evidence that antibody-forming cells may arise by differentiation only, from non-antibody-producing precursors cells, and this is believed to depend on the antigen dose used for immunization. However, direct cellular studies of the phenomenon in relation to different antigenic parameters have still to be carried out to understand fully the kinetics of the exponential phase of the humoral immune response. Such studies will preferably be possible with the use of *in vitro* techniques which allow adequate quantitation of the antigen administered for immunization and which can be performed in the presence of defined numbers of cells not being influenced by migration.

---

[76] BLINKOFF 1967, FREEDMAN 1967.
[77] HORIBATA and UHR 1967.

With the introduction of the indirect plaque technique for the detection of 7 S antibody-forming cells[78], in addition to the direct plaque technique which detects 19 S antibody-forming cells[79], the succession of different antibody classes during the immune response could be studied at the cellular level[80]. It was shown that in the mouse, indirect plaques to sheep erythrocytes, indicative of 7 S antibody-forming cells, appeared 3 and 4 days after immunization and that the kinetics of the 19 S and 7 S responses were biphasic and dependent on the antigen dose administered. When large amounts of antigen were used for immunization, the total numbers of 19 S and 7 S antibody-forming cells were identical for both classes, whereas with lower doses, the 19 S antibody-forming cells outnumbered cells producing 7 S antibody. The fact that there was not a stable time relationship between the time course in the kinetics of 19 S and 7 S antibody-forming cells, was taken as an indication that the two cell types belong to two separate populations or that two separate processes induce the development of functionally different cell classes from originally one single population. More recent work by EIDINGER and PROSS (1967) deals with the primary immune response on a cellular level in the mouse, in relationship to the functional role of the lymphoid tissue proximal and distal to the location of antigen injection. A sequential pattern of 19 S followed by 7 S antibody-forming cells was found predominantly in the spleen after intravenous injection of sheep erythrocytes and in the popliteal lymph node after the antigen was administered into the footpad. The latent period for the onset of cellular 7 S antibody production was found to be at least one day longer than that for 19 S antibody production. The fact that one peak of 19 S antibody-forming cells was regularly found after both, intradermal and intravenous injections of antigen, whereas 7 S production was characterized by multiple peaks, is taken as evidence that 19 S and 7 S synthesis are due to distinct classes of cells.

3. Feedback Mechanisms of Antibody Synthesis

One of the characteristics of the kinetic curves of serum antibody production is the plateau phase resulting from a mechanism which restricts the rate of antibody synthesis from further increase. Although there is considerable work on feedback inhibition of antibody production as mediated by antibody, no conclusive experimental information concerning the various cellular and molecular aspects of the phenomenon is yet available. It has been known for some time that antibody has the ability to inhibit antibody synthesis in experimental animals, and a number of studies have been carried out in order to gain more detailed information with regard to different parameters such as timing and dose of antigen and antibody administered as well as to the quality of antigen and antibodies used. Suppression of antibody synthesis by antibody is antigen-specific. That antibody-mediated immunological unresponsiveness is not to be confused with unresponsiveness due to antigen-dependent tolerance is enforced by the fact that antibody-mediated unresponsiveness is lost when the relevant cells are transferred together with antigen into X-irradiated non-immuno-competent hosts, whilst transferred cells from immunologically tolerant donors retain their unresponsiveness to the tolerogenic antigen[81]. From early studies by SMITH (1909) it was known that mixing excess amounts of specific antibodies with antigen causes a diminished capacity of the antigen to initiate antibody formation. An obvious explanation for the inhibitory influence of antibody on antibody synthesis therefore could be

---

[78] DRESSER and WORTIS 1965, STERZL and RIHA 1965, WEILER, MELLETZ and BRENNINGER-PECK 1965.   [79] JERNE and NORDIN 1963.
[80] WORTIS, TAYLOR and DRESSER 1966.   [81] MÖLLER 1964.

seen in the neutralization of the antigenic stimulus by the relevant antibody[82]. This concept gains support from the observation that continued antibody synthesis by an animal depends on the presence of antigen[83]. However, the fact that antibody production to one of two determinants on the same antigen can be enhanced in the presence of antibody, whilst antibody synthesis to the second determinant may be inhibited[84], indicates that the antibody-mediated inhibitory effect of antibody synthesis is not simply the result of preventing access of native antigen to the lymphoid system. This point gains further support from the observation that antibody may allow sensitization to an antigen, whilst at the same time preventing production of antibody[85]. It was shown by Finkelstein and Uhr (1964), that not all serum antibody is equally effective in inhibition of antibody formation. Thus 7 S anti-ØX antibody was more effectively inhibitory than 19 S antibody for both 19 S and 7 S primary anti-ØX responses in guinea pigs. When 19 S antibody was given at the initial time point of the immune response, it inhibited only 19 S antibody production. The administration of 7 S antibody however at the time of exponential rise of the 19 S response not only inhibited the 19 S production to some degree, but also prevented the generation of a subsequent 7 S response. There is some indication that 7 S antibody antagonizes the 19 S production phase during the immune response. Thus Sahiar and Schwartz (1964a, 1964b) have shown that 19 S antibody production was prolonged in rabbits treated with 6-mercaptopurine, whilst 7 S production was delayed as well as decreased in titre compared with normal controls. If however 17 S antibody was passively administered to such animals, 19 S production stopped and synthesis of 7 S antibody began. Further evidence concerning the suppression of the 19 S immune response by 7 S antibody has been obtained by Möller and Wigzell (1965). A direct correlation between feedback inhibition caused by passive immunization and the corresponding histological events in the spleen was recorded by Rowley and Fitch (1964). It was found that 19 S or 7 S antibody, provided it was administered to rats 24 hours prior to the injection of the antigen, caused inhibition of the initial 19 S response, and this was paralleled by the absence of proliferative cellular changes in the spleen. The finding that *in vivo* or *in vitro* exposure of normal spleen cells to antibody against heterologous erythrocytes obliterated their competence to initiate an immune response to the relevant erythrocyte antigens, lead the authors to conclude that serum antibody inhibition may act on the cell surface or inside antigen-reactive cells[86]. This finding however could not be confirmed by Möller (1964) who used flagellar antigens in his studies, nor by Wigzell (1967).

The introduction of Jerne's haemolysin plaque technique for the enumeration of single antibody-forming cells has made it possible to study the phenomenon of feedback mechanisms at the cellular level. In confirmation of earlier findings, Möller and Wigzell (1965) reported the complete suppression of the appearance of antibody-forming cells by passively administered antibody to sheep erythrocytes before antigenic stimulation. The administration of antibody during the first 4 days of the immune response caused partial immune suppression of the 19 S response after a latent period of 40 hours. Furthermore, it could be shown that cells already engaged in antibody synthesis could not be inhibited in their immune activity by passive antibody. It is therefore concluded that passive antibody is acting on the generation of new antibody-forming cells rather than on the synthetic rate of antibody production by such cells.

---

[82] Rowley and Fitch 1968.   [83] Uhr and Finkelstein 1963.
[84] Brody, Walker and Siskind 1967.   [85] Uhr and Baumann 1961.
[86] Rowley and Fitch 1964, 1965.

In view of the current theoretical concept of antibody-mediated feedback it was thought that stimulation of the production of antibody-forming cells at an unlimited rate might be possible, provided that feedback mechanism could be eliminated by experimental means. A model to test such a prediction has been introduced by MÖLLER (1968), consisting of the transfer of lymphoid cells mixed with the antigen to sublethally irradiated non-immune syngeneic recipients. It was found that the injection of cells from an immunized donor, together with the antigen, led to extensive proliferation of 7 S antibody-forming cells up to levels significantly higher than in immunized controls. The fact that no such effect was achieved by using passively or actively immunized recipients, led to the conclusion that it was the initial absence of antibody feedback in the recipient mice which allowed the excessive proliferation of 7 S antibody-forming cells. When serial transfer of immune cells from irradiated hosts was carried out, the rate of proliferation of antibody-forming cells decreased gradually after the fifth to seventh passage. It has been calculated that under these conditions, an antigen-reactive cell gives rise to a population of 10^{12} antibody-forming cells. The fact that no further stimulation could be obtained after five passages led the author to conclude that antigen-reactive cells may have a limited life span. It is however possible that the failure of further stimulation of serially transferred cells beyond a certain number of passages is caused by environmental conditions used in these experiments.

Partly contradictory observations on enhancement of the immune response by both 7 S and 19 S antibody, SEGRE and KAEBERLE (1962), CLARKE, DONOHUE, McCONNELL, WOODROW, FINN, KREVANS, KULKE, LEHANE and SHEPPARD (1963), ROWLEY and FITCH (1964), MÖLLER and WIGZELL (1965) and PEARLMAN (1967), have suggested the possibility that the two classes of antibody may influence the synthesis of each other during the normal immune response. A very careful analysis of such an antagonistic action between 19 S and 7 S antibodies has been carried out by HENRY and JERNE (1968), JERNE (1967). It was shown that the administration of 19 S antibody, prior to the antigenic stimulus with sheep erythrocytes, causes enhancement of the resulting immune response. Following this observation, the crucial experiment was to monitor the antibody kinetics of the normal early primary response by administering both 7 S and 19 S antibodies in varying proportions to mice and measuring the number of antibody-forming cells produced during their response. It was found that when a dose of 7 S antibody, which by itself would have depressed the immune response ten-fold, was administered together with 19 S antibody, which by itself would have enhanced the response ten-fold, a normal immune response was obtained. Evaluation of the immune response at day 6 after antigenic stimulation and after the administration of 19 S and 7 S antibodies at various molar concentrations, allowed the construction of profiles for 19 S enhancement and 7 S suppression, respectively. There was a linear relationship between the degree of enhancement or suppression and the corresponding antibody concentration. It was found that the two curves had different slopes; the slope for the 19 S enhancement curve was 1.0 versus a slope of 0.5 exhibited by the 7 S inhibition curve. In addition, the origin of the 7 S inhibition curve was at a higher molar concentration than that of the 19 S curve. These two findings taken together provide a most instructive example of a self-limiting biological mechanism: at the beginning of the immune response, the inhibitory effect of 7 S antibody is less than that of enhancement by 19 S antibody. As the concentration of 7 S antibody rises, its inhibitory effect supercedes the enhancing influence of 19 S antibody, and this results in the gradual restriction of the 19 S response. In discussing these results[87], emphasis has been put on the

---

[87] JERNE 1967, HENRY and JERNE 1968.

competition between cell-associated antigen recognition sites and free antibody molecules for antigen. It is suggested that 7 S antibody may cover antigenic determinants which otherwise would combine with cellular recognition sites to trigger the immune response. The enhancing effect of 19 S antibody is tentatively explained by the assumption that such antibody may associate with cells of the reticulo-endothelial system in order to specifically localize antigen. Antigenic determinants which are not fixed by such antibody-mediated cellular trapping of the antigen would still act as stimulators of immunologically competent cells.

Feedback inhibition of active antibody synthesis by 19 S antibody has been demonstrated by Britton and Möller (1968). In their system, a rhythmic fluctuation of the 19 S antibody response to *E. coli* over a period of several weeks was observed. This is interpreted as evidence that the stimulative capacity of the biologically stable antigen may have been blocked by 19 S antibody. As this antibody was catabolized at a more rapid rate than the antigen, a new antigenic stimulus was able to emerge. Support for such a hypothesis was derived from the findings that antibody, isolated at the time of the first peak of the response, was able to suppress the appearance of a second peak.

Experiments which may further bring into focus the molecular mechanisms of feedback inhibition of the humoral immune response by antibody have been facilitated by the use of DNP-protein conjugates as antigens, which allow the accurate estimation of antibody hapten affinity by means of the fluorescence quenching method described by Velick, Parker and Eisen (1960). Thus, it was found by Siskind, Dunn and Walker (1967) that there exists a direct correlation between the dose of antigen injected and the affinity changes of antibody produced. Immunization with a low antigen dose led to a rapid increase of antibody affinity in contrast to low affinity antibody produced in response to high doses of antigen. It was observed that counteracting active antibody synthesis by passive immunization led to an increase in the affinity of actively produced antibody. The authors assume that the stimulation of immunologically competent cells for proliferation and antibody secretion takes place via recognition by antigen of antibody molecules ('recognition antibody') produced by these cells and secreted to their surface. Such cells constitute a heterogeneic population with regard to their antibody affinity potential and hence to their surface bound 'recognition antibody'[88]. There is the possibility of a competition between the recognition units at the cell surface and circulating antibody for antigen. With increasing serum antibody titre, increasingly more antigen is neutralized and this results in decreased quantities of free available antigen. By laws of thermodynamics, cells carrying high affinity 'recognition antibody' are more successful in antigen trapping, and this leads to the production of increased quantities of high affinity antibody which in turn increases the effect of negative feedback. Thus the phenomenon of antibody-mediated regulation of the immune response not only influences the rate of proliferation within the antibody-forming cell population, but also influences the quality of the antibody synthesized[89].

So far, feedback inhibition experiments have been carried out under *in vivo* conditions, and an assessment of the importance of structural elements of lymphoid organs, as suggested on an entirely different theoretical basis by Ada and Parish (1968) (see 'Immunological Tolerance' in this article), has not been made. It is thus desirable to extend such studies on antibody feedback inhibition and enhancement to *in vitro* conditions in which a single cell suspension may be induced to perform a primary immune response[90]. It may be that under such

[88] Paul, Siskind and Benacerraf 1968.   [89] Siskind, Dunn and Walker 1967.
[90] Mishell and Dutton 1967a, Marbrook 1967, Diener and Armstrong 1967.

experimental conditions, the phenomenon of feedback, as it is known from *in vivo* studies, may be different.

F. Cellular Mechanisms of Antibody Synthesis

In the first paragraph of this article, a brief summary has been given of the molecular structure of antibodies. There are a number of questions as to the mechanisms of antibody synthesis at the level of the gene and cytoplasmic organelles. To the molecular geneticist, many fascinating problems arise with the attempt to explain the complexity of events leading to the synthesis of a countless number of antigen-specific combining sites at the N-terminal end of antibody polypeptide chains. Most of the information regarding the analysis of mainly L-chains has been gained from work on multiple myeloma in humans and mice[91]. Besides a constant C-terminal half, more than 30 highly variable sequences of amino acid residues have been found in the N-terminal portion of antibody polypeptide chains of the same class, and it is believed that they contribute essentially to the folding of that part of the polypeptide chain which contributes to the antigen specific combining site[92].

According to an earlier hypothesis by BURNET (1959) and by LEDERBERG (1959), the variability of the N-terminal part would be due to hypermutation of one half of the relevant gene. Such mutations are thought to take place at random, most likely in rapidly replicating DNA during lymphoid proliferation. It has been suggested by SMITHIES (1963) that somatic mutations during lymphopoiesis could represent rearrangements of genes controlling the synthesis of polypeptide chains. In the light of the clonal selection hypothesis, each mutation would give rise to an individual clone of lymphoid cells devoted to the participation in an immune response to a particular antigen. To account for the coding of the invariable C-portion of the polypeptide chain as well as for the variable N-terminal half by the same gene, BRENNER and MILSTEIN (1966) have postulated a mechanism causing selective somatic mutation of a specific stretch of DNA. Recently, SMITHIES (1967) has proposed a mutation theory which is based on the analysis of amino acid sequences of myeloma-derived proteins. This hypothesis suggests the existence of similar, but not identical genes in 'antibody gene pairs' which are rearranged by somatic recombination.

It has been suggested that fusion of the two halves of the polypeptide chain could be determined at the level of DNA[93], the messenger RNA or at the level of the protein[94]. Evidence discussed by BAGLIONI, CIOLI, GORINI, RUFFILLI and ALESCIO-ZONTA (1967), FLEISCHMAN (1967) and LENNOX, KNOPF, MUNRO and PARKHOUSE (1967) suggests that both, light and heavy chains of immunoglobulins, are synthesized in one piece by instruction of RNA messengers, each determining one entire polypeptide chain.

Regarding the site of synthesis, it has been confirmed by ASKONAS and WILLIAMSON (1967), SHARFF, SHAPIRO and GINSBERG (1967) and by RALPH, BECKER and RICH (1967) that the synthesis of heavy and light chains takes place at different polyribosomes of different size.

Whilst there is still confusing information which could support or reject the various hypotheses of genetic mechanisms related to antibody formation, more is known about the phenotypic expression of the genome which is reflected in the types of chains synthesized by a single antibody-forming cell.

---

[91] PUTNAM 1957, POTTER 1962.

[92] HILSCHMANN and CRAIG 1965, TITANI, WHITLEY, AVOGARDO and PUTNAM 1965, FREEDMAN and SELA 1966 a, b, PUTNAM, SHINODA, TITANI and WIKLER 1967.

[93] DREYER and BENNETT 1965.

[94] BURCH and BURWELL 1965, CIOLI and BAGLIONI 1966.

Although it was shown that both L- and H-chains are produced by the same cell, the type of L-chain was found to be either K or λ. Similar restrictions have been found regarding the synthesis of heavy chains[95]. In animals, heterozygous for allotypic specificity, one allelic form is expressed by the same cell[96]. It could be shown by Nossal, Szenberg, Ada and Austin (1964) that some cells may be capable of producing more than one class of immunoglobulin. In these experiments, rat cells forming antibody against *Salmonella adelaide* flagella were isolated by micromanipulation, placed in microdroplets and broken to release the intracellular antibody. Antibody was then traced by its capacity to immobilize motile bacteria. Based on treatment of the antibody with 2-mercaptoethanol, cells containing 19 S or 7 S antibody were identified. It was found that most cells were either 19 S or 7 S producers, however, at the transition of serum antibody production from 19 S to 7 S, some cells were found to contain both 19 S and 7 S antibody. From these results it was suggested that the same antibody-forming cell could produce 19 S antibody at an early stage of the immune response and 7 S antibody later.

It should be borne in mind that the IgM and IgG antibodies produced by these cells were distinguished on the basis of antibody sensitivity to mercaptoethanol. This method however encounters some criticism since it has been shown that there are antibody classes apart from IgM, which are also sensitive to SH-reducing agents[97]. This criticism however, is weakened by recent work using the method for electrophoretic analysis of antibodies produced by single cells[98]. Thus, it was found that amongst 172 antibody-forming cells tested, there were 3 cells that produced two distinct electrophoretic components in the range of immunoglobulin mobility. Since these cells were examined during the transition phase of the animal from 19 S to 7 S antibody production, it is possible that they may have produced both IgM and IgG antibodies, thus supporting earlier findings by Nossal, Szenberg, Ada and Austin (1964). For confirmation of such an interpretation however, the method requires adaptation for use in immunoelectrophoretic tests.

It can be said that antibody-forming cells in general produce one class of antibodies only, and that there may be transient stages in the development of these cells during which more than one class is produced. If the findings of Nossal's group are conclusive, one would have to assume that the class heterogeneity of antibodies synthesized during an immune response is a reflection of successive changes in the phenotypic expression of antibody synthesis by single antibody-forming cells, rather than that of a class-specific restriction of antibody synthesis to one cell line. Ideally, tests regarding a possible vertical cellular transmission of a particular antibody quality could best be studied on a clone of antibody-forming cells derived from one precursor cell. Such an attempt has been carried out by Celada and Wigzell (1966), who used the assay system of haemolytic foci-production which is believed to be due to antibody formation against erythrocyte antigens by clones of cells[99]. It was found that both 19 S and 7 S producing cells had clonal distribution in spleen colonies with regard to both sheep and chicken erythrocyte antigens. However, these results could not be confirmed by Papermaster (1967).

[95] Burtin and Buffe 1963, Mellors and Korngold 1963, Chiappino and Pernis 1964, Bernier and Cebra 1965, Cebra and Robbins 1966.
[96] Pernis, Chiappino, Kelus and Gell 1965, Weiler 1965, Cebra and Robbins 1966.
[97] Benedict, Brown and Hersch 1963, Adler 1965.   [98] Marchalonis and Nossal 1968.
[99] Kennedy, Till, Siminovitch and McCulloch 1965, Playfair, Papermaster and Cole 1965.

According to the clonal selection theory, an antigen-reactive cell could not participate in an immune response to more than one antigen. Irrespective of whether such a cell directly gives rise to a progeny of antibody-forming cells or merely acts as a mediator of antigen-specific information to antibody-forming cell precursors, the antibody-forming effector cell should produce antibody to one antigen only. In order to test this presumption, experiments have been performed in which single antibody-forming cells from animals, simultaneously immunized against two unrelated antigens, were tested for the antigen specificity of the antibody produced. Such antigens have been constructed artificially by linking simple chemicals as haptens to protein carriers. In earlier experiments it was shown that none, or a low frequency only of antibody-forming cells synthesized antibody against two haptens on two distinct carriers[100], whilst the frequency of cells forming antibody directed against two haptens on the same carrier was relatively high[101]. Recent work using more rigid experimental criteria seems to indicate that the formation of antibody by a single cell is exclusively directed to one antigen[102]. A strain of guinea pigs was used which was genetically deficient in the humoral immune response to a hapten-poly-L-lysine (PLL) conjugate[103]. Such animals, however were able to produce antibody when DNP-PLL (2,4-dinitrophenyl-PLL) conjugated with foreign albumin was applied as an antigen. Despite the fact that an immune response could be obtained only by injecting the entire DNP-PLL-albumin complex into the animals, antibodies with separate specifities to DNP-PLL and to the albumin but not to the whole DNP-PLL-albumin conjugate were produced.

Double labelling procedures combining radioautography with immunofluorescent techniques revealed that single cells produced either anti-DNP-PLL or anti-albumin antibody. No cell was found which synthesized antibodies carrying both antigenic specificities. These findings are of great significance, since they demonstrate a separate genetic control of antibody formation against two antigens, the recognition of which seems to depend on their presentation to the lymphoreticulo-endothelial system in a complexed form. The implication of this work has gained much support by experiments in which γ2-globulin acted as an antigen[104] carrying two different antigenic determinants, each confined to the F(ab')2 and the Fc-fragment respectively[105]. In contrast to earlier work by HIRAMOTO and HAMLIN (1965), it was found that all antibody-forming cells investigated produced antibody directed either to the F(ab')2 or the Fc-fragment. Basically similar results with regard to the specificity of antibody produced by single cells have been obtained by MÄKELÄ (1967). No lymph node cells have been obtained from rabbits hyperimmunized with phages T2 and T5 which, when tested in microdrops, were found to be double producers. The clonal selection theory predicts that antigen-reactive cells are able to respond to one antigen only, and that the prospective potency of interaction with a particular antigen should be determined in such a cell before its encounter with that antigen. Experiments to test for antigenspecific precursors of antibody-forming cells have been carried out *in vitro* by DUTTON and MISHELL (1967a). Use was made of a technique which had very successfully been used to study the latent period of the immune response (see this chapter). Tritiated thymidine of high radioactivity when incorporated into a cell

[100] COONS 1958, NOSSAL and LEDERBERG 1958, WHITE 1958, ATTARDI, COHN, HORIBATA and LENNOX 1959, VASQUEZ 1961.
[101] ATTARDI, COHN, HORIBATA and LENNOX 1964a, b, HIRAMOTO and HAMLIN 1965.
[102] GREEN, VASALLI and BENACERRAF 1967.
[103] LEVINE, OJEDA and BENACERRAF 1963, LEVINE and BENACERRAF 1964.
[104] GREEN, VASSALLI, NUSSENZWEIG and BENACERRAF 1967.
[105] NUSSENZWEIG and BENACERRAF 1964.

prevents this cell, by means of intracellular irradiation, from entering the division cycle (incorporation of ^{3}H-thymidine was stopped by large doses of cold thymidine [non-radiolabelled thymidine]). It was reasoned that the elimination of antigen-reactive cells at the beginning of an immune response to antigen (A) by intracellular irradiation should not abolish the capacity of the cell culture to respond to a second antigen (B). A pulse of ^{3}H-thymidine was given to the same cell suspension 24 hours after antigen (A). This meant that irradiation damage was exerted in the period 24 to 48 hours with respect to the first antigen and 0 to 24 hours with respect to the second antigen. It was found that inhibition of the response to the first antigen (A) had no effect on the response to the second antigen (B). Thus, it was concluded that separate populations of immunologically competent cells with different prospective potencies for antigen recognition were involved in response to two groups of non-crossreacting antigens.

III. Summary and Conclusions

It has been attempted to discuss the phenomenology of the primary humoral immune reaction in the context of its underlying cellular dynamics in three main areas:

1. The afferent limb which deals with the retention and processing of antigen by the reticulo-endothelial system,

2. the central part concerned with inductive processes and the genesis of antibody-forming cells,

3. the efferent limb which embodies the population kinetics of antibody-forming cells.

1. The Afferent Limb. There is ample experimental evidence that the humoral immune response performed by lymphoid cells depends on the retention of antigen by the reticulo-endothelial system. This system represents a highly organized labyrinth which directs the circulating lymphocytes along defined channels and through selected areas of antigen deposition. There are two possible ways by which immunologically competent cells can make contact with antigen; either by the mediation of macrophages or, in a direct way, at locations such as the reticular framework of lymphoid follicles. Despite the fact that the distribution patterns of many different antigens have been studied in great detail, there is little knowledge of the mechanism by which antigen molecules eventually interact with the relevant cells. This is particularly true with regard to the functional significance of the extracellular antigen retention mechanism in lymphoid follicles. It has been suggested that these areas may merely serve as buffer systems in order to exclude excessive amounts of antigen from the immunologically competent lymphoid cell compartment which otherwise may be rendered tolerant. Alternatively, the follicular localization of antigen may be essential for immune induction. A third, and most attractive hypothesis suggests that the extracellular accumulation of antigen in lymphoid follicles may be important in the induction of tolerance. It is thought that the observed kinetics of the development of serum antibody titre with their rise and decline are a reflection of an antagonistic interaction between immunity and tolerance. Such a concept does not necessarily agree with some of the current interpretations of antibody feedback inhibition which are based on the theory of competition for antigenic determinants by antibody and immunologically competent cells. However, in view of the many contradictory experimental findings on the regulation of the humoral immune response, all available suggestions have to be taken into account for further studies. It is likely that future work in this field will become increasingly more illuminating, particularly now that *in vitro* techniques are being more frequently used.

With regard to the intracellular retention of antigen at places such as the lymph node medulla, there is biological and biochemical evidence that macrophages may play a fundamental role in the inductive process of immunity. However, the experimental systems used so far have all involved very heterogeneous cell populations which were described on morphological rather than on functional criteria. Furthermore, in many of the experiments, complex and particulate antigens have been used. It is likely that such antigens require some processing by macrophages in order to become accessible to the lymphoid system. Unless more sophisticated methods based on functional criteria for the separation of phagocytic cells in pure form are employed, and unless immunization experiments are being performed using non-particulate antigens, the possible role of macrophages in immunity must remain an open question.

2. The Central Part. The elucidation of the mechanisms by which antigen-reactive cells are triggered to enter differentiation and proliferation is ultimately linked with the understanding of the afferent pathway of the immune response. It is for this reason that the question of whether these cells interact in a direct way with the antigen, or with some intermediate products derived from other cells, still deserves much attention by immunologists. There is now strong evidence that antigen-reactive cells must be equipped with antigen recognition sites and that these sites are the mediators through which the cellular machinery for protein synthesis and DNA replication is put into action.

The size of the antigen-reactive cell pool depends on the immunological status of the animal. So far, two antigens have been tested, sheep erythrocytes and *Salmonella*-H antigens, and to each of these antigens, there are approximately 2,000 such cells responsive in the spleen of an non-immunized mouse. After a primary antigenic stimulus, the number of antigen-reactive cells per spleen increases within three days to levels 3 to 4 times greater than those found before immunization. It is likely that this phenomenon represents the generation of immunological memory (see 'Secondary Response' in this volume). Many workers have discussed the possible reason for the observed dependence of the peak antibody titre on the immunizing dose of antigen. There is some experimental evidence for a direct correlation between the antigen dose injected and the number of antigen-reactive cells responding to this stimulus.

The cellular interrelationships involved in the central part of the immune system concern three main areas:

1. The bone marrow which provides the central source of lymphoid stem cells.

2. The thymus which acts as the mediator of immunological competence.

3. The organized lymphoid system of spleen and lymph nodes in which immunologically competent cells are triggered by an antigenic stimulus in order to synthesize antibody.

In close analogy to embryonic development in which differentiation depends on tissue interaction, it is the interaction of the three lymphoid compartments which guarantees the state of immunological competence. The complex pathways of this interaction have so far been analysed to the greatest extent in relation to the sheep erythrocyte antigen system, as described schematically in Fig. 25, and it has been stressed that this model may be different for so-called 'thymus-independent systems' as shown in reference to *Salmonella*-H-antigens.

The central source of lymphoid cells is the bone marrow with its pool of stem cells which is maintained throughout life. There are two main migration streams of cells from the bone marrow, one consisting of short-lived cells which enter the lymphoid organs via the circulating blood and another stream of long-lived cells which reaches the blood via the thymus only. Both cell classes eventually meet in the lymphoid organs, lymph nodes and spleen, where they may interact to generate an immune response to an antigen. It is not known whether this interaction requires cell to cell contact or is exerted at distance between cells. The steps of such interaction may be summarized as follows:

1. The thymus-derived cell population is divided into genetically predetermined individual cells (A, B, C, D, E, ...), each bearing the capacity to be stimulated by one particular antigen only. These cells recirculate between the lymphoid and the blood circulatory system via the mass of lymphoid cells in the lymph nodes and the spleen. In the example in Fig. 19, antigen c̄ enters the lymphoid organ and reacts with the corresponding thymus-derived antigen-reactive lymphocyte C (perhaps by the mediation of macrophages). This cell may proliferate into a cluster of progeny cells rich in cytoplasmic RNA.

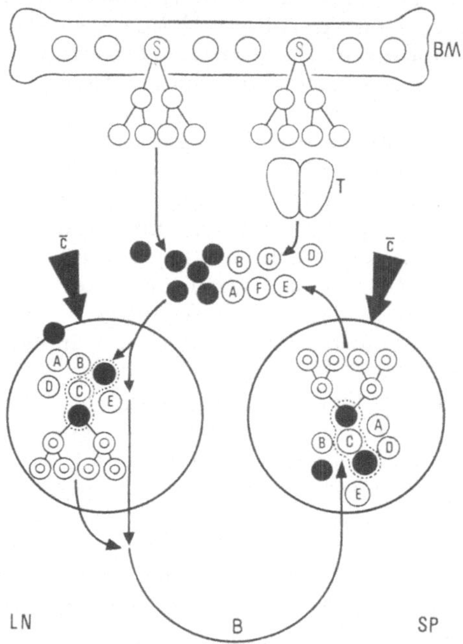

Fig. 19. Schematic diagram of the currently proposed mechanism of immune induction: *BM* Bone marrow, *T* Thymus, *B* Circulating blood, *LN* Lymph node, *Sp* Spleen. Stem cells (*S*) in the bone marrow (*BM*) give rise to progeny cells, some of which become antibody-forming cell precursors (●), others which become antigen-reactive cells (○) by mediation of the thymus (*T*). Both cell types enter the blood stream (*B*) and circulate through lymph nodes (*LN*) and spleen (*Sp*). In these organs, antigen c̄ trigers the corresponding antigen-reactive cell *C* to interact with antibody-forming cell precursors (dotted line). The latter differentiate and proliferate into antibody-forming cells (⊙)

2. Under the influence of the thymus-derived antigenically stimulated cells, the non-thymus-derived part of the cell migration stream from the bone marrow is triggered to differentiate and proliferate into a population of antibody-synthesizing cells. This is the beginning of a measurable humoral immune response.

While it seems certain that the thymus-derived cells respond in a specific manner to an antigen, it is still not known whether the thymus-independent cell population behaves similarly. It may be that the latter population also takes actively part in the recognition of antigen. This uncertainty casts some doubt as to the adequate use of the term 'antigen-reactive cell'. Strictly speaking, this term should be applied only to the cell which is able specifically to recognize and react with an antigenic determinant. Should such a criterion also apply to the antibody-forming cell precursor, then it would be adequate to speak of an antigen-reactive unit instead.

It is evident that the concept of the 'two cell' pathway of the immune induction no longer agrees with the conventional proposition of a vertical succession of cellular differentiation. Consequently, other immune phenomena such as the secondary response and immunological tolerance would need different interpretations of their underlying cellular mechanisms.

3. The Efferent Limb. There is no doubt that the population of antibody-forming cells emerges largely by cellular proliferation. From the orthodox point of view, the onset of antibody synthesis occurs after precursors of antibody-forming cells have entered the proliferative cycle. There is however indication that, at least in response to some antigens, antibody synthesis may start before the onset of proliferation. On the justified assumption that the precursors of antibody-forming cells are small lymphocytes, one could think of such cells synthetizing antibody as they differentiate into large dividing cells.

With regard to the morphology of antibody-forming cells, it has been shown by means of both, light and electron microscopy, that the capacity to synthetize antibody is not restricted to cells with a low nucleus-cytoplasm ratio. Antibody-forming cell populations in mice have been found to be very heterogeneous in morphology consisting mainly of basophilic mononuclear cells. Furthermore, there is conclusive proof that even small lymphocytes may synthesize antibody, though probably at low rates.

The concept of modern genetics together with the sophisticated technology of the experimental immunologist has revealed many of the secrets of antibody synthesis at the single cell level. The main points may be summarized as follows:

1. Each antibody-forming cell produces antibody of one antigenic specificity only.

This specificity may vary within a limited range from cell to cell, and this variability is expressed by the degree of cross-reactivity of the antibody produced with related antigens.

2. The class heterogeneity of antibodies observed in immune serum is a reflection of the heterogeneous population of antibody-forming cells, each synthesizing one class of antibody only.

3. An antibody-forming cell, heterozygous for immunoglobulin allotypes, produces only one of the two allelic markers.

4. The two polypeptide chains of an immunoglobulin (light and heavy chain) are produced on separate polyribosomes.

Part two

Immunological Tolerance

The phenomenon of immunological tolerance not only attracts the attention of the biologists but, as the knowledge of its underlying mechanisms increases, derives considerable attraction from future applications in the field of transplantation surgery. It is not the purpose of this article to provide a systematic approach to the various types of immunological unresponsiveness; for an excellent review on this subject the reader is referred to DE WECK and FREY (1966).

Initial interest in the scientific significance of experimentally induced tolerance has been generated by the work of MEDAWAR's group[106]. In their experiments it was observed that spleen cells, when transplanted from a foreign donor A

---

[106] BILLINGHAM, BRENT and MEDAWAR 1953, 1956.

to a neonatal recipient B, render the latter tolerant to skin grafts derived from the donor A. The state of acquired and specific unresponsiveness has been defined by Medawar (1960) as follows: 'If an animal is exposed to an antigen before it has developed the capacity to react against it, then the development of that capacity is delayed and, in the continued presence of antigen, can be indefinitely postponed.' Since it has become evident that specific immunological tolerance can be obtained in adult animals, the need for immunological immaturity of an organism to respond to an antigen is no longer a prerequisit for tolerance induction.

I. Methodology of Tolerance Induction

Experiments on the phenomenon of immunological tolerance consist of two main phases:
a) The tolerance induction phase,
b) The tolerance testing phase.
Since immunological tolerance is antigen-specific, both phases are determined by the same antigen or, as in the case of cross tolerance, by closely related antigens.

A. In Vivo Tolerance Induction

Early work has suggested that animals during their neonatal or foetal stages of development are most susceptible to tolerance induction[107]. The immunological immaturity of neonates prevents complication of the course of tolerance induction by interference with possible immune reactions. In contrast, induction of tolerance in adults may be concomitant with immunization and therefore requires a much more careful adjustment of antigen dose and quality. Thus a suitable antigen (A) is administered in small subimmunogenic doses, repeatedly over a period of several weeks. The tolerance induction phase is then followed by the testing phase which is initiated by injection of an immunogenic dose of the relevant test antigen, usually in the presence of adjuvants. In order to test for antigenic specificity of the tolerant state, a second antigen (B) is administered, this being unrelated to the antigen used for tolerance induction. Antigen (B) should elicit immunity in the presence of tolerance to antigen (A).

With the increasing interest in cellular mechanisms of immunity and tolerance, methods have been introduced which depend on the transfer of cells from antigenically treated animals into syngeneic recipients. Such experiments have shown that cells from immunized donors do transfer immunity to normal recipients[108], whilst cells from tolerant donors fail to do so[109]. If lethally irradiated animals are used as recipients, transferred cells from tolerant donors do not respond to an antigenic challenge[110].

B. Facilitation of Tolerance Induction by Immunosuppression

Tolerance induction and immunity, though alternative effects at the single cell level, often coincide in adult animals. There seems to exist a delicate balance between the two phenomena during the course of tolerance induction, and only a carefully adjusted dosage of the antigen administered eventually causes this balance to swing fully to the tolerant side. This process may be facilitated by a number of means such as by treatment with immunosuppressive drugs, or X-irradiation and by lymphocyte depletion.

---

[107] Owen 1945, Burnet and Fenner 1949, Billingham, Brent and Medawar 1953, 1956. Hasek 1953, Hanan and Oyama 1954, Cinader and Dubert 1955.
[108] Chase 1949, Battisto and Chase 1955, 1963.   [109] Sercarz and Coons 1962, Friedman 1962.   [110] Dietrich and Weigle 1964, Stastny 1964, Friedman 1965a, b.

1. Immunosuppressive Drugs

a) Alkylating Agents (Cyclophosphamide, Nitrogen Mustard)

Alkylating drugs seem to be most effective in their immunosuppressive capacity when administered simultaneously with the antigen. Once antibody formation has started there is little suppressive effect of the drug[111].

b) Folic Acid Antagonists (Aminopterin, Methotrexate)

These drugs are believed to interfere with later stages of the early immune response rather than the cellular differentiation inhibited by alkylating agents. Thus it was shown by TURK and STONE (1963) that animals rendered unresponsive to the sensitizing agent 2-phenyl-4-ethoxymethylene oxazolone by application of methotrexate did not show an impaired capacity to develop pyroninophilic cells in response to the antigen.

c) Antagonists of Nucleic Acid Metabolism
(6-Mercaptopurine, 5-Bromo-Uracil Deoxyriboside, 6-Thioguanine)

These agents interfere mainly with the early inductive phase of the immune response[112]. The drugs have been shown to be most effective in suppressing the primary[113] as well as the secondary immune response[114]. In rabbits, unresponsiveness to bovine serum albumin could be induced with the assistance of 6-mercaptopurine after previous sensitization with the antigen. Whilst there is extensive literature on the immunosuppressive effect of drugs, their mode of action on the lymphoid system is still largely unknown. This is mainly due to the fact that there is at present still not enough information on the cellular mechanism of the initial phase of the immune response. The use of immunosuppressive drugs has provided some indication as to the nature of tolerance induction. Thus the fact that drug-induced immunosuppression can occur concomitant with antigen-induced tolerance suggests that the initial steps at the cellular level of tolerance induction do not depend on differentiative or proliferative processes.

2. X-Irradiation

There is some similarity between the immunological immaturity of a neonate and that of an X-irradiated adult animal; both cases lack the capability to respond to an antigenic stimulus, though for different reasons. When an animal is sublethally irradiated, its immunologically competent cells are killed. This is followed by successive lymphoid repopulation from bone marrow stem cells. The beginning of this phase is most suitable for tolerance induction, since there will be no pre-existing immunity which could interfere with tolerance. Provided the tolerogen is administered repeatedly at regular intervals during the progressive recovery of the immunologically competent lymphoid cell pool, complete tolerance may easily be induced. It was shown by MITCHISON (1967) that the threshold of the antigen concentration for the induction of paralysis under such conditions was 10^{-8} M for several different antigens. It has been calculated that the dose of antigen per kilogram of body weight necessary to induce tolerance in an adult irradiated animal is comparable to that required in the neonate[115].

---

[111] HITCHINGS and ELION 1963, SCHWARTZ and ANDRE 1962.
[112] SCHWARTZ and ANDRE 1962, SCHWARTZ 1963, SCHWARTZ and DAMESHEK 1963, STERZL 1961.
[113] BERENBAUM 1960, BOREL and SCHWARTZ 1964.   [114] CONDIE and FORSEN 1962.
[115] SMITH 1961, NACHTIGAL and FELDMAN 1963, LINSCOTT and WEIGLE 1965.

3. Lymphocyte Depletion

Lymphocyte depletion by means of X-irradiation encounters some hazard because of the severe and partially irreversible side effects due to irradiation damage. This has largely been overcome by experimentally more complex procedures: drainage of the thoracic duct[116] and administration of antilymphocyte serum[117].

a) Drainage of the thoracic duct: Severe lymphopenia could be accomplished by cannulating the thoracic duct of rats for a period of five days. Such animals were largely deficient in immune reactivity to injected antigens and skin grafts. Reactivity could be restored by the transfusion of cell suspensions containing over 99 per cent small lymphocytes.

b) Administration of antilymphocyte serum: Rabbit antiserum against mouse lymphocytes causes severe lymphopenia over a prolonged period of time, when injected into mice. Under such conditions, animals were injected with transplantation antigens carried by spleen cells of another mouse strain. This treatment resulted in a tolerant state of the recipients to tissue grafts of the donor strain, as tested by means of skin grafts. It has been discussed earlier that the immunologically competent state of an animal with regard to certain antigens depends on the presence of the thymus, and that thymectomy causes immunological deficiency. Based on these facts, immunological tolerance was most successfully induced by treatment of thymectomized mice with antilymphocyte serum prior to the administration of the tolerizing antigen[118]

C. In Vitro Tolerance Induction

A useful *in vitro* model to study the cellular and molecular mechanisms of immunological tolerance has been introduced by Diener and Armstrong (1967) (Fig. 20). A 2 ml suspension of spleen cells in tissue culture medium containing an appropriate amount of antigen was placed in a cylindrical tube, the bottom end of which was closed off by a dialysis membrane. This tube was then placed into an Erlenmayer-type flask containing an adequate volume of tissue culture medium to equal the fluid level of the cell suspension. Cultures were placed in a humidified incubator at $37°C$ with a constant flow of gas consisting of 10% CO_2, 7% O_2 and 83% N_2[119]. When 25×10^6 mouse spleen cells were cultured *in vitro* in the presence of polymerized flagellin from *S. adelaide*, a primary immune response could be obtained (Fig. 21). In this system, immune responses are assayed by the enumeration of single antibody-forming cells according to the method of Diener (1968). Cultures were stimulated with different doses of antigen ranging from 0.2 ng to $3\,\mu g$, and it was found that the number of antibody-forming cells was antigen dose-dependent. The peak number of 500 antibody-forming cells was obtained with 2 to 20 ng of antigen per ml. However, as the antigen dose was increased, a sharp fall in the number of antibody-forming cells was noted and when 2 to 3 μg of polymer per ml was added to the cultures, practically no response was detectable (Fig. 22). To discover whether this unresponsiveness was due to neutralization of antibody on the surface of antibody-forming cells by an excess of antigen in the medium (which would render the adherence colony assay system ineffective), cultures incubated for 3 and 4 days with 0.02 $\mu g/ml$ of antigen had 3 $\mu g/ml$ added

---

[116] Gowans and McGregor 1965.
[117] Monaco, Wood, Gray and Russell 1966, Woodruff and Anderson 1963, Levey and Medawar 1966.   [118] Monaco, Wood and Russell 1965.
[119] Mishell and Dutton 1967.

24 hours and 3 hours before harvesting. The results of this experiment have indicated that the presence of 3 µg/ml of antigen did not affect the detectability of antibody-forming cells.

Two main experiments were carried out to show that this phenomenon of unresponsiveness was in fact the result of immunological tolerance induced *in vitro*. First, when sheep erythrocytes were added to the tissue culture vessels along with 3 µg of polymer antigen, the mouse spleen cells retained their ability to become

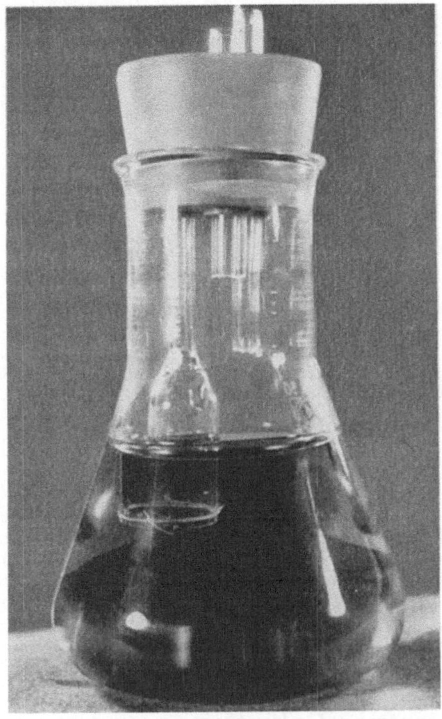

Fig. 20

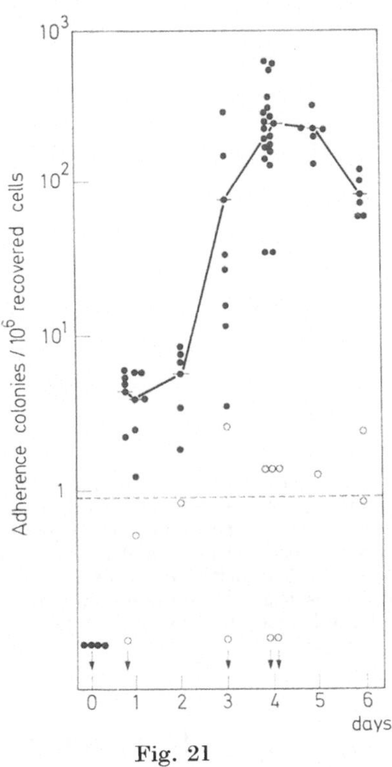

Fig. 21

Fig. 20. Tissue culture flask: Reservoir containing tissue culture medium. Internal tube the bottom end of which is closed off by a dialysis membrane contains the cell suspension in tissue culture medium

Fig. 21. *In vitro* primary immune response of mouse spleen cells to polymer of *S. adelaide* flagellin. Tests for the enumeration of antibody-forming cells by the adherence colony method were performed at 0, 1, 2, 3 and 4 days of culture. Closed circles: values obtained from test cultures incubated with 20 ng per ml of antigen. Open circles: values obtained from control cultures incubated without antigen. Interrupted line represents the mean background value calculated from control cultures. Arrows indicate values of less than 0.1. (After DIENER and ARMSTRONG 1967)

immune to sheep erythrocytes, but were unable to produce an immune response against the flagellar antigen (Fig. 22). The second experiment involved the transfer and antigenic challenge of mouse spleen cells which had been cultured for 4 days with an immunogenic dose of 0.02 µg/ml and a tolerogenic dose of 3 µg/ml of antigen respectively, into lethally irradiated syngeneic hosts. When the host mice were sacrificed 7 days later, it was found that animals which had received the cells cultured with 3 µg/ml of antigen *in vitro*, were unresponsive when compared with animals that had received cells cultured with the optimal antigen dose of 0.02 μg/ml. These experiments show that unresponsiveness induced in tissue culture to polymer of *S. adelaide* flagellin is not only antigen-specific, but also that the cell population remains tolerant following transfer into irradiated hosts.

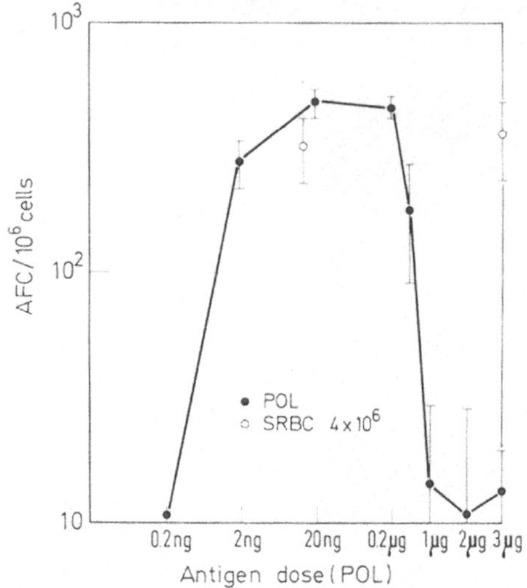

Fig. 22. Effect of increasing concentrations of antigen, polymer of *S. adelaide* flagellin, on *in vitro* immune response. Cell suspensions tested for the number of antibody-forming cells (AFC) per 1×10^6 harvested cells at 4 days of culture. Vertical bars indicate 95% confidence limits. Closed circles: arithmetic mean number of AFC to polymer of *S. adelaide* flagellin. Open circles: arithmetic mean number of AFC to 4×10^6 sheep erythrocytes. This value indicates that the higher concentrations of polymer were not affecting the capacity of the cultured cells to respond normally to sheep erythrocyte antigens. (After Diener and Armstrong 1969)

II. Characteristics of Tolerance Induction
A. The Quality of the Antigen

It has been shown by Dixon and Maurer (1955) and by Shaul (1962, 1963), that the treatment of an animal with a heterogeneous mixture of antigens induces immunity to some and paralysis to others. Dresser (1963) separated the different antigenic qualities of proteins on the basis of differences in the capability to immunize. A strong immunogen would thus rapidly be removed from the blood stream by immune mechanisms, whilst a weak immunogen would persist in circulation for a long time. The strong immunogen bovine γG^{120} was separated from the weak immunogen bovine γA^{120} in a mixture of bovine γ-globulin by passage through the circulation of a mouse. Subsequent recovery from the animal, followed by high speed centrifugation of bovine γ-globulin, led to the separation of an antigenic fraction which, in low doses, was able to induce tolerance in mice. The system has been widely confirmed and subjected to further studies by Claman (1963) and by Dietrich and Weigle (1964). An antigen with similar features was introduced by Janeway and Sela (1967), a poly-D-amino acid

---

[120] Standard nomenclature for human γ-globulin classes (Cohen 1965) used to identify proteins of analogous nature from other species.

which, like the non-immunogenic fraction of bovine γ-globulin (BGG) causes the induction of tolerance when injected without Freund's adjuvant into CBA mice.

More recently, PARISH, LANG and ADA (1967) have reported the isolation of fragments from cyanogen bromide treated flagellin (mol.wt. 40,000) from *Salmonella adelaide*. It was found that one of the fragments (A) (mol.wt. 18,000) retains the main antigenic activity of flagellin and causes induction of tolerance but no immunity to flagellin, when injected repeatedly at a particular dose level.

The above examples clearly indicate the significance of either the tolerogenic or immunogenic quality of an antigen. The fact that a tolerogen can be converted into an immunogen by non-specific means such as mixing it with adjuvants led DRESSER to suggest that immunogenic antigens have properties called 'adjuvanticity' which, in the case of the bovine γ-globulin system could be separated as aggregated material. An antigen devoid of its 'adjuvanticity' would cause tolerance. Further support of this hypothesis was added by CLAMAN (1963) who showed that the tolerogenic BGG fraction of DRESSER could be converted into an immunogen by injecting it into the animal simultaneously with bacterial endotoxins. Similar results with regard to polysaccharide antigens have been reported by BROOKE (1965).

That the 'tolerogenic' or 'immunogenic' quality of an antigen may depend on the mode in which it is handled by the reticulo-endothelial system is suggested by findings on *in vitro*-induced tolerance[121]. In this system, cyanogen bromide digest of flagellin is not tolerogenic, whilst the same antigenic form at a comparable dose induces tolerance *in vivo*. This suggests that disturbance of the normal architecture imposed on a lymphoid organ by *in vitro* conditions results in different handling of the antigen by the relevant cells as compared with *in vivo* conditions. Such a difference would influence the immunogenic qualities exerted by the antigen.

FREI, BENACERRAF and THORBECKE (1965), suggested that the capability of an antigen to immunize would depend on the degree to which it is phagocytosed. Thus the *in vivo* passage of BGG and BSA (bovine serum albumin)[122] has contributed to the removal of certain immunogenic components by means of phagocytosis. An example which may represent a demonstration of this idea is the Sulzberger-Chase phenomenon. Simple chemicals such as neoarsphenamine cause skin hypersensitivity in guinea pigs when applied locally or intradermally. The same chemical however, is able to induce tolerance instead of hypersensitivity when injected intravenously[123]. Similar results have been obtained using contact dermatitis-inducing haptens such as dinitrochlorobenzene or picryl chloride[124]. Evidence has been derived from work by BOREK, STUPP and SELA (1965) which suggests that complex formation may occur between a hapten and autologous proteins in the guinea pig, thus leading to enhanced immunogeneicity of the antigenic material. It has been suggested by FREI, BENACERRAF and THORBECKE (1965) that the Sulzberger-Chase phenomenon may be explained by selective phagocytosis of immunogenic hapten protein conjugates, leaving behind tolerogenic material only after intravenous injection of the hapten. The intradermal application of the allergen however would lead to skin-bound hapten conjugate complexes which would escape the biological screening system and therefore lead to sensitization. There

---

121 DIENER and ARMSTRONG, discussed by NOSSAL and DIENER 1968.
122 DRESSER 1963, FREI, BENACERRAF and THORBECKE 1965.
123 SULZBERGER 1929, 1930, FREY, DEWECK and GELEICK 1966.
124 CHASE and BATTISTO 1959, CHASE 1946, BATTISTO and MILLER 1962, FREY, DEWECK and GELEICK 1964, BATTISTO and CHASE 1965.

is some support for such an explanation by Battisto and Miller (1962) who were able to show that hapten protein conjugates, when injected via the hepatic portal system, were non-immunogenic and in fact induced tolerance. Induction of tolerance to neoarsphenamine in previously sensitized animals has been achieved by Frey, Geleick and De Weck (1964). Previously sensitized guinea pigs injected with neoarsphenamine intravenously and 6 hours later with the same chemical intradermally were rendered unresponsive for a time interval of 28 weeks. The unexpected fact that tolerance was obtained only when an intravenous injection of the hapten was followed some hours later by an intradermal one cannot be explained on the experimental data available. It nevertheless re-emphasizes the concept that the fate of an antigen *in vivo* and hence its influence on the lymphoid system may also depend on the route of its application.

B. The Dose of Antigen

From the work on the bovine gamma-globulin-system[125] it has generally been accepted that the degree of tolerogenicity of an antigen depends on its immunogenic potency. A non-immunogenic antigen would therefore require support of adjuvants to be suitable for immunization, whilst a comparable dose applied repeatedly without adjuvants would cause tolerance. It has become clear however that there are protein antigens which are able to cause tolerance despite their immunogenic potency. The success of tolerance induction to such antigens was found to be wholly dependent on the dose administered to the experimental animal. Work in this respect has been initiated by Dresser (1962b) and by Mitchison (1964), who used bovine serum albumin and bovine γ-globin as antigens in adult mice. It was shown that there exist two distinct zones of antigen dose which induce immunological tolerance; a high dosage zone and a low dosage zone, with doses between these inducing immunity rather than tolerance. Immunological tolerance corresponding to these two zones has been defined as high and low zone tolerance. Low zone tolerance induction in adults to bovine serum albumin has also been demonstrated in rabbits by Thorbecke and Benacerraf (1967). More recently, Shellam and Nossal (1968) have extended the work by Nossal's group on tolerance induction to the highly immunogenic flagellar antigens of *S. adelaide* by showing that both zones of tolerance-inducing antigen doses also exist for highly potent immunogens. Moreover, they could show that low zone tolerance to the monomeric form flagellin could be obtained with doses 10^6 times lower than those used by Mitchison (1964) (Fig. 23). This negates the hypothesis suggested by Mitchison (1967), of a comparable dose in low zone tolerance induction for different antigens. On the basis of radiotracing of injected flagellin it has been calculated that the maximal dose of antigen retained in the spleen during tolerance induction does not exceed 10^5 molecules of flagellin. This would mean that only every 100th cell in this organ would encounter one antigen molecule at random chance. Figures published by Parish, Lang and Ada (1967) on tolerance induction in adult rats to cyanogen bromide digests of flagellin provide the most dramatic demonstration of the quantitative relationship between the lymphoid cell population and antigen molecules. It was found that the antigen dose required to cause tolerance in a course of daily injections was 10^{-1} pg only. Considering that the half-life of this antigen is only 1 hour, it appears impossible to explain the induction of tolerance under the described circumstances on the basis of a random distribution of antigen molecules within the lympho-reticular system. It is for this reason that Ada and Parish (1968) have suggested that the induction of tolerance may

---

[125] Dresser 1961, 1962a, 1963, 1965, Claman 1963, Dietrich and Weigle 1964.

take place in discreet areas such as the lymphoid follicles. It could in fact be shown that cyanogen bromide digests of flagellin localize in lymph node follicles as was demonstrated for higher molecular forms of flagellar antigens by NOSSAL, ADA and AUSTIN (1964). Further experimental data on which this hypothesis is based will be discussed later.

Although it seems that qualitative aspects of tolerance such as durance and stability are comparable in low zone and high zone induced tolerance, there are some clear-cut differences with respect to reactions of the lymphoid system during high zone tolerance induction. Thus it has been observed that a humoral immune

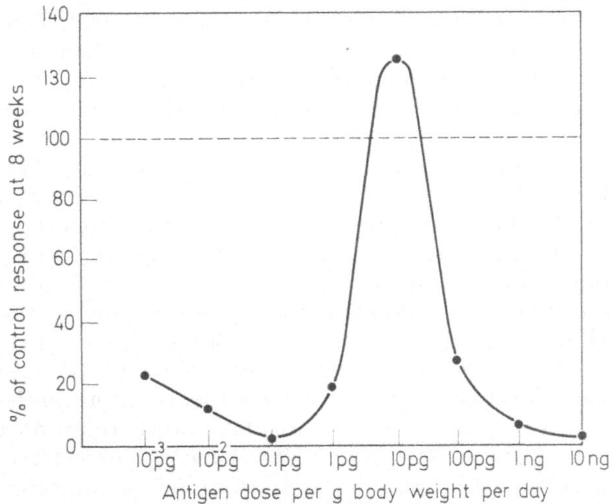

Fig. 23. High and low zone tolerance in the rat to flagellin of *S. adelaide*, expressed as percentage values of the average control titre. Experimental procedure: 10^{-15}—10^{-7} g of flagellin/g body weight were given to rats, beginning on the day of birth and continuing for two weeks. Control animals received diluent only during this period. All rats were given twice weekly injections of 10 μg of flagellin, beginning the day after daily injections ceased, and continuing until the animals were 10 weeks of age. At 12 weeks of age, all animals were challenged with 10 μg of flagellin. (After SHELLAM and NOSSAL 1968)

reaction may take place until full paralysis is established[126]. Such concomitant immune reactions may not occur under circumstances which enable the induction of tolerance by means of antigen injection at birth[127]. This is of some interest in the light of the work by WILLIAMS (1966) who showed that the injection of polymer from *S. adelaide* into rats could cause the development of immunological memory during the first week of life despite the absence of a measurable humoral response. NOSSAL and AUSTIN (1966) have shown that priming also occurs following the injection of a tolerogenic dose of antigen at birth. It is thus suggested that during ontogeny of the immune system, both the capacity to generate immunological memory as well as tolerance may occur in the absence of a humoral immune response.

C. Time Relationship of Tolerance Induction

In vivo experiments on the timing required for the induction of tolerance are difficult to interpret, since no information can be obtained concerning the

[126] BRENT and GOWLAND 1962, 1963, MITCHISON 1964, NOSSAL and AUSTIN 1966.
[127] NOSSAL and AUSTIN 1966.

antigen concentration at sites of strategic importance for tolerance induction within lymphoid organs. An elegant model of measuring the time required for tolerance induction to pneumococcal polysaccharide Type III-antigen (S III) has been used by Brooke (1964, 1966). The fact that these antigens can be digested to non-immunogenic oligosaccharides by influence of a bacterial depolymerase enzyme offered the possibility of determining the tolerogenic or immunogenic influence of the antigen *in vivo* at will. Immune responses in mice were detected after injection of 0.1 µg of S III, whilst 10 or 100 µg of S III produced long lasting tolerance. Induction of tolerance however was impaired provided the enzyme was administered within 6 hours to 4 days after injection of a tolerogenic dose of antigen. As the interval between administration of the antigen and the enzyme increased, the degree of tolerance impairment decreased. These results would indicate that under the conditions described, the induction of immunological tolerance may require the interaction between the antigen and the lymphoid system for a period of at least 4 days. A similar approach has been made by Friedman (1965c). In these studies, the tolerogenic activity of *Shigella* flagellin antigen was terminated by specific antibody given subsequent to the injection of antigen to neonatal mice. Antibody had to be administered within 24 hours of the injection of antigen, in order to inhibit tolerance induction. Antiserum given after 48 hours did not impair the establishment of full tolerance. More recently, Weigle and Golub (1967) tried to assess the time required for tolerance induction in C 57 Bl mice, using human gamma-globulin as an antigen and a model which depended on the transfer of tolerized lymphoid tissue into isologous irradiated hosts. It was found that cells transferred from an animal which had been in contact with the antigen for 5 or more days were tolerant to an antigenic challenge. Recent studies by Mitchison (1967) have shown that pulse exposure of lymphoid cells *in vivo* to bovine serum-albumin or human serum-albumin induced paralysis within 2 hours as measured by subsequent transfer into a host.

An attempt to induce tolerance *in vitro* by exposure of lymphoid cells to high doses of lipopolysaccharide antigens of *E. coli* has been reported by Britton[128]. It was found that exposure of cells to the antigen for one hour and subsequent transfer into lethally irradiated syngeneic recipients caused adoptive unresponsiveness. With the use of the *in vitro* system by Diener and Armstrong (1967) it was possible not only to tolerize cells *in vitro*, but subsequently to test for the degree of tolerance by antigenic challenge *in vitro*. This allowed a determination of the requisite time for tolerance induction to polymer of *S. adelaide* flagellin. Antigen at a concentration of 30 µg/ml was added to cultured spleen cells in suspension for various lengths of time, after which the cells were washed and resuspended in medium containing an otherwise immunogenic dose of 0.02 µg of polymer. Cultures were then allowed to incubate for 4 days and were then tested for the number of antibody-forming cells. Results of this experiment are shown in Fig. 24. Incubation of cells in the presence of a tolerogenic antigen dose for only 15 min, followed by challenge with an immunogenic dose, resulted in a significant reduction of the immune response to a level approximately 50% of that of the control value. As the preincubation time of cells in the presence of 30 µg/ml of polymer was prolonged, the degree of tolerance increased. The lowest level in the number of antibody-forming cells (7% as compared with the corresponding control value) was obtained after a preincubation period of 3 hours. These experiments indicate that the induction process of tolerance to *S. adelaide*

---

[128] Discussed by Möller 1967.

antigens at the cellular level occurs within a short time interval, and that the
degree of tolerance increases with increasing exposure time of cells to the antigen.
It is believed that these results are a direct reflection of the basic phenomena of
tolerance induction at the cellular level, and the figures obtained are therefore
regarded as more representative than those obtained from *in vivo* experiments.

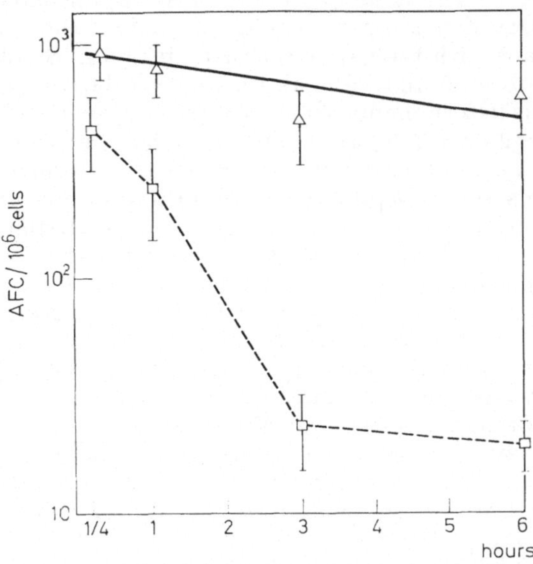

Fig. 24. Induction of immunological tolerance to polymer of *S. adelaide* flagellin *in vitro*:
Preincubation of cells at 37° C with 20 ng and with 30 μg of antigen for time intervals of
15 min, 1, 3, and 6 hours, followed by culture with 20 ng for 4 days. Vertical bars indicate
95% confidence limits. △: arithmetic mean number of antibody-forming cells (AFC) per
1 × 10⁶ harvested cells. Preincubation of cells with 20 ng per ml of antigen. □: arithmetic
mean number of AFC per 1 × 10⁶ harvested cells. Preincubation of cells with 30 μg per ml
of antigen. (After DIENER and ARMSTRONG 1969)

D. Antigen Specificity of the Tolerant State

At the beginning of this section, emphasis has been given to the criterion that
immunological tolerance is specifically directed towards a particular antigen. An
apparant exception to this rule is the termination of the tolerant state by antigens
which are cross-reactive with the tolerizing agent. For example, rabbits, tolerant
to bovine serum albumin were immunized with human serum albumin. It was
found by means of immune clearance studies using ^{131}I-labelled antigen, that four
out of five rabbits produced antibodies not only to the immunizing human serum
albumin, but also to bovine serum albumin[129]. In later studies, bovine serum
albumin was structurally altered by physical and chemical means and tested for
its capacity to break tolerance to native bovine serum-albumin[130]. The tolerant
state was unaffected when the following variants of the antigen were used:
picrylated, heat-denatured, pepsin-degraded and acetylated bovine serum albumin
and antigen-antibody complexes. However, two out of six animals showed
termination of tolerance to the native antigen, when injected with picrylated,
acetylated bovine serum albumin. Similar results were obtained when either
arsanilic acid-conjugated or sulfanilic acid-conjugated bovine serum albumin was

---

[129] WEIGLE 1961.   [130] WEIGLE 1962, 1964.

used for challenge: termination of tolerance was only achieved when the previously tolerizing antigen was applied in conjugation with both, arsanilic and sulfanilic acids. These findings bear a direct relationship to the important question of whether the observed phenomenon represents true termination of tolerance and thus the reactivation of existing tolerant cells. Alternatively, the phenomenon could be explained on the assumption that the hapten-bovine serum albumin conjugates may carry new antigenic configurations on the protein carrier which happen to cross-react with the native tolerizing protein. Similarly, human serum albumin which has been found to break tolerance to bovine serum albumin may carry some antigenic determinants which cause the production of an antibody cross-reacting to some degree with determinants on the bovine serum albumin molecule. This latter hypothesis is supported by the following experiments[131]: after breaking tolerance to bovine serum albumin by immunization with human serum albumin, the resulting antibody was absorbed with human serum albumin and subsequently titrated against bovine serum albumin. It was found that only traces of antibody were left which specifically reacted with the former tolerogen, bovine serum albumin. Different findings have been reported by SCHECHTER, BAUMINGER, SELA, NACHTIGAL and FELDMAN (1964). Antibodies to human serum albumin were produced by tolerant rabbits provided that they were injected with human serum albumin polytyrosine-conjugates. In all cases, antibody to both, the carrier as well as to the hapten, were produced. Moreover, the ratios of anti-human serum albumin to anti-polytyrosyl-human serum albumin antibodies produced in tolerant as well as in normal rabbits were similar. Results of particular relevance to the question posed above have been reported by NACHTIGAL and FELDMAN (1964) and by NACHTIGAL, ESCHEL-ZUSSMAN and FELDMAN (1965). These investigators studied antibody production in rabbits rendered tolerant to human serum albumin following immunization with sulfanilic acid-conjugated human serum albumin. In all cases, antisulfanilate antibodies were formed. The antisera were then tested on gel diffusion assays against the homologous conjugate and conjugates with heterologous carriers. The results indicated the presence of antigenic determinants other than the hapten in the homologous antigen. Although most of these experimental results support the previously made suggestion that the usual covalent conjugation procedure may introduce new antigenic configurations to the protein carrier molecule, they do not formally prove this by studies on structural differences of such antigens. An attempt to fill this gap has been made by ST. ROSE and CINADER (1967). In their studies variables which determine the specificity of antibody and the incidence of antibody responders among animals made tolerant to human albumin were investigated. The antigen used for immunization was human albumin coupled with diazotized sulfanilic acid (HA-D). Three products were prepared which differed in the degree of coupling: $HA-D_8$, $HA-D_{16}$, $HA-D_{35}$ (the indices define the quantity of azosulfonic acid per unit quantity of protein). It was found that the degree of antigenic specificity of the antibody response of tolerant animals depended on the degree of modification of the immunizing antigen. The fact that $HA-D_{35}$ caused a higher incidence of immunization as compared with $HA-D_8$ supports the suggestion that the degree of conformational change in the protein molecule corresponds with the likelihood of the modified antigen being immunogenic. As a consequence of this, it was expected that antibodies produced by immunization with a highly diazotized compound should react to a lesser degree with the native protein than antibodies from animals immunized with a low degree of coupling. Antibody titrations using tanned cells sensitized with human albumin confirmed this assumption. Information regarding the antigen

---

[131] WEIGLE 1964, LINSCOTT and WEIGLE 1965.

specificity of the tolerant state may be derived from work by GREEN, PAUL and BENACERRAF (1967). In their experiments, guinea pigs were used which are genetically incapable of producing antibody to poly-L-lysine conjugated with 2,4-dinitrophenyl (DNP-PLL). These animals nevertheless are capable of recognizing the conjugate as a hapten, provided it is complexed with a negatively charged foreign albumin, such as bovine serum albumin (BSA). Thus the injection of DNP-PLL. BSA complexes into genetic non-responders led to the formation of anti-DNP-PLL antibodies. Since in this antigen system, the electrostatic interaction between the aggregated BSA and the DNP-PLL conjugate allows only minimal structural modification of the BSA carrier molecule, the specificity of the tolerant state with regard to the carrier and the hapten could be investigated. It was found that genetic non-responder guinea pigs rendered tolerant to BSA and subsequently challenged with DNP-PLL-BSA failed to synthesize anti-DNP-PLL antibodies. Thus tolerance to the carrier protein had rendered the animals unresponsive to the hapten as well. Similar findings using antigenic systems of lactic dehydrogenase isoenzymes have been reported by RAJEWSKY, ROTTLÄNDER, PELTRE and MÜLLER (1967). Based on these results, it has been proposed that animals rendered tolerant to the carrier protein are deficient in a primary recognition system directed towards the carrier. This is additional evidence for the conclusions discussed earlier in this article, which postulate that the initiation of the immune response to the hapten depends on the preceding recognition of the carrier molecule by the lymphoid system[132].

III. Kinetics of Immunological Tolerance

A. Duration of Tolerance

The state of immunological tolerance *in vivo* is not a permanent one, its duration depends on various factors such as timing of induction, quality and quantity of the antigen used, age and species of the experimental animal to be rendered tolerant. Usually, animals undergo a termination of immunological tolerance to a particular antigen when a prolonged interval without further administration of antigen has occurred[133]. Kinetic studies on the rate of recovery only indirectly relate to population kinetics of antibody-forming cells during the recovery phase since they depend either on antibody titration data or on clearance rates of radio-labelled antigen from the circulation. Furthermore, such techniques, because of their limited sensitivity to low rates of antibody synthesis, do not allow the detection of the onset of tolerance break-down. Ideally, the kinetics of termination of tolerance could be studied by directly determining the changes in the number of antigen-reactive cells recovered from tolerant or partially tolerant animals.

One of the basic questions regarding the duration of the tolerant state is that of the possible persistance of antigen during maintenance of unresponsiveness. It was believed that antigen must persist in circulation in order to cause long lasting tolerance. Support for such a hypothesis came largely from work with either replicating antigens such as living cells[134] or with antigens such as polysaccharides which resist intracellular degradation[135]. With the use of protein antigens which are gradually removed from circulation, it has become evident

---

[132] BENACERRAF, GREEN and PAUL 1967.
[133] HASEK 1963, SERCARZ and COONS 1963, SOREM and TERRES 1963, HUMPHREY 1964.
[134] BILLINGHAM, BRENT and MEDAWAR 1956.
[135] FELTON, KAUFFMANN, PRESCOTT and OTTINGER 1955.

that quite low or even undetectable concentrations of antigen may occur in an animal without causing immediate termination of the tolerant state. This has, for example, been demonstrated by Humphrey (1964), who studied the correlation between the timing of tolerance termination and the quantity of residual antigen which was injected during the course of tolerance induction. It was found that rabbits rendered tolerant to human or bovine serum albumin or to human γ-globulin still maintained tolerance when the number of residual antigen molecules was less than 10^4. In an even more stringent test, antigen was removed totally from circulation by administration of specific antiserum, without causing the immediate termination of tolerance. Similar findings have been made by Mitchison who used allogenic erythrocyte antigens (1962b) and protein antigens (1965). That differences in the rate of catabolism of protein antigens are not related to the onset of recovery from immunological tolerance has been found by Dietrich and Weigle (1963). The failure to find a correlation between the duration of tolerance and the presence of free antigen in the organism concerned does not rule out the possibility of tolerance being maintained by tissue-fixed antigen either at intercellular or intracellular sites. Such a possibility has been investigated by Mitchell and Nossal (1966). Two antigens, flagellin of *S. adelaide* and bovine serum albumin, were labelled with ^{125}I at high substitution rates and their distribution pattern determined by scintillation counting on tissue and by autoradiographic studies of histological sections of lymphoid organs. The high sensitivity of these techniques enabled the authors to detect as little as 1 to 4 antigen molecules per lymphoid cell. It was found that both antigens had been removed from lymphoid organs of tolerant rats long before they had recovered from their tolerant state. Quantitative studies on autoradiographic preparations from tolerant tissue after cessation of antigen administration gave no evidence of antigen being bound to lymphoid cells. Although the methods used in this work embody a high degree of sensitivity with respect to the detection of small numbers of antigen molecules associated with cellular organelles, the possibility cannot be excluded that antigen bound to only a few cells which may represent 'key figures' in the initiation process of the immune response may have escaped from detection because of their relatively small number.

B. Termination of Tolerance

The termination of tolerance may occur in one of two ways:

a) A resting population of tolerant cells may gradually recover from the state of paralysis as the elimination of antigen from the lymphoid system occurs[136].

b) The tolerant state may be terminated by the successive influx of new immunologically competent cells[137] which at the time of tolerance induction have escaped the antigenic influence.

Although the first possibility cannot be ruled out completely because of sensitivity limits in the tracing of antigen within the lymphoid cell mass and the lack of identifying tolerant cells, there is strong experimental evidence which favours the second possibility. Relevant studies have been based on the hypothesis that there exists, in the tolerant as well as in the normal animal, lymphoid tissue which either acts as a constant source of new immunologically competent cells or which promotes the induction of such cells by some instructive influence. A possible site for such a mechanism could be the thymus, since recovery from X-ray-induced unresponsiveness, and hence the proliferation activity during cellular

---

[136] Sercarz and Coons 1963.   [137] Mitchison 1965.

repopulation, depends on the presence of this organ[138]. The strongest evidence for such a participation of the thymus in terminating immunological tolerance comes from work by CLAMAN and TALMAGE (1963) and by TAYLOR (1965). In both experiments it was shown that the reappearance of immunity to foreign serum proteins in mice tolerant to these antigens is impaired in the absence of the thymus. Different results have been reported by WEIGLE (1964 b) who studied the recovery rate from tolerance in thymectomized rabbits. MILLER and OSOBA (1967) have pointed out however, that in this experiment thymectomy may have occurred too late in life and that the interval between thymectomy and tests for tolerance may have been too short as compared with the experiments by CLAMAN and TAL-MAGE. It seems equally possible however that the failure to demonstrate a thymic influence on tolerance termination in rabbits could be due to the existence of an extrathymic lymphoid organ such as the appendix and Peyer's patches which in this species are believed to be functionally analogous to the bursa of Fabricius in birds[139].

IV. The Cellular Basis of Immunological Tolerance

It has become evident that an understanding of the cellular mechanisms of immunological tolerance depends largely on the amount of information available regarding the initial phase of the normal humoral immune reaction. There are two main sections of the immune apparatus on which a tolerogenic antigenic stimulus could act: the *afferent limb*, and the *central part*.

A. The Afferent Limb

A theory on tolerance induction which concerns the afferent limb of the immune system has to be based on the currently discussed idea which regards certain elements of the reticulo-endothelial system as the primary mediators of antigen-specific information. There are two cell classes which could be regarded as possible targets for such a hypothesis, the medullary type macrophage and the follicular type dendritic cells of lymph nodes and spleen[140]. Experiments on the cellular localization of radiolabelled antigens during tolerance induction have been carried out by MITCHELL and NOSSAL (1966), and NOSSAL and MITCHELL (1966). It could be shown that newborn rats exhibit a minor phagocytic activity of antigen as opposed to adult animals, and that in the former all lymphoid organs, including the thymus, can be exposed to antigen for a considerable length of time. It appears from these findings that the phagocytosis of a tolerogen is not a prerequisite of successful tolerance induction. As far as the phagocytic behaviour of macrophages from tolerant animals is concerned, a series of studies has failed to demonstrate a correlation of the tolerant state with the phagocytic activity of these cells. Bovine serum albumin is retained and degraded by macrophages from tolerant animals in the same manner as by normal cells[141]. That human serum albumin and haemo-cyanin localizes equally well in medullary macrophages of tolerant and normal rabbits has been shown by HUMPHREY and FRANK (1967).

The question still remains to be answered, whether the localization of antigen at the surface of dendritic processes in lymphoid follicles[142] plays any significant role in the mechanism of tolerance induction. This problem has recently been

---

138 MILLER, DOAK and CROSS 1963.
139 COOPER, PEREY, McKNEALLY, GABRIELSEN, SUTHERLAND and GOOD 1966.
140 NOSSAL, ADA and AUSTIN 1964, MITCHELL and ABBOT 1965.
141 MITCHISON 1965, 1967.   142 MITCHELL and ABBOT 1965.

considered in detail by ADA and PARISH (1968). Radioautographs of lymph nodes from rats injected with large amounts of ^{125}I-labelled cyanogen bromide digest of flagellin showed intense localization of this substance in lymphoid follicles, relative to the uptake in the medullary macrophages of the nodes. It was proposed that in tolerance experiments *in vivo*, portions of the injected antigen also localize in the follicles of lymphoid organs and that interaction of circulating lymphoid cells with this surface-bound antigen results in tolerance. It was speculated that the two counterparts, follicular retention and medullary phagocytosis of antigen, could act as a means to limit the exponential phase of the humoral immune response as follows:

a) Phagocytosis of an immunogenic antigen causes the formation of antibody.

b) This antibody or complexes of antibody and antigen attach to the lymphoid follicles thus causing increased degrees of follicular localization of the antigen.

c) Antigen present in the follicles initiates immunological tolerance as lymphoid cells pass by, which results in the suppression of a further rise in the production of antibody.

If this interpretation of the antigen localization pattern observed in mammals is correct, then the immunological state of an animal at any chosen time point after the administration of antigen would represent a reflection of antigen distribution between two sites in lymph nodes and possibly in the spleen[143].

In conclusion, it would seem that the basic mechanism of tolerance induction does not take part at the level of the afferent limb of the immune system. Instead, the reticulo-endothelial system may act as a mediator only of an immunogenic or tolerogenic stimulus to the lymphoid compartment. To date, however, the formal experimental proof for confirmation of such a concept is still missing. Experiments designed to fill the missing link should exclude the participation of the reticulo-endothelial system during the course of tolerance induction, and this can best be achieved by using *in vitro* systems and pure populations of different cell classes.

B. The Central Part

The central part of the immune system involves the nature and characteristics of cells responding to an antigen and its mediators, by transformation and proliferation into antibody-forming cells or into cells that induce others to synthesize antibody. In a previous paragraph, these cells have been termed 'antigen-reactive cells'. The first conclusive evidence concerning the lymphocyte as the candidate on which tolerance is imposed by transplantation antigen systems stems from work by GOWANS, McGREGOR, COWEN and FORD (1962) and BILLINGHAM, SILVERS and WILSON (1963). It was reported that the state of tolerance to skin grafts in rats could be impaired by the inoculation of syngeneic cells from the thoracic duct. Since this effect could be obtained with cell populations of which the proportion of large lymphocytes was greatly reduced, it was believed that it was the small lymphocyte which actively took part in the abolishment of tolerance. That the transfer of tolerant cells into normal recipients did not lead to the production of antibody, was shown by FRIEDMAN (1962), SERCARZ and COONS (1962) and by others. McGREGOR, McCULLAGH and GOWANS (1967) showed that their earlier findings on the abolishment of transplantation tolerance by transferred normal small lymphocytes[144] were true also for tolerance in the humoral immune system. Normal thoracic duct lymphocytes were capable of restoring the immune response in X-irradiated rats tolerant to sheep erythrocytes, whilst no restoration took

---

143 ADA and PARISH 1968.   144 GOWANS, McGREGOR and COWEN 1963.

place when cells from tolerant donors were transferred. MITCHISON (1967) showed similar results using peripheral blood lymphocytes as the inoculum and bovine serum albumin as an antigen. Exposure of such cells (containing $> 90\%$ lymphocytes) *in vivo* for 2 hours to tolerogenic doses of antigen led to adoptive tolerance when subsequently transferred into an irradiated host. A more direct way to gain quantitative data on the phenomenon of tolerance at the level of the immunologically competent cell, is by assessing the number of antigen-reactive cells in a tissue culture after their exposure to a tolerogenic dose of antigen[145].

Spleen cell suspensions of mice cultured for 4 days with 20 ng/ml and 3 µg/ml of polymer from *S. adelaide* flagellin were injected into lethally irradiated mice and finally challenged with the antigen the following day. When the host mice were sacrified 7 days later, it was found that the number of antigen-reactive cells in the inoculum responsive to the antigenic challenge *in vivo* was related to the antigen dose employed during *in vitro* exposure of the cells. Thus the content of antigen-reactive cells in suspensions that had been exposed to 3 µg/ml of antigen *in vitro* was significantly reduced by 80—90% when compared with suspensions cultured in the presence of an optimally immunogenic dose of 0.02 µg/ml of antigen. These findings compare readily to results obtained using the same technique for the enumeration of antigen-reactive cells from *in vivo* tolerized spleen cells of C57 Bl mice[146]. In these experiments, C57 Bl/Brad mice were rendered tolerant to flagellar antigens of *S. adelaide* by regular intraperitoneal injections of the cyanogen bromide digest of flagellin[147]. Their spleens were then tested for the number of antigen-reactive cells. It was found that such cells of splenic origin were absent or non-responding in tolerant mice. Where partial tolerance was achieved, the number of antigen-reactive cells was diminished as compared with normal mice. It is thus assumed that both *in vitro* and *in vivo* induced tolerance diminishes the number of antigen-reactive cells.

Based on the experimentally well justified assumption that the state of immunological tolerance is in fact a central failure of the immune system to initiate and perform immunological reactions against a particular antigen, the gradual recovery from tolerance may be regarded as the recruitment of new immunologically competent cells. Candidacy for the source of such cells is most likely taken by the bone marrow. Experiments by TYAN and COLE (1965), GLOBERSON and AUERBACH (1967), TRENTIN, WOLF, CHENG, FAHLBERG, WEISS and BONHAG (1967), MICKLEM, FORD, EVANS and GRAY (1966) have made it clear that bone marrow, when transplanted into lethally X-irradiated hosts, has the capacity to restore not only the haemopoietic but also the entire immunologically-competent lymphopoietic system. It is therefore evident that bone marrow must contain stem cells which are able to continuously produce progeny of immunologically-competent cells. It seems sensible to assume that recovery from immunological tolerance is due to the recruitment of virgin antigen-reactive cells originating from bone marrow stem cells. The aforementioned findings (see Primary Response) on the recovery from the state of immunological tolerance by the participation of the thymus is not contradictory to this suggestion, it merely reaffirms the already cited concept, that the thymus is the mediator of immunological competence to cells of bone marrow origin. A theory which implies the termination of tolerance to be the result of recruitment of virgin immunologically-competent cells would however imply (i) that the state of tolerance at the single cell level is irreversible and (ii) that either the bone marrow stem cells are not accessible by antigen during induction of tolerance or, more probably, these cells cannot be tolerized.

---

[145] DIENER and ARMSTRONG 1968.   [146] ARMSTRONG, DIENER and SHELLAM 1968.
[147] PARISH, LANG and ADA 1967.

V. Molecular Mechanisms of Tolerance Induction

Since the state of immunological tolerance is antigen-specific, the process of tolerance induction must involve some recognition mechanism at the cellular level. From work on the specificity of antigenic determinants in hapten carrier systems[148], on feedback inhibition depending on competition for antigenic determinants by antibody and the lymphoid system[149] and on lymphocyte stimulation by anti-allotype serum[150], it may be hypothesized that the participation of immunologically competent cells in tolerance induction may depend on the direct interaction of surface bound recognition sites and antigenic determinants. Studies based on such a theory have been carried out *in vitro* by Diener and Armstrong (1968) using tissue culture conditions described by Diener and Armstrong (1967).

Spleen cells were cultured *in vitro* with tolerogenic doses of antigen at 37°C for a period of 6 hours, washed and subsequently cultured with immunogenic doses of antigen for 4 days. Under these conditions, a decline in the number of antibody-forming cells of up to 75% of the normal primary response *in vitro* occurred (Fig. 24). It is of particular interest to note that the same result was obtained when the incubation of cells with a tolerogenic dose of antigen was performed at 4°C instead of 37°C. Studies in which spleen cell suspensions were incubated at 4°C for various lengths of time with 3 μg and 30 μg of antigen have indicated that the higher antigen dose was more effective in tolerance induction than the lower one (Fig. 25). These findings suggest that the initial phase of tolerance induction *in vitro* is related to the direct interaction between antigen molecules and the surface of cells, and it is tempting to believe these cells to be the antigen-reactive cells. Since cell metabolism could not occur to any great extent at 4°C, one would assume this first step of antigen recognition and probably attachment to cells to be directed by laws of mass action only. The experiments however do not exclude the possibility that metabolic processes required for tolerance induction had taken place after the cells were transferred to the changed temperature environment of 37°C.

Provided there is an interaction between immunologically competent cells and antigen molecules, this interaction must be initiated by an antigen recognition mechanism of the cells concerned. This recognition may be directed towards the native antigen or towards antigen processed by other cells. It is justified on grounds discussed earlier to assume that antigen attaches to specific recognition sites on the cell surface, an event which would occur independently of the metabolic state of the cell concerned. As a second step in the cell-antigen interaction, two alternative mechanisms may be considered to accomplish the definite state of tolerance: (i) the antigen molecules attached to the cell cause it to lyse, (ii) a metabolic process initiated by the surface bound antigen results in the suppression of the potential immunological activity of the cell, either at the level of the genome or the cytoplasmic protein synthesis. This process may be irreversible and would eventually lead to the death of the cell concerned.

The fact that during the immune response there is a progressive change in the affinity of antibody produced suggests the existence of antigen-reactive cells, the recognition sites of which differ in their affinity to the particular antigen. Consequently, each individual antigen-reactive cell within a clone would differ from

---

[148] Green, Paul and Benacerraf 1967, Mitchison 1967, Rajewsky, Rottlaender, Peltre and Mueller 1967.
[149] Henry and Jerne 1968   [150] Sell and Gell 1965.

others in its binding affinity to captured antigen molecules. Based on the prediction that immunologically competent cells with high antigen binding affinity would more readily be rendered tolerant than others with low binding affinity, THEIS and SISKIND (1968) have carried out experiments in which the affinity of antibody produced in partially tolerant rabbits was tested. It was found that with the progressive increase of the tolerant state, the antibody affinity to the haptenic determinant DNP protein conjugates decreased. The results are taken as an

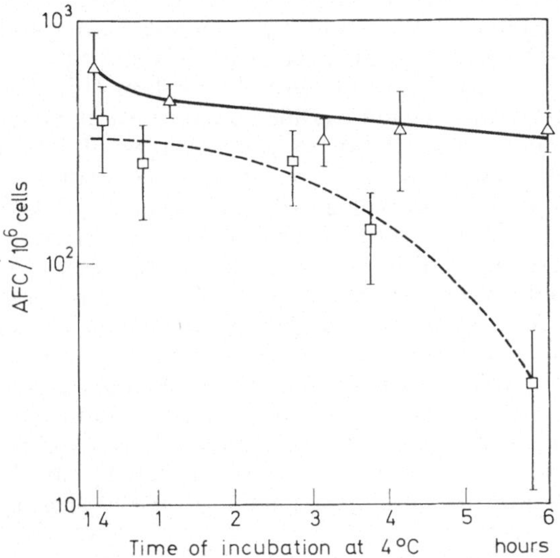

Fig. 25. Induction of immunological tolerance to polymer of *S. adelaide* flagellin *in vitro:* Preincubation of cells at 4° C with 20 ng and with 30 µg of antigen for time intervals of 15 min, 1, 3, 4, and 6 hours, followed by culture with 20 ng for 4 days. Vertical bars indicate 95% confidence limits. △: arithmetic mean number of antibody-forming cells (AFC) per 1 × 10⁶ harvested cells. Preincubation of cells was with 20 ng per ml of antigen. □: arithmetic mean number of AFC per 1 × 10⁶ harvested cells. Preincubation of cells was with 30 µg per ml of antigen. (After DIENER and ARMSTRONG 1969)

indication that at the beginning of tolerance induction, those cells which would give rise to a progeny synthesizing high affinity antibody are rendered tolerant more readily than cells with a low antigen binding affinity potential.

On the assumption that the cell-antigen interaction is primarily characterized by the attachment of antigen molecules to cell surface recognition sites, and that such recognition sites are distributed over the cell membrane at random, one could think of a critical number of such molecules to become attached to the cell, in order to render it tolerant. Alternatively, a lower threshold number of antigen molecules attached to the cell may result in its participation on proliferative events of immunity. It is likely that the induction of the tolerant state at the single cell level is an all-or-none effect, and this suggestion is reinforced by the extremely sharp fall of the antigen dose response curve at a dose interval between 200 ng and 2 µg of polymer (Fig. 22). On the basis of such a theoretical concept, MARCHALONIS and GLEDHILL (1968) have proposed a mathematical model leading to an equation which adequately describes the known kinetics of tolerance and immunity as related to antigen dosage.

It is likely that successful tolerance would depend not only on the number but equally possible on the steric configuration of antigen molecules. This may account for the results obtained by Diener[151] from experiments in which the tolerogenicity of polymer (mol.wt. $N \times 40,000$), monomer (mol.wt. 40,000) and cyanogen bromide digest fragment A (mol.wt. 18,000) of *S. adelaide* were tested *in vitro*. It was found that of the three antigenic forms, only polymer was tolerogenic, whilst monomer or digest was ineffective in this respect and in some experiments had even an enhancing effect on subsequent immunization with polymer. These *in vitro* findings are in contrast to results obtained by Nossal, Ada and Austin (1965) and by Parish, Lang and Ada (1967) who have demonstrated the two antigenic forms to be highly potent in their property to induce tolerance *in vivo*. In an attempt to explain this discrepancy, the concept proposed by Ada and Parish (1968) on induction of tolerance depending on antigen attachment by antibody to the surfaces of dendritic cell processes in lymphoid follicles may be useful. Thus, under *in vivo* conditions, we may think of surface receptors on an immunologically competent cell becoming interlinked by antigen-antibody complexes, which themselves are adherent to reticulum cell processes; the antigen molecules, i.e. monomer or fragment A of the cyanogen, bromide digest, would then act as 'fixing points' of a molecular framework. covering the cell surface. With free cells, as in the *in vitro* situation, in the absence of the normal tissue architecture, such interlinking between small antigen molecules could not occur, each molecule thus being attached singly to a recognition site on the cell. However with polymer, the antigen molecule may be large enough to cover more than one recognition site, and interlinkage could occur through the antigen itself. The situation may bear some similarity to the phenomenon of haemolysis, which is known to depend partially on the size of immunoglobulins involved.

Attempts to explain the phenomenon of tolerance on a molecular basis can more readily be made with regard to high zone, than to low zone tolerance. It has previously been assumed that a critically high number of antigen molecules is required to attach to the surface of an immunologically-competent cell, in order to render it tolerant. In consequence, low zone tolerance, when explained on similar grounds, assumes the induction of tolerance by an extremely low number of antigen molecules reacting with the surface of an immunologically competent cell. It is however difficult to envisage the same cellular mechanism being initiated by two different threshold levels of antigen concentration. Moreover, attempts to induce low zone tolerance *in vitro* have been without success[152]. At present, it seems more sensible to assume one high-zone threshold quantity of antigen necessary for tolerance induction at the single cell level, and to consider the phenomenon of low zone tolerance to depend (discussed) upon anatomical features under *in vivo* conditions. With this presumption, for reasons discussed earlier, there is need for focal accumulation of antigen at strategically important sites within the lymphoid organs. As proposed by Ada and Parish (1968), such function may be associated with lymphoid follicles of lymph nodes and possibly the spleen, due to their capacity to concentrate antigen at dendritic processes of reticulum cells. Some criticism of this hypothesis derives from the fact that cortical follicles in lymph nodes are excluded from the main streams of lymphoid cell traffic, and it is therefore difficult to imagine a clone of circulating antigen-reactive cells to be tolerized at these sites.

---

[151] Discussed by Nossal and Diener 1968.
[152] Diener and Armstrong 1968.

Furthermore, it is known from work by WILLIAMS and NOSSAL (1966), that in the newborn animal the follicular antigen trapping mechanism is still absent at a time when low zone tolerance to *S. adelaide* flagellin can be induced[153]. It may however be possible that in such animals, tolerance could be induced in the thymus, which is known to be the key organ for the development of immunological competence during ontogeny of the lympho-reticular system. Moreover, in contrast to adult animals, antigen in newborns has ready access to the thymus and persists there for a prolonged period of time[154].

VI. Summary and Conclusions

Some of the most significant factors which determine the outcome of a tolerance induction experiment are the dose and frequency at which a tolerogenic antigen is administered to an animal. These factors are influenced by the immunogenicity of the antigen and the rate at which it is cleared from the circulation and the lymphoid organs. Once the state of tolerance is induced, its maintenance over a limited period of time no longer depends on the detectable presence of antigen in the animal concerned.

There is now strong evidence from both *in vivo* and *in vitro* work that the induction of immunological tolerance concerns the antigen-reactive cell, probably without the mediation of macrophages. In the light of the concept of a two-cell interaction of immune induction, this raises an interesting question: Is it the circulating thymus-derived cell or the bone marrow-derived precursor of antibody-forming cells which is rendered tolerant ? Work in the field of antigen specificity of the tolerant state using hapten carrier systems has shown that tolerance is carrier-specific. This finding must be seen in the light of the fact that a carrier-oriented initial step of antigen recognition also applies to the induction of hapten-specific antibodies. Thus, apparent tolerance to the hapten may be the consequence of a deficiency in the recognition mechanism of carrier-specific antigenic determinants. It is equally possible to assign the two recognition systems to two different cell classes; experimental data in support of such a hypothesis are still missing.

As to the fate of an antigen-reactive cell which has been exposed to a tolerogenic dose of antigen, the question arises whether such a cell is destroyed or rendered unresponsive to an antigenic challenge. If there is such an entity as a tolerant cell, then the recovery from tolerance would most likely be due to the reversibility of tolerance at the cellular level. On the other hand, if antigen-reactive cells are destroyed by a tolerogen, recovery from tolerance *in vivo* must be due to the recruitment of new immunologically competent cells. The most likely place from which such recruitment may occur is the bone marrow with its pool of stem cells. Indirect support for the second of the two possibilities derives from the fact that recovery from the tolerant state depends on the presence of the thymus, an organ which is known to be essential for the restoration of immunological competence in lethally irradiated animals grafted with bone marrow cells.

Some information regarding the mode of interaction between antigen and the relevant immunologically competent cell has been obtained from experiments on *in vitro* induced tolerance. The findings suggest that the initial steps in tolerance induction must involve the direct interaction of antigen molecules and antigen-reactive cells. Based on the increasing evidence for the presence of antigen

---

[153] SHELLAM and NOSSAL 1968.   [154] NOSSAL and MITCHELL 1966.

recognition sites on the surface of immunologically competent cells, it is proposed that tolerance induction requires the attachment of antigen molecules to the cell membrane. Saturation of receptor sites by antigen could occur which would block differentiation and proliferation of the cell concerned.

Immunological tolerance induced *in vivo* by substantial amounts of antigen has long been an accepted phenomenon. More recently, it has been reported that tolerance may also be induced with repeated injections of subimmunogenic doses of antigen. However, such low zone tolerance has not as yet been demonstrated *in vitro*. Whilst this negative result does not necessarily disprove the low dosage tolerance phenomenon at the single cell level, it nevertheless supports the idea that *in vivo* low dosage tolerance may depend on the continuous local accumulation of subimmunogenic doses of antigen to levels equivalent to high dosage conditions. It has been suggested that such a mechanism may depend on the localization of antigen in lymphoid follicles which are known to retain foreign substances at extracellular sites.

It is now apparent that research on the phenomenon of immunological tolerance is becoming increasingly more directed towards the elucidation of mechanisms of interaction between antigen and the single target cell. Beside the antigen dose, there are many other parameters involved in such interactions concerning both the antigen-reactive cell and the nature of its antigen recognition system as well as the molecular structure of the tolerogen. The development of *in vitro* technology in combination with biophysical cell separation methods will allow for more direct experimentation at the basic level than has been possible using *in vivo* systems.

References

ADA, G. L., NOSSAL, G. J. V., PYE, J., ABBOT, A.: Antigens in immunity: I. Preparation and properties of flagellar antigens from *Salmonella adelaide*. Aust. J. exp. Biol. med. Sci. **42**, 267—282 (1964). — ADA, G. L., PARISH, C.: Low zone tolerance to bacterial flagellin in adult rats. A possible role in antigen localized in lymphoid follicles. Proc. nat. Acad. Sci. **61**, 556 (1968). — ADLER, F. L.: Studies on mouse antibodies: II. Mercaptoethanol sensitive 7 S antibodies in mouse antisera to protein antigens. J. Immunol. **95**, 39—47 (1965). — ADLER, F. L., FISH-MAN, M., DRAY, S.: Antibody formation initiated in vitro: III. Antibody formation and allotypic specificity directed by ribonucleic acid from peritoneal exudate cells. J. Immunol. **97**, 554—558 (1966). — ARMSTRONG, W. D., DIENER, E.: A new method for the enumeration of antigen-reactive cells responsive to a purified protein antigen. J. exp. Med. **129**, 371—391 (1969). — ARM-STRONG, W. D., DIENER, E., SHELLAM, G. R.: Antigenreactive cells in normal, immunized and tolerant animals. J. exp. Med. **129**, 393—409 (1969). — ASKONAS, B. A., RHODES, J. M.: Immunogenicity of antigen-containing ribonucleic acid preparations from macrophages. Nature (Lond.) **205**, 470—474 (1965). — ASKONAS, B. A., WILLIAMSON, A. R.: Biosynthesis and assembly of immunoglobulin G. Cold Spr. Harb. Symp. quant. Biol. **32**, 223—231 (1967). — ATTARDI, G., COHN, M., HORIBATA, K., LENNOX, E. S.: Symposium on the biology of cells modified by viruses or antigens. II. On the analysis of antibody synthesis at the cellular level. Bact. Rev. **23**, 213—223 (1959). ~ Antibody formation of rabbit lymph node cells. I. Single cell responses to several antigens. J. Immunol. **92**, 335—355 (1964a). ~ Antibody formation by rabbit lymph node cells. II. Further observations on the behaviour of single antibody-producing cells with respect to their synthetic capacity and morphology. J. Immunol. **92**, 346—355 (1964b).

BAGLIONI, C., CIOLI, D., GORINI, G., RUFFILLI, A., ALESCIO-ZONTA, L.: Studies on fragments of light chains of human immunoglobulins: Genetic and biochemical implications. Cold Spr. Harb. Symp. quant. Biol. **32**, 147—159 (1967). — BAKER, P. J., BERNSTEIN, M., PASANEN, V., LANDY, M.: Detection and enumeration of antibody-producing cells by specific adherence of antigen-coated bentonite particles. J. Immunol. **97**, 767—777 (1966). — BALNER, H., DERSJANT, H.: Early lymphatic regeneration in thymectomized radiation chimeras. Nature (Lond.) **204**, 941—942 (1964). — BATTISTO, J. R., CHASE, M. W.: Immunological paralysis in guinea pigs fed allergenic chemicals. Fed. Proc. **14**, 456—457 (1955). ~ Immunological unresponsiveness to sensitization with simple chemical compounds; a search for antibody-absorbing depots of allergen. J. exp. Med. **118**, 1021—1035 (1963). ~ Induced unresposiveness to simple allergenic chemicals. II. Independence of delayed-type hypersensitivity and formation of circulating antibody. J. exp. Med. **121**, 591—606 (1965). — BATTISTO, J. R., MILLER, J.: Immunological unresponsiveness produced in adult guinea pigs by parenteral introduction minute quantities of hapten or protein antigen. Proc. Soc. exp. Biol. (N.Y.) **111**, 111—115 (1962). — BENACERRAF, B., GREEN, I., PAUL, W. E.: The immune response of guinea pigs to hapten-poly-L-lysine conjugates as an example of the genetic control of the recognition of antigenicity. Cold Spr. Harb. Symp. quant. Biol. **32**, 569—515 (1967). — BENEDICT, A. A., BROWN, R. J., HERSCH, R.: Inactivation of high and low molecular weight chicken antibodies by mercaptoethanol. Proc. Soc. exp. Biol. (N.Y.) **113**, 136—138 (1963). — BERENBAUM, M. C.: Effect of cytotoxic agents on antibody production. Nature (Lond.) **185**, 167—168 (1960). — BERNIER, G. M., CEBRA, J. J.: Frequency distribution of α, γ, K and λ polypeptide chains in human lymphoid tissues. J. Immunol. **95**, 246—253 (1965). — BILLINGHAM, R. E., BRENT, L., MEDAWAR, P. B.: Actively acquired tolerance of foreign cells. Nature (Lond.) **172**, 603—606 (1953). ~ Quantitative studies on tissue transplantation immunity. III. Actively acquired tolerance. Phil. Trans. B **239**, 357 (1956). — BILLINGHAM, R. E., SILVERS, W. K., WILSON, D. B.: Further study on adoptive transfer of sensitivity to skin homografts. J. exp. Med. **118**, 397—420 (1963). — BISHOP, D. C., PISCIOTTA, A. V., ABRAMOFF, P.: Synthesis of normal and 'immunogenic RNA' in peritoneal macrophage cells. J. Immunol. **99**, 751—759 (1967). — BLINKOFF, R. C.: γM and γG antibodies in mice: the response to *S. adelaide* and the effect of splenectomy. J. Immunol. **97**, 717—735 (1967). — BOREK, F., STUPP, Y., SELA, M.: Immunogenicity and role of zize: Response of guinea pigs to obligotyrosine and tyrosine derivatives. Science **150**. 1177—1178 (1965). — BOREL, Y., SCHWARTZ, R.: Inhibition of immediate and delayed hypersensitivity in the rabbit by 6-mercaptopurine. J. Immunol. **92**, 754—761 (1964). — BORSOS, T., RAPP, H. J.: Complement fixation on cell surfaces by 19 S and 7 S antibodies. Science **150**, 505—506 (1965). — BRECHER, G., ENDICOTT, K. M., GUMP, H., BRAWNER, H. P.: Effects of X-ray on lymphoid and hemopoietic tissues of albino mice. Blood **3**, 1259—1274 (1948). — BRENNER, S., MILSTEIN, C.: Origin of antibody variation. Nature (Lond.) **211**, 242—248 (1966). — BRENT, L., GOWLAND, G.: Induction of tolerance of skin homografts in immunologically competent mice. Nature (Lond.) **196**, 1298—1301 (1962). ~ Immunological competence of newborn mice. Transplantation **1**, 372—376 (1963). — BRITTON, S., MÖLLER, G.: Regulation of antibody synthesis against *Escherichia coli* endotoxin. I. Suppressive effect of endogenously produced and passively transferred antibodies. J. Immunol. **100**, 1326—1334 (1968). — BRODY, N. I., WALKER, J. G., SISKIND, G. W.: Studies on the control of antibody synthesis. Interaction of antigenic competition and suppression of antibody formation by passive antibody on the immune response. J. exp. Med. **126**, 81—91 (1967). — BROOKE, M. S.: Breaking of immunological paralysis by injection of a specific depolymerase. Nature (Lond.) **204**, 1319—1320 (1964). — BROOKE, M. S.: Decreased susceptibility to immunological paralysis with increased age. Transplantation **3**, 478—483 (1965). ~ Studies on the induction, specificity, prevention and breaking of immunologic paralysis and immunity to pneumococcal polysaccharide. J. Immunol. **96**, 364—372 (1966). — BURCH, P. R. J., BURWELL, R. G.: Self and not self. A clonal induction approach to immunology. Quart. Rev. Biol. **40**, 252—279 (1965). — BURNET, F. M.: The clonal selection theory of acquired immunity. Cambridge (Mass.): Vanderbilt Univ. Press 1959. ~ The new approach to immunology. New Engl. J. Med. **264**, 24—34 (1961). ~ A Darwinian approach to immunity. Nature (Lond.) **203**, 451—454 (1964). — BURNET, F. M., FENNER, F.: The production of antibodies, 2nd ed. Melbourne: MacMillan 1949. — BURTIN, P., BUFFE, D.: Immunofluorescent studies on human plasma cells in γ and B_2A myelomas. Proc. Soc. exp. Biol. (N.Y.) **114**, 171—175 (1963).

CAIN, W. A., WEIDANZ, W. P., COOPER, M. D.: Comparison of immunological capabilities of the thymus, spleen and bursa of chickens. Fed. Proc. **26**, 571 (1967). — CEBRA, J. J., ROBBINS, J. B.: γA-immunoglobulin from rabbit colostrum. J. Immunol. **97**, 12—24 (1966). — CELADA, F., WIGZELL, H.: Immune responses in spleen colonies. II. Clonal assortment of 19 S- and 7 S-producing cells in mice reacting against two antigens. Immunology **11**, 453—466 (1966). — CHASE, M. W.: Inhibition of experimental drug allergy by prior feeding of the sensitizing agent. Proc. Soc. exp. Biol. (N.Y.) **61**, 257—259 (1946). ~ Studies on the mechanism of the inhibition of experimental drug allergy by prior feeding of the sensitizing agent. Proc. 49th gen. Meeting, Soc. Amer. Bacteriologists (1949). — CHASE, M. W., BATTISTO, J. R.: Immunological unresponsiveness to allergenic chemicals. In: Henri Ford Hosp. Int. Symp. Mechanisms of Hypersensitivity (eds. J. H. SHAFFER, G. A. LO GRIPPO and M. W. CHASE), p. 507—517. Boston: Little, Brown 1959. — CHIAPPINO, G., PERNIS, B.: Demonstration with immunofluorescence of 19 S macroglobulins and 7 S gamma globulins in different cells of the human spleen. Path. et Microbiol. (Basel) **27**, 8—15 (1964). — CINADER, B., DUBERT, J. M.: Acquired immune tolerance to human albumin and the response to subsequent injections of diazohuman albumin. Brit. J. exp. Path. **36**, 515—529 (1955). — Cioli, D., Baglioni, C.: Origin of structural variation in Bence-Jones proteins. J. molec. Biol. **15**, 385—388 (1966). — Claman, H. N.: Tolerance to a protein antigen in adult mice and the effect of non-specific factors. J. Immunol. **91**, 833—839 (1963). — Claman, H. N., Chaperon, E. A., Triplett, R. F.: Thymus-marrow cell combinations. Synergism in antibody production. Proc. Soc. exp. Biol. (N.Y.) **122**, 1167—1171 (1966). — Claman, H. N., Talmage, D. W.: Thymectomy: prolongation of immunological tolerance in the adult mouse. Science **141**, 1193—1194 (1963). — Clarke, C. A., Donohue, W. T. A., McConnell, R. B., Woodrow, J. C., Finn, R., Krevans, J. R., Kulke, W., Lehane, D., Sheppard, P. M.: Further experimental studies on the prevention of Rh hemolytic disease. Brit. med. J. **1963**I, 979—984. — Cohen, E. P.: Conversion of cells from mice thymectomized at birth to antibody-forming cells by RNA. J. Cell Biol. **27**, 20A (1965). — Cohen, E. P., Parks, J. J.: Antibody production by non-immune spleen cells incubated with RNA from immunized mice. Science **144**, 1012—1013 (1964). — Cohen, S.: Nomenclature of human immunoglobulins. Immunology **8**, 1—5 (1965). Condie, R. M., Forsen, N. R.: Delayed treatment of immune processes with 6-mercapto-purine. Blood **20**, 1134 (1962). — Coons, A. H.: The cytology of antibody formation. J. cell. comp. Physiol. **52** (Suppl. I), 55—67 (1958). — Coons, A. H., Leduc, E. H., Connolly, J. M.: Immunohistochemical studies of antibody response in the rabbit. Fed. Proc. **12**, 439 (1953). ~ Studies on antibody production. I. A method for the histochemical demonstration of specific antibody and its application to a study of the hyperimmune rabbit. J. exp. Med. **102**, 49—60 (1955). — Cooper, G. N., Turner, K.: Immunological responses in rats following antigenic stimulation of Peyer's patches. I. Characteristics of the primary response. Aust. J. exp. Biol. med. Sci. **45**, 363 (1967). — Cooper, M. D., Perey, D. Y., McKneally, M. F., Gabrielsen, A. E., Sutherland, D. E. R., Good, R. A.: A mammalian equivalent of the avian bursa of Fabricius. Lancet **1966**I, 1388—1391. — Cross, A. M., Leuchars, E., Miller, J. F. A. P.: Studies on the recovery of the immune response in irradiated mice thymectomized in adult life. J. exp. Med. **119**, 837—850 (1964). — Cunningham, A. J.: A method of increased sensitivity for detecting single antibody-forming cells. Nature (Lond.) **207**, 1106—1107 (1965). ~ The morphology of antibody-forming cells in the mouse. Aust. J. exp. Biol. Sci. **46**, 141—153 (1968).

Davies, A. J. S., Leuchars, E., Wallis, V., Koller, P. C.: The mitotic response of thymus-derived cells to antigenic stimulus. Transplantation **4**, 438—451 (1966). — Davies, A. J. S., Leuchars, E., Wallis, V., Marchant, R., Elliot, E. V.: The failure of thymus-derived cells to produce antibody. Transplantation **5**, 222—231 (1967). — Dent, P. B., Good, R. A.: Absence of antibody production in the bursa of Fabricius. Nature (Lond.) **207**, 491—493 (1965). — Deutsch, H. F., Morton, J. I.: Dissociation of human serum macro-globulins. Science **125**, 600—601 (1957). —Diener, E.: The immune response in NZB and NZB × C3H-hybrid mice measured by the haemolysin plaque technique. Int. Arch. Allergy **30**, 120—131 (1966). ~ A new method for the enumeration of single antibody-producing cells. J. Immunol. **100**, 1062—1070 (1968). — Diener, E., Armstrong, W. D.: Induction of antibody formation and tolerance in vitro to a purified protein antigen. Lancet **1967**II, 1281—1285. ~ Immunological tolerance *in vitro:* kinetic studies at the cellular level. J. exp. Med. **129**, 591—603 (1969) — Diener, E., Armstrong, W. D., Robinson, W. A., Marbrook, J.: New methods to study the kinetics of the immune response. Biochem. Pharmacol. (Suppl.) 63—75 (1968). — Diener, E., Ealey, E. H. M.: Immune system in a monotreme: studies on the Australian echidna *Tachyglossus aculeatus.* Nature (Lond.) **208**, 950—953 (1965). ~ Phylogenetic development of the immune system with special reference to the primitive mammals, echidna and platypus. In: Proc. XIth int. Congr. Haematol. Plenary Sessions, p. 37—41. Sydney 1966. — Diener, E., Ealey, E. H. M., Legge, J. S.: Phylogenetic studies of the immune response. III. Autoradiographic studies on the lymphoid system of the Australian echidna *Tachyglossus aculeatus.* Immunology **13**, 339—347 (1967). — Diener, E., Mackay, I. R.: Cells in human spleen forming antibody to sheep erythrocytes. Lancet **1967**I, 820—821. — Diener, E., Marchalonis, J.: Kinetics and morphology of antibody-forming cells in the toad (*Bufo marinus*). Immunology **18**, 279—293 (1970). — Diener, E., Nossal, G. J. V.: Phylogenetic studies on the immune response. I. Localization of antigens and immune response in the toad *Bufo marinus.* Immunology **10**, 535—542 (1966). — Diener, E., Wistar, R., Ealey, E. H. M.: Phylogenetic studies on the immune response. I. The immune response of the Australian echidna *Tachyglossus aculeatus.* Immunology **13**, 329—337 (1967). — Dietrich, F. M., Weigle, W. O.: Induction of tolerance to heterologous proteins and their catabolism in C57 BL/6 mice. J. exp. Med. **117**, 621—631 (1963). ~ Immunologic unresponsiveness to heterologous serum proteins induced in adult mice and transfer of the unresponsive state. J. Immunol. **92**, 167—172 (1964). — Dixon, F. J., Maurer, P. H.: Immunologic unresponsiveness induced by protein antigens. J. exp. Med. **101**, 245—257 (1955). — Donaldson, D. M., Marcus, S., Gyi, K. K., Perkins, E. M. H.: Influence of immunization and total body X-irradiation on intracellular digestion by peritoneal phagocytes. J. Immunol. **76**,

192—199 (1956). — DRESSER, D. W.: Acquired immunological tolerance to a fraction of bovine gamma globulin. Immunology 4, 13—23 (1961). ~ Specific inhibition of antibody production. I. Protein-overloading paralysis. Immunology 5, 161—168 (1962a). ~ Specific inhibition of antibody production. II. Paralysis induced in adult mice by small quantities of protein antigen. Immunology 5, 378—388 (1962b). ~ Specific inhibition of antibody production. III. Apparent changes in the half-life of bovine gamma globulin in paralysed mice. Immunology 6, 345—355 (1963). ~ Specific inhibition of antibody production. IV. Standardization of the antigen-elimination test: immunological paralysis of mice previously immunized. Immunology 9, 261—273 (1965). — DRESSER, D. W., WORTIS, H. H.: Use of an antiglobulin serum to detect cells producing antibody with low haemolytic efficiency. Nature (Lond.) 208, 859—861 (1965). — DREYER, W. J., BENNETT, C. J.: The molecular basis of antibody formation: A paradox. Proc. nat. Acad. Sci. (Wash.) 54, 864—869 (1965). — DUTTON, R. W., MISHELL, R. I.: Cellular events in the immune response. The *in vitro* response of normal spleen cells to erythrocyte antigens. Cold Spr. Harb. Symp. quant. Biol. 32, 407—414 (1967a). ~ Cell populations and cell proliferation in the *in vitro* response of normal mouse spleen to heterologous erythrocytes. J. exp. Med. 126, 443—454 (1967b).

EDELMAN, G. M., GALLY, J. A.: A model for the 7 S antibody molecule. Proc. nat. Acad. Sci. (Wash.) 51, 846—853 (1964). — EIDINGER, D., PROSS, H. F.: The immune response to sheep erythrocytes in the mouse. I. A study of the immunological events utilizing the plaque technique. J. exp. Med. 126, 15—33 (1967). — ELLIS, S. T., GOWANS, J. L. HOWARD, J. C.: Cellular events during the formation of antibody. Cold Spr. Harb. Symp. quant. Biol. 32, 395—406 (1967).

FAGRAEUS, A.: In vivo and in vitro experiments. Antibody production in relation to development of plasma cells. Acta med. scand. 130, (Suppl. 204) 3—122 (1948). — FELTON, L. D., KAUFFMANN, G., PRESCOTT, B., OTTINGER, B.: Studies on the mechanism of the immunological paralysis induced in mice by pneumococcal polysaccharides. J. Immunol. 74, 17—26 (1955). — FINKELSTEIN, M. S., UHR, J. W.: Specific inhibition of antibody formation by passively administered 19 S and 7 S antibody. Science 146, 67—69 (1964). — FISHMAN, M.: Antibody formation in tissue culture. Nature (Lond.) 183, 1200—1201 (1959). ~ Antibody formation *in vitro*. J. exp. Med. 114, 837—856 (1961). — FISHMAN, M., ADLER, F. L.: Antibody formation initiated in vitro: II. Antibody synthesising X-irradiated recipients of diffusion chambers containing nucleic acid derived from macrophages incubated with antigen. J. exp. Med. 117, 595—601 (1963a). ~ Antibody formation in vitro. In: Proc. 3rd Int. Symp. Immunopathology, p. 79—88. Basel: Schwabe 1963b. — FISHMAN, M., ROOD, J. J. VAN, ADLER, F. L.: The initiation of antibody formation. In: Proc. Symp. Molecular and Cellular Basis of Antibody Formation, p. 491—501. Prague: Czech. Acad. Sci. 1965. — FITCH, F. W., ROWLEY, D. A., COULTHARD, S.: Ultrastructure of antibody-forming cells. Nature (Lond.) 207, 994—995 (1965). — FLEISCHMAN, J. B.: Synthesis of the rabbit γG heavy chain. Cold. Spr. Harb. Symp. quant. Biol. 32, 233—248 (1967). — FORD, C. E.: Traffic of lymphoid cells in the body. In: Ciba Found. Symp. Thymus: Experimental and Clinical Studies (eds. G. E. W. WOLSTENHOLME, and R. PORTER), p. 131—152. London: Churchill 1966. — FORD, W. L., GOWANS, McCULLAGH, P. J.: The origin and function of lymphocytes. In: Ciba Found. Symp. Thymus: Experimental and Clinical Studies (eds. G. E. W. WOLSTENHOLME and R. PORTER). London: Churchill 1966. — FREEDMAN, D.: Cell transfer studies on the induction of the antibody response. M. B. thesis, University of Melbourne 1967. — FREEDMAN, M. H., SELA, M.: Recovery of antigenic activity upon reoxidation of completely reduced polyalanyl rabbit immunoglobulin G. J. biol. Chem. 241, 2383—2396 (1966a). ~ Recovery of specific activity upon reoxidation of completely reduced polyalanyl rabbit antibody. J. biol. Chem. 241, 5225—5232 (1966b). — FREI, P. C., BENACERRAF, B., THORBECKE, G. J.: Phagocytosis of the antigen. A crucial step in the induction of the primary response. Proc. nat. Acad. Sci. I. S. 53, 20—23 (1965). — FREY, J. R., GELEICK, H., WECK, A. DE: Immunological tolerance induced in animals previously sensitized to simple chemical compounds. Science 144, 853—854 (1964). — FREY, J. R., WECK, A. L. DE, GELEICK, H.: Inhibition of the contact reaction to dinitrochlorobenzene by intravenous injection of dinitrobenzene sulfonate in guinea pigs sensitized to dinitrochlorobenzene. J. invest. Derm. 42, 189—196 (1964). ~ Sensitization, immunological toleranze and desensitization of guinea pigs to neoarshphenamine. Int. Arch. Allergy 30, 521—537 (1966). — FRIEDMAN, H.: Transfer of antibody formation by spleen cells from immunologically unresponsive mice. J. Immunol. 89, 257—263 (1962). ~ Adoptive tolerance to shigella antigen in irradiated mice receiving spleen cell transplants from unresposive donors. J. Immunol. 94, 352—357 (1965a). ~ Transfer and maintenance of adoptive immunologic tolerance to shigella antigens in irradiated mice. Transplantation 3, 465—477 (1965b). ~ Interference with establishment of immunologic tolerance to shigella antigens in neonatal mice by specific antiserum. J. Immunol. 94, 921—926 (1965c). — FRIEDMAN, H. P., STAVITSKY, A. B., SOLOMON, J. M.: Induction in vitro of antibodies to phage T 2: Antigens in the RNA extract employed. Science 149, 1106—1107 (1965). — FURTH, R., VAN, SCHUIT,

R. E., Hijmans, W.: The formation of immunoglobulins by human tissues *in vitro*. IV. Circulating lymphocytes in normal and pathological conditions. Immunology 11, 29—40 (1966).
    Gallily, R., Feldman, M.: The role of macrophages in the induction of antibody in X-irradiated animals. Immunology 12, 197—206 (1967). — Globerson, A., Auerbach, R.: Reactivation in vitro of immunocompetence in irradiated mouse spleen. J. exp. Med. 126, 223—234 (1967). — Good, R. A., Gabrielsen, A. E., Peterson, R. D. A., Finstad, J., Cooper, M. D.: The development of the central and peripheral lymphoid tissue: ontogenetic and phylogenetic consideration. In: Ciba Found. Symp. Thymus: Experimental and Clinical Studies (eds. G. E. W. Wolstenholme and R. Porter). London: Churchill 1966. — Gordon, L. E., Cooper, D. B., Miller, C. P.: Clearance of bacteria from the blood of irradiated rabbits. Proc. Soc. exp. Biol. (N.Y.) 89, 577—579 (1955). — Gowans, J. L.: Fate of parental strain small lymphocytes in Fl hybrid rats. Ann. N.Y. Acad. Sci. 99, 432—455 (1962). — Gowans, J. L., Knight, E. J.: The route of recirculation of lymphocytes in the rat. Proc. roy. Soc. B 159, 257—282 (1964). — Gowans, J. L., McGregor, D. D.: The origin of antibody-forming cells. In: Proc. 3rd Int. Symp. Immunopathology. Basel: Schwabe 1963. ~ The immunological activities of lymphocytes. Progr. Allergy 9, 1—78 (1965). — Gowans, J. L., McGregor, D. D., Cowen, D. M.: The role of small lymphocytes in the rejection of homografts of skin. In: The immunologically competent cell (eds. G. E. W. Wolstenholme and J. Knight). Ciba Found. Study Group 16. London: Churchill 1963. — Gowans, J. L., McGregor, D. D., Cowen, D. M., Ford, C. E.: Initiation of immune responses by small lymphocytes. Nature (Lond.) 196, 651—655 (1962). — Green, I., W. E. Paul, Benacerraf, B.: Hepten carrier relationship in the DNP-PLL foreign albumin complex system: Induction of tolerance and stimulation of cells *in vitro*. J. exp. Med. 127, 43—53 (1967). — Green, I., Vassalli, P., Benacerraf, B.: Cellular localization of anti-DNP-PLL and anticonveyor albumin antibodies in genetic nonresponder guinea pigs immunized with DNP-PLL albumin complexes. J. exp. Med. 125, 527—536 (1967). — Green, I., Vassalli, Nussenzweig, V., Benacerraf, B.: Specificity of the antibodies produced by single cells following immunization with antigens bearing two types of antigenic determinants. J. exp. Med. 125, 511—526 (1967).
    Hanan, R., Oyama, J.: Inhibition of antibody formation in mature rabbits by contact with the antigen at an early age. J. Immunol. 73, 49—53 (1954). — Harris, J. E., Ford, C. E.: Cellular traffic of the thymus: Experiments with chromosome markers. Evidence that the thymus plays an instructional part. Nature (Lond.) 201, 884—885 (1964). — Harris, J. E., Ford, C. E., Barnes, D. W. H., Evans, E. P.: Cellular traffic of the thymus: Experiments with chromosome markers. Evidence from parabiosis for an afferent stream of cells. Nature (Lond.) 201, 886—887 (1964). — Harris, T. N., Hummeler, K., Harris, S.: Electron microscopic observations on antibody-producing lymph node cells. J. exp. Med. 123, 161—172 (1966). — Hasek, M.: Parabiosis of birds during their embryonic development. Cs. Biol. 2, 265—267 (1953). ~ Introduction of immunologically competent cells into tolerant animals. In: Tolérance acquise et tolérance naturelle a l'égard de substances antigéniques définies. Paris: Centre National de la Recherche Scientifique 1963. — Henry, C., Jerne, N. K.: Competition of 19 S and 7 S antigen receptors in the regulation of the primary immune response. J. exp. Med. 128, 133—152 (1968). — Hilschmann, N., Craig, L. C.: Amino acid studies with Bence-Jone's proteins. Proc. nat. Acad. Sci. (Wash.) 53, 1403—1409 (1965). — Hiramoto, R. N., Hamlin, M.: Detection of two antibodies in single plasma cells by the paired fluorescence technique. J. Immunol. 95, 214—224 (1965). — Hitchings, G. H., Elion, G. B.: Chemical suppression of the immune response. Pharmacol. Rev. 15, 365—405 (1963). — Horibata, K., Uhr, J. W.: Antibody content of single antibody-forming cells. J. Immunol. 98, 972—978 (1967). — Hummeler, K., Harris, T. N., Tomassini, N., Hechtel, M., Farber, M. B.: Electron microscopic observations on antibody-producing cells in lymph and blood. J. exp. Med. 124, 255—262 (1966). — Humphrey, J. H.: Immunological unresponsiveness to protein antigens in rabbits. I. The duration of unresponsiveness following a single injection at birth. Immunology 7, 449—461 (1964). — Humphrey, J. H., Dourmashkin, R. R.: Electron microscope studies of immune cell lysis. Ciba Found. Symp. on Complement (eds. G. E. W. Wolstenholme and J. Knight), p. 175—189. London: Churchill 1965. — Humphrey, J. H., Frank, M. M.: The localization of non-microbial antigens in the draining lymph nodes of tolerant, normal and primed rabbits. Immunology 13, 87—100 (1967).
    Ingraham, J. S., Bussard, A.: Application of a localized helomysin reaction for specific detection of individual antibody-forming cells. J. exp. Med. 119, 667—684 (1964).
    Janeway, C. A., Sela, M.: Synthetic antigens composed exclusively of L- oder D-amino acids. I. Effect of optical configuration on the immunogenicity of synthetic polypeptides in mice. Immunology 13, 29—38 (1967). — Jaroskova, L., Mestecky, J., Sterzl, J.: Primary antibody response studies by using inhibitors of nucleic acid synthesis. Folia microbiol. (Praha) 11, 102—111 (1966). — Jerne, N. K.: Summary: Waiting for the end. Cold. Spr. Harb. Symp. quant. Biol. 32, 591—601 (1967). — Jerne, N. K., Nordin, A. A.: Plaque formation in agar by single antibody-forming cells. Science 140, 405 (1963).

KEARNEY, R., HALLIDAY, W. J.: Enumeration of antibody forming cells in the peripheral blood of immunized rabbits. J. Immunol. 95, 109—112 (1965). — KENNEDY, J. C., SIMINOVITCH, L., TILL, J. L., McCULLOCH, E. A.: A transplantation assay for mouse cells responsive to antigenic stimulation by sheep erythrocytes. Proc. Soc. exp. Biol. (N.Y.) 120, 868—873 (1965). — KOROS, A. M. C., FUJI, H., JERNE, J. K.: Kinetics of proliferation of clones of antibody-producing cells. Fed. Proc. 25, 305 (1966). — KOROS, A. M. C., MAZUR, J. M., MOWERY, M. J.: Radioautographic studies of plaque-forming cells. I. Antigen-stimulated proliferation of plaque-forming cells. J. exp. Med. 128, 235—257 (1968).

LANDY, M., SANDERSON, R. P., BERNSTEIN, M. T., JACKSON, A. L.: Antibody production by leucocytes in peripheral blood. Nature (Lond.) 204, 1320 (1964). — LANG, P. G., ADA, G. L.: The localization of heat-denatured serum albumin in rat lymph nodes. Aust. J. exp. Biol. med. Sci. 45, 445—448 (1967). — LANGEVOORT, H. L.: The histology of the antibody response. I. Histogenesis of the plasma cell reaction in rabbit spleen. Lab. Invest. 12, 106 (1963). — LEDERBERG, J.: Genes and antibodies. Science 129, 1649—1653 (1959). — LEDUC, E. H., COONS, A. H., CONNOLLY, J. M.: Studies on antibody production. II. The primary and secondary response in the popliteal lymph node of the rabbit. J. exp. Med. 102, 61—72 (1955). LENNOX, E. S., KNOPF, P. M., MUNRO, A. J., PARKHOUSE, R. M. E.: A search for biosynthetic subunits of light and heavy chains of immunoglobulins. Cold Spr. Harb. Symp. quant. Biol. 32, 249—262 (1967). — LEVEY, R. H., MEDAWAR, P. B.: Nature and mode of action of antilymphocytic antiserum. Proc. nat. Acad. Sci. (Wash.) 56, 1130—1137 (1966). — LEVINE, B. B., BENACERRAF, B.: Genetic control in guinea pigs of immune response to conjugates of haptens and poly-L-lysine. Science 147, 517—518 (1964). — LEVINE, B. B., OJEDA, A., BENACERRAF, B.: Studies on artificial antigens: III. The genetic control of the immune response to hapten-poly-L-lysine conjugates in guinea pigs. J. exp. Med. 118, 953—957 (1963). — LINSCOTT, W. D., WEIGLE, W. O.: Anti-bovine serum albumin specificity and binding affinity after termination of tolerance to bovine serum albumin. J. Immunol. 95, 546—668 (1965). — LITT, M.: Study of the latent period. I. Primary antibody in guinea pig lymph nodes $7^1/_2$ minutes after introduction of chicken erythrocytes. Cold. Spr. Harb. Symp. quant. Biol. 32, 477—502 (1967).

MÄKELÄ, O.: Specificity of antibodies produced by single cells. Cold. Spr. Harb. Symp. quant. Biol. 32, 423—430 (1967). — MÄKELÄ, O., MITCHISON, N. A.: The role of cell number and source in adoptive immunity. Immunology 8, 539—548 (1965). — MÄKELÄ, O., NOSSAL, G. J. V.: Bacterial adherence: A method for detecting antibody production by single cells. J. Immunol. 87, 447—456 (1961a). ~ Study of antibody producing capacity of single cells by bacterial adherence and immunobilization. J. Immunol. 87, 457—463 (1961b). — MAKINODAN, T., ALBRIGHT, J. F.: Cellular variation during the immune response: One possible model of cellular differentiation. J. cell. comp. Physiol. 60 (Suppl. 1), 129—144 (1962). ~ Proliferative and differentiative manifestations of cellular immune potential. Progr. Allergy 10, 1—36 (1966). — MAKINODAN, T., ALBRIGHT, J. F., PERKINS, E. H., NETTESHEIM, P.: Suppression of immunologic responses. Med. Clin. N. Amer. 49, 1569—1596 (1965). — MAKINODAN, T., GENGOZIAN, N.: Effect of radiation on antibody formation. In: Radiation protection and recovery (ed. A. HOLLAENDER), p. 316—351. New York: Pergamon 1960. — MARBROOK, J.: Primary immune response in cultures of spleen cells. Lancet 1967 II, 1279. — MARCHALONIS, J. J., GLEDHILL, V. X.: An elementary stochastic model for the induction of immunity and tolerance. Nature (Lond.) 220, 608 (1968). — MARCHALONIS, J., NOSSAL, G. J. V.: Electrophoretic analysis of antibody production by single cells. Proc. nat. Acad. Sci. 61, 860—867 (1968). — McGREGOR, D. D., GOWANS, J. L.: The antibody response of rats depleted of lymphocytes by chronic drainage from the thoracic duct. J. exp. Med. 117, 303—320 (1963). — McGREGOR, D. D., McCULLAGH, P. J., GOWANS, J. L.: The role of lymphocytes in antibody formation: I. Restoration of the haemolysin response in X-irradiated rats with lymphocytes from normal and immunologically tolerant donors. Proc. roy. Soc. B 168, 229—243 (1967). — MEDAWAR, P. B.: Theories of immunological tolerance. In: Ciba Found. Symp. Cellular Aspects of Immunity, p. 134—156. London: Churchill 1960. — MELLORS, R. C., KORNGOLD, L.: The cellular origin of human immunoglobulins (γ_2, γ_{11M}, γ_{11A}). J. exp. Med. 118, 387—396 (1963). — METCALF, D.: Delayed effect of thymectomy in adult life on immunological competence. Nature (Lond.) 208, 1336 (1965). — MICKLEM, H. S., FORD, C. E., EVANS, E. P., GRAY, J.: Inter-relationships of myeloid and lymphoid cells: Studies with chromosome-marked cells transferred into lethally irradiated mice. Proc. roy. Soc. B 165, 78—102 (1966). — MILLER, J. F. A. P.: Immunological function of the thymus. Lancet 1961 II, 748—749. ~ Role of the thymus in transplantation immunity. Ann. N.Y. Acad. Sci. 99, 340—354 (1962a). ~ Immunological significance of the thymus of the adult mouse. Nature (Lond.) 195, 1318—1319 (1962b). — MILLER, J. F. A. P., DOAK, S. M. A., CROSS, A. M.: Role of the thymus in recovery of the immune mechanism in the irradiated adult mouse. Proc. Soc. exp. Biol. (N.Y.) 112, 785—792 (1963). — MILLER, J. F. A. P., MITCHELL, G. F.: The thymus and the precursors of antigen-reactive cells. Nature (Lond.) 216, 659—663 (1967a). ~ Cellular basis of the immunological defects in thymectomized mice: III. Immunological competence of cells in the thoracic duct lymph of mice thymectomized at birth. Nature (Lond.) **214**, 994—995 (1967b). — Miller, J. F. A. P., Osoba, D.: Current concepts of the immunological function of the thymus. Physiol. Rev. **47**, 437—520 (1967). — Mishell, R., Dutton, R. W.: Immunization of dissociated spleen cell cultures from normal mice. J. exp. Med. **126**, 423—442 (1967). — Mitchell, G. F., Miller, J. F. A. P.: Cellular basis of the immunological defects in thymectomized mice: I. Output of thoracic duct lymphocytes by unanaesthetized mice thymectomized at birth. Nature (Lond.) **214**, 992—994 (1967). ~ Immunological activity of thymus and thoracic duct lymphocytes. Proc. nat. Acad. Sci. (Wash.) **59**, 296—303 (1968). Mitchell, J., Abbot A.: Ultrastructure of the antigen-retaining reticulum of lymph node follicles as shown by high-resolution autoradiography. Nature (Lond.) **208**, 500—502 (1965). — Mitchell, J., Nossal, G. J. V.: Mechanism of induction of immunological tolerance. I. Localization of tolerance-inducing antigen. Aust. J. exp. Biol. med. Sic. **44**, 211—223 (1966). Mitchison, N. A.: Long term process in paralysis. In: Proc. Symp. Mechanisms of Immunological Tolerance, p. 245—255. London: Academic Press 1962a. ~ Tolerance of erythrocytes in poultry: loss and abolition. Immunology **5**, 359—369 (1962b). ~ Induction of immunological paralysis in two zones of dosage. Proc. roy. Soc. B **161**, 275—292 (1964). ~ Recovery from immunological paralysis in relation to age and residual antigen. Immunology **9**, 129—138 (1965). ~ Immunological paralysis as a dosage phenomenon. In: Proc. Symp. Regulation of the Antibody Response. Springfield, Ill.: Thomas 1967. — Möller, G.: Antibody-induced depression of the immune response: A study of the mechanism in various immunological systems. Transplantation **2**, 405—415 (1964). ~ 19S antibody production against soluble lipopolysaccharide antigens by individual lymphoid cells *in vitro*. Nature (Lond.) **207**, 1166—1168 (1965). ~ Control of cellular antibody synthesis by antibody and antigen. In: Proc. Nobel Symp. 3. Gamma Globulins, Structure and Control of Biosynthesis (ed. J. Killander). Stockholm: Almqvist and Wiksell 1967. ~ Regulation of cellular antibody synthesis. Cellular 7S production and longevity of 7S antigen-sensitive cells in the absence of antibody feedback. J. exp. Med. **127**, 291—306 (1968). — Möller, G., Wigzell, H.: Antibody synthesis at the cellular level. Antibody-induced suppression of 19S and 7S antibody response. J. exp. Med. **121**, 969—989 (1965). — Monaco, A. P., Wood, M. L., Gray, J. G., Russell, P. S.: Studies on heterologous anti-lymphocyte serum in mice: II. Effect on the immune response. J. Immunol. **96**, 229—238 (1966). — Monaco, A. P., Wood, M. L., Russel, P. S.: Adult thymectomy: effect on recovery from immunological depression in mice. Science **149**, 432—435 (1965). — Mosier, D. E.: A requirement for two cell types for antibody formation *in vitro*. Science **158**, 1573—1575 (1968).

Nachtigal, D., Eschel-Zussman, R., Feldman, M.: Restoration of the specific immunological reactivity of tolerant rabbits by conjugated antigens. Immunology **9**, 543—551 (1965). Nachtigal, D., Feldman, M.: Immunological unresponsiveness to protein antigens in rabbits exposed to X-irradiation or 6-mercaptopurine treatment. Immunology **6**, 356—369 (1963). ~ The immune response to azo-protein conjugates in rabbits unresponsive to the protein carriers. Immunology **7**, 616—625 (1964). — Nossal, G. J. V.: Antibody production by single cells: III. The histology of antibody production. Brit. J. exp. Path. **40**, 301—311 (1959). ~ Effects of radiation on antibody formation. Atomic Energy Rev. **5**, 3—41 (1967). — Nossal, G. J. V., Abbot, A., Mitchell, J., Lummus, Z.: Antigens in immunity: XV. Ultrastructural features of antigen capture in primary and secondary lymphoid follicles. J. exp. Med. **127**, 277—290 (1968). — Nossal, G. J. V., Ada, G. L., Austin, C. M.: Antigens in immunity: IV. Cellular localization of ^{125}I- and ^{131}I-labelled flagella in lymph nodes. Aust. J. exp. Biol. med. Sci. **42**, 311—330 (1964). ~ Antigens in immunity: X. Induction of immunological tolerance to *Salmonella adelaide* flagellin. J. Immunol. **95**, 665—672 (1965). — Nossal, G. J. V., Austin, C. M.: Mechanism of induction of immunological tolerance. II. Simultaneous development of priming and tolerance. Aust. J. exp. Biol. med. Sci. **44**, 327—340 (1966). — Nossal, G. J. V., Austin, C. M., Pye, J., Mitchell, J.: Antigens in immunity: XII. Antigen trapping in the spleen. Int. Arch. Allergy **29**, 368—383 (1966). — Nossal, G. J. V., Cunningham, A. J., Mitchell, G. F., Miller, J. F. A. P.: Cell to cell interaction in the immune response. III. Chromosomal marker analysis of single antibody-forming cells in reconstituted, irradiated or thymectomized mice. J. exp. Med. **128**, 839—850 (1968). — Nossal, G. J. V.: Mechanisms of immunological tolerance: Role of antigen dose, processing and molecular weight. In: Int. Symp. Immunological Tolerance. London: Academic Press 1968. — Nossal, G. J. V., Lederberg, J.: Antibody production by single cells. Nature (Lond.) **181**, 1419—1420 (1958). — Nossal, G. J. V., Mäkelä, O.: Elaboration of antibodies by single cells. Ann. Rev. Microbiol. **16**, 53—74 (1962). — Nossal, G. J. V., Mitchell, J.: The thymus in relation to immunological tolerance. In: Ciba Found. Symp. Thymus: Experimental and Clinical Studies (eds. G. E. W. Wolstenholme and R. Porter). London: Churchill 1966. — Nossal, G. J. V., Szenberg, A., Ada, G. L., Austin, C. M.: Single cell studies on 19S antibody production. J. exp. Med. **119**, 485—502 (1964). — Nota, N. R., Liacopoulos-Briot, M.,

STIFFEL, C., BIOZZI, G.: L'immunocytoadhérance: une méthode simple et quantitative pour l'étude *in vitro* des cellules productrices d'anticorps. C. R. Acad. Sci. (Paris) **259**, 1277—1280 (1964). — NUSSENZWEIG, V., BENACERRAF, B.: Studies on the properties of fragments of guinea pig γ_1 and γ_2 antibodies obtained by papain digestion and mild reduction. J. Immunol. **93**, 1008—1014 (1964).

OWEN, R. D.: Immunogenetic consequences of vascular anastomoses between bovine twins. Science **102**, 400—401 (1945).

PAPERMASTER, B. W.: The clonal differentiation of antibody producing cells. Cold Spr. Harb. Symp. quant. Biol. **32**, 447—460 (1967). — PARISH, C. R., LANG, P. G., ADA, G. L.: Tolerance in adult rats to a purified protein flagellin, from *Salmonella adelaide*. Nature (Lond.) **215**, 1202—1203 (1967). — PAUL, W. E., SISKIND, G. W., BENACERRAF, B.: Specificity of cellular immune responses. Antigen concentration dependence of stimulation of DNA synthesis *in vitro* by specifically sensitized cells, as an expression of the binding characteristics of cellular antibody. J. exp. Med. **127**, 25—42 (1968). — PEARLMAN, D. S.: The influence of antibodies on immunologic responses. I. The effect on the response to particulate antigen in the rabbit. J. exp. Med. **126**, 127—148 (1967). — PEREY, D. Y. E., COOPER, M. D., GOOD, R. A.: Lympho-epithelial tissues of the intestines and differentiation of antibody production. Science **161**, 265—266 (1968). — PERKINS, E. H., MAKINODAN, T.: The suppressive role of mouse peritoneal phagocytes in agglutinin response. J. Immunol. **94**, 765—777 (1965). — PERKINS, E. H., MORITA, T., NETTESHEIM, P.: Effect of X-irradiation on the phagocytosis of foreign erythrocytes. Fed. Proc. **24**, 381 (1965). — PERNIS, B., CHIAPPINO, G., KELUS, A. S., GELL, P. G. H.: Cellular localization of immunoglobulins with different allotypic specifications in rabbit lymphoid tissues. J. exp. Med. **122**, 853—876 (1965). — PETRIS, S. DE., KARLSBAD, G., PERNIS, B.: Localization of antibodies in plasma cells by electron microscopy. J. exp. Med. **117**, 849—862 (1963). — PLAYFAIR, J. H. L., PAPERMASTER, B. W., COLE, L. J.: Focal antibody production by transferred spleen cells in irradiated mice. Science **149**, 998—1000 (1965). — POTTER, M.: Plasma cell neoplasia in a single host: A mosaic of different protein-producing cell types. J. exp. Med. **115**, 339—356 (1962). — PUTNAM, F. W.: Aberrations of protein metabolism in multiple myeloma; inter-relationships of abnormal serum globulins and Bence-Jones proteins. Physiol. Rev. **37**, 512—538 (1957). — PUTNAM, F. W., SHINODA, T., TITANI, K., WIKLER, M.: Immunoglobulin structure: variation in amino acid sequence and length of human lambda light chains. Science **157**, 1050—1053 (1967).

RAJEWSKY, K., ROTTLÄNDER, E., PELTRE, P. G., MÜLLER, B.: The immune response to a hybrid protein molecule: Specificity of secondary stimulation and of tolerance induction. J. exp. Med. **126**, 581—606 (1967). — RALPH, P., BECKER, M., RICH, A.: Immunoglobulin synthesis in a cell-free system. Cold. Spr. Harb. Symp. quant. Biol. **32**, 277—289 (1967). — ROBINSON, W. A., MARBROOK, J., DIENER, E.: Primary stimulation and measurement of antibody production to sheep red blood cells *in vitro*. J. exp. Med. **126**, 347—356 (1967). — ROWLEY, D. A., FITCH, F. W.: Homeostasis of antibody formation in the adult rat. J. exp. Med. **120**, 987—1005 (1964). ~ The mechanism of tolerance produced in rats to sheep erythrocytes. II. The plaque forming cell and antibody response to multiple injections of antigen, begun at birth. J. exp. Med. **121**, 683—695 (1965). ~ Clonal selection and inhibition of the primary antibody response by antibody. In: Proc. Symp. Regulation of the Antibody Response. Springfield Ill.: Thomas 1968. — RUSSELL, P. J., DIENER, E.: Population kinetics and morphology of antibody-forming cells early in the immune response to *S. adelaide* antigens. Immunology (in press) 1970.

SAHIAR, K., SCHWARTZ, R. S.: Selective inhibition of 7 S antibody synthesis by 6-mercaptopurine. Fed. Proc. **23**, 190 (1964a). ~ Inhibition of 19 S antibody synthesis by 7 S antibody. Science **145**, 395—397 (1964b). — SCHECHTER, I., BAUMINGER, S., SELA, M., NACHTIGAL, D., FELDMAN, M.: Immune response to polypeptide proteins in rabbits tolerant to the protein carriers. Immunochemistry 1, 249—265 (1964). — SCHWARTZ, R., ANDRE, J.: The chemical suppression of immunity. In: Immunopathology II. Basel: Schwabe 1962. — SCHWARTZ, R. S.: Alteration of immunity by antimetabolites. In: Conceptual advances in Immunology and Oncology. New York: Hoeber-Harper 1963. — SCHWARTZ, R. S., DAMESHEK, W.: The role of antigen dosage in drug induced immunologic tolerance. J. Immunol. **90**, 703—710 (1963). — SEGRE, D., KAEBERLE, M. L.: The immunological behaviour of baby pigs. I. Production of antibodies in three-week-old pigs. J. Immunol. **89**, 782—789 (1962). — SELL, S., GELL, P. G. H.: Studies on rabbit lymphocytes *in vitro*. I. Stimulation of blast formation with an anti-allotype serum. J. exp. Med. **122**, 423—439 (1965). — SERCARZ, E. E., COONS, A. H.: The exhaustion of specific antibody-producing capacity during a secondary response. In: Proc. Symp. Mechanisms of Immunological Tolerance (ed. M. HASEK, A. LENGEROVA and M. VOJTISKOVA). New York: Academic Press 1962. ~ The absence of antibody-producing cells during unresponsiveness to BSA in the mouse. J. Immunol. **90**, 478—491 (1963). — SHARFF, H. D., SHAPIRO, A. L., GINSBERG, B.: The synthesis assembly and secretion of gamma globulin polypeptide chains by cells of a mouse. Cold Spr. Harb. Symp. quant.

Biol. **32**, 235—241 (1967). — Shaul, D. M. B.: The simultaneous production of immunological tolerance to human serum albumin and active immunity to bovine fibrinogen in neonatal rabbits. Bull. Res. Coun. Israel E **10**, 45—48 (1962). ~ Immunological response of the neonatal mouse to injected proteins. Israel J. exp. Med. **11**, 18—20 (1963). — Shellam, G. R., Nossal, G. J. V.: Mechanism of induction of immunological tolerance. IV. The effects of ultra-low doses of flagellin. Immunology **14**, 273—284 (1968). — Shortman, K.: The separation of different cell classes from lymphoid organs: II. The purification and analysis of lymphocyte populations by equilibrium density gradient centrifugation. Aust. J. exp. Biol. med. Sci. **46**, 375—396 (1968). — Siskind, G. W., Dunn, P., Walker, J. G.: Studies on the control of antibody synthesis. II. Effect of antigen dose and of suppression by passive antibody on the affinity of antibody synthesized. J. exp. Med. **127**, 55—66 (1967). — Smith, R. T.: Immunological tolerance of non-living antigens. Advanc. Immunol., vol. 1. New York: Academic Press 1961. — Smith, T.: Active immunity produced by so-called ballanced or neutral mixtures of diphtheria toxin and antitoxin. J. exp. Med. **11**, 241—256 (1909). — Smithies, O.: Gamma globulin variability: A genetic hypothesis. Nature (Lond.) **199**, 1231—1236 (1963). ~ Antibody variability. Somatic recombination between the elements of antibody 'gene pairs' may explain variability. Science **157**, 267—273 (1967). — Snook, T.: Studies on the perifollicular region of the rat's spleen. Anat. Rec. **148**, 149—160 (1964). — Sorem, G. L., Terres, G.: The temporal relationship of acquired tolerance and the immune response following injection of bovine serum albumin into neonatal mice. J. Immunol. **90**, 217—223 (1963). — Sorkin, E., Landy, M.: Antibody production by blood leukocytes. Experientia **21**, 677—680 (1965). — Stastny, P.: Persistence of acquired tolerance in cells transferred to an antigen-free environment. J. Immunol. **92**, 626—629 (1964). — Sterzl, J.: Inhibition of the induction of antibody formation by 6-mercaptopurine examined by the transfer of isolated cells. Nature (Lond.) **185**, 256—257 (1960). ~ Effect of some metabolic inhibitors on antibody formation. Nature (Lond.) **189**, 1022—1023 (1961). — Sterzl, J.: Factors determining the differentiation pathways of immuno-competent cells. Cold Spr. Harb. Symp. quant. Biol. **32**, 493—506 (1967). — Sterzl, J., Jilek, M.: Number of antibody-forming cells in primary and secondary reactions after administration of antigen. Nature (Lond.) **216**, 1233—1235 (1967). — Sterzl, J., Riha, I.: A localized haemolysis in gel method for the detection of cells producing 7 S antibody. Detection of cells producing 7 S antibodies by the plaque technique. Nature (Lond.) **208**, 858—859 (1965). — Sterzl, J., Vesely, J., Jilek, M., Mandel, L.: The inductive phase of antibody formation studied with isolated cells. In: Proc. Symp. Molecular and Cellular Basis of Antibody Formation, p. 463—475. Prague: Czech. Acad. Sci. 1964. — St. Rose, J. E. M., Cinader, B.: The effect of tolerance on the specificity of the antibody response and on immunogeneicity. Antibody response to conformationally and chemically altered antigens. J. exp. Med. **125**, 1031—1055 (1967). — Sulzberger, M. B.: Hypersensitiveness to arsphenomine in guinea pigs. I. Experiments in prevention and in desensitization. Arch. Derm. Syph. (Chic.) **20**, 669—697 (1929). ~ Arsphenamine hypersensitiveness in guinea pigs: Experiments demonstrating role of skin, both as originator and as site of hypersensitiveness. Arch. Derm. Syph. (Chic.) **22**, 839—849 (1930). — Svehag, S. E., Mandel, B.: The formation and properties of poliovirus-neutralizing antibody. I. 19 S and 7 S antibody formation: Differences in kinetics and antigen requirement for induction. J. exp. Med. **119**, 1—19 (1964). — Szenberg, A., Cunningham, A. J.: DNA synthesis in the development of antibody-forming cells during the early stages of the immune response. Nature (Lond.) **217**, 747—748 (1968).

Taliaferro, W. H., Talliaferro, L. G.: Role of spleen in hemolysin production in rabbits receiving multiple antigen injections. J. infect. Dis. **89**, 143—168 (1951). — Tannenberg, W. J. K.: Induction of 19 S antibody synthesis without stimulation of cellular proliferation. Nature (Lond.) **214**, 293—295 (1967). — Taylor, R. B.: Decay of immunological responsiveness after thymectomy in adult life. Nature (Lond.) **208**, 1334—1335 (1965). — Theis, G. A., Siskind, G. W.: Selection of cell populations in induction of tolerance: Affinity of antibody primed in partially tolerant rabbits. J. Immunol. **100**, 138—141 (1968). — Thorbecke, G. J., Benacerraf, B.: Tolerance in adult rabbits by repeated non-immunogenic doses of bovine serum albumin. Immunology **13**, 141—145 (1967). — Titani, K., Whitley, E., Avogardo, L., Putnam, F. W.: Immunoglobulin structure: Partial amino acid sequence of a Bence-Jones protein. Science **149**, 1090—1092 (1965). — Trentin, J., Wolf, N., Cheng, V., Fahlberg, W., Weiss, D., Bonhag, R.: Antibody production by mice repopulated with limited numbers of clones of lymphoid cell precursors. J. Immunol. **93**, 1326—1337 (1967). — Turk, J. L., Stone, S. H.: Implications of the cellular changes in lymph nodes during the development and inhibition of delayed hypersensitivity. In: Cellbound Antibodies (ed. B. Amos and H. Koprowski). Philadelphia: Wistar Inst. Press 1963. — Tyan, M. L., Cole, L. J.: Bone marrow as the major source of potential immunologically competent cells in the adult mouse. Nature (Lond.) **208**, 1223—1224 (1965).

UHR, J. W., BAUMANN, J. B.: Antibody formation. II. The specific anamnestic antibody response. J. exp. Med. **113**, 959—970 (1961). — UHR, J. W., FINKELSTEIN, M. S.: Antibody formation. IV. Formation of rapidly and slowly sedimenting antibodies and immunological memory to bacteriophage X 174. J. exp. Med. **117**, 457—477 (1963).

VASQUEZ, J. J.: Antibody or gamma globulin-forming cells, as observed by the fluorescent antibody technique. Lab. Invest. **10**, 1110—1125 (1961). — VELICK, S. F., PARKER, C. W. EISEN, H. N.: Exitation energy transfer and the quantitative study of the antibody hapten reaction. Proc. nat. Acad. Sci. (Wash.) **46**, 1470—1482 (1960).

WALSH, P., MAURER, P., EGAN, M. J.: Detection of immune response against synthetic polymers of aminoacids employing the plaque-forming cell system. Immunology **8**, 344 (1967). — WARNER, N. L., SZENBERG, A.: The immunological function of the bursa of *Fabricius* in the chicken. Ann. Rev. Microbiol. **18**, 253—268 (1964). — WECK, A. L. DE, FREY, J. R.: Immuno tolerance to simple chemicals. Monographs in Allergy. Basel: Karger 1966. — WEIGLE, W. O.: The immune response to rabbits tolerant to bovine serum albumin to the injection of heterologous serum albumins. J. exp. Med. **114**, 111—125 (1961). ~ Termination of acquired immunological tolerance to protein antigens following immunization with altered protein antigens. J. exp. Med. **116**, 913—928 (1962). ~ Studies on the termination of acquired tolerance to serum protein antigens following injection of serologically related antigens. Immunology **7**, 239—247 (1964). ~ The immune response of BSA tolerant rabbits to injections of BSA following the termination of the tolerant state. J. Immunol. **92**, 791—797 (1964a). ~ Effect of thymectomy on the termination of immunological tolerance in rabbits. Nature (Lond.) **201**, 632—633 (1964b). WEIGLE, W. O., GOLUB, E. S.: Kinetics of the establishment of immunological unresponsiveness to serum protein antigens. Cold Spr. Harb. Symp. quant. Biol. **32**, 555—558 (1967). — WEILER, E.: Differential activity of allelic gamma globulin genes in antibody producing cells. Proc. nat. Acad. Sci. (Wash.) **54**, 1765—1772 (1965). — WEILER, E., MELLETZ, E. W., BREUNINGER-PECK, E.: Facilitation of immune haemolysis by an interaction between red cell sensitizing antibody and γ-globulin allotype antibody. Proc. nat. Acad. Sci. (Wash.) **54**, 1310—1317 (1965). — WEISS, L.: The white pulp of the spleen. Bull. Johns Hopk. Hosp. **115**, 99—173 (1964). — WEISS, N. S., MITCHELL, G. F., MILLER, J. F. A. P.: Cellular basis of the immunological defects in thymectomized mice: III. Proliferation and differentiation of antigen-sensitive cells in neonatally thymectomized mice. Nature (Lond.) **214**, 995—997 (1967). — WHITE, R. G.: Antibody production by single cells. Nature (Lond.) **182**, 1383—1384 (1958). — WIGZELL, T.: Studies on the regulation of antibody synthesis. Cold Spr. Harb. Symp. quant. Biol. **32**, 507—516 (1967). — WILLIAMS, G. M.: Ontogeny of the immune response. II. Correlations between the development of the afferent and efferent limbs. J. exp. Med. **124**, 57—67 (1966). — WILLIAMS, G. M., NOSSAL, G. J. V.: Ontogeny of the immune system. I. The development of the follicular antigen-trapping mechanism. J. exp. Med. **124**, 47—56 (1966). — WOODRUFF, M. F. A., ANDERSON, N. A.: Effect of lymphocyte depletion by thoracic duct fistula and administration of antilymphocyte serum on the survival of skin homografts in rats. Nature (Lond.) **200**, 702 (1963). — WORTIS, H. H., TAYLOR, R. B., DRESSER, D. W.: Antibody production studied by means of the LHG assay. I. The splenic response of CBA-mice to sheep erythrocytes. Immunology **11**, 603—616 (1966).

ZAALBERG, O. B.: A simple method for detecting single antibody-forming cells. Nature (Lond.) **202**, 1231 (1964).

Mit Bildung humoraler Antikörper einhergehende Immunreaktionen: Die anamnestische Reizbeantwortung

Von

H. Cottier, H. Bürki, K. Bürki und J. Laissue[*]

Mit 20 Abbildungen

Einleitung

Als „anamnestisch" wird eine immunbiologische Reizbeantwortung dann bezeichnet, wenn sie auf Grund einer vorausgegangenen Kontaktnahme der immunbiologisch kompetenten Zellen mit demselben Antigen anders, in der Regel rascher und ergiebiger, verläuft als die echte primäre Reaktion. In bezug auf die Bildung spezifischer humoraler Antikörper heißt dies, daß die anamnestische Reizbeantwortung im Vergleich zur primären durch ein rascheres Einsetzen einer kräftigen Proliferation zunächst lymphoider, dann plasmocytoider Zellen sowie einen nach kurzer Latenzzeit schneller erfolgenden und höher führenden Anstieg des Antikörpertiters im Blut gekennzeichnet ist[1] (Abb. 1). Die Zellen und deren Nachkommen, die für eine solche Reaktion verantwortlich sind, werden als auf das betreffende Antigen „sensibilisiert" bezeichnet. Manche Untersucher nehmen an, daß sie oder ihre Vorläufer anläßlich der ersten Begegnung mit dem Antigen eine Veränderung erfahren haben, die sie zum Vollzug der anamnestischen Reaktion befähigt, falls dasselbe Antigen später erneut angeboten wird. Im englischen Sprachgebrauch werden für die durch den Antigenkontakt sensibilisierten Elemente Bezeichnungen wie „primed cells" oder „committed cells" verwendet: einige Autoren gebrauchen dafür Abkürzungen, wie Y-Zellen oder PC_2-Zellen[2]. Da die wiederholte Verabreichung von Antigen eine beschleunigte und stärkere immunbiologische Reizbeantwortung zur Folge hat als die erstmalige, nennt man die Stimulation des vorimmunisierten Organismus auch „booster injection", „booster shot" oder auf Französisch „injection de rappel". Es steht noch nicht fest, ob die durch einen erstmaligen Kontakt mit einem bestimmten Antigen „sensibilisierten" bzw. zur primären Reizbeantwortung veranlaßten Zellen und die eine anamnestische Reaktion auf dasselbe Antigen vollziehenden Elemente ein und derselben Zellfamilie angehören[3]. Die Gründe, die für eine solche Annahme sprechen, sollen in einem späteren Abschnitt behandelt werden.

Um eine echte primäre von der anamnestischen immunbiologischen Reizbeantwortung unterscheiden zu können, müssen bestimmte Voraussetzungen erfüllt sein[4]. Im besonderen bedarf es eines Systems, bei dem der Nachweis kleinster Mengen spezifischer Antikörper gelingt. Sonst ist man nämlich nicht berechtigt zu behaupten, im untersuchten Organismus seien vor der erstmaligen Verabreichung eines bestimmten Antigens keine vorbestehenden spezifischen oder,

---

[*] Pathologisches Institut der Universität Bern.
[1] Vgl. dazu Ingraham 1961. [2] Übersicht bei Cottier, Hess, Roos und Grétillat 1969.
[3] Vgl. dazu Patterson, Suszko und Talbot 1968, Green 1968.
[4] Übersicht bei Cottier, Odartchenko, Keiser, Hess und Stoner 1964.

was ebenso wichtig erscheint, kreuzreagierenden Antikörper vorhanden gewesen. Diese Bedingungen werden beispielsweise für Mäuse bei Verwendung von Tetanustoxoid als Antigen und des Neutralisationstests nach Ehrlich zur Titration der funktionellen, toxin-neutralisierenden Antikörper im Serum in der Regel erfüllt. Bei Benützung anderer Antigene, wie etwa heterologer Erythrocyten oder Salmonellenantigenen, empfiehlt sich eine größere Zurückhaltung in der Beurteilung dieser Frage, da spezifische oder kreuzreagierende Antikörper gegen diese Zellen oder Substanzen im nichtstimulierten Organismus recht häufig vorkommen.

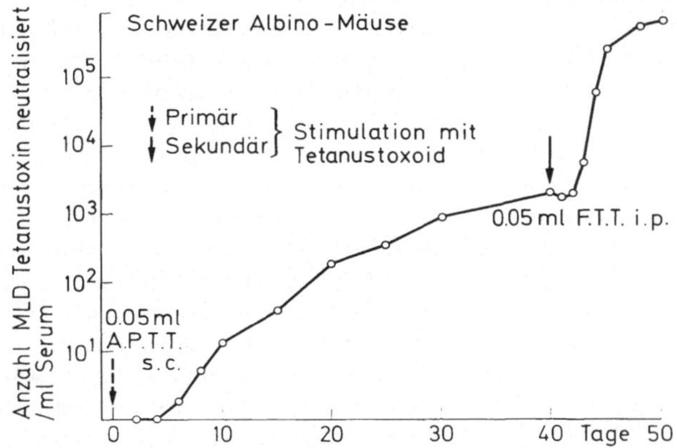

Abb. 1. Antikörpertiter im Serum nach Primär- und Sekundärstimulation. *A.P.T.T.* aluminiumphosphatadsorbiertes Tetanustoxoid. *F.T.T.* flüssiges Tetanustoxoid. Daten: R. D. Stoner, Brookhaven National Laboratory, Upton, N.Y., U.S.A., mit bestem Dank für die freundliche Überlassung

Das erstmalige Anbieten solcher Antigene hat dann in manchen Fällen zur Folge, daß die immunbiologische Reizbeantwortung mehr einer anamnestischen als einer primären Reaktion gleicht.

1. Die Entwicklung der Fähigkeit zur anamnestischen immunbiologischen Reizbeantwortung in der Phylogenese

Die erworbene Immunität beruht auf dem Vermögen des Individuums, a) Antigendeterminanten zu erkennen, b) gegen diese Antigendeterminanten gerichtete, spezifische Antikörper herzustellen und/oder dagegen spezifisch sensibilisierte Zellen zu bilden und c) einen Mechanismus zu entwickeln, über den bei erneutem Antigenangebot eine anamnestische, spezifische Reizbeantwortung in dem unter b) geschilderten Sinn erfolgen kann. Diese Eigenschaften des Organismus sind an das Vorhandensein eines leistungsfähigen lymphoretikulären Systems gebunden und haben sich im Laufe der Phylogenese erst schrittweise ausgebildet. Zum Verständnis der anamnestischen immunbiologischen Reizbeantwortung im Sinn der gesteigerten Produktion spezifischer humoraler Antikörper mag es daher nützlich sein, die Bildung und Differenzierung der dafür verantwortlichen Zellsysteme sowie der damit verbundenen Leistungen in der Entwicklungsgeschichte der Tierwelt kurz zu skizzieren und zu erläutern.

Invertebraten verfügen, je nach Art und Familie, über verschiedene celluläre Abwehrmechanismen, unter denen in erster Linie die Phagocytose zu nennen ist[5]. Die Fähigkeit zur Erlangung einer erworbenen spezifischen Immunität im engeren

---

[5] Übersicht bei Salt 1967, Feng 1967, Dawe, Morgan und Slatick 1967.

Sinn konnte bei wirbellosen Tieren bisher nicht nachgewiesen werden, obwohl sie über humorale Abwehrstoffe zu verfügen scheinen[6]. Eine gewisse Zurückhaltung in der Beurteilung dieser Fragen ist durchaus gerechtfertigt, da gründliche Untersuchungen auf diesem Gebiet erst in neuerer Zeit begonnen wurden. Vorgänge, wie die durch ein erstmals angebotenes Substrat induzierte, adaptive Enzymbildung, sind bei den Bakterien sehr gut bekannt, und es wäre erstaunlich, bestünden bei den erheblich höher organisierten Einzellern und vielzelligen Invertebraten keine solchen Mechanismen. Der Unterschied zu der erworbenen spezifischen Immunität höherer Wirbeltiere liegt darin, daß bei den wirbellosen niederen Species bisher keine eigentlichen spezifisch sensibilisierten Zellen und keine spezifischen Antikörper im engeren Sinn gefunden wurden. Phillips (1960) will allerdings bei Invertebraten die Bildung „antikörperähnlicher" Substanzen nach Kontakt mit Rinderserumalbumin oder Coliphagen festgestellt haben.

Anders verhält es sich bei den *Vertebraten*, deren immunbiologische Fähigkeiten vor allem durch die Arbeiten von Good u. Mitarb. besser bekannt wurden[7]. Obschon auch bei niederen Wirbeltieren γ-Globuline im Serum vorkommen, lassen sich solche mit sicherer Antikörperspezifität erst bei höheren Vertebraten nachweisen[8]. Die ersten Zeichen einer Befähigung zur Entwicklung einer spezifischen Immunität finden sich bei den *Cyclostomen*. Der Hexenfisch (*Eptatretus stoutii*), der weder einen Thymus noch andere lymphoretikuläre Organe oder Plasmazellen besitzt, kann wohl entzündliche Reaktionen vollziehen, bildet aber keine eigentlichen Immunglobuline[9]. Demgegenüber ist das mit einem thymusähnlichen Organ im Bereich der Kiementaschen ausgerüstete Meerneunauge[10] (*Petromyzon marinus*) in der Lage, Agglutinine gegen Brucellaantigene zu produzieren und auch eine celluläre Immunität zu entwickeln[11]. Noch weiter geht die Entwicklung bei den *Elasmobranchiern*. Der Knorpelfisch (*Polyodon spathula*) vermag Antikörper gegen verschiedene Antigene zu bilden[12], und schon bei niederen Haifischen finden sich typische Plasmazellen[13]. Eine deutlich anamnestische immunbiologische Reizbeantwortung mit Produktion von Antikörpern sowohl des 19 S- als auch des 7 S-Typs beobachtet man bei den höheren Haien, den Chondrostiern, Holostiern und Teleostiern, die alle einen gut entwickelten Thymus, eine Milz und Plasmazellen aufweisen, dagegen keine Peyerschen Platten im Darm, keine Tonsillen und keine Lymphknoten besitzen[14]. Lymphknoten, in denen auch Lymphfollikel, allerdings ohne deutliche Keimzentren, gefunden werden, treten entwicklungsgeschichtlich erstmals bei *Amphibien* in Erscheinung (*Bufo marinus*)[15]. Die immunbiologischen Reaktionen der Amphibien sind bisher noch nicht mit der gleichen Gründlichkeit untersucht worden wie diejenigen der Fische. Dasselbe gilt für *Reptilien*, die zusätzlich zu den bei weniger hoch organisierten Wirbeltieren vorhandenen lymphoretikulären Organe und Zellarten auch Tonsillen und Plasmazellen in der Wand des Verdauungstrakts aufweisen. Von besonderem Interesse sind in diesem Zusammenhang die *Vögel*, bei denen sich in der Wand der Kloake ein besonderes lymphoepitheliales Organ, die *Bursa Fabricii*, findet. Dieses Gebilde hat für die Produktion humoraler Antikörper große Bedeutung[16] und wurde sogar, neben dem Thymus, als zweites zentrales lymphoretikuläres

---

[6] Übersicht bei Cushing 1967, Chadwick 1967, Bang 1967.

[7] Good und Papermaster 1964, Papermaster, Condie, Finstad und Good 1964, Good, Finstad, Pollara und Gabrielsen 1966, Finstad und Good 1966.

[8] Finstad und Good 1966.   [9] Papermaster, Condie und Good 1962.

[10] Salkind 1915.   [11] Good und Finstad 1967.

[12] Sigel und Clem 1963.   [13] Clawson, Finstad und Good 1966.

[14] Marchalonis und Edelman 1965, Clem und Sigel 1966, Pollara, Finstad und Good 1966, Sigel und Clem 1966.   [15] Übersicht bei Evans, Kent, Bryant und Moyer 1966.

[16] Chang, Glick und Winter 1955, Glick, Chang und Jaap 1956.

Organ bezeichnet[17]. Phylogenetisch betrachtet, ist dieser Schritt der Entwicklung deshalb wesentlich, weil damit auch die erstmalige Ausbildung von Keimzentren und die Fähigkeit zum Vollzug einer besonders kräftigen anamnestischen Reizbeantwortung im Sinn der Produktion humoraler Antikörper zusammenfallen[18]. Bei bursektomierten Hühnchen läßt sich durch Implantation einer bakteriell kontaminierten Bursa innerhalb einer Millipore-Kammer die Fähigkeit zur Antikörperbildung gegen Schaferythrocyten verbessern; ähnliche Resultate werden auch mit einer Implantation von bakterienhaltigen Darmstücken in Millipore-Kammern erzielt, während eine entsprechend implantierte *keimfreie* Bursa von 19 Tage alten Hühnchenfeten keine derartige Wirkung entfaltet. Dies spricht dafür, daß die Stimulation in solchen Versuchen vor allem von bakteriellen Produkten ausgeht[19]. Man ist geneigt, bei den *Säugern*, die sich ja durch eine entsprechende oder noch größere immunbiologische Leistungsfähigkeit auszeichnen, ein sog. Bursa-Äquivalent zu vermuten; verschiedene Autoren nehmen an, daß dieses im lymphoretikulären Gewebe des Darmtrakts zu suchen ist, beispielsweise in der Appendix, den Peyerschen Platten, dem Sacculus rotundus der Kaninchen[20] und/oder der Tonsilla caecalis[21]. Die Beantwortung dieser Frage begegnet erheblichen Schwierigkeiten, da sich das bei Vögeln durch Bursektomie vor der Zeit des Schlüpfens auslösbare Antikörpermangelsyndrom[22] bei Säugern aus technischen Gründen kaum nachahmen läßt. Während bei den Vögeln die Keimzentren in der Regel nicht von einem Saum dichtgelagerter kleiner Lymphocyten umgeben sind, findet sich ein solcher bei Säugern in der Form einer Waldeyerschen Randzone. In der phylogenetischen Entwicklung zeigt sich diese Kombination von Keimzentren und Lymphocytenansammlungen erstmals beim australischen Ameisenigel, einem Monotrematen (*Tachyglossus aculeatus*)[23]. Es ist zur Zeit noch nicht genau geklärt, ob und weshalb diese für den Säuger charakteristische Struktur der lymphoretikulären Organe zur erhöhten immunbiologischen Leistungsfähigkeit des Organismus beiträgt.

Die phylogenetische Entwicklung der immunbiologisch aktiven Systeme äußert sich nicht nur in den geweblichen und cellulären Gegebenheiten, sondern spiegelt sich auch im Aufbau der Immunglobuline wider. So zeigen beispielsweise die K- und L-Ketten von Mensch und Maus hinsichtlich der Aminosäurensequenz große Ähnlichkeit[24].

Im übrigen ist festzuhalten, daß Art und Ausmaß einer immunbiologischen Reizbeantwortung im Sinn der Antikörperbildung zu einem Teil genetisch fixiert sind. So unterscheiden sich beispielsweise CBA- und C57-Mäuse in ihrer Fähigkeit zur anamnestischen Reaktion gegen bestimmte lösliche Antigene; dabei konnte allerdings keine Beziehung zwischen der chemischen Beschaffenheit der produzierten Immunglobuline und der Stärke der Reizantwort festgestellt werden[25]. Einzelne Beobachtungen lassen vermuten, daß die Eigenschaft, Antikörper bestimmter Spezifität zu bilden, bei Mäusen mit dem H-2 locus zusammenhängt und einer determinantenabhängigen, genetischen Kontrolle untersteht[26]. Diese Vorstellungen sind vorläufig nicht ohne weiteres mit der Meinung in Einklang zu bringen, wonach immunbiologisch kompetente Zellen und hämopoietische Elemente im erwachsenen Organismus gemeinsame Vorläufer hätten[27].

---

[17] WARNER, SZENBERG und BURNET 1962.   [18] GOOD und FINSTAD 1967.
[19] DENT, PEREY, COOPER und GOOD 1968.
[20] GOOD, GABRIELSEN, PETERSON und COOPER 1966.
[21] JANKOVIĆ, MITROVIĆ, POPESKOVIĆ und MILOŠEVIĆ 1966.
[22] Übersicht bei VAN ALTEN, CAIN, GOOD und COOPER 1968.
[23] DIENER, WISTAR und EALEY 1967, DIENER, EALEY und LEGGE 1967.
[24] TITANI, WIKLER und PUTNAM 1967.   [25] McDEVITT 1968.
[26] McDEVITT und TYAN 1968.   [27] WU, TILL, SIMINOVITCH und McCULLOCH 1968.

2. Die Entwicklung der Fähigkeit zur anamnestischen immunbiologischen Reizbeantwortung in Abhängigkeit vom Alter des Säugerorganismus

Bis vor wenigen Jahren herrschte die Meinung vor, daß bei den meisten Säugerarten die immunbiologische Kapazität erst zur Zeit um die Geburt oder noch später „erwache". Damit war die Vorstellung verbunden, daß der Fetus infolge Unreife nicht zur Beantwortung antigenischer Reize befähigt sei[28]. Inzwischen ist deutlich geworden, daß, zum mindesten bei einzelnen Species, das sich entwickelnde Individuum bei geeigneter antigenischer Stimulation schon *in utero* spezifische Antikörper herstellen kann[29]. Bei Mäusen finden sich Zellen mit der Fähigkeit zur Differenzierung in antikörperbildende Elemente schon am 9. Tag des intrauterinen Lebens, nämlich im Dottersack, in der Leber und in der hinteren Körperhälfte. Später werden solche Elemente auch im Thymus, längs des Darmtrakts, in der Milz, im Femur, in der Lunge und im Blut festgestellt. Ähnliches gilt für Zellen, die für die celluläre Immunität verantwortlich sind[30]. Vieles spricht dafür, daß sich die immunbiologisch kompetenten Zellsysteme in der Ontogenese schrittweise ausbilden[31] und schon beim Feten einen erheblichen Differenzierungsgrad erreichen. Allerdings produziert beispielsweise der menschliche Fetus in erster Linie IgM[32], was gut mit der Abwesenheit von Marschalkó-Plasmazellen bei den meisten Neugeborenen übereinstimmt[33]. Dies heißt aber nicht, daß der Fetus nicht zu einer anamnestischen immunbiologischen Reizbeantwortung imstande wäre: wahrscheinlich fehlt es in den meisten Fällen wegen der Placentarschranke an einer wirksamen antigenischen Stimulation *in utero*. Besonders gut lassen sich diese Verhältnisse bei Schweinen beurteilen, die eine sechsschichtige Placenta aufweisen, und deren Neugeborene in der Regel agammaglobulinämisch sind. Keimfrei aufgezogene Schweinchen eignen sich daher zur Prüfung der schrittweisen Bildung von Immunglobulinen. Bei Verwendung von Aktinophagen (MSP-2) oder Hämocyanin als Antigene konnte so gezeigt werden, daß nach Primärstimulation zuerst $19\,S$-γG-, dann $7\,S$-γG- und erst später γM- und γA-Immunglobuline auftreten[34]. Bestimmte Infektionskrankheiten können schon beim Feten die Bildung typischer Plasmazellen zur Folge haben (Abb. 2). Die Frage nach der Möglichkeit einer anamnestischen immunbiologischen Reizbeantwortung im Sinn einer verstärkten Antikörperproduktion bedarf demnach in solchen Fällen einer weiteren Klärung. Dabei ist zu berücksichtigen, daß das Ausmaß der lymphoidzelligen Besiedlung der lymphoretikulären Organe zur Zeit der Geburt von Species zu Species erhebliche Unterschiede erkennen läßt. Vergleichsweise dürfen neugeborene Mäuse in dieser Hinsicht als wesentlich weniger reif bezeichnet werden als menschliche Neugeborene[35]. Besonders gut läßt sich die ontogenetische Entwicklung des immunbiologisch aktiven Gewebes an Beuteltieren verfolgen, beispielsweise am nordamerikanischen Opossum (*Didelphys virginiana*)[36]. Im übrigen ist festzustellen, daß die sog. immunbiologische „Reifung" nicht nur mit dem Vorhandensein immunkompetenter Zellen in Beziehung zu stehen braucht, sondern auch von anderen Zell- und Gewebssystemen abhängen könnte, beispielsweise von den Makrophagen[37].

---

[28] Übersicht der früheren Literatur bei Osborn, Dancis und Julia 1952, Smith und Bridges 1958, v. Muralt und Gugler 1959.

[29] Silverstein und Lukes 1962, Silverstein 1964, Sterzl und Silverstein 1967.

[30] Tyan und Herzenberg 1968.

[31] Silverstein 1964, Silverstein, Parshall und Uhr 1966.

[32] Übersicht bei Epstein 1965, van Furth, Schuit und Hijmans 1965.   [33] Smith 1960.

[34] Kim, Bradley und Watson 1968.   [35] Masshoff und Gross 1962.

[36] Übersicht bei Taylor und Burrell 1968.   [37] Argyris 1968.

Nimmt man das Keimzentrenvolumen als Ausdruck der Intensität einer immunbiologischen Reizbeantwortung auf wiederholte und/oder fortgesetzte antigenische Reize, zeigt sich bei Mäusen ein Maximum im jugendlichen Erwachsenenalter; danach nehmen Zahl und Größe dieser Strukturen allmählich wieder ab[38]. Bei 3 Jahre alten BC3F$_1$-Mäusen beträgt die Kapazität zur Agglutininbildung gegen Rattenerythrocyten nur mehr 10% der bei jungen Vergleichstieren gefundenen[39]. Unter Verwendung desselben Systems haben MAKINODAN und PETERSON

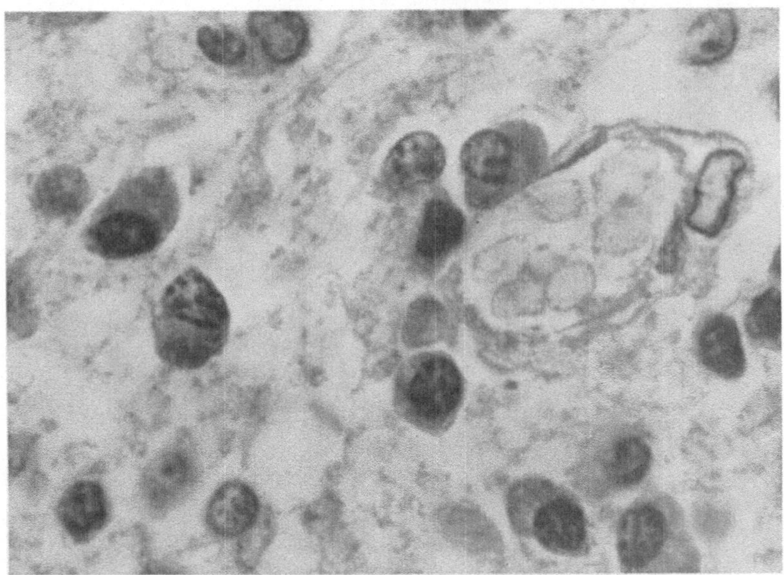

Abb. 2. Plasmazellen im Gehirn eines neugeborenen Kindes mit Toxoplasmose (Hämalaun-Eosin, Vergr. 1500fach)

(1966a, b) errechnet, daß die Fähigkeit zum Vollzug einer anamnestischen immunbiologischen Reizbeantwortung im Sinn der Bildung humoraler Antikörper bei erwachsenen Mäusen eine einfache negative exponentielle Funktion des Alters darstellt mit einer Halbwertzeit von ungefähr 10 Monaten (Abb. 3). Dieselben Autoren stellten auch fest, daß bei diesem altersabhängigen Abfall der immunbiologischen Kapazität des Organismus die Produktion von 7S-Antikörpern früher und stärker betroffen ist als diejenige der 19S-Antikörper[40]. Es ergibt sich somit die aufschlußreiche Feststellung, daß der immunbiologische Zustand im Greisenalter in gewisser Beziehung wieder dem neugeborener Tiere ähnelt. Allerdings zeichnen sich die lymphoretikulären Organe im Senium in der Regel durch einen relativ hohen Gehalt an Plasmazellen aus; es darf mit guter Wahrscheinlichkeit vermutet werden, daß darin unter anderem die kumulative Wirkung eines dauernden Antigenanfalls zum Ausdruck kommt, während die Fähigkeit zur Reizbeantwortung gegenüber erstmals angebotenen Antigenen abnimmt. Man erinnert sich bei dieser Gelegenheit an die hochgradige sog. lipomatöse Atrophie der Lymphknoten bei ganz alten Menschen[41].

Ob und in welchem Ausmaß eine Alterung der Einzelzellen, beispielsweise sog. Memory-Zellen[42], an diesen regressiven Vorgängen beteiligt ist, läßt sich zur

---

[38] COTTIER 1961.   [39] HANNA, NETTESHEIM, OGDEN und MAKINODAN 1967.
[40] MAKINODAN und PETERSON 1965, 1966a, b.   [41] Übersicht bei UEHLINGER 1963.
[42] COLE 1962.

Zeit nur ungenügend beurteilen. Auch die mögliche Bedeutung der altersabhängigen Rückbildung des Thymus im Rahmen solcher Entwicklungen bleibt noch weitgehend ungeklärt. Es darf in diesem Zusammenhang daran erinnert werden, daß eine Thymektomie bei älteren Tieren für die immunbiologische Kapazität des Organismus wesentlich geringere nachteilige Folgen hat als dieselbe Operation bei Neugeborenen[43].

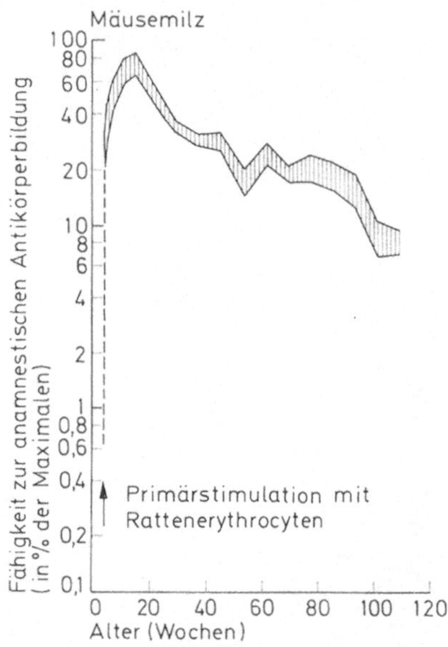

Abb. 3. Fähigkeit zur anamnestischen Antikörperbildung bei Mäusen in Abhängigkeit vom Alter (Modifiziert nach Makinodan und Peterson, 1966a)

3. Die Bedeutung von Art, Menge und Eintrittsweg der Antigene für die Auslösung einer anamnestischen Reaktion

Bei der Beurteilung einer anamnestischen immunbiologischen Reizbeantwortung und der damit einhergehenden Antikörperbildung ist zu berücksichtigen, daß die Art und das Ausmaß dieses Geschehens weitgehend von Qualität, Dosis und Eintrittsweg der Antigene abhängen. Zu den Gegebenheiten, die es in diesem Zusammenhang zu berücksichtigen gilt, gehören unter anderem:

— Beschaffenheit der Antigene (Molekülgröße, chemische Struktur, Anzahl der Antigendeterminanten, „Stärke" der Antigene [Antigenizität], physikalische Form, biologische Aktivität, Toxicität);
— Antigendosis;
— Eintrittspforten;
— Vorhandensein oder Abwesenheit Phagocytose- bzw. Pinocytose-begünstigender Faktoren im Blutplasma des Wirtsorganismus;
— Kompetition zwischen verschiedenartigen Antigenen;
— Menge der im Wirtsorganismus bereits vorhandenen spezifischen Antikörper;
— Verhältnis zwischen Antigendosis einerseits und Anzahl der im Wirtsorganismus zur Verfügung stehenden spezifisch sensibilisierten Zellen;
— Abbau und Ausscheidung des Antigens.

---

[43] Übersicht bei Taylor 1965.

Die *Art des Antigens* hat für die Gewebereaktion große Bedeutung[44]. Vollantigene sind in der Regel Proteine, Kohlehydrate oder seltener Lipide, deren Molekulargewicht mindestens 4000 beträgt. An Lymphknotenzellen vorimmunisierter Tiere konnte gezeigt werden, daß synthetische Polypeptide nur dann eine antigenspezifische Proliferation lymphoider Zellen auslösen, wenn das Molekulargewicht einen bestimmten Mindestwert überschreitet[45]. Die Vollantigene sind multivalent, d.h. die Moleküle tragen an ihrer Oberfläche eine Mehrzahl sog. determinierender Gruppen. Besondere Probleme bieten sich bei der Beurteilung anamnestischer Immunreaktionen gegen Haptene[46]. Die „*Stärke*" *eines Antigens* (Antigenizität) kann, solange die Einzelheiten der chemischen Struktur, der Art und der Zahl der Antigendeterminanten sowie die Kinetik der Antigenwirkung nicht geklärt sind, nur empirisch ermittelt werden. Starke Antigene stammen oft von phylogenetisch weit entfernten Species der Pflanzen- oder Tierwelt. Unter vielen Versuchsbedingungen läßt sich das Ausmaß einer echten primären immunbiologischen Reizbeantwortung durch *Beimengung partikulären Materials* zum flüssigen Antigen erheblich steigern, wahrscheinlich deshalb, weil damit das Antigen über längere Zeit und in höherer Konzentration im lymphoretikulären Gewebe zur Verfügung bleibt[47]. Dasselbe gilt für Antigene in aggregierter Form[48]. Auf einem ähnlichen Mechanismus beruht vielleicht die Tatsache, daß bei Mäusen eine erstmalige Injektion von Tetanustoxin-Antitoxin-*Komplexen* eine wesentlich stärkere Antikörperbildung zur Folge hat als die Verabreichung flüssigen Toxoids[49]. Zur Auslösung einer anamnestischen Reaktion bestimmten Ausmaßes eignet sich demgegenüber im gleichen System *flüssiges Antigen* besser als Antigen-Antikörper-Komplexe[50] oder an Aluminiumphosphat adsorbiertes Toxoid[51]. Man darf vermuten, daß dieser Unterschied wenigstens zum Teil auf einer rascheren und weiteren Verteilung des flüssigen im Vergleich zu dem an Partikeln adsorbierten Antigen im Organismus beruht: Damit wäre eine, wenn auch nur vorübergehende, höhere Konzentration des flüssigen Antigens in den lymphoretikulären Organen verbunden. Vieles spricht dafür, daß es zur Auslösung einer anamnestischen Reaktion nur eines kurzdauernden Kontakts zwischen Antigen und sensibilisierten Zellen bedarf. Bei der Beurteilung dieser Fragen sind aber noch weitere Möglichkeiten ins Auge zu fassen: Beispielsweise wissen wir nur ungenügend Bescheid über die Wirkung von Immunkomplexen, die sich nach Injektion von Antigen in vorimmunisierte Tiere *in vivo* bilden. Besondere Probleme bietet ferner die verstärkende Wirkung, die bakterielles Endotoxin auf die durch andere Antigene ausgelöste immunbiologische Reizbeantwortung hat[52]. Einer weiteren Klärung bedarf auch die kürzlich von HARRIS und CRAMP (1968) mitgeteilte Beobachtung, wonach das bei Ultrazentrifugierung gewisser Antigenpräparate, wie menschlicher Serumalbumine oder Gammaglobuline, entstehende Sediment auf lymphoide Zellen vorimmunisierter Kaninchen *in vitro* erheblich stärker proliferationsfördernd wirkt als das Ausgangsmaterial.

Selbstverständlich ist bei der Bewertung verschiedener Arten von Antigenen auch deren allfällige *Toxicität* zu berücksichtigen. An sich gute Antigene, die jedoch eine stark schädigende Wirkung entfalten (Beispiele: Tetanustoxin, Diphtherietoxin), können unter Umständen den Tod des Individuums zur Folge

[44] Übersicht bei McBRIDE und SCHIERMAN 1966.   [45] STULBARG und SCHLOSSMAN 1968.
[46] Übersicht bei RITTENBERG und CAMPBELL 1968, PAUL, SISKIND und BENACERRAF 1968.
[47] Übersicht bei TORRIGIANI und ROITT 1965, RICHOU, LALLOUETTE und RICHOU 1967, HERBERT 1968.   [48] Übersicht bei DRAPER und HIRATA 1968.
[49] Übersicht bei STONER und TERRES 1963; vgl. dazu auch ISHIZAKA, ISHIZAKA und SUGAHARA 1962.   [50] STONER und TERRES 1963.
[51] Übersicht bei STONER und HALE 1963.
[52] Übersicht bei WARD, JOHNSON und ABELL 1959.

haben, bevor die Immunreaktion richtig in Gang gekommen ist. Mutatis mutandis gelten ähnliche Überlegungen auch für die mögliche toxische Wirkung von Antigenen auf immunbiologisch kompetente oder aktive Einzelzellen, ferner für den schädigenden Effekt, den die nach wiederholter Stimulation *in vivo* in größerer Menge gebildeten Immunkomplexe haben können (vgl. anaphylaktische Reaktion u. a). Hinsichtlich *belebter Antigene oder Antigenträger*, wie Viren, Bakterien, Protozoen u. a., haben diese Fragen eine ganz besondere Bedeutung. Die Auswirkung wiederholter, identischer Infekte auf das lymphoretikuläre Gewebe hängt zu einem guten Teil davon ab, ob die antigenbedingte Stimulation oder die infektiöstoxische und/oder allergische Schädigung überhand nehmen. Je nachdem kann es zu einer mächtigen Vermehrung des lymphatischen Parenchyms, der Keimzentren und Plasmazellen sowie der Elemente des retikulohistiocytären Systems oder zu einem Zellverlust desselben kommen. Der Zustand des immunbiologisch kompetenten Gewebes mag in manchen Fällen sogar als diagnostischer Hinweis auf die Art der Infektion dienen[53]. Im Fall von Virusinfekten ist überdies in Erwägung zu ziehen, daß die Viren in Zellen des lymphoretikulären Gewebes die Produktion von Interferon zu induzieren vermögen, was seinerseits eine abschwächende Wirkung auf das Ausmaß der immunbiologischen Reizantwort haben könnte[54].

Verschiedenartige Antigene, die einzelne Antigendeterminanten gleicher oder ähnlicher Struktur gemeinsam haben, können mit den korrespondierenden Antikörpern sog. *Kreuzreaktionen* eingehen. Diesem Phänomen muß bei jedem Vergleich von primären und anamnestischen Immunreaktionen Beachtung geschenkt werden[55]. Bei Vorhandensein kreuzreagierender Antikörper im Wirtsorganismus kann nämlich die durch die erstmalige Antigengabe ausgelöste immunbiologische Reizbeantwortung durchaus einer anamnestischen Reaktion entsprechen. Allein aus diesem Grunde empfiehlt es sich, Modellsysteme zu wählen, die die Erfassung kleinster Mengen von Antikörpern gestatten und es daher ermöglichen, das Vorbestehen kreuzreagierender Antikörper auszuschließen.

Das Ausmaß der immunbiologischen Reizbeantwortung hängt ferner von der *Antigendosis*[56] ab. Diese Beziehung folgt nicht einem Alles-oder-Nichts-Gesetz, vielmehr sind sowohl das Zeitintervall zwischen Stimulation und erstem Anstieg des Antikörpertiters als auch die maximale Antikörperkonzentration im Blut dosisabhängig. Für eine Immunisierung bedarf es in der Regel einer so geringen Dosis von Antigen, daß es kaum möglich erscheint, kleinste Mengen desselben durch Markiermethoden in Zellen und Geweben nachzuweisen[57]. Antigenmengen, die eine bestimmte „Optimaldosis" überschreiten, können wiederum eine verminderte Antikörperproduktion zur Folge haben (sog. „supraoptimale Dosen"[58]). Ähnliches wird nach wiederholter Verabreichung minimaler Antigendosen beobachtet. Die Steilheit des Anstiegs der Antikörperkonzentration im Blut, als Funktion der Zeit nach Stimulation, scheint demgegenüber nicht von der Antigendosis abzuhängen[59]. Dies spricht dafür, daß die Proliferationsgeschwindigkeit, im besonderen die Generationszeit der Plasmazellvorläufer, und/oder die Produktionsrate der Antikörper, auf Einzelzellen bezogen, durch eine Änderung der Antigendosis nicht wesentlich beeinflußt werden. Ob die Antigendosis die Zahl

[53] Übersicht bei Lennert 1961, Klima 1961, Jorke 1963, Masshoff 1965.
[54] Übersicht bei Grossberg 1962, Svet-Moldavsky und Chernyakhovskaya 1967.
[55] Übersicht bei Weigle 1961, Weigle und McConahey 1962.
[56] Neuere Übersicht bei Siskind, Dunn und Walker 1968, Paul, Siskind und Benacerraf 1968, Byers und Sercarz 1968a, b, McConahey, Cerottini und Dixon 1968.
[57] McConahey, Cerottini und Dixon 1968.
[58] Vgl. dazu Makinodan, Hoppe, Sado, Capalbo und Leonard 1965, Iványi, Maler, Wudl und Sercarz 1968.   [59] Albright und Evans 1965.

der zur Proliferation und Differenzierung gebrachten sensibilisierten Zellen und/
oder die Zahl der sich folgenden Zellteilungen mitbestimmt, bleibt noch zu klären.
Die Zahl (Konzentration) der einzelnen Antigenmoleküle, die im immunbiologisch
aktiven Gewebe anfällt, scheint unter anderem auch das Ausmaß der oft frühzeitig
nach Stimulation auftretenden Gewebseosinophilie mitzubestimmen[60].

Eine erhebliche Bedeutung für Art und Ausmaß der Immunreaktion kommt
dem *Verhältnis zwischen verabreichter Antigenmenge und Zahl der zur Verfügung
stehenden immunbiologisch aktiven Zellen zu*[61]. Auf Grund der Untersuchungsergebnisse mit Hilfe einer sog. ,,In vivo-Kultur" haben MAKINODAN und ALBRIGHT
(1963) versucht, die Beziehung zwischen der Zahl der vorhandenen immunbiologisch kompetenten (d.h. antigenresponsiven) Zellen (N_0) sowie der Antigenmenge (Ag) einerseits und der gebildeten Antikörpermenge (Ak) andererseits
mathematisch auszudrücken. Nach diesen Autoren wäre:

$$Ak = (Konstante)(N_0)^{K_1}(Ag)^{K_2},$$

wobei bei Mäusen für die Antikörperbildung nach Stimulation mit Schaferythrocyten die Werte $K_1 = 1{,}0$ und $K_2 = 0{,}37$ betragen. Diese Zahlen wurden bei Verwendung optimaler Antigenmengen berechnet. Ob sich solche mathematischen
Beziehungen ohne weiteres auf In vivo-Verhältnisse übertragen lassen, bleibt
noch zu prüfen. An In vitro-Kulturen sensibilisierter Kaninchenlymphocyten
konnte gezeigt werden, daß die Kinetik der anamnestischen Reaktion im Sinn
der Antikörperbildung ebenso wie die Art des produzierten Antikörpers vom Verhältnis der Antigendosis (Poliovirus) zur Zellzahl (sog. Antigenmultiplizität) abhängt. Geringe Antigenmultiplizitäten (d.h. im Verhältnis zur Zellzahl relativ
geringe Antigendosis) führen in diesem System zu einer vorübergehenden Produktion von 19 S-Antikörper mit einem Maximum um den 10. Tag, während relativ
größere Antigenmengen auch die Bildung von 7 S-Antikörper hervorrufen, mit
einem Maximum ungefähr 3 Wochen nach Stimulation[62]. Wahrscheinlich empfiehlt
es sich, diese Verhältnisse für jedes System neu zu überprüfen.

Die Art und das Ausmaß der anamnestischen Reaktion werden ferner wesentlich durch die *Eintrittspforte und die bei vorimmunisierten im Vergleich zu nicht
immunisierten Individuen andersartige Lokalisation der Antigene* mitbestimmt[63].
Von der Eintrittspforte (beispielsweise: Ort der Injektion) hängt es ab, wo der
erste Kontakt des Antigens mit den sensibilisierten, antigen-responsiven Zellen
und somit die stärkste Stimulation zustande kommen. Nach intravenöser Injektion des Antigens beobachtet man die tiefstgreifenden geweblichen Veränderungen
in der Milz, nach parenteraler, nicht intravasculärer Verabreichung jedoch in
den regionären Lymphknoten. Obwohl nach erfolgter antigenischer Stimulation
die proliferative Tätigkeit in diesen ,,ersten Stationen" relativ stärker bleibt als
in den übrigen lymphoretikulären Organen, nehmen die letzteren an dem Geschehen in wechselndem Maß doch auch teil. Zunächst werden wahrscheinlich in vielen
Fällen auch sie vom Antigen erreicht, wenn auch in geringerer Konzentration;
außerdem können die im Verlauf der anamnestischen Reizbeantwortung stimulierten Zellen auf dem Lymph- und Blutweg in die übrigen Stationen gelangen.
Die im Vergleich zu nicht immunisierten Individuen unterschiedliche Lokalisation

---

[60] COHEN und SAPP 1967.
[61] Übersicht bei ALBRIGHT, MAKINODAN und CAPALBO 1964, ALBRIGHT und MAKINODAN 1964,
ARMSTRONG und DIENER 1969, NISBET, SIMONSEN und ZALESKI 1969.
[62] SVEHAG, CHESEBRO und KVARNFORS 1968.
[63] Übersicht bei ROBERTS und HAUROWITZ 1961, 1962, SPEIRS 1961, BUYUKOZER, MUTLU und
PEPE 1965, MITCHELL und ABBOTT 1965, COHEN, VASSALLI, BENACERRAF und McCLUSKEY
1966, HUMPHREY und FRANK 1967, HUMPHREY, ASKONAS, AUZINS, SCHECHTER und SELA
1967.

des injizierten Antigens bei vorimmunisierten Tieren soll im nächsten Abschnitt zur Sprache kommen.

Falls es sich um eine anamnestische Reaktion im Anschluß an eine wiederholte Verabreichung partikulärer Antigene handelt, muß den mit der Phagocytose dieses Materials zusammenhängenden Fragen besonderes Gewicht beigelegt werden. Seit langem ist bekannt, daß die Phagocytose der Partikeln von der Anwesenheit humoraler Faktoren, die mit dem schlecht definierten Begriff von „Opsoninen" bezeichnet wurden, abhängt[64]. Je nach Art und Größe der Partikeln werden diese vor allem von Granulocyten und/oder Makrophagen des reticulohistiocytären bzw. reticuloendothelialen Systems aufgenommen[65]. Unter den Serumfaktoren mit opsonisierender Wirkung sind in erster Linie Antikörper zu nennen[66], aber auch andere, bisher nur ungenügend geprüfte Faktoren können eine gewisse Rolle spielen[67]. Humorales Komplement scheint für den Vorgang der Phagocytose nicht oder nicht immer notwendig zu sein[68].

Bei Verwendung flüssiger Antigene stellen sich u. a. die mit der *Pinocytose* zusammenhängenden Probleme. Die Aufnahme gelöster Makromoleküle, wie Proteine oder Nucleinsäuren, war in den letzten Jahren Gegenstand eingehender Untersuchungen, und es konnten verschiedene Faktoren ermittelt werden, die diesen Vorgang begünstigen[69]. Die Bedeutung der pinocytoseregulierenden Faktoren im Rahmen immunbiologischer Vorgänge, u. a. im Verlauf einer anamnestischen Reaktion, sind jedoch zur Zeit noch wenig geklärt.

Werden dem lymphoretikulären Gewebe gleichzeitig mehrere verschiedenartige Antigene angeboten, kann es zu einer gegenseitigen Kompetition zwischen den letzteren kommen[70].

4. Das Schicksal von Antigenen im vorimmunisierten Organismus

Zum besseren Verständnis der cellulären Vorgänge, die sich im Rahmen einer anamnestischen immunbiologischen Reizbeantwortung abspielen, mag es nützlich sein, einige Angaben über das Schicksal des dem vorimmunisierten Organismus verabreichten Antigens vorauszuschicken. Die örtliche Verteilung und der Abbau von Antigenen erfolgt bei immunisierten grundsätzlich anders als bei nicht immunisierten Tieren[71]. Dies läßt sich beispielsweise an den keimfrei gehaltenen und ohne Colostrum ernährten Schweinchen zeigen. Solche, in immunologischer Hinsicht fast gänzlich unerfahrene Individuen sind nach passiver Immunisierung imstande, injizierte korrespondierende Antigene wesentlich rascher aus der Zirkulation zu entfernen als nicht immunisierte Kontrolltiere. Damit ist deutlich gezeigt, daß spezifische humorale Antikörper das Abfangen von Antigen (vor allem durch Makrophagen des reticulohistiocytären Systems) zu beschleunigen vermögen[72]. Fast ebenso wichtig erscheint die Frage, ob zum Zeitpunkt der Erstinjektion eines Antigens im Organismus schon Antikörper vorhanden sind, die durch früheren Kontakt mit anderen, aber in ihrer Antigenstruktur ähnlichen Substanzen entstanden sind und mit diesem Antigen eine Kreuzreaktion eingehen. Bei vorimmunisierten Tieren und solchen, die derartige kreuzreagierende Antikörper aufweisen, lokalisiert sich das injizierte Antigen im Gewebe an anderen

---

[64] Übersicht bei Suter und Ramseier 1964, Parish 1965.
[65] Übersicht bei Joos, Roos, Bürki, Bürki und Laissue 1969.
[66] Übersicht bei Gerlings-Petersen und Pondman 1964, Rother 1967, Voisin 1967, Hess und Lüscher 1968, Nelson 1969.   [67] Übersicht bei Suter und Ramseier 1964.
[68] Stollerman, Alberti und Plemmons 1967.
[69] Übersicht bei Hyman und Paldino 1960, Ryser und Hancock 1965, Ryser 1967.
[70] Übersicht bei Miller, Martinez und Good 1964, Eidinger, Khan und Millar 1968.
[71] Übersicht bei Humphrey 1969.   [72] Kim, Bradley und Watson 1967.

Stellen als bei einer echten Primärstimulation. Auch die morphologischen Veränderungen und die funktionellen Leistungen des immunbiologisch kompetenten Gewebes sind bei der Erstantwort ganz anders als anläßlich einer anamnestischen Reaktion. Bei nicht immunisierten Tieren gelangt intravenös injiziertes, flüssiges Antigen rasch in Makrophagen der Leber, der Milz und in geringerem Ausmaß der Lymphknoten, ferner in Granulocyten[73], Gefäßendothelien, Leberzellen und — je nach Molekülgröße und Nierengängigkeit der Substanz — auch in Epithelien der Nierentubuli[74]. Subcutan injiziertes flüssiges Antigen wird bei nicht immunisierten Tieren und solchen, die mit Sicherheit keine, eine Kreuzreaktion mit dem Antigen eingehenden Antikörper enthalten, in erster Linie von sinusnah gelegenen Makrophagen der regionären Lymphknoten, zunächst aber nicht von Zellen der Keimzentren, zurückgehalten[75]. Elektronenoptische Untersuchungen an Makrophagen ließen erkennen, daß markiertes Antigen enthaltende Phagosomen von — wahrscheinlich aus dem Golgi-Komplex abgeleiteten — Protolysosomen umringt werden und sich dann durch Fusion mit diesen zu Phagolysosomen vereinigen[76]. HAN und JOHNSON (1966) berichten, daß injiziertes heterologes, ^{131}I-markiertes Ferritin innerhalb kurzer Zeit in ganz geringen Mengen elektronenoptisch auch in lymphoiden Zellen gefunden werden konnte; diese wichtige Beobachtung steht im Gegensatz zu früheren Befunden an anderen Systemen[77] und bedarf weiterer Bestätigung. Falls, wie dies bei Verwendung von ^{125}I-markiertem *Salmonella adelaide*-Antigen an Ratten gesehen wurde, die Radioaktivität schon nach erstmaliger Injektion in den Keimzentren der regionären Lymphknoten konzentriert auftritt („follicular trapping")[78], erhebt sich die Frage nach einer — vielleicht nicht erfaßten — Vorimmunisierung und/oder dem Vorhandensein kreuzreagierender Antikörper. Bei Verwendung anderer, besser definierter Antigene wird nämlich ein „follicular trapping" erst später als eine Woche nach Primärstimulation beobachtet, während bei vorimmunisierten Tieren das injizierte Antigen rasch in den Keimzentren der regionären Lymphknoten fixiert erscheint[79] (Abb. 4). Die Gründe für die Fixierung von Antigen in Keimzentren sind noch nicht in allen Einzelheiten geklärt. Es wurde postuliert, daß es sich um den Ausdruck einer Antigenbindung an besondere Reticulumzellen mit dendritischen Fortsätzen handelt („centron")[80], an deren Oberfläche auch korrespondierende Antikörper festgehalten werden[81]. Kürzlich wurde mit Hilfe elektronenoptischer Untersuchungen und der Verwendung von Meerrettich-Peroxydase als Antigen gezeigt, daß auch die lymphoiden Keimzentrenzellen Antikörper enthalten können[82], so daß angenommen werden darf, wenigstens ein Teil der in Keimzentren vorhandenen Antikörper stamme von den Germinoblasten oder Germinocyten. Im übrigen ist hervorzuheben, daß sich am „follicular trapping" von Antigen nicht alle vorhandenen Keimzentren zu beteiligen scheinen.

Bei vorimmunisierten Tieren findet sich intravenös injiziertes Antigen, abgesehen von dem erwähnten „follicular trapping" in der Milz, vor allem auch in den

---

[73] Übersicht bei SPEIRS 1967.
[74] COONS, LEDUC und KAPLAN 1951; vgl. dazu auch COONS und KAPLAN 1950, CAMPBELL und GARVEY 1961, NAKAMURA, SPIEGELBERG, LEE und WEIGLE 1968.
[75] Übersicht bei HUMPHREY und FRANK 1967, HUMPHREY, ASKONAS, AUZINS, SCHECHTER und SELA 1967, BALFOUR und HUMPHREY 1967.
[76] Übersicht bei NOSSAL, ABBOT und MITCHELL 1968, ADA, LANG und PLYMIN 1968.
[77] BUYUKOZER, MUTLU und PEPE 1965.
[78] NOSSAL, ADA, AUSTIN und PYE 1965, JAROSLOW und NOSSAL 1966, NOSSAL, ABBOT, MITCHELL und LUMMUS 1968.
[79] HUMPHREY, ASKONAS, AUZINS, SCHECHTER und SELA 1967, BALFOUR und HUMPHREY 1967.
[80] Übersicht bei CONGDON und HANNA 1967, HANNA und SZAKAL 1968.
[81] Übersicht bei HANNA, SZAKAL und WALBURG 1969.
[82] SORDAT, SORDAT und COTTIER 1969.

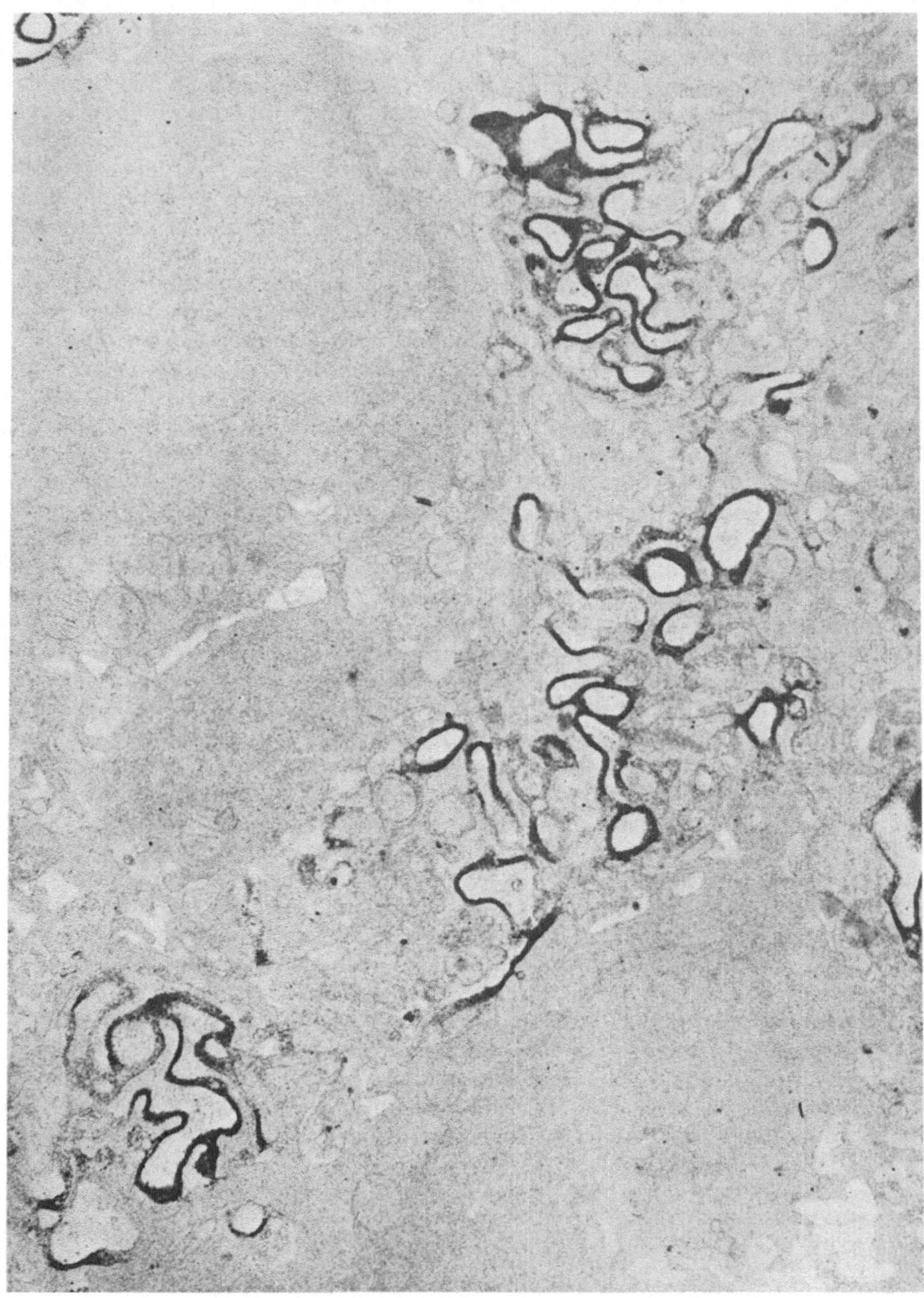

Abb. 4. Sog. "follicular trapping" von Antigen an der Oberfläche dendritischer Reticulum-zellen eines Keimzentrums. Es handelt sich um eine mit Meerrettich-Peroxydase (*MRP*) immunisierte Maus, bei der der regionäre Lymphknoten 75 Tage nach s.c. Sekundärstimulation entfernt und in vitro einer Antigendiffusion ausgesetzt worden war (Vergr. 20000fach, vgl. dazu Sordat, Sordat und Cottier 1969)

Lungen stärker konzentriert[83]. Lösliche Antigen-Antikörperkomplexe bleiben nach intravenöser Verabreichung ebenfalls mit Vorliebe in den Lungen, wo sie sich in der Wand kleiner peribronchialer Gefäße nachweisen lassen[84]. Interessanterweise stimmt diese Lokalisation mit dem Ort dichterer Mastzellansammlungen überein. Beim Abfangen von flüssigen Antigenen sind nach den Angaben von SPEIRS (1961) in vielen Fällen auch eosinophile Granulocyten beteiligt; eine Vermehrung eosinophiler Granulocyten im Gebiet des Antigenanstroms findet sich nicht nur bei primärer, sondern auch bei sekundärer Stimulation[85]. Über die Bedeutung dieser Elemente im Rahmen einer anamnestischen Reaktion ist noch wenig bekannt. *In vivo* gebildete Immunkomplexe, die sehr wahrscheinlich bei jeder wiederholten antigenischen Stimulation vorimmunisierter Tiere zustande kommen, können durch verschiedene Zellen weggeschafft werden; u.a. beteiligen sich an solchen Vorgängen neutrophile Granulocyten[86].

Das Abfangen partikulärer Antigene geschieht auch bei vorimmunisierten Tieren vor allem durch Mikro- und Makrophagen. Es wurde bereits erwähnt, daß das Vorhandensein spezifischer humoraler Antikörper diesen Vorgang zu begünstigen oder überhaupt erst zu ermöglichen scheint.

Unsere Kenntnisse über die Verweildauer von Antigenen im Körper sind noch lückenhaft. Man vermutet, daß diese viel länger ist, als früher angenommen wurde[87]. Die Beurteilung dieser Frage scheitert an der Schwierigkeit, kleinste Mengen von Antigenen in oder an Zellen nachweisen zu können. Aus ähnlichen Gründen herrscht heute noch keine Klarheit darüber, ob, wie lange und in welcher Konzentration auch Vorläufer der antikörperbildenden Zellen Antigen enthalten[88].

Mit Hilfe bestimmter, radioaktiv markierter, flüssiger Antigene läßt sich zeigen, daß diese in aktiv oder passiv vorimmunisierten Tieren rascher abgebaut werden als in nicht immunisierten[89]. Diese sog. Immundegradation läßt sich besonders gut bei passiv immunisierten Tieren quantitativ verfolgen; ihr Ausmaß und ihre Geschwindigkeit hängen in erster Linie von der absoluten Antigen- und Antikörperkonzentration ab, während das Verhältnis der Antigen- zur Antikörperkonzentration keine oder eine geringere Rolle zu spielen scheint[90].

5. Die mögliche Bedeutung von Makrophagen, Endothelien, Reticulumzellen, Granulocyten und Mastzellen im Rahmen einer anamnestischen Reaktion

Von verschiedenen Autoren wird angenommen, daß immunbiologisch kompetente Zellen zur Sensibilisierung durch ein Antigen der Anwesenheit von Makrophagen bedürfen[91]. Der Frage nach der Funktion der Makrophagen im Rahmen einer *primären* immunbiologischen Reizbeantwortung wurde in den letzten Jahren große Beachtung geschenkt. Die Fähigkeit dieser Zellen, sowohl partikuläres als auch flüssiges Antigen aufzunehmen und über längere Zeit im lymphoretikulären Gewebe festzuhalten, wurde bereits erörtert (S. 333ff.). Je nach den enzymatischen Fähigkeiten der Phagocyten kann aufgenommenes antigenisches Material entweder abgebaut bzw. wieder nach außen abgegeben werden oder im Zelleib verbleiben[92]. Auf dem Weg des Abbaus könnten Bruchstücke des ursprünglichen Antigens entstehen, die ihrerseits eine — unter Umständen andersartige —

---

[83] CAMPBELL und GARVEY 1961.   [84] COCHRANE 1963.
[85] COTTIER, ODARTCHENKO, KEISER, HESS und STONER 1964.   [86] COCHRANE, WEIGLE und DIXON 1959.   [87] CAMPBELL und GARVEY 1961, HAUROWITZ 1962.
[88] Vgl. dazu SPEIRS 1961, ROBERTS und HAUROWITZ 1961.
[89] TALMAGE, DIXON, BUKANTZ und DAMMIN 1951, DIXON und TALMAGE 1951.
[90] TERRES und WOLINS 1959.   [91] Übersicht bei BUSSARD 1966, NELSON 1969.
[92] UNANUE und ASKONAS 1968.

antigenische Wirkung entfalten. Diese theoretisch denkbaren Prozesse sind aber im einzelnen noch sehr wenig bekannt. Dasselbe trifft auch für die Hypothese zu, wonach Makrophagen zur Umwandlung von Antigenen zu sog. „Immunogenen" benötigt würden[93]; nach derselben Auffassung hätten nur die letzteren die Fähigkeit, immunbiologisch kompetente Zellen zur Proliferation, Differenzierung und Antikörperproduktion zu induzieren. Diese Frage ist nicht geklärt[94]. Auch die von Fishman[95] postulierte Übertragung von RNS bzw. RNS-Antigen-Komplexen[96] von Makrophagen auf immunkompetente Zellen gilt noch nicht für alle Autoren als erwiesen.

Noch weniger geklärt ist die Frage, welche Bedeutung den Makrophagen im Rahmen einer *anamnestischen* immunbiologischen Reizbeantwortung zukommt[97]. Wie in einem späteren Abschnitt erläutert wird (S. 344 ff.), erfolgt die mit einer Zellvermehrung und -differenzierung der Plasmazellvorläufer einhergehende Antikörperproduktion nach wiederholter antigenischer Stimulation viel rascher und in einem mengenmäßig weit größeren Ausmaß. Eines der wesentlichen Probleme, die es in diesem Zusammenhang zu lösen gilt, liegt in der Frage, wie das Antigen mit spezifisch sensibilisierten „Memory"-Zellen reagiert. Bei diesen Elementen kann es sich um kleine Lymphocyten handeln („committed lymphocytes[98]"), die keine besondere Bereitschaft zur Phagocytose oder Pinocytose aufweisen. Ist es trotzdem möglich, daß diese Zellen kleinste Mengen von Antigen aufnehmen und so zur Proliferation und Differenzierung in Richtung der Plasmazellinie gebracht werden? Diese wichtige Frage ist noch umstritten. Verschiedentlich wurde gemeldet, daß im Rahmen einer anamnestischen Reizantwort Antigen in antikörperbildenden Zellen gefunden wurde. Der Nachweis von Radioaktivität in lymphoiden oder plasmocytoiden Zellen nach Sekundärstimulation mit einem radioaktiv markierten Antigen[99] kann nicht als Beweis für die Anwesenheit von Antigen in diesen Elementen gelten: Die Radioaktivität könnte auch in reutilisierten Abbauprodukten des Antigens stecken. Stichhaltiger ist in dieser Hinsicht vielleicht die Beobachtung von Wellensiek und Coons (1964), die bei Kaninchen nach Sekundärstimulation mit Fremdferritin die für diese Substanz typischen Strukturen in Plasmazellen elektronenoptisch nachwiesen. Anderen Autoren gelang es in ähnlichen Versuchen nicht, Ferritin[100] oder andere Antigene[101] in plasmocytoiden Vorläufern oder Plasmazellen festzustellen. Selbst wenn Plasmazellen tatsächlich korrespondierendes Antigen enthalten sollten, könnte dies auf einer nachträglichen Aufnahme desselben beruhen, entsprechend der von Uhr (1965) geschilderten Aufnahme von Immunkomplexen *in vitro*. Diese Übersicht führt zum Schluß, daß noch nicht entschieden ist, ob im Rahmen einer anamnestischen Reizantwort das Antigen in die „Memory"-Zellen eintreten muß, um die Stimulation auszulösen, oder ob dazu ein oberflächlicher Kontakt zwischen Antigen und sensibilisierter Zelle genügt. In beiden Fällen bleibt auch unklar, ob Makrophagen bei der Auslösung einer anamnestischen Reaktion eine Rolle spielen. Bei allen oben erwähnten Versuchen wurde bestätigt, daß die Makrophagen Antigen aufnehmen. Es gelingt mit Extrakten von Zellen, die als Makrophagen bezeichnet wurden[102], zusammen mit Suspensionen normaler Milzzellen, bei nicht immunisierten, bestrahlten Tieren eine immunologische Reaktion auszulösen.

---

[93] Übersicht bei Hersh und Harris 1968.
[94] Übersicht bei Feldman 1969, Gery, Benezra und Davies 1969.
[95] Fishman 1961, Fishman und Adler 1963, Fishman, Hammerstrom und Bond 1963, Adler, Fishman und Dray 1966.   [96] Askonas und Rhodes 1965.
[97] Übersicht bei Rhodes und Lind 1968.   [98] Übersicht bei Gowans und Uhr 1966.
[99] Roberts und Haurowitz 1962.   [100] De Petris und Karlsbad 1965.
[101] Nossal, Ada und Austin 1965, Nossal, Ada, Austin und Pye 1965, McDevitt, Askonas, Humphrey, Schechter und Sela 1966.   [102] Askonas und Rhodes 1965.

Welche Bedeutung diesem Befund beizumessen ist, läßt sich schwer beurteilen. Falls in solchen Versuchen lediglich Antigen und immunkompetente Zellen übertragen wurden, wären die Resultate nicht erstaunlich. Ähnliche Überlegungen gelten für die Bewertung der Beobachtung von HARRIS (1965), der durch Zusatz einer kleinen Zahl von Peritonealmakrophagen oder Milzzellen, die mit Antigen in Kontakt gebracht und nachher gewaschen worden waren, zu einer Milzzellkultur *in vitro* eine der anamnestischen Reaktion entsprechende Proliferation immunologisch aktiver Zellen auslöste. Die Versuche von DUTTON und EADY (1964), die durch Beimengung von Antigen zu einer Kultur von Milzzellen immunisierter Kaninchen eine anamnestische Reaktion *in vitro* erzeugten, haben nichts zur Klärung der Frage beigetragen, ob Makrophagen an diesem Geschehen wesentlich

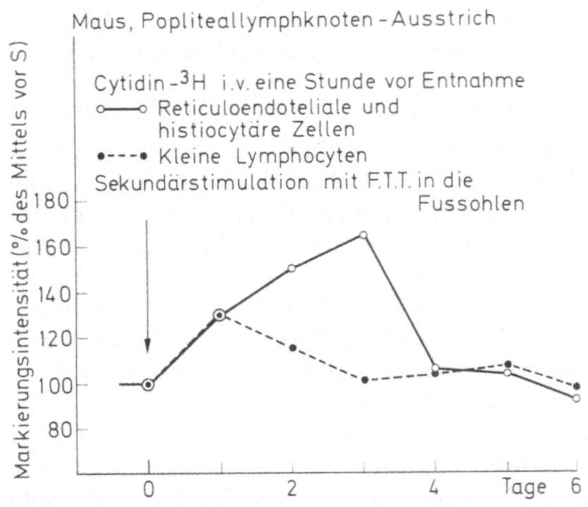

Abb. 5. Einbau von Cytidin-³H in Reticulumzellen, Histiocyten und kleine Lymphocyten regionärer Lymphknoten nach Sekundärstimulation (↓) mit Tetanustoxoid (Nicht veröffentlichte Befunde, S. DÜBI, Bern)

beteiligt sind. In solchen Systemen scheint die Anwesenheit einer großen Zahl normaler Makrophagen sogar einen repressiven Effekt auf die Zellproliferation und damit die anamnestische Reaktion auszuüben[103]. Es bestehen auch keine Gründe zur Annahme, daß die Makrophagen zur Ermöglichung einer anamnestischen Reaktion RNS synthetisieren müssen[104]. Während der ersten 24 Std nach Sekundärstimulation von Mäusen mit Tetanustoxoid zeigt sich in den regionären Lymphknoten keine selektiv verstärkte Inkorporation von Cytidin-³H in reticulohistiocytäre oder endotheliale Zellen[105] (Abb. 5). Aus der Gesamtheit der vorliegenden Resultate gewinnt man den Eindruck, daß Aufnahme, allfällige Modifikation und Weitergabe von Antigen durch Makrophagen an „Memory"-Zellen keine notwendige Voraussetzung für die Auslösung einer anamnestischen Reaktion darstellen[106]. Zu ähnlichen Schlüssen gelangt auch MITCHISON (1969), der feststellte, daß sensibilisierte Lymphocyten durch Proteinantigene direkt, d.h. ohne Mithilfe von Makrophagen, stimuliert werden können. Dies heißt allerdings nicht, daß die Makrophagen an anamnestischen Reaktionen gänzlich unbeteiligt seien. Man erinnert sich beispielsweise daran, daß humorale Antikörper in vorimmunisierten Tieren eine opsonisierende Wirkung auf partikuläre Antigene haben können, und daß aus solchen Gründen eine Aufnahme von Antigen in Elementen

[103] PARKHOUSE und DUTTON 1966.   [104] HARRIS 1966.   [105] DÜBI 1969.
[106] ELLIS, GOWANS und HOWARD 1969.

des reticulohistiocytären und endothelialen Systems erfolgen mag. Dies wiederum dürfte für das Ausmaß der anschließenden anamnestischen Reaktion nicht ohne Belang sein. Das sog. „follicular trapping" von Antigen wurde bereits erwähnt (s. S. 337 ff.); hier kommt es bei vorimmunisierten Tieren zu einer Fixation von Antigen an der Oberfläche der in den Keimzentren gelegenen, dendritischen Reticulumzellen. Schließlich hat man auch zu bedenken, daß in vielen Fällen nach Sekundärstimulation mit einem Antigen eine — örtliche oder generalisierte — anaphylaktische Reaktion ausgelöst wird. Dabei kommt es u. a. zu einer Degranulierung von Mastzellen mit Freisetzung gefäßaktiver Amine[107], ferner zur Bildung mitunter unlöslicher Immunkomplexe, Aktivierung von Komplement, chemotaktischer Anziehung von Granulocyten, Phagocytose der Komplexe sowie Gewebsschäden, die vor allem durch austretende Granulocytenenzyme bedingt zu sein scheinen[108]. Über die mögliche Bedeutung dieser Vorgänge für die Auslösung einer anamnestischen Reaktion wissen wir noch wenig Bescheid.

6. Die sog. „Memory"-Zellen

Das für eine anamnestische Immunreaktion bezeichnende rasche Einsetzen einer kräftigen Proliferation lymphoider und plasmocytoider Zellen sowie der damit verbundene steile Anstieg der Antikörperkonzentration im Blut wird nach übereinstimmender Auffassung der meisten Autoren auf die Anwesenheit sog. „Memory"-Zellen zurückgeführt. Bei diesen Elementen handelt es sich offenbar um Zellen, die auf ein bestimmtes Antigen bereits sensibilisiert sind, in der Regel jedoch nicht oder bisher nicht meßbar korrespondierende Antikörper produzieren. „Memory"-Zellen entstehen wahrscheinlich im Verlauf jeder immunbiologischen Reizbeantwortung; dank der antigeninduzierten Zellproliferation werden sie in erheblicher Zahl gebildet und verteilen sich dann rasch auf dem Lymph- und Blutweg im ganzen Organismus (s. S. 360 ff.). Es ist anzunehmen, daß auch im Rahmen der Entstehung einer cellulären Immunität „Memory"-Zellen gebildet werden; von diesen soll hier jedoch nicht die Rede sein.

Für die quantitative Erfassung der Zahl *sensibilisierter („Memory"-) Zellen* in einem bestimmten Gewebe, im Blut oder in der Lymphe eignen sich u. a. die folgenden Methoden:

1. Übertragung isologer Zellsuspensionen oder Organe auf ganzbestrahlte Empfänger, mit nachfolgender antigenischer Stimulation der letzteren und Messung der anamnestischen Antikörperproduktion[109].

2. Injektion von Zellsuspensionen, die aus lymphoretikulären Organen stimulierter Tiere gewonnen wurden, in ganzbestrahlte, isologe Empfänger und Zählen der lymphoidzelligen und plasmocytoiden Kolonien in der Milz[110].

3. Verwendung histokompatibler Tierstämme mit unterschiedlichen Markierchromosomen für die unter 1. und 2. erwähnten Versuchsanordnungen[111].

4. Züchtung von Gewebe und Zellen lymphoretikulärer Organe vorimmunisierter Tiere in Millipore-Kammern, die letal ganzbestrahlten, nicht immunisierten Wirtstieren implantiert werden, gleichzeitig mit einer erneuten antigenischen Stimulation („in vivo"-Kultur)[112].

5. *In vitro*-Kultur von Lymphocyten sensibilisierter Individuen unter Zusatz von Antigen[113].

6. Agar-Plaque-Technik von Jerne[114].

---

[107] Übersicht bei Keller 1966.   [108] Übersicht bei Cochrane, Hawkins und Kniker 1968.

[109] Hale und Stoner 1953, Stoner und Hale 1955, 1962, Dixon 1958, Goodman 1961, Perkins und Makinodan 1964, Armstrong, Diener und Shellam 1969.

[110] Feldman und Mekori 1966.

[111] Micklem, Ford, Evans und Gray 1966, Barnes, Breckon, Ford, Micklem und Ogden 1967, Koller, Davies, Leuchars und Wallis 1967.

[112] Holub und Riha 1960; Übersicht bei Perkins und Makinodan 1964, Hoppe 1965.

[113] Übersicht der Technik bei Hirschhorn, Bach, Kolodny, Firschein und Hashem 1963, Naspitz und Richter 1968.

[114] Jerne und Nordin 1963, Jerne, Nordin und Henry 1963.

Morphologisch entsprechen die „Memory“-Zellen wahrscheinlich in der Regel kleinen Lymphocyten, die bei erneutem Kontakt mit Antigen an Größe zunehmen und in Proliferation übergehen können[115]. Angesichts der Vielgestaltigkeit der Lymphocyten[116] fällt es schwer, elektronenoptisch oder gar lichtmikroskopisch zwischen nicht sensibilisierten und sensibilisierten Zellen zu unterscheiden. Immerhin fällt auf, daß sich die Mehrzahl der in peripheren lymphoreticulären Organen vorhandenen kleinen Lymphocyten von denjenigen in der Thymusrinde deutlich unterscheidet: Die letzteren, die als besonders wenig differenziert gelten können, enthalten im spärlichen Cytoplasma fast keine Polysomen oder α-Cytomembranen[117]; ferner besitzen sie kleine Nucleolen von auffallend einheitlicher Größe[118]. Man darf vermuten, daß deutlich basophile Lymphocyten mit größeren Nucleolen, etwas reichlicher Cytoplasma, zahlreicheren Polysomen und vereinzelten α-Cytomembranen eher sensibilisierte als nicht sensibilisierte Zellen sein dürften. Zellelektrophoretisch lassen sich im Ductus thoracicus der Ratte zwei Gruppen kleiner Lymphocyten auseinanderhalten[119]; möglicherweise handelt es sich bei einer der beiden um sensibilisierte Elemente. Von den meisten Autoren wird auch angenommen, daß die „Memory“-Zellen einen guten Teil der langlebigen, öfters rezirkulierenden Lymphocyten[120] ausmachen[121]. Diese Annahme ist einleuchtend und bietet an sich eine gute Erklärungsmöglichkeit für die Tatsache, daß eine anamnestische Reaktion durch Antigeninjektion an irgend einer Stelle des Körpers und noch lange Zeit nach Primärstimulation ausgelöst werden kann. Als bevorzugte Organlokalisation von „Memory“-Zellen kommen eher Milz und Lymphknoten als das Knochenmark in Betracht[122]. Für die Rückbildung der Fähigkeit, eine kräftige anamnestische Immunreaktion zu vollziehen, könnte einerseits ein allmählicher Verlust an „Memory“-Zellen verantwortlich sein; andererseits wurde geltend gemacht, daß hohe Antigendosen zu einer, wenn auch z. T. nur vorübergehenden „Paralyse“ dieser Elemente führen können[123]. Ferner wird von einigen Autoren vermutet (s. S. 344 ff.), daß die lange Zeitspanne, über die der Organismus nach Primärstimulation mit einem bestimmten Antigen zum Vollzug einer anamnestischen Reaktion nach wiederholter Antigengabe befähigt bleibt, nicht nur von der Lebensdauer der „Memory“-Zellen abhängt. Es wurde bereits erwähnt, daß Antigene unter Umständen sehr lange im Körper verbleiben und somit ein gewisses Maß fortgesetzter Stimulation unterhalten könnten. In diesem Zusammenhang wurden besonders die Keimzentren hervorgehoben, wo Antigene fixiert bleiben (s. S. 337), und wo eine Zellproliferation über längere Zeit andauern mag. Gewisse Beobachtungen sprechen dafür, daß die „Memory“-Zellen wenigstens zum Teil aus lymphoiden Keimzentrenzellen (Germinoblasten, Germinocyten) hervorgehen könnten[124].

In gewissem Gegensatz zu dieser Vorstellung steht die Meinung einzelner Autoren, die Abkömmlinge der Keimzentrenzellen seien kurzlebig[125]. Ferner muß berücksichtigt werden, daß nach echter Primärstimulation eine *de novo*-Bildung

[115] GOWANS und UHR 1966, ELLIS, GOWANS und HOWARD 1969.
[116] Übersicht bei GRUNDMANN 1958a, b, 1959, 1961, Low 1960, BROOKS und SIEGEL 1966.
[117] COTTIER und JOST 1962, CLAWSON, COOPER und GOOD 1967.   [118] HEINIGER, RIEDWYL, GIGER, SORDAT und COTTIER 1967.   [119] RUHENSTROTH-BAUER und LÜCKE-HUHLE 1968.
[120] Übersicht bei LITTLE, BRECHER, BRADLEY und ROSE 1962, BUCKTON und PIKE 1964, ROBINSON, BRECHER, LOURIE und HALEY 1965.
[121] Vgl. dazu EVERETT, CAFFREY und RIEKE 1964, LUNDMARK und FICHTELIUS 1965, MILLER und COLE 1967a, b, EVERETT und TYLER 1967.
[122] SINGHAL und RICHTER 1968, CHAPERON, SELNER und CLAMAN 1968, ABDOU und RICHTER 1969.   [123] BYERS und SERCARZ 1968a, b.
[124] THORBECKE, ASOFSKY, HOCHWALD und SISKIND 1962, WAKEFIELD und THORBECKE 1968a, b, JACOBSON und THORBECKE 1968.
[125] CRADDOCK, WINKELSTEIN, MATSUYUKI und LAWRENCE 1967.

von Keimzentren erst relativ spät stattfindet (s. S. 348); falls lymphoide Keimzentrenzellen die einzigen Vorläufer von „Memory"-Zellen für die eine anamnestische Antikörperproduktion vollziehenden Elemente wären, könnte sich demnach das immunologische „Gedächtnis" erst nach Ablauf von mindestens einer Woche entwickeln. Unseres Wissens finden sich zur Zeit keine verwertbaren Gründe für diese Annahme. Wir müssen demnach damit rechnen, daß „Memory"-Zellen mit der Fähigkeit, anamnestisch zu reagieren und eine beschleunigte Antikörperproduktion einzuleiten, auch aus anderen als Keimzentrenzellen hervorgehen könnten. In diesem Zusammenhang ist daran zu erinnern (s. S. 359), daß die lymphoiden Keimzentrenzellen vor allem mit der Produktion von 7S-Antikörper zu tun zu haben scheinen[126]. Ob für die Bildung von 19S-Antikörper besondere „Memory"-Zellen verantwortlich sind, bleibt noch weiter zu klären. Verschiedene Befunde sprechen dafür, daß bei Mäusen von sog. antigensensitiven Einheiten (antigensensitive units [ASU]) stammende Zellpopulationen nicht von der Produktion von IgM- auf eine solche von IgG-Antikörper übergehen können[127]. Diese Frage ist noch nicht entschieden, und verschiedene Autoren halten es für möglich, daß innerhalb ein und derselben immunbiologisch aktiven Zellinie eine Umstellung von 19S- auf 7S-Antikörperproduktion stattfinden könnte. Ob es dabei zu einer Aktivierung derjenigen Gene kommt, die die Synthese der γ-Ketten kontrollieren[128], kann zur Zeit nicht beurteilt werden.

Vor kürzerer Zeit wurde postuliert, daß bei Mäusen an der Beantwortung einer erstmaligen Injektion bestimmter Antigene zwei Zellpopulationen beteiligt seien: 1. sog. antigenreaktive Zellen (ARZ), 2. Vorläufer antikörperbildender Zellen (ABZ), und daß im Thymus nur ARZ, im Knochenmark dagegen nur Vorläufer von ABZ vorhanden seien[129]. Nach dieser Auffassung würden die ARZ mit dem Antigen in Reaktion treten und die Differenzierung der ABZ-Vorläufer in antikörperproduzierende Elemente auslösen. Über entsprechende Möglichkeiten im Rahmen einer anamnestischen Reizbeantwortung weiß man noch wenig Bescheid; einzelne Autoren vermuten, daß auch hier sensibilisierte, antigenresponsive und antikörperbildende Zellen nicht unbedingt den gleichen Zellinien anzugehören brauchen[130]. Vorläufig ist in der Beurteilung dieser Fragen Zurückhaltung geboten.

7. Frühereignisse und Zellproliferation im Rahmen einer anamnestischen Immunreaktion: Keimzentrenentwicklung und Plasmocytopoese

Das für eine anamnestische Reaktion bezeichnende rasche Einsetzen von Zellaktivierung, -proliferation und -differenzierung beruht nach Auffassung der meisten Untersucher auf der Fähigkeit spezifisch sensibilisierter Zellen, das korrespondierende Antigen wiederzuerkennen und in kurzer Zeit nach der erneuten Kontaktnahme in typischer Weise zu antworten, d.h. sich zu vergrößern, in Teilung zu gehen und — im Fall des antikörperbildenden Systems — eine Differenzierung in Richtung auf die Plasmazellentstehung einzuleiten. Zahlreiche Beobachtungen sprechen dafür, daß diese Eigenschaft spezifisch sensibilisierter Elemente in den Zellen selbst verankert ist und nicht oder kaum vom umgebenden Milieu abhängt[131]. In vielen Fällen, vor allem bei längeren Zeitintervallen zwischen primärer und sekundärer antigenischer Stimulation, dürfte es sich bei den spezi-

---

[126] Übersicht bei Cottier, Odartchenko, Schindler und Congdon 1967.
[127] Shearer, Cudkowicz und Priore 1969.   [128] Sterzl 1969.
[129] Miller und Mitchell 1968, Mitchell und Miller 1968, Nossal, Cunningham, Mitchell und Miller 1968.   [130] Kornfeld und Weyzen 1968.
[131] Übersicht bei Bridges, Condie, Zak und Good 1959.

fisch sensibilisierten Elementen um die oben erwähnten „Memory"-Zellen handeln. Man darf aber nicht übersehen, daß je nach Art, Dosis und Verabreichungsweise des Antigens sowie dem Zeitintervall zwischen erstmaliger und wiederholter Stimulation eine primäre immunbiologische Reizbeantwortung unmittelbar in eine anamnestische übergehen kann[132]. Es wird von einzelnen Autoren sogar angenommen, daß bei hoher Konzentration und langer Verweildauer bestimmter Antigene eine Differenzierung zahlreicher immunokompetenter Zellen (X-Zellen) in antikörperbildende Elemente vom Typ der Z-Zellen erfolgen kann, ohne daß es dabei zu einer nennenswerten Proliferation von Y-Zellen kommt[133].

Über die *Frühereignisse* im Rahmen einer anamnestischen Reaktion wissen wir noch wenig. Da sich Lymphocyten *in vitro* nicht nur durch Phythämagglutinin (PHA) und andere mitogene Substanzen, sondern auch durch Haptene[134] und Vollantigene[135] stimulieren lassen, ist es vielleicht gestattet, gewisse Vergleiche mit solchen Systemen *in vitro* zu ziehen. Über das Wesen des ersten Signals zur Einleitung einer anamnestischen Reaktion lassen sich nur Vermutungen äußern; denkbar wäre, daß die spezifisch sensibilisierten Zellen an ihrer Oberfläche mit dem Antigen korrespondierende Rezeptoren, möglicherweise nicht meßbare Mengen von Antikörper, tragen, mit denen neu angebotene Antigene reagieren und so die Stimulation auslösen. Man weiß aber nicht, ob es sich hierbei um einen Prozeß handelt, der sich ausschließlich an der Zelloberfläche abspielt, oder ob Antigen auch in die Zelle eintritt.

Die oben angeführten Versuche mit Stimulation von Lymphocyten *in vitro* lassen im übrigen, falls ein Vergleich mit der wiederholten antigenischen Stimulation *in vivo* überhaupt gerechtfertigt ist, folgendes erkennen: Zu den ersten Vorgängen nach Stimulation gehört eine verstärkte Rate der Histonacetylierung[136]. Die Beweglichkeit der Zellen nimmt zu, der Kern lockert sich auf und wird größer, ferner treten deutliche Nucleolen hervor. Diese morphologisch erkennbaren Umwandlungen sind mit einer Umstellung und einer Aktivierung verschiedener metabolischer Leistungen verknüpft, u.a. auch im Rahmen des Energiestoffwechsels der Zelle[137]. Ferner wird eine leichte Steigerung des Proteinstoffwechsels festgestellt[138]. Wie sich schon auf Grund der zunehmenden cytoplasmatischen Basophilie der stimulierten Zellen vermuten läßt, kommt es bald zu einer deutlichen Verstärkung der RNS-Synthese[139]. Während bei ruhenden Lymphocyten nur kleine Mengen RNS synthetisiert werden, erfolgt innerhalb kurzer Zeit nach Beginn der Stimulation eine deutliche Neubildung von 4 S-RNS. Der Aufbau größerer Mengen ribosomaler RNS geschieht langsamer und kommt erst im Verlauf mehrerer Stunden richtig in Gang, bleibt aber über die ganze Zeit proliferativer Tätigkeit, dem Zellwachstum entsprechend, erhalten[140].

Entsprechende Vorgänge *in vivo* sind viel schwieriger zu erfassen. Im Rahmen einer anamnestischen Reaktion auf Tetanustoxoid bei Mäusen zeigen die kleinen Lymphocyten, soweit sie die Gestalt nicht verändern, keine nennenswert verstärkte Inkorporation von Cytidin-^{3}H und DL-Leucin-^{3}H[141]. Offensichtlich geht die Steigerung metabolischer Vorgänge in stimulierten Lymphocyten Hand in Hand mit einer Vergrößerung derselben. In der Tat findet sich beim gleichen

---

[132] Übersicht bei STERZL 1967.   [133] STERZL 1969.
[134] Übersicht bei RIPPS, FELLNER und HIRSCHHORN 1965, MILLS 1966.
[135] Übersicht bei HIRSCHHORN, BACH, KOLODNY, FIRSCHEIN und HASHEM 1963, BACH und HIRSCHHORN 1965, DRESSER 1965, SELL, ROWE und GELL 1965, CARON und SARKANY 1966, CAMPBELL, ROWLANDS, HARRINGTON und KIND 1966.   [136] OPPENHEIM 1968.
[137] Übersicht bei MacHAFFIE und WANG 1967.   [138] SELL, ROWE und GELL 1965.
[139] Übersicht bei WINTER und YOFFEY 1965, 1966, SALZMAN, PELLEGRINO und FRANCESCHINI 1966, HOLUB 1967.   [140] Übersicht bei RUBIN und COOPER 1965, TORELLI, HENRY und WEISSMAN 1968.   [141] COTTIER, ODARTCHENKO und STONER 1962.

System ein deutlich verstärkter Einbau von Cytidin-³H in eine kleine Zahl großer lymphoider Zellen schon innerhalb der ersten 24 Std nach Sekundärstimulation mit Tetanustoxoid[142], d. h. bevor es zu einer meßbaren Vermehrung DNS-synthetisierender Zellen kommt (Abb. 6). Dies bedeutet allerdings nicht, daß die DNS-Synthese in spezifisch stimulierten Zellen erst nach Ablauf des ersten Tages im Anschluß an die Zweitinjektion des Antigens einsetzt, weil eine geringfügige Vermehrung DNS-synthetisierender Zellen innerhalb eines Lymphknotens aus numerischen Gründen übersehen werden könnte. Beobachtungen an Mäusen deuten darauf hin, daß es in der Milz zwischen 24 und 30 Std nach Sekundärstimulation mit *S. typhi* zu einer Synthese von RNS-Molekülen besonderer Größe (>28 S) kommt[143].

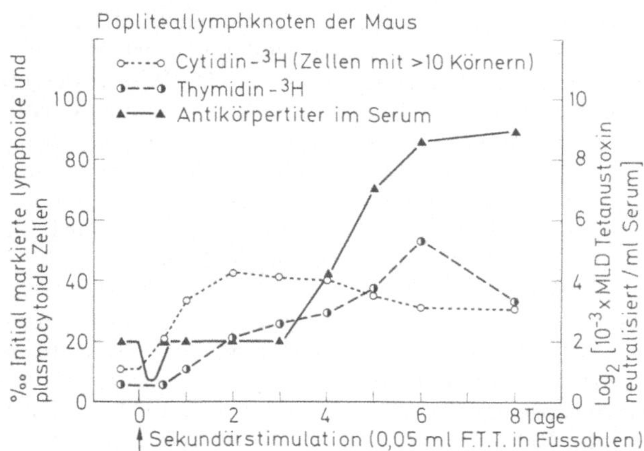

Abb. 6. Einbau von Thymidin-³H und Cytidin-³H in lymphoide und plasmocytoide Zellen der regionären Lymphknoten nach Sekundärstimulation von Mäusen mit Tetanustoxoid

Seit der Einführung von Thymidin-³H für autoradiographische Zwecke[144] ist es möglich geworden, einen genaueren Einblick in die *Proliferationseigenschaften* morphologisch und färberisch faßbarer Zellinien zu erhalten. In den vergangenen Jahren wurden verschiedene Methoden entwickelt, die es gestatten sollen, die zeitlichen Verhältnisse des Zellcyclus und seiner Phasen sowie anderer Gesetzmäßigkeiten der Proliferation *in vivo* zu bestimmen. So wurde versucht, aus dem Abfall der mittleren[145] oder höchsten Körnerzahl[146] pro markierte Zelle in Interphase, als Funktion der Zeit nach Injektion von Thymidin-³H, Aufschluß über die durchschnittliche Generationszeit zu erhalten. Auf Grund dieser Methode wurden beispielsweise für Lymphoblasten und Plasmoblasten von Ratten im Verlauf einer anamnestischen Reaktion auf Diphtherietoxoid[147] oder Flagellin von *Salmonella adelaide*[148] Generationszeiten von 17 bzw. 12 Std angegeben. Diese Methode birgt indessen erhebliche Fehlerquellen[149], und es hat sich in der Folge gezeigt, daß diese Werte zu hoch sind. Eine gewisse Zurückhaltung ist auch gegenüber der Doppelmarkierung mit Thymidin-³H und Thymidin-¹⁴C als Methode

---

[142] Übersicht bei Cottier und Jost 1962, Cottier, Odartchenko, Keiser, Hess und Stoner 1964.   [143] Church, Storb, McCarthy und Weiser 1968.
[144] Taylor, Woods und Hughes 1957.
[145] Cronkite, Bond, Fliedner und Killmann 1960.
[146] Killmann, Cronkite, Fliedner und Bond 1962.
[147] Balfour, Cooper und Alpen 1965.
[148] Nossal und Mäkelä 1962, Mäkelä und Nossal 1962, Nossal, Ada und Austin 1964.
[149] Janett, Wagner, Jansen, Cottier und Cronkite 1966.

zur Ermittlung von Generationszeiten geboten; mit dieser Technik wurde bei Mäusen für 19 S-antikörperbildende Zellen (plaque forming cells, PFC) sowohl während der primären als auch der sekundären Immunreaktion eine Generationszeit von 12—13 Std errechnet[150], ein Wert, der fast doppelt so groß ist wie die Verdoppelungszeit für PFC (6—7 Std)[151], zum mindesten, was die anamnestische Reizbeantwortung anbelangt. Bessere Resultate erhält man aus dem Verlauf der Kurve des Markierungsindex von Mitosefiguren, als Funktion der Zeit nach Pulsmarkierung mit Thymidin-³H[152]. Auf diese Weise wurden für die in Millipore-Kammern im Rahmen einer anamnestischen Reaktion proliferierenden Mäuselymphoblasten und -plasmoblasten erheblich kürzere Zeiten gemessen, nämlich eine Generationszeit (t_G) von 7—9 Std, eine G_1-Zeit von 0—1 Std, eine DNS-Synthesezeit (S) von 5—6,8 Std, eine G_2-Zeit von 0,7 Std sowie eine Mitosezeit von 0,5 Std[153]. Ähnlich kurze Zeiten erhielten auch BALFOUR, COOPER und MEEK (1965a, b), die diese Methode mit einer immunofluorescenzoptischen Technik verbanden und somit Angaben über das proliferative Geschehen innerhalb einer Plasmazellinie machen konnten, die spezifischen Antikörper enthält. Es dürfte mehr als ein Zufall sein, daß die Generationszeit der Plasmazellvorläufer ziemlich gut mit der Verdoppelungszeit des Antikörpertiters im Blut übereinstimmt (ungefähr 8 Std, vgl. Abb. 8). Trotzdem braucht die immunbiologische Aktivität nicht immer mit der proliferativen Tätigkeit der Zellen parallel zu gehen[154]. Es stellt sich hier die Frage, ob in solchen Fällen einzelne Zellen unterschiedliche Mengen von Antikörper bilden. Durch getrennte Ermittlung des Markierungsindex der einzelnen Mitosephasen, als Funktion der Zeit nach Injektion von Thymidin-³H, kann auch die Mitosezeit *in vivo* ziemlich genau bestimmt werden[155]. Bei Verwendung von Markierungsindexkurven der Mitosefiguren zur Ermittlung der zeitlichen Parameter der Zellproliferation muß berücksichtigt werden, daß Mitosefiguren wesentlich schwieriger zu klassieren sind als Zellen in Interphase. Ferner hat man zu bedenken, daß im lymphatischen Gewebe früh nach Injektion von Thymidin-³H markierte Zelltrümmer erscheinen, vor allem in den Keimzentren[156], so daß schon kurze Zeit nach *in vivo*-Markierung die Voraussetzung für eine Reutilisation von ³H-haltigen Abbauprodukten der DNS durch benachbarte, DNS-synthetisierende Elemente besteht. Die wahrscheinlich zuverlässigsten Ergebnisse erhält man, wenn neben dem Mitosemarkierungsindex auch die Mitosemarkierungsintensität in Abhängigkeit von der Zeit nach Injektion von Thymidin-³H registriert wird. Auf diese Art gelingt es, übereinstimmende Periodizitäten der beiden Kurven zu erhalten. Mit Hilfe dieser Technik wurde beim Kalb für basophile lymphoide Zellen des Ductus thoracicus die kürzeste, bisher für Säugerzellen im postnatalen Leben bekannte Generationszeit gemessen, nämlich 5,5 Std[157], bei entsprechend kurzen Einzelphasen des Cyclus, im besonderen einer Mitosezeit von kaum 20 Min[158]. Diese Zahlen verdienen im Zusammenhang mit einer anamnestischen Reaktion erwähnt zu werden, weil vieles dafür spricht, daß es sich dabei um Zellen handelt, die unter dem Einfluß wiederholter antigenischer Stimulation proliferieren. Lymphoide Zellen im Ductus thoracicus des Kalbes mit weni-

---

[150] TANNENBERG und MALAVIYA 1968.

[151] Vgl. dazu auch ROWLEY, FITCH, MOSIER, SOLLIDAY, COPPLESON und BROWN 1968, BIOZZI, STIFFEL, MOUTON, BOUTHILLIER und DECREUSEFOND 1968.

[152] CRONKITE, BOND, FLIEDNER und RUBINI 1959.

[153] CAPALBO und MAKINODAN 1964, SADO und MAKINODAN 1964, MAKINODAN 1965.

[154] NISBET und SIMONSEN 1967.

[155] ODARTCHENKO, COTTIER, FEINENDEGEN und BOND 1964, CUNNINGHAM, WAGNER, SAFIER, COTTIER, JANSEN, RAI und CRONKITE 1967.

[156] COTTIER 1961, FLIEDNER, KESSE, CRONKITE und ROBERTSON 1964.

[157] WAGNER, COTTIER, CRONKITE, CUNNINGHAM, JANSEN und RAI 1967.

[158] CUNNINGHAM, WAGNER, SAFIER, COTTIER, JANSEN, RAI und CRONKITE 1967.

ger stark basophilem Cytoplasma zeigen längere Generationszeiten[159]. Es stellt sich hier die Frage, ob die durch Antigenwirkung stimulierten Zellen rascher proliferieren als die nicht stimulierten; einzelne Beobachtungen an Hämolysin bildenden Zellen der Mäusemilz wurden sogar in der Weise gedeutet, daß hohe Antigendosen eine raschere Proliferation der stimulierten Zellen zur Folge hätten als geringe Mengen[160]. Diese Angaben wurden jedoch noch nicht mit den oben erwähnten, zuverlässigeren Methoden zur Bestimmung der Generationszeit überprüft.

Ein erheblicher Teil der im Anschluß an eine sekundäre antigenische Stimulation einsetzenden Zellproliferation in regionären lymphoreticulären Organen findet innerhalb von *Keimzentren* statt. Es war schon früher festgestellt worden, daß Keimzentren erst nach längerem und/oder wiederholtem Kontakt mit einem Antigen vermehrt auftreten und sich vergrößern[161]. Im Verlauf einer anamnestischen

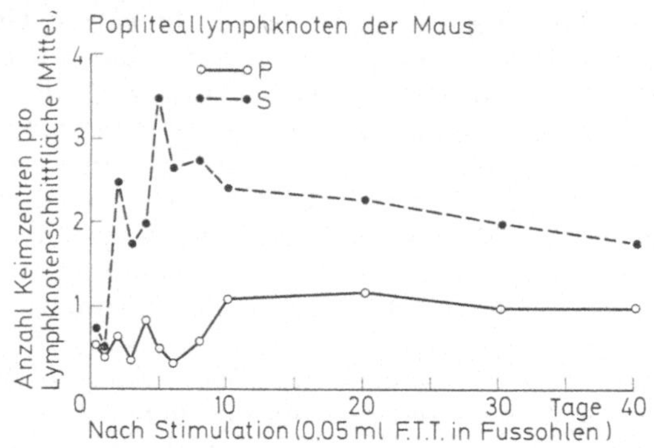

Abb. 7. Neubildung von Keimzentren in regionären Lymphknoten 13 Monate alter Mäuse nach Primärstimulation (*P*) oder Sekundärstimulation (*S*) mit Tetanustoxoid

immunbiologischen Reizbeantwortung erfolgen Neubildung und das Wachstum von Keimzentren sehr rasch, ganz im Gegensatz zu den Vorgängen, die sich nach erstmaliger Antigeninjektion abspielen; dies läßt sich besonders gut in Systemen nachweisen, bei denen die echte Primärreaktion deutlich von der anamnestischen unterschieden werden kann, beispielsweise bei Mäusen unter Verwendung von Tetanustoxoid als Antigen[162] (Abb. 7). Mit Vorteil werden die Keimzentrenbildung und -vergrößerung im Anschluß an eine antigenische Stimulation in sog. oligosynthetischen Lymphknoten[163] geprüft, weil in den letzteren nur wenige vorbestehende Keimzentren zu finden sind. Neuere Untersuchungen an Mäusen haben ergeben, daß im Anschluß an eine lange Zeit nach Primärstimulation mit Tetanustoxoid durchgeführte zweite Injektion desselben Antigens in regionären Lymphknoten neue Keimzentren schon im Verlauf von 2 Tagen, d.h. vor der Vermehrung des Antitoxins im Blut, entstehen und rasch an Größe zunehmen[164]. In den ersten Tagen nach de-novo-Bildung von Keimzentren beträgt die Volumenverdoppelungszeit ungefähr 6 Std[165] (Abb. 8). Die maximale Keimzentrengröße ist nach ungefähr 6 Tagen erreicht; dabei nimmt die Verdoppelungszeit schrittweise ab, und nach 10 Tagen sind die Keimzentren im Mittel wieder kleiner geworden.

[159] Safier, Wagner, Cottier, Rai, Jansen und Cronkite 1967.
[160] Koros, Mazur und Mowery 1968.   [161] Sjövall und Sjövall 1930.
[162] Cottier, Odartchenko, Keiser, Hess und Stoner 1964.   [163] Olson und Yoffey 1967.
[164] Cottier, Odartchenko, Keiser, Hess und Stoner 1964, Cottier, Roos, Dübi, Odartchenko, Keiser, Hess und Stoner 1967.
[165] Cottier, Keiser, Odartchenko, Hess und Stoner 1967.

Viele der proliferierenden Keimzentrenzellen (Germinoblasten und Germinocyten nach LENNERT, 1961) gehen zugrunde und bilden die in Makrophagen angehäuften sog. tingiblen Körper. Kinetische Untersuchungen mit Hilfe radioaktiver Vorläufer von DNS, RNS und Proteinen haben erkennen lassen, daß es sich dabei in der überwiegenden Mehrzahl der Fälle um einen mitosenahen oder mitosegebundenen Zelltod handelt, und daß die Zellen schon im letzten, der Kernpyknose vorausgehenden Cyclus Veränderungen ihres Nucleinsäure- und Proteinstoffwechsels aufweisen[166]. Die enge Nachbarschaft zwischen zugrunde gehenden und proliferierenden Zellen innerhalb der Keimzentren schafft ideale Voraussetzungen

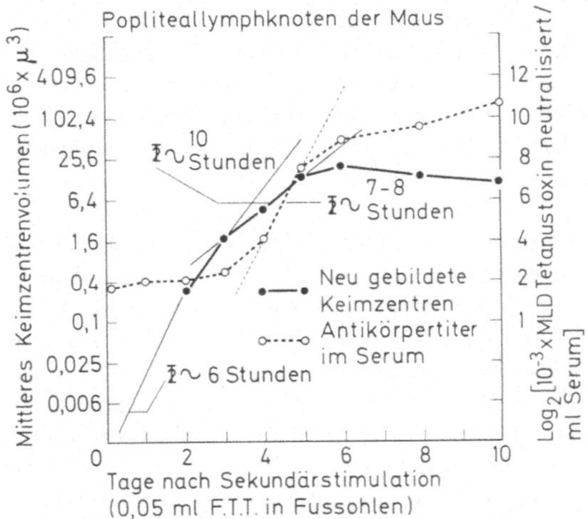

Abb. 8. Wachstum neugebildeter Keimzentren in regionären Lymphknoten von Mäusen nach Sekundärstimulation mit Tetanustoxoid, im Vergleich zum Anstieg des Antikörpertiters im Serum. $\bar{t}$ = Verdoppelungszeit

für die Reutilisation von Abbauprodukten der sich auflösenden Elemente durch die in DNS-, RNS- und Proteinsynthese begriffenen, benachbarten Germinoblasten. Die Tatsache, daß bei der Maus die Milzkeimzentren nach einmaliger Injektion von Thymidin-^{3}H ihre totale Radioaktivität über 24 Std fast beibehalten[167] (Abb. 9), kann weitgehend durch Reutilisation erklärt werden. Ferner geht aus dieser Beobachtung hervor, daß eine erhebliche Auswanderung von Keimzentrenzellen erst nach diesem Zeitraum einsetzen dürfte (s. S. 361). Im Verlauf einer anamnestischen Reaktion befinden sich die meisten Keimzentren regionärer Lymphknoten in einem vergleichbaren Proliferationszustand, während in der Milz der relative Anteil der in DNS-Synthese befindlichen Keimzentrenzellen von Zentrum zu Zentrum erheblich variieren kann[168]; dies entspricht der Erfahrung, daß die im Verlauf einer antigenischen Stimulation auftretenden und sich entwickelnden Keimzentren nach einiger Zeit wieder einer Involution anheimfallen können. Der Befund steht auch in Übereinstimmung mit der Annahme, daß die in der Milz konventionell gehaltener Tiere vorhandenen Keimzentren gegen verschiedenartige Antigene gerichtet sind. In diesem Zusammenhang darf auch daran erinnert werden, daß sog. keimfrei aufgezogene Tiere in den lymphoreticulären Organen keine oder fast keine Keimzentren und Plasmazellen aufweisen[169]. Dem

[166] ODARTCHENKO, LEWERENZ, SORDAT, ROOS und COTTIER 1967, ODARTCHENKO, SORDAT, PAVILLARD und COTTIER 1969.
[167] LEWERENZ, LAISSUE, BÜRKI und BÜRKI 1969.
[168] LEWERENZ, LAISSUE, BÜRKI und BÜRKI 1969.   [169] GLIMSTEDT 1936.

unterschiedlichen Ausmaß des Antigenanfalls entsprechend, enthalten lymphoretikuläre Organe, wie Lymphknoten, Tonsillen und Peyersche Plaques, Keimzentren in ganz ungleicher Zahl und von stark wechselnder Größe[170]. Eine für das Verständnis der Keimzentrenentstehung und -funktion wichtige Frage bleibt noch ungelöst: Handelt es sich bei diesen Strukturen um den Ausdruck eines klonalen Wachstums spezifisch stimulierter, immunbiologisch aktiver Zellen, vergleichbar den von Till und McCulloch (1961, 1963) für das hämopoetische Gewebe beschriebenen Zellkolonien? Die Befunde von Feldman und Mekori (1966), die nach Injektion von Zellsuspensionen lymphoreticulärer Organe PHA-stimulierter Spendertiere in ganzbestrahlte Empfänger bei den letzteren keimzentrenähnliche Knötchen auftreten sahen, lassen an eine solche Möglichkeit denken. Es ist aber noch nicht entschieden, ob die lymphoidzellige Population eines Keimzentrums aus einer oder aus mehreren Zellen hervorgeht. Teilweise ungeklärt bleibt auch das weitere Schicksal der lymphoiden Keimzentrenzellen. Verschiedene Befunde sprechen dafür, daß viele von ihnen auswandern und sich zu antikörperbildenden Elementen bzw. sog. ,,Memory"-Zellen entwickeln[171] (s. auch S. 343).

Neben der in Keimzentren stattfindenden Zellvermehrung macht sich eine vermehrte *Proliferation zunächst lymphoider, dann plasmocytoider Blasten* zu einem ähnlich frühen Zeitpunkt nach Sekundärstimulation auch *außerhalb der Keimzentren* bemerkbar, vor allem im Bereich der Markstränge regionärer Lymphknoten. Typische, reife Plasmazellen vom Marschalkó-Typ erscheinen allerdings erst vom 4. Tag nach Sekundärstimulation an in signifikant größerer Zahl, d. h. *nachdem* der Antikörperpertiter im Blut schon zu steigen begonnen hat[172] (Abb. 10). Wird einem Tier vom Zeitpunkt der Sekundärstimulation an wiederholt Thymidin-^{3}H verabreicht, zeigen die 4 Tage später immunofluorescenzoptisch nachweisbaren, spezifischen Antikörper enthaltenden Plasmazellen einen Markierungsindex von annähernd 100%[173]. Dieser Befund zeigt, daß die Vorläufer dieser Zellen im entsprechenden Zeitraum DNS synthetisiert haben. Es gilt heute als gesichert, daß zum mindesten die große Mehrzahl der im Verlauf einer anamnestischen Reaktion entstehenden Plasmazellen aus einer Proliferation plasmocytoider Vorläufer und nicht — wie dies früher von einzelnen Autoren vermutet wurde[174] — aus einer direkten lymphoplasmacellulären Transformation hervorgeht. Die durchschnittliche Lebensdauer der Plasmazellen scheint im übrigen ziemlich kurz zu sein. Bei Mäusen mit chronischer Trichinose[175] oder bei Ratten im Zustand der Hyperimmunisation[176] gehen die als Endzellen zu betrachtenden typischen Plasmazellen meistens nach 2—4 Tagen zugrunde. Ähnliche Werte wurden für die im Verlauf einer anamnestischen Reaktion bei Ratten gebildeten Plasmazellen erhalten[177]. Ein Teil der reifen Plasmazellen soll allerdings eine wesentlich längere Lebensdauer erreichen[178].

Über die proliferativen Vorgänge in den zum *reticuloendothelialen und histiocytären System* gehörenden Zellinien anläßlich einer anamnestischen immunbiologischen Reizbeantwortung wissen wir erst wenig Bescheid. Reticulumzellen und Histiocyten in oligosynthetischen Mäuselymphknoten befinden sich, sobald sie als solche erkennbar sind, fast nie in DNS-Synthese[179]. Sie zeigen nach einmaliger Injektion von Thymidin-^{3}H einen nur flachen Anstieg der Markierungsindexkurve,

[170] Übersicht bei Yoffey und Olson 1967.
[171] Übersicht bei Sordat, Moser, Gerber und Cottier 1969.
[172] Cottier, Keiser, Odartchenko, Hess und Stoner 1967.
[173] Baney, Vazquez und Dixon 1962.   [174] Dixon 1958.
[175] Heiniger, Cottier, Hess und Stoner 1965.   [176] Schooley 1961.
[177] Mäkelä und Nossal 1962, Nossal, Austin und Ada 1965.   [178] Miller und Cole 1967a, b.   [179] Cottier, Odartchenko, Keiser, Hess und Stoner 1964.

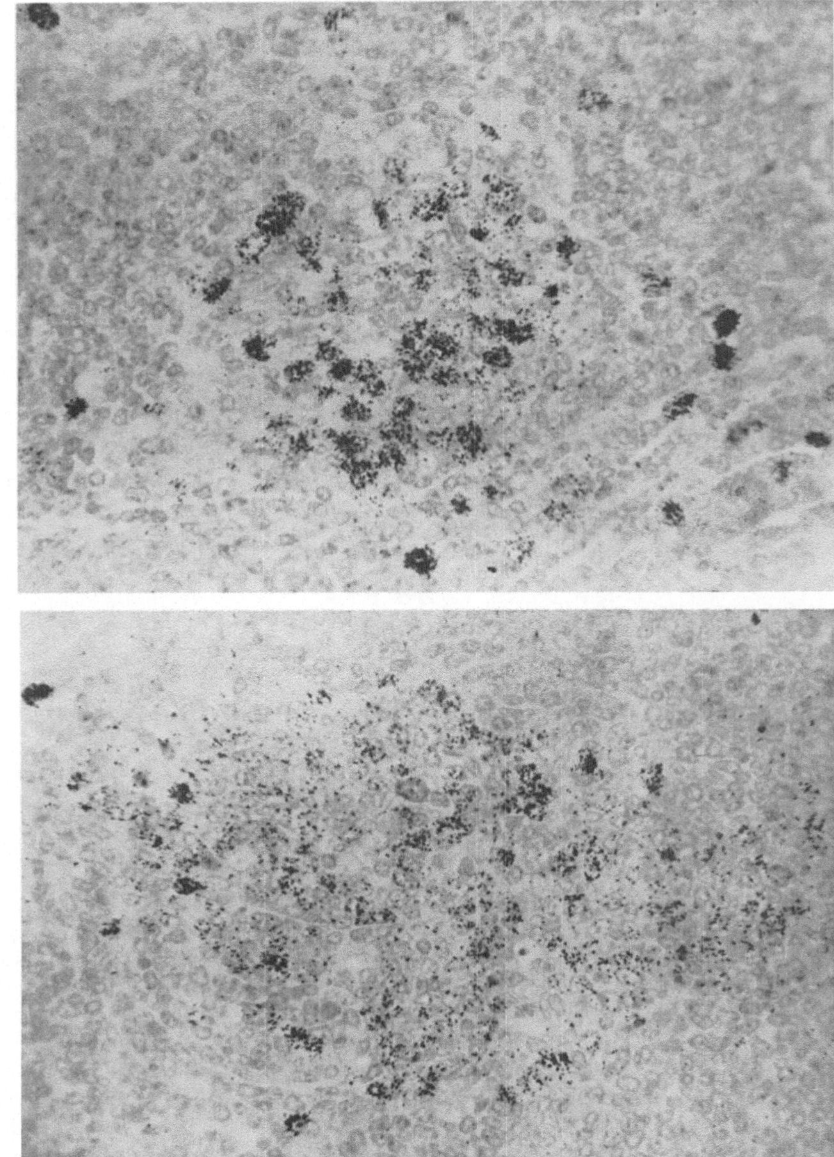

Abb. 9a u. b. Kleine Keimzentren der Milz. a 1 Std nach i.v. Injektion von Thymidin-³H: deutliche Markierung ungefähr der Hälfte der Keimzentrenzellen. b 24 Std nach i.v. Injektion von Thymidin-³H: die meisten Keimzentrenzellen sind jetzt markiert, zeigen jedoch eine schwächere mittlere Markierungsintensität als in a (Autoradiographie, Giemsa, Vergr. 480fach; LEWERENZ, LAISSUE, BÜRKI und BÜRKI 1969)

was für einen langsamen Umsatz spricht[180]. Im Verlauf einer anamnestischen Reaktion auf Tetanustoxoid erfolgt der Anstieg der Kurve etwas früher, und der Markierungsindex erreicht höhere Werte: Offenbar wird der Umsatz dieser Ele-

---

[180] ROOS, ODARTCHENKO, HESS, STONER und COTTIER 1965.

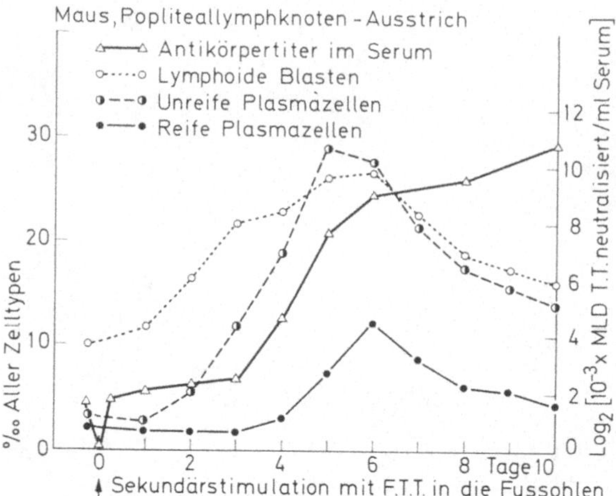

Abb. 10. Veränderung der Zahl lymphoider und plasmacytoider Zellen in regionären Lymphknoten der Maus nach Sekundärstimulation mit Tetanustoxoid ($F.T.T.$), im Vergleich zum Anstieg des Antikörpertiters im Serum

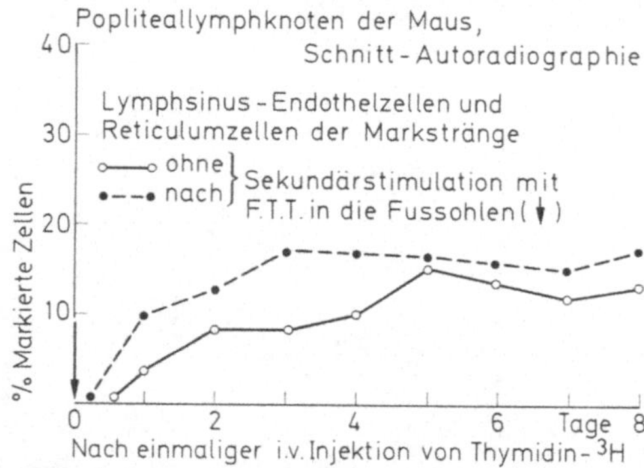

Abb. 11. Markierungsindices von Lymphsinus-Endothelien und Reticulumzellen der Markstränge in regionären Lymphknoten von Mäusen im Anschluß an Sekundärstimulation mit flüssigem Tetanustoxoid ($F.T.T.$) und einmaliger i.v. Injektion von Thymidin-³H

mente durch die Sekundärstimulation gesteigert[181] (Abb. 11). Da sich diese Zellen aber fast nie initial mit Thymidin-³H markieren lassen, kommen sie im Hinblick auf die Befunde von Baney, Vazquez und Dixon (1962) (s. S. 350) mit größter Wahrscheinlichkeit nicht als Vorläufer von Plasmazellen in Frage. Reticulumzellen scheinen auch an der Neubildung von Keimzentren nicht im Sinn von Mutterzellen mitzuwirken[182].

Während des ersten Tages nach Sekundärstimulation von Mäusen mit Tetanustoxoid spielen sich in den regionären Lymphknoten weitere Vorgänge ab, die nicht mit einer örtlichen Zellproliferation verbunden sind, sondern auf einer Zuwanderung und/oder einem Untergang von Granulocyten und Mastzellen beruhen. So beobachtet man eine kurzdauernde Mastocytose, eine Vermehrung von Zelltrümmern, eine vorübergehende Eosinophilie und eine leichte Neutropenie. Diese Veränderungen sind mit der Annahme einer örtlichen anaphylaktischen Reaktion vereinbar.

---

[181] Übersicht bei Cottier, Roos, Dübi, Odartchenko, Keiser, Hess und Stoner 1967.
[182] Everett und Tyler 1967.

8. Celluläre Differenzierungsvorgänge, die im Rahmen einer anamnestischen Reaktion zur verstärkten Antikörperbildung überleiten

Die Beurteilung von Differenzierungsvorgängen an den für die Antikörperproduktion verantwortlichen Zellinien setzt in den meisten Fällen die Möglichkeit voraus, spezifischen Antikörper in den Einzelzellen nachzuweisen. Dies kann auf verschiedene Weise geschehen. Gut bekannt sind die immunohistochemischen oder immunocytochemischen Methoden, bei denen im Ultraviolettlicht fluorescierende Antigene oder Antikörper zur Anwendung gelangen[183]. Auch die Agar-Plaque-Technik von JERNE zur Erkennung antikörperhaltiger Einzelzellen[184] sowie diejenige von FRIEDMAN und YOUNG (1966) zum Nachweis antikörperhaltiger Gewebspartien haben eine weite Verbreitung gefunden. Bei Verwendung von Antigenen, die an der Oberfläche von Bakterien liegen, kommt zum Nachweis antikörperhaltiger Zellen auch die sog. Bakterienadhärenz-Methode in Betracht[185]. Für elektronenoptische Zwecke eignet sich u. a. die Verwendung von Fremdferritin[186] sowie von Fremd-Enzymen, wie etwa Meerrettich-Peroxydase[187] als Antigene. Die hier erwähnten Techniken gestatten naturgemäß nur den Nachweis des *Vorhandenseins* eines bestimmten Antikörpers; zur Feststellung der Antikörpersynthese benötigt man zusätzlich eine Markierung der Proteinvorläufer, am ehesten mit radioaktiven Isotopen[188].

Besonders schwierig ist die Beurteilung der *allerersten Differenzierungsprozesse* in den durch Sekundärinjektion von Antigen spezifisch stimulierten Vorstufen antikörperbildender Zellen, d. h. bevor diese Elemente überhaupt erkennbaren Antikörper enthalten. Unseres Wissens konnte bisher in sog. „Memory"-Zellen, die als Vorläufer von Plasmazellen im Rahmen einer anamnestischen Reaktion in erster Linie in Betracht kommen, nicht mit Sicherheit spezifischer Antikörper nachgewiesen werden. Über die Identität der Einzelzelle in bezug auf ihre Zugehörigkeit zu spezifisch stimulierten Zellinien in dieser Phase des Geschehens weiß man nicht sicher Bescheid. Indirekte Hinweise auf die Art der Frühereignisse gewinnt man allenfalls aus der Analyse des Verhaltens von Zellkollektiven, unter denen sich spezifisch stimulierte Elemente befinden. Die zur Zeit verfügbaren Beobachtungen dieser Art gestatten noch kein Urteil; wichtige Fragen in diesem Zusammenhang, wie etwa die nach der Art spezifischer Antigenreceptoren an der Oberfläche von „Memory"-Zellen oder die nach der Existenz einer Derepression bestimmter Gene, bleiben noch unbeantwortet. Gewisse cytochemische Veränderungen der Lymphocytenpopulation im Anschluß an eine Stimulation könnten auch unspezifischer Natur sein[189]. Die Zellvergrößerung mag als Hinweis auf eine Aktivierung metabolischer Vorgänge gewertet werden, gestattet aber an sich keine Aussage hinsichtlich allfälliger Differenzierungsprozesse[190]. Untersuchungen an lymphoiden Zellen des Ductus thoracicus beim Kalb haben im übrigen ergeben, daß mit Sicherheit nur zwei Größenklassen auseinandergehalten werden können[191]. Der elektronenoptische Nachweis von Polyribosomen und deren Vermehrung nach antigenischer Stimulation[192] sagt an sich nichts aus über Natur

---

[183] COONS, LEDUC und CONNOLLY 1955, LEDUC, COONS und CONNOLLY 1955.

[184] JERNE und NORDIN 1963, JERNE, NORDIN und HENRY 1963; Übersicht bei ZAALBERG, VAN DER MEUL und VAN TWISK 1968.   [185] Übersicht bei DIENER 1968.

[186] Übersicht bei WELLENSIEK und COONS 1964.   [187] AVRAMEAS und LESPINATS 1967.

[188] HOCHWALD, THORBECKE und ASOFSKY 1961, ASOFSKY und THORBECKE 1961.

[189] Übersicht bei ASTALDI und MICU 1967.   [190] Übersicht bei ACKERMAN 1960.

[191] SIPE, CHANANA, CRONKITE, JOEL und SCHIFFER 1966.

[192] Übersicht bei COTTIER 1961, ROOS und COTTIER 1962, HANNA, SWARTZENDRUBER und CONGDON 1966, LA VIA, VATTER, HAMMOND und NORTHUP 1967, BOSMAN und FELDMAN 1968.

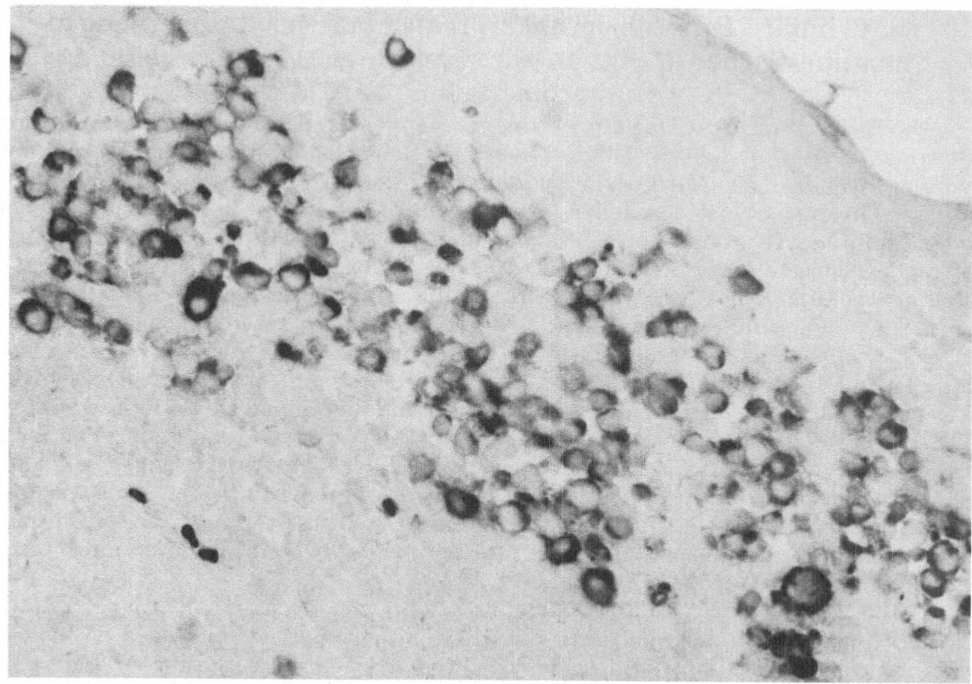

Abb. 12. Keimzentrum im Popliteallymphknoten einer Maus, 20 Tage nach erstmaliger Injektion von Meerrettich-Peroxydase (MRP, als Antigen) in die Fußsohlen: zahlreiche lymphoide Keimzentrenzellen enthalten Anti-MRP-Antikörper: der letztere liegt z. T. auch intercellulär (Vergr. 400fach; vgl. dazu Sordat, Sordat und Cottier 1969)

und Spezifität der Proteine, die — wie vermutet werden darf — von diesen Strukturen gebildet werden[193]. Bei großen lymphoiden Zellen ohne deutliches Ergastoplasma scheint die Proteinsynthese in erster Linie der Neubildung von Strukturproteinen zu dienen[194].

Es finden sich keine verwertbaren Anhaltspunkte für die Annahme, daß die Entwicklung einer cellulären Immunität gegen ein bestimmtes Antigen eine Vorbereitung oder gar eine Voraussetzung für die beschleunigte Produktion von Antikörpern ist, die gegen dasselbe Antigen gerichtet sind[195].

Differenzierungsvorgänge an Vorstufen der im Verlauf einer anamnestischen Reaktion gebildeten Plasmazellen lassen sich erst von derjenigen Phase der Entwicklung an verfolgen, die durch *Anwesenheit erkennbarer Mengen spezifischen Antikörpers in Einzelzellen* gekennzeichnet ist. Kürzlich ist es gelungen, in *lymphoiden Keimzentrenzellen* von Mäusen, die mit Meerrettich-Peroxydase immunisiert worden waren, spezifischen Antikörper nachzuweisen (Abb. 12). Dieser ließ sich mit Hilfe der verwendeten enzymimmunohistochemischen Methode elektronenmikroskopisch im perinucleären Spaltraum darstellen (Abb. 13)[196]. In der cytoplasmatischen Matrix dieser Zellen, die reichlich Polysomen, aber fast keine α-Cytomembranen umschließt[197] konnte mit dieser Technik, bei der man Antigen gegen

---

[193] Übersicht bei Dent und Good 1965, Johnson, Schnappauf, Chanana und Cronkite 1966.   [194] Übersicht bei Everett, Caffrey, Rieke und Schwarz 1965.

[195] Leskowitz 1968.   [196] Sordat, Sordat und Cottier 1969.

[197] Übersicht bei Swartzendruber und Congdon 1963, Swartzendruber und Hanna 1965, Swartzendruber 1965, Milanesi 1966, Lennert, Caesar und Müller 1967, Clawson, Cooper und Good 1967.

glutaraldehydfixierte Keimzentren diffundieren läßt, meistens kein spezifischer Antikörper festgestellt werden. Inkubiert man dagegen das Antigen mit angeschnittenen, schonend fixierten Keimzentren, dann zeigt sich eine positive Reaktion

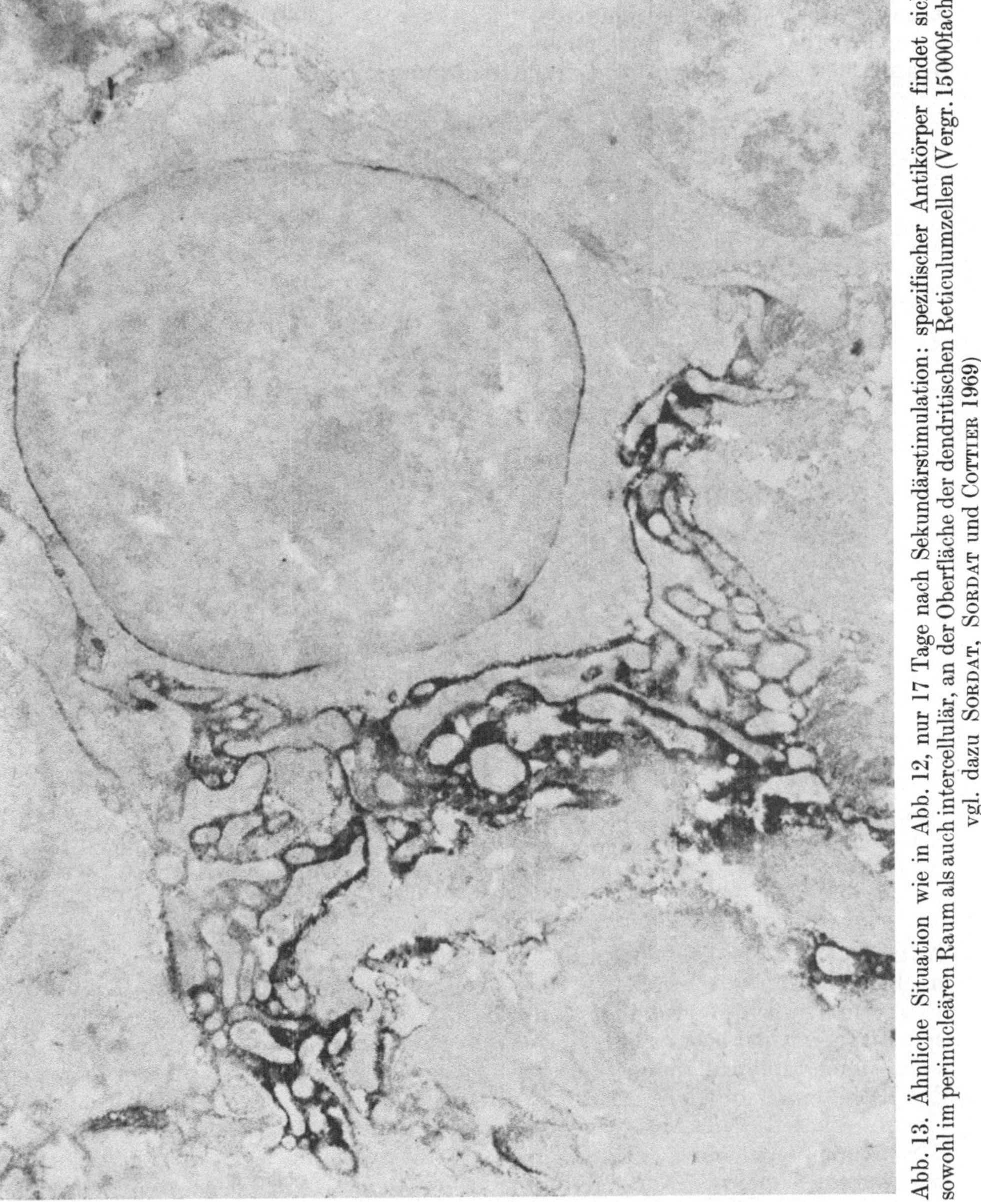

Abb. 13. Ähnliche Situation wie in Abb. 12, nur 17 Tage nach Sekundärstimulation: spezifischer Antikörper findet sich sowohl im perinucleären Raum als auch intercellulär, an der Oberfläche der dendritischen Reticulumzellen (Vergr. 15000fach; vgl. dazu SORDAT, SORDAT und COTTIER 1969)

auch im übrigen Cytoplasma (Abb. 12)[198]. Dies könnte so verstanden werden, daß in den Polyribosomen solcher Elemente auch schon Antikörper gebildet, dieser aber z.T. nicht in ein kommunizierendes Spaltraumsystem abgegeben wird. Der Nachweis spezifischen Antikörpers in lymphoiden Keimzentrenzellen deutet darauf

---

[198] SORDAT, SORDAT und COTTIER 1969; vgl. dazu auch WHITE 1969.

23*

hin, daß es sich hier um sehr wenig differenzierte Vorstufen antikörperbildender Zellen handeln dürfte und nicht nur — wie auch in Erwägung gezogen wurde[199] — um Elemente, die anderen Zellen bei der Antikörperproduktion „behilflich" seien. Diese Beobachtungen machen es verständlich, daß Keimzentren wenigstens für eine gewisse Zeitdauer dasjenige Antigen spezifisch fixieren, das ihre Entwicklung ausgelöst hat[200]. Aus Versuchen an Überlebendkulturen von Milzgewebe des Kaninchens geht hervor, daß nach Sekundärstimulation mit Schaferythrocyten

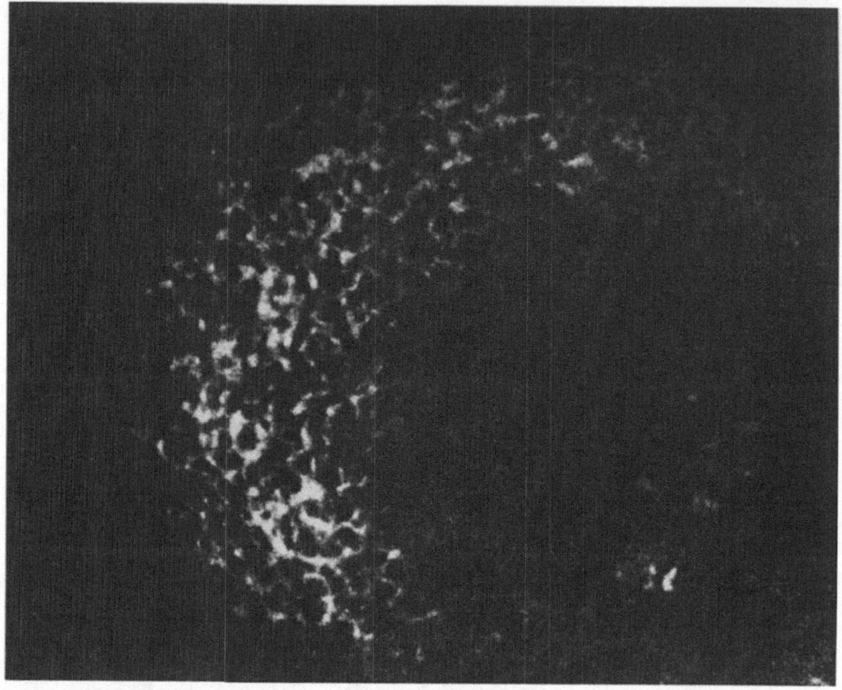

Abb. 14. Immunofluorescenzoptischer Nachweis von IgG in einem Keimzentrum der menschlichen Tonsille: der stark proliferierende basale Anteil des Keimzentrums befindet sich rechts im Bild und enthält fast kein IgG (Vergr. 200fach; vgl. dazu Sordat, Moser, Gerber und Cottier 1969)

Antikörper in der weißen Pulpa früher erscheinen als in der roten[201]. Es bleibt noch weiter zu klären, ob und in welchem Ausmaß Keimzentrenzellen für dieses Phänomen mitverantwortlich sind. Beim Nachweis von Immunglobulinen oder spezifischen Antikörpern in Keimzentren hat man zu bedenken, daß diese zum Teil von außen hineingelangen[202] und dort fixiert werden[203]. Keimzentren zeigen in der Regel einen bipolaren Aufbau, mit einem basalen, stark proliferierenden und einem apikalen, dem Antigenzustrom zugewandten[204], weniger zellreichen Anteil, der öfters deutlichere Zeichen einer plasmacellulären Differenzierung aufweist und auch vermehrt Immunglobulin enthält (Abb. 14)[205]. Das weitere Schicksal der lymphoiden Keimzentrenzellen ist noch nicht gänzlich geklärt; vieles spricht

[199] Craddock, Winkelstein, Matsuyuki und Lawrence 1967.
[200] Hanna, Francis und Peters 1968.   [201] Cohen, Jacobson und Thorbecke 1966.
[202] Pernis, Chiappino, Kelus und Gell 1965.
[203] Übersicht bei Cottier, Odartchenko, Schindler und Congdon 1967.
[204] Millikin 1966, 1969.   [205] Sordat, Moser, Gerber und Cottier 1969.

dafür, daß sie sich zu Plasmazellen oder „Memory"-Zellen entwickeln können[206]. Was sie dazu bestimmt, „Memory"-Zellen zu werden oder den sog. „suicidalen Weg" der Differenzierung zur Plasmazelle einzuschlagen[207], bleibt vorläufig unklar.

Die Entwicklung von Plasmazellvorläufern zu reifen *Plasmazellen* ist gut bekannt: Es bildet sich im Cytoplasma immer mehr sog. rauhes endoplasmatisches Reticulum (Ergastoplasma), in dessen Hohlräumen spezifischer Antikörper nachgewiesen werden kann (Abb. 15). L- und H-Ketten finden sich jeweils in ein und derselben Zelle, allerdings zunächst in verschiedenen Regionen des Cytoplasmas und an verschiedenen Polyribosomen; offenbar werden sie erst spät im Laufe der Immunglobulinsynthese innerhalb des Zelleibes zusammengefügt[208]. Es wird angenommen, daß der Aufbau der H-Ketten in Abhängigkeit von demjenigen der L-Ketten erfolgt[209]. Die letzteren werden ziemlich rasch umgesetzt. Disulfidbrücken zwischen den H-Ketten scheinen gebildet zu sein, bevor es zu einer Verkoppelung der H- und L-Ketten kommt. Bei hyperimmunisierten Tieren konnte festgestellt werden, daß die Produktionsrate der H-Ketten derjenigen der L-Ketten entspricht[210]. Von einzelnen Autoren wird vermutet, daß zur Erreichung der letzten Antikörperspezifität geringe Mengen von Antigen im Zelleib vorhanden sein müssen[211]. Diese Frage ist jedoch noch nicht entschieden. Die ungleiche Größe der Polyribosomen im Ergastoplasma der Plasmazellen scheint z.T. mit der Bildung von H- bzw. L-Ketten zusammenzuhängen[212]. Kombinierte autoradiographische und elektronenoptische Untersuchungen lassen erkennen, daß sich neu synthetisierte Immunglobuline aus dem Ergastoplasma in den Bereich der Golgiregion verschieben[213], wo vermutlich eine Verbindung der Protein- und Polysaccharidmoleküle erfolgen kann. Schließlich werden die Antikörper nach außen abgegeben, wahrscheinlich auf dem Weg der Emeiocytose (Exocytose). Ob eine nennenswerte Freisetzung von Antikörper auch durch Abtrennung von Cytoplasmaanteilen möglich ist („cytoplasmic shedding")[214], steht noch zur Diskussion.

Da im Verlauf einer anamnestischen Reaktion die Phase des exponentiellen Anstiegs des Antikörpertiters im Blut vor der deutlichen zahlenmäßigen Vermehrung reifer Plasmazellen erfolgt, darf angenommen werden, daß die letzteren weniger aktiv an der Antikörperproduktion und/oder -abgabe beteiligt sind als ihre unmittelbaren Vorstufen[215]. Ohne Zweifel werden Antikörper schon von den sich noch teilenden Vorstufen der Plasmazellen gebildet[216], so daß von einem strengen Ausschließungsverhältnis zwischen DNS-Synthese und Antikörperproduktion[217] nicht gesprochen werden kann. Der Gehalt des Gewebes an Plasmazellen stimmt im allgemeinen gut mit dessen Gesamtproduktion an IgG, IgA und IgM überein. Dies konnte an Lymphknoten, Knochenmark und Milzgewebe von Menschen und Affen gezeigt werden[218]. Im übrigen brauchen antikörperbildende Elemente lichtmikroskopisch nicht unbedingt die Form von Plasmazellen anzunehmen, sondern können auch als sog. plasmatische Lymphocyten in Erscheinung treten[219]; elektronenoptisch zeigen sie aber ein deutliches Ergastoplasma[220]. Nach den Angaben von BURTIN und BUFFE (1966) besteht keine zuverlässige Korrelation zwischen der Morphologie antikörperhaltiger Zellen und dem Typ von Immun-

[206] Übersicht bei HESS 1968.   [207] MAKINODAN und ALBRIGHT 1962.
[208] Übersicht bei ASKONAS und WILLIAMSON 1967.
[209] Übersicht bei SHAPIRO, SCHARFF, MAIZEL und UHR 1966.
[210] Übersicht bei ASKONAS und WILLIAMSON 1969.   [211] Übersicht bei HARRIS 1968a, b.
[212] BECKER und RICH 1966.   [213] CLARK und HELMREICH 1967.   [214] SHIELDS 1961.
[215] COTTIER, ODARTCHENKO, KEISER, HESS und STONER 1964.
[216] URSO und MAKINODAN 1961.   [217] MÄKELÄ und NOSSAL 1962.
[218] ASOFSKY und THORBECKE 1961.   [219] VAZQUEZ 1961.
[220] HARRIS, HUMMELER und HARRIS 1966.

globulinen, der in ihnen immunocytochemisch nachgewiesen werden kann. Allerdings hat die Mehrzahl der IgM-produzierenden Elemente mehr die Form lymphoider Plasmazellen [221]. Besondere Probleme bieten die vor allem in der Schleimhaut

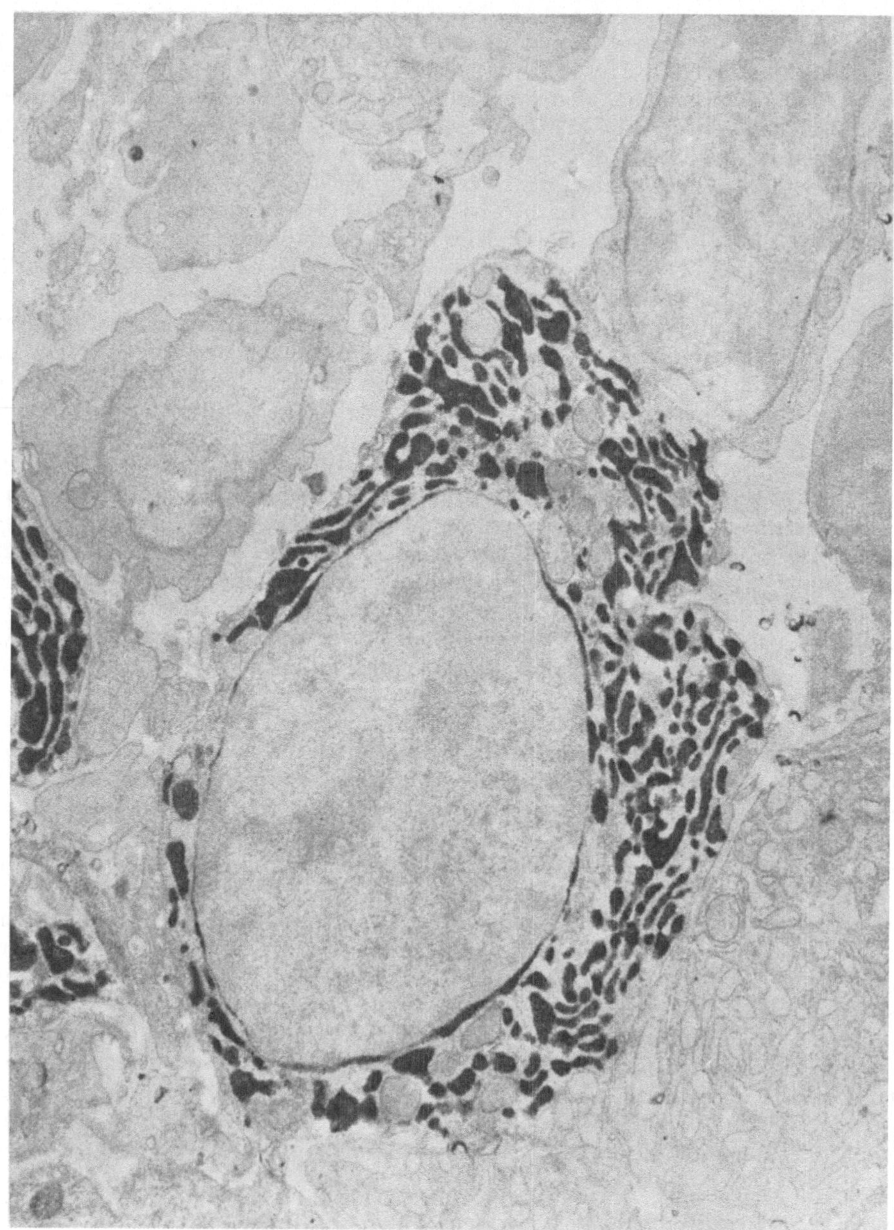

Abb. 15. Plasmazelle, die im perinucleären Raum und in den ergastoplasmatischen Spalten Anti-Meerrettich-Peroxydase-Antikörper enthält (Vergr. 15000fach; Aufnahme: B. Sordat, Pathologisches Institut der Universität, Bern, mit bestem Dank für die freundliche Überlassung

des Magendarm- und Respirationstrakts sowie in gewissen drüsigen Organen liegenden IgA-produzierenden Plasmazellen. Man spricht hier von sekretorischem

---

[221] Zucker-Franklin, Franklin und Cooper 1962, Cruchaud, Rosen, Craig, Janeway und Gitlin 1962.

IgA, wobei ein Teil desselben („piece") vom bedeckenden oder benachbarten Epithel geliefert wird[222]. Ob diesen Immunglobulinen die Bedeutung eines „Oberflächenantikörpers" zukommt, bleibt noch weiter zu klären[223]. Bei Kaninchen, die durch wiederholte Injektionen von mit Rinderserumalbumin bedeckten Acrylpartikeln stimuliert werden, stellt sich eine verstärkte Produktion von IgA erst später ein, nachdem schon reichlich IgM und IgG gebildet worden ist[224].

Verschiedene Befunde deuten darauf hin, daß *eine Plasmazelle* vorwiegend, wenn nicht ausschließlich, *einen Antikörper* bildet[225]. Dies schließt nicht aus, daß dieser Antikörper unter Umständen mit verschiedenen Antigenen, die einzelne Determinanten gemeinsam haben, Kreuzreaktionen eingeht[226]. Da nach allen bisherigen Beobachtungen eine einzelne Plasmazelle immer nur Immunglobulin einer und derselben genetisch determinierten und auf Grund der Antigeneigenschaften erkennbaren Art enthält[227] und sich bei Heterocygoten ein sog. phänotypisches Mosaik ergibt[228], ist es denkbar, daß auch die Fähigkeit zur Produktion von Antikörper einer bestimmten Spezifität vererbt wird[229]. Im Hinblick auf die Möglichkeit, daß Keimzentren Orte klonalen Wachstums von wenig differenzierten Vorläufern antikörperbildender Zellen einer bestimmten Spezifität sein könnten[230], mag der Befund von Burtin und Buffe (1966, 1967) von Interesse sein, die in der menschlichen Tonsille Zellen mit $\varkappa$- und solche mit λ-kettenhaltigen Immunglobulinen nicht in denselben Follikeln fanden.

Im Verlauf einer anamnestischen Reaktion kommt es in der Regel zur Produktion größerer Mengen von 7 S-Antikörpern, im Gegensatz zu den 19 S-Antikörpern, die als erste und in nur geringen Mengen nach Primärstimulation gebildet werden[231]. Nach Primärstimulation wird, allerdings zeitlich nachhinkend, ebenfalls 7 S-Antikörper nachgewiesen[232]. Umgekehrt erfolgt, zum mindesten bei Verwendung gewisser Antigene, wie Salmonellenflagellin, auch bei der anamnestischen Reaktion eine kurzdauernde Produktion von 19 S-Antikörper[233]. Die Frage, in welchen Phasen der Immunreaktion und in welcher Menge 19 S- oder 7 S-Antikörper gebildet werden, hängt offenbar wesentlich von Art, Dosis und Verweildauer des Antigens im lymphoreticulären Gewebe ab[234]. Es ist immer noch nicht entschieden, ob 19 S- und 7 S-Antikörper von verschiedenen Zellinien hergestellt werden, oder ob Vertreter derselben Zellinie sowohl 19 S- als auch 7 S-Antikörper bilden können. In bestimmten Systemen läßt sich die Produktion von 19 S-Antikörper von derjenigen von 7 S-Antikörper dissoziieren, indem die erstere nicht notwendigerweise zur zweiten führt, und eine passive Immunisierung unter gewissen Bedingungen die Entstehung von 19 S-, nicht aber diejenige von 7 S-Antikörper unterdrückt[235].

---

[222] Übersicht bei Tomasi 1967, Tourville, Adler, Bienenstock und Tomasi 1969.
[223] Übersicht bei Heremans 1967.   [224] Freeman 1968.
[225] Nossal und Lederberg 1958, Nossal und Mäkelä 1961; Übersicht bei Nossal 1967, Gershon, Bauminger, Sela und Feldman 1968, Osoba 1969.
[226] Vgl. dazu Mäkelä 1967.
[227] Beispiele bei: Nussenzweig, Green, Vassalli und Benacerraf 1968, Biozzi, Binaghi, Stiffel und Mouton 1969.
[228] Putnam, Tominaga, Bernier und Easley 1964, Weiler 1965, Pernis, Chiappino, Kelus und Gell 1965, Cebra, Colberg und Dray 1966.
[229] Übersicht bei Raska und Cohen 1968.
[230] Übersicht bei Cottier, Odartchenko, Keiser, Hess und Stoner 1964, Hanna, Francis und Peters 1968.
[231] Übersicht bei Blinkoff 1966.
[232] Übersicht bei Vischer, Stastny und Ziff 1967, Tao 1968, Kim, Bradley und Watson 1968.
[233] Nossal, Austin und Ada 1965.
[234] Übersicht bei Sterzl 1967.
[235] Übersicht bei Brunner, Mauel, Rudolf und Chapuis 1968.

9. Zellwanderungen im Rahmen einer anamnestischen Immunreaktion

Das immunbiologisch aktive Gewebe, das imstande ist, einen wiederholten antigenischen Reiz als solchen zu erkennen und mit einer anamnestischen Reaktion zu beantworten, stellt ein komplexes System teils mehr ortständiger („fixierter"), teils wandernder („zirkulierender") Zellen dar[236]. Die Fähigkeit des Organismus, erneute antigenische Reize bestimmter Art auch dann als solche wahrzunehmen, wenn sie an ganz verschiedenen Stellen des Körpers gesetzt werden, beruht zu einem guten Teil auf diesen Gegebenheiten. Von besonderer Wichtigkeit in diesem Zusammenhang ist die *Eigenschaft wenigstens eines Teils der kleinen Lymphocyten zu rezirkulieren*, d. h. beispielsweise auf dem Lymphweg in die Blutbahn zu gelangen, dann wieder in die Lymphe überzutreten und diesen Kreislauf erneut zu durchlaufen[237]. Der Übertritt der Blutlymphocyten in das periphere lymphoretikuläre Gewebe, vor allem Lymphknoten, erfolgt in erster Linie im Bereich der postcapillären Venolen, die ein ungewöhnlich hohes Endothel besitzen[238]. Dieser Vorgang scheint nicht thymusabhängig zu sein, und intravenös injizierte kleine Thymuslymphocyten zeigen eine wesentlich geringere Neigung, aus dem Blutstrom ins lymphoretikuläre Gewebe auszuwandern als Lymphocyten aus dem Ductus thoracicus[239]. Interessanterweise ändert eine vorausgehende Behandlung der Lymphocyten mit Neuraminidase *in vitro* das Verteilungsmuster dieser Zellen nach intravenöser Injektion: Sie finden sich in größerer Zahl in der Leber und weniger und/oder erst später in Milz und Lymphknoten[240]. Die periphere Lymphe, die noch keine Lymphknoten durchströmt hat, enthält nur wenige Lymphocyten[241]. Der Kreislauf scheint sich im wesentlichen auf die lymphoretikulären Organe (mit Ausnahme der Thymusrinde), das Knochenmark, die zentrale Lymphe und das Blut zu beschränken. Es finden sich keine Anhaltspunkte für die Annahme, daß Lymphocyten, die in Beantwortung verschiedenartiger Stimulation oder spontan ins übrige Gewebe austreten (Beispiele: seröse Höhlen[242], Haut[243], Gehirn[244]), in erheblichem Ausmaß erneut an der Rezirkulation teilnehmen. Auf Grund kinetischer Untersuchungen an Ratten nehmen einige Autoren an, daß sich die zirkulierenden Lymphocyten in zwei verschiedene Populationen unterteilen lassen, eine mit einer durchschnittlichen Zirkulationsdauer von 2 und eine weitere mit einer solchen von 8 Wochen[245]. Es steht noch nicht fest, ob es sich hierbei um nicht sensibilisierte Lymphocyten einerseits und sensibilisierte andererseits handelt. Verschiedene Beobachtungen sprechen dafür, daß sich an dem durch örtliche Injektion eines Antigens hervorgerufenen Lymphocytenaustritt mit Vorliebe langlebige, aber nicht nur spezifisch sensibilisierte Elemente beteiligen[246]. Zerstört man beim Kalb einen großen Teil der zirkulierenden und/oder rezirkulierenden Lymphocyten durch extrakorporale Bestrahlung des Bluts (ECIB)[247], findet sich trotz schwerer Lymphopenie im Blut und im Ductus thoracicus in den corticalen Zonen der Lymphknoten immer noch ziemlich reichlich lymphatisches Parenchym[248]: Beim letzteren handelt es sich offenbar um mehr seßhafte Zellen („less readily mobilizable pool of lymphocytes"). Ähnliche Ergebnisse

---

[236] Übersicht bei Bos 1967, Ford und Gowans 1969.

[237] Gowans 1959; vgl. dazu auch die frühere Arbeit von Ehrich 1946.

[238] Gowans und Knight 1964, Übersicht bei Yoffey 1967.

[239] Goldschneider und McGregor 1968.   [240] Woodruff und Gesner 1969.

[241] Übersicht bei Morris 1968.   [242] Volkman 1966.

[243] Bauer und Stone 1961, Turk 1962.   [244] Konigsmark und Sidman 1963.

[245] Caffrey, Rieke und Everett 1962.   [246] Miller und Cole 1968.

[247] Cronkite, Jansen, Mather, Nielsen, Usenik, Adamik und Sipe 1962, Cronkite, Jansen, Rai, Cottier und Fliedner 1963.

[248] Cottier, Cronkite, Jansen, Rai, Singer und Sipe 1964.

werden durch fortgesetzte Drainage[249] oder extrakorporale Bestrahlung der
Thoracicuslymphe erzielt[250]. So behandelte Tiere zeigen nach Sekundärinjektion
von Tetanustoxoid in die Inguinalgegend immer noch eine gute anamnestische
Reizbeantwortung und produzieren dabei Antikörpermengen, die nur um weniges
unter den Kontrollwerten liegen[251]. Diese Feststellung stimmt mit den histologischen Befunden an inguinalen Lymphknoten nach fortgesetzter ECIB überein,
die — im Gegensatz zu den Veränderungen in der Milz — in den corticalen Zonen
noch zahlreiche Lymphocyten enthalten[252]. Ferner geht aus solchen Beobachtungen hervor, daß auf Tetanustoxoid sensibilisierte Lymphocyten, d. h. wahrscheinlich vorwiegend sog. „Memory"-Zellen, wohl zum Teil in Lymphe und Blut
zirkulieren und/oder rezirkulieren, daß aber ein erheblicher Teil derselben auch
der mehr seßhaften Population lymphoider Zellen angehört.

Der fortwährenden Zirkulation und Rezirkulation immunbiologisch kompetenter Lymphocyten und sensibilisierter „Memory"-Zellen ist es auch zuzuschreiben,
daß das Abdecken einzelner lymphoretikulärer Organe während einer ionisierenden
Ganzkörperbestrahlung mit sublethalen Dosen genügt, um die immunologische
Kapazität des Organismus in gewissem Ausmaß zu schützen[253]. Durch solche
und ähnliche Versuche, bei denen die einzelnen Körperteile in verschiedenen Zeitabständen nacheinander bestrahlt werden, läßt sich auch zeigen, daß die Zirkulation nicht sensibilisierter und sensibilisierter Lymphocyten ziemlich rasch erfolgt[254].

Phagocyten, wie Granulocyten, Monocyten und Makrophagen anderer Herkunft, scheinen nicht in nennenswertem Maß zu rezirkulieren. Trotzdem wäre
es falsch, diesen Wanderzellen im Rahmen einer anamnestischen Immunreaktion
jegliche Bedeutung abzusprechen. Vieles spricht dafür, daß sie sich am Abfangen
und Transport von Antigen sowie am Wegschaffen von Immunkomplexen beteiligen[255]. In diesem Zusammenhang sei erwähnt, daß besonders die periphere
Lymphe reichlich Makrophagen enthält[256].

Lymphoide Keimzentrenzellen, denen — wie erwähnt wurde — im Rahmen
der anamnestischen Antikörperproduktion eine zentrale Bedeutung zukommt,
sind sehr wahrscheinlich auch nicht dauernd seßhafte Elemente. Beobachtungen
an Keimzentren von Lymphknoten[257] und Tonsillen[258] lassen erkennen, daß ein
Teil der Keimzentrenzellen in Richtung auf den Antigenzustrom hin auswandert.
Im allgemeinen scheint aber diese Emigration nicht sehr rasch zu erfolgen, sondern mehr als einen Tag in Anspruch zu nehmen[259]. Ein Eintritt lymphoider Zellen von außen in die Keimzentren scheint dagegen ein sehr seltenes Vorkommnis
zu sein[260]. Der Nachweis einer Auswanderung von Germinoblasten und Germinocyten als Vorläufer antikörperbildender Elemente und/oder sog. „Memory"-
Zellen stellt die zentrale Bedeutung dieser Zentren lymphoidzelliger Proliferation
in ein neues Licht.

Obwohl es sich bei *Plasmazellvorläufern und Plasmazellen* vorwiegend um
seßhafte Elemente handelt, können sie sich auch auf Wanderschaft begeben.
So finden sich beispielsweise im Ductus thoracicus der Maus Zellen, die *in vitro*

---

249 Übersicht bei McGregor und Gowans 1963, Yoffey, Rich, Tidman, Cummins und Roy
1964.
250 Chanana, Cronkite, Cottier, Greenberg, Schiffer und Stryckmans 1965.
251 Stoner, Cottier, Sipe, Chanana, Joel und Cronkite 1969.
252 Cottier, Ruchti, Sordat und Cronkite 1968.
253 Süssdorf 1960, Jacobson, Marks, Gaston und Simmons 1961, Popp 1961.
254 Übersicht bei Cannon und Wissler 1967.   255 Übersicht bei Nelson 1969.
256 Übersicht bei Morris 1968.   257 Hanna 1964.
258 Koburg 1963, 1964, 1967, Sordat, Moser, Gerber und Cottier 1969.
259 Lewerenz, Laissue, Bürki und Bürki 1969.   260 Parrott 1967.

Immunglobuline produzieren, vor allem IgA und IgM[261]. Der Ductus thoracicus des Kalbes enthält auch recht viele große lymphoide oder bereits plasmocytoide Blasten, die sich noch in Proliferation befinden[262]. Das Schicksal dieser Zellen ist noch nicht befriedigend geklärt. Es finden sich keine Anhaltspunkte für die Annahme, daß große lymphoide oder plasmocytoide Blasten in nennenswertem Maß rezirkulieren. Abb. 16 gibt eine Übersicht über die wichtigsten Wege und Formen der Zellwanderung im Rahmen einer zu verstärkter Antikörperproduktion führenden anamnestischen Immunreaktion.

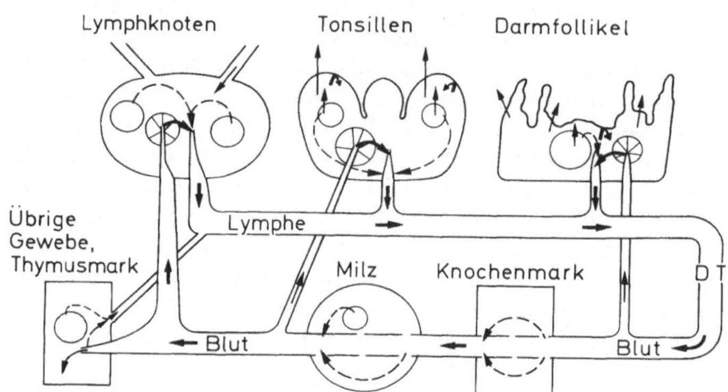

Abb. 16. Schematische Darstellung der Wanderungsmöglichkeit sensibilisierter Lymphocyten (Memory-Zellen). *DT* Ductus thoracicus

10. Regulationsmechanismen, denen die Zellproliferation und Antikörperbildung im Rahmen einer anamnestischen Immunreaktion unterworfen sind

Die im Verlauf einer anamnestischen Immunreaktion ablaufenden Proliferations- und Differenzierungsvorgänge werden durch eine Vielzahl von Faktoren beeinflußt, die sich im Einzelfall kaum alle überblicken lassen.

Die Bedeutung von Art und Dosis des *Antigens* sowie dessen Eintrittspforte für das Ausmaß und die Natur der im immunbiologisch aktiven Gewebe ausgelösten Reaktionen wurde bereits eingehend erörtert (S. 332 ff.). Im besonderen ist festzuhalten, daß sich in den meisten Systemen eine gewisse Antigendosis als optimal erwiesen hat, und daß, je nach Art und Dosis des Antigens, unter Umständen eine Immuntoleranz oder -paralyse induziert wird[263].

Eine besondere Art von Selbstregulation scheint darin zu bestehen, daß die im Verlauf einer immunbiologischen Reizbeantwortung gebildeten Antikörper in einer Art von Servoregulation die Proliferation und Differenzierung von Zellen, die diese Antikörper produzieren, zu drosseln vermögen[264]. In verschiedenen Systemen hat sich gezeigt, daß vor allem 7 S-Antikörper eine solche Wirkung entfalten[265]. Sowohl bei der primären als auch bei der sekundären immunbiologischen Reizbeantwortung scheinen die 7 S-Antikörper u.a. an der Drosselung der vorausgehenden Produktion von 19 S-Antikörper beteiligt zu sein[266]. Der An-

---

[261] Mandel und Asofsky 1968.

[262] Wagner, Cottier, Cronkite, Cunningham, Jansen und Rai 1967.

[263] Übersicht bei Weigle 1968.

[264] Uhr und Baumann 1961, Albright, Makinodan und Capalbo 1964, Tao und Uhr 1966, Wigzell 1966, Brody, Walker und Siskind 1967, Greenberg und Uhr 1968, Walker und Siskind 1968.   [265] Henry und Jerne 1968, Britton und Möller 1968.

[266] Übersicht bei Morris und Möller 1968.

griffsort der Antikörper liegt vermutlich am Immunogen selbst oder am Transportmechanismus, der das Immunogen den immunbiologisch kompetenten Zellen zuführt[267]. Ein entsprechender Mechanismus ist möglicherweise auch an der Hemmung der immunbiologischen Reizantwort beteiligt, wie sie durch Injektion großer Mengen gepoolter γ-Globuline erzielt werden kann[268]. Der umgekehrte Vorgang, nämlich eine verstärkte und zeitlich verlängerte Produktion bestimmter Antikörper in Anwesenheit von Antigen, jedoch bei Fehlen zirkulierender korrespondierender Antikörper, scheint auch möglich zu sein[269].

Daß die Fähigkeit des Organismus, genügende Mengen von Antikörper zu erzeugen, bei *proteinarmer Diät*[270] oder bei *Verabreichung von L-Phenylalanin im Überschuß*[271] absinkt, läßt sich aus rein metabolischen Gründen gut verstehen. Eine ähnliche Einschränkung der Antikörperbildung darf bei Mangel an anderen für die Zellproliferation wichtigen Substanzen, wie etwa besonderen Vitaminen, erwartet werden.

Das lymphoretikuläre Gewebe, im besonderen das lymphatische Parenchym, untersteht auch regulierenden Einflüssen *endokriner Organe*. Von den stimulierend wirkenden Hormonen sind vor allem die Schilddrüsenhormone[272], STH[273] und Oestrogene[274] bekannt. Die letzteren haben ebenfalls eine vermehrte Proliferationstätigkeit und verbesserte Leistungsfähigkeit des Makrophagensystems zur Folge[275]. Einen lymphopenischen und damit hemmenden Effekt auf das immunbiologisch aktive Gewebe entfalten vor allem, zumindest bei geeigneter Dosierung, die Corticosteroide[276]. Die lymphocytolytische Wirkung der Corticosteroide trifft in der Regel den Thymus stärker als die peripheren lymphoretikulären Organe[277] und die oligosynthetischen mehr als die vermehrten antigenischen Reizen ausgesetzten polysynthetischen Lymphknoten (Beispiel: Halslymphknoten beim Meerschweinchen)[278]. Ferner scheinen langlebige Lymphocyten durch Corticosteroide einen geringeren Schaden zu erleiden als kurzlebige[279]. Verschiedene Beobachtungen sprechen demnach dafür, daß die sog. „Memory"-Zellen und die anamnestische Reaktion durch Nebennierenrindenhormone weniger in Mitleidenschaft gezogen werden als die weniger differenzierten, nicht sensibilisierten Lymphocyten, die für die primäre immunbiologische Reizbeantwortung verantwortlich sind. Wahrscheinlich gilt diese Regel auch für andere Hormone. Einen gewissen lymphopenischen Effekt üben ferner ACTH[280] und Testosteron[281] aus. Gesamthaft betrachtet, scheinen verschiedene Hormone einen Einfluß auf den Lymphocytenbestand des Körpers zu haben; es liegen aber zur Zeit nur wenige Beobachtungen vor, die es gestatten, die Empfindlichkeit des für die anamnestische Immunreaktion verantwortlichen Zellsystems gegenüber endokrinen Regulationsmechanismen gesondert, d.h. im Vergleich zur echten primären immunbiologischen Reizbeantwortung, zu beurteilen.

[267] WIGZELL 1966, DIXON, JACOT-GUILLARMOD und McCONAHEY 1967.
[268] HODGES, BEAN, OHLSON und BLEILER 1962.   [269] MÖLLER 1968.
[270] HODGES, BEAN, OHLSON und BLEILER 1962.
[271] RYAN und CARVER 1964.   [272] Übersicht bei ERNSTRÖM 1965a, b, c.
[273] BARONI und TIEPOLO 1967, PIERPAOLI und SORKIN 1969, PIERPAOLI, BARONI, FABRIS und SORKIN 1969.
[274] Übersicht bei HALPERN 1957, NICOL und BILBEY 1960, THOMPSON, SEVERSON und REILLY 1966.
[275] Übersicht bei KELLY, BROWN und DOBSON 1962, DOUGHERTY, BERLINER, SCHNEEBELI und BERLINER 1964.
[276] Übersicht bei DOUGHERTY, BERLINER und BERLINER 1960, 1962, DOUGHERTY, BERLINER, SCHNEEBELI und BERLINER 1964; vgl. dazu auch SHIELDS 1966.
[277] Übersicht bei LEVINE, STREBEL, PAYAN und WAGNER 1967.
[278] ERNSTRÖM und GYLLENSTEN 1965.
[279] MILLER und COLE 1967b.   [280] Übersicht bei HERRMANN 1967.
[281] Übersicht bei FRIEDMAN, BOMZE, ROTHMAN und DRUTZ 1964.

Abgesehen von den bekannten Hormonen, scheinen noch *weitere humorale Faktoren* die Lymphopoese und damit die immunbiologische Kapazität des Organismus mitzusteuern. Die Diskussion um die Existenz und die allfällige physiologische Bedeutung dieser Faktoren ist allerdings nicht abgeschlossen. Dies gilt im besonderen für Thymusextrakte[282], den sog. lymphocytosestimulierenden Faktor (LSF) bei Mäusen[283], das sog. „Thymosin"[284] und das angeblich „allgemein wachstumsfördernde" sog. „Promin"[285]. Versuche mit Implantation von Thymusgewebe in Millipore-Kammern in immunbiologisch geschwächte oder areaktive Empfängertiere haben hinsichtlich einer Wiederherstellung der Immunkapazität teils positive[286], teils negative Resultate[287] ergeben. Unklarheit besteht auch in bezug auf die allfällige physiologische Bedeutung von α_1-Globulin[288] und weiteren Faktoren im Rahmen einer immunbiologischen Reizbeantwortung. (Beispiele: sog. RLP-Faktor aus Schafsmilz[289], sog. Permeabilitätsfaktor aus Lymphknoten[290], Leukopoetin G[291], leukocytoseinduzierender Faktor[292], lymphocytosestimulierende Substanz mit Blutplasma mongoloider Individuen[293], sog. „dominant defensive factor"[294].) Bisher gelang es jedenfalls nicht zu zeigen, daß derartige Substanzen im intakten, gesunden Organismus eine echte lymphatische Hyperplasie hervorrufen[295]. Trotz der bestehenden Unsicherheit über die Natur und die Funktion solcher Milieufaktoren wäre es falsch, diese überhaupt nicht in Betracht zu ziehen[296]; gut bekannt ist beispielsweise die Wirkung von Calcium- und Phosphationen auf die Zellproliferation[297].

Die Frage nach einer allfälligen *nervösen Regulation* immunbiologischer Vorgänge steht noch gänzlich offen. Im allgemeinen scheint der Parasympathicus eine fördernde und der Sympathicus eine hemmende Wirkung auf das lymphatische Parenchym auszuüben[298]. Über nervöse Einflüsse auf anamnestische Immunreaktionen ist unseres Wissens nichts bekannt.

Daß die Leistungen des lymphoretikulären Gewebes auch von *physikalischen Faktoren*, wie etwa der Temperatur, abhängen, braucht kaum erwähnt zu werden. Niedrige Temperaturen hemmen die metabolischen Vorgänge und damit auch die Zellproliferation, scheinen aber die Resistenz der Lymphocyten gegenüber schädlichen Agentien, wie etwa ionisierenden Strahlen, zu erhöhen[299]. Umgekehrt genügt es, eine Zellsuspension aus lymphoretikulären Organen während 2 Std *in vitro* bei 37° C zu halten, um deren immunbiologische Kapazität herabzusetzen[300]. Zu den durch physikalische Gegebenheiten vermittelten Regulationen gehören auch die tageszeitlichen Schwankungen, denen die Proliferationstätigkeit des lymphoretikulären Gewebes unterworfen ist[301].

Zu berücksichtigen bleibt ferner die Tatsache, daß die immunbiologisch aktiven Zellen *in vivo* meistens in engem gegenseitigem Kontakt stehen; beispielsweise

---

[282] Grégoire und Duchâteau 1956.   [283] Metcalf 1956, 1958.
[284] Goldstein, Slater und White 1966.
[285] Szent-Gyorgyi, Hegyeli und McLaughlin 1964.
[286] Osoba und Miller 1964, Levey, Trainin und Law 1963.
[287] Huvos, Cali und Azar 1966.   [288] Holmes 1967.
[289] Cividalli und Knyszynski 1967.   [290] Boughton 1965.   [291] Bierman 1964.
[292] Gordon, Handler, Siegel, Dornfest und Lo Bue 1964.
[293] Gruter, Trapp und Sanger 1965.   [294] Ogata, Kunigoshi und Fukushi 1965.
[295] Übersicht bei Cottier, Hess, Roos und Grétillat 1969.
[296] Vgl. dazu Mark und Dixon 1963.
[297] Übersicht bei Whitfield und Dixon 1962, Whitfield und Yondale 1966.
[298] Übersicht bei Ogata, Kunigoshi und Fukushi 1965, Umehara, Ito, Takahashi und Inafuka 1965.
[299] Übersicht bei Myers und Sutherland 1962.
[300] Mathé, Amiel, Schwarzenberg, Doré, Golstein, Sekiguchi und Bechet 1967.
[301] Übersicht bei Pilgrim, Lennartz, Wegener, Hollweg und Maurer 1965.

trifft man im Gewebe öfters eine Gruppierung lymphoïder oder plasmocytoider Elemente um Reticulumzellen, Makrophagen oder Blutgefäße (Abb. 17). Diesem *gegenseitigen Kontakt von Zellen* kommt wahrscheinlich eine erhebliche regulatorische Bedeutung zu; man denkt hier u.a. an die Übertragung von Immunogenen (s. S. 339ff.), den Austausch von Metaboliten und die Kontaktinhibition[302]. Abgestorbene Zellen sollen auf die Proliferationstätigkeit überlebender, benachbarter Elemente eine stimulierende Wirkung ausüben[303], wahrscheinlich durch Abgabe von Nucleinsäurebestandteilen[304], Histonen[305] und weiterer Substanzen.

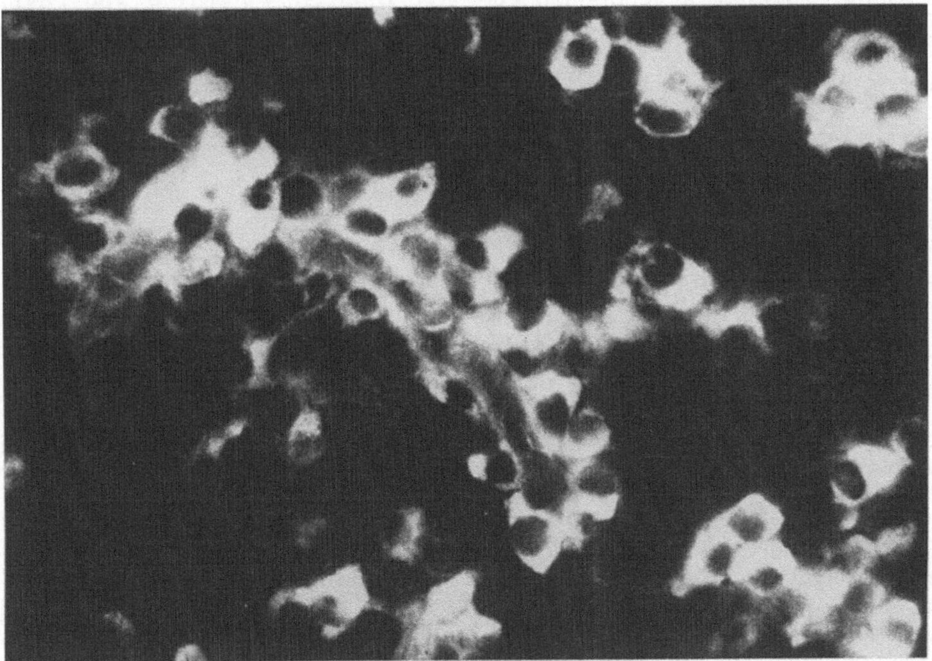

Abb. 17. Immunofluorescenzoptischer Nachweis von IgG in perivasculär gelegenen Plasmazellen der menschlichen Gaumenmandel. (Vergr. 700fach; Aufnahme: B. SORDAT, Pathologisches Institut der Universität, Bern)

Ein solcher Mechanismus ist besonders innerhalb von Keimzentren in Betracht zu ziehen, die mit zu den wichtigsten Proliferationsstätten der an einer anamnestischen Immunreaktion beteiligten Zellen gehören.

Eine besondere Bedeutung kommt schließlich der *regulatorischen Rolle einzelner lymphoretikulärer Organe* zu. An erster Stelle mag hier der Thymus genannt werden, der in frühen Phasen der Ontogenese der Hauptproduzent von Lymphocyten ist[306]. Die perinatale Thymektomie bei kleinen, konventionell gehaltenen Laboratoriumstieren führt zu einem sog. Wasting-Syndrom[307], das zum größten Teil auf erhöhter Infektanfälligkeit beruht[308]. Bei Verwendung spezifisch-pathogenfreier[309] oder sog. keimfreier Mäuse[310] wird kein Wasting beobachtet. Obschon

---

[302] Übersicht bei ROBINEAUX, PINET und KOURILSKY 1962, PERKINS und MAKINODAN 1964, MARMONT und DAMASIO 1965, BERMAN 1966, ELVES, GOUGH und ISRAELS 1966, SCHINDLER 1969.　　[303] TROWELL 1957.
[304] TALIAFERRO und JAROSLOW 1960, BRAUN und NAKANO 1965.
[305] HOLOUBEK 1962.　　[306] Übersicht bei HESS 1968.　　[307] MILLER 1961.
[308] Übersicht bei AZAR, WILLIAMS und TAKATSUKI 1964.
[309] HESS, COTTIER und STONER 1963.　　[310] WILSON, SJODIN und BEALMAR 1964.

von verschiedenen Autoren angenommen wird, der Thymus hätte mit der Antikörperbildung nichts oder nicht viel zu tun (s. S. 328ff.), bleibt hervorzuheben, daß sich perinatal thymektomierte spezifisch-pathogenfreie Mäuse im Verlauf der ersten Lebensmonate hinsichtlich Antitoxinproduktion nach Stimulation mit Tetanustoxoid nicht völlig normal verhalten. Interessanterweise wird die im Alter von 7—10 Wochen ausgelöste anamnestische Immunreaktion stärker beeinträchtigt als die im Alter von 4 Wochen induzierte Primärreaktion (Abb. 18)[311]. Dies äußert sich u. a. auch in einem entsprechenden Mangel der Keimzentrenentwicklung[312]. Es darf angenommen werden, daß die Auswanderung von Thymuslymphocyten[313] schon einige Zeit vor der Geburt einsetzt: Dies dürfte wenigstens einer der Gründe dafür sein, daß die perinatale Thymektomie bei den meisten untersuchten Species nicht zu einer Entfernung aller thymogenen Lymphocyten

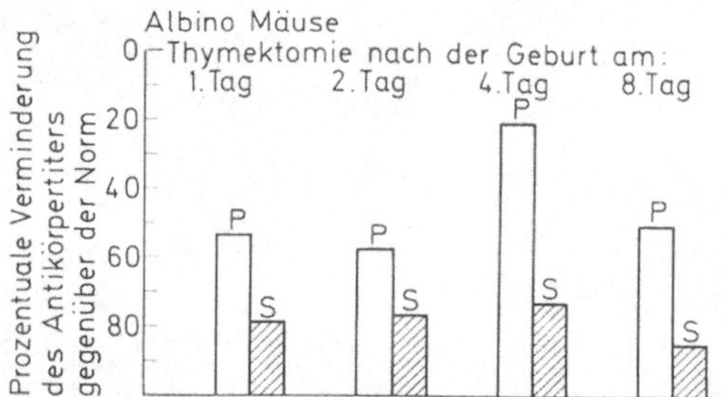

Abb. 18. Vergleich der Wirkung der neonatalen Thymektomie auf die Antikörperbildung nach primärer und sekundärer Stimulation mit Tetanustoxoid (Hess, Cottier und Stoner 1963)

führt[314]. Die Thymektomie im Erwachsenenalter zieht keine schweren unmittelbaren Folgen nach sich; mit zunehmendem Zeitintervall zwischen Operation und Untersuchung machen sich aber eine progressive Lymphopenie und eine damit verbundene Herabsetzung der immunbiologischen Fähigkeiten bemerkbar[315]. Offenbar behält der Thymus sogar in diesen Lebensperioden eine gewisse Bedeutung im Rahmen des Lymphocytennachschubs.

Die Splenektomie[316] und die Entfernung einzelner Lymphknoten haben, wie auch aus der Humanmedizin bekannt ist, in der Regel keine schwerwiegende Beeinträchtigung der immunbiologischen Fähigkeiten des Organismus zur Folge. Es wäre höchstens zu prüfen, ob splenektomierte Tiere auf intravenöse Verabreichung von Antigenen schlechter reagieren als auf parenterale Injektion derselben. Versuche, durch perinatale Entfernung großer Teile des im Darmtrakt liegenden lymphoretikulären Gewebes eine Hypogammaglobulinämie und ein Antikörpermangelsyndrom zu erzielen[317], können nicht ohne weiteres der Bursektomie beim Hühnchen (s. S. 329) zur Seite gestellt werden. Diese eingreifende Maßnahme hat auch aus verschiedenen anderen Gründen eine Beeinträchtigung der Lebensfähigkeit zur Folge. Dieselben Bedenken sind der Excision möglichst vieler lymphoretikulärer Organe in einer Sitzung gegenüber anzumelden[318].

---

[311] Hess, Cottier und Stoner 1963; vgl. auch Hess und Stoner 1966, 1967.
[312] Laissue, Hess, Stoner, Riedwyl und Cottier 1969.
[313] Übersicht: Michalke, Hess, Riedwyl, Stoner und Cottier 1969.
[314] Übersicht bei Hess 1969.   [315] Monaco, Wood und Russell 1965.
[316] Übersicht bei Sanders und Florey 1940, Ambrus, Ambrus, Pickren, Amos, Neter und Helm 1964.
[317] Cooper, Perey, Gabrielsen, Sutherland, McKneally und Good 1968.
[318] Swartzendruber, Bigelow, Congdon und Makinodan 1961.

11. Beeinflussung der Antikörperbildung im Rahmen einer anamnestischen Immunreaktion durch immunodepressive Agentien

Die *ionisierenden Strahlen* gehören zu den am besten dosierbaren Agentien mit immunodepressiver Wirkung. Mit Vorteil lassen sich die Folgen dieser Art von Schädigung am Beispiel der kurzfristigen Ganzkörperbestrahlung erläutern, da Lokal- oder Teilkörperbestrahlungen wegen der oben erwähnten Zellwanderungen innerhalb des lymphoretikulären Systems schwer überblickbare Verhältnisse schaffen. Will man die Strahlenempfindlichkeit des für die primäre immunbiologische Reizbeantwortung verantwortlichen Systems mit derjenigen der Zelllinien vergleichen, die die Antikörperbildung im Rahmen einer anamnestischen

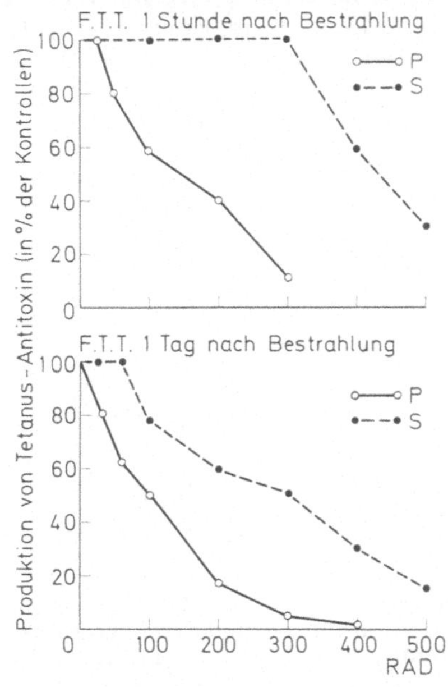

Abb. 19. Wirkung verschiedener Dosen ionisierender Ganzkörperbestrahlung von Mäusen auf die Antikörperbildung nach Primär-(P) oder Sekundär-(S)Stimulation mit Tetanustoxoid ($F.T.T.$). Man beachte die stärkere Repression bei eintägigem im Vergleich zum einstündigen Zeitintervall zwischen Bestrahlung und Antigeninjektion (Modifiziert nach STONER und HALE 1962)

Reaktion einleiten, ist es sehr wichtig, eine geeignete Testmethode zu wählen. Wiederum ist es nötig, ein Antigen und eine Titrationstechnik zum Nachweis der spezifischen Antikörper zu verwenden, die es gestatten, sowohl eine klare Trennung zwischen echter primärer und anamnestischer Reizbeantwortung zu ziehen als auch kleinste Mengen von Antikörper nachzuweisen. Diese Forderungen werden bei Gebrauch von Tetanustoxoid als Antigen und Titration des Tetanusantitoxins im Mäuseserum nach dem Neutralisationstest von EHRLICH erfüllt. Mit Hilfe dieser Methode konnten STONER und HALE[319] sowie HESS, TERRES und STONER (1965) eine Reihe wesentlicher Feststellungen machen, die im folgenden kurz zusammengefaßt werden sollen. Die strahlenbedingte Hemmung der Antikörperbildung zeigt eine deutliche Dosisabhängigkeit, wobei innerhalb eines gewissen Dosisbereichs durch eine bestimmte Strahlenmenge die primäre Reizbeantwortung wesentlich schwerer gehemmt wird als die anamnestische. Von erheblicher Bedeutung ist auch das Zeitintervall zwischen Ganzkörperbestrahlung und antigenischer Stimulation (Abb. 19): Wird Tetanustoxoid beispielsweise eine

[319] HALE und STONER 1954, 1956, STONER und HALE 1963.

Stunde nach Bestrahlung injiziert, ist die hemmende Wirkung der letzteren geringer als bei eintägigem Zeitabstand zwischen Strahlenexposition und Stimulation. Der Verlauf der Dosis-Effekt-Kurven entspricht, wie dies auch bei Verwendung anderer Systeme gefunden wurde[320], im wesentlichen einer einfachen Exponentialfunktion. Bei Wahl eines eintägigen Intervalls zwischen Bestrahlung und antigenischer Stimulation liegt der D_{50}-Wert für die primäre Reizbeantwortung bei ungefähr 100 rad, für die anamnestische dagegen bei 300 rad[321]. Erfolgt bei Mäusen die Bestrahlung nicht kurze Zeit, sondern vier Tage nach Sekundärstimulation mit flüssigem Tetanustoxoid, kommt es zunächst zu einer annähernd normalen Antitoxinproduktion. Dabei handelt es sich nicht etwa um vorgebildeten Antikörper, der infolge radiogenen Zelluntergangs freigesetzt worden wäre; wie sich durch den fortgesetzten Einbau radioaktiv markierter Aminosäuren in das Antitoxin

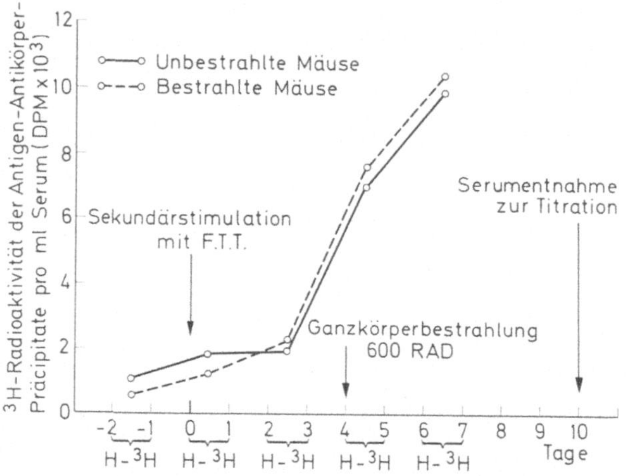

Abb. 20. Fortgesetzter Einbau von Histidin-³H (H-³H) in Tetanusantitoxin bei Mäusen nach Ganzkörperbestrahlung 4 Tage nach Sekundärstimulation mit Tetanustoxoid (*F.T.T*) (Modifiziert nach Stoner und Hale 1962)

zeigen läßt, wird nämlich andauernd Antikörper gebildet (Abb. 20)[322]. Die Antikörperproduktion fällt dann in späteren Zeitpunkten nach Bestrahlung etwas ab. Diese Befunde ließen sich möglicherweise durch die eine oder andere der folgenden Hypothesen erklären: 1. „Memory"-Zellen könnten sich durch eine größere Radioresistenz auszeichnen als nicht sensibilisierte („non-committed"), antigenresponsive Zellen. 2. Es ist denkbar, daß die Strahlenempfindlichkeit des spezifisch stimulierten, immunbiologisch aktiven Gewebes einige Zeit (z.B. ein Tag) nach Antigeninjektion deshalb zunimmt, weil die Zellproliferation einsetzt. 3. Mit zunehmender Differenzierung nach antigenischer Stimulation entwickeln sich antikörperbildende Zellen, die ziemlich strahlenresistent sind (Beispiel: um den 4.Tag herum). Eine Nachschubinsuffizienz für Plasmazellen kann sich aber auch in diesem Zeitraum noch bemerkbar machen. Eine lang vorbestehende, auf der Produktion humoraler Antikörper beruhende Immunität wird durch eine ionisierende Ganzkörperbestrahlung kaum beeinträchtigt[323]; auch diese Beobachtung spricht für eine erhebliche Widerstandskraft der Plasmazellreihe gegenüber ionisierenden

---

[320] Übersicht bei Makinodan, Kastenbaum und Peterson 1962, Kennedy, Till, Siminovitch und McCulloch 1965.   [321] Stoner und Hale 1963.
[322] Stoner und Hale 1962; vgl. dazu auch Makinodan, Nettesheim, Morita und Chadwick 1967   [323] Rittenberg und Nelson 1962.

Strahlen[324]. Nach erfolgter Ganzkörperbestrahlung setzt die Regeneration ziemlich rasch wieder ein; beim Kaninchen können bereits 5 Tage nach Strahlenexposition Keimzentren wieder gebildet sein[325]. NETTESHEIM und WILLIAMS (1968) meinen, daß die Regeneration von „Memory"-Zellen im Anschluß an einen Strahleninsult von nicht sensibilisierten immunokompetenten Zellen (X-Zellen) ausgeht, die bei Anwesenheit von Antigen erneut spezifisch sensibilisierte Elemente hervorbringen. Mitunter kann die Wiederherstellung der funktionellen Leistungsfähigkeit des immunbiologisch aktiven Gewebes zeitlich hinter der morphologischen Regeneration nachhinken[326].

Eine fortgesetzte ionisierende Ganzkörperbestrahlung kann eine anamnestische immunbiologische Reizbeantwortung unter Umständen stärker hemmen als die Verabfolgung derselben Strahlenmenge innerhalb kurzer Zeit[327]. Diese Tatsache beruht vermutlich auf einer strahlenbedingten Störung der Zellteilungen. Ein entsprechender Mechanismus dürfte der Drosselung der Antikörperproduktion zugrunde liegen, die durch Injektion von Thymidin-^{3}H mit hoher spezifischer Aktivität erzeugt wird[328].

Die geringe immunodepressive Wirkung, die hinsichtlich der Antikörperbildung durch eine andauernde oder wiederholte extrakorporale Bestrahlung des zirkulierenden Bluts oder der Lymphe erzielt wird, kam bereits zur Sprache (s. S. 361).

Heterologes *sog. Antilymphocytenserum* (ALS)[329] scheint vor allem die zirkulierenden Lymphocyten zu schädigen[330]. Dies hängt wahrscheinlich, wie durch Injektion von ^{131}I-markiertem ALS gezeigt werden konnte, zu einem guten Teil mit dessen nur beschränktem Eintritt in den Extravasculärraum lymphoretikulärer Organe zusammen[331]. Die Wirkung von ALS ist dann am deutlichsten, wenn es *vor* der Antigengabe injiziert wird[332]. Von verschiedenen Autoren wird angenommen, daß vor allem vom Thymus hergeleitete Zellen geschädigt werden[333]; vermutlich aus dem oben erwähnten Grund einer nicht gleichmäßigen Verteilung des ALS im Organismus bleibt der Thymus als Organ jedoch gut erhalten[334]. Zum mindesten bei bestimmten Versuchsanordnungen wird die celluläre Immunität durch ALS stärker betroffen als die Bildung humoraler Antikörper[335] und die letztere nach Sekundärstimulation weniger als nach Primärstimulation[336].

Unter den heute öfters verwendeten Substanzen mit immunodepressiver Wirkung nehmen die *Corticosteroide* eine wichtige Stellung ein. Die Wirkung dieser Gruppe von Agentien wurde bereits erörtert[337] (s. auch S. 363).

Die Folgen einer Behandlung mit *Radiomimetica* erinnern in mancher Hinsicht an diejenigen einer ionisierenden Bestrahlung. Alkylierende Stoffe, wie Stickstofflost und seine Derivate, hemmen vor allem die Zellproliferation, weniger die RNS- und Proteinsynthese. Im übrigen gelten für die Wirkung dieser Substanzen auf das immunbiologisch aktive Gewebe ähnliche Überlegungen, wie sie am Beispiel der ionisierenden Strahlen dargelegt wurden[338].

---

[324] Übersicht bei WOHLWILL und JETTER 1953, ANSARI, EDER und NÄGELE 1962, COTTIER 1966.	[325] KEUNING und BOS 1967.	[326] GALLILY und FELDMAN 1967.
[327] STONER und HALE 1958.	[328] HARRIS 1968a, b.
[329] Übersicht bei WAKSMAN, ARBOUYS und ARNASON 1961, WOODRUFF, ANDERSON und ABAZA 1967, JAMES und MEDAWAR 1967, AGNEW 1968, WOODRUFF 1969.
[330] Übersicht bei RIETHMÜLLER, RIETHMÜLLER, STEIN und HAUSEN 1968.
[331] DENMAN und FRENKEL 1968.	[332] Übersicht bei MÖLLER und ZUKOSKI 1968.
[333] MARTIN und MILLER 1968.	[334] TAUB 1969.
[335] HIRSCH, NAHMIAS, MURPHY und KRAMER 1968.
[336] JAMES und JUBB 1967, MONACO, WOOD, GRAY und RUSSELL 1966.
[337] Übersicht bei ELLIOTT und SINCLAIR 1968.
[338] Übersicht bei HARRIS 1961, KAHRI, SALMI, HANNUKSELA und KARAHARJU 1965, HASHIMOTO, SUDO und ISHIDATE 1966, AISENBERG und WILKES 1967.

Antimetabolite, wie Folsäureantagonisten, Purin- und Pyrimidinanaloge, stören die Immunreaktionen vor allem durch eine Blockierung der DNS-Synthese. Im übrigen ist aber der Wirkungsmechanismus noch nicht gänzlich geklärt. Speirs (1965) berichtet, daß Amethopterin (Methotrexat) die primäre immunbiologische Reizbeantwortung deutlich hemmt, bei wiederholter Gabe zusammen mit dem Antigen jedoch eine geringere Wirkung auf die Antikörperbildung hat. Ähnliche Beobachtungen wurden bei Anwendung von 6-Mercaptopurin gemacht, das bei Kaninchen die primäre Antikörperbildung gegen Rindergammaglobulin stärker zu hemmen scheint als die sekundäre[339]. Andere Autoren teilen mit, daß derselbe Antimetabolit bei Mäusen und Kaninchen anläßlich einer Primärstimulation durch Fremderythrocyten zu einer verlängerten Produktion von 19 S-Antikörper führt, während die Bildung von 7 S-Antikörper verzögert und gehemmt wird[340]. Wahrscheinlich ist die Frage wichtig, ob die größte Wirkung der verabreichten Antimetaboliten zeitlich mit der Phase stärkster Zellproliferation zusammenfällt. Überdies dürfte auch der Differenzierungsgrad der sich teilenden Elemente eine Rolle spielen; es kann angenommen werden, daß dieser 1. bei sensibilisierten Zellen höher ist als bei nicht sensibilisierten und 2. als Funktion der Zeit nach antigenischer Stimulation zunimmt[341].

Auch *natürliche Metaboliten in größeren Mengen* können auf das immunbiologisch aktive Gewebe eine hemmende Wirkung ausüben (Beispiel: Thymidin in hoher Konzentration)[342].

Besonderes Interesse kommt unter den Hemmstoffen gewissen *Antibiotica* zu. Actinomycin D, das wahrscheinlich über eine Blockade der an der „Oberfläche" der DNS stattfindenden RNS-Synthese wirkt[343], schränkt vor allem die Antikörperproduktion ein, während die DNS-Synthese an sich, wenigstens zum Teil, noch möglich ist[344]. Zum mindesten in gewissen Systemen wird die Bildung von 7 S-Antikörper stärker gestört als diejenige von 19 S-Antikörper[345]. Diese Stoffe haben aber auch einen erheblichen Zelluntergang zur Folge[346], u.a. in den für die anamnestische Antikörperproduktion wichtigen Keimzentren[347]. Lymphocytolytisch wirkt auch Oligomycin[348]. Dagegen scheint Puromycin die Proteinsynthese zu stören[349]. Chloromycetin soll bei Kaninchen nach Primärstimulation mit Rindergammaglobulin die Bildung von „Memory"-Zellen mehr hemmen als die Antikörperproduktion[350]. Die Regeneration des lymphatischen Parenchyms nach Entzug solcher Hemmstoffe kann rasch wieder in Gang kommen[351], unter antigenischer Stimulation im besonderen auch die der Keimzentren.

Von sog. *Spindelgiften* wurde berichtet, daß sie bei Kaninchen die Antikörperbildung nach sekundärer Stimulation mit Rindergammaglobulin stärker hemmen als diejenige nach erstmaliger Antigeninjektion[352]. Dieser Befund kann in Anbetracht der im Verlauf einer anamnestischen Immunreaktion sehr kräftigen Zellproliferation nicht verwundern.

Außer den hier erwähnten üben noch viele weitere Substanzen eine schädigende Wirkung auf das immunbiologisch aktive Gewebe bzw. auf Antikörperbildung

---

[339] Hurlimann, Wakefield und Thorbecke 1967.
[340] Borel, Fauconnet und Miescher 1965.   [341] Vgl. dazu Miller und Cole 1967.
[342] Schachtschabel, Lazarus, Farber und Foley 1966.
[343] Übersicht bei Bloom, Hamilton und Chase 1964, Cline 1966, Tawde, Scharff und Uhr 1966.
[344] Übersicht bei Svehag 1964, Speirs 1965, Kay 1967.
[345] Dobbs, Rivero, Sabb und Lee 1968.   [346] Geller und Speirs 1968.
[347] Swartzendruber 1966.   [348] Whitfield und Youdale 1966.
[349] Übersicht bei David 1965.
[350] Hurlimann, Wakefield und Thorbecke 1967.
[351] Übersicht bei Svehag 1964.
[352] Hurlimann, Wakefield und Thorbecke 1967.

aus[353]. Unter anderem sind hier zu erwähnen: RNase[354], sog. mitogene Substanzen aus Pflanzen[355], Viren[356] und bakterielle Endotoxine[357].

Zusammenfassung

1. Die mit Bildung humoraler Antikörper einhergehende, *anamnestische immunbiologische Reizbeantwortung* ist im Vergleich zur *primären* durch ein rascheres Einsetzen einer zahlenmäßig faßbaren Proliferation zunächst lymphoider, dann plasmocytoider Zellen sowie einen nach kurzer Latenzzeit früher erfolgenden und höher führenden Anstieg des Antikörpertiters im Blut gekennzeichnet.

2. Vergleichende *phylogenetische Untersuchungen* lassen erkennen, daß sich die Fähigkeit des Organismus zum Vollzug einer immunbiologischen Reizbeantwortung im Sinn der Produktion humoraler Antikörper schrittweise entwickelt hat. Schon einige Vertreter der Invertebraten besitzen die Möglichkeit zur Erkennung und Elimination von Fremdmaterial. Obwohl diese Leistungen nach wiederholter Anbietung desselben Fremdmaterials rascher erbracht werden können als nach erstmaligem Kontakt, dürfen sie nicht als immunbiologische Reaktionen im engeren Sinn bezeichnet werden. Die Fähigkeit zur Bildung von Immunglobulinen mit Antikörperspezifität findet sich erstmals bei niederen Fischarten (Cyclostomen), die auch über ein thymusähnliches Organ verfügen und eine zellgebundene Immunität entwickeln können. Eine deutliche anamnestische immunbiologische Reizbeantwortung mit Produktion von Antikörpern sowohl des 19S- als auch des 7S-Typs vermögen höhere Haifische zu vollziehen. Eine weitere Steigerung der Fähigkeit zur anamnestischen Reizantwort dieser Art zeigt sich bei Vögeln, die eine Bursa Fabricii besitzen und Keimzentren bilden können. Die letzterwähnten Strukturen stehen auch bei Säugern eng mit der Möglichkeit in Zusammenhang, eine besonders kräftige anamnestische Reizbeantwortung im Sinn der Bildung humoraler Antikörper zu vollziehen. Wie ferner die Untersuchungen über die Aminosäurensequenzen zeigen, spiegelt sich die phylogenetische Entwicklung der immunbiologisch aktiven Systeme im Aufbau der Immunglobuline wider.

3. Die *ontogenetische Entwicklung* der immunbiologisch kompetenten und aktiven Zellsysteme erfolgt, ähnlich wie in der Phylogenese, stufenweise. Zellen mit der Fähigkeit zur Differenzierung in antikörperbildende Elemente finden sich bei Säugern schon in den ersten Anfängen des intrauterinen Lebens, und dies nicht nur im Thymus. Es darf angenommen werden, daß eine anamnestische immunbiologische Reizbeantwortung im Sinn der Bildung humoraler Antikörper schon in utero erfolgen kann, wenn es zu einer entsprechenden antigenischen Stimulation kommt. Wahrscheinlich wird die letztere in den meisten Fällen durch die Placentarschranke verhindert. Kurze Zeit nach Geburt, nämlich dann, wenn sich der Darm bakteriell besiedelt, erfährt das immunbiologisch aktive Gewebe die volle Entfaltung. Im höheren Alter nimmt dieses an Menge wieder ab. Am Beispiel von Mäusen wurde errechnet, daß die Fähigkeit zum Vollzug einer anamnestischen immunbiologischen Reizbeantwortung im Sinn der Bildung von Agglutinin gegen Rattenerythrocyten eine einfache negative exponentielle Funktion des Alters darstellt, mit einer Halbwertszeit von ungefähr 10 Monaten. Das Keimzentrensystem verhält sich ganz entsprechend.

---

[353] Übersicht bei COTTIER, HESS, ROOS und GRETILLAT 1969.
[354] MOWBRAY, BOYLSTON, MILTON und WEKSLER 1969.
[355] JASIN und ZIFF 1968, LANDY und CHESSIN 1969.
[356] WEDDERBURN und SALAMAN 1968, SALAMAN 1969.
[357] FRANZL und McMASTER 1968, McMASTER und FRANZL 1968.

24*

4. Für die Auslösung einer anamnestischen Immunreaktion mit Bildung humoraler Antikörper spielen *Art, Dosis und Verabreichungsweise des Antigens* eine große Rolle. Während die Beimengung partikulären Materials zum Antigen oder die Verwendung von Antigen-Antikörperkomplexen im Äquivalenzbereich für die Auslösung einer primären Immunreaktion in der Regel weit wirksamer sind als gelöstes Antigen, erweist sich das letztere für die Einleitung einer anamnestischen Reizantwort in vielen Fällen als überlegen. Toxisch wirkende, unbelebte oder belebte Antigene oder Antigenträger können das immunbiologisch kompetente und aktive Zellsystem so schädigen, daß eine Immunreaktion weitgehend oder gänzlich ausbleibt. Bei Vorhandensein kreuzreagierender Antikörper im Organismus kann die durch die erstmalige Antigengabe ausgelöste immunbiologische Reizbeantwortung durchaus einer anamnestischen Reaktion entsprechen. Höhere Antigendosen können auch direkt, d.h. bei einmaliger Gabe, in eine anamnestische Reaktion überleiten. Die „optimale Antigendosis" hängt unter anderem von der sog. Antigenmultiplizität, d.h. vom Verhältnis der Antigendosis zur Zahl vorhandener antigenresponsiver Zellen, ab.

5. Das *Schicksal von Antigenen im vorimmunisierten Organismus* ist von demjenigen nach erstmaliger Antigengabe verschieden, vorausgesetzt, daß im letzteren Fall keine kreuzreagierenden Antikörper vorhanden sind. Zunächst vermögen spezifische humorale Antikörper aufgrund ihrer opsonisierenden Wirkung das Abfangen von Antigen durch Phagocyten zu beschleunigen. Überdies lokalisiert sich erneut verabreichtes Antigen bei vorimmunisierten Individuen an anderen Stellen als bei nichtimmunisierten. Erwähnung verdient in diesem Zusammenhang das sog. „follicular trapping", d.h. das Fixieren von Antigen in Keimzentren, die auf Grund der vorausgehenden Stimulation gebildet worden waren. Die Kenntnisse über die Verweildauer von Antigenen im Körper sind noch lückenhaft. In aktiv oder passiv vorimmunisierten Tieren werden sie jedenfalls zu einem großen Teil rascher abgebaut als in nicht immunisierten. Kleinste Antigenmengen könnten jedoch sehr lange im lymphoretikulären Gewebe verbleiben.

6. Während den *Makrophagen* im Rahmen einer primären immunbiologischen Reizbeantwortung eine wichtige Rolle zugemessen wird, scheinen diese Zelltypen im Rahmen anamnestischer Reaktionen eine geringere Rolle zu spielen. In gewissen Systemen können sie sogar einen hemmenden Einfluß ausüben.

7. Vieles spricht dafür, daß die Fähigkeit zur anamnestischen Reaktion im Sinne der Bildung humoraler Antikörper auf der Anwesenheit sog. „*Memory-Zellen*" beruht. In der Regel scheinen diese Elemente die Gestalt kleiner Lymphocyten zu besitzen, die nach erneutem Kontakt mit dem Antigen an Größe zunehmen und in Proliferation übergehen können. Wahrscheinlich machen die „Memory-Zellen" einen erheblichen Teil der langlebigen, öfters rezirkulierenden Lymphocyten aus. Die Richtigkeit der Hypothese, wonach der Thymus nur antigenreaktive Zellen (ARZ) liefere, die antikörperbildenden Zellen (ABZ) jedoch aus dem Knochenmark stammten, ist noch nicht erwiesen. Gewisse Beobachtungen sprechen dafür, daß „Memory-Zellen" aus Keimzentrenzellen hervorgehen und im Rahmen anamnestischer Reaktionen auch an der de novo-Bildung von Keimzentren beteiligt sein könnten.

8. Die *Frühereignisse in vivo*, die im Rahmen einer anamnestischen Immunreaktion zur *Zellproliferation* und zur plasmacellulären Differenzierung überleiten, sind noch wenig erforscht. Man vermutet, daß im Rahmen dieses Geschehens die Bildung von Antigen-Antikörperkomplexen an der Oberfläche von „Memory-Zellen" eine große Bedeutung hat. Die durch den Antigenkontakt zur Proliferation gebrachten Zellen teilen sich bei allen bisher untersuchten Species in kurzen Zeitabständen: Die Generationszeit der lymphoiden und plasmocytoiden Vorläufer

beträgt im Rahmen der anamnestischen Reaktion nur ungefähr 6—8 Std, was recht gut mit der Verdoppelungszeit des Antikörpertiters im Blut übereinstimmt. Ähnlich verhält sich die Volumenverdoppelungszeit von Keimzentren, die sich nach Sekundärstimulation — im Gegensatz zur Primärstimulation — schon innerhalb von 2 Tagen zu bilden beginnen, ähnlich einem Zellklon. Sensibilisierte lymphoide Zellen proliferieren wahrscheinlich rascher als nicht sensibilisierte. Die im Rahmen einer anamnestischen Reaktion neugebildeten Plasmazellen, die Antikörper bestimmter Spezifität enthalten, gehen in der Regel aus einer Zellproliferation hervor und nicht oder nur ausnahmsweise aus einer direkten lympho-plasmacellulären Differenzierung ohne eingeschaltete Zellteilungen. Ein großer Teil der proliferierenden lymphoiden Keimzentrenzellen erleidet einen mitosegebundenen Zelltod. Die Bedeutung dieses Phänomens, ebenso wie das weitere Schicksal der Keimzentrenzellen, sind noch ungenügend geklärt. Die meisten Plasmazellen leben nur wenige Tage; einzelne scheinen allerdings eine lange Lebensdauer aufzuweisen. Im Rahmen einer anamnestischen Reaktion wird auch der Umsatz reticulohistiocytärer und endothelialer Zellen regionärer Lymphknoten beschleunigt.

9. Die *cellulären Differenzierungsvorgänge*, die im Rahmen einer anamnestischen Reaktion zur verstärkten Antikörperbildung überleiten, lassen sich mit Hilfe besonderer Methoden (immunofluorescenzoptische, enzymimmunohistochemische oder Bakterienadhärenz-Techniken) von dem Zeitpunkt an verfolgen, da die Immunocyten nachweisbar spezifische Antikörper enthalten. Zu den am wenigsten differenzierten, aber als solche Elemente erkennbaren Zellen gehören lymphoide Keimzentrenzellen und unreife lympho-plasmocytoide Blasten außerhalb der Keimzentren. Elektronenoptisch zeichnet sich in diesen Zellen eine schrittweise Neubildung von Polyribosomen und ergastoplasmatischen Primitivstrukturen ab. Vieles spricht dafür, daß innerhalb von Plasmazellen an den Polyribosomen des rauhen endoplasmatischen Reticulums H-Ketten in räumlicher und zeitlicher Abhängigkeit vom Aufbau der L-Ketten gebildet werden. Disulfidbrücken zwischen H-Ketten scheinen vorhanden zu sein, bevor es zu einer Verkoppelung der H- und L-Ketten kommt. Bei Versuchen an hyperimmunisierten Tieren konnte festgestellt werden, daß die Produktionsrate der H-Ketten derjenigen der L-Ketten entspricht. Aus dem Ergastoplasma verschieben sich die neugebildeten Immunglobuline in die Golgi-Region, wo vermutlich eine Verbindung der Protein- mit Polysaccharidmolekülen erfolgen kann. Antikörperbildende Zellen brauchen lichtmikroskopisch nicht als Plasmazellen zu imponieren, sondern können die Gestalt sog. plasmatischer Lymphocyten aufweisen. Dies trifft besonders auch für IgM-produzierende Zellen zu. Da nach allen bisherigen Beobachtungen eine einzelne Plasmazelle immer nur Immunglobulin einer und derselben genetisch determinierten und aufgrund der Antigeneigenschaften erkennbaren Art enthält, und sich bei Heterozygoten ein sog. phänotypisches Mosaik ergibt, ist es denkbar, daß auch die Fähigkeit zur Produktion von Antikörpern einer bestimmten Spezifität vererbt wird. In der Regel enthält eine Plasmazelle ausschließlich (oder überwiegend) Antikörper einer bestimmten Spezifität. Im Verlauf einer anamnestischen Reaktion kommt es meistens zur Produktion größerer Mengen von 7S-Antikörpern, im Gegensatz zu den 19S-Antikörpern, die als erste und in nur geringen Mengen nach Primärstimulation gebildet werden. Die Frage, in welchen Phasen der Immunreaktion und in welcher Menge 19S- oder 7S-Antikörper gebildet werden, hängt allerdings wesentlich von Art, Dosis und Verweildauer des Antigens im lymphoretikulären Gewebe ab. Wahrscheinlich sind verschiedene Zellinien an der Produktion der 19S- und 7S-Antikörper beteiligt.

10. Die *Zellwanderungen im Rahmen einer anamnestischen Immunreaktion* betreffen zunächst die „Memory-Zellen", die aus dem lymphoretikulären Gewebe ins Blut und von dort über die postcapillären Venolen wieder ins lymphoretikuläre Gewebe übertreten können. Sensibilisierte Zellen scheinen aber auch in dem mehr seßhaften Pool von Lymphocyten vorhanden zu sein, vor allem in der äußeren Zone der Lymphknotenrinde. Der fortwährenden Zirkulation und Rezirkulation immunbiologisch kompetenter und sensibilisierter Zellen ist es zuzuschreiben, daß das Abdecken einzelner lymphoretikulärer Organe während einer ionisierenden Ganzkörperbestrahlung mit sublethalen Dosen genügt, um die immunologische Kapazität des Organismus in gewissem Maß zu schützen. In Richtung auf den Antigenzustrom auswandernde Keimzentrenzellen scheinen zum Bestand von „Memory-Zellen" und/oder antikörperbildender Zellen im Organismus erheblich beizutragen. Obwohl es sich bei Plasmazellvorläufern und Plasmazellen vorwiegend um seßhafte Elemente handelt, können auch sie sich auf Wanderschaft begeben.

11. Unter den *Regulationsmechanismen, denen die Zellproliferation und Antikörperbildung im Rahmen einer anamnestischen Immunreaktion unterworfen sind,* stehen Qualität und Dosis des Antigens an erster Stelle. Eine besondere Art von Selbstregulation scheint im übrigen darin zu bestehen, daß die im Verlauf einer immunbiologischen Reizantwort gebildeten Antikörper die Proliferation und Differenzierung von Zellen, die diese Antikörper produzieren, zu drosseln vermögen. In mehreren Systemen hat es sich gezeigt, daß vor allem 7 S-Antikörper eine solche Wirkung entfalten. Ferner untersteht das immunbiologisch kompetente und aktive System endokrinen Einflüssen verschiedener Art, kann durch mangelhafte Diät beeinträchtigt werden und ist auch physikalischen Einflüssen ausgesetzt. Über die mögliche Bedeutung gewisser humoraler Regulationsfaktoren, u.a. der von verschiedenen Autoren postulierten humoral wirksamen Faktoren des Thymus, kann kein abschließendes Urteil abgegeben werden. Eine regulatorische Bedeutung kommt zweifellos dem gegenseitigen Kontakt von Zellen zu.

12. Verschiedene *immunodepressive Agentien vermögen auch die Antikörperbildung im Rahmen einer anamnestischen Reaktion zu beeinflussen.* Sehr wirksam ist die ionisierende Ganzkörperbestrahlung, während eine Teilkörperbestrahlung wegen der oben erwähnten Zellwanderungen weniger schädlich wirkt und überdies im Versuch schwer überblickbare Verhältnisse schafft. Die strahlenbedingte Hemmung der anamnestischen Antikörperbildung zeigt eine deutliche Dosisabhängigkeit, wobei innerhalb eines gewissen Dosisbereichs durch eine bestimmte Strahlenmenge die primäre Reizbeantwortung wesentlich stärker gehemmt wird als die anamnestische. Von erheblicher Bedeutung ist auch das Zeitintervall zwischen Ganzkörperbestrahlung und antigenischer Stimulation. Wird beispielsweise bei Mäusen Tetanustoxoid 1 Stunde nach Bestrahlung injiziert, kommt es zu einer geringeren Hemmwirkung als bei eintägigem Intervall. Mit zunehmendem Zeitabstand zwischen antigenischer Stimulation und nachfolgender Ganzkörperbestrahlung geht die radiogene Hemmwirkung wieder zurück, wahrscheinlich wegen einer steigenden Strahlenresistenz der sich differenzierenden Plasmazellvorläufer. Antilymphocytenserum oder -globulin (ALS, ALG) wirkt, wenigstens bei bestimmten Versuchsanordnungen, auf die zellgebundene Immunität stärker hemmend als auf die Antikörperbildung und auf die letztere nach Primärstimulation mehr als nach Sekundärstimulation. Auch gegenüber anderen immunodepressiven Mitteln, wie Corticosteroiden und Radiomimetica, verhält sich das für die anamnestische Reizantwort zuständige Zellsystem resistenter als dasjenige, das die Primärreaktion vollzieht. Ähnliche Beobachtungen wurden auch bei Verwendung von Antimetaboliten, wie Amethopterin oder 6-Mercaptopurin, gemacht.

Allerdings wurde u. a. berichtet, daß 6-Mercaptopurin bei Mäusen und Kaninchen anläßlich einer Primärstimulation durch Fremderythrocyten zu einer verlängerten Produktion von 19 S-Antikörpern führe, während die Bildung von 7 S-Antikörpern verzögert und gehemmt werde. Wahrscheinlich kommt es unter anderem darauf an, ob die Wirkung des verabreichten Antimetaboliten zeitlich mit der Phase stärkster Zellproliferation zusammenfällt. Antibiotica, wie Actinomycin D, hemmen die Antikörperbildung zunächst wahrscheinlich über die Blockade der an der DNS stattfindenden RNS-Synthese; wenigstens in gewissen Systemen wird dabei die Bildung von 7 S-Antikörpern stärker gehemmt als diejenige von 19 S-Antikörpern. Spindelgifte sollen bei Kaninchen die Antikörperbildung nach sekundärer Stimulation mit Rindergammaglobulin stärker hemmen als diejenige nach erstmaliger Antigeninjektion. Wahrscheinlich wird auch hier die im Verlauf einer anamnestischen Immunreaktion sehr kräftige Zellproliferation besonders stark betroffen. Es werden noch weitere immunodepressive Agentien erwähnt und diskutiert.

Literatur

ABDOU, N. I., RICHTER, M.: Cells involved in the immune response. VI. The immune response to red blood cells in irradiated rabbits after administration of normal, primed, or immune allogeneic rabbit bone marrow cells. J. exp. Med. 129, 757—774 (1969). — ACKERMAN, G. A.: Cytochemistry of the lymphocytes. In: The Lymphocyte and Lymphocytic Tissue (J. W. REBUCK, ed.). p. 29—53. New York: Hoeber 1960. — ADA, G. L., LANG, P. G., PLYMIN, G.: Antigen in tissues. V. Effect of endotoxin on the fate of, and on the immune response to, serum albumin and to albumin-antibody complexes. Immunology 14, 825—836 (1968). — ADLER, F. L., FISHMAN, M., DRAY, S.: Antibody formation initiated in vitro. III. Antibody formation and allotypic specificity directed by ribonucleic acid from peritoneal exudate cells. J. Immunol. 97, 554—558 (1966). — AGNEW, H. D.: The effect of heterologous antilymphocytic serum on the small lymphocyte population of rats. J. exp. Med. 128, 111—119 (1968). — AISENBERG, A. C., WILKES, B.: Immunological tolerance induced by cyclophosphamide assayed by plaque spleen cell method. Nature (Lond.) 213, 498—499 (1967). — ALBRIGHT, J. F., EVANS, T. W.: Influence of antigen dosage on kinetics of hemagglutinating antibody production. J. Immunol. 95, 368—377 (1965). — ALBRIGHT, J. F., MAKINODAN, T.: Dynamics of expression of competence of antibody-producing cells. In: Proc. Symp. "Molecular and cellular basis of antibody formation", Prague 1964, p. 427—446. — ALBRIGHT, J. F., MAKINODAN, T., CAPALBO, E. E.: Factors regulating antibody production by spleen cells cultured in vivo. Proc. 9th Congr. int. Soc. Blood Transf., Mexico 1962, p. 301—308 (1964). — ALTEN, P. J. VAN, CAIN, W. A., GOOD, R. A., COOPER, M. D.: Gamma globulin production and antibody synthesis in chickens bursectomized as embryos. Nature (Lond.), 217, 358—360 (1968). — AMBRUS, J. L., AMBRUS, C. M., PICKREN, J. W., AMOS, D. B., NETER, E., HELM, J.: Regulation of regeneration and transplantation of hemic tissues. Ann. N.Y. Acad. Sci. 113, 898—914 (1964). — ANSARI, P. M., EDER, H., NÄGELE, W.: Der Einfluß der Röntgen-Ganzkörperbestrahlung auf die Plasmazellen des Meerschweinchendarmes. Blut 8, 397—403 (1962). — ARGYRIS, B. F.: Role of macrophages in immunological maturation. J. exp. Med. 128, 459—467 (1968). — ARMSTRONG, W. D., DIENER, E.: A new method for the enumeration of antigen-reactive cells responsive to a purified protein antigen. J. exp. Med. 129, 371—391 (1969). — ARMSTRONG, W. D., DIENER, E., SHELLAM, G. R.: Antigen-reactive cells in normal, immunized, and tolerant mice. J. exp. Med. 129, 393—410 (1969). — ASKONAS, B. A., RHODES, J. M.: Immunogenicity of antigen-containing ribonucleic acid preparations from macrophages. Nature (Lond.) 205, 470—474 (1965). — ASKONAS, B. A., WILLIAMSON, A. R.: Biosynthesis and assembly of immunoglobulin G. In: Cold Spr. Harb. Symp. quant. Biol. 32, 223—231 (1967). ~ Some molecular aspects of antibody formation. Antibiot. et Chemother. (Basel) 15, 64—81 (1969). — ASOFSKY, R., THORBECKE, G. J.: Sites of formation of immune globulins and of a component of C_3. II. Production of immunoelectrophoretically identified serum proteins by human and monkey tissues in vitro. J. exp. Med. 114, 471—483 (1961). — ASTALDI, G., MICU, D.: Cytochemical investigation on normal and pathological lymph nodes. In: Germinal Centers in Immune Responses (H. COTTIER, N. ODARTCHENKO, R. SCHINDLER and C. C. CONGDON, eds.), p. 438—442. Berlin-Heidelberg-New York: Springer 1967. — AVRAMEAS, S., LESPINATS, G.: Détection d'anticorps dans des cellules immunocompétentes d'animaux immunisés avec enzymes. C. R. Acad. Sci. (Paris) 265, 302—304 (1967). — AZAR, H. A., WILLIAMS, J., TAKATSUKI, K.: Development of plasma cells and immunoglobulins in neonatally thymectomized rats. In: The Thymus (V. Defendi and D. Metcalf, eds.), p. 75—88. Philadelphia: The Wistar Institute Press 1964. — Bach, F. H., Hirschhorn, K.: The in vitro immune response of peripheral blood lymphocytes. Semin. Hemat. 2, 68—89 (1965). — Balfour, B. M., Cooper, E. H., Alpen, E. L.: Morphological and kinetic studies on antibody-producing cells in rat lymph nodes. Immunology 8, 230—244 (1965). — Balfour, B. M., Cooper, E. H., Meek, E. S.: Deoxyribonucleic acid content of antibody-containing cells in the rat lymph node. Nature (Lond.) 206, 686—687 (1965a). ~ DNA metabolism of the immunoglobulin-containing cells in the lymph nodes of rats. J. reticuloendoth. Soc. 2, 379—395 (1965b). — Balfour, B. M., Humphrey, J. H.: Localization of γ-globulin and labeled antigen in germinal centers in relation to the immune response. In: Germinal Centers in Immune Responses (H. Cottier, N. Odartchenko, R. Schindler and C. C. Congdon, eds.), p. 80—85. Berlin-Heidelberg-New York: Springer 1967. — Baney, R. N., Vazquez, J. J., Dixon, F. J.: Cellular proliferation in relation to antibody synthesis. Proc. Soc. exp. Biol. (N.Y.) 109, 1—4 (1962). — Bang, F. B.: Serological responses among invertebrates other than insects. Fed. Proc. 26, 1680—1684 (1967). — Barnes, D. W. H., Breckon, G., Ford, C. E., Micklem, H. S., Ogden, D. A.: Fate of lymphoid cells injected into lethally irradiated mice: further experiments. In: The Lymphocyte in Immunology and Haemopoiesis (J. M. Yoffey, ed.), p. 207—215. London: Arnold 1967. — Baroni, C., Tiepolo, L.: The thymus in the pituitary dwarf mouse. In: The Lymphocyte in Immunology and Haemopoiesis (J. M. Yoffey, ed.), p. 56—61. London: Arnold 1967. — Bauer, J. A., Jr., Stone, S. H.: The transfer of tuberculin hypersensitivity in inbred guinea pigs. J. Immunol. 86, 177—189 (1961). — Becker, M. J., Rich, A.: Polyribosomes of tissues producing antibodies. Nature (Lond.) 212, 142—146 (1966). — Berman, L.: Lymphocytes and macrophages in vitro. Their activities in relation to functions of small lymphocytes. Lab. Invest. 15, 1084—1099 (1966). — Bierman, H. R.: Characteristics of leukopoietin G in animals and man. Ann. N.Y. Acad. Sci. 113, 753—765 (1964). — Biozzi, G., Binaghi, R. A., Stiffel, C., Mouton, D.: Production of different classes of immunoglobulins by individual cells in the guinea-pig. Immunology 16, 349—359 (1969). — Biozzi, G., Stiffel, C., Mouton, D., Bouthillier, Y., Decreusefond, C.: A kinetic study of antibody producing cells in the spleen of mice immunized intravenously with sheep erythrocytes. Immunology 14, 7—20 (1968). — Blinkoff, R. C.: M and G antibodies in mice: The response to S. Adelaide and the effect of splenectomy. J. Immunol. 97, 727—735 (1966). — Bloom, B. R., Hamilton, L. D., Chase, M. W.: Effects of Mitomycin C on the cellular transfer of delayed-type hypersensitivity in the guinea pig. Nature (Lond.) 201, 689—691 (1964). — Boak, J. L., Mitchison, N. A.: Stimulation of lymphocytes by direct exposure to antigen in vitro. Transplant. Proc. 1, 539—542 (1969). — Borel, Y., Fauconnet, M., Miescher, P. A.: Effect of 6-mercaptopurine (6-MP) on different classes of antibody. J. exp. Med. 122, 263—275 (1965). — Bos, W. H.: Recirculatie en transformatie van lymphocyten. Groningen: Van Denderen 1967. — Bosman, C., Feldman, J. D.: Cytology of immunologic memory. A morphologic study of lymphoid cells during the anamnestic response. J. exp. Med. 128, 293—307 (1968). — Boughton, B.: Properties of a permeability factor from lymph node cells and its relationship to ribonucleic acid. Int. Arch. Allerg. 27, 275—288 (1965). — Braun, W., Nakano, M.: Influence of oligodeoxyribonucleotides on early events in antibody formation. Proc. Soc. exp. Biol. (N.Y.) 119, 701—707 (1965). — Bridges, R. A., Condie, R., Zak, S. J., Good, R. A.: The morphologic basis of antibody formation development during the neonatal period. J. Lab. clin. Med. 53, 331—357 (1959). — Britton, S., Möller, G.: Regulation of antibody synthesis against Escherichia coli endotoxin. J. Immunol. 100, 1326—1334 (1968). — Brody, N. I., Walker, J. G., Siskind, G. W.: Studies on the control of antibody synthesis. Interaction of antigenic competition and suppression of antibody formation by passive antibody on the immune response. J. exp. Med. 126, 81—91 (1967). — Brooks, R. E., Siegel, B. V.: Normal human lymph node cells: an electron microscopic study. Blood 27, 687—705 (1966). — Brunner, K. T., Mauel, J., Rudolf, H., Chapuis, B.: Homograft immunity, mechanisms of immunological enhancement and of the cellular immune reaction in vitro. Persönliche Mitteilung 1968. — Buckton, K. E., Pike, M. C.: Chromosome investigations on lymphocytes from irradiated patients. Effect of time in culture. Nature (Lond.) 202, 714—715 (1964). — Burtin, P., Buffe, D.: Etude de l'origine cellulaire des immunoglobulines humaines et de leurs chaines polypeptidiques. Rev. franç. Étud. clin. biol. 11, 687—695 (1966). ~ Synthesis of human immunoglobulins in germinal centers. In: Germinal Centers in Immune Responses (H. Cottier, N. Odartchenko, R. Schindler and C. C. Congdon, eds.), p. 120—125. Berlin-Heidelberg-New York: Springer 1967. — Bussard, A. E.: Antibody formation in nonimmune mouse peritoneal cells after incubation in gum containing antigen. Science 153, 887—888 (1966). — Buyukozer, I., Mutlu, K. S., Pepe, F. A.: Antigen (Ferritin) and antibody distribution in the rat lymph node after primary and secondary responses and after prolonged stimulation. Amer. J. Anat. 117, 385—416 (1965). — Byers, V. S., Sercarz, E. E.: The X-Y-Z scheme of immunocyte maturation. IV. The exhaustion of memory cells. J. exp. Med. **127**, 307—325 (1968a). ~ The X-Y-Z scheme of immunocyte maturation. V. Paralysis of memory cells. J. exp. Med. **128**, 715—728 (1968b).

CAFFREY, R. W., RIEKE, W. O., EVERETT, N. B.: Radioautographic studies of small lymphocytes in the thoracic duct of the rat. Acta haemat. (Basel) **28**, 145—154 (1962). — CAMPBELL, D. H., GARVEY, J. S.: The fate of foreign antigen and speculation as to its role in immune mechanism. Lab. Invest. **10**, 1126—1150 (1961). — CAMPBELL, P. A., ROWLANDS, D. T., Jr., HARRINGTON, M. J., KIND, P. D.: The adjuvant action of endotoxin in thymectomized mice. J. Immunol. **96**, 849—853 (1966). — CANNON, D. C., WISSLER, R. W.: Spleen cell migration in the immune response of the rat. Arch. Path. **84**, 109—117 (1967). — CAPALBO, E. E., MAKINODAN, T.: Doubling time of mouse spleen cells during the latent and long phases of primary antibody response. J. Immunol. **92**, 234—242 (1964). — CARON, G. A., SARKANY, I.: Role of plasma factors in the transformation of peripheral blood lymphocytes into lymphoblasts. Nature (Lond.) **210**, 314—315 (1966). — CEBRA, J. J., COLBERG, J. E., DRAY, S.: Rabbit lymphoid cells differentiated with respect to α, γ, and μ-heavy polypeptide chains and to allotypic markers Aa1 and Aa2. J. exp. Med. **123**, 547—558 (1966). — CHADWICK, J. S.: Serological responses of insects. Fed. Proc. **26**, 1675—1679 (1967). — CHANANA, A. D., CRONKITE, E. P., COTTIER, H., GREENBERG, M. L., SCHIFFER, L. M., STRYCKMANS, P.: The application of extracorporeal irradiation of the blood and lymph in the study of lymphopoiesis and problems of homotransplantation. Exp. Hematol. **8**, 22—23 (1965). — CHANG, T. S., GLICK, B., WINTER, A. R.: The significance of the bursa of Fabricius of chickens in antibody production. Poultry Sci. **34**, 1187 (1955). — CHAPERON, E. A., SELNER, J. C., CLAMAN, H. N.: Migration of antibody-forming cells and antigen-sensitive precursors between spleen, thymus and bone marrow. Immunology **14**, 553—561 (1968). — CHURCH, R. B., STORB, U., McCARTHY, B. J., WEISER, R. S.: Synthesis of specific RNA molecules during immune response in the mouse spleen. J. Immunol. **101**, 399—408 (1968). — CIVIDALLI, G., KNYSZYNSKI, A.: Stimulation of thymic regeneration in irradiated mice with the RLP factor derived from sheep spleen. Radiat. Res. **30**, 148—154 (1967). — CLARK, S. L., Jr., HELMREICH, E.: Synthesis and storage of protein by lymphoid cells. In: The Lymphocyte in Immunology and Haemopoiesis (J. M. YOFFEY, ed.), p. 350—357. London: Arnold 1967. — CLAWSON, C. C., COOPER, M. D., GOOD, R. A.: Lymphocyte fine structure in the bursa of Fabricius, the thymus, and the germinal centers. Lab. Invest. **16**, 407—421 (1967). — CLAWSON, C. C., FINSTAD, J., GOOD, R. A.: Evolution of the immune response. V. Electron microscopy of plasma cells and lymphoid tissue of the paddle-fish. Lab. Invest. **15**, 1830—1847 (1966). — CLEM, L. W., SIGEL, M. M.: Immunological and immunochemical studies on holostean and marine teleost fishes immunized with bovine serum albumin. In: Phylogeny of Immunity (R. T. SMITH, P. A. MIESCHER and R. A. GOOD, eds.), p. 209—217. Gainsville: University of Florida Press 1966. — CLINE, M. J.: Ribonucleic acid biosynthesis in human leukocytes: The fate of rapidly labeled RNA in normal and abnormal leukocytes. Blood **28**, 650—664 (1966). — COCHRANE, CH. G.: Studies on the localization of circulating antigen-antibody complexes and other macromolecules in vessels. I. Structural studies. J. exp. Med. **118**, 489—502 (1963). — COCHRANE, CH. G., HAWKINS, D., KNIKER, W. T.: Mechanisms involved in the localization of circulating immune complexes in blood vessels. In: Immunopathology, 5th int. Symp.: Mechanisms of Inflammation Induced by Immune Reactions (P. A. MIESCHER and P. GRABAR, eds.), p. 32—48. Basel-Stuttgart: Schwabe 1968. — COCHRANE, CH. G., WEIGLE, W. O., DIXON, F. J.: The role of polymorphonuclear leukocytes in the initiation and cessation of the arthus vasculitis. J. exp. Med. **110**, 481—494 (1959). — COHEN, M. W., JACOBSON, E. B., THORBECKE, G. J.: γ-Globulin and antibody formation in vitro. V. The secondary response made by splenic white and red pulp with reference to the role of secondary nodules. J. Immunol. **96**, 944—952 (1966). — COHEN, S. G., SAPP, T. M.: Experimental eosinophilia. X. Relation of antigen-antibody complex size and protein molecular weight to cell responses. Proc. Soc. exp. Biol. (N.Y.) **124**, 1034—1037 (1967). — COHEN, ST., VASSALLI, P., BENACERRAF, B., McCLUSKEY, R. T.: The distribution of antigenic and nonantigenic compounds within draining lymph nodes. Lab. Invest. **15**, 1143—1145 (1966). — COLE, L. J.: Ageing at the cellular level. Differential effect of transplanted isogenic lymphoid cells from old versus young mice. Gerontologia **6**, 36—40 (1962). — CONGDON, C. C., HANNA, M. G.: Comparison of existing theories on the function of germinal centers. In: Germinal Centers in Immune Responses (H. COTTIER, N. ODARTCHENKO, R. SCHINDLER and C. C. CONGDON, eds.), p. 1—3. Berlin-Heidelberg-New York: Springer 1967. — COONS, A. H., KAPLAN, M. H.: Localization of antigen in tissue cells. II. Improvements in a method for the detection of antigen by means of the fluorescent antibody. J. exp. Med. **91**, 1—13 (1950). — COONS, A. H., LEDUC, E. H., CONNOLLY, J. M.: Studies on antibody production. I. A method for the histochemical demonstration of specific antibody and its application to a study of the hyperimmune rabbit. J. exp. Med. **102**, 49—60 (1955). — COONS, A. H., LEDUC, E. H., KAPLAN, M. H.: Localization of antigen in tissue cells. VI. The fate of injected foreign proteins in the mouse. J. exp. Med. **93**, 173—188 (1951). — COOPER, M. D., PEREY, D. Y., GABRIELSEN, A. E., SUTHERLAND,

D. E. R., McKneally, M. F., Good, R. A.: Production of an antibody deficiency syndrome in rabbits by neonatal removal of organized intestinal lymphoid tissues. Int. Arch. Allergy **33**, 65—88 (1968). — Cottier, H.: Strahlenbedingte Lebensverkürzung. Berlin-Göttingen-Heidelberg: Springer 1961. ~ Histopathologie der Wirkung ionisierender Strahlen auf höhere Organismen (Tier und Mensch). In: Handbuch der Medizinischen Radiologie (L. Diethelm, O. Olsson, F. Strnad, H. Vieten und A. Zuppinger, Hrsg.), Bd. II/2, S. 3—272. Berlin-Heidelberg-New York: Springer 1966. — Cottier, H., Cronkite, E. P., Jansen, C. R., Rai, K. R., Singer, S., Sipe, C. R.: Studies on lymphocytes. III. Effects of extracorporeal irradiation of the circulating blood upon the lymphoreticular organs in the calf. Blood **24**, 241—253 (1964). — Cottier, H., Hess, M. W., Roos, B., Grétillat, P. A.: Regeneration, Hyperplasie und Onkogenese der lymphoretikulären Organe. In: Handbuch der allgemeinen Pathologie, Bd. VI/2 (H. W. Altmann, F. Büchner, H. Cottier, G. Holle, E. Letterer, W. Masshoff, H. Meessen, F. Roulet, G. Seifert, G. Siebert und A. Studer, Hrsg.), p. 496—766, Berlin-Heidelberg-New York: Springer 1969. — Cottier, H., Jost, L.: Autoradiographische und elektronenoptische Untersuchungen über die Wirkung ionisierender Strahlen auf das immunbiologisch aktive Gewebe. 8. Kongr. Europ. Ges. Haemat., Wien 1961. Basel-New York: Karger 1962. — Cottier, H., Keiser, G., Odartchenko, N., Hess, M., Stoner, R. D.: De novo formation and rapid growth of germinal centers during secondary antibody responses to tetanus toxoid in mice. In: Germinal Centers in Immune Responses (H. Cottier, N. Odartchenko, R. Schindler and C. C. Congdon, eds.), p. 270—276. Berlin-Heidelberg-New York: Springer 1967. — Cottier, H., Odartchenko, N., Keiser, G., Hess, M., Stoner, R. D.: Incorporation of tritiated nucleosides and amino acids into lymphoid and plasmocytoid cells during secondary response to tetanus toxoid in mice. Ann. N.Y. Acad. Sci. **113**, 612—626 (1964). — Cottier, H., Odartchenko, N., Schindler, R., Congdon, C. C. (eds.): Germinal Centers in Immune Responses. Berlin-Heidelberg-New York: Springer 1967. — Cottier, H., Odartchenko, N., Stoner, R. D.: Incorporation of tritiated pyrimidine nucleosides and amino acids into lymphocytes during secondary response to tetanus toxoid in mice. Proc. 9th Congr. int. Soc. Haemat. **3**, 367—377 (1962). — Cottier, H., Roos, B., Dübi, S., Odartchenko, N., Keiser, G., Hess, M., Stoner, R. D.: Cytokinetics of lymphoreticular tissue during secondary response to tetanus toxoid in mice. In: The Lymphocyte in Immunology and Haemopoiesis (J. M. Yoffey, ed.), p. 324—332. London: Arnold 1967. — Cottier, H., Ruchti, C., Sordat, B., Cronkite, E. P.: Irradiation extra-corporelle du sang circulant: moyens d'étude des circulation et recirculation lymphocytaires chez le veau. Nouv. Rev. franç. Hémat. **8**, 679—684 (1968). — Craddock, C. G., Winkelstein, A., Matsuyuki, Y., Lawrence, J. S.: The immune response to foreign red blood cells and the participation of short-lived lymphocytes. J. exp. Med. **125**, 1149—1172 (1967). — Cronkite, E. P., Bond, V. P., Fliedner, T. M., Killmann, S. A.: The use of tritiated thymidine in the study of haemopoietic cell proliferation. In: Ciba Foundation Symp. on Haemopoiesis (Cell production and its regulation) (G. E. W. Wolstenholme and M. O'Connor, eds.), p. 70—92. London: Churchill 1960. — Cronkite, E. P., Bond, V. P., Fliedner, T. M., Rubini, J. R.: The use of tritiated thymidine in the study of DNA synthesis and cell turnover in hemopoietic tissue. Lab. Invest. **8**, 263—277 (1959). — Cronkite, E. P., Jansen, C. R., Mather, G. C., Nielsen, N. O., Usenik, E. A., Adamik, E. R., Sipe, C. R.: Studies on lymphocytes. I. Lymphopenia produced by prolonged extracorporeal irradiation of circulating blood. Blood **20**, 203—213 (1962). — Cronkite, E. P., Jansen, C. R., Rai, K., Cottier, H., Fliedner, T. M.: The combined application of lymph duct drainage and extracorporeal irradiation of the blood in the study of lymphopoiesis. A Guinness Symp. on Cell proliferation. Dublin, Ireland 1962. Oxford: Blackwell 1963. — Cruchaud, A., Rosen, F. S., Craig, J. M., Janeway, J. M., Gitlin, D.: The site of synthesis of the 19 S-γ-globulins in dysgammaglobulinemia. J. exp. Med. **115**, 1141—1148 (1962). — Cunningham, L., Wagner, H. P., Safier, S., Cottier, H., Jansen, C. R., Rai, K. R., Cronkite, E. P.: Studies on lymphocytes. VIII. Short in vivo mitotic time of basophilic lymphoid cells in the thoracic duct of calves after simulated or effective extracorporeal irradiation of circulating blood. Exp. Cell Res. **47**, 479—488 (1967). — Cushing, J. E.: Invertebrates, immunology and evolution. Fed. Proc. **26**, 1666—1670 (1967).

David, J. R.: Suppression of delayed hypersensitivity in vitro by inhibition of protein synthesis. J. exp. Med. **122**, 1125—1134 (1965). — Dawe, C. J., Morgan, W. D., Slatick, M. S.: Cellular response of a cockroach Leucophaea maderae to transplants of cell culture lines of vertebrates. Fed. Proc. **26**, 1698—1706 (1967). — Denman, A. M., Frenkel, E. P.: Mode of action of antilymphocyte globulin. I. The distribution of rabbit anti-lymphocyte globulin injected into rats and mice. Immunology **14**, 107—113 (1968). — Dent, P. B., Good, R. A.: Absence of antibody production in the bursa of Fabricius. Nature (Lond.) **207**, 491—493 (1965). — Dent, P. B., Perey, D. Y. E., Cooper, M. D., Good, R. A.: Non-specific stimulation of antibody production in surgically bursectomized chickens by bursa-containing diffusion chambers. J. Immunol. **101**, 799—805 (1968). — De Petris, S., Karlsbad, G.:

Localization of antibodies by electron microscopy in developing antibody-producing cells. J. Cell Biol. **26**, 759—778 (1965). — DIENER, E.: A new method for the enumeration of single antibody-producing cells. J. Immunol. **100**, 1062—1070 (1968). — DIENER, E., EALEY, E. H. M., LEGGE, J. S.: Phylogenetic studies on the immune response. III. Autoradiographic studies on the lymphoid system of the Australian echidna Tachyglossus aculeatus. Immunology **13**, 339—347 (1967). — DIENER, E., WISTAR, R., EALEY, E. H. M.: Phylogenetic studies on the immune response. II. The immune response of the Australian echidna Tachyglossus aculeatus. Immunology **13**, 329—337 (1967). — DIXON, F. J.: Antibody synthesis. In: Proc. 3rd int. Congr. of Allergology (B. N. HALPERN and A. HOLTZER, eds.), p. 197—208. Paris: Flammarion 1958. — DIXON, F. J., JACOT-GUILLARMOD, H., McCONAHEY, P. J.: The effect of passively administered antibody on antibody synthesis. J. exp. Med. **125**, 1119—1135 (1967). — DIXON, F. J., TALMAGE, D. W.: Catabolism of I^{131} labelled bovine gamma globulin in immune and non-immune rabbits. Proc. Soc. exp. Biol. (N.Y.) **78**, 123—125 (1951). — DOBBS, J., RIVERO, I., SABB, F., LEE, S. L.: Enhancement of antibody production after treatment with actinomycin-D: Interrelationship between 7 S and 19 S antibody. Immunology **14**, 213—224 (1968). — DOUGHERTY, T. F., BERLINER, M. L., BERLINER, D. L.: Hormonal influence on lymphocyte differentiation from RES cells. Ann. N.Y. Acad. Sci. **88**, 78—82 (1960). ~ Hormonal control of lymphocyte production and destruction. In: Progress in Hematology (L. M. TOCANTINS, ed.), vol. 3, p. 155—169. New York: Grune & Stratton 1962. — DOUGHERTY, T. F., BERLINER, M. L., SCHNEEBELI, G. L., BERLINER, D. L.: Hormonal control of lymphatic structure and function. Ann. N.Y. Acad. Sci. **113**, 825—843 (1964). — DRAPER, L. R., HIRATA, A. A.: Antibody responses in rabbits to soluble and particulate forms of bovine serum albumin. Immunology **15**, 23—30 (1968). — DRESSER, D. W.: Immunological paralysis induced by protein antigens. Int. Arch. Allergy **27**, 362—363 (1965). — DÜBI, S.: Persönliche Mitteilung 1969. — DUTTON, R. W., EADY, J. D.: An in vitro system for the study of the mechanism of antigenic stimulation in the secondary response. Immunology **7**, 40—53 (1964).

EHRICH, W. E.: The role of the lymphocyte in the circulation of the lymph. Ann. N.Y. Acad. Sci. **46**, 823—857 (1946). — EIDINGER, D., KHAN, S. A., MILLAR, K. G.: The effect of antigenic competition on various manifestations of humoral antibody formation and cellular immunity. J. exp. Med. **128**, 1183—1200 (1968). — ELLIOTT, E. V., SINCLAIR, N. R. ST. C.: Effect of cortisone acetate on 19 S and 7 S haemolysin antibody. A time course study. Immunology **15**, 643—652 (1968). — ELLIS, S. T., GOWANS, J. L., HOWARD, J. C.: The origin of antibody forming cells from lymphocytes. Antibiotica et Chemotherapia **15**, 40—55 (1969). — ELVES, M. W., GOUGH, J., ISRAELS, M. C. G.: The relationship between the lymphocyte and polymorph during macrophage formation in vitro. Exp. Cell Res. **44**, 624—627 (1966). — EPSTEIN, W. V.: Specificity of macroglobulin antibody synthesized by the normal human fetus. Science **148**, 1591—1592 (1965). — ERNSTRÖM, U.: Influence of the thymus on thyroxin-induced lymphatic hyperplasia in young guinea-pigs. II. Treatment with thyroxin shortly after thymectomy. Acta path. microbiol. scand. **64**, 90—94 (1965 a). ~ Influence of neonatal thymectomy on the lymphatic system and on its reaction to exogenous thyroxin in guinea-pigs. Acta path. microbiol. scand. **65**, 192—202 (1965 b). ~ Studies on growth and cytomorphosis in the thymo-lymphatic system, with special reference to the influence of the thymus and the thyroid in guinea-pigs. Acta path. microbiol. scand., Suppl. **178** (1965 c). — ERNSTRÖM, U., GYLLENSTEN, L.: Influence of the thymus on normal and thyroxin-stimulated regeneration of lymphatic tissue after steroid-induced involution in guinea-pigs. Acta path. microbiol. scand. **64**, 193—202 (1965). — EVANS, E. E., KENT, S. P., BRYANT, R. E., MOYER, M.: Antibody formation and immunologic memory in the Marine Toad. In: Phylogeny of Immunity (R. T. SMITH, P. A. MIESCHER and R. A. GOOD, eds.), p. 218—266. Gainesville: University of Florida Press 1966. — EVERETT, N. B., CAFFREY, R. W., RIEKE, W. O.: Recirculation of lymphocytes. Ann. N.Y. Acad. Sci. **113**, 887—897 (1964). — EVERETT, N. B., CAFFREY, R. W., RIEKE, W. O., SCHWARZ, M. R.: Protein synthesis in lymphocytes. In: Use Radioautography Investigation Protein Synthesis, p. 143—158. New York: Academic Press 1965. — EVERETT, N. B., TYLER (CAFFREY), R. W.: Radioautographic studies of reticular and lymphoid cells in germinal centers of lymph nodes. In: Germinal Centers in Immune Responses (H. COTTIER, N. ODARTCHENKO, R. SCHINDLER and C. C. CONGDON, eds.), p. 145—151. Berlin-Heidelberg-New York: Springer 1967.

FELDMAN, M.: Macrophages, lymphocytes and antibody formation. Antibiot. et Chemother. **15**, 56—63 (1969). — FELDMAN, M., MEKORI, T.: Differentiation and immunological competence of cloned cell populations of lymphoid origin. In: Thymus, experimental and clinical studies. A Ciba Found. Symp. (G. E. W. WOLSTENHOLME and R. PORTER, eds.), p. 86—104. London: Churchill 1966. — FENG, S. Y.: Responses of molluscs to foreign bodies with special reference to the oyster. Fed. Proc. **26**, 1685—1692 (1967). — FINSTAD, J., GOOD, R. A.: Phylogenetic studies of adaptive immune responses in the lower vertebrates. In: Phylogeny of Immunity (R. T. SMITH, P. A. MIESCHER, and R. A. GOOD, eds.), p. 173—189.

Gainesville: University of Florida Press 1966. — Fishman, M.: Antibody formation in vitro. J. exp. Med. 114, 837—856 (1961). — Fishman, M., Adler, F. L.: Antibody formation initiated in vitro. II. Antibody synthesis in x-irradiated recipients of diffusion chambers containing nucleic acid derived from macrophages incubated with antigen. J. exp. Med. 117, 595—602 (1963). — Fishman, M., Hammerstrom, R. A., Bond, V. P.: In vitro transfer of macrophage RNA to lymph node cells. Nature (Lond.) 198, 549—551 (1963). — Fliedner, T. M., Kesse, M., Cronkite, E. P., Robertson, J. S.: Cell proliferation in germinal centers of the rat spleen. Ann. N.Y. Acad. Sci. 113, 578—594 (1964). — Ford, W. L., Gowans, J. L.: The traffic of lymphocytes. Seminars in Hematology 6, 67—83 (1969). — Franzl, R. E., McMaster, P. D.: The primary immune response in mice. I. The enhancement and suppression of hemolysin production by a bacterial endotoxin. J. exp. Med. 127, 1087—1107 (1968). — Freeman, M. J.: Heterogeneity of the antibody response of rabbits immunized with acrylic particle-bovine serum albumin complexes. Immunology 15, 481—492 (1968). — Friedman, H., Young, I.: Antibody foci: localized 19S and 7S hemolysin formation in mouse spleen sections. Fed. Proc. 25, 370 (1966). — Friedman, N. B., Bomze, E. J., Rothman, S., Drutz, E.: The effects of local hormonal organ transplants and steroid hormone implants upon the thymus gland. Ann. N.Y. Acad. Sci. 113, 916—932 (1964). — Furth, R. van, Schuit, H. R. E., Hijmans, W.: The immunological development of the human fetus. J. exp. Med. 122, 1173—1188 (1965).

Gallily, R., Feldman, M.: The cellular components in the induction of antibody by x-irradiated animals. In: Germinal Centers in Immune Responses (H. Cottier, N. Odartchenko, R. Schindler and C. C. Congdon, eds.), p. 333—336. Berlin-Heidelberg-New York: Springer 1967. — Geller, B. D., Speirs, R. S.: The effect of actinomycin-D on the haemopoietic and immune response to tetanus toxoid. Immunology 15, 707—716 (1968). — Gerlings-Petersen, B. T., Pondman, K. W.: Fonction de l'anticorps et du complément dans la phagocytose. Nouv. Rev. franç. Hémat. 4, 593—598 (1964). — Gershon, H., Bauminger, S., Sela, M., Feldman, M.: Studies on the competence of single cells to produce antibodies of two specificities. J. exp. Med. 128, 223—233 (1968). — Gery, I., Benezra, D., Davies, A. M.: The relationship between lymphocyte transformation and immune response. I. Ratio of transforming cells to antibody forming cells. Immunology 16, 381—386 (1969). — Glick, B., Chang, T. S., Jaap, R. G.: The bursa of Fabricius and antibody production. Poultry Sci. 35, 224—225 (1956). — Glimstedt, G.: Bakterienfreie Meerschweinchen. Aufzucht, Lebensfähigkeit und Wachstum, nebst Untersuchungen über das lymphatische Gewebe. Acta path. microbiol. scand., Suppl. 30, 1—295 (1936). — Goldschneider, I., McGregor, D. D.: Migration of lymphocytes and thymocytes in the rat. I. The route of migration from blood to spleen and lymph nodes. J. exp. Med. 127, 155—168 (1968). — Goldstein, A. L., Slater, F. D., White, A.: Preparation, assay and partial purification of a thymic lymphocytopoietic factor (thymosin). Proc. nat. Acad. Sci. (Wash.) 56, 1010—1017 (1966). — Good, R. A., Finstad, J.: The phylogenetic development of immune responses and the germinal center system. In: Germinal Centers in Immune Responses (H. Cottier, N. Odartchenko, R. Schindler and C. C. Congdon, eds.), p. 4—27. Berlin-Heidelberg-New York: Springer 1967. — Good, R. A., Finstad, J., Pollara, B., Gabrielsen, A. E.: Morphologic studies on the evolution of lymphoid tissues among lower vertebrates. In: Phylogeny of Immunity (R. T. Smith, P. A. Miescher and R. A. Good, eds.), p. 149—170. Gainesville: University of Florida Press 1966. — Good, R. A., Gabrielsen, A. E., Peterson, R. D. A., Cooper, M. D.: The central lymphoid tissue in developmental immunobiology. Trans. Coll. Phycns Philad. 33, 180—185 (1966). — Good, R. A., Papermaster, B. W.: Ontogeny and phylogeny of adaptive immunity. Adv. Immunol. 4, 1—115 (1964). — Goodman, J. W.: Transplantation of blood leukocytes. Fed. Proc. 20, 32 (1961). — Gordon, A. S., Handler, E. S., Siegel, C. D., Dornfest, B. S., Lo Bue, J.: Plasma factors influencing leukocyte release in rats. Ann. N.Y. Acad. Sci. 113, 766—789 (1964). — Gowans, J. L.: The recirculation of lymphocytes from blood to lymph in the rat. J. Physiol. (Lond.) 146, 54—69 (1959). — Gowans, J. L., Knight, E. J.: The route of recirculation of lymphocytes in the rat. Proc. roy. Soc. B 159, 257—282 (1964). — Gowans, J. L., Uhr, J. W.: The carriage of immunological memory by small lymphocytes in the rat. J. exp. Med. 124, 1017—1030 (1966). — Green, I.: Distribution of antibody-forming cells of different specificites in the lymph nodes and spleens of guinea pigs. J. exp. Med. 128, 729—751 (1968). — Greenberg, L. J., Uhr, J. W.: The effect of passive antibody on protein synthesis in lymph node cells of immunized rats. J. Immunol. 101, 885—889 (1968). — Grégoire, C., Duchâteau, G.: A study on lymphoepithelial symbiosis in thymus. Reactions of the lymphatic tissue to extracts and to implants of epithelial components of thymus. Arch. Biol. (Liège) 67, 269—296 (1956). — Grossberg, S. E.: Interferon as a metabolic agent of host resistance. In: Conceptual Advances in Immunology and Oncology. Houston: The University of Texas Press 1962. — Grundmann, E.: Die Bildung der Lymphocyten und Plasmazellen im lymphatischen Gewebe der Ratte. Beitr. path. Anat. 119, 217—262 (1958a). ~ Cytologische Untersuchungen über Formen und Orte der Lymphocytenreifung bei der Ratte. Verh. dtsch. Ges. Path. **41**, 261—266 (1958b). ~ Untersuchungen über die Lymphocytenbildung. Verh. dtsch. Ges. Path. **42**, 211—215 (1959). ~ Zur Morphologie der Lymphocyten. Schweiz. med. Wschr. **91**, 1186—1188 (1961). — GRUTER, V. B., TRAPP, A. L., SANGER, V. L.: A lymphocytosis-stimulating substance in mongoloid plasma. Nature (Lond.) **207**, 306 (1965).

HALE, W. M., STONER, R. D.: The effect of cobalt-60 gamma radiation on passive immunity. Yale J. Biol. Med. **25**, 326—333 (1953). ~ Effects of ionizing radiation on immunity. Radiat. Res. **1**, 459—469 (1954). ~ The effect of cobalt-60 gamma radiation on tetanus antitoxin formation in mice. J. Immunol. **77**, 410—417 (1956). — HALPERN, B. N.: Physiopathology of the reticuloendothelial system. Springfield, Ill.: Ch. C. Thomas, publ. 1957. — HAN, S. S., JOHNSON, A. G.: Radioautographic and electron-microscopic evidence of rapid uptake of antigen by lymphocytes. Science **153**, 176—178 (1966). — HANNA, M. G., JR.: An autoradiographic study of the germinal center in spleen white pulp during early intervals of the immune response. Lab. Invest. **13**, 95—104 (1964). — HANNA, M. G., JR., FRANCIS, M. W., PETERS, L. C.: Localization of ^{125}I-labelled antigen in germinal centers of mouse spleen: effects of competitive injection of specific or non-cross-reacting antigen. Immunology **15**, 75—91 (1968). — HANNA, M. G., JR., NETTESHEIM, P., OGDEN, L., MAKINODAN, T.: Reduced immune potential of aged mice: significance of morphologic changes in lymphatic tissue. Proc. Soc. exp. Biol. (N.Y.) **125**, 882—886 (1967). — HANNA, M. G., JR., SWARTZENDRUBER, D. C., CONGDON, C. C.: Morphologic changes in spleen lymphatic tissue during antibody production. Exp. molec. Path. **5**, Suppl. 3, 75—87 (1966). — HANNA, M. G., SZAKAL, A. K.: Localization of ^{125}I-labelled antigen in germinal centers of mouse spleen: histologic and ultrastructural autoradiographic studies of the secondary immune reaction. J. Immunol. **101**, 949—962 (1968). — HANNA, M. G., SZAKAL, A. K., WALBURG, H. E., JR.: The relation of antigen and virus localization to the development and growth of lymphoid germinal centers. In: Advances in Experimental Medicine and Biology, vol. 5, p. 149—165. New York: Plenum Press 1969. — HARRIS, C.: The lymphocyte-like cell in the marrow of rats. Blood **18**, 691—701 (1961). — HARRIS, G.: Studies of the mechanism of antigen stimulation of DNA synthesis in rabbit spleen cultures. Immunology **9**, 529—541 (1965). ~ Ribonucleic acid synthesis in macrophages in relation to the secondary immune response in vitro. Nature (Lond.) **211**, 154—155 (1966). ~ Antibody production in vitro. I. Single cell studies of the secondary response to sheep erythrocytes. J. exp. Med. **127**, 661—673 (1968a). ~ Antibody production in vitro. II. Effects of actinomycin D and puromycin on the secondary response to sheep erythrocytes. J. exp. Med. **127**, 675—691 (1968b). — HARRIS, G., CRAMP, W. A.: Further studies of antigen stimulation of deoxyribonucleic acid synthesis in rabbit spleen cell cultures. I. The effects of centrifuged proteins. Immunology **14**, 409—414 (1968). — HARRIS, T. N., HUMMELER, K., HARRIS, S.: Electron microscopic observations on antibody-producing lymph node cells. J. exp. Med. **123**, 161—172 (1966). — HASHIMOTO, Y., SUDO, H., ISHIDATE, M.: Inhibitory effect of carcinostatic agents on antitumour activity of immune lymphoid cells. Nature (Lond.) **209**, 1360—1361 (1966). — HAUROWITZ, F.: Conceptional advances in immunology and oncology. 16th Ann. Symp. fundamental cancer research. Houston: The University of Texas Press 1962. — HEINIGER, H. J., COTTIER, H., HESS, M., STONER, R. D.: Zellkinetik der Plasmazellen mit Russellschen Körperchen. Autoradiographische Untersuchungen mit Hilfe von Thymidin-^{3}H an älteren Mäusen mit experimenteller chronischer Trichinosis. Schweiz. med. Wschr. **95**, 1424-1426 (1965). — HEINIGER, H. J., RIEDWYL, H., GIGER, H., SORDAT, B., COTTIER, H.: Ultrastructural differences between thymic and lymph node small lymphocytes of mice: nucleolar size and cytoplasmic volume. Blood **30**, 288—300 (1967). — HENRY, C., JERNE, N. K.: Competition of 19 S and 7 S antigen receptors in the regulation of the primary immune response. J. exp. Med. **128**, 133—152 (1968). — HERBERT, W. J.: The mode of action of mineral-oil emulsion adjuvants on antibody production in mice. Immunology **14**, 301—318 (1968). — HEREMANS, J.: The IgA system, general considerations and the association of deficiency with human disease. 3rd Developmental Immunology Workshop, Sanibel Island, Florida 1967. — HERRMANN, M.: Experimentelle Untersuchungen zur Auswirkung einer einmaligen ACTH-Gabe. Ein Beitrag zur Kenntnis der homöostatischen Regulation. In: Ergebnisse der Anatomie und Entwicklungsgeschichte (A. BRODAL, W. HILD, R. ORTMANN, T. H. SCHIEBLER, G. TÖNDURY und E. WOLFF, Hrsg.), Bd. 39, H. 5. Berlin-Heidelberg-New York: Springer 1967. — HERSH, E. M., HARRIS, J. E.: Macrophage-lymphocyte interaction in the antigen-induced blastogenic response of human peripheral blood leukocytes. J. Imunol. **100**, 1184—1194 (1968). — HESS, M. W.: Experimental thymectomy. Possibilities and limitations. Berlin-Heidelberg-New York: Springer 1968. ~ Lymphatischer Apparat, insbesondere Thymus, in der Pathogenese der Defektimmunopathien. Hdb. der allgemeinen Pathologie, Ergänzungsbd. Orthologie und Pathologie des immunbiologisch aktiven Systems. Berlin-Heidelberg-New York: Springer 1969 (im Druck). — HESS, M.W., COTTIER, H., STONER, R. D.: Primary and secondary antitoxin responses in thymectomized mice. J. Immunol. **91**, 425—430 (1963). — HESS, M. W., LÜSCHER,

E. F.: Phagocytic activity of mouse peritoneal cells. Vox Sang. 15, 232—235 (1968). — Hess, M. W., Stoner, R. D.: Further studies on antitoxin responses in neonatally thymectomized mice. Int. Arch. Allergy 30, 37—47 (1966). ~ Attempts to induce immunological tolerance to tetanus toxoid and xenogeneic lymphoid cells in normal and neonatally thymectomized mice. Path. Microbiol. 30, 155—165 (1967). — Hess, M. W., Terres, G., Stoner, R. D.: Antigenic thresholds of antitoxin responses elicited in irradiated mice with complexes of tetanus toxin and specific antibody. Radiat. Res. 25, 655—667 (1965). — Hirsch, M. S., Nahmias, A. J., Murphy, F. A., Kramer, J. H.: Cellular immunity in vaccinia infection of mice. Antithymocyte serum effects on primary and secondary responsiveness. J. exp. Med. 128, 121—132 (1968). — Hirschhorn, K., Bach, F., Kolodny, R. L., Firschein, I. L., Hashem, N.: Immune response and mitosis of human peripheral blood lymphocytes in vitro. Science 142, 1185—1187 (1963). — Hochwald, G. M., Thorbecke, G. J., Asofsky, R.: Sites of formation of immune globulins and of a component of C_3. I. A new technique for the demonstration of the synthesis of individual serum proteins by tissues in vitro. J. exp. Med. 114, 459—470 (1961). — Hodges, R. E., Bean, W. B., Ohlson, M. A., Bleiler, R. E.: Factors affecting human antibody response. I. Effects of variations in dietary protein upon the antigenic response of men. II. Effects of large doses of homologous gamma globulin. Amer. J. clin. Nutr. 10, 500—511 (1962). — Holmes, R.: Preparation from human serum of an alpha-one protein which induces the immediate growth of unadapted cells in vitro. J. Cell Biol. 32, 297—308 (1967). — Holoubek, V.: Stimulation of DNA synthesis with histones from tumor tissues. Proc. Soc. exp. Biol. (N.Y.) 110, 759—761 (1962). — Holub, M.: The nature of the activated small lymphocyte. In: The Lymphocyte in Immunology and Haemopoiesis (J. M. Yoffey, ed.), p. 46—55. London: Arnold 1967. — Holub, M., Riha, I.: Morphological changes in lymphocytes cultivated in diffusion chambers during the primary antibody response to a protein antigen. Proc. Symp. Mechanism of antibody formation, Prag 1960, p. 30—33. Nakladatelstvi Cekoslovenske Akadmie ved. — Hoppe, I.: Quantitative und qualitative Untersuchungen experimenteller Immunreaktionen mittels in vivo-Kultur in der Diffusionskammer. Dtsch. Arch. klin. Med. 210, 140—152 (1965). — Humphrey, J. H.: The fate of antigen and its relationship to the immune response. The complexity of antigens. Antibiot. et Chemother. (Basel) 15, 7—23 (1969). — Humphrey, J. H., Askonas, B. A., Auzins, I., Schechter, I., Sela, M.: The localization of antigen in lymph nodes and its relation to specific antibody-producing cells. II. Comparison of iodine 125 and tritium labels. Immunology 13, 71—86 (1967). — Humphrey, J. H., Frank, M. M.: The localization of non-microbial antigens in the draining lymph nodes of tolerant, normal primed rabbits. Immunology 13, 87—100 (1967). — Hurlimann, J., Wakefield, J. D., Thorbecke, G. J.: The effects of immuno suppressant drugs administered during germinal center proliferation on preparation for a secondary antibody response in rabbits. In: Germinal Centers in Immune Responses (H. Cottier, N. Odartchenko, R. Schindler and C. C. Congdon, eds.), p. 225—233. Berlin-Heidelberg-New York: Springer 1967. — Huvos, A. G., Cali, A., Azar, H. A.: Effect of thymic grafts on lymphopoiesis in rats. Amer. J. Path. 48, 627-639 (1966). — Hyman, C., Paldino, R. L.: Possible role of the reticuloendothelial system in protein transport. Ann. N.Y. Acad. Sci. 88, 232—239 (1960).

Ingraham, J. S.: Time for doubling of serum titer during the anamnestic response to sulfanilazo-bovine globulin. Fed. Proc. 20, 26 (1961). — Ishizaka, K., Ishizaka, T., Sugahara, T.: Biological activity of soluble antigen-antibody complexes. VII. Role of an antibody fragment in the induction of biological activities. J. Immunol. 88, 690—701 (1962). — Iványi, J., Maler, M., Wudl, L., Sercarz, E.: High-dose delay of the immune response. Effect of actinomycin D on continuation of the immune response in vitro. J. exp. Med. 127, 1149—1163 (1968).

Jacobson, E. B., Thorbecke, G. J.: Relationship of germinal centers in lymphoid tissue to immunologic memory. III. Proliferative response of primed cells from splenic white and red pulp following reexposure to antigen in vitro. J. Immunol. 101, 515—522 (1968). — Jacobson, L. O., Marks, E. K., Gaston, E. O., Simmons, E. L.: Preliminary studies on repopulation of lymphatic tissues in irradiated mice with Peyer's patch shielding. Argonne Cancer Res. Hosp. Rep. 101, 44—47 (1961). — James, K., Jubb, V. S.: Effect of anti-rat lymphocyte antibody on humoral antibody formation. Nature (Lond.) 215, 367—371 1967). — James, K., Medawar, P. B.: Characterization of antilymphocytic antibody. Nature (Lond.) 214, 1052—1053 (1967). — Janett, A., Wagner, H. P., Jansen, C. R., Cottier, H., Cronkite, E. P.: Studies on lymphopoiesis. IV. A comparison of two approaches for the determination of the generation time in thoracic duct cells without detectable cytoplasmic differentiation. Europ. J. Cancer 2, 231—236 (1966). — Janković, B. D., Mitrović, K., Popesković, L., Milošević, D.: Tonsilla caecalis: an immunologically active tissue in the chicken. Jugoslav. Physiol. Pharmacol. Acta 2, 71—75 (1966). — Jaroslow, B. N., Nossal, G. J. V.: Antigen localization in lymph nodes of x-irradiated rats. Fed. Proc. 25, 612 (1966). — Jasin, H. E., Ziff, M.: Effect of phytohaemagglutinin on the immune response. Immunology 14,

735—743 (1968). — JERNE, N. K., NORDIN, A. A.: Plaque formation in agar by single antibody producing cells. Science **140**, 405 (1963). — JERNE, N. K., NORDIN, A. A., HENRY, C.: The agar plaque technique for recognizing antibody producing cells. In: Cell-bound Antibodies (B. AMOS and H. KOPROWSKY, eds.), p. 109—125. Philadelphia: Wistar Institute Press 1963. — JOHNSON, H. A., SCHNAPPAUF, H. P., CHANANA, A. D., CRONKITE, E. P.: Variability of ribosomal aggregation in lymphocytes. Nature (Lond.) **211**, 420 (1966). — JOOS, F., ROOS, B., BÜRKI, H., BÜRKI, K., LAISSUE, J.: Umsatz, Proliferation und Phagozytosetätigkeit der freien Zellen im Peritonealraum der Maus nach Injektion von Polystyren-Partikeln. Z. Zellforsch. **95**, 68—85 (1969). — JORKE, D.: Die Lymphoidzellen des Blutes. Berlin: Akademie Verlag 1963.

KAHRI, A. I., SALMI, A., HANNUKSELA, M., KARAHARJU, E. O.: Histochemistry of rat thymus during involution induced by alkylating agents. Acta path. microbiol. scand. **64**, 441—449 (1965). — KAY, J. E.: Effect of actinomycin on protein synthesis by lymphocytes. Nature (Lond.) **215**, 77—78 (1967). — KELLER, R.: Tissue mast cells in immune reactions. Monographs in Allergy (P. KALLÓS, H. C. GOODMAN and T. INDERBITZIN, eds.), vol. 2. Basel-New York: Karger 1966. — KELLY, L. S., BROWN, B. A., DOBSON, E. L.: Cell division and phagocytic activity in liver reticulo-endothelial cells. Proc. Soc. exp. Biol. (N.Y.) **110**, 555—559 (1962). — KENNEDY, J. C., TILL, J. E., SIMINOVITCH, L., McCULLOCH, E. A.: Radiosensitivity of the immune response to sheep red cells in the mouse, as measured by the hemolytic plaque method. J. Immunol. **94**, 715—722 (1965). — KEUNING, F. J., BOS, W. H.: Regeneration patterns of lymphoid follicles in the rabbit spleen after sublethal X-irradiation. In: Germinal Centers in Immune Responses (H. COTTIER, N. ODARTCHENKO, R. SCHINDLER and C. C. CONGDON, eds.), p. 250—257. Berlin-Heidelberg-New York: Springer 1967. — KILLMANN, S. A., CRONKITE, E. P., FLIEDNER, T. M., BOND, V. P.: Cell proliferation in multiple myeloma studied with tritiated thymidine in vivo. Lab. Invest. **11**, 845—853 (1962). — KIM, Y. B., BRADLEY, S. G., WATSON, D. W.: Ontogeny of the immune response. IV. The role of antigen elimination in the true primary immune response in germfree, colostrum-deprived piglets. J. Immunol. **99**, 320—326 (1967). ∼ Ontogeny of the immune response. V. Further characterization of 19 SγG- and 7 SγG-immunoglobulins in the true primary immune response in germfree, colostrum-deprived piglets. J. Immunol. **101**, 224—236 (1968). — KLIMA, R.: Zur Morphologie und klinischen Pathologie der lymphatischen Reaktion. Schweiz. med. Wschr. **91**, 1165—1169 (1961). — KOBURG, E.: Autoradiographische Untersuchungen über Zellneubildungsvorgänge in Lymphknoten und Tonsillen. Arch. Ohr.-, Nas.- u. Kehlk.-Heilk. **182**, 315—320 (1963). ∼ Zellproliferation und Zellkinetik im Tonsillengewebe. Habil.-Schr. Düsseldorf 1964. ∼ Cell production and cell migration in the tonsil. In: Germinal Centers in Immune Responses (H. COTTIER, N. ODARTCHENKO, R. SCHINDLER and C. C. CONGDON, eds.), p. 176—182. Berlin-Heidelberg-New York: Springer 1967. — KOLLER, P. C., DAVIES, A. J. S., LEUCHARS, E., WALLIS, V.: Studies on thymus grafts in irradiated mice: repopulation of the graft. In: The Lymphocyte in Immunology and Haemopoiesis (J. M. YOFFEY, ed.), p. 342—349. London: Arnold 1967. — KONIGSMARK, B. W., SIDMAN, R. L.: Origin of brain macrophages in the mouse. Neuropath. exp. Neurol. **22**, 643—676 (1963). — KORNFELD, L., WEYZEN, W. W. H.: Antibody formation by transferred peritoneal cells and spleen cells of mice. I. Transfer of cells from immunized non-irradiated donors to syngeneic recipients with and without antigen. Immunology **15**, 751—764 (1968). — KOROS, A. M. C., MAZUR, J. M., MOWERY, M. J.: Radioautographic studies of plaque-forming cells. I. Antigen-stimulated proliferation of plaque-forming cells. J. exp. Med. **128**, 235—257 (1968).

LAISSUE, J., HESS, M. W., STONER, R. D., RIEDWYL, H., COTTIER, H.: Regional disparity of germinal center development in neonatally thymectomized mice after stimulation with tetanus toxoid. In: Advances in Experimental Medicine and Biology, vol. 5, p. 285—292. New York: Plenum Press 1969. — LANDY, M., CHESSIN, L. N.: The effect of plant mitogens on humoral and cellular immune responses. Antibiot. et Chemother. (Basel) **15**, 199—212 (1969). — LAVIA, M. F., VATTER, A. E., HAMMOND, W. S., NORTHUP, P. V.: The nature of polysomes isolated from spleen cells of rats stimulated by antigen. Proc. nat. Acad. Sci. (Wash.) **57**, 79—86 (1967). — LEDUC, E. H., COONS, A. H., CONNOLLY, J. M.: Studies on antibody production. II. The primary and secondary responses in the popliteal lymph node of the rabbit. J. exp. Med. **102**, 61—72 (1955). — LENNERT, K.: Lymphknoten: Diagnostik in Schnitt und Ausstrich. In: Handbuch der speziellen pathologischen Anatomie und Histologie (O. LUBARSCH, F. HENKE, R. RÖSSLE und E. UEHLINGER, Hrsg.), Bd. I/3a. Berlin-Göttingen-Heidelberg: Springer 1961. — LENNERT, K., CAESAR, R., MÜLLER, H. K.: Electron microscopic studies of germinal centers in man. In: Germinal Centers in Immune Responses (H. COTTIER, N. ODARTCHENKO, R. SCHINDLER and C. C. CONGDON, eds.), p. 49—59. Berlin-Heidelberg-New York: Springer 1967. — LESKOWITZ, S.: Is delayed sensitivity a preparation for antibody synthesis? J. Immunol. **101**, 528—533 (1968). — LEVEY, R., TRAININ, N., LAW, L. W.: Evidence for function of thymic tissue in diffusion chambers, implanted in neonatally thymectomized mice. Preliminary rep. J. nat. Cancer Inst. **31**, 199—217 (1963). — LEVINE, S., STREBEL, R.,

Payan, H., Wagner, B.: Experimental tissue calcification. II. Calcification and regeneration of the thymus. Exp. molec. Path. 6, 237—244 (1967). — Lewerenz, M., Laissue, J., Bürki, H., Bürki, K.: Das Verhalten der Keimzentrenzellen der Mäusemilz nach Sekundärinjektion von Tetanustoxoid in die Fußsohlen. Autoradiographische Untersuchungen mit Hilfe von Thymidin-³H. Virchows Arch. Abt. B. Zellpath. 2, 203—219 (1969). — Little, J. R., Brecher, G., Bradley, T. R., Rose, S.: Determination of lymphocyte turnover by continuous infusion of H³-thymidine. Blood 19, 236—242 (1962). — Low, F. N.: Electron microscopy of the lymphocyte. In: The Lymphocyte and Lymphocytic Tissue (J. W. Rebuck, ed.), p. 54—66. New York: Hoeber 1960. — Lundmark, K. M., Fichtelius, K. E.: The biphasic appearance of labelled lymphocytes in the blood after single injections of H³-thymidine. Scand. J. Haemat. 2, 91—98 (1965).

MacHaffie, R. A., Wang, C. H.: The effect of phytohemagglutinin upon glucose catabolism in lymphocytes. Blood 29, 640—646 (1967). — Mäkelä, O.: Cellular heterogeneity in the production of an anti-hapten antibody. J. exp. Med. 126, 159—170 (1967). — Mäkelä, O., Nossal, G. J. V.: Autoradiographic studies on the immune response. II. DNA synthesis amongst single antibody-producing cells. J. exp. Med. 115, 231—244 (1962). — Makinodan, T.: Cellular dynamics of immune response. Int. Arch. Allergy 27, 370—371 (1965). — Makinodan, T., Albright, J. F.: Cellular variation during the immune response: One possible model of cellular differentiation. J. cell. comp. Physiol., Suppl. 1, 60, 129—144 (1962). ~ Cytokinetics of antibody response. In: Immunopathology. 3rd int. Symp., La Jolla, Calif. 1963, p. 99—112. Basel: Schwabe 1963. — Makinodan, T., Hoppe, I., Sado, T., Capalbo, E. E., Leonard, M. R.: The suppressive effect of supraoptimum doses of antigen on the secondary antibody-forming response of spleen cells cultured in cell-impermeable diffusion chambers. J. Immunol. 95, 466—479 (1965). — Makinodan, T., Kastenbaum, A., Peterson, W. J.: Radiosensitivity of spleen cells from normal and preimmunized mice and its significance to intact animals. J. Immunol. 88, 31—37 (1962). — Makinodan, T., Nettesheim, P., Morita, T., Chadwick, C. J.: Synthesis of antibody by spleen cells after exposure to kiloroentgen doses of ionizing radiation. J. cell. Physiol. 69, 355—366 (1967). — Makinodan, T., Peterson, W. J.: Growth and senescence of the primary antibody-forming potential of the spleen. J. Immunol. 93, 886—896 (1965). ~ Secondary antibody-forming potential of mice in relation to age — its significance in senescence. Develop. Biol. 14, 96—111 (1966a). ~ Further studies on the secondary antibody-forming potential of juvenile, young adult, adult, and aged mice. Develop. Biol. 14, 112—129 (1966b). — Mandel, M. A., Asofsky, R.: Studies on thoracic duct lymphocytes of mice. I. Immunoglobulin synthesis in vitro. J. Immunol. 100, 363—370 (1968). — Marchalonis, J., Edelman, G. M.: Phylogenetic origins of antibody structure. I. Multichain structure of immunoglobulins in the smooth dogfish (Mustelus canis). J. exp. Med. 122, 601—618 (1965). — Mark, R., Dixon, F. J.: Anti-bovine serum albumin formation by transferred hyperimmune mouse spleen cells. J. Immunol. 91, 614—620 (1963). — Marmont, A. M., Damasio, E.: Lymphocyte "peripolesis" of macrophages. Lancet 1965 II, 295—296. — Martin, W. J., Miller, J. F. A. P.: Cell to cell interaction in the immune response. IV. Site of action of antilymphocyte globulin. J. exp. Med. 128, 855—874 (1968). — Masshoff, W.: Zur Pathomorphologie der Lymphadenopathien. Dtsch. med. J. 16, 697—704 (1965). — Masshoff, W., Gross, U.: Die postnatale Entwicklung der Lymphknoten bei der Maus. Virchows Arch. path. Anat. 335, 109—126 (1962). — Mathé, G., Amiel, J. L., Schwarzenberg, L., Doré, J. F., Golstein, P., Sekiguchi, M., Bechet, J. M.: Conditioning of immunologically competent cells by incubation at 37°C. In: The Lymphocyte in Immunology and Haemopoiesis (J. M. Yoffey, ed.), p. 292—301. London: Arnold 1967. — McBride, R. A., Schierman, L. W.: Antibody-forming cells: population patterns after simultaneous immunization with different isoantigens. Science 154, 655—657 (1966). — McConahey, P. J., Cerottini, J.-Ch., Dixon, F. J.: An approach to the quantitation of immunogenic antigen. J. exp. Med. 127, 1003—1011 (1968). — McDevitt, H. O.: Genetic control of the antibody response. III. Qualitative and quantitative characterization of the antibody response to (T, G)-A--L in CBA and C57 mice. J. Immunol. 100, 485—492 (1968). — McDevitt, H. O., Askonas, B. A., Humphrey, J. H., Schechter, I., Sela, M.: The localization of antigen in relation to specific antibody-producing cells. I. Use of a synthetic polypeptide ((T, G)-A--L) labelled with iodine-125. Immunology 11, 337—351 (1966). — McDevitt, H. O., Tyan, M. L.: Genetic control of the antibody response in inbred mice. Transfer of response by spleen cells and linkage to the major histocompatibility (H-2) locus. J. exp. Med. 128, 1—11 (1968). — McGregor, D. D., Gowans, J. L.: The antibody response of rats depleted of lymphocytes by chronic drainage from the thoracic duct. J. exp. Med. 117, 303—320 (1963). — McMaster, P. D., Franzl, R. E.: The primary immune response in mice. II. Cellular response of lymphoid tissue accompanying the enhancement or complete suppression of antibody formation by a bacterial endotoxin. J. exp. Med. 127, 1109—1126 (1968). — Metcalf, D.: The thymic origin of the plasma lymphocytosis stimulating factor. Brit. J. Cancer 10, 442—457 (1956). ~ The thymic lymphocytosis-stimulating factor. Ann. N.Y. Acad. Sci. 73, 113—119 (1958). —

MICHALKE, W. D., HESS, M. W., RIEDWYL, H., STONER, R. D., COTTIER, H.: Thymic lymphopoiesis and cell loss in newborn mice. Blood 33, 541—554 (1969). — MICKLEM, H. S., FORD, C. E., EVANS, E. P., GRAY, J.: Interrelationships of myeloid and lymphoid cells: studies with chromosome-marked cells transfused into lethally irradiated mice. Proc. roy. Soc. Edinb. B 165, 78—102 (1966). — MILANESI, S.: Intercellular junctions in lymph node follicles of various species. Proc. 6th int. Congr. Electron Microscopy, Kyoto 1966. — MILLER, J., MARTINEZ, C., GOOD, R. A.: Reciprocal competition of a variety of antigens in the suppression of immunologic reactivity. J. Immunol. 93, 342—351 (1964). — MILLER, J. F. A. P.: Immunological function of the thymus. Lancet 1961 II, 748—749. — MILLER, J. F. A. P., MITCHELL, G. F.: Cell to cell interaction in the immune response. I. Hemolysin-forming cells in neonatally thymectomized mice reconstituted with thymus or thoracic duct lymphocytes. J. exp. Med. 128, 801—820 (1968). — MILLER, J. III., COLE, L. J.: The radiation resistance of long-lived lymphocytes and plasma cells in mouse and rat lymph nodes. J. Immunol. 98, 982—990 (1967a). ~ Resistance of long-lived lymphocytes and plasma cells in rat lymph nodes to treatment with prednisone, cyclophosphamide, 6-mercaptopurine, and actinomycin D. J. exp. Med. 126, 109—125 (1967b). — MILLER, J. J., COLE, L. J.: The reactivity of long-lived lymphocytes to typhoid vaccine in situ in rat popliteal lymph nodes. J. Immunol. 101, 133—140 (1968). — MILLIKIN, P. D.: Anatomy of germinal centers in human lymphoid tissue. Arch. Path. 82, 499—505 (1966). ~ The white pulp of the human spleen in three dimensions and its relation to immunological function. Adv. exp. Biol. Med., vol. 5, p. 57—63. New York: Plenum Press 1969. — MILLS, J. A.: The immunologic significance of antigen induced lymphocyte transformation in vitro. J. Immunol. 97, 239—247 (1966). — MITCHELL, G. F., MILLER, J. F. A. P.: Cell to cell interaction in the immune response. II. The source of hemolysinforming cells in irradiated mice given bone marrow and thymus or thoracic duct lymphocytes. J. exp. Med. 128, 821—837 (1968). — MITCHELL, J., ABBOT, A.: Ultrastructure of the antigen-retaining reticulum of lymph node follicles as shown by high-resolution autoradiography. Nature (Lond.) 208, 500—502 (1965). — MITCHISON, N. A.: The immunogenic capacity of antigen taken up by peritoneal exudate cells. Immunology 16, 1—14 (1969). — MÖLLER, G.: Regulation of cellular antibody synthesis. Cellular 7 S production and longevity of 7 S antigen-sensitive cells in the absence of antibody feedback. J. exp. Med. 127, 291—306 (1968). — MÖLLER, G., ZUKOSKI, C.: Differential effect of heterologous anti-lymphocyte serum on antibody-producing cells and antigen-sensitive cells. J. Immunol. 101, 325—332 (1968). — MONACO, A. P., WOOD, M. L., GRAY, J. G., RUSSELL, P. S.: Studies on heterologous anti-lymphocyte serum in mice. II. Effect on the immune response. J. Immunol. 96, 229—238 (1966). — MONACO, A. P., WOOD, M. L., RUSSELL, P. S.: Adult thymectomy: Effect on recovery from immunologic depression in mice. Science 149, 432—435 (1965). — MORRIS, A., MÖLLER, G.: Regulation of cellular antibody synthesis. Effect of adoptively transferred antibody-producing spleen cells on cellular antibody synthesis. J. Immunol. 101, 439—445 (1968). — MORRIS, B.: Migration intratissulaire des lymphocytes du mouton. Nouv. Rev. franç. Hémat. 8, 525—534 et Discussion générale 745—758 (1968). — MOWBRAY, J. F., BOYLSTON, A. W., MILTON, J. D., WEKSLER, M.: Studies on the mode of action of immunosuppressive ribonucleases. Antibiot. et Chemother. (Basel) 15, 384—392 (1969). — MURALT, G. VON, GUGLER, E.: Die Reifung der Immunglobuline. Helv. med. Acta 26, 410—423 (1959). — MYERS, D. K., SUTHERLAND, R. M.: Effect of temperature on the radiosensitivity of rat thymocytes. Canad. J. Biochem. 40, 413—417 (1962).

NAKAMURA, R. M., SPIEGELBERG, H. L., LEE, S., WEIGLE, W. O.: Relationship between molecular size and intra- and extravascular distribution of protein antigens. J. Immunol. 100, 376—383 (1968). — NASPITZ, C. K., RICHTER, M.: The action of phytohemagglutinin in vivo and in vitro, a review. Progr. Allergy 12, 1—85 (1968). — NELSON, D. S.: Macrophages and immunity. Frontiers of biology (A. NEUBERGER and E. L. TATUM, eds.), vol. 11. Amsterdam-London: North Holland Publ. Co. 1969. — NETTESHEIM, P., WILLIAMS, M. L.: Regenerative potential of immunocompetent cells. II. Factors influencing recovery of secondary antibody-forming potential from X-irradiation. J. Immunol. 100, 760—770 (1968). — NICOL, T., BILBEY, D. L. Y.: The effect of various steroids on the phagocytic activity of the reticuloendothelial system. In: Reticuloendothelial Structure and Function, p. 301—320. The int. Soc. Res. reticuloendoth. System. 3rd int. Symp., Rapallo, Italy, 1958 (J. H. HELLER, ed.). New York: Ronald Press Company 1960. — NISBET, N., SIMONSEN, M.: Primary immune response in grafted cells. Dissociation between the proliferation of activity and the proliferation of cells. J. exp. Med. 125, 967—981 (1967). — NISBET, N. W., SIMONSEN, M., ZALESKI, M.: The frequency of antigen-sensitive cells in tissue transplantation. A commentary on clonal selection. J. exp. Med. 129, 459—467 (1969). — NOSSAL, G. J. V.: Mechanisms of antibody production. Ann. Rev. Med. 18, 81—96 (1967). — NOSSAL, G. J. V., ABBOT, A., MITCHELL, J.: Antigens in immunity. XIV. Electron microscopic radioautographic studies of antigen capture in the lymph node medulla. J. exp. Med. 127, 263—276 (1968). — NOSSAL, G. J. V., ABBOT, A., MITCHELL, J., LUMMUS, Z.: Antigens in immunity. XV. Ultrastructural features of antigen capture in primary and secondary lymphoid follicles. J. exp. Med. 127, 277—290 (1968). — Nossal, G. J. V., Ada, G. L., Austin, C. M.: Antigens in immunity. IV. Cellular localization of ^{125}I- and ^{131}I-labeled flagella in lymph nodes. Aust. J. exp. Biol. med. Sci. 42, 311—330 (1964). ~ Antigens in immunity. IX. The antigen content of single antibody-forming cells. J. exp. Med. 121, 945—954 (1965). — Nossal, G. J. V., Ada, G. L., Austin, C. M., Pye, J.: Antigens in immunity. VIII. Localization of ^{125}I-labeled antigens in the secondary response. Immunology 9, 349—357 (1965). — Nossal, G. J. V., Austin, C. M., Ada, G. L.: Antigens in immunity. VII. Analysis of immunological memory. Immunology 9, 333—348 (1965). — Nossal, G. J. V., Cunningham, A., Mitchell, G. F., Miller, J. F. A. P.: Cell to cell interaction in the immune response. III. Chromosomal marker analysis of single antibody-forming cells in reconstituted, irradiated, or thymectomized mice. J. exp. Med. 128, 839—853 (1968). — Nossal, G. J. V., Lederberg, J.: Antibody production by single cells. Nature (Lond.) 181, 1419—1420 (1958). — Nossal, G. J. V., Mäkelä, O.: Genetic aspects of antibody formation. Lab. Invest. 10, 1094—1109 (1961). ~ Autoradiographic studies on the immune response. I. The kinetics of plasma cell proliferation. J. exp. Med. 115, 209—230 (1962). — Nussenzweig, V., Green, I., Vassalli, P., Benacerraf, B.: Changes in the proportion of guinea-pig γ_1 and γ_2 antibodies during immunization and the cellular localization of these immunoglobulins. Immunology 14, 601—609 (1968).

Odartchenko, N., Cottier, H., Feinendegen, L. E., Bond, V. P.: Evaluation of mitotic time in vivo, using tritiated thymidine as a cell marker: Successive labeling with time of separate mitotic phases. Exp. Cell Res. 35, 402—411 (1964). — Odartchenko, N., Lewerenz, M., Sordat, B., Roos, B., Cottier, H.: Kinetics of cellular death in germinal centers of mouse spleen. In: Germinal Centers in Immune Responses (H. Cottier, N. Odartchenko, R. Schindler and C. C. Congdon, eds.), p. 212—217. Berlin-Heidelberg-New York: Springer 1967. — Odartchenko, N., Sordat, B., Pavillard, M., Cottier, H.: Cytokinetic studies on tingible bodies in germinal centers of Peyer's patches in mice. In: Adv. in exp. Med. Biol., vol. 5, p. 93—100. New York: Plenum Press 1969. — Ogata, T., Kunigoshi, U., Fukushi, K.: The role of the various hormones on the activity of the reticuloendothelial system of experimental tuberculosis-adrenaline, noradrenaline, cortisone and parotin (salivary gland hormone). In: The Reticuloendothelial System. Morphology, Immunology, and Regulation, p. 415—424. Proc. IVth int. Symp. on RES 1964, Otsu and Kyoto, Japan (G. Wakisaka, ed.). Tokio: Japan. Society for Promotion of Science 1965. — Olson, I. A., Yoffey, J. M.: Oligosynthetic and polysynthetic lymph nodes. In: The Lymphocyte in Immunology and Haemopoiesis (J. M. Yoffey, ed.), p. 358—361. London: Arnold 1967. — Oppenheim, J. J.: Relationship of in vitro lymphocyte transformation to delayed hypersensitivity in Guinea pigs and man. Fed. Proc. 27, 21—28 (1968). — Osborn, J. J., Dancis, J., Julia, J. F.: Studies of the immunology of the newborn infant. I. Age and antibody production. Pediatrics 9, 736—744 (1952). — Osoba, D.: Restriction of the capacity of respond to two antigens by single precursors of antibody-producing cells in culture. J. exp. Med. 129, 141—152 (1969). — Osoba, D., Miller, J. F. A. P.: The lymphoid tissues and immune responses of neonatally thymectomized mice bearing thymus tissues in Millipore diffusion chambers. J. exp. Med. 119, 177—194 (1964).

Papermaster, B. W., Condie, R. M., Finstad, J., Good, R. A.: Evolution of the immune response. I. The phylogenetic development of adaptive immunologic responsiveness in vertebrates. J. exp. Med. 119, 105—130 (1964). — Papermaster, B. W., Condie, R. M., Good, R. A.: Immune response of the California hagfish. Nature (Lond.) 196, 355—357 (1962). — Parish, W. E.: Differentiation between cytophilic antibody and opsonin by a macrophage phagocytic system. Nature (Lond.) 208, 594—595 (1965). — Parkhouse, R. M. E., Dutton, R. W.: Inhibition of spleen cell DNA synthesis by antologous macrophages. J. Immunol. 97, 663—669 (1966). — Parrott, D. M. V.: The integrity of the germinal center: An investigation of the differential localization of labeled cells in lymphoid organs. In: Germinal Centers in Immune Responses (H. Cottier, N. Odartchenko, R. Schindler and C. C. Congdon, eds.), p. 168—175. Berlin-Heidelberg-New York: Springer 1967. — Patterson, R., Suszko, I. M., Talbot, C. H.: The differential fate of soluble antigen and antigen-antibody complexes in rabbits and their effect on antibody response. J. Immunol. 101, 1217—1222 (1968). — Paul, W. E., Siskind, G. W., Benacerraf, B.: Specificity of cellular immune responses. Antigen concentration dependence of stimulation of DNA synthesis in vitro by specifically sensitized cells, as an expression of the binding characteristics of cellular antibody. J. exp. Med. 127, 25—42 (1968). — Perkins, E. H., Makinodan, T.: Relative pool size of potentially competent antibody-forming cells of primed and nonprimed spleen cells grown in in vivo culture. J. Immunol. 92, 192—200 (1964). — Pernis, B., Chiappino, G., Kelus, A. S., Gell, P. G. H.: Cellular localization of immunoglobulins with different allotypic specificities in rabbit lymphoid tissues. J. exp. Med. 122, 853—876 (1965). — Phillips, J. H.: Antibody-like materials of marine invertebrates. Ann. N.Y. Acad. Sci. 90, 760—769 (1960). — Pierpaoli, W., Baroni, C., Fabris, N., Sorkin, E.: Hormones and immunological capacity.

II. Reconstitution of antibody production in hormonally deficient mice by somatotropic hormone, thyrotropic hormone and thyroxin. Immunology 16, 217—230 (1969). — PIERPAOLI, W., SORKIN, E.: Effect of growth hormone and anti-growth hormone serum on the lymphatic tissue and the immune response. Antibiot. et Chemother. (Basel) 15, 122—134 (1969). — PILGRIM, C., LENNARTZ, K. J., WEGENER, K., HOLLWEG, S. MAURER, W.: Autoradiographische Untersuchung über tageszeitliche Schwankungen des H-3-Index und des Mitose-Index bei Zellarten der ausgewachsenen Maus, des Ratten-Fetus sowie bei Ascites-Tumorzellen. Z. Zellforsch. 68, 138—154 (1965). — POLLARA, B., FINSTAD, J., GOOD, R. A.: The phylogenetic development of immunoglobulins. In: Phylogeny of Immunity (R. T. SMITH, P. A. MIESCHER and R. A. GOOD, eds.), p. 88—98. Gainesville: University of Florida Press 1966. — POPP, R. A.: Repopulation of thymus by immunologically competent cells derived from donor marrow. Proc. Soc. exp. Biol. (N.Y.) 108, 561—564 (1961). — PUTNAM, F. W., TOMINAGA, K., BERNIER, G. M., EASLEY, C. W.: The sub-unit structure of the normal and pathological human immunoglobulins. Proc. 4th int. Symp. RES, Otsu and Kyoto 1964, p. 155—173.

RASKA, K., Jr., COHEN, E. P.: RNA in mouse cells exposed to different antigens. Nature (Lond.) 217, 720—723 (1968). — RHODES, J. M., LIND, I.: Antigen uptake in vivo by peritoneal macrophages from normal mice, and those undergoing primary or secondary responses. Immunology 14, 511—525 (1968). — RICHOU, R., LALLOUETTE, P., RICHOU, H.: Contribution à l'étude des substances adjuvantes et stimulantes de l'immunité. C. R. Acad. Sci. (Paris) 263, 2043—2045 (1967). — RIETHMÜLLER, G., RIETHMÜLLER, D., STEIN, H., HAUSEN, P.: In vivo and in vitro properties of intact and pepsin-digested heterologous anti-mouse thymus antibodies. J. Immunol. 100, 969—973 (1968). — RIPPS, C. S., FELLNER, M. J., HIRSCHHORN, K.: Response of lymphocytes to tetracycline. Lancet 1965 II, 951. — RITTENBERG, M. B., CAMPBELL, D. H.: Heterologous carriers in the anamnestic antihapten response. J. exp. Med. 127, 717—730 (1968). — RITTENBERG, M. B., NELSON, E. L.: Maintenance of globulin levels in x-irradiated rabbits after immunization. Science 138, 519—520 (1962). — ROBERTS, A. N., HAUROWITZ, F.: Quantitation and radioautographic localization of H³-labeled antigens in tissues of hyperimmunized mice. Fed. Proc. 20, 21 (1961). ~ Intracellular localization and quantitation of tritiated antigens in reticuloendothelial tissues of mice during secondary and hyper-immune responses. J. exp. Med. 116, 407—422 (1962). — ROBINEAUX, R., PINET, J., KOURILSKY, R.: Etude morphodynamique de l'îlot réticulaire lympho-plasmocytaire en culture sous membrane de dialyse. C. R. Soc. Biol. (Paris) 156, 1025—1032 (1962). — ROBINSON, S. H., BRECHER, G., LOURIE, I. S., HALEY, J. E.: Leukocyte labeling in rats during and after continous infusion of tritiated thymidine: implications for lymphocyte longevity and DNA reutilization. Blood 26, 281—295 (1965). — ROOS, B., COTTIER, H.: Electron microscopy on immunologically competent cells. IX. Congr. int. Soc. Hemat., Mexico City 1962. — ROOS, B., ODARTCHENKO, N., HESS, M., STONER, R. D., COTTIER, H.: Zur Kinetik retikuloendothelialer und histiozytärer Zellen in Lymphknoten von Mäusen nach Sekundärstimulation mit Tetanustoxoid: Autoradiographische Untersuchungen mit Hilfe von Thymidin-³H. Résumé des Communications. Xᵉ Congr. Soc. Europ. Hémat., Strasbourg 1965, abstr. Nr 113. — ROTHER, K.: Serumkomplement als möglicher Resistenzfaktor: Opsonisierung und Bakterizidie. In: Infektionskrankheiten. IV. int. Kongr. Infektionskrankh. (G. MÖSSNER und R. THOMSSON, Hrsg.), S. 329—349. Stuttgart: Schattauer 1967. — ROWLEY, D. A., FITCH, F. W., MOSIER, D. E., SOLLIDAY, S., COPPLESON, L. W., BROWN, B. W.: The rate of division of antibody-forming cells during the early primary immune response. J. exp. Med. 127, 983—1002 (1968). — RUBIN, A. D., COOPER, H. L.: Evolving patterns of RNA metabolism during transition from resting state to active growth in lymphocytes stimulated by phytohemagglutinin. Proc. nat. Acad. Sci. (Wash.) 54, 469—476 (1965). — RUHENSTROTH-BAUER, G., LÜCKE-HUHLE, C.: Two populations of small lymphocytes. J. Cell Biol. 37, 196—199 (1968). — RYAN, W. L., CARVER, M. J.: Inhibition of antibody synthesis by L-phenylalanine. Science 143, 479—480 (1964). — RYSER, H. J.-P.: Studies on protein uptake by isolated tumor cells. III. Apparent stimulations due to pH, hypertonicity, polycations, or dehydration and their relation to the enhanced penetration of infectious nucleic acids. J. Cell Biol. 32, 737—750 (1967). — RYSER, H. J.-P., HANCOCK, R.: Histones and basic polyamino acids stimulate the uptake of albumin by tumor cells in culture. Science 150, 501—503 (1965).

SADO, T., MAKINODAN, T.: The cell cycle of blast cells involved in secondary antibody response. J. Immunol. 93, 696—700 (1964). — SAFIER, S., COTTIER, H., CRONKITE, E. P., JANSEN, C. R., RAI, K. R., WAGNER, H. P.: Studies on lymphocytes. VI. Evidence showing different generation times for cytologically different lymphoid cell lines in the thoracic duct of the calf. Blood 30, 301—310 (1967). — SAFIER, S., WAGNER, H. P., COTTIER, H., RAI, K., JANSEN, C. R., CRONKITE, E. P.: Lymphoid cell lines in the thoracic duct of the calf with different generation times. In: Germinal Centers in Immune Responses (H. COTTIER, N. ODARTCHENKO, R. SCHINDLER and C. C. CONGDON, eds.), p. 161—164. Berlin-Heidelberg-

388 H. COTTIER et al.: Humorale Antikörper: anamnestische Reizbeantwortung

New York: Springer 1967. — SALAMAN, M. H.: Immunodepression by viruses. Antibiot. et Chemother. (Basel) 15, 393—406 (1969). — SALKIND, J.: Contributions histologiques à la biologie comparée du thymus. Arch. Zool. exp. 55, 81—322 (1915). — SALT, G.: Cellular defense mechanisms in insects. Fed. Proc. 26, 1671—1674 (1967). — SALZMAN, N. P., PELLEGRINO, M., FRANCESCHINI, P.: Biochemical changes in phytohemagglutinin stimulated human lymphocytes. Exp. Cell Res. 44, 73—83 (1966). — SANDERS, A. G., FLOREY, H. W.: The effects of the removal of lymphoid tissue. Brit. J. exp. Path. 21, 275—287 (1940). — SCHACHTSCHABEL, D. O., LAZARUS, H., FARBER, S., FOLEY, G. E.: Sensitivity of cultured human lymphoblasts (CCRF-CEM cells) to inhibition by thymidine. Exp. Cell Res. 43, 512—514 (1966). — SCHINDLER, R.: Biochemie der Regeneration. In: Handbuch der allgemeinen Pathologie, Bd. VI/2 (F. BÜCHNER, E. LETTERER und F. ROULET, Hrsg.) p. 1—128. Berlin-Heidelberg-New York: Springer 1969. — SCHOOLEY, J. C.: Autoradiographic observations of plasma cell formation. J. Immunol. 86, 331—339 (1961). — SELL, S., ROWE, D. S., GELL, P. G. H.: Studies on rabbit lymphocytes in vitro. III. Protein, RNA, and DNA synthesis by lymphocyte cultures after stimulation with phytohemagglutinin, with staphylococcal filtrate, with antiallotype serum, and with heterologous antiserum to rabbit whole serum. J. exp. Med. 122, 823—839 (1965). — SHAPIRO, A. L., SCHARFF, M. D., MAIZEL, J. V., JR., UHR, J. W.: Synthesis of excess light chains of gamma globulin by rabbit lymph node cells. Nature (Lond.) 211, 243—245 (1966). — SHEARER, G. M., CUDKOWICZ, G., PRIORE, R. L.: Cellular differentiation of the immune system of mice. II. Frequency of unipotent splenic antigen-sensitive units after immunization with sheep erythrocytes. J. exp. Med. 129, 185—199 (1969). — SHIELDS, J. W.: Mononuclear cells, hyaline bodies and the plasma: An analytic review. Blood 17, 235—251 (1961). ~ On the role of the reticulum and lymphoid tissues in water and foot transport. Blood 27, 883—894 (1966). — SIGEL, M. M., CLEM, L. W.: Immunological response of an elasmobranch to human influenza virus. Nature (Lond.) 197, 315—316 (1963). ~ Immunologic anamnesis in elasmobranches. In: Phylogeny of Immunity (R. T. SMITH, P. A. MIESCHER and R. A. GOOD, eds.), p. 190—198. Gainesville: University of Florida Press 1966. — SILVERSTEIN, A. M.: Ontogeny of the immune response. Science 144, 1423—1428 (1964). — SILVERSTEIN, A. M., LUKES, R. J.: Fetal response to antigenic stimulus. I. Plasmacellular and lymphoid reactions in the human fetus to intrauterine infection. Lab. Invest. 11, 918—932 (1962). — SILVERSTEIN, A. M., PARSHALL, C. J., JR., UHR, J. W.: Immunologic maturation in utero: Kinetics of the primary antibody response in the fetal lamb. Science 154, 1675—1677 (1966). — SINGHAL, S. K., RICHTER, M.: Cells involved in the immune response. IV. The response of normal and immune rabbit bone marrow and lymphoid tissue lymphocytes to antigens in vitro. J. exp. Med. 128, 1099—1128 (1968). — SIPE, C. R., CHANANA, A. D., CRONKITE, E. P., JOEL, D. D., SCHIFFER, L. M.: Studies on lymphopoiesis. VII. Size distribution of bovine thoracic duct lymphocytes. Proc. Soc. exp. Biol. (N.Y.) 123, 158—161 (1966). — SISKIND, G. W., DUNN, P., WALKER, J. G.: Studies on the control of antibody synthesis. II. Effect of antigen dose and of suppression by passive antibody on the affinity of antibody synthesized. J. exp. Med. 127, 55—66 (1968). — SJÖVALL, A., SJÖVALL, H.: Experimentelle Studien über die Sekundärknötchen in den Kniekehlenlymphknoten des Kaninchens bei Bacillus pyocyaneus-Infektion. Virchows Arch. path. Anat. 278, 258—283 (1930). — SMITH, R.: Response to active immunization of human infants during the neonatal period. In: Ciba Found. Symp. cell. Aspects of Immunity, p. 348—368. London: Churchill 1960. — SMITH, R. T., BRIDGES, R. A.: Immunological unresponsiveness in rabbits produced by neonatal injection of defined antigens. J. exp. Med. 108, 227—250 (1958). — SORDAT, B., MOSER, R., GERBER, H., COTTIER, H.: Differentiation pathway within germinal centers of human tonsils. In: Adv. in exp. Med. Biol., vol. 5, p. 73—82. New York: Plenum Press 1969. — SORDAT, B., SORDAT, M., COTTIER, H.: Localisation intra- et intercellulaire d'anticorps spécifiques anti-peroxydase dans les centres germinatifs du ganglion lymphatique poplité de la souris. C. R. Acad. Sci. (Paris) 268, 1556—1558 (1969). — SPEIRS, R. S.: Cellular localization of radioactivity following intraperitoneal injection of tritiated tetanus toxin. Fed. Proc. 20, 23 (1961). ~ Examination of the mechanism of antibody formation using nucleic acid and protein inhibitors. Nature (Lond.) 207, 371—374 (1965). ~ Role of lymphoid and myeloid cells in immunity. In: The Lymphocyte in Immunology and Haemopoiesis (J. M. YOFFEY, ed.), p. 245—257. London: Arnold 1967. — STERZL, F.: Factors determining the differentiation pathways of immunocompetent cells. Cold Spr. Harbor Symp. quant. Biol. 32, 493—506 (1967). — STERZL, J.: Studies on differentiation of immunocompetent cells using immunological inhibition. Antibiot. et Chemother. (Basel) 15, 135—154 (1969). — STERZL, J., SILVERSTEIN, A. M.: Developmental aspects of immunity. Adv. Immunol. 6, 337—459 (1967). — STOLLERMAN, G. H., ALBERTI, H., PLEMMONS, J. A.: Opsonization of group A streptococci by complement-deficient blood from a patient with hereditary angioneurotic edema. J. Immunol. 99, 92—97 (1967). — STONER, R. D., COTTIER, H., SIPE, C. R., CHANANA, A. D., JOEL, D. D., CRONKITE, E. P.: The effects of extracorporeal irradiation of circulating blood and thoracic duct lymph of tetanus antitoxin responses in calves. Radiat. Res. 37, 539—550

(1969). — STONER, R. D., HALE, W. M.: Antibody production by thymus and Peyer's patches intraocular transplants. J. Immunol. **75**, 203—208 (1955). ~ The depressant effect of continuous cobalt-60 radiation on the secondary tetanus antitoxin response in mice. Radiat. Res. **8**, 438—448 (1958). ~ Radiation effects on primary and secondary antibody responses. In: Effects of Ionizing Radiations on Immune Processes (C. A. LEONE, ed.), p. 183—219. New York: Gordon & Breach 1962. ~ Radiation effects on immune mechanisms. N. Y. St. J. Med. **63**, 691—698 (1963). — STONER, R. D., TERRES, G.: Enhanced antitoxin responses in irradiated mice elicited by complexes of tetanus toxoid and specific antibody. J. Immunol. **91**, 761—770 (1963). — STULBARG, M., SCHLOSSMAN, S. F.: The specificity of antigen-induced thymidine-2-^{14}C incorporation into lymph node cells from sensitized animals. J. Immunol. **101**, 764—769 (1968). — SÜSSDORF, D. H.: Repopulation of the spleen of x-irradiated rabbits by tritium-labeled lymphoid cells of the shielded appendix. J. infect. Dis. **107**, 108—114 (1960). — SUTER, E., RAMSEIER, H.: Cellular reactions in infection. Adv. Immunol. **4**, 117—173 (1964). — SVEHAG, S. E.: Antibody formation in vitro by separated spleen cells: Inhibition by actinomycin or chloramphenicol. Science **146**, 659—661 (1964). — SVEHAG, S. E., CHESEBRO, B., KVARNFORS, P.: Antibody formation in cell cultures. I. Membrane cultures of lymphoid cells: a system for studies of long term secondary antibody responses to poliovirus. Acta path. microbiol. scand. **73**, 245—263 (1968). — SVET-MOLDAVSKY, G. J., CHERNYAKHOVSKAYA, I. J.: Interferon and the interaction of allogenic normal and immune lymphocytes with L-cells. Nature (Lond.) **215**, 1299—1300 (1967). — SWARTZENDRUBER, D. C.: Desmosomes in germinal centers of mouse spleen. Exp. Cell Res. **40**, 429—432 (1965). ~ The fine structure of lymphatic tissue germinal centers: Reticular remnant after injury. Amer. J. Path. **48**, 613—626 (1966). — SWARTZENDRUBER, D. C., BIGELOW, R. R., CONGDON, C. C., MAKINODAN, T.: Effect of removal of lymphatic tissue on immune response in mice. Amer. J. Physiol. **200**, 1272—1276 (1961). — SWARTZENDRUBER, D. C., CONGDON, C. C.: Electron microscopic observations on tingible body macrophages in mouse spleen. J. Cell Biol. **19**, 641—646 (1963). — SWARTZENDRUBER, D. C., HANNA, M. G., JR.: Electron microscopic autoradiography of germinal center cells in mouse spleen. J. Cell Biol. **25**, 109—119 (1965). — SZENT-GYORGYI, A., HEGYELI, A., MCLAUGHLIN, J. A.: Studies on the chemistry of the thymus. In: The Thymus in Immunobiology (R. A. GOOD and A. E. GABRIELSEN, eds.), p. 114—119. New York-Evanston-London: Hoeber Medical Division, Harper & Row 1964.

TALIAFERRO, W. H., JAROSLOW, B. N.: The restoration of hemolysin formation in x-rayed rabbits by nucleic acid derivates and antagonists of nucleic acid synthesis. J. infect. Dis. **107**, 341—359 (1960). — TALMAGE, D. W., DIXON, F. J., BUKANTZ, S. A., DAMMIN, G. J.: Antigen elimination from the blood as an early manifestation of the immune response. J. Immunol. **67**, 243—255 (1951). — TANNENBERG, W. J. K., MALAVIYA, A. N.: The life cycle of antibody-forming cells. I. The generation time of 19 S hemolytic plaque-forming cells during the primary and secondary responses. J. exp. Med. **128**, 895—921 (1968). — TAO, T.-W.: Initiation of primary-type and secondary-type antibody responses to bacteriophage ΦX 174 in vitro. J. Immunol. **101**, 1253—1263 (1968). — TAO, T.-W., UHR, J. W.: Capacity of pepsin-digested antibody to inhibit antibody formation. Nature (Lond.) **212**, 208—209 (1966). — TAUB, R. N.: Lymphocyte kinetics and lymphoid tissue morphology accompanying immunosuppression by antilymphocyte serum (ALS). Antibiot. et Chemother. (Basel) **15**, 250—266 (1969). — TAWDE, S., SCHARFF, M. D., UHR, J. W.: Mechanisms of γ-globulin synthesis. J. Immunol. **96**, 1—7 (1966). — TAYLOR, D. L., BURRELL, R.: The immunologic responses of the North America opossum (Didelphys virginiana). J. Immunol. **101**, 1207—1216 (1968). — TAYLOR, J. H., WOODS, P. S., HUGHES, W. L.: The organization and duplication of chromosomes as revealed by autoradiographic studies using tritium-labeled thymidine. Proc. nat. Acad. Sci. (Wash.) **43**, 122—127 (1957). — TAYLOR, R. B.: Decay of immunological responsiveness after thymectomy in adult life. Nature (Lond.) **208**, 1334—1335 (1965). — TERRES, G., WOLINS, W.: Immune degradation in passively sensitized mice. I. Degradation of antigen as a function of the amount of antigen and antibody used. J. Immunol. **83**, 9—16 (1959). — THOMPSON, J. S., SEVERSON, C. D., REILLY, R. W.: The effect of estradiol and irradiation on the nucleic acid metabolism of the thymus, spleen, lymph node, and liver of mice. Radiat. Res. **29**, 537—548 (1966). — THORBECKE, G. J., ASOFSKY, R. M., HOCHWALD, G. M., SISKIND, G. W.: Gamma globulin and antibody formation in vitro. III. Induction of secondary response at different intervals after the primary; the role of secondary nodules in the preparation for the secondary response. J. exp. Med. **116**, 295—310 (1962). — TILL, J. E., MCCULLOCH, E. A.: A direct measurement of the radiation sensitivity of normal mouse bone marrow cells. Radiat. Res. **14**, 213—222 (1961). — TITANI, K., WIKLER, M., PUTNAM, F. W.: Evolution of immunoglobulins: Structural homology of Kappa and Lambda Bence Jones proteins. Science **155**, 828—835 (1967). — TOMASI, T. B.: Secretory IgA system. 3rd develop. Immunol. Workshop, Sanibel Island, Florida 1967. — TORELLI, U. L., HENRY, P. H., WEISSMAN, S. M.: Characteristics of the RNA synthesized in vitro by the normal human small lymphocyte and the changes induced by phytohemagglutinin stimulation.

J. clin. Invest. 47, 1083—1095 (1968). — Torrigiani, G., Roitt, I. M.: The enhancement of 19S antibody production by particulate antigen. J. exp. Med. 122, 181—193 (1965). — Tourville, D. R., Adler, R. H., Bienenstock, J., Tomasi, T. B.: The human secretory immunoglobulin system: immunohistological localization of γA, secretory "piece", and lactoferrin in normal human tissues. J. exp. Med. 129, 411—429 (1969). — Trowell, O. A.: Re-utilization of lymphocytes in lymphopoiesis. J. biophys. biochem. Cytol. 3, 317—318 (1957). — Turk, J. L.: The passive transfer of delayed hypersensitivity in guinea-pigs by the transfusion of isotopically-labelled lymphoid cells. Immunology 5, 478—488 (1962). — Tyan, M. L., Herzenberg, L. A.: Studies on the ontogeny of the mouse immune system. II. Immunoglobulin-producing cells. J. Immunol. 101, 446—450 (1968).

Uehlinger, E.: Die allgemeine pathologische Anatomie der Hypo- und Hyperplasien der blutbildenden Gewebe. In: Handbuch der gesamten Hämatologie (L. Heilmeyer und A. Hittmair, Hrsg.), Bd. 4. München-Berlin: Urban & Schwarzenberg 1963. — Uhr, J. W.: Passive sensitization of lymphocytes and macrophages by antigen-antibody complexes. Proc. nat. Acad. Sci. (Wash.) 54, 1599—1606 (1965). — Uhr, J. W., Baumann, J. B.: Antibody formation. I. The suppression of antibody formation by passively administered antibody. II. The specific anamnestic response. J. exp. Med. 113, 935—970 (1961). — Umehara, S., Ito, H., Takahashi, M., Inafuka, Z.: Influences of various hormones and the autonomic nervous system on the RES activity in rabbits. In: The Reticuloendothelial System (Gyoichi Wakisaka, ed.), p. 425—433. Proc. 4th int. Symp. on RES, Otsu and Kyoto, Japan. Tokio: Japan Society for Promotion of Science 1965. — Unanue, E. R., Askonas, B. A.: Persistence of immunogenicity of antigen after uptake by macrophages. J. exp. Med. 127, 915—926 (1968). — Urso, P., Makinodan, T.: Significance of mitosis and maturation in secondary precipitin response. Fed. Proc. 20, 25 (1961).

Vazquez, J. J.: Antibody- or γ globulin-forming cells, as observed by the fluorescent antibody technique. Lab. Invest. 10, 1110—1125 (1961). — Vischer, T. L., Stastny, P., Ziff, M.: Development of immunological memory during the primary immune response. Nature (Lond.) 213, 923—925 (1967). — Voisin, G. A.: Les anticorps "cytophiles" et leur rôle biologique. Rev. franç. Etud. clin. Biol. 12, 433—442 (1967). — Volkman, A.: The origin and turnover of mononuclear cells in peritoneal exudates in rats. J. exp. Med. 124, 241—254 (1966).

Wagner, H. P., Cottier, H., Cronkite, E. P., Cunningham, L., Jansen, C. R., Rai, K. R.: Studies on lymphocytes. V. Short in vivo DNA synthesis and generation time of lymphoid cells in the calf thoracic duct after simulated or effective extracorporeal irradiation of circulating blood. Exp. Cell Res. 46, 441—451 (1967). — Wakefield, J. D., Thorbecke, G. J.: Relationship of germinal centers in lymphoid tissue to immunological memory. J. exp. Med. 128, 153—169 (1968a). ~ Relationship of germinal centers in lymphoid tissue to immunological memory. II. The detection of primed cells and their proliferation upon cell transfer to lethally irradiated syngeneic mice. J. exp. Med. 128, 171—187 (1968b). — Waksman, B. H., Arbouys, S., Arnason, B. G.: The use of specific "lymphocyte" antisera to inhibit hypersensitive reactions of the delayed type. J. exp. Med. 114, 997—1022 (1961). — Walker, J. G., Siskind, G. W.: Studies on the control of antibody synthesis. Effect of antibody affinity upon its ability to suppress antibody formation. Immunology 14, 21—28 (1968). — Ward, P. A., Johnson, A. G., Abell, M. R.: Studies on the adjuvant action of bacterial endotoxins on antibody formation. III. Histologic response of the rabbit spleen to a single injection of a purified protein antigen. J. exp. Med. 109, 463—474 (1959). — Warner, N. L., Szenberg, A., Burnet, F. M.: The immunological role of different lymphoid organs in the chicken. I. Dissociation of immunological responsiveness. Aust. J. exp. Biol. med. Sci. 40, 373—388 (1962). — Wedderburn, N., Salaman, M. H.: The immunodepressive effect of Friend virus. II. Reduction of splenic haemolysin-producing cells in primary and secondary responses. Immunology 15, 439—454 (1968). — Weigle, W. O.: The immune response of rabbits tolerant to bovine serum albumin to the injection of other heterologous serum albumins. J. exp. Med. 114, 111—125 (1961). ~ Immunologic unresponsiveness. In: Textbook of Immunopathology (P. A. Miescher and H. J. Müller-Eberhard, eds.), p. 60—75. New York-London: Grune & Stratton 1968. — Weigle, W. O., McConahey, P. J.: The serological cross-reaction between bovine serum albumin and antiovalbumin. J. Immunol. 88, 121—127 (1962). — Weiler, E.: Differential activity of allelic γ-globulin genes in antibody producing cells. Proc. nat. Acad. Sci. (Wash.) 54, 1765—1772 (1965). — Wellensiek, H.-J., Coons, A. H.: Studies on antibody production. IX. The cellular localization of antigen molecules (Ferritin) in the secondary response. J. exp. Med. 119, 685—696 (1964). — White, R. G.: Recognition mechanisms in the chicken spleen. Antibiot. et Chemother. (Basel) 15, 24—39 (1969). — Whitfield, J. F., Dixon, R. H.: Prevention of postirradiation mitotic delay in cultures of L mouse cells by calcium salts. Exp. Cell Res. 27, 154—157 (1962). — Whitfield, J. F., Youdale, T.: A comparison of the effects of radiation and inhibitors of oxidative phosphorylation on the nuclear structure of rat thymocytes. Exp. Cell Res. 43,

153—166 (1966). — WIGZELL, H.: Antibody synthesis at the cellular level. Antibody-induced suppression of 7S antibody synthesis. J. exp. Med. **124**, 953—969 (1966). — WILSON, R., SJODIN, K., BEALMAR, M.: Thymus studies in germfree (axenic) mice. In: The Thymus (V. DEFENDI and D. METCALF, eds.), p. 89—93. Philadelphia: The Wistar Institute Press 1964. — WINTER, G. C. B., YOFFEY, J. M.: Cytoplasmic labelling with uridine-5-^{3}H in human lymphocytes cultured with phytohemagglutinin. Nature (Lond.) **208**, 1018—1019 (1965). ∼ Incorporation of ^{3}H-5-uridine by human peripheral mononuclear leucocytes changing from the non-multiplying to the multiplying state. Exp. Cell Res. **43**, 84—94 (1966). — WOHL-WILL, F. J., JETTER, W. W.: The occurrence of plasma cells after ionizing irradiation in dogs. Amer. J. Path. **29**, 721—730 (1953). — WOODRUFF, M. F. A.: Antilymphocytic serum. Antibiot. et Chemother. (Basel) **15**, 234—249 (1969). — WOODRUFF, M. F. A., ANDERSON, N. F., ABAZA, H. M.: Experiments with antilymphocytic serum. In: The Lymphocyte in Immunology and Haemopoiesis (J. M. YOFFEY, ed.), p. 286—291. London: Arnold 1967. — WOODRUFF, J. J., GESNER, B. M.: The effect of neuraminidase on the fate of transfused lymphocytes. J. exp. Med. **129**, 551—567 (1969). — WU, A. M., TILL, J. E., SIMINOVITCH, L., McCULLOCH, E. A.: Cytological evidence for a relationship between normal hematopoietic colony-forming cells of the lymphoid system. J. exp. Med. **127**, 455—464 (1968).

YOFFEY, J. M. (ed.): The lymphocyte in immunology and haemopoiesis. London: Arnold 1967. — YOFFEY, J. M., OLSON, I. A.: The formation of germinal centers in the medulla of lymph nodes. In: Germinal Centers in Immune Responses (H. COTTIER, N. ODARTCHENKO, R. SCHINDLER and C. C. CONGDON, eds.), p. 40—48. Berlin-Heidelberg-New York: Springer 1967. — YOFFEY, J. M., RICH, W. J. C. C., TIDMAN, M. K., CUMMINS, B. H., ROY, R. R.: The source of the lymphocytes in thoracic-duct lymph during prolonged drainage. Ann. N.Y. Acad. Sci. **113**, 1053—1065 (1964).

ZAALBERG, O. B., MEUL, V. A. VAN DER, TWISK, M. J. VAN: Antibody production by isolated spleen cells: a study of the cluster and the plaque techniques. J. Immunol. **100**, 451—458 (1968). — ZUCKER-FRANKLIN, D., FRANKLIN, E. C., COOPER, N. S.: Production of macroglobulins in vitro and a study of their cellular origin. Blood **20**, 56—64 (1962).

The Production of Sensitized
Cells in Cell-Mediated Immunity

By

J. L. TURK * and **J. OORT** **

With 21 Figures

Introduction

Cell-mediated immune reactions are involved in a wide range of different inflammatory and other pathological processes. It is probable that this form of immune reaction is more relevant to the causation of many diseases and the defence mechanisms mounted by the body against them, than humoral antibodies which have been the subject of far more intense and continuous research. Cell-mediated immune reactions are not only involved in allergic reactions against microbial antigens and simple chemical sensitizing agents, but also constitute the dominant immunological response to tissue and organ homografts and neoplastic proliferation as well as forming the only relevant defence against organisms such as mycobacteria, fungi, protozoa and viruses.

Since the time of METCHNIKOFF (1905) it has been recognized that cellular processes played a role in the defence of the body against infection. It was not, however, until ZINSSER (1925) realized that bacterial allergies such as the tuberculin reaction could not be mediated by circulating antibody, that a search was made for another process which might underlie a wide range of immunological conditions not mediated by classical antibody. LANDSTEINER'S interest (1945) in contact sensitivity to the application of simple chemical agents to the skin, resulted in the realization that this allergic process was similar to the bacterial allergies described by ZINSSER (1925). A similar association between the homograft reaction and bacterial allergy was first suggested by MEDAWAR in 1944. Meanwhile it had been known since 1910[1] that antibodies against mycobacteria played no part in the defence against these organisms. More recently evidence has been developing that parallelisms exist between cellular immunity to microorganisms and the defence of the body against neoplastic proliferation[2].

Evidence as to the mechanism of cell-mediated immune reactions began to accumulate following the demonstration of LANDSTEINER and CHASE (1942) and CHASE (1945) that chemical contact sensitivity and tuberculin sensitivity could be transferred passively to unsensitized normal animals by lymphoid cells from sensitized donors. This was followed by the demonstration of a similar transfer of homograft sensitivity by MITCHISON (1953) and BILLINGHAM, BRENT and MEDAWAR (1954). These experiments, however, failed to demonstrate a mediator for these immune reactions, equivalent to the immunoglobulin molecule involved in antibody-mediated immune reactions. The demonstration that lymphocytes

* Institute of Dermatology, University of London, England.

** Pathological Laboratory, University of Leiden, The Netherlands. Supported by the Netherlands Organization for the Advancement of Pure Research (Z.W.O.).

[1] RÖMER and JOSEPH 1910.   [2] ALEXANDER 1968.

from tuberculin-sensitive donors mixed with antigen would produce a tuberculin reaction when injected into the skin of a normal recipient suggested that the lymphocyte was the effector cell carrying a 'recognition unit' equivalent to part of an immunoglobulin molecule[3]. Similar reactions had been produced by the intradermal injection of homograft-sensitized lymphocytes into the skin of normal allogeneic recipients[4]. Moreover a considerable amount of information was accumulating to show that 'sensitized lymphocytes' could lyse allogeneic cells in tissue culture[5]; and the interaction between 'sensitized lymphocytes' and normal macrophages in tissue culture[6] showed that these cells were capable

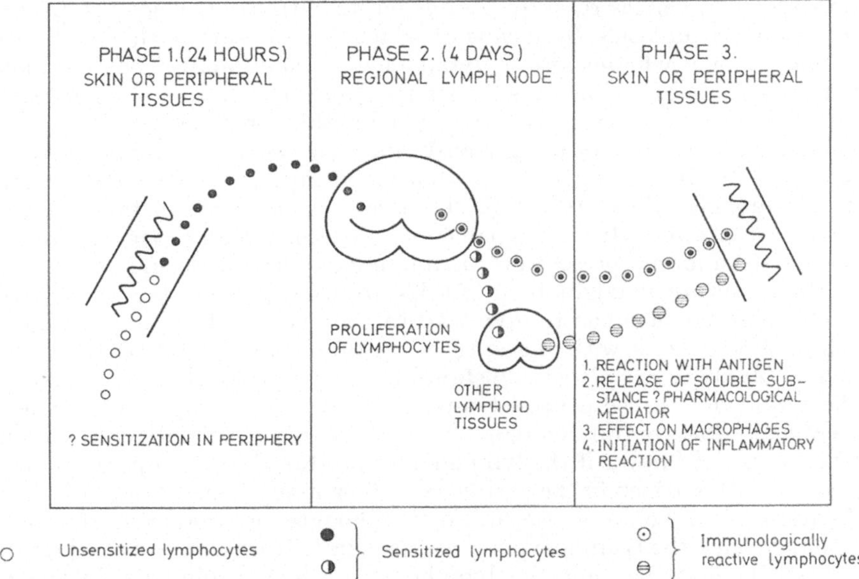

Fig. 1. The three stages of a cell-mediated immune reaction

of modifying the macrophage cell surface in such a way as to inhibit their potential to migrate from the site of antigen lymphocyte interaction. The changes in macrophage behaviour as a result of reaction between antigen and specifically sensitized lymphocytes probably plays a considerable role in initiating the series of tissue changes which result in the delayed hypersensitivity inflammatory reaction, the rejection of homografts or tumour cells, or cellular immunity against infection.

The means, by which these specifically 'sensitized lymphocytes' are produced as a result of first contact with antigen in the periphery, are the subject of this chapter. However, before going into detail, it is necessary to state that there are considerable gaps in our knowledge at present and that to bridge these gaps it is necessary from time to time to make assumptions which are by no means covered by experimental fact. Often it is necessary to accept circumstantial rather than direct experimental evidence.

The cell-mediated immune response (Fig. 1) can be considered to be analogous in some ways to a nervous reflex arc with an afferent and an efferent limb, in which the central lymphoid tissue, lymph node or spleen, take the place of the

[3] TURK and POLÁK 1967.   [4] BRENT, BROWN and MEDAWAR 1958.
[5] ROSENAU and MOON 1961.   [6] BLOOM and BENNETT 1966.

spinal cord or other part of the central nervous system. It has been postulated by
Medawar (1958) that the first contact between antigen and cells of the reticuloendothelial system, probably lymphocytes, takes place in the periphery, not in
the central lymphoid tissue. The lymphocytes are altered in some way, as yet
undetermined, as a result of which they are stimulated to proliferate when they
find the right conditions. Lymphocytes altered in this way pass down to the
central lymphoid tissues, lymph node or spleen, where they find the right milieu
for proliferation into other lymphocytes which then either pass to other areas
of lymphoid tissue for proliferation or out into the peripheral circulation, altered
in some way so that they can react with specific antigen. It is thought that the
lymphocyte then carries receptor groups on its surface analogous to parts of the
immunoglobulin molecule by means of which it can react with specific antigen.
It is not known whether these lymphocytes manufacture soluble molecules
related to immunoglobulins or whether the 'receptor group' is an integral part
of the cell membrane. However, it is known that 50% or more of circulating
lymphocytes are capable of being transformed into cells resembling lymphoblasts
by specific sera directed against the allotype groups present on the Fc fragment
of the immunoglobulins present in the serum. This suggests that a significant
proportion of lymphocytes are capable of making molecules carrying some of the
antigenic determinants present on the immunoglobulin molecule[7].

At this juncture it might be profitable to discuss where the main points are
at which observed fact has to give way to conjecture. (1) It is not known how
the lymphocyte reacts with the antigen on first contact and what changes are
produced; (2) there is only circumstantial evidence that this takes place in the
periphery and not in the central lymphoid tissues; (3) lymphocyte proliferation
is observed in the central lymphoid tissue as a result of antigenic stimulation.
However, it is not known if the lymphocytes produced in this operation are those
which react with antigen in the periphery or how many generations of lymphocyte
proliferation occur before a 'sensitized lymphocyte' is produced. Moreover it is
likely that not all the lymphocytes that react in this way are responding directly
to antigen. It may be that the lymphocytes which proliferate in the central
lymphoid tissue pass on a message which causes other cells not so readily
observable to proliferate and become sensitized; (4) finally the nature of the
change which occurs in the lymphocyte which makes it a 'sensitized cell' is not
known and can only at the present be surmised.

This chapter will therefore start with a description of the structure of lymphoid
organs. This will be followed by a discussion of the reaction between lymphocytes
and antigen before lymphocyte proliferation. Special emphasis will be placed on
the evidence available as to whether this occurs in the central lymphoid tissue
or in the periphery. There will then be an examination of the actual proliferation
of lymphocytes in these tissues; and the relation of this proliferation to the
production of 'sensitized lymphocytes' will be a subject of speculation as to
whether 'sensitized lymphocytes' are derived from the lymphocytes proliferating
under antigenic stimulation. The origin of the lymphocytes in cell-mediated
immune reaction and the relation of the thymus and thymus-derived lymphocytes
to the cells involved in cell-mediated immune reactions will be the subject of the
next section. This will lead naturally to a description of immunological deficiency
diseases of infancy in which the cell-mediated immune response is absent. This
in its turn will be followed by a description of the changes in the central lymphoid
tissues in more mature children and adults in which there is a deficiency of cell-
mediated immunity. Finally the role of cell-mediated immunity in cancer will

<hr>

[7] Sell and Gell 1965.

be discussed with special emphasis on the changes which can be found in those areas of the lymphoid tissue which are known to be involved in the proliferation of lymphocytes associated with the development of cell-mediated immunity.

A. The Structure of the Peripheral Lymphoid Organs

1. Lymph Nodes

In our original study of the response of lymph nodes to the application of a chemical sensitizing agent to the skin[8] it became obvious that the classical concepts of the structure of lymph nodes was inadequate. This does not mean that other workers had failed to see the same structures that we described which were always present in their photographs or in direct drawings made from their microscopic examinations. However, in the process of transition from the microscope to the drawing board many of these structures were lost. The reason for this was that these descriptions of lymphoid tissue were not based on a functional interpretation of the response of the lymph node to physiological stimuli. Now that we know more about the function of lymphoid tissue, it is possible to make a reappraisal of the structure of lymph nodes in terms of their functional capacity.

It is now accepted that plasma cell proliferation in the medullary sinuses and the cortico-medullary junction are involved in humoral antibody production. The germinal centres also appear to be exclusively related to this process[9]. However, in this chapter, we are not concerned with these functions of the lymph node. If one were to look at a diagram of a lymph node in a classical text book of histology[10] one would have the impression that lymph nodes are only concerned in humoral antibody formation.

This is because all these diagrams are derived from the diagram by HEUDEUFER published in 'von MOLLENDORFF's Handbuch der Mikroskopischen Anatomie des Menschen'[11] (Fig. 2). This diagram is a fantastic oversimplification of lymph node structure and this appearance can only be approached in experimental animals making humoral antibody following the injection of a soluble polysaccharide antigen, or in neonatal thymectomized mice and thymus-deficient humans.

However, occasionally histologists had a little more insight into the appearance of a normally reacting lymph node, an example of which can be found in BOUIN's Eléments d'Histologie (1929) in which a diagrammatic drawing of a lymph node is reproduced, attributed to Dubreuil (Fig. 3). This diagram depicts all elements that can be seen in the lymph nodes of humans and experimental animals subjected to different forms of immunological stimulation. There is a clear distinction between cortex and medulla. The cortex, apart from containing follicles with germinal centres, includes a large area packed mainly with lymphocytes. This area which we called the paracortical area of the lymph node[12] has been described by other experimentalists as 'tertiary cortical nodules'[13], 'Rindenknoten'[14], 'intermediate zone'[15] and 'cortical lymphocytic areas'[16]. They are also sometimes referred to as the interfollicular zone of lymphocytes, or the mid and deep cortex of the lymph node. These areas of the lymph node have been shown to depend on thymus integrity in neonatal life[17]. Although there may be minor

---

[8] OORT and TURK 1965.   [9] TURK and OORT 1967.
[10] BLOOM and FAWCETT 1968, HAM 1965, COPENHAVER 1964.   [11] HELMAN 1930.
[12] OORT and TURK 1965.   [13] SCOTHORNE and McGREGOR 1955.
[14] MACHER 1962a.   [15] DUNN 1954, MICKLEM and BROWN 1967.
[16] BOS 1967.   [17] PARROTT, DE SOUSA and EAST 1966.

differences in the structure of these areas in different species including man, they appear to have the same overall appearance. We have observed these areas under immunological stimulation in man and other primates, dogs, rats, mice, rabbits and guinea pigs. Silver stains show that reticulin fibres in this area are

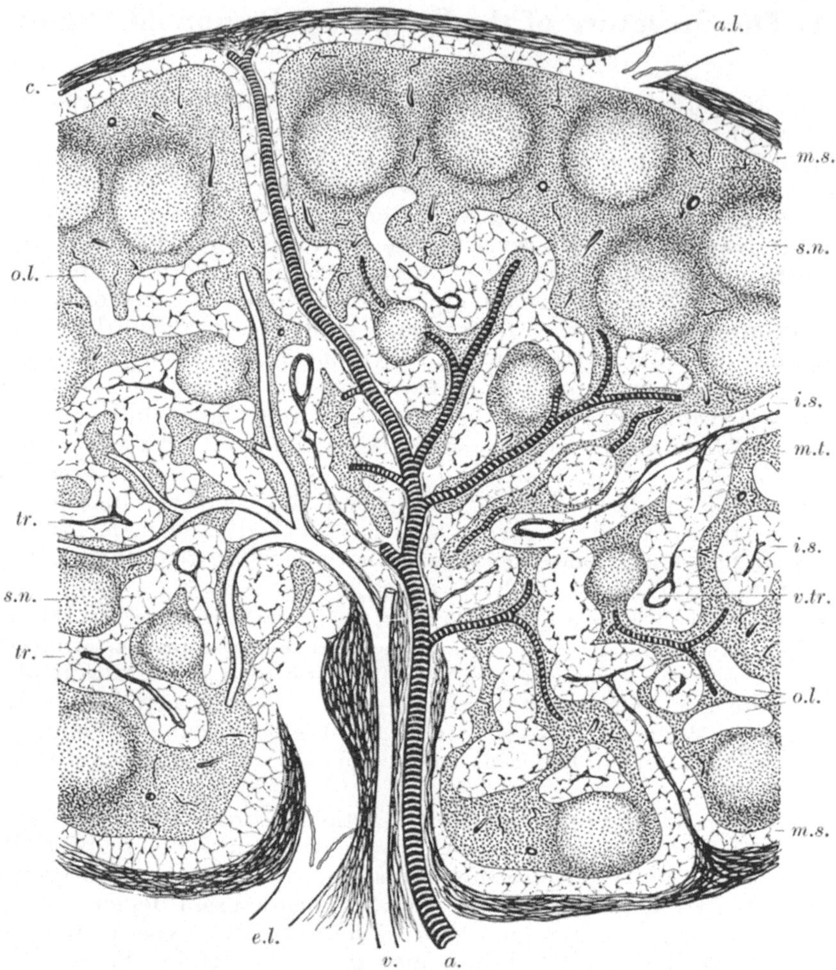

Fig. 2. Oversimplified diagram of a lymph node: *v.* vein, *e.l.* efferent lymphatic, *tr.* trabecula, *s.n.* secondary nodules, *o.l.* open lymph tracks, *c.* capsule, *a.l.* afferent lymphatic, *m.s.* marginal sinus, *i.s.* "intermediary sinus", *m.t.* medullary tracts, *v.tr.* trabecula with vessel, *a.* arteria (Helman 1930)

relatively scanty as in the normal cortex. Occasionally one can observe a post-capillary venule in the centre of the paracortical area. Sometimes vessels may not be observed in this area but this is due to failure to cut through the area passing through a vessel. Other vessels in the lymph node are often pressed to the periphery of the paracortical area as it enlarges under immunological stimulation.

Although little difference can be detected in the structure of the paracortical areas in different species, differences can be seen in the histochemical reactions of the cells in this area in different species. This is illustrated in Table 1 where the 5-nucleotidase, alkaline phosphatase and adenosine triphosphatase activity of the lymphocytes are compared in the different areas of the lymph node. In the human the lymphocytes in the marginal zone around the germinal centres are very strongly positive for 5-nucleotidase and alkaline phosphatase; however, the lymphocytes in the paracortical zone show weaker activity. The guinea pig shows a different picture because the marginal zone lymphocytes are 5-nucleotidase-negative, whereas there are 5-nucleotidase-positive cells present in the paracortical area. Similarly the marginal zone lymphocytes in the guinea pig and

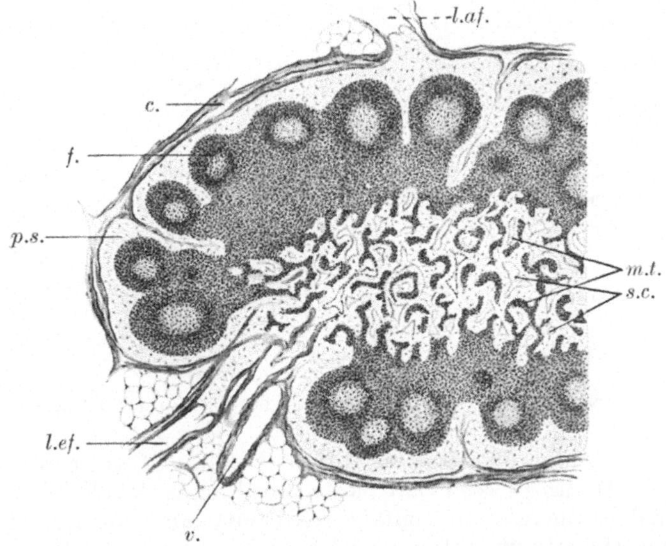

Fig. 3. Drawing of a lymph node of dog showing a clearly visible paracortical area: *v.* blood vessel, *l.ef.* efferent lymphatic, *p.s.* perifollicular sinus (marginal and radiated), *c.* capsule, *l.af.* afferent lymphatic, *m.t.* medullary tracts, *s.c.* "sinus caverneux" (BOUIN 1929)

Table 1. *Histochemical characteristics of different areas of lymph node in the guinea pig, rat, mouse and human*

		Lymph follicles, germinal centres and marginal zone of small lymphocytes	Paracortical area	Medulla
Guinea pig	5-Nucleotidase	—	+++	—
	Alk. phosphatase	—	++	—
	ATPase	—	—	+++
Rat	5-Nucleotidase	—	++	+
	Alk. phosphatase	—	—	++
	ATPase	++	++	++
Mouse	5-Nucleotidase	—	++	±
	Alk. phosphatase	—	++	—
	ATPase	—	+	+++
Human	5-Nucleotidase	++	—	—
	Alk. phosphatase	—	++	—
	ATPase	±	—	++

mouse have no alkaline phosphatase activity whereas alkaline phosphatase activity can be seen in cells in the paracortical area in these species, especially with marked intensity in the immunoblasts. ATPase activity could be found in the paracortical area cells in the rat and mouse but not in the guinea pig and human. Alkaline phosphatase activity could not be found in the paracortical areas of the rat. 5-Nucleotidase activity is present in the cells of the paracortical area in the rat and mouse as well as in the guinea pig.

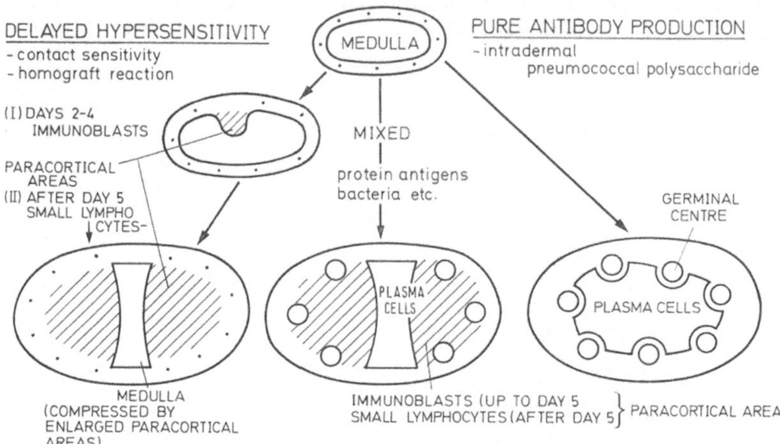

Fig. 4. Primary response of lymph node to antigenic stimulus (Turk and Oort 1967)

The response of lymph nodes to different types of antigenic stimulation is shown in Fig. 4. It can be seen that paracortical areas develop following stimulation with fixed antigen as in contact sensitivity and the homograft reaction. These areas are the site of proliferation of the 'sensitized' lymphocytes probably involved in these reactions. Germinal centres and plasma cell proliferation in the medulla and cortico-medullary region can be produced by stimulation with soluble antigens and result in humoral antibody production. If a polysaccharide antigen is injected which does not produce a cell-mediated immune response, there is no enlargement of paracortical areas. Many antigens, however, produce both a cell-mediated immune response and humoral antibody production. This is the commonest pattern of response found in lymph nodes to a wide range of antigens both protein and of bacterial origin. In this case there is a mixed response in the lymph node, proliferation of lymphocytes in paracortical areas and germinal centre formation in lymph follicles associated with plasma cell proliferation in the medulla.

Evidence is accumulating that proliferation of lymphocytes in the paracortical areas of the lymph node may be involved synergistically in the production of certain high molecular weight antibodies such as those against sheep red cells in the mouse[18]. Inhibition of proliferation of cells in the paracortical area by neonatal thymectomy or treatment with antilymphocyte serum may result in an inability of the animal not only to show cell-mediated immune responses but also to produce these specialized antibodies.

2. Spleen

The periarteriolar lymphocyte sheaths in the spleen are analogous to the paracortical areas of lymph nodes. These areas do not develop following neonatal

[18] Davies, Carter, Leuchars, Woods and Koller 1969.

thymectomy in the mouse[19]. In the rabbit these areas are resistant to total body irradiation with 500 r which destroys the ability of the animal to produce circulating antibody[20]. It is also in these areas where proliferation of lymphocytes can be demonstrated in a graft versus host reaction following the injection of heterologous lymphocytes into lethally irradiated recipients[21]. Proliferation of lymphocytes is also found in this area following the intravenous injection of sheep red cells[22] and is associated as described above with the production of the rather specialized high molecular weight humoral antibodies.

B. Initial Contact of Lymphocytes with Antigen

In humoral antibody production it is accepted that antigen drains down to the medulla of lymph nodes or enters the red pulp of the spleen where it is taken up initially by macrophages. The macrophages then process the antigen into material which has an increased antigenicity, before plasma cell proliferation is stimulated prior to antibody production. Antigen accumulation in these macrophages has been demonstrated as a necessary precursor of antibody formation. In the cell-mediated immune response no evidence has been produced for the involvement of macrophages at this stage. Moreover there is a considerable controversy as to whether the lymphocytes get stimulated for proliferation in the lymph node or whether antigenic stimulation occurs in the periphery. If lymphocytes were stimulated in the periphery they would then pass down into the draining lymph nodes through the afferent lymphatics.

The first suggestion that lymphocytes, in cell-mediated immune responses, are stimulated by antigen in the periphery rather than in the draining lymph nodes was made by MEDAWAR (1958) when considering why some reactions should be mediated by humoral antibody and others by cellular mechanisms. He suggested that the property uniting reactions mediated by cellular mechanisms was that they were directed against antigens which were localized or fixed in the periphery and could not affect the regional lymphoid tissue without reaction with some cell present in the peripheral blood. He proposed that sensitization took place in two stages: first reaction between fixed antigen and a leucocyte present in the peripheral blood, the second the passage of these 'primed leucocytes' towards the regional lymphoid tissue.

The role of the afferent lymphatic draining the site of fixed antigen deposition to the regional lymph node has been shown very elegantly by the experiments of FREY and WENK (1957) who prepared isolated areas of guinea pig skin joined to the rest of the body by a pedicle containing blood vessels and lymphatics. Sensitization could take place when dinitrochlorobenzene was applied to the isolated skin area, only if the lymphatics remained intact. The blood supply to the pedicle was not necessary to obtain sensitization. Similar experiments were performed by BARKER and BILLINGHAM (1967) who found that homograft sensitization could be induced by applying a homograft to skin attached by a similar pedicle, only if the lymphatics draining it remained intact.

The problem of whether antigen stimulates a cell-mediated immune response by draining down the afferent lymphatic to the draining lymph node, or whether the lymphocyte comes into contact with fixed antigen in the periphery and then drains down the afferent lymphatic to the regional lymph node can be approached in two ways. In the first the amount of antigen draining down to the regional

---

[19] PARROTT, DE SOUSA and EAST 1966.   [20] KEUNING, VAN DER MEER, NIEWENHUIS and OUDENDIJK 1963.   [21] GOWANS, McGREGOR, COWEN and FORD 1962.
[22] DAVIES, LEUCHARS, WALLIS and KOLLER 1966.

lymph node can be estimated and it can be seen whether a similar amount of the same antigen in a soluble form can induce a cell-mediated immune response. In the second an attempt can be made to look for changes in lymphocytes which might have drained down to the regional lymph node following contact with antigen, to see whether they show any changes, which might have occurred following such a contact.

It is difficult to assess how much transplantation antigen gets down to the draining lymph node or in fact to other lymphoid tissue throughout the body in the first three days following graft application. A probable assessment of the amount present can be obtained by observing the amount of hapten-coupled skin protein which passes to the various nodes during the development of a state of contact sensitivity which appears to produce the same stimulus on draining

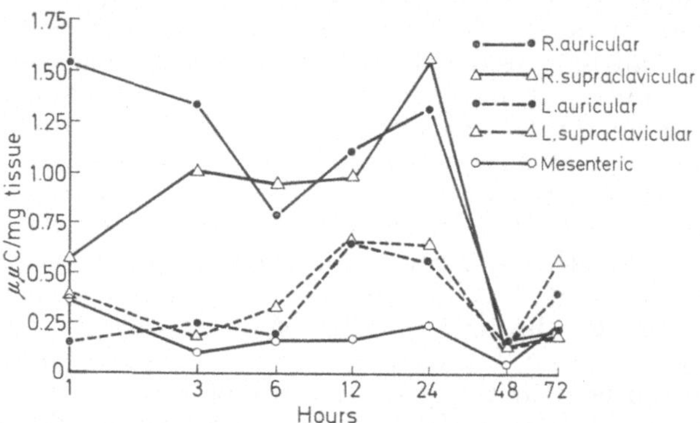

Fig. 5. Distribution of ^{14}C DNFB protein complex in lymph nodes after painting ^{14}C DNFB on dorsum of right ear (Turk 1967a)

lymph nodes. If the right ear of a guinea pig is painted with ^{14}C-labelled dinitrofluorobenzene (DNFB), the amount of radioactivity in various lymph nodes can be assessed[23]. The radioactivity can be confirmed as being proteinbound as it is precipitable with trichloracetic acid. Thus ^{14}C-DNP-skin protein would appear to act as a good model for the lymphatic distribution of antigen during the development of delayed hypersensitivity. It will be seen from Fig. 5 that the distribution of antigen is biphasic with a second peak at 24 hours after which the concentration of antigen falls right off. The distribution in the contralateral group of nodes follows the second peak and there is also antigen present in the mesenteric group of nodes, a considerable distance from the immunization site. The presence of antigen in the contralateral nodes is probably due to spread through lymphatics across the skull. However, the radioactivity in the mesenteric lymph node could be taken as an indication of the distribution of antigen throughout the body. It can be seen that the amount of antigen in the draining lymph nodes drops drastically after 24 hours. At its maximum concentration there is only twice as much antigen in the draining lymph nodes as in the contralateral nodes and six times as much per weight of tissue as in the mesenteric node. The amount of antigen in a lymph node at any particular time is an indication of the amount passing through the lymph node, not of the amount retained by cells, but it could be estimated that by 24 hours after sensitization there were as much as 10^5—10^6 molecules per cell within the draining lymph node. However, it can be shown that by this time the original antigenic site, the source

<hr>

[23] Parker and Turk, unpublished results.

of the flow of antigen, is no longer necessary to affect sensitization. Removal of
the antigen site after 24 hours does not effect the sensitization process which
carries on in its absence[24]. If peripheral sensitization were to occur the lymphocytes need to pick up the antigenic stimulus within the first 24 hours after
sensitization. Also, if the presence of antigen were necessary, there would appear
to be sufficient antigen within the lymph nodes within the first 24 hours to
effect sensitization.

The amount of antigen present in the contralateral nodes should be enough
to stimulate these nodes. In fact immunoblasts were seen in the contralateral

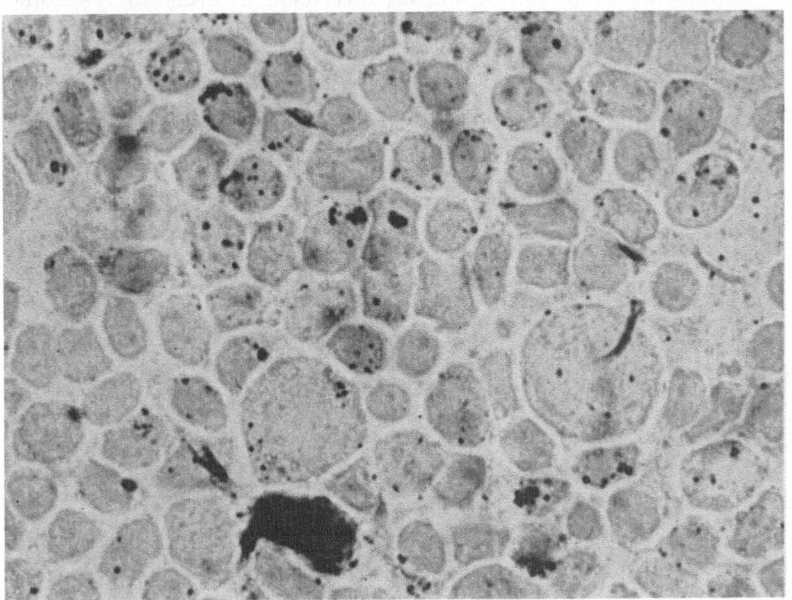

Fig. 6. Lysosomes in small lymphocytes in auricular node four days after sensitization with
oxazolone. Acid phosphatase × 1,000. (TURK 1967a)

nodes, though not in large numbers. However, stimulation of the contralateral
nodes was not sufficient to effect sensitization if the homolateral nodes were
removed before the fourth day after sensitization. This demonstrates that the
contralateral nodes do not appear to be responding to very nearly the same
amount of antigen to the same degree as the homolateral nodes. Whereas soluble
antigen could pass in very nearly the same amount to the contralateral node as
to the homolateral node, it is possible that stimulated lymphocytes might pass
to a much greater degree to the homolateral than to the contralateral node.
Moreover, there would be in the order of 100 times as much antigen fixed in the
skin as there is in the draining lymph node at any particular time.

It is of further interest to discuss, if lymphocytes do receive their stimulus
in the periphery, how it can occur. Evidence is accumulating that lymphocytes
can ingest antigen by pinocytosis[25]. Pinocytosis vacuoles or phagosomes have
been shown to have a high concentration of hydrolytic enzymes[26]. In recent
work[27] we have been able to demonstrate an increase in both the number of
lymphocytes containing granules composed of hydrolytic enzymes (Fig. 6) and

[24] FREY and WENK 1957, TURK and STONE 1963.   [25] HAN and JOHNSON 1966.
[26] STRAUSS 1963.   [27] DIENGDOH and TURK 1965.

the number of granules per cell (Table 2) in the draining lymph node following sensitization with oxazolone. These granules resemble lysosomes in that they can be shown to contain acid phosphatase and to have a phospholipid membrane. This can be demonstrated by a failure to show acid phosphatase activity after treatment with the detergent Triton X-100. These lysosomal enzymes also show latency of enzyme action in that it takes a certain time to demonstrate the enzyme by histochemical techniques.

The number of lysosomes per lymphocyte and the proportion of lymphocytes with lysosomes was not affected by treatment with methotrexate. This would indicate that those cells containing an increased number of lysosomes were not the same as the new population of small lymphocytes probably derived from the immunoblasts by cell division. It is therefore reasonable to suggest that they are

Table 2. *Effect of sensitization to oxazolone on the activity of lysosomes in lymphocytes within the draining lymph node* (Diengdoh and Turk 1965)

Auricular lymph node	Small lymphocytes	
	Maximum percentage of cells containing lysosomes	Mean number of lysosomes per cell
Normal	10	3
2 days after sensitization	78	6.3
4 days after sensitization	89	8.1
6 days after sensitization	85	5.1

immunoblast precursors which have just arrived in the lymph node after having pinocytosed antigenic material in the periphery.

If sensitization occurs peripherally in the case of delayed hypersensitivity rather than centrally, it should be possible to affect or block sensitization at this level. It is conceivable that increased graft survival time in mice as a result of treatment with the drug thalidomide could be due to a direct block of peripheral sensitization, as it has been found necessary to treat the donor skin as well as the recipient to obtain a maximum effect with this drug[28]. A reduction in the number of immunoblasts present in the draining lymph node at the peak of the response can be produced by treatment of the donor alone, and this is of the same order as that produced by treating the recipient only[29]. It is known that thalidomide can acylate naturally occurring diamines[30]; it is therefore possible that it might bind to protein. Moreover, skin has been found to have a high content of thalidomide as long as six days after the termination of 28 days treatment with the drug[31] and is therefore probably bound very firmly. It is thus in an ideal position to block the stimulation of lymphocytes, by transplantation antigen, in the periphery.

Evidence that blood-borne lymphocytes can interact with antigen and then continue the sensitization process at a different site has been provided by the experiments of Strober and Gowans (1965). Normal thoracic duct lymphocytes were perfused through an allogeneic kidney and then returned to rats syngeneic with the donor. Following this procedure the recipient rats were found to have

[28] Hellmann, Duke and Tucker 1965.   [29] Turk, Hellmann and Duke, 1966.
[30] Fabro, Smith and Williams 1965.   [31] Faigle, Keberle, Reiss and Schmid 1962.

been sensitized to tissue from the allogeneic strain which was the donor of the kidney with which the thoracic duct cells had been in contact. It was also shown by labelling studies that when returned to the syngeneic recipient the 'sensitized' thoracic duct lymphocytes localized round the central arteriole in the 'thymus-dependent area' of the spleen and in lymph nodes and were occasionally found to have transformed into large pyroninophilic cells (immunoblasts). This would suggest that in the case of organ transplants where there is no lymphatic connection, blood-borne small lymphocytes can pass through the vascular bed of the homograft and then migrate from the blood into the spleen or lymph nodes. In these places they find the right milieu for transformation into immunoblasts, which can divide into other lymphocytes that might be the cells capable of reacting with the target tissue in the periphery to cause its rejection.

C. Site of Proliferation of Lymphocytes during the Development of Cell-Mediated Immunity

The lymph nodes draining the site of antigen deposition in the periphery have been shown in a number of experiments to be the site of the initial proliferation of lymphocytes during the development of cell-mediated immunity. If these lymph nodes are removed before the completion of this primary proliferation, sensitization can be inhibited from developing[32]. In contact sensitivity to simple chemical agents, this primary phase of proliferation in the immediate draining lymph nodes is completed at the same time that the animal shows the earliest signs of sensitization (between the fourth and fifth days after first contact with antigen). After this time the immediate draining lymph nodes are no longer necessary for the sensitization process to continue. It is probable that about this time sensitized lymphocytes leave the draining lymph node. They are then present in the peripheral circulation as evidenced by the ability of the animal to react to a subsequent contact with antigen with a hypersensitivity reaction, or initiate the rejection of a homograft. The continuation of sensitivity is probably due to the ability of these cells to continue to proliferate when they reach the paracortical areas of lymph nodes at a distance from the original site of proliferation. The ability of these cells to be able to proliferate at different sites in the body can be shown by experiments in which sensitivity is transferred by transplanting the draining lymph nodes into normal syngeneic recipients. At the same time as the animal shows the first signs of sensitivity, the draining lymph nodes also begin to contain cells, which, when the nodes are transplanted to the peritoneal cavity of normal syngeneic recipients, are capable of continuing the proliferation process. These cells probably migrate to other areas of lymphoid tissue and thus maintain the sensitization process in animals which previously had no contact with antigen. The transplanted cells are now capable of proliferating in lymphoid tissue which is not the site of antigen drainage and which does not receive other lymphocytes which have had contact with the antigen. Thus after sensitization has developed the maintenance of sensitivity can continue by proliferation of lymphocytes in lymphoid tissue at a distance from the original site of drainage of lymphocytes, which had contact with the antigen in the first place, and in which the original phase of proliferation had occurred[33]. However, until sensitivity has developed the changes which occur in the draining lymph node are vital to the development of sensitivity and these will now be discussed in detail.

[32] FREY and WENK 1958, TURK and STONE 1963.
[33] TURK and STONE 1963.

26*

1. Changes in the Draining Lymph Nodes During the Development of Cell-Mediated Immunity

Early work on the interpretation of the changes in lymph nodes during the development of immune responses has been confused due to a failure on the part of the investigators to distinguish the changes associated with cell-mediated immune responses from those associated with humoral antibody production. Also there has been an almost overwhelming inability on the part of both anatomists and pathologists to understand the structure of lymph nodes. This confusion sometimes resulting in obscure complexity and in other cases resulting in fantastic oversimplicity has often been handed down from author to author and textbook to textbook. The clouds of confusion began to be pierced by the work of Fagraeus (1948) in which the proliferation of plasma cells in medullary tissue was associated with humoral antibody production. However, the first logical description of the changes in lymph nodes during the development of cell-mediated immunity was that of Scothorne and McGregor (1955) who described the changes in the draining lymph nodes during the rejection of a skin homograft in the rabbit. No reference will be made to any work before this era, owing to the extreme confusion existing in the literature. Scothorne and McGregor (1955) noted that lymph nodes in rabbits draining the site of application of a homograft increased in size. On the fourth day after grafting there was enlargement of structures in the lymph nodes described as 'tertiary cortical nodules'. These are the areas of the node which are now called paracortical areas[34] and are known to be dependent on thymus integrity in neonatal life[35]. They also found a marked change in the cellular composition of the node in that these tertiary cortical nodules are packed with large lymphoid cells. These cells averaged 15—17 μ in diameter, had large pale nuclei, prominent nucleoli and strongly pyroninophilic cytoplasm. These cells were not present two days after grafting, reached a peak in numbers at four days, and disappeared within two days of the destruction of the graft. Despite their resemblance to the immature plasma cells described by Fagraeus (1948) they were never seen to transform into mature plasma cells within the cortex. A similar response was described by André, Schwartz, Mitus and Damashek (1962a). However, a major error exists in this communication as does in a similar report by Congdon (1962) describing this same cell type developing during a graft versus host reaction in the spleen. These authors described these cells as originating in germinal centres, the cells of which then dissociate throughout the surrounding lymphoid tissue. Scothorne and McGregor (1955) state correctly that these cells have no particular relation to germinal centres and arise independent of these structures. Similarly Burwell and Gowland (1960) describing lymph node reactivity to homografts of cancellous bone found the same cells lying in the diffuse cortical tissue with no evidence of origin from germinal centres.

The origin of these 'large pyroninophilic cells' has been studied by Gowans, McGregor, Cowan and Ford (1962) in the graft versus host reaction. A pure suspension of rat small lymphocytes derived from the thoracic duct were injected intravenously into lethally irradiated mice. The mouse spleens were examined between 37 and 61 hours after transfusion and were found to contain many 'large pyroninophilic cells'. A number of these cells were in mitosis and by chromosome analysis could be detected as being of rat origin. Most of these cells were actively synthesising DNA prior to cell divisions as they could be shown to have taken up ³H-thymidine injected 12 hours previously. Twenty-four hours after the injection of ³H-thymidine the spleens still contained many labelled cells. However, by this

---

³⁴ Oort and Turk 1965.   ³⁵ Parrott, de Sousa and East 1966.

time the labelling pattern had changed and the great majority of labelled cells in this area were lightly labelled small lymphocytes. A similar study was made by PORTER and COOPER (1962) who injected allogeneic thoracic duct lymphocytes from donor adult male rats into newborn females. In these studies the mitoses of donor origin were recognized in squash preparations by the presence of the Y chromosome. There is no doubt from both the studies of GOWANS, McGREGOR, COWEN and FORD (1962) and PORTER and COOPER (1962) that in the graft versus host reaction these 'large pyroninophilic cells' are derived from donor cells reacting against the host. Moreover, in the study of GOWANS, McGREGOR, COWEN and FORD (1962) the evidence is convincing that these dividing cells are derived from small lymphocytes and there is a strong suggestion that the cells they divide into are morphologically indistinguishable from small lymphocytes.

PIERCE (1967) has estimated the total number of cells present in axillary lymph nodes from normal and allografted rats, from the amount of DNA which they contain. The rate of turnover of the DNA and the fraction of cells which were replicating was estimated from specific activity time curves of DNA labelled with ^{32}P. He estimated that in normal lymph nodes only 6.4% of the cells were replicating with a mean generation time of nine hours, while in the allograft stimulated nodes 19% of the cells were replicating with the same mean generation time. He therefore concluded that when a lymph node was stimulated in a cell-mediated immune response, as with an allograft, there was a marked increase in the rate of production of new cells caused by an increase in the number of cells actually replicating. There was no evidence of any decrease in the turnover time of the dividing cells.

From these studies on graft rejection and similar studies that will be described on contact sensitivity to simple chemical sensitizing agents where the reaction in the lymph node is the same, as the lymphoid tissue is responding to a similar stimulus it is profitable to replace the term 'large pyroninophilic cells' by the term immunoblast first introduced by DAMASHEK (1963). This is a term which is not accepted by some immunologists, although it is becoming increasingly acceptable. There is no disagreement as to the suffix 'blast' (as these are all dividing cells). However, no conclusive evidence exists that these cells are dividing into the cells which are the effector cells in cell-mediated immune reactions or which might be secreting a humoral 'recognition factor' that could mediate this reaction. The use of the term 'immunoblast' can be justified on the grounds that these are dividing cells present in large numbers during the development of cell-mediated immune response. The proliferation of these cells is inhibited from occurring under conditions of immunological tolerance or by the drug cyclophosphamide, as a result of which the immune response is inhibited[36].

The changes in the draining lymph node during the development of sensitivity to a simple chemical sensitizing agent, applied to the skin, forms a useful model in which it is possible to study the proliferation of cells in the cell-mediated immune reaction. This gives a situation where the production of humoral antibody is reduced to a minimum and the emphasis of the reaction within the node is directed towards the development of cell-mediated immunity. The application of the sensitizers 2-phenyl-4-ethoxymethylene-5 oxazolone (oxazolone) or 2.4 dinitrochlorobenzene (DNCB) are two such sensitizers, the effects of which have been studied extensively in recent years. The changes produced during sensitization with these agents are very similar to those described following application of a skin allograft. Similar changes have been described in a number of species especially the guinea pig and mouse. These changes reach a climax on the fourth

---

[36] TURK and STONE 1963.

day after application of the sensitizer to the skin; this is the day before sensitization as can be demonstrated with any regularity to further contact with a nonirritant concentration of the sensitizer[37].

The changes in the paracortical areas of the lymph node can be easily distinguished from those occurring in the lymph follicles. Frequently no germinal centres are seen in the lymph follicles despite massive activity in the paracortical areas. The most striking change observed in these lymph nodes is that of a progressive increase in the size of the paracortical areas which causes up to a three-fold enlargement in the lymph node itself (Fig. 7). The size of the paracortical area

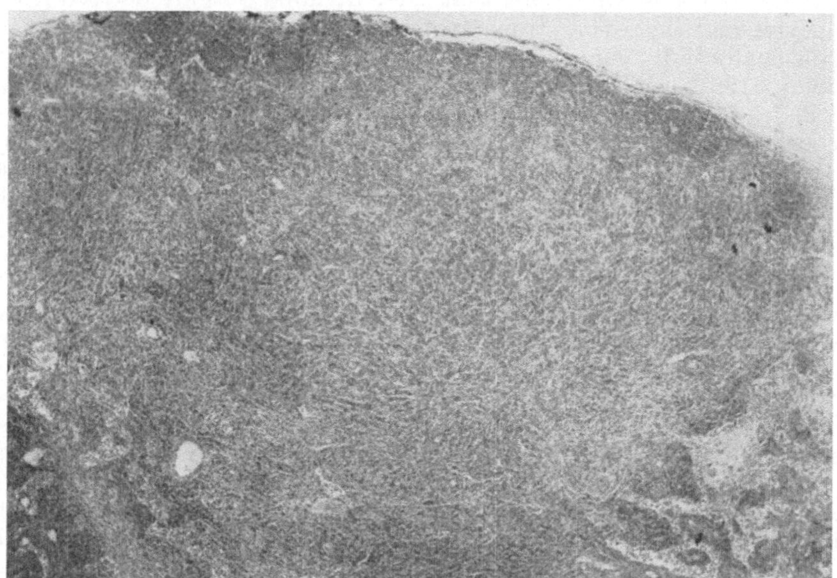

Fig. 7. Paracortical area of auricular lymph node draining the site of application of oxazolone four days previously. Guinea pig. Methyl green pyronin × 40. (Turk 1967b)

reaches a peak on the fourth day after sensitization (Fig. 8), the day when the number of immunoblasts present in the lymph node reaches its highest concentration, forming up to 20% of the cells present in this area. On the fifth and subsequent days after primary contact, at a time when sensitization can be shown to have developed, there is a progressive decrease in the concentration of immunoblasts in the lymph node. This is associated with a rapid shrinking of the paracortical area and as a result a decrease in the size of the lymph node as a whole (Fig. 8)[38]. Any germinal centres present in the lymph node seem to be unaffected and isolated from this process, and on the average no increase or decrease in the number or size of these structures can be demonstrated.

As mentioned above immunoblasts reach their highest concentration (about 20%) in the paracortical areas on the fourth day after sensitization[39]. They mostly appear to develop by differentiation from small lymphocytes rather than by division from pre-existing cells in the lymph nodes. On the second day after contact immunoblasts form about 10% of the cells in developing paracortical areas, the rest of the cells being small lymphocytes. If the animals are injected

[37] Macher 1962a and b, Turk and Stone 1963, Oort and Turk 1965, Fjelde and Turk 1965.   [38] Turk and Oort 1967.   [39] Oort and Turk 1965.

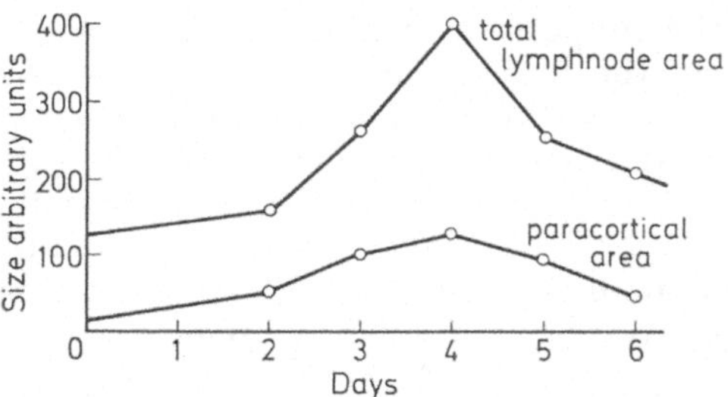

Fig. 8. Comparison of the increase in lymph node area with the increase in the paracortical area of lymph nodes during the development of contact sensitivity to oxazolone. (Turk and Oort 1967)

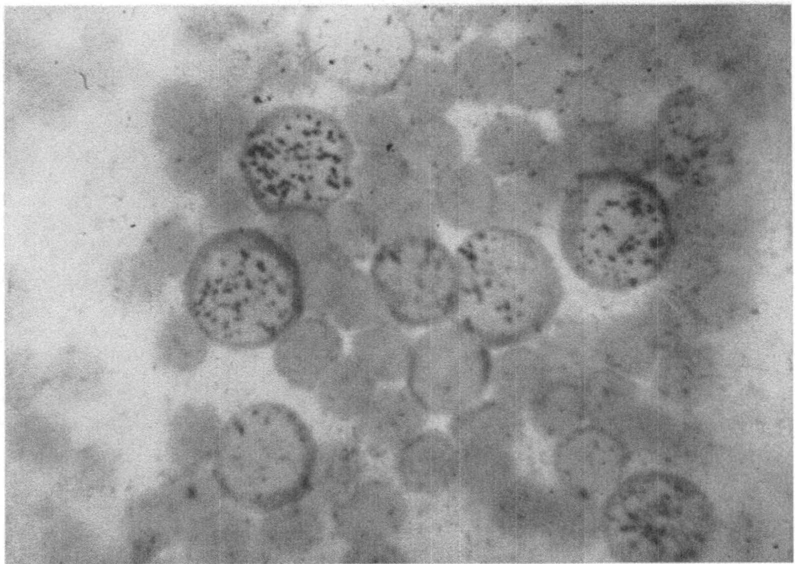

Fig. 9. Imprint of auricular lymph node four days after sensitization with oxazolone. One hour after intravenous injection of ³H-thymidine. Labelling of immunoblasts only. Autoradiograph. Methyl green pyronin × 1,000. (Turk 1967c)

intravenously with ³H-thymidine on this day, autoradiographs show that three-quarters of the immunoblasts are labelled with ³H-thymidine within one hour, very few of the small lymphocytes are labelled so soon after the injection. Twenty-four hours later, although the number of immunoblasts has increased, two-thirds of the labelled cells are small lymphocytes and very few of the immunoblasts are labelled. This would appear to indicate that immunoblasts mostly develop within 24 hours from cells which have not been previously synthesising DNA and thus have not been dividing. Most immunoblasts divide into cells morphologically indistinguishable from small lymphocytes, although there is evidence that a small proportion of immunoblasts divide into other immunoblasts.

On the fourth day after sensitization when this reaction is at its peak the para-cortical areas replace one-third or more of the whole node compressing the medulla into a narrow chink and are packed with sheets of immunoblasts. 70% or more of these cells can be seen to have incorporated ³H-thymidine, injected intravenously one hour previously (Fig. 9). The next day, the fifth after sensitization, there is a marked decrease in the proportion of immunoblasts in the paracortical area to two-thirds of that seen the previous day. Twenty-four hours after the injection of ^{3}H-thymidine when the concentration of immunoblasts is at its peak, 20% of the small lymphocytes are labelled and most of the immunoblasts are unlabelled (Fig. 10). On the sixth day the proportion of immunoblasts can be seen to have dropped even further. On this day the paracortical area consists mainly of a tightly packed mass of small lymphocytes. Forty-eight hours after the injection of ^{3}H-thymidine up to one-third of the small lymphocytes in this area are labelled.

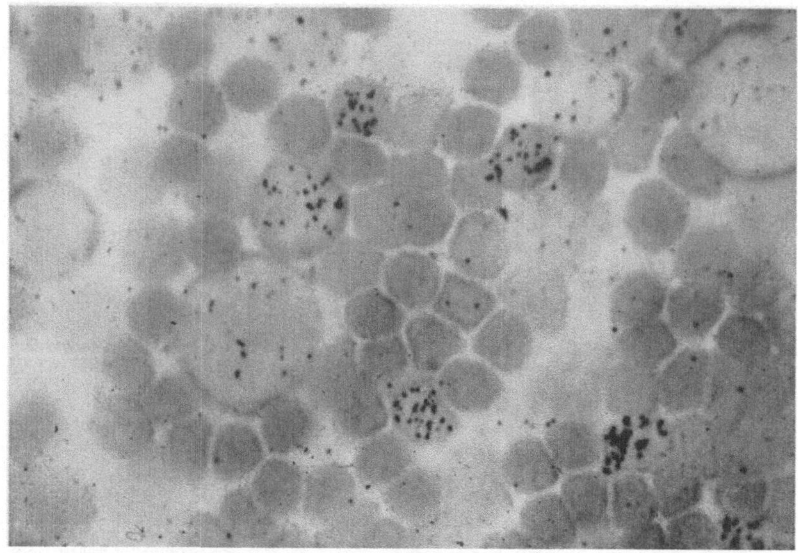

Fig. 10. Imprint of auricular lymph node five days after sensitization with oxazolone, twenty-four hours after intravenous injection of ^{3}H-thymidine. Small lymphocytes labelled. Autoradiograph. Methyl green pyronin × 1,000. (Turk 1967c)

These findings are thus very suggestive that small lymphocytes in the cell-mediated immune response differentiate into immunoblasts which divide into other small lymphocytes. The differentiation of the immunoblasts from small lymphocytes can be shown to be an immunologically specific event as animals made specifically immunologically unresponsive to DNCB fail to develop these changes. However, tolerance to DNCB has no effect on the ability of these changes to occur as a result of primary contact with oxazolone[40]. The differentiation of small lymphocytes into immunoblasts has been shown to be inhibited by 6-mercapto-purine in the rabbit[41], and by cyclophosphamide in the guinea pig[42]. Methotrexate, although blocking the development of the cell-mediated immune response, fails to prevent the differentiation of immunoblasts in guinea pigs. It also fails to prevent the normal incorporation of ^{3}H-thymidine into these cells. Thus it does not appear to prevent these cells from synthesising DNA. However, it appears to have an effect on the cells developing from the immunoblasts by cell division. As mentioned above, 24 hours after the injection of ^{3}H-thymidine, the most commonly labelled cells in both normal and sensitized lymph nodes are small lymphocytes. The average grain count over these cells is approximately half of that found over cells one hour after the injection of ^{3}H-thymidine, indicating

[40] Turk and Stone 1963.   [41] André, Schwartz, Mitus and Damashek 1962b.
[42] Turk and Stone 1963.

that on average one cell division has occurred during the previous 24 hours. In normal non-sensitized nodes and in those from animals sensitized only three days previously, labelled small lymphocytes form an average of 4% of the total cells. Five days after sensitization when the animal is already sensitive the proportion of small lymphocytes in the draining lymph node is 10%, more than double that found in the normal lymph node or before the animal becomes sensitive. However, if a guinea pig has been treated with methotrexate, blocking sensitivity, the proportion of labelled cells five days after attempted sensitization remains at about 4%. Methotrexate does not affect the number of labelled small lymphocytes in the normal non-sensitized node, which remains at 4%. Another effect of methotrexate is to slow down the division of immunoblast into immunoblast in nodes draining the site of application of a sensitizer. These cells normally turn over faster than the division of immunoblast into small lymphocytes and thus, 24 hours after the injection of ^{3}H-thymidine, have an average grain count two-thirds of that in small lymphocytes, suggesting that some of these cells had divided more than once in the 24 hours. When the animal is treated with methotrexate the grain count, 24 hours after the injection of ^{3}H-thymidine, is the same in those immunoblasts that are labelled as in the labelled small lymphocytes. This would indicate that all of these cells were now dividing only once in the 24-hour period. Methotrexate also causes a drop of 60% in the incorporation of ^{3}H-uridine and ^{3}H-leucine by immunoblasts, indicating that it has caused a reduction in both RNA and protein synthesis. Cytochemically a reduction in the activity of glucose-6-phosphate dehydrogenase, one of the enzymes of the pentose shunt involved in ribose synthesis, alkaline phosphatase and adenosine triphosphatase can also be demonstrated in these cells as a result of methotrexate treatment[43].

Although there is a marked peak in the development of immunoblasts in the cell-mediated immune response draining lymph nodes of guinea pigs four days after the application of a chemical sensitizer to the skin, in other species and with other stimuli, the kinetics of the response may be slightly different. In mice the response to chemical sensitizers is strong, and a peak response may be found between the third and fourth days after application of the sensitizer. However, the proportion of immunoblasts in the node was found to vary from strain to strain. An interesting correlation was found between the susceptibility of the strain to skin carcinogenesis and the proportion of immunoblasts present in the node at the peak of the response, as though the ability of immunologically competent cells and cancer cells to proliferate was controlled by a similar genetic mechanism[44]. Whereas the peak in the development of immunoblasts in mice after contact sensitization or application of a xenograft is at four days after sensitization, with skin allografts this is usually delayed until the seventh day after grafting[45]. In rabbits following a skin allograft the proportion of immunoblasts reaches its highest concentration in the draining lymph node four days after grafting. However, instead of falling off rapidly on the fifth and sixth day, as in the guinea pig sensitized with a contact agent, these cells remain at the same level, the curve forming a plateau, until the ninth day after grafting when the concentration of these cells begins to fall off[46]. It is interesting that this is the time when the histological changes in the graft being rejected are at their maximum. It therefore appears that the peak of the development of immunoblasts in the draining lymph node is related to the intensity and length of time of the antigenic stimulus. It is

[43] TURK and STONE 1963, DIENGDOH and TURK 1966.
[44] FJELDE and TURK 1965.   [45] TURK and OORT 1967.
[46] ANDRÉ, SCHWARTZ, MITUS and DAMASHEK 1962a.

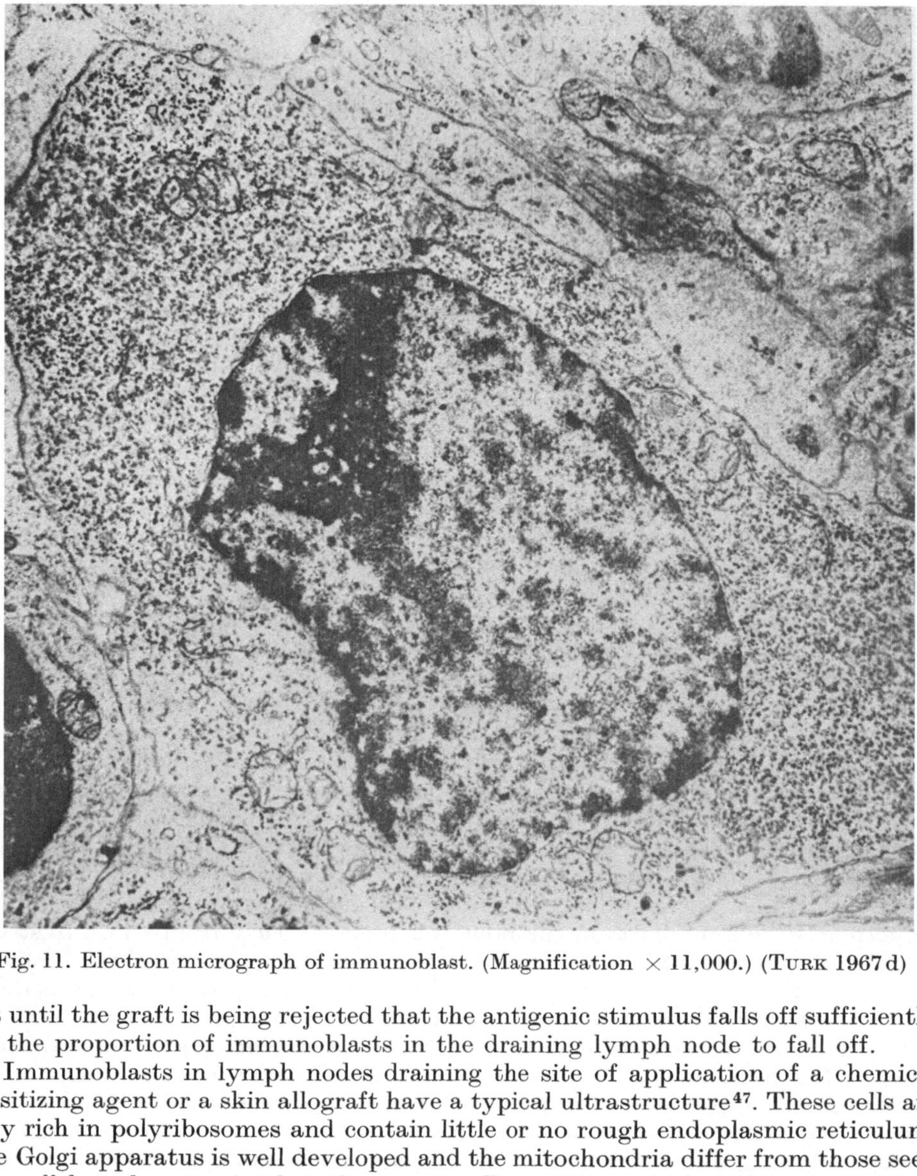

Fig. 11. Electron micrograph of immunoblast. (Magnification × 11,000.) (Turk 1967 d)

not until the graft is being rejected that the antigenic stimulus falls off sufficiently for the proportion of immunoblasts in the draining lymph node to fall off.

Immunoblasts in lymph nodes draining the site of application of a chemical sensitizing agent or a skin allograft have a typical ultrastructure[47]. These cells are very rich in polyribosomes and contain little or no rough endoplasmic reticulum. The Golgi apparatus is well developed and the mitochondria differ from those seen in small lymphocytes in that they are swollen with somewhat irregular cristae. The cytoplasm is packed with rosettes or clusters consisting of 3 to 8 ribosomes. The nucleus is rounded or oval and slightly indented with one or two prominent nucleoli. There is a thin peripheral rim of chromatin along the nuclear membrane although elsewhere the nuclear chromatin is loosely arranged (Fig. 11). Cells somewhat intermediate between immunoblasts and small lymphocytes can also be seen, especially on the fifth to sixth days after sensitization (Fig. 12). These intermediate cells contain polyribosome rosettes although not in the same profusion as in the immunoblast and are intermediate in size between the immuno-

---

[47] Binet and Mathé 1962, André-Schwartz 1964, de Petris, Karlsbad, Pernis and Turk 1966.

blasts and small lymphocytes. The nucleus and mitochondria sometimes resemble those found in more typical immunoblasts but on other occasions they may be more like those seen in small lymphocytes. The ultrastructure of the cells in the draining lymph nodes is not altered by methotrexate, although the immune response is blocked.

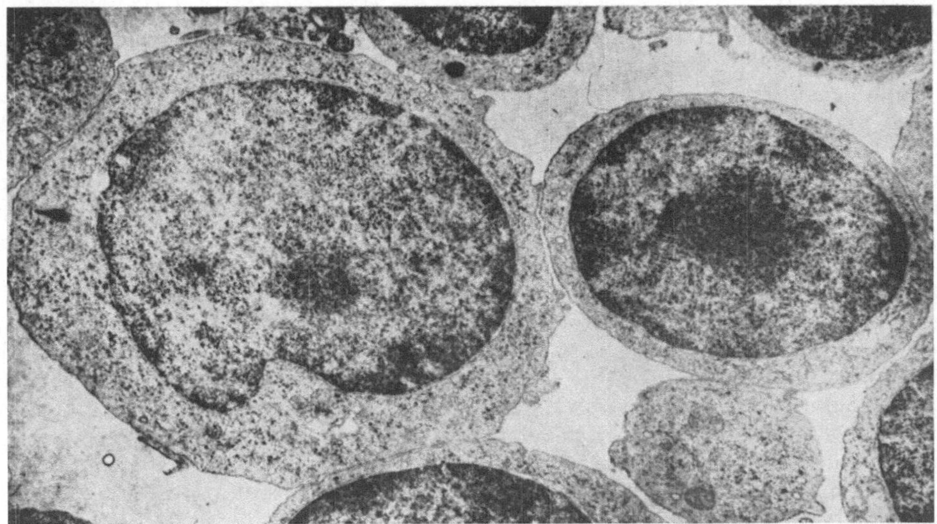

Fig. 12. Electron micrograph of small lymphocyte (on right) and intermediate cell (on left) (magnification × 11,000). (TURK 1967 d)

2. Changes in Lymph Nodes Draining the Injection of Soluble Antigens or Bacteria during the Development of Delayed Hypersensitivity

Delayed hypersensitivity reactions can be readily obtained in the skin following the intradermal injection of soluble antigens precipitated in antibody excess suspended in water in oil emulsion (Freund's incomplete adjuvant)[48]. Lymph nodes draining the areas are enlarged and contain granulomas in close association with the deposition of oil droplets. These granulomas are found in the paracortical area of the lymph node, and between the fourth and sixth days after injection they are often surrounded by immunoblasts which can also be seen scattered throughout the paracortical areas, indicating that this was the site of lymphocyte proliferation associated with the development of delayed hypersensitivity to the antigen[49].

Delayed hypersensitivity can also be demonstrated in a proportion of animals injected intradermally with alum-precipitated soluble antigens, if skin tests are made on the fifth day after sensitization. An area of granuloma formation consisting of histiocytes can be seen infiltrating the paracortical area of the draining node from the capsule of the lymph node inwards and this can also be seen to be surrounded by immunoblasts which occasionally can be found in mitosis. A similar appearance of immunoblast proliferation round intra-lymph node granulomas is seen in lymph nodes draining the site of intradermal injection of *M. tuberculosis* (BCG). This is also maximal between the fourth and sixth days after injection, although in this case the granulomas may start slightly deeper in the paracortical area and be separated from the capsule by a rim of small lymphocytes[50].

[48] UHR, SALVIN and PAPPENHEIMER 1957.   [49] TURK and HEATHER 1965.
[50] TURK and HEATHER 1965.

As opposed to contact sensitivity and the homograft reaction the antigen can be shown to have been ingested by macrophages within the granulomas. It is probable that a process similar to peripheral sensitization occurs within the lymph nodes during the development of delayed hypersensitivity to these antigens. The crowding of immunoblasts round the granulomas in the paracortical area would indicate that the lymphocytes are in contact with the antigen at the edge of the granuloma and begin to transform into immunoblasts *in situ* because they are already situated in the right milieu for proliferation to occur.

Soluble antigen is also taken up by the macrophages in the medulla. These lymph nodes, therefore, show a picture of proliferation of lymphocytes in the paracortical areas involved in the development of cell-mediated immunity associated with a picture of proliferation of plasma cells in the medulla and germinal centre formation in the lymph follicles of the cortex, concerned in the production of humoral antibody.

The subcutaneous injection of sheep red cells into mice produces a picture in the draining lymph nodes, where there is both proliferation of immunoblasts in the paracortical area maximal between the fourth and fifth days after injection, followed by the proliferation of plasma cells in the medullary cords and the development of germinal centres in the lymph follicles in the cortex[51]. The relation of the proliferation of immunoblasts in the paracortical areas, presumably dividing into small lymphocytes, to the development of a cell-mediated immune process is not known. However, if the development of these cells in the paracortical areas is inhibited by neonatal thymectomy, there is a marked diminution in the amount of antibody produced against the red cells. The relation of the proliferation of these thymus-derived cells in the paracortical areas to cell-mediated immunity and humoral antibody production against the sheep red cells, is not fully understood. It is probable that if tested these mice would show cell-mediated immunity in some form, and it may be that there is a synergism between cell-mediated immune processes in the lymph nodes and the production of humoral antibody in the mouse against sheep red cells. A similar proliferation of immunoblasts does not occur following the intradermal injection of pneumococcal polysaccharide, and it is likely that antibody formation against this antigen in the mouse does not need the synergism of a cell-mediated immune response[52].

D. The Relation Between Lymphocytes Proliferating during a Cell-Mediated Immune Response and the Effector Cells which Produce the Reaction in the Periphery

Draining lymph nodes removed as early as four days after the application of a chemical sensitizer to the skin, at a time when the proliferation of lymphocytes in these nodes is at its peak, are capable of adoptively transferring the state of cell-mediated immunity to non-sensitized recipients[53]. Thus at the peak of this reaction in the draining lymph nodes, cells are present which are either capable of reacting with antigen in the periphery or of continuing the proliferation process in other areas of lymphoid tissue. However, these cells capable of transferring cell-mediated immunity adoptively are present in optimal concentration in the draining lymph nodes only until about the ninth to fourteenth day after sensitization, after this, adoptive transfers are obtained with difficulty[54]. That the donor cells transferred in these experiments do not react directly with antigen in the

[51] Davies, Carter, Leuchars, Wallis and Koller 1969.   [52] Parrott and de Sousa 1966.
[53] Turk and Stone 1963.   [54] Bauer and Stone 1961.

periphery but migrate to further areas of lymphoid tissue in the recipients, where they can proliferate further into effector cells, is suggested by the experiments of FRIEDMAN and BUCKLER (1963). In these experiments it was shown that transfers of cell-mediated immunity by cells, from lymph nodes taken during the early proliferative phase of sensitivity, into syngeneic recipients are blocked by treating the recipient with methotrexate after the transfer, so as to inhibit the further proliferation of these cells.

However, once the animal has become fully sensitive, often three to four weeks after initial sensitization, the lymphoid tissues and the circulating blood contain cells which when injected intravenously into closely related allogeneic recipients produce a temporary state of sensitivity due to the passive circulation of the injected cells. The injection of cells from donors during the early phase of sensitization can only produce an 'adoptive' transfer in which the cells need a second proliferative phase in the recipient. The injection of cells from well sensitized donors do not need this proliferative phase and confer an immediate state of sensitivity which is not blocked by methotrexate[55]. This transfer is analogous to the classical passive transfer of humoral antibody produced by the injection of serum into recipients, and the cell suspension injected can be presumed to contain effector cells, since, if the animals are skin-tested at the same time as they are injected intravenously with antigen, a microscopic reaction can be seen in the skin as early as four hours after the cell transfer. Cell-mediated immune reactivity can be transferred with cells from peripheral blood, peritoneal exudates, spleen and lymph nodes of donors, once they are fully sensitive. Thus it is presumed that following the initial burst of proliferation in the draining lymph nodes, cells migrate out into the areas of lymphoid tissue throughout the body to continue the sensitization process. This is also confirmed by the finding[56] that the draining lymph nodes are no longer necessary, for the continuation of the state of sensitivity, after the peak of the proliferative process. Observation of the cells in the efferent lymphatics of the lymph nodes of sheep draining a skin allograft allows study of the cell types which are migrating from the lymph node during the peak of the phase of lymphocyte proliferation during the development of a cell-mediated immune response[57]. Following the application of a skin allograft there was an increase in the number of lymphocytes released from the node reaching a peak between five and six days after the application of the graft but maintained until the graft was fully rejected. Immunoblasts formed up to 40% of the cells passing out of the node in the efferent lymph, as many as 2×10^7 of these cells being discharged at the peak of their output. However, this did not occur until well after the process of rejection was under way. At the early stage of the rejection of the graft, the proportion of these cells was unimpressive. The immunoblasts discharged in the efferent lymph are thus not related to the rejection of the graft, but are probably the cells which migrate out of the draining lymph node to maintain the sensitization process by starting up the proliferation process in other sites in the lymphoid tissue. If labelled with ^{3}H-thymidine, only 0.3% of these cells could be found in the inflammatory reaction round the homograft which was being rejected. However, as in other studies their presence was not a specific event but related to their presence in the blood at any particular moment.

A similar study of the behaviour of lymphocytes derived from proliferating cells in lymph nodes draining the site of a skin allograft was made by PRENDERGAST (1964) in the rabbit. In this study the regional lymph nodes draining a primary skin allograft on one ear were labelled in isolation from the rest of the body by injecting ^{3}H-thymidine into the allograft. The recipient was then grafted

[55] TURK 1964.   [56] FREY and WENK 1958, TURK and STONE 1963.   [57] HALL 1967.

with two allografts on the other ear, one from the same donor and another from an unrelated donor. Labelled cells, derived presumably from the proliferating lymphocytes in the lymph node, draining the graft on the first ear, were found to infiltrate both the grafts on the other ear, whether the graft was from the same donor as the one stimulating the labelled node or not. Labelled cells formed about 5% of the cells infiltrating the graft, to the same extent in a second graft from the sensitizing donor as in an unrelated graft or a delayed hypersensitivity reaction to bovine albumin. Thus the cells produced by proliferation of lymphocytes as part of a cell-mediated immune response in the draining lymph node, as well as any specific property they may have for reacting with antigen, appear to infiltrate any inflammatory reaction especially a cell-mediated reaction non-specifically, purely as a function of their presence in the circulation.

Similar conclusions have been reached from the study of the behaviour of lymphocytes transfused to transfer delayed hypersensitivity passively. If the donor receives an injection of ^{3}H-thymidine 24 hours before the lymphocytes are taken for transfer, immunoblasts will be labelled and then have time to divide into labelled small lymphocytes. It can then be seen that the labelled small lymphocytes which form up to 40% of the cells injected, in a population which can presumably react with the antigen, form a very small proportion of the cells present in the lesion at one particular time. The proportion of the injected cells present in the lesion appears to be a reflection of their normal distribution in the body and can occur as readily in a non-specific delayed hypersensitivity reaction. Although active participation of the injected cells in the immunological reaction cannot be demonstrated, there is no evidence that the donor cells forming at the most about 3% of the total cells infiltrating the lesion do not include sensitized cells which carry an antibody-like 'recognition factor', and that the reaction of these cells with antigen triggers off the delayed hypersensitivity reaction. This leads to the infiltration of the lesion with other mononuclear cells, some of which may be lymphocytes derived by proliferation in the same areas of lymphoid tissue as the lymphocytes which originally triggered off the reaction[58]. However, it appears that most of the mononuclear cells infiltrating inflammatory lesions are not derived from cells proliferating in lymph nodes or spleen, but are lymphocytes, monocytes and macrophages derived from cells proliferating within the bone marrow[59].

Although as many as 5% of the mononuclear cells infiltrating a cell-mediated immune reaction may be derived from lymphocytes proliferating in a single lymph node as a result of a stimulus such as would produce such a cell-mediated immune response[60], it is probable that these cells contribute to no more than 0.01% of the lymphocytes present in the circulation at any particular time[61]. One of the great gaps in our knowledge is whether these cells, derived from the proliferation of lymphocytes under the specific stimulus, are the effector cells which react with antigen in the periphery. There is now no doubt that populations of small lymphocytes, from specifically sensitized animals, contain the effector cells. Such populations when injected together with specific antigen intradermally will produce delayed hypersensitivity type of reactions[62]. Moreover similar populations have a direct effect in killing target cells *in vitro*, and react with soluble antigen to produce a soluble substance which both inhibits the migration of macrophages *in vitro* and can itself induce a delayed hypersensitivity type of

[58] Turk 1962, Turk and Oort 1963, McCluskey, Benacerraf and McCluskey 1963.
[59] Volkman and Gowans 1965a, b, Spector and Coote 1965, Volkman 1966, Spector and Willoughby 1968.   [60] Prendergast 1964.
[61] Turk and Polák 1967.   [62] Turk and Polák 1967.

reaction[63]. There is no doubt that these populations of small lymphocytes can contain cells derived from proliferation occurring under the stimulus of specific antigen. However, as far as *in vivo* models are concerned, the effector cell has not yet been identified as being derived from the cells proliferating in the lymphoid tissue under the stimulus of specific antigen. *In vitro* it has been shown that normal small lymphocytes from rats will turn into cells resembling immunoblasts when added to mouse embryonic fibroblasts in tissue culture. When transferred to fresh monolayers of the same cell type, they will kill them at an accelerated rate[64]. This would indicate that when small lymphocytes are transformed into immunoblasts, these cells are already manufacturing molecules of 'recognition factor' capable of allowing reaction with specific antigen.

From this point it is necessary to discuss whether there is a relationship between the immunoblasts which differentiate *in vivo* during the development of a primary cell-mediated immune response to similar cells which develop *in vitro* from lymphocytes of already sensitive animals under the stimulus of specific antigen and from normal animals under the influence of non-specific mitogenic agents (such as phytohaemagglutinin). Lymph node lymphocytes from guinea pigs, sensitized to show delayed hypersensitivity can be transformed *in vitro* by specific antigen[65]. Despite the observation of MILLS (1966) that lymph node cells from animals producing antibody and without delayed hypersensitivity cannot be transformed into blast cells, it is probable that this can occur under certain conditions, if immunization is strong enough, as one would not expect such a clear-cut correlation. This is especially so as spleen cells from rabbits immunized in the same way respond to antigen *in vitro* with DNA synthesis[66]. Peripheral blood lymphocytes from some guinea pigs in a state of pure delayed hypersensitivity can be transformed into blast cells incorporating ^{3}H-thymidine and thus synthesising DNA[67]. Although stimulation of transformation of peripheral blood lymphocytes by specific antigen can only be demonstrated in 40% of animals with delayed hypersensitivity, it is more likely that this is related to cell-mediated immunity, associated with the increased tendency of cells involved in this reaction to be in the circulation.

The correlation between the ability of human lymphoid cells to be stimulated into DNA synthesis by mitogens such as phytohaemagglutinin and delayed hypersensitivity or antibody production is more clear. In certain immunological deficiency states in man, associated with an inability to manifest cell-mediated immune reactions, there is an associated inability of the peripheral blood lymphocytes to be transformed. These diseases include congenital thymic atresia[68], Hodgkin's disease[69] and leprosy[70]. Whereas in congenital hypogammaglobulinaemia, where there is a deficiency in antibody production and normal cell-mediated immunity, lymphocytes respond normally to phytohaemagglutinin. Although there have been numerous reports of the ability of specific antigens to transform peripheral blood lymphocytes of patients sensitive to a wide range or antigens, the correlation between lymphocyte transformation and cell-mediated immunity or antibody production is far from clear[71].

As has been discussed above up to 20% of the lymphocytes in a lymph node draining the site of application of a chemical sensitizer may be proliferating at the peak of the response in the paracortical area. Although the whole response

---

[63] ROSENAU and MOON 1961, BLOOM and BENNETT 1966, DAVID 1966, BENNETT and BLOOM 1968.   [64] GINSBURG 1968.   [65] MILLS 1966.   [66] DUTTON and EADY 1964.
[67] OPPENHEIM, WOLSTENCROFT and GELL 1967.
[68] HONG, KAY, COOPER, MEUWISSEN, ALLAN and GOOD 1968, GOTOFF 1968.
[69] BROWN, HAYNES, FOLEY, GODWIN, BERARD and CARBONE 1967.
[70] DIERKS and SHEPARD 1968.   [71] for review see LING 1968.

does not develop in an immunologically tolerant animal[72], there is no evidence that each cell is dividing as a result of its precursor having been in contact with antigen. It may be that part of the response consists of a non-specific proliferation of lymphocytes, developing in association with the proliferation of specifically sensitized cells. It could be that a non-specific mitogenic factor might be produced by the cells dividing under a specific stimulus which causes other lymphocytes in the vicinity to proliferate without producing 'specifically' sensitive cells. This might be analogous to the increased production of immunoglobulins without any detectable antibody activity which occurs in association with antibody production in specifically immunized animals[73]. This is associated with a non-specific proliferation of cells that synthesise immunoglobulin but do not contain specific antibody. Under these conditions there is also a proliferation of immunoblasts which do not contain immunoglobulin[74].

It has been suggested that response in lymph nodes of mice draining the site of application of croton oil[75] might be an example of a pure non-specific mitogenic effect. However, knowing the chemical constitution of croton oil, it is more likely that this is the result of specific sensitizing materials present in the croton resin.

E. The Origin of Lymphocytes Involved in the Cell-Mediated Immune Response. — The Role of the Thymus

The role of the thymus in cell-mediated immunity was first demonstrated by Miller (1961) who showed that if mice of certain strains were thymectomized at birth they would become incapable of rejecting allogeneic and in some cases xenogeneic skin grafts for a prolonged period of time. This work was confirmed by Martinez, Kersey, Papermaster and Good (1962). The ability of a neonatally thymectomized mouse to show a cell-mediated immune response can be restored by a graft of syngeneic thymus tissue[76]. It is difficult to investigate the role of the thymus on cell-mediated immune response other than allograft rejection in the mouse. However, Arnason, Jankovic and Waksman (1964) were able to demonstrate the failure of rats thymectomized at birth to show delayed hypersensitivity reactions in the skin to soluble antigens. Failure to develop contact sensitivity and reject a skin homograft has also been shown to occur in a human baby with thymic dysplasia associated with normal levels of antiviral antibodies and immunoglobulins[77]. A further correlation between the thymus and cell-mediated immunity is shown by a study of the phylogeny of the immune response. The most primitive animal to show a cell-mediated immune response is the lamprey (Petromyzon Marinus). This creature is able to reject skin allografts and show a delayed allergic response in the skin to tuberculin[78]. Good, Finstad, Pollara and Gabrielsen (1966) have described foci of lymphoid cells in the lamprey, just beneath the epithelium of the pharyngeal gutter between the second and fifth pharyngeal pouches. These cells appeared to be developing directly from epithelial cells and were considered to represent the primitive thymus. Thymus lymphocytes can also be shown in tissue culture to develop from the simple epithelio-mesenchymal rudiments which form the thymus in the 12-day-old mouse embryo. Similar experiments have suggested that it is the epithelial cells rather than the mesenchymal cells which are the actual cellular

---

[72] Turk and Stone 1963.   [73] Humphrey 1963.   [74] Balfour, Cooper and Alpen 1965.
[75] Fjelde and Turk 1965.   [76] Miller 1961.
[77] Fulginiti, Hathaway, Pearlman, Blackburn, Reiquam, Githers, Claman and Kempe 1966.   [78] Finstad and Good 1966.

precursors of the thymus lymphocytes[79]. However, SMITH (1965) has observed the migration of basophilic lymphoblasts into the epithelium of the third pharyngeal pouch (from which the thymus originates) in ten- and eleven-day-old mouse embryos *in situ*. She therefore suggested that AUERBACH (1961) was using explants that already possessed lymphocytes which had migrated earlier from the mesenchyme into the epithelium. It would be logical to expect that all lymphocytes were of mesenchymal origin, rather than part being of epithelial origin.

The thymus not only contains cells derived from the primitive foetal thymus, but can also be shown to contain lymphocytes of bone marrow origin[80]. It is probable that the majority of its lymphocytes at any particular time are originally of bone marrow origin. FORD (1966) has shown that these bone-marrow derived cells pass through a phase when they can home only in the thymus but not in lymph nodes and later develop the capacity to home in lymph nodes. It is probable therefore that bone-marrow derived lymphocytes develop this capacity to populate the peripheral lymphoid tissue as a result of passage through the thymus. It is also likely that lymphocytes can only respond to antigenic stimulation in cell-mediated immune responses after they have been influenced in some way by the thymus, probably by passing through this tissue. GOWANS and KNIGHT (1964) have shown that a large proportion of lymphocytes in the rat are long-lived and recirculate continuously from the blood to the lymph. Although their precursors are derived from the thymus, the recirculating pool of long-lived small lymphocytes never circulate through the thymus. These cells are derived mainly from lymphocytes proliferating in the lymph nodes and spleen. It has been shown, by studies using intrathymic labelling with ^{3}H-thymidine, in the immature hamster, that there is marked lymphocytopoiesis in the cortex of the thymus[81]. These cells migrate from the cortex to the medulla. There is also a considerable export of thymus lymphocytes to the peripheral lymphoid tissues, especially the thymus-dependent area of the spleen. In adult animals the contribution of thymus cells to the peripheral lymphoid tissue was considerably reduced, but even these cells may still be important for the maintenance of the normal immunological capacity of the animals. For a number of reasons it is probable that this recirculating pool of long-lived small lymphocytes are related to the thymus-associated pool of small lymphocytes[82]. Both populations circulate through the periarteriolar sheaths of the spleen and the paracortical areas of the lymph node[83]. Both populations appear to be necessary for cell-mediated immune reactions and the production of antibody against sheep red cells in the mouse. Perhaps the strongest evidence for their association is from recent work with anti-lymphocyte serum which appears to affect the same immunological systems as neonatal thymectomy in the mouse[84]. Anti-lymphocyte serum has been found to affect preferentially the long-lived population of small lymphocytes[85]. Moreover anti-lymphocyte serum can effectively deplete the paracortical areas of lymph nodes of small lymphocytes[86]. The presence of small lymphocytes in these areas is dependent on the integrity of the thymus in neonatal life[87]; their proliferation is involved in cell-mediated immune responses[88] and in the production of circulating antibody to sheep erythrocytes in the mouse[89]. The latter two functions are both dependent on thymus integrity in neonatal life[90]. Thus the evidence to date is very much

---

[79] AUERBACH 1966.   [80] FORD 1966.   [81] LINNA 1968.   [82] MILLER 1967.
[83] GOWANS and McGREGOR 1965, WEISSMAN 1967, PARROTT and DE SOUSA 1967.
[84] MARTIN and MILLER 1968.   [85] DENMAN, DENMAN and EMBLING 1968.
[86] TURK and WILLOUGHBY 1967.   [87] PARROTT, DE SOUSA and EAST 1966.
[88] OORT and TURK 1965.   [89] DUKOR, MILLER and SACQUET 1968, DAVIES, CARTER,
LEUCHARS, WALLIS and KOLLER 1969.   [90] MILLER 1961.

in favour of the long-lived population of small lymphocytes being under the influence of the thymus at least in neonatal life. It is this population of small lymphocytes which populate the paracortical areas of the lymph nodes and the periarteriolar sheaths of the spleen where they are capable of proliferating under a stimulus such as will produce a cell-mediated immune response. They can also restore the cellularity of depleted paracortical areas of lymph nodes and peri-arteriolar sheaths of spleen follicles in neonatally thymectomized mice[91]. The proliferation of these cells associated with the production of humoral antibody to sheep erythrocytes in the mouse is related to the formation of this type of antibody. The absence of an associated proliferation of lymphocytes in the para-cortical areas of the lymph nodes or the periarteriolar sheaths of the spleen does not permit full production of antibody to this antigen. This proliferation is blocked in neonatally thymectomized mice and in mice treated with anti-lymphocyte serum, which reduces the ability of mice to produce this antibody. The ability of paracortical area cells to proliferate under a stimulus of sheep erythrocytes can be restored in neonatally thymectomized mice by a syngeneic thymus graft[92], and this results in a restoration of the ability to produce a normal level of antibody against these antigens as well as the ability to produce a normal cell-mediated immune response. It would thus appear that as far as these particular humoral anti-bodies are concerned the production of humoral antibody to a 'normal' level could possibly need the synergistic action of an associated production of a cell-mediated immune response in the paracortical areas of lymph nodes or peri-arteriolar sheaths of the spleen. The production of this type of antibody needs the involvement of long-lived small lymphocytes influenced by thymus integrity in neonatal life. The antibodies which appear to need the synergistic action of a cell-mediated immune response for their production in the mouse appear to be generally 19 S or immunoglobulins of type 'M' (IgM) of molecular weight 900,000. Lower molecular weight antibodies (IgG — 150,000 M.W.) only occasionally appear to need the synergistic action of a cell-mediated immune response for their production. However, there is much variation from species to species, and the need of the synergistic action of a cell-mediated immune response in antibody production appears to depend more on the type of antigen used. Thus this action is not necessary in the production of antibody to tetanus toxoid, haemocyanin, pneumococcal polysaccharide, Salmonella flagella antigens, ferritin, bacteriophage and polyoma virus in mice, whereas in other experiments in mice, rats, hamsters and rabbits, thymus integrity in neonatal life has been shown to be necessary for the production of antibody against Salmonella typhi o antigen, diphtheria toxoid, ovalbumin, bovine albumin, human γ globulin and influenza virus[93].

In the same way as it is not known what proportion of the cells dividing in the paracortical area of lymph nodes are actually producing 'sensitized' lympho-cytes capable of reacting with antigen, it is not known what proportion of these cells are directly of thymus origin. There is no doubt that thymus-derived cells can migrate to the paracortical areas of lymph nodes, as thymus cells labelled *in vitro* with a radioactive isotope have been traced to these areas following a thymus transplant[94]. In neonatally thymectomized mice reconstituted with a thymus graft in which the cells contained the T6 marked chromosome, antigenic stimulation with the chemical sensitizer oxazolone or with sheep erythrocytes was followed by a burst of mitoses in the paracortical area[95]. At the peak of

[91] Dukor, Miller and Sacquet 1968.   [92] Davies, Carter, Leuchars, Wallis and Koller 1969.   [93] Miller and Osoba 1967.   [94] Parrott and de Sousa 1967.
[95] Gershon, Wallis, Davies and Leuchars 1968, Davies, Carter, Leuchars, Wallis and Koller 1969.

this response three days after injection 60 to 80% of the dividing cells in the lymph node were of thymus origin. However, it is not known whether the remaining 40% of the dividing cells, which were presumed to be directly of bone-marrow origin, were in the paracortical area or at the cortico-medullary junction, because the animals were producing an associated humoral antibody response. So far the evidence points to at least 60% of the dividing cells in the paracortical area as being of thymus origin in neonatally thymectomized reconstituted mice.

There are a number of reports which suggest that lymphocytes in the thymus are antigenically different from the main body of peripheral lymphocytes, in certain strains of mice, in that they can carry thymus-specific antigens[96]. In this connection it has been observed that in mice anti-thymocyte serum is a more potent suppressor of homograft rejection than an antiserum prepared against peripheral lymphocytes[97]. This would suggest that cell-mediated immune reactions involve thymus-derived lymphocytes containing additional antigens to those present on other peripheral circulating lymphocytes. This argument could be extrapolated further to suggest that among the changes, which occur to lymphocytes when they are influenced by passage through the thymus, there is a change in surface antigenicity. However, these differences in antigenicity as between thymus-derived and other lymphocytes is not common to all strains of mice. Moreover in the guinea pig anti-lymph-node lymphocyte serum was found to be as effective as anti-thymocyte serum in depleting the paracortical areas of lymph nodes of recirculating lymphocytes[98]. Neither sera affected the lymphocytes of the marginal zone round the germinal centres which are thought to be of direct bone-marrow origin[99].

The thymus and through it the proliferation of lymphocytes in the cell-mediated immune response can be shown to be affected by changes in the hormonal balance of the body. Indication of this can be found in the work of BARONI and his colleagues on the thymus and the immune response in mice with congenital pituitary dwarfism[100]. Dwarfism due to pituitary deficiency is a hereditary recessive trait in the SNELL-BAGG strain of mice and was first described by SNELL in 1929. Much information as to the hormonal control of the cell-mediated immune response can be obtained from a comparison between the response of the homozygous dwarfs and their normal sized heterozygous litter mates. BARONI and TIEPOLO (1967) in a study of the thymus found that, in the dwarfs, there was a less prominent subcapsular zone of undifferentiated cells which progressively disappeared with age. There was a low mitotic index in the cortical lymphocytes in the dwarfs as compared with their litter mates and the whole thymus was found to involute at a much earlier age than in the heterozygotes. This finding was associated with a decreased antibody response of these mice to sheep red cells[101] and skin allografts survive on the dwarfs for between 20 and 40 days as opposed to 10 to 15 days in their normal litter mates. Pituitary dwarfism and the associated inability to produce an immune response with an associated cell-mediated component can be reversed by treatment of the dwarfs with a combination of pituitary somatotrophic hormone and thyroxine. It is interesting that somatotrophic hormone alone is ineffective in the absence of added thyroxine[102].

A related phenomenon is that hypophysectomy in normal mice can be shown to produce involution of the thymus, and similar changes can be found by treating

[96] BOYSE, OLD and STOCKERT 1965, POTWOROWSKI and NAIRN 1967, ASAKUMA and REIF 1968.   [97] NAGAYA and SIEKER 1965.   [98] TURK, WILLOUGHBY and STEVENS 1968.
[99] Bos 1967.   [100] BARONI 1967, BARONI and TIEPOLO 1967.
[101] BARONI 1967.   [102] FABRIS and BARONI, personal communication.

mice with antiserum prepared against mouse hypophysis or bovine somatotrophic hormone[103]. The latter mice also show selective depletion of small lymphocytes from the thymus-dependent areas of the spleen[104]. A further indication of
the interrelation between the thymus and the pituitary is that neonatal thymectomy in mice produces degranulation of the acidophilic growth hormone producing cells of the anterior pituitary. Another indication of the relation between
the endocrine glands and the control of cell-mediated immunity by the thymus
is that the depletion of the recirculating lymphocytes from the thymus-dependent
areas of the spleen in neonatal mice can be considerably reduced by gonadectomy
three to four weeks after birth[105], although there is no return of immunological
capacity in these animals.

F. The Appearance of Lymphoid Tissue under Conditions where Cell-Mediated Immunity Cannot Develop

Impairment of cell-mediated immunity may be the result of influences at a
number of different levels in the sensitization arc[106]. These effects can be divided
into two main groups depending on whether the block is mainly in the periphery
or whether the effect is on the central lymphoid tissues. In this chapter we are
only concerned with the effects on the central lymphoid tissue. In the previous
section the effect of immunosuppressive drugs on the proliferation of lymphocytes involved in cell-mediated immunity has been discussed at length. In this
section emphasis is placed on certain experimental and pathological conditions
where the deficiency in cell-mediated immunity can be correlated with alteration
in the normal morphological reaction of lymph nodes to immunological stimulation.

These conditions can be divided into three groups. In the first there is an
inability of the paracortical areas of lymph nodes or the equivalent area of the
spleen to develop. This is generally due to a deficiency of thymus function in late
foetal or early neonatal life. The second and third are due to pathological changes
affecting lymphoid tissue in the mature individual in conditions where the paracortical tissue is replaced by pathological elements. These may develop in two
ways. In the second group changes occur in the paracortical areas themselves
either by changes occurring in the cells already resident there or transmitted to
the area through the post-capillary venules. In this case the process appears to
start in the paracortical area which gives the appearance of being replaced by
pathological tissue. This appearance can be seen developing in lymph nodes
obtained from patients suffering from Hodgkin's disease, which show the earliest
stages of involvement. A similar pattern may also be seen in the lymph nodes
of experimental animals treated with anti-lymphocyte serum.

In the third group where pathological changes are found in lymphoid tissue
in the mature individual, the pathological tissue originates in other structures
than the paracortical area and extends down into areas which would otherwise
develop into typical paracortical areas as a result of immunological stimulation.
In both these conditions normal lymphocyte proliferation is unable to take place
as a result of an immunological stimulus which might be expected to induce a
cell-mediated immune response. The latter appearance of the extension of pathological process into areas which have the potentiality of becoming normal paracortical areas, is seen in the lymph nodes of patients with sarcoidosis and lepromatous leprosy. In a further group paracortical area cell proliferation may be

[103] Pierpaoli and Sorkin 1967.   [104] Pierpaoli and Sorkin 1969.
[105] Pierpaoli and Sorkin 1968.   [106] Turk and Willoughby 1969.

prevented from developing as a result of excessive proliferation of abnormal cells starting in any site in lymphoid tissue. Theoretically, excessive proliferation of histiocytes in the sinuses of the medulla could eventually compress other areas of lymphoid tissues preventing the development of normal paracortical areas.

1. Lack of Thymus Function in Foetal or Neonatal Life

The appearance of lymph nodes and spleen from mice thymectomized in neonatal life (within 48 hours of birth) was first described by PARROTT, DE SOUSA and EAST (1966). They found that there was marked depletion of lymphocytes from the paracortical areas of lymph nodes and the periarteriolar lymphocytic

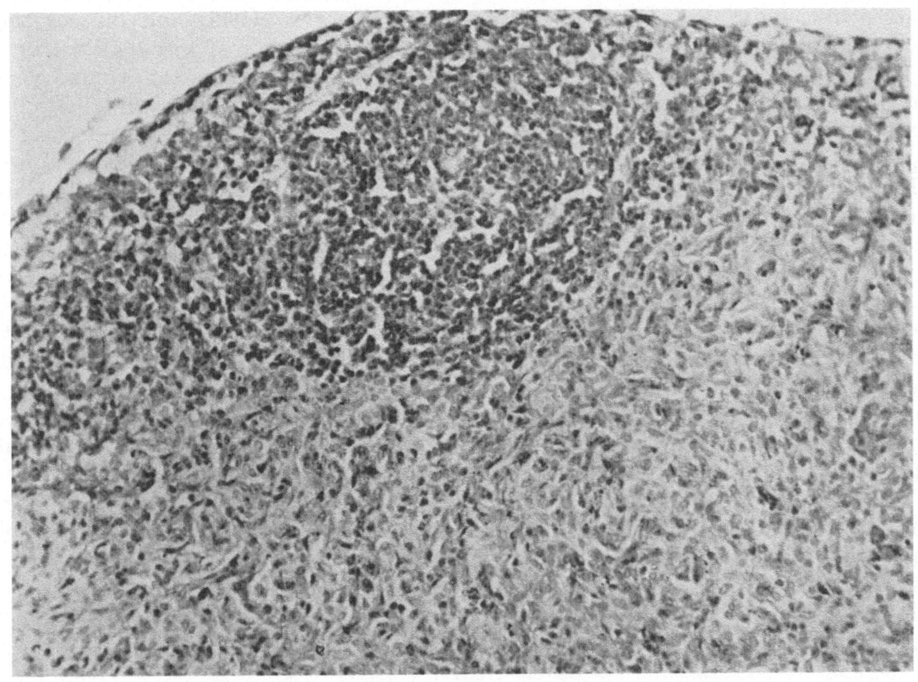

Fig. 13. Auricular lymph node from neonatally thymectomized C₃H/Bl mouse, 3 days after application of oxazolone. Normal lymph follicle. Paracortical area replaced by reticulo-histiocytes ($\times$ 180). (Kindly provided by D. PARROTT and M. DE SOUSA)

sheaths in the spleen. There was no depletion of lymphocytes from the lymph follicles, and plasma cells were found normally in the medulla of the lymph nodes. In the spleen germinal centres could develop normally and plasma cell proliferation in the red pulp was unaffected. If the skin of these mice was painted with a chemical sensitizing agent, such as oxazolone, they were unable to show the proliferation of lymphocytes in paracortical areas, and paracortical areas were replaced by proliferating reticulo-histiocytes (Fig. 13). This was consistent with their inability to develop a normal cell-mediated immune response. On the other hand when stimulated with pneumococcal polysaccharide the lymph nodes of these mice responded with normal germinal centres and plasma cell proliferation in the medulla[107].

[107] PARROTT and DE SOUSA 1966.

A similar appearance has been described in the lymph nodes of rabbits thymectomized at birth and X-irradiated two weeks later[108]. Most of the cortex was reported as consisting of meshes of reticulum cells, and small lymphocytes were almost completely absent from the area round the post-capillary venule. Lymphocytes in lymph follicles were unaffected and germinal centres were seen. Plasma cells proliferated normally in the medullary cords.

Lymphoid tissue has been examined from three babies which died at between three and four months of age with congenital thymic hypoplasia[109]. The lymph nodes showed reticulum cells, clusters of normal appearing plasma cells and very few small lymphocytes. The splenic follicles consisted of clusters of reticulum cells and plasma cells with very few lymphocytes surrounding the central arteriole. Four similar children were examined by FULGINITI, HATHAWAY, PEARLMAN, BLACKBURN, REIQUAM, GITHERS, CLAMAN and KEMPE (1966) and one of these was found to be unable to develop cell-mediated immune responses, as shown by its inability to develop contact sensitivity to dinitrofluorobenzene or to reject skin homografts. Both under experimental conditions in animals and in experiments of nature in man, there is an impairment of ability of lymphoid tissue to respond with the proliferation of lymphocytes in paracortical areas of lymph nodes or the equivalent area of the spleen when there is deficiency of thymus activity in foetal or early neonatal life. This coincides with an inability to develop normal cell-mediated immune responses. In all these cases there is a depletion of lymphocytes from these areas of lymphoid tissue. In some of the experimental conditions and some of the babies, reticulo-histiocytes have been observed at sites where paracortical areas would have developed in the normal unaffected individual. One might speculate that paracortical areas have a dual potentiality. Under normal conditions there is proliferation of lymphocytes. However, if proliferation of lymphocytes is inhibited by lack of thymus function in neonatal life, a second potential becomes apparent, which is the proliferation of reticulo-histiocytes. Such a dual mechanism could account for the fact that in human pathology, one can observe paracortical areas showing predominantly lymphocyte hyperplasia and in other conditions a mixture of lymphocytes and reticulo-histiocytic cells. More investigations must be made before we can understand this mechanism more fully. In our opinion a better understanding of this type of reaction in lymph nodes would be of major importance in the differential diagnosis of diseases of the lymphoid tissue.

2. Pathological Changes Developing in Paracortical Areas in Adults

Pathological changes developing in the paracortical areas of lymph nodes can be seen in guinea pigs treated with antilymphocyte serum. Antilymphocyte serum (ALS) has a preferential effect in suppressing the recirculating pool of long-lived lymphocytes in the peripheral blood[110]. These lymphocytes are influenced by thymus activity in neonatal life[111] and probably contain the cells involved in cell-mediated immunity. As well as reacting with circulating lymphocytes ALS has been found to penetrate the spleen and lymph nodes to a limited extent[112]. Examination of lymph nodes from guinea pigs treated for between three and six days with ALS shows an increasing depletion of small lymphocytes from the paracortical areas. ALS does not appear to have an effect on small lymphocytes in the lymph follicles and the marginal zone round germinal centres considered

[108] HANAOKA, KONDA and TAKIGUCHI 1967.
[109] NEZELOF, JAMMET, LORTHOLARY, LABRUNE and LAMY 1964.
[110] DENMAN, DENMAN and EMBLING 1968.   [111] SCHOOLEY and SHREWSBURY 1967.
[112] DENMAN and FRENKEL 1968.

by Bos (1967) to be of bone-marrow as opposed to thymus origin. ALS also has no effect on the cells of the germinal centres or on the proliferation of plasma cells at the cortico-medullary junction or in the medullary cords. Associated with the progressive depletion of the small lymphocytes from the paracortical zone, there is a gradual replacement of these areas by reticulo-histiocytes, many of which show phagocytic activity (Figs. 14 and 15). Although almost depleted of small lymphocytes, these paracortical areas still show limited numbers of large

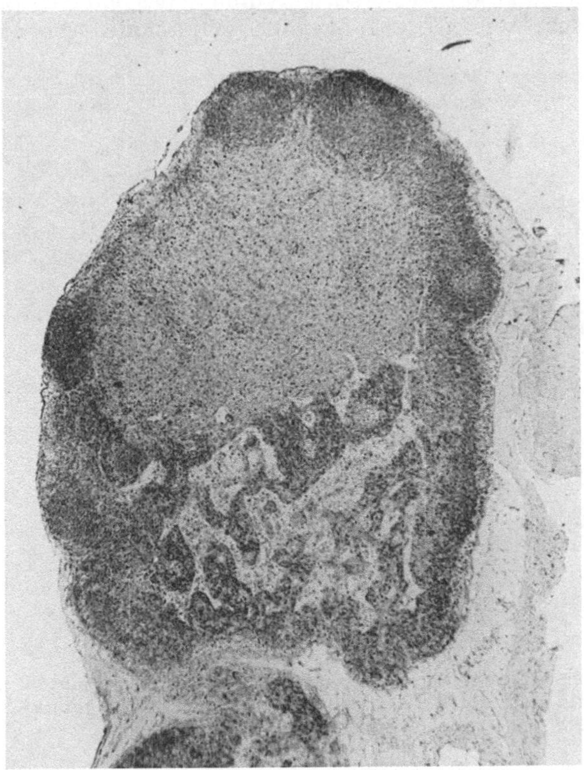

Fig. 14. Auricular lymph node from guinea pig draining area of application of oxazolone, four days previously, also treated for six days with anti-lymphocyte serum. *Note* depletion of lymphocytes from paracortical area but sparing of germinal centres, marginal zone of small lymphocytes and plasma cells in the medulla. Methyl green pyronin × 45. (TURK, WILLOUGHBY and STEVENS 1968)

pyroninophilic cells, some of which are in mitosis, when the tissue, which the lymph node drains, is painted with a chemical sensitizing agent[113]. It is not known whether the proliferation of reticulo-histiocytes in these areas is a direct effect of the antilymphocyte serum on cells in this area or whether this is another example of the dual potentiality of this area. In the latter case depletion of the recirculating pool of long-lived lymphocytes which normally populate this area would result in an accentuation of the second potential which is the proliferation of reticulo-histiocytes.

In Hodgkin's disease the lymph nodes usually examined for diagnostic purposes show destruction of the whole structure of the lymph node. It is known that

[113] TURK, WILLOUGHBY and STEVENS 1968.

there is marked impairment of cell-mediated immunity in Hodgkin's disease. However, the degree of loss of cell-mediated immunity is related to the extent throughout the body to which the lymphoid tissue is replaced[114]. It is well known that there is no impairment of the proliferation of plasma cells in lymph nodes infiltrated with Hodgkin's tissue. Thus we felt it was important to investigate the possibility that the pathological tissue in Hodgkin's disease might originate in the paracortical areas. From a large series of lymph nodes obtained from patients with proved Hodgkin's disease, lymph nodes showing preservation of the original architecture were selected. Six such lymph nodes were examined in detail.

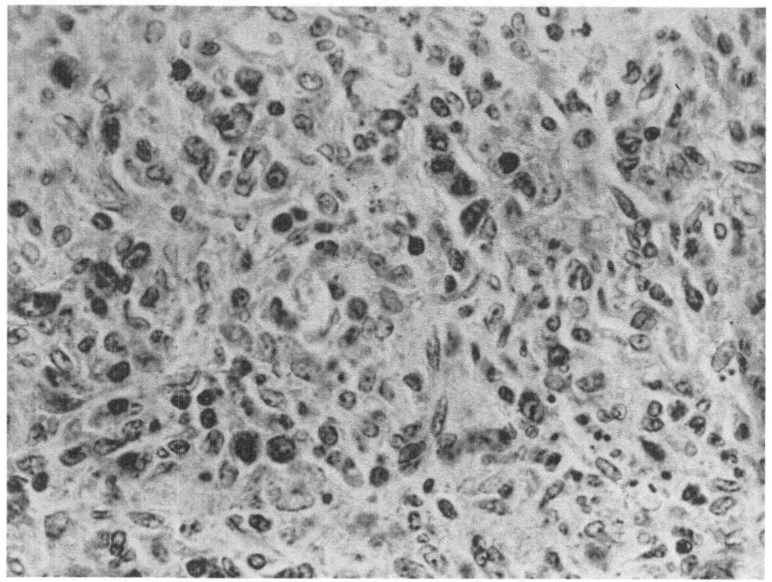

Fig. 15. High power of paracortical area of Fig. 14 showing replacement of this area by proliferating reticulo-histiocytes. Methyl green pyronin × 450. (Turk, Willoughby and Stevens 1968)

In these lymph nodes one could see proliferation of atypical lymphoid cells in localizations similar to the paracortical area developing under controlled immunological stimulation (Fig. 16). High power shows the appearance of atypical reticulum cells similar to those found in other lymph nodes from the same patients, which were completely replaced by the Hodgkin's tissue (Fig. 17). In these lymph nodes the lymph follicles, germinal centres and plasma cells in the medulla are however still present as in a normal tissue. We realize that as such, these lymph nodes are not diagnostic of Hodgkin's disease. Although we have considered these large paracortical areas as a reaction to the malignant proliferation the similarity of the atypical reticulum cells in these areas suggests very strongly that we are dealing with the earliest signs of the involvement of lymphoid tissue by the pathological process. Occasionally one observes a lymph node that has been partially destroyed by Hodgkin's tissue, in which another part of the same node still shows an intact architecture. In this type of node one can see an extension of the pathological process into the paracortical region (Fig. 18). In other nodes large nodules of pathological tissue are formed, again limited to the paracortical area.

[114] Brown, Haynes, Foley, Godwin, Berard and Carbone 1967.

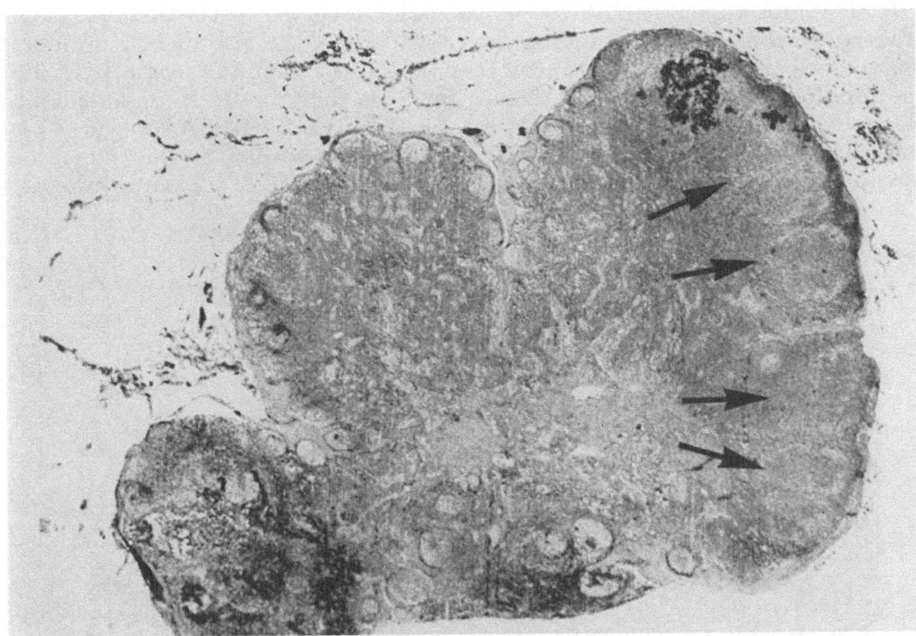

Fig. 16. Lymph node from patient with histologically and clinically proved Hodgkin's disease. This lymph node shows an intact architecture and enlargement of the paracortical areas (indicated by arrows). Haematoxylin eosin × 30

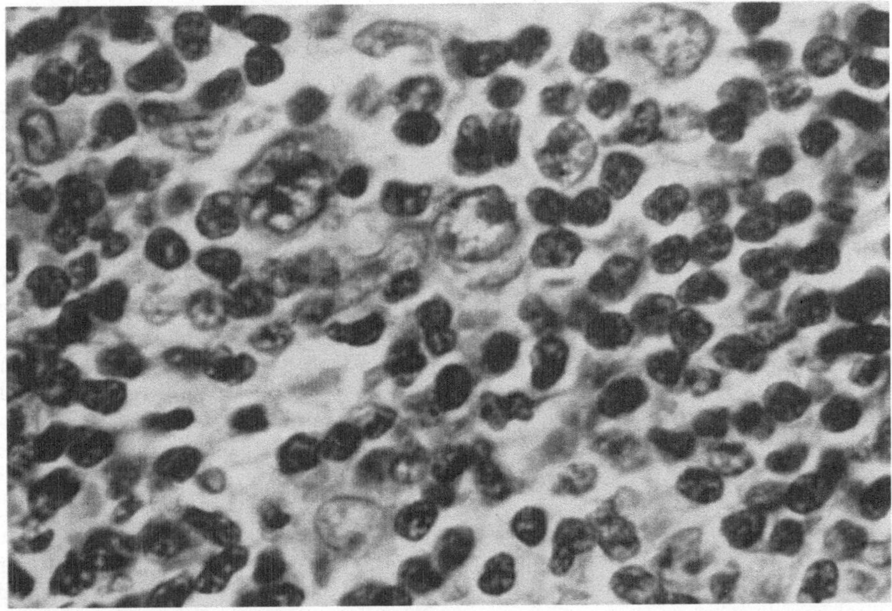

Fig. 17. High power of paracortical area of lymph node of Fig. 16 showing atypical reticulo-histiocytes similar to those found in other lymph nodes completely replaced by Hodgkin's tissue. Haematoxylin eosin × 1,280

It therefore appears that Hodgkin's tissue develops in the first place in the paracortical areas of the lymph node known to be the site of cell proliferation involved in cell-mediated immunity. It is not known what the origin is of the cell type proliferating in Hodgkin's disease but it is thought by some authors to be a pathological reticulo-histiocyte. It is interesting to speculate whether a process is occurring in lymphoid tissue in Hodgkin's disease similar to that which occurs in lymph nodes of experimental animals treated with anti-lymphocyte serum.

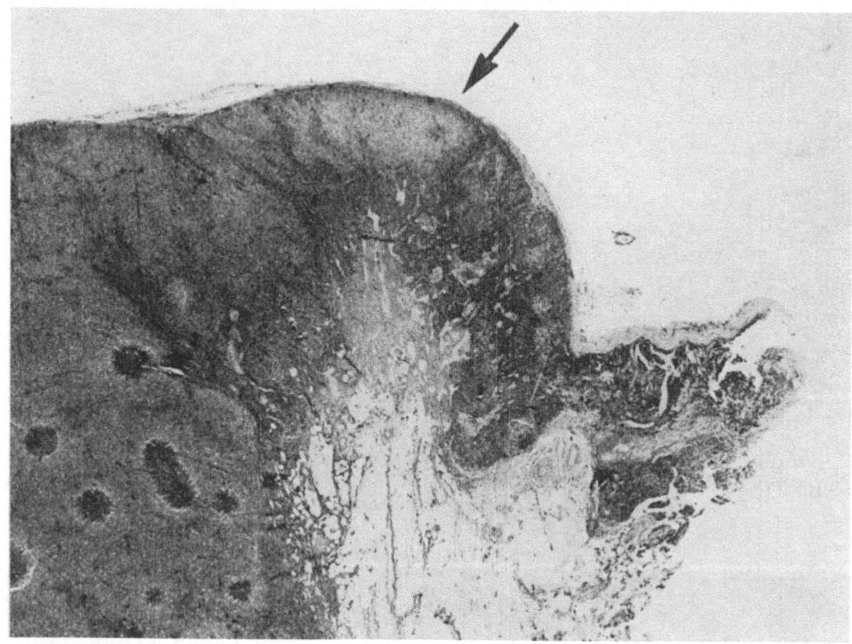

Fig. 18. Human lymph node partially destroyed by Hodgkin's tissue. Pathological process limited to paracortical area indicated by arrow. Haematoxylin eosin × 30

In one case there is a proliferation of malignant reticulo-histiocytes starting in the paracortical areas of the lymph node and invading other areas, in the other there is controlled proliferation of reticulo-histiocytes limited to the paracortical areas. The appearance of the paracortical area in Hodgkin's disease could be another example of the dual potentiality of this area. Hodgkin's disease is characterized by a lack of proliferation of lymphocytes derived from the recirculating pool of long-lived lymphocytes involved in the cell-mediated immune response and excessive proliferation of reticulo-histiocytes in the areas where these lymphocytes proliferate under normal conditions of immunological stimulation. Another example of pathological changes developing in the paracortical area of lymph nodes leading to a deficiency of cell-mediated immunity is found in the Wiskott-Aldrich syndrome[115]. This condition occurs in young children in the early years of life. The children are susceptible to recurrent infections and may die from between one and six years of age. In contrast to other immunological diseases of childhood, the children are normal at birth and tolerate BCG vaccination and vaccination with vaccinia virus. The disease generally begins to become apparent after the first year of life. These children usually show an inability to

[115] Cooper, Chase, Lowman, Krivit and Good 1968.

produce humoral antibodies to certain antigens, especially those with a polysaccharide determinant group. However, some of them also begin to show a deficiency in cell-mediated immunity during the later stages of their disease and may as a result die from infection with herpes simplex, Candida or pneumocystis carinii. Although the thymus of these children is generally normal or if involuted thought to be only secondarily involved consistent with the protracted illness, lymph nodes show a striking depletion of lymphocytes from the paracortical areas. As in other similar conditions the paracortical areas are replaced by marked hyperplasia of reticulo-histiocytes. Germinal centres and plasma cells appear normal. In many nodes and spleens from these patients, the proliferation and accumulation of reticulum cells may be so extensive as to suggest that this response may underlie the widespread reticulum or lymphoreticular malignancies which have appeared in eight patients with this disease[116]. This again is another example of the dual potentiality of the paracortical area and emphasizes the point that in the absence of normal small lymphocytes this area can become the site of proliferation of reticulo-histiocytes which may itself become malignant.

3. The Replacement of the Paracortical Areas by Pathological Tissue Developing in other Areas of the Lymph Node

The appearance of lymph nodes in patients with lepromatous leprosy has been described by TURK and WATERS (1968). The paracortical areas are replaced by reticulo-histiocytes, and there is an absence of small lymphocytes from these areas (Fig. 19). The small lymphocytes in the lymph follicles and in the marginal

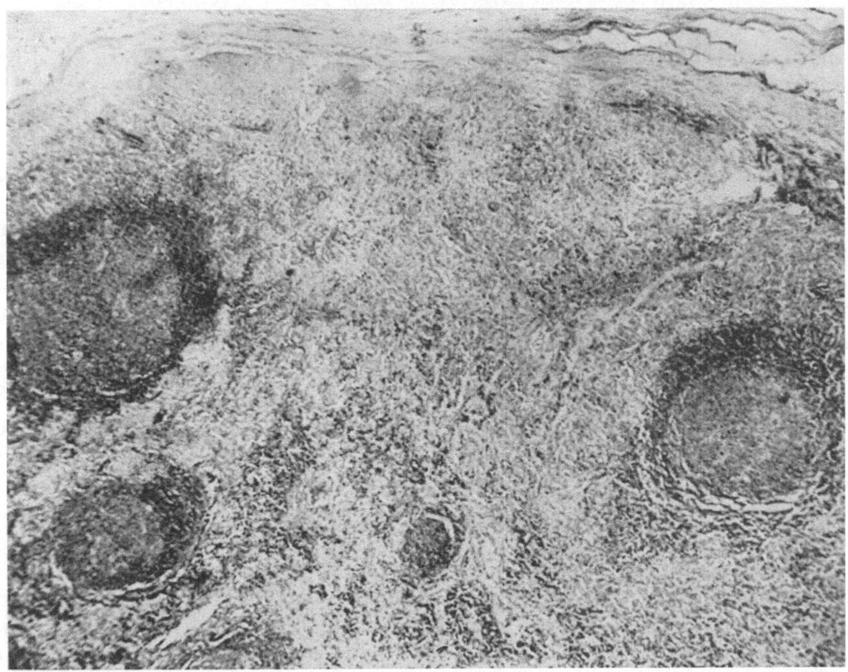

Fig. 19. Human lymph node from patient with lepromatous leprosy. Replacement of lymphocytes of paracortical area by pale staining reticulo-histiocytes. No effect on germinal centres or their marginal zone of small lymphocytes. Methyl green pyronin × 40. (TURK and WATERS 1968)

---

[116] COOPER, LOWMAN, KRIVIT and GOOD 1968.

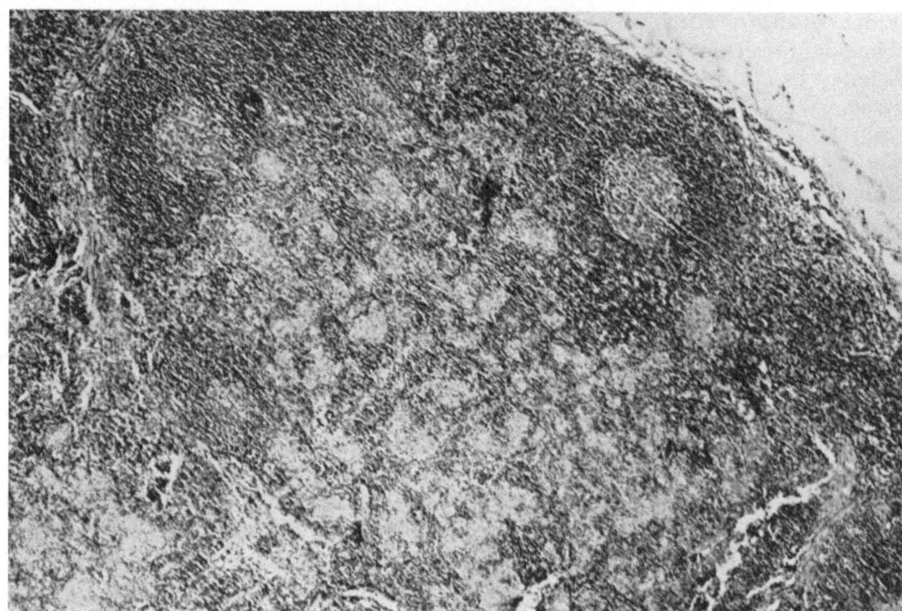

Fig. 20. Human lymph node from patient with sarcoidosis. Localization of pale staining granulomatous tissue to paracortical zone. Haematoxylin eosin × 50

zone surrounding the germinal centres are unaffected by this pathological process. Germinal centres and plasma cells in the medulla and at the cortico-medullary junction develop normally. In severe cases a deficiency of cell-mediated immunity has been reported, over and above the inability of these patients to eliminate the massive infiltration of their tissues with mycobacteria. This is evidenced by the inability of some patients to reject skin homografts and to develop contact sensitivity when chemical sensitizing agents are applied to the skin. The reticulo-histiocytes infiltrating the paracortical areas may have marked phagocytic properties and contain globi of bacilli in advanced cases.

In contrast to the findings in Hodgkin's disease of animals treated with anti-lymphocyte serum, there is no small rim of true cortical lymphocytes. This would indicate the probability that the pathological process replacing the paracortical areas has originated in the cortex underlying the marginal sinus rather than developing in the paracortical area itself. A similar process may be produced in the cortex of lymph nodes draining the site of intradermal injection of alum-precipitated antigens, where a granuloma consisting of similar reticulo-histiocytes can be seen originating in the cortex immediately underlying the marginal sinus and invading the paracortical area.

Sarcoidosis is another disease where there is a deficiency in cell-mediated immunological responses, both tuberculin sensitivity and contact sensitivity to dinitrochlorobenzene. There is a marked variation in the extent of involvement of lymphoid tissue in this disease. In some nodes with only slight involvement, the localization of the granulomatous tissue showed striking suggestion of paracortical localization (Fig. 20). As this appearance could be found in such a small number of lymph nodes from clinically proved cases of sarcoidosis, it is probable that paracortical area involvement results from invasion of this area by pathological reticulo-histiocytes originating in other areas of the lymph node in a process comparable to that found in lepromatous leprosy or in lymph nodes draining granulomas in the skin, induced by the intradermal injection of alum-precipitated antigens. As in lepromatous leprosy the germinal centres and their marginal zone of small lymphocytes can develop normally and plasma cells can develop in the medulla. In some cases where the process is not generalized throughout the lymph node there is a suggestion that the pathological tissue might infiltrate the paracortical area, secondary to an excessive proliferation of reticulo-histiocytes in the medullary sinuses. The relationship between infiltration of the paracortical areas with reticulo-histiocytes in this disease to the impairment of cell-mediated immunity is however far less clear than in the other conditions discussed above, as there is never a complete absence of small lymphocytes from these areas.

G. The Role of Cell-Mediated Immunity in Cancer

Neoplastic cells have been shown to develop new antigens, as a result of which they fail to become recognized by the body as 'self'. The reaction of the body against its own tumours is very similar to the reaction of the body against allogeneic tissue grafts. As the immune response is analogous to that found in homograft rejection it might reasonably be expected that the predominant reaction limiting the proliferation of tumour cells is a cell-mediated rather than a humoral antibody type of reaction. In lymph nodes draining areas of malignant growth, one might expect reactions similar to those in lymph draining the site of a tissue or organ homograft. As discussed above this would involve the proliferation of lymphocytes in enlarged paracortical areas possibly containing significant numbers of large pyroninophilic cells (immunoblasts). Fragments of mammary carcinoma from C_3H mice were transplanted into the ear of other histocompatible C_3H mice which did not have any neoplastic predisposition as they were from a strain which had been fostered to eliminate the presence of 'milk factor'. The draining lymph nodes of the ear were examined 2, 4, 6, 8, 14 and 21 days after transplantation. There was clear increase in the size of the paracortical areas of the lymph node starting six days after transplantation, and this increase was associated with the presence of numerous immunoblasts in this area. After 21 days the animals had to be killed because of the destructive effect of the primary tumour, but it was noted, in keeping with the marked immunological response in the draining lymph node, that the tumour had failed to metastasise.

A similar picture has been observed by KRÜGER (1967) in mouse lymph nodes draining the site of a transplanted syngeneic methyl-cholanthrene induced sarcoma. Although the proliferation of lymphocytes in paracortical areas as such are not described by this author, it is obvious from his excellent photographs that the response in the lymph nodes is similar to that which we observed in lymph nodes draining the site of implantation of a syngeneic mammary carcinoma. He observed immunoblasts occurring in profusion in what he described as lymphocytic nodules in the lymph nodes and which from his photographs appear to be typical paracortical areas.

In relation to these experimental findings, it is interesting to observe that in several lymph nodes draining carcinomas in man there exist large typical paracortical immunoblasts (Fig. 21). It would therefore be of interest to attempt a correlation of the defence of the human body against tumours with an increase in the size of the paracortical areas of the draining lymph nodes. In our opinion such a correlation might turn out to be of more importance than a study of plasma cell reaction and germinal centre formation.

If patients with widespread metastases show impairment of cell-mediated immune responses, there are three possibilities which come to mind to explain the relationship. In one case it may be that the tumour tissue itself infiltrates paracortical areas and prevents lymphocyte proliferation. Another possibility is that the block in cell-mediated immunity is a block of the ability of sensitized lymphocytes to react with antigen in the periphery, due to the consumption of pharmacological intermediaries, such as complement, which are necessary for these reactions to take place. Finally it is considered by many that the reason

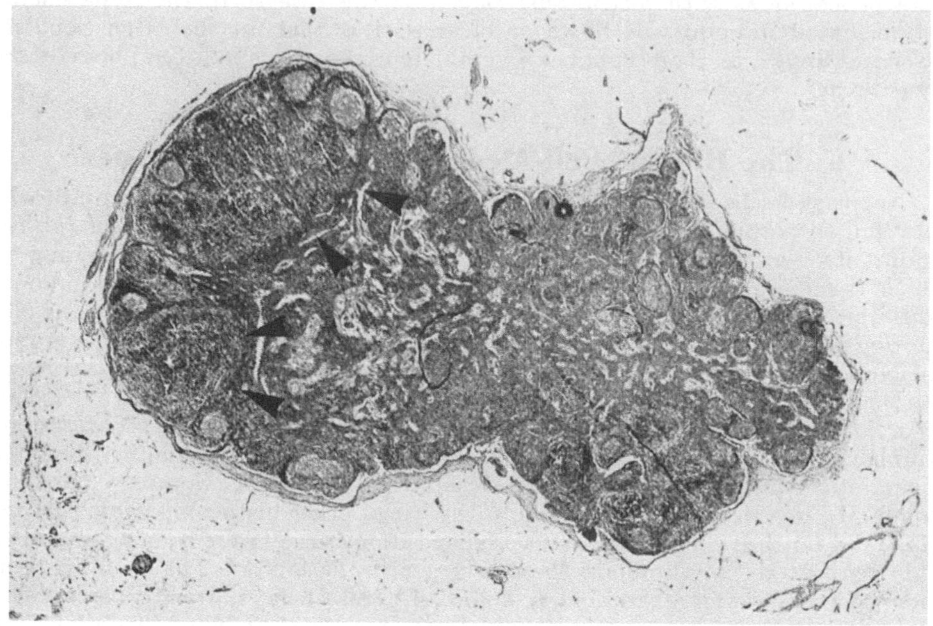

Fig. 21. Human lymph node draining cervical carcinoma. Enlarged paracortical areas indicated by arrows. Haematoxylin eosin × 30

why tumours metastasize is a fundamental failure in the cell-mediated immune mechanism, as a result of which tumour growth becomes uncontrolled. Under such circumstances inability to show other cell-mediated immune reactions such as delayed hypersensitivity to bacterial antigens and contact sensitivity to simple chemical sensitizing agents would be further evidence for a central failure of this process. It will therefore be necessary in the future for pathologists to examine lymphoid tissue in patients dying from widespread metastases to look for evidence which might throw some light on the role of immunological mechanisms in controlling the spread of metastases, and to look for reasons why under certain circumstances this might break down.

Summary

Cell-mediated immune processes are involved in bacterial allergy (e.g. the tuberculin reaction), contact sensitivity to simple chemicals, allograft rejection, immunity to certain microorganisms e.g. mycobacteria, protozoa, fungi, viruses and in certain experimental autoimmune states. The cells involved in this specific immunological process belong to the mobile pool of long-lived lymphocytes. The activity of these cells is dependent on thymus integrity in early foetal and neonatal life. It is suggested that first contact of these cells with antigen takes place peripherally in the skin or other tissues. Following first contact the cells pass down to the paracortical areas of the lymph nodes or the equivalent area of the spleen where they find the right milieu for proliferation. The lymphocytes produced by this first phase of proliferation probably pass out into the circulation and also localize in similar areas of lymphoid tissues. There is a latent period of at least four days following contact between non-sensitized cells and antigen during which there is massive proliferation of lymphocytes in the regional lymph nodes. Following this, sensitized lymphocytes are found in the peripheral blood capable of reacting with antigen. The nature of the recognition factor by which lymphocytes react specifically with antigen is not known. However as a result of this interaction soluble materials are released which have a pharmacological effect on macrophages. Such lymphocytes are directly cytotoxic for target cells *in vitro*, and may also produce a soluble factor which is cytoxic for cells in culture.

A similar proliferation of lymphocytes has been found to be associated with the production of antibodies against certain antigens in some species. These antibodies need thymus integrity in neonatal life for their full production. These include the antibodies against sheep red cells in the mouse. However it is not necessary for the production of antibodies in the mouse to hemocyanin, pneumococcal polysaccharide and salmonella flagella antigen.

The thymus and through it the proliferation of lymphocytes engaged in cell-mediated immune processes depend on intact pituitary-thyroid interaction and thus cell-mediated immunity is deficient in pituitary dwarf mice.

There are also a number of conditions in which proliferation of lymphocytes in the paracortical areas of lymphoid tissue cannot take place, and as a result cell-mediated immunity is deficient. These include neonatal thymectomy in mice and its human counterpart — congenital thymic hypoplasia. There are also a number of conditions where the paracortical areas of lymphoid tissue are replaced by pathological tissue. These include lepromatous leprosy, the Wiskott-Aldrich syndrome, Hodgkin's disease and Sarcoidosis. Antilymphocytic serum depletes the circulating pool of mobile small lymphocytes which are influenced by the thymus in neonatal life. As a result of this animals treated with ALS also have their paracortical areas depleted of small lymphocytes and are defective in cell-mediated immunity. In all these conditions where the paracortical areas are depleted of small lymphocytes they are replaced by reticulo-histiocytes which could have the potential of malignant proliferation.

Finally proliferation of lymphocytes has been observed in the paracortical areas of lymph nodes draining the site of the proliferation of malignant tissue. It is probable that cell-mediated immune processes are associated with the control of the spread of cancer cells throughout the body. Thus it is suggested that an attempt should be made to correlate the defence of the body against cancer with an increase in the size of the paracortical areas of the draining lymph nodes.

References

ALEXANDER, P.: Treatment of experimental tumours with immune lymphocytes. In: Gammapathies, Infections, Cancer and Immunity (eds. V. CHINI, L. BONOMO and C. SIRTORI), p. 81—89. Milan: Carlo Erba Foundation 1968. — ANDRÉ, J. A., SCHWARTZ, R. S., MITUS, W. J., DAMASHEK, W.: Lymphoid responses to skin homografts. I. First and second set responses in normal rabbits. Blood **19**, 313—333 (1962a). ~ Lymphoid responses to skin homografts. II. Effects of antimetabolites. Blood **19**, 334—348 (1962b). — ANDRÉ-SCHWARTZ, J.: The morphological responses of the lymphoid system to homografts. III. Electron microscopy study. Blood **24**, 113—133 (1964). ARNASON, B. O., JANKOVIC, B. D., WAKSMAN,

B. H.: The role of the thymus in immune reactions in rats. In: The Thymus in Immunobiology (eds. Good, R. A., and Gabrielsen, A. E.), p. 492—503. New York: Hoeber 1964. — Asakuma, R., Reif, A. E.: The specificity of antilymphocyte sera to thymic, splenic, and leukemic lymphocytes. Cancer Res. 28, 707—715 (1968). — Auerbach, R.: Experimental analysis of the origin of cell types in the development of the mouse thymuses. Develop. Biol. 3, 336—354 (1961). ~ Embryogenesis of immune systems. In: Thymus. Experimental and Clinical Studies (eds. Wolstenholme, G. E. W., and Porter, R.), p. 39—49. London: Churchill 1966.

Balfour, B. M., Cooper, E. H., Alpen, E. L.: Morphological and kinetic studies on antibody producing cells in rat lymph nodes. Immunology 8, 230—244 (1965). — Barker, C. F., Billingham, R. E.: The role of regional lymphatics in the skin homograft response. Transplantation 5, 962—966. ~ Conference on Transplantation, Santa Barbara. Baltimore: William & Wilkins Co. 1967. — Baroni, C.: Thymus, peripheral lymphoid tissues and immunological responsiveness of the pituitary dwarf mouse. Experientia (Basel) 23, 282—283 (1967). — Baroni, C., Tiepolo, L.: The thymus in the pituitary dwarf mouse. In: The Lymphocyte in Immunology and Haemopoiesis (ed. Yoffey, J. M.), p. 56—61. London: Edward Arnold 1967. — Bauer, J. A., Jr., Stone, S. H.: Isologous and homologous lymphoid transplants. I. The transfer of tuberculin hypersensitivity in inbred guinea pigs. J. Immunol. 86, 177—189 (1961). — Bennett, B., Bloom, B. R.: Reactions *in vivo* and *in vitro* produced by a soluble substance associated with delayed-type hypersensitivity. Proc. nat. Acad. Sci. (Wash.) 59, 756—762 (1968). — Billingham, R. E., Brent, L., Medawar, P. B.: Quantitative studies on tissue transplantation immunity. II. The origin, strength and duration of actively and adoptively acquired immunity. Proc. roy. Soc. B 143, 58—80 (1954). — Binet, J. L., Mathé, G.: Optical and electron microscope studies of 'immunologically competent cells' in graft reactions. Nature (Lond.) 193, 992—993 (1962). — Bloom, B. R., Bennet, B.: Mechanism of a reaction *in vitro* associated with delayed-type hypersensitivity. Science 153, 80—82 (1966). — Bloom, W., Fawcett, D. W.: A Textbook of Histology, p. 397. Philadelphia: W. B. Saunders Co. 1968. — Bos, W. H.: Recirculatie en Transformatie van Lymphocyten. Thesis, University of Groningen 1967. — Bouin, P.: Eléments d'Histologie, p. 255. Paris: Librairie Felix Alcan 1929. — Boyse, E. A., Old, L. J., Stockert, E.: The TL (Thymus Leukemia) antigen: a review. In: Immunopathology, IVth International Symposium (eds. Grabar, P., and Miescher, P. A.), p. 23—40. Basel: Schwabe 1965. — Brent, L., Brown, J. B., Medawar, P. B.: Skin transplantation immunity in relation to hypersensitivity. Lancet 1958 II, 561—564. — Brown, R. S., Haynes, H. A., Foley, H. T., Godwin, H. A., Berard, C. W., Carbone, P. P.: Hodgkin's Disease. Immunological, clinical and histologic features of 50 untreated patients. Ann. intern. Med. 67, 291—302 (1967). — Burwell, R. G., Gowland, G.: Lymph node reactivity to homografts of cancellous bone. Nature (Lond.) 188, 159—160 (1960).

Chase, M. W.: The cellular transfer of cutaneous hypersensitivity to tuberculin. Proc. Soc. exp. Biol. (N.Y.) 59, 134—135 (1945). — Congdon, C. C.: Effect of injection of foreign bone marrow on the lymphatic tissues of normal mice. J. nat. Cancer Inst. 28, 305—329 (1962). — Cooper, M. D., Chase, H. P., Lowman, J. T., Krivit, W., Good, R. A.: Wiskott-Aldrich Syndrome. An immunologic deficiency disease involving the afferent limb of immunity. Amer. J. Med. 44, 499—511 (1968). — Copenhaver, W. M.: Bailey's Textbook of Histology. Baltimore: Williams & Wilkins Co. 1964.

Damashek, W.: Immunoblasts and immunocytes — An attempt at a functional nomenclature. Blood 21, 243—245 (1963). — David, J. R.: Delayed hypersensitivity *in vitro:* Its mediation by cell-free substances formed by lymphoid cell-antigen interaction. Proc. nat. Acad. Sci. (Wash.) 56, 72—77 (1966). — Davies, A. J. S., Carter, R. L., Leuchars, E., Wallis, V., Koller, P. C.: The morphology of immune reactions in normal, thymectomised and reconstituted mice. I. The response to sheep erythrocytes. Immunology 16, 57—69 (1969). — Davies, A. J. S., Leuchars, E., Wallis, V., Koller, P. C.: The mitotic response of thymus-derived cells to antigenic stimulus. Transplantation 4, 438—451 (1966). — Denman, A. M., Denman, E. J., Embling, P. H.: Changes in the lifespan of circulating small lymphocytes in mice after treatment with anti-lymphocyte globulin. Lancet 1968 I, 321—325. — Denman, A. M., Frenkel, E. P.: Mode of action of antilymphocyte globulin. I. The distribution of rabbit antilymphocyte globulin injected into rats and mice. Immunology 14, 107—113 (1968). ~ Mode of action of antilymphocyte globulin. II. Changes in the lymphoid cell population in rats treated with antilymphocyte globulin. Immunology 14, 115—126 (1968). — Diengdoh, J. V., Turk, J. L.: The immunological significance of lysosomes within lymphocytes *in vivo.* Nature (Lond.) 207, 1405—1406 (1965). ~ A cytochemical study of the cellular changes in lymph nodes during the development of contact sensitivity and its inhibition by methotrexate. Int. Arch. Allergy 29, 224—239 (1966). — Dierks, R. E., Shepard, C. C.: Effect of phytohemagglutinin and various mycobacterial antigens on lymphocyte cultures from leprosy patients. Proc. Soc. exp. Biol. (N.Y.) 127, 391—395 (1968). — Dukor, P.,

MILLER, J. F. A. P., SACQUET, E.: The immunological responsiveness of germ-free mice thymectomised at birth. II. Lymphoid tissue and histopathology. Clin. exp. Immunol. 3, 191—212 (1968). — DUNN, T. B.: Normal and pathologic anatomy of the reticular tissue in laboratory mice, with a classification and discussion of neoplasms. J. nat. Cancer Inst. 14, 1281—1391 (1954). — DUTTON, R. W., EADY, J. D.: An *in vitro* system for the study of the mechanism of antigenic stimulation in the secondary response. Immunology 7, 40—53 (1964).

FABRO, S., SMITH, R. L., WILLIAMS, R. T.: Thalidomide as a possible biological acylating agent. Nature (Lond.) 208, 1208—1209 (1965). — FAGRAEUS, A.: Antibody production in relation to the development of plasma cells. *In vivo* and *in vitro* experiments. Acta med. scand. 130, Suppl. 204 (1948). — FAIGLE, J. W., KEBERLE, H., REISS, W., SCHMID, K.: The metabolic fate of thalidomide. Experientia (Basel) 18, 389—397 (1962). — FINSTAD, J., GOOD, R. A.: Phylogenetic studies of adaptive immune responses in the lower vertebrates. In: Phylogeny of Immunity (eds. SMITH, R. T., MIESCHER, P. A., and GOOD, R. A.), p. 173—189. Gainsville: University of Florida Press 1966. — FJELDE, A., TURK, J. L.: Induction of an immunological response in local lymph nodes by chemical carcinogens. Nature (Lond.) 205, 813—815 (1965). — FORD, C. E.: Traffic of lymphoid cells in the body. In: Thymus. Experimental and Clinical Studies (eds. WOLSTENHOLME, G. E. W., and PORTER, R.), p. 131—152. London: Churchill 1966. — FREY, J. R., WENK, P.: Experimental studies on the pathogenesis of contact eczema in the guinea pig. Int. Arch. Allergy 11, 81—100 (1957). ~ Über die Funktion der regionalen Lymphknoten bei der Entstehung des Dinitrochlorbenzol-Kontaktekzems am Meerschweinchen. Dermatologica (Basel) 116, 243—259 (1958). — FRIEDMAN, R. M., BUCKLER, C. E.: Methotrexate inhibition of tuberculin hypersensitivity in inbred guinea pigs. J. Immunol. 91, 846—850 (1963). — FULGINITI, V. A., HATHAWAY, W. E., PEARLMAN, D. S., BLACKBURN, W. R., REIQUAM, C. W., GITHERS, J. H., CLAMAN, H. N., KEMPE, C. H.: Dissociation of delayed-hypersensitivity and antibody-synthesising capacities in man. Lancet 1966 II, 5—8.

GERSHON, R. K., WALLIS, V., DAVIES, A. J. S., LEUCHARS, E.: Inactivation of thymus cells after multiple injections of antigen. Nature (Lond.) 218, 380—381 (1968). — GINSBURG, H.: Graft versus host reaction in tissue culture. I. Lysis of monolayers of embryo mouse cells from strains differing in the H-2 histocompatibility locus by rat lymphocytes sensitized *in vitro*. Immunology 14, 621—635 (1968). — GOOD, R. A., FINSTAD, J., POLLARA, B., GABRIELSEN, A. E.: Morphologic studies on the evolution of the lymphoid tissues among the lower vertebrates. In: Phylogeny of Immunity (eds. SMITH, R. T., MIESCHER, P. A., and GOOD, R. A.), p. 149—170. Gainsville: University of Florida Press 1966. — GOTOFF, S. P.: Lymphocytes in congenital immunological deficiency diseases. Clin. exp. Immunol. 3, 843—856 (1968). — GOWANS, J. L., KNIGHT, E. J.: The route of re-circulation of lymphocytes in the rat. Proc. roy. Soc. B 159, 257—282 (1964). — GOWANS, J. L., MCGREGOR, D. D.: The immunological activities of lymphocytes. In: Progr. Allergy (eds. KALLOS, P., and WAKSMAN, B. H.), vol. 9, p. 1—78. Basel: Karger 1965. — GOWANS, J. L., MCGREGOR, D. D., COWEN, D. M., FORD, C. E.: Initiation of immune responses by small lymphocytes. Nature (Lond.) 196, 651—655 (1962).

HALL, J. G.: Studies of the cells in the afferent and efferent lymph of lymph nodes draining the site of skin homografts. J. exp. Med. 125, 737—754 (1967). — HAM, A. W.: Histology, p. 314. London: Pitman 1965. — HAN, S. S., JOHNSON, A. G.: Radioautographic and electron-microscopic evidence of rapid uptake of antigen by lymphocytes. Science 153, 176—178 (1966). — HANOAKA, M., KONDA, S., TAKIGUCHI, T.: Histological appearance of lymph nodes of rabbits after thymectomy or appendectomy at birth followed by X-irradiation and injection of antigens. Acta haemat. jap. 30, 69—80 (1967). — HELLMANN, K., DUKE, D. I., TUCKER, D. F.: Prolongation of skin homograft survival by thalidomide. Brit. med. J. 1965 II, 687—689. — HELMAN, T.: Die Lymphknötchen und die Lymphknoten. Handbuch der mikroskopischen Anatomie des Menschen (hrsg. von MÖLLENDORF), Bd. 6, Teil 1, S. 343. Berlin: Springer 1930. — HONG, R., KAY, H. E. M., COOPER, M. D., MEUWISSEN, H., ALLAN, M. J. G., GOOD, R. A.: Immunological restitution in lymphopenic immunological deficiency syndrome. Lancet 1968 I, 503—506. — HUMPHREY, J. H.: The non-specific globulin response to Freund's adjuvant. Colloq. Centre nat. Rech. Sci. 116, 401—409 (1963).

KEUNING, F. J., VAN DER MEER, J., NIEUWENHUIS, P., OUDENDIJK, P.: The histophysiology of the antibody response. II. Antibody responses and splenic plasma cell reactions in sublethally X-irradiated rabbits. Lab. Invest. 12, 156—170 (1963). — KRÜGER, G.: Morphologic studies of lymphoid tissues during the growth of an isotransplanted mouse tumor. J. nat. Cancer Inst. 39, 1—15 (1967).

LANDSTEINER, K.: Specificity of serological reactions. Boston: Harvard University Press 1945. — LANDSTEINER, K., CHASE, M. W.: Experiments on transfer of cutaneous sensitivity to simple compounds. Proc. Soc. exp. Biol. (N.Y.) 49, 688—690 (1942). — LING, N. R.: Lymphocyte Stimulation. Amsterdam: North-Holland Publishing Company 1968. — LINNA, T. J.: Cell migration from the thymus to other lymphoid organs in hamsters of different ages. Blood 31, 727—746 (1968).

Macher, E.: Die Reaktion der regionären Lymphknoten beim tierexperimentellen allergischen Kontaktekzem. II. Mitteilung. Histologische Untersuchungen. Hautarzt 13, 126—131 (1962a). ~ Die Reaktion der regionären Lymphknoten beim tierexperimentellen allergischen Kontaktekzem. III. Mitteilung. Cytologische Untersuchungen. Hautarzt 13, 174—179 (1962b). — Martin, W. J., Miller, J. F. A. P.: Cell to cell interaction in the immune response. IV. Site of action of antilymphocyte globulin. J. exp. Med. 128, 855—874 (1968). — Martinez, C., Kersey, J., Papermaster, B. W., Good, R. A.: Skin homograft survival in thymectomised mice. Proc. Soc. exp. Biol. (N.Y.) 109, 193—196 (1962). — McCluskey, R. T., Benacerraf, B., McCluskey, J. W.: Studies on the specificity of the cellular infiltrate in delayed hypersensitivity reactions. J. Immunol. 90, 466—477 (1963). — Medawar, P. B.: The behaviour and fate of skin autograft and skin homograft in rabbits. J. Anat. (Lond.) 78, 176—199 (1944). ~ — The Croonian Lecture. The homograft reaction. Proc. roy. Soc. B 149, 145—165 (1958). — Metchnikoff, E.: Immunity to Infective Diseases. Cambridge: Cambridge University Press 1905. — Micklem, H. S., Brown, J. A. H.: Germinal Centers, Allograft sensitivity and iso-antibody formation in skin allografted mice. In: Germinal Centers in Immune Responses (eds. Cottier, H., Odartchenko, N., Schindler, R., and Congdon, C. C.), p. 277—285. Berlin-Heidelberg-New York: Springer 1967. — Miller, J. F. A. P.: Immunological function of the thymus. Lancet 1961 II, 748—749. ~ — The thymus — yesterday, today, and tomorrow. Lancet 1967 II, 1299—1302. — Miller, J. F. A. P., Osoba, D.: Current concepts of the immunological function of the thymus. Physiol Rev. 47, 437—520 (1967). — Mills, J. A.: The immunologic significance of antigen induced lymphocyte transformation in vitro. J. Immunol. 97, 239—247 (1966). — Mitchison, N. A.: Passive transfer of transplantation immunity. Nature (Lond.) 171, 267—268 (1953).

Nagaya, H., Sieker, H. O.: Allograft survival. Effect of antiserum to thymus glands and lymphocytes. Science 150, 1181—1182 (1965). — Nahmias, A. J., Griffith, D., Salsbury, C., Yoshida, K.: Thymic aplasia with lymphopenia, plasma cells, and normal immunoglobulins. J. Amer. med. Ass. 201, 729—734 (1967). — Nezelof, C., Jammet, M. L., Lortholary, P., Labrune, B., Lamy, M.: L'hypoplasie héréditaire du thymus: sa place et sa responsabilité dans une observation d'aplasie lymphocytaire normoplasmacytaire et normoglobulinémique du nourisson. Arch. franç. Pédiat. 21, 897—920 (1964).

Oort, J., Turk, J. L.: A histological and autoradiographic study of lymph nodes during the development of contact sensitivity in the guinea pig. Brit. J. exp. Path. 46, 147—154 (1965). — Oppenheim, J. J., Wolstencroft, R. A., Gell, P. G. H.: Delayed hypersensitivity in the guinea pig to a protein-hapten conjugate and its relationship to in vitro transformation of lymph node, spleen, thymus and peripheral blood lymphocytes. Immunology 12, 89—102 (1967).

Parrott, D. M. V., Sousa, A. B. de: Changes in the thymus-dependent area of lymph nodes after immunological stimulation. Nature (Lond.) 212, 1316—1317 (1966). ~ The persistence of donor-derived cells in thymus grafts, lymph nodes and spleens of recipient mice. Immunology 13, 193—200 (1967) — Parrott, D. M. V., Sousa, A. B. de, East, T.: Thymus dependent areas in the lymphoid organs of neonatally thymectomised mice. J. exp. Med. 123, 119—204 (1966). — Petris, S. de, Karlsbad, J. G., Pernis, B., Turk, J. L.: The ultrastructure of cells pressent in lymph nodes during the development of contact sensitivity. Int. Arch. Allergy 29, 112—130 (1966). — Pierce, J. C.: Quantitation of lymphocyte production in normal and stimulated lymph nodes. Transplantation 5, 967—970 (1967). — Pierpaoli, W., Sorkin, E.: Relationship between thymus and hypophysis. Nature (Lond.) 215, 834—837 (1967). ~ Effect of gonadectomy on the peripheral lymphatic tissue of neonatally thymectomised mice. Brit. J. exp. Path. 49, 288—293 (1968). ~ Effect of growth hormone and anti-growth hormone serum on the lymphatic tissue and the immune response. Antibiotica et Chemotherapia, vol. 15, p. 122. Basel: Karger 1969. — Porter, K. A., Cooper, E. H.: Transformation of adult allogeneic small lymphocytes after transfusion into newborn rats. J. exp. Med. 115, 997—1008 (1962). — Potworowski, E. F., Nairn, R. C.: Specific antigenicity of thymocytes. Nature (Lond.) 213, 1135—1136 (1967). — Prendergast, R. A.: Cellular specificity in the homograft reaction. J. exp. Med. 119, 377—387 (1964).

Römer, P. H., Joseph, K.: Experimentelle Tuberkulosestudien. Beitr. Klin. Tuberk. 17, 281—285 (1910). — Rosenau, W., Moon, H. D.: Lysis of homologous cells by sensitized lymphocytes in tissue culture. J. nat. Cancer Inst. 27, 471—477 (1961).

Schooley, J. C., Shrewsbury, M. M.: The thymus and the recirculating lymphocyte pool. In: The Lymphocyte in Immunology and Haemopoiesis (ed. Yoffey, J. M.), p. 366—376. London: Edward Arnold 1967. — Scothorne, R. J., McGregor, I. A.: Cellular changes in lymph nodes and spleen following skin homografting in the rabbit. J. Anat. (Lond.) 89, 283—292 (1955). — Sell, S., Gell, P.G. H.: Studies on rabbit lymphocytes in vitro. I. Stimulation of blast transformation with an anti-allotype serum. J. exp. Med. 122, 423—439 (1965a). — Smith, C.: Studies on the thymus of the mammal. XIV. Histology and histochemistry of embryonic and early postnatal thymuses of C57 Bl/6 and AKR strain mice. Amer. J. Anat. **116**, 611—621 (1965). — SNELL, G. D.: Dwarf, a new mendeliam recessive character of the house mouse. Proc. nat. Acad. Sci. (Wash.) **15**, 733—734 (1929). — SPECTOR, W. G., COOTE, E.: Differentially labelled blood cells in the reaction to paraffin oil. J. Path. Bact. **90**, 589—598 (1965). — SPECTOR, W. G., WILLOUGHBY, D. A.: The origin of mononuclear cells in chronic inflammation and tuberculin reactions in the rat. J. Path. Bact. **96**, 389—399 (1968). — STRAUSS, W.: Comparative observations on lysosomes and phagosomes in kidney and liver of rats after administration of horse-radish peroxidase. In: Lysosomes. A Ciba Foundation Symposium (eds. DE REUCK, A. V. S., and CAMERON, M. P.), p. 151. London: Churchill 1963. — STROBER, S., GOWANS, J. L.: The role of lymphocytes in the sensitization of rats to renal homografts. J. exp. Med. **122**, 347—360 (1965).

TURK, J. L.: The passive transfer of delayed hypersensitivity in guinea pigs by the transfusion of isotopically labelled lymphoid cells. Immunology **5**, 478—488 (1962). ~ Studies on the mechanism of action of metotrexate and cyclophosphamide on contact sensitivity in the guinea pig. Int. Arch. Allergy **24**, 191—200 (1964). ~ Response of lymphocytes to antigen. Transplantation **5**, 952—961 (1967a). ~ Action of lymphocytes in transplantation. Symp. Tissue Org. Transplant. Suppl. J. clin. Path. **20**, 423—429 (1967b). ~ Delayed Hypersensitivity. North-Holland Research Monograph 'Frontiers of biology', vol. 4. Amsterdam: North-Holland Publ. Co. 1967c. ~ Cytology of the induction of hypersensitivity. Brit. med. Bull. **23**, 3—8 (1967d). — TURK, J. L., HEATHER, C. J.: A histological study of lymph nodes during the development of delayed hypersensitivity to soluble antigens. Int. Arch. Allergy **27**, 199—212 (1965). — TURK, J. L., HELLMANN, K., DUKE, D. I.: Effect of thalidomide on the immunological response in local lymph nodes after a skin homograft. Lancet **1966 I**, 1134—1136. — TURK, J. L., OORT, J.: A histological study of the early stages of the development of the tuberculin reaction after passive transfer of cells labelled with ³H-thymidine. Immunology **6**, 140—147 (1963). ~ Germinal center activity in relation to delayed hypersensitivity. In: Germinal Centers in Immune Responses (eds. COTTIER, H., ODARTCHENKO, N., SCHINDLER, R., and CONGDON, C. C.), p. 311—316. Berlin-Heidelberg-New York: Springer 1967. — TURK, J. L., POLÁK, L.: Studies on the origin and reactive ability *in vivo* of peritoneal exudate cells in delayed hypersensitivity. Int. Arch. Allergy **31**, 403—416 (1967). — TURK, J. L., STONE, S. H.: Implications of the cellular changes in lymph nodes during the development and inhibition of delayed type hypersensitivity. In: Cell-bound Antibodies (eds. AMOS, B., and KOPROWSKI, H.), p. 51—60. Philadelphia: Wistar Institute Press 1963. — TURK, J. L., WATERS, M. F. R.: The immunological basis for depression of cellular immunity and the delayed allergic response in patients with lepromatous leprosy. Lancet **1968 II**, 436—438. — TURK, J. L., WILLOUGHBY, D. A.: Central and peripheral effect of antilymphocyte sera. Lancet **1967 I**, 249—251. ~ An analysis of the multiplicity of the effects of antilymphocyte serum — A comparison with the action of other immunosuppressive agents in the cell-mediated immune response and non-specific inflammation. In: Antibiotica et Chemotherapia, vol. 15, p. 267. Basel: Karger 1969. — TURK, J. L., WILLOUGHBY, D. A., STEVENS, J. E.: An analysis of the effect of some types of antilymphocyte sera on contact hypersensitivity and certain models of inflammation. Immunology **14**, 683—695 (1968).

UHR, J. W., SALVIN, S. B., PAPPENHEIMER, A. M. Jr.: Delayed hypersensitivity. II. Induction of hypersensitivity in guinea pigs by means of antigen-antibody complexes. J. exp. Med. **105**, 11—24 (1957).

VOLKMAN, A.: The origin and turnover of mononuclear cells in peritoneal exudates in rats. J. exp. Med. **124**, 241—253 (1966). — VOLKMAN, A., GOWANS, J. L.: The production of macrophages in the rat. Brit. J. exp. Path. **46**, 50—61 (1965a). ~ The origin of macrophages from bone marrow in the rat. Brit. J. exp. Path. **46**, 62—70 (1965b).

WEISSMAN, I. L.: Thymus cell migration. J. exp. Med. **126**, 291—304 (1967).

ZINSSER, H.: Bacterial allergies and tissue reactions. Proc. Soc. exp. Biol. (N.Y.) **22**, 35—39 (1925).

Die Mastzelle bei akuten Überempfindlichkeitsreaktionen

A. Schauer* und H. Gerster**

Einleitung

Das Interesse der Immunologen an der Mastzelle wurde durch die Beobachtung Rileys (1953) geweckt, daß ein Großteil (ca. 90%) des im Organismus gespeicherten Histamins in den Granula der Mastzellen gespeichert ist. Aus dieser wichtigen Erkenntnis erschloß sich ein Zusammenhang zwischen den bei Anaphylaxie beobachteten Histaminvergiftungserscheinungen und der Histaminfreisetzung aus Mastzellen. In den darauffolgenden Jahren erfuhr die Mastzellforschung einen großen Aufschwung, wobei das Hauptinteresse den Inhaltsstoffen der Mastzelle, den Mechanismen der Freisetzung dieser Inhaltsstoffe und den Zusammenhängen mit dem anaphylaktischen Schock galt. Die erworbenen Erkenntnisse sind in den Jahren 1965 und 1966 in ihrer historischen Entwicklung ausführlich und übersichtlich dargestellt worden[1] und sollen hier nicht im Detail wiederholt werden. Es ist vielmehr beabsichtigt, neuere Forschungsergebnisse besonders zu berücksichtigen. Unter allen möglichen immunologischen Reaktionen, an denen die Mastzelle beteiligt sein könnte, ist die Anaphylaxie in ihren verschiedenen Formen die für die Mastzelle wichtigste.

I. Überempfindlichkeit

Im Zustand der Überempfindlichkeit besitzt das Gewebe eine erhöhte Reaktionsfähigkeit gegenüber spezifischen Antigenen. Dieser Zustand entwickelt sich, wenn nach Antigenzufuhr genügend Antikörper gebildet werden, die auf erneute Antigenzufuhr spezifisch reagieren können.

Es wird zwischen Soforttyp- (immediate type) und Spättyp- (delayed type) Überempfindlichkeit unterschieden. Der Unterschied besteht nicht, wie ursprünglich angenommen, im Zeitablauf, sondern darin, daß die Überempfindlichkeit vom Soforttyp auf dem Vorhandensein spezifischer Antikörper, die vom Spättyp auf dem Vorhandensein spezifischer antideterminierter Zellen (Immunzellen) beruht. In beiden Fällen kann die Überempfindlichkeit passiv auf einen nicht sensibilisierten Organismus übertragen werden. Bei der Überempfindlichkeit vom Soforttyp geschieht dies durch Übertragung von Antikörpern (im Serum oder Plasma), während beim Spättyp die Immunzellen übertragen werden müssen.

Im Zusammenhang mit der Mastzelle interessiert uns nur die Überempfindlichkeit vom Soforttyp, da die Spättypreaktion ohne primäre Beteiligung der Mastzelle abläuft. Auch an der zum Soforttyp gehörenden Arthusreaktion hat die Mastzelle keinen Anteil, hingegen ist ihre Bedeutung für anaphylaktische und cytotoxische Reaktionen, wenigstens bei gewissen Species, eindeutig erwiesen.

* Pathologisches Institut der Universität München.
** Abteilung für experimentelle Medizin, F. Hoffmann-La Roche & Co. AG, Basel.

[1] Keller 1966, Padaver 1963, Sagher und Even-Paz 1967, Schauer 1964, Selye 1965.

II. Anaphylaktische Überempfindlichkeitsreaktionen

Ein Organismus ist auf anaphylaktische Antwort vorbereitet, wenn gewisse Zellen durch das Vorhandensein von Antikörpern spezifisch sensibilisiert sind. Die anaphylaktische Reaktion wird durch Zufuhr des entsprechenden Antigens hervorgerufen. Bei aktiver Sensibilisierung produziert der Organismus den Antikörper selber, während dieser bei passiver Sensibilisierung injiziert wird. Geschieht die Injektion eines Antikörpers intradermal, so ist die Haut für passive cutane Anaphylaxie (PCA) vorbereitet. Die Reaktion wird nach einer Latenzzeit durch intravenöse Injektionen des entsprechenden Antigens ausgelöst. In den meisten anaphylaktischen Formen führt die Wechselwirkung des Antigens mit dem zellgebundenen Antikörper zu einer Stimulierung oder Verletzung der betroffenen Zelle, wodurch diese biologisch aktive Substanzen in ihre Umgebung abgibt, die entweder am Ort ihrer Freisetzung bleiben oder mit dem Blut in andere Organe gelangen können.

Die klinischen Symptome des anaphylaktischen Schocks werden durch diese freigegebenen Substanzen verursacht. Die wichtigsten sind Histamin und 5-Hydroxytryptamin. Das hauptsächlich betroffene Gewebe ist die glatte Muskulatur, bei der es zu heftiger Kontraktion kommt. Ebenfalls beschädigt werden die Blutgefäße, vor allem die Capillaren, die eine stark erhöhte Permeabilität aufweisen. Heute gilt als erwiesen, daß bei Meerschweinchen, Hund, Maus und Ratte die Mastzelle primär betroffen wird. Befunde von BARBARO (1961) und SIRAGANIAN, SECCHI und OSLER (1968) sprechen dafür, daß beim Kaninchen das Blutplättchen die für die Überempfindlichkeitsreaktion wichtigste Zelle ist; beim Menschen ist es aufgrund der Befunde von LICHTENSTEIN und OSLER (1964, 1966a/b), LEVY und OSLER (1966) und LICHTENSTEIN (1968) der Leukocyt.

Die Symptome der anaphylaktischen Reaktion hängen zu einem großen Teil von der Route ab, durch die der Organismus mit dem Allergen in Kontakt tritt. Außerdem zeigen verschiedene Tierspecies verschiedene charakteristische Arten allergischer Antwort. Diese Unterschiede gehen auf die Art der freigesetzten Substanzen und die Empfindlichkeit der Tiere sowie auf die speciesverschiedene Verteilung der Mastzellen im Organismus zurück.

Beim Meerschweinchen erfolgt der anaphylaktische Tod bei Vorhandensein von Antikörpern innerhalb weniger Minuten nach entsprechender Antigenzufuhr durch Erstickung infolge Kontraktion der glatten Muskulatur in den Wänden der Bronchiolen. Bei Untersuchungen post mortem beobachtet man eine starke Blähung der Lunge, Kontraktion der Bronchiolen, Kontraktion des Oesophagus[2] und Peristaltik des Darmes[3]. Die anaphylaktische Antwort mit primärer Beteiligung der Lunge beim Meerschweinchen ist somit, wenigstens symptomatisch, dem menschlichen allergischen Asthma ähnlich.

Die Hauptsymptome in der Ratte sind Kreislaufkollaps und verstärkte intestinale peristaltische Aktivität. Es wird angenommen, daß der Darmtrakt das Hauptschockorgan der Ratte ist. Im Gegensatz zum Meerschweinchen ist die Ratte nur wenig empfindlich gegenüber Histamin, weshalb Antihistaminica den Schock nicht verhindern. Ratte und Maus gehören zu den einzigen Species, in deren Mastzellgranula Serotonin nachgewiesen werden konnte. Die glatte Muskulatur ist stark empfindlich gegenüber Serotonin, weshalb der Schock hier zum Teil durch Serotonin verursacht sein dürfte.

Beim schweren anaphylaktischen Schock stirbt die Maus innerhalb kurzer Zeit an Atemnot. Das Herz kann noch schlagen, nachdem die Atmung zum Stillstand

---

[2] CALIFANO und SCAPAGNINI 1968.
[3] GIERTZ, HAHN und BERNAUER 1968.

gekommen ist. In weniger schweren Fällen treten Spasmen der peripheren kleinen Venen und Arterien ein, anschließend kommt es zu Vasodilatation.

Beim Hund ist die Leber das wichtigste Schockorgan. Die Symptome umfassen Kreislaufkollaps, Bluteindickung und verminderte Gerinnbarkeit des Blutes. Auch Blutungen in den Intestinaltrakt sind häufig. Am auffallendsten ist jedoch die vergrößerte cyanotische Leber.

III. Mastzellsensibilisierung durch homologe oder heterologe Immunglobuline

Heute gilt als unbestritten, daß verschiedene Tierarten bei Kontakt mit einem einzigen Antigen mit der Produktion von Antikörpern antworten können, die verschiedenen Immunklassen angehören.

Becker und Austen (1966) führten die Bezeichnung „homocytotrope" Antikörper ein und zwar für Antikörper, die fähig sind, sich an gewisse Zellen, hauptsächlich Mastzellen, der gleichen Species zu heften und nach entsprechender Antigenzufuhr durch Freisetzen biologisch aktiver Substanzen aus diesen Zellen einen anaphylaktischen Schock auszulösen. Entsprechend sind heterocytotrope Antikörper solche, die nur Zellen anderer, nicht aber der eigenen Species sensibilisieren. Homocytotrope Antikörper sind bei Meerschweinchen, Maus, Ratte, Kaninchen und Mensch nachgewiesen[4]. Wahrscheinlich produzieren alle Species mindestens zwei Arten homocytotroper Antikörper. Doch ist die relative Bedeutung verschiedener Antikörperarten nur mit größter Schwierigkeit zu erfassen.

1. Homocytotrope Antikörper

Der in Ratte[5] und Hund[6] gefundene mastzellsensibilisierende anaphylaktische oder homocytotrope Antikörper ist ähnlich hitzelabil und hautfixierend wie der Reagin-Antikörper des Menschen, weshalb er auch reaginartiger Antikörper genannt wird. Bei passiver Übertragung vermag er Mastzellen für PCA zu sensibilisieren[7]. Er benötigt eine lange Latenzzeit (Optimum 72 h), ist hitzelabil bei 56°C und bleibt während längerer Zeit an homologe Haut geheftet[8]. Er wird in kleinen Mengen und nur vorübergehend produziert. Dieser reaginartige Antikörper kann durch Waschen nicht von der Mastzelle entfernt werden, was auf eine feste Bindung schließen läßt[9]. Ratten- und Hundemastzellen, die mit diesem Antikörper sensibilisiert sind, vermögen in vitro und in vivo zu degranulieren und Histamin, in der Ratte auch Serotonin, freizusetzen.

Die Immunglobulinklasse dieses Antikörpers ist verwandt, jedoch nicht identisch mit IgA[10]. Im Meerschweinchen und bis vor kurzem in der Maus wurde ausschließlich ein anderer anaphylaktischer Antikörper gefunden, der als 7 SγI (auch als IgG oder γI bezeichnet) klassifiziert werden konnte[11]. Er erscheint in großen Mengen im Serum sensibilisierter Tiere, ist hitzebeständig bei 56°C und benötigt eine kurze Latenzzeit (Optimum 2—4 h) für passive cutane anaphylaktische Sensibilisierung[12].

Auch ist er — im Gegensatz zum reaginartigen Antikörper — nur während kurzer Zeit an homologe Haut gebunden. Prouvost-Danon, Queiroz Javierre und Silva Lima (1968) fanden, daß der γI-Antikörper in vitro die Fähigkeit besitzt,

[4] Bloch 1967.   [5] Mota 1963a, Binaghi und Benacerraf 1964.
[6] Patterson, Pruzansky und Chang 1963.   [7] Mota 1963a/b.   [8] Mota 1967.
[9] Prouvost-Danon 1968.   [10] Stechschulte, Austen und Bloch 1967, Morse, Austen und Bloch 1969.   [11] Nussenzweig, Merryman und Benacerraf 1964.
[12] Prouvost-Danon, Peixoto und Queiroz Javierre 1968.

peritoneale Mäusemastzellen passiv zu sensibilisieren. Diese Sensibilisierung erfolgt unverzüglich. In Versuchen mit Antiprotein-Antisera konnten VAZ und OVARY (1968) bestätigen, daß homologe γI-Antihapten-Antikörper isolierte Mäusemastzellen degranulieren. In neuerer Zeit ist es gelungen, in der Maus sowohl den reaginartigen als auch den 7 SγI-Antikörper nachzuweisen[13].

In vitro genügt eine einzige Waschung der sensibilisierten Zellen, um zu einer vollständigen Desensibilisierung zu führen. Allerdings behalten die Zellen die Fähigkeit, bei erneutem Kontakt mit Antikörpern und Antigen Histamin freizusetzen[14]. Die Zugabe von normalem Serum verhindert die anaphylaktische Reaktion, was darauf hindeutet, daß Komplement an der Reaktion nicht beteiligt ist. Die Hemmung der anaphylaktischen Reaktion durch Serum weist weiter darauf hin, daß unspezifische, im Serum enthaltene γ-Globuline mit dem anaphylaktischen Antikörper interferieren, entweder durch Kompetition um Mastzellreceptoren oder durch eine physikochemische Modifikation des 7 SγI-Antikörpers durch unspezifische γ-Globuline[15]. Bis vor kurzem wurde angenommen, die γI-Antikörper seien unfähig, mit Komplement zu reagieren. OSLER, OLIVEIRA, SHIN und SANDBERG (1969) ist es nun gelungen zu zeigen, daß sie mit homologem Komplement reagieren, vorausgesetzt, sie werden vorher durch genügend hohe Dosen Antigen aggregiert. Vorgeformte Immunaggregate hatten in ihren Untersuchungen noch ausgeprägtere Komplementfixierungs-Eigenschaften.

Die Beziehung zwischen Mastzellbeschädigung, Histaminfreisetzung und biologischer Aktivität der verschiedenen Immunglobuline der Maus ist noch unklar. Besonders rätselhaft ist die Tatsache, daß 7 SγI wohl in Zellsuspensionen in vitro Mastzellen degranuliert, aber in vivo diese Fähigkeit nicht zu haben scheint[16].

Auch in der Ratte wurde neben dem reaginartigen Antikörper ein hitzebeständiger, kurzverweilender Antikörper identifiziert[17]. Bis vor kurzem wurde angenommen, dieser Antikörper besitze keine mastzellsensibilisierenden Eigenschaften. MORSE, AUSTEN und BLOCH (1969) gelang indessen der Gegenbeweis: Ratten reagierten auf eine einzige Injektion von DNP-BGG, emulgiert in Freunds Adjuvans, mit der Bildung dieses hitzestabilen Antikörpers, der nach einer vierstündigen Latenzzeit Histaminfreisetzung verursacht. Die Beteiligung der Mastzelle an dieser Reaktion läßt sich daran erkennen, daß nach Zerstörung der peritonealen Mastzellpopulation kein Histamin freigesetzt wird. Identifizierungsversuche mit DE 52-Cellulose-Chromatographie ergaben, daß der hitzestabile Kurzlatenzantikörper mit der isolierten IgG-Fraktion und den gereinigten IgG$_a$-Antikörpern assoziiert ist.

VAZ und OVARY (1968) haben kürzlich gezeigt, daß die anaphylaktische Freisetzung von Histamin aus Mäusemastzellen in vitro, wenigstens beim 7 SγI-Antikörper, von der Wechselwirkung zwischen Antigen, Antikörperkomplex und Mastzelle abhängt und nicht von der Fixierung des Antikörpers an die Mastzelle vor der Antigen-Antikörper-Reaktion. Dies geht auch daraus hervor, daß diese Autoren bei Inkubation der Mastzellen zuerst mit Antigen und dann mit Antikörpern (sog. umgekehrte Anaphylaxie) wie auch mit vorgeformten Antigen-Antikörper-Komplexen gleich starke Histaminfreisetzung erzeugen konnten.

BLOCH[18] postuliert, daß der Grund, weshalb sowohl frühe reaginartige als auch γI-Antikörper anaphylaktische Reaktionen hervorrufen können, darin liege, daß

---

[13] NUSSENZWEIG, MERRYMAN und BENACERRAF 1964, MOTA und PEIXOTO 1966, PROUVOST-DANON, PEIXOTO und QUEIROZ JAVIERRE 1968, MOTA, SADUN, BRADSHAW und GORE 1969.

[14] PROUVOST-DANON 1968.   [15] BINAGHI 1968.

[16] MOTA und PEIXOTO 1966, MOTA 1968, PROUVOST-DANON 1968.

[17] BROCKLEHURST, HUMPHREY und PERRY 1960, MORSE, AUSTEN und BLOCH 1969.

[18] Diskussion in PROUVOST-DANON 1968.

beide Antikörper eine spezielle, kritische Konfiguration besitzen, die zum Mastzellreceptor paßt. Die Konfiguration ist wichtig für die Fähigkeit, überhaupt zu sensibilisieren, während die Festigkeit der Bindung erst wichtig für die Erhaltung der Sensibilisierung ist. Diese Hypothese bedarf noch weiterer Untersuchungen.

2. SRS-A-freisetzende homologe Antikörper

Im Meerschweinchen und in der Ratte entstehen homologe Immunglobuline, die sich von den mastzellsensibilisierenden Antikörpern unterscheiden und die bei der Reaktion mit spezifischem Antigen zur immunologischen Freisetzung einer Substanz führen. Es handelt sich wahrscheinlich um ein saures proteingebundenes Lipid, das auch in Anwesenheit von Antihistaminica den isolierten Meerschweinchendarm zur Kontraktion bringt, aber keine Wirkung auf den graviden Rattenuterus ausübt. Die Kontraktion durch nicht gereinigte Substanz verläuft langsamer als durch Histamin, weshalb sie Slow-Reacting Substance of Anaphylaxis (SRS-A) genannt wurde. Verschiedene Autoren nahmen an, daß SRS-A bei der Ratte[19] und beim Meerschweinchen[20] aus Mastzellen stamme. Diese Ansicht ist jedoch widerlegt[21].

Mit früheren Methoden wurde gefunden, daß intraperitoneale Injektion von hyperimmunem Ratten-Antiserum die mit Antigen vorbehandelte Ratte nach einer Latenzzeit von 4 h auf selektive Freisetzung von SRS-A vorbereitet, ohne gleichzeitig Histamin, Serotonin oder Bradykinin freizusetzen[22]. Deshalb wurde angenommen, hyperimmune Ratten-Antisera besäßen keine homocytotropen mastzellsensibilisierenden Antikörper[23].

Fraktionierung des hyperimmunen Ratten-Antiserums und Absorptionsversuche ergaben, daß der für SRS-A-Freisetzung verantwortliche Antikörper der IgG-Klasse angehört. Morse, Bloch und Austen (1968) verfeinerten die Identifizierungsmethode und fanden, daß wahrscheinlich der IgG_a-Antikörper für die SRS-A-Freisetzung verantwortlich ist. Inzwischen hat sich ergeben, daß bei intravenöser Antigenzufuhr nach einer Latenzzeit von 16—72 h anstatt nur 4 h die Ratte auf passive anaphylaktische Reaktion vorbereitet wird. Der mastzellsensibilisierende Antikörper ist hitzelabil und erscheint früh, der SRS-A-freisetzende spät. Stechschulte, Austen und Bloch (1967) führten unter den gleichen Bedingungen wie oben auch Versuche zur Identifizierung des homocytotropen mastzellsensibilisierenden Antikörpers durch. Es ergab sich, daß dieser mit der IgA-Region assoziiert ist, dieser Klasse aber nicht angehört. Es scheint sich um den oben besprochenen reaginartigen Antikörper zu handeln.

In neueren Versuchen konnte gezeigt werden, daß neben dem hitzelabilen ein hitzestabiler mastzellsensibilisierender Antikörper erscheint, der eine Latenzzeit von ca. 2—4 h hat und wahrscheinlich wie der SRS-A-freisetzende der IgG_a-Klasse angehört[24]. Es ist bisher nicht gelungen, die mastzellsensibilisierende und die SRS-A-freisetzende biologische Aktivität der IgG_a-Klasse zu trennen. Andererseits konnte durch Suppression der hämolytischen Komplementaktivität die SRS-A-Freisetzung stark vermindert werden, während beide homocytotropen Antikörper ihre Wirkung bewahrten. Zerstörung der intraperitonealen Mastzellen unterdrückte die Histaminfreisetzung der homocytotropen Antikörper, beeinträchtigte aber die SRS-A-Freisetzung nicht.

[19] Uvnaes und Thon 1959, Anggård, Bergquist, Hoegberg, Johansson, Thon und Uvnaes 1963.   [20] Boreus und Chakravarty 1960.
[21] Rapp 1961, Humphrey, Austen und Rapp 1963, Keller und Beeger 1963.
[22] Stechschulte, Austen und Bloch 1967.
[23] Austen, Bloch, Baker und Arnason 1965.
[24] Morse, Austen und Bloch 1969.

Es konnte nachgewiesen werden, daß der SRS-A-freisetzende Antikörper weder mit peritonealen Mastzellen noch mit zirkulierenden Lymphocyten reagiert, sondern allein auf die Gegenwart von Leukocyten angewiesen ist[25]. SRS-A wird folglich bei Leukopenie nicht freigesetzt[26]. Die relative Bedeutung dieses Mediators für die Auslösung anaphylaktischer Symptome in anderen Species, wie z.B. der Maus, ist noch ungeklärt. Ob die Entstehung von SRS-A von der Gegenwart der Komplementfaktoren abhängig ist, konnte bisher nicht mit Sicherheit festgestellt werden, doch deuten verschiedene Befunde darauf hin[27].

3. Bildung homologer Antikörper

Auf den Mechanismus der Antikörperbildung kann hier nicht näher eingegangen werden. Im Zusammenhang mit der Mastzelle ist immerhin interessant, daß ROBERTS (1966) nach Zufuhr von ^{3}H-markiertem Antigen (Sulfanilazo-γ-Globulin aus Schweinen) die intracytoplasmatische Anwesenheit von ^{3}H-Antigen außer in den Makrophagen und Eosinophilen auch in den Mastzellen der Lymphknoten nachweisen konnte. ROBERTS beobachtete einen Verlust der Basophilie in den markierten Mastzellen und interpretierte dies als Ausdruck einer Veränderung der Granula-RNA-Antwort auf die intracytoplasmatische Lokalisation von Immunogen. Obige Resultate deuten auf eine mögliche Funktion der Mastzelle beim Mechanismus der Antikörpersynthese hin; diese Hypothese bedarf allerdings noch vermehrter Studien.

4. Heterocytotrope Antikörper

Im Gegensatz zu homologen Antikörpern, die anaphylaktische Reaktionen innerhalb praktisch aller Species hervorrufen können, vermögen heterologe Antikörper oft nicht, alle andern Species passiv zu sensibilisieren. So kann z.B. das Meerschweinchen mit Antikörpern des Kaninchens, der Maus, des Hundes, des Affen und des Menschen, nicht aber des Pferdes oder des Geflügels sensibilisiert werden. Kaninchen-anti-DNP-Antikörper verursachen PCA-Reaktionen in Meerschweinchenhaut in relativ kleinen Dosen, sind aber 50—100mal weniger wirksam in der Maus[28].

Die Gründe für diese Speciesunterschiede sind noch nicht in allen Einzelheiten geklärt, doch deuten verschiedene Befunde darauf hin, daß nicht nur homologe, sondern auch heterologe Antikörper bloß sensibilisierend wirken, wenn sie auf ihrer Oberfläche eine spezifische Bindungsstelle besitzen, die in die Mastzellreceptoren paßt. VAZ und OVARY (1968) vermuten deshalb, daß spezifische Receptoren des Meerschweinchengewebes die molekulare Struktur homologer γIa- und heterologer IgG-Antikörper „erkennen".

TODOROV, WILKINSON und WHITE (1968) untersuchten die Bindung von menschlichem IgG an die Mastzellen der Mausezunge und konnten nachweisen, daß sich der Bindungsort in der isolierten schweren γ-Kette findet, während die leichten ($\varkappa$- oder λ-)Ketten keine Affinität für Mastzellen zeigen. Spaltung der schweren Kette (H-Kette) mit Papain zerstörte diesen Mastzellbindungsort, und weder isolierte Fragmente mit Antigen-Bindungsstellen (Fab) noch kristallisierbare Fragmente (Fc) zeigten eine bedeutende Affinität für Mastzellen. Der Bindungsort scheint also nahe dem Ort der Papainspaltung zu liegen.

Histaminfreisetzung aus Mastzellen durch heterocytotrope Antikörper wird je nach Reaktionsweg als cytotoxisch[29] oder nach ihrem Inhalt als komplementabhängig bezeichnet[30].

[25] ORANGE, VALENTINE und AUSTEN 1967/68.　　[26] VALENTINE, BLOCH und AUSTEN 1967.
[27] AUSTEN, ORANGE und VALENTINE 1968.　　[28] VAZ und OVARY 1968.
[29] VALENTINE, BLOCH und AUSTEN 1967.　　[30] AUSTEN und BECKER 1966.

Beide Reaktionsarten sind am eingehendsten in vitro in den mit Kaninchen-Antikörpern sensibilisierten Rattenmastzellen untersucht. In der cytotoxischen Reaktionsweise werden die Zellen unter dem Einfluß von Kaninchen-Antiserum gegen Ratten-Mastzelloberflächenantigen (Ka-anti-RMC) sensibilisiert. Histaminfreisetzung aus sensibilisierten Rattenmastzellen wird durch Zugabe von normalem Serum ausgelöst. Diese Reaktion kommt allerdings nur zustande, wenn die Komplement-Komponenten C2 und C6 im Serum vorhanden sind[31].

Die in vitro nachgewiesene mastzellsensibilisierende Eigenschaft von Ka-anti-RMC ist in vivo bestätigt worden. Die Wirkung von intradermal verabreichtem Ka-anti-RMC war vorübergehend und konnte durch Vorbehandlung mit Mepyraminmaleat und Methysergid vollständig blockiert werden[32]. Intravenöse Verabreichung von Ka-anti-RMC führte innerhalb von 60 sec zu erschwerter Respiration, Abnahme der spontanen Aktivität und nach 3 min zu Cyanose. Nach einer Stunde klangen diese Symptome ab und nach 24 h schien die Ratte wieder normal. Nach intraperitonealer Verabreichung von Ka-anti-RMC kam es zu 90%iger Reduktion des totalen Histamingehaltes in den peritonealen Mastzellen. Austen, Orange und Valentine (1968) beobachteten nach i.p. Vorbehandlung mit Ka-anti-RMC ein vollständiges Verschwinden der peritonealen Mastzellpopulation. Die cytotoxische Natur dieser Reaktion geht daraus hervor, daß Mastzellen den Vitalfarbstoff Trypanblau aufnehmen.

Die sog. komplementabhängige Histaminfreisetzung aus Rattenmastzellen wird durch Kaninchen-anti-Ratten-γ-Globulin (Ka-anti-RGG) eingeleitet, das mit Ratten-IgG auf der Oberfläche normaler Mastzellen reagiert. Das Produkt dieses Sensibilisierungsvorganges ist eine morphologisch normale Mastzelle mit einem Immunaggregat auf ihrer Oberfläche. Austen und Becker (1966) konnten zeigen, daß die Freisetzung von Histamin aus Ka-anti-RGG-sensibilisierten Mastzellen von mindestens den ersten fünf Komplementkomponenten (C1—C5) abhängig ist und wahrscheinlich auch von der sechsten. Dieses unbedingte Bedürfnis für C1, C2, C4, C3, C5 und eventuell C6 ergab sich daraus, daß Serum, dem eine dieser Komponenten fehlte, so lange unfähig war, Histamin freizusetzen, bis die fehlende Komponente zugefügt wurde. Auch bei dieser Reaktion wird vitaler Farbstoff aufgenommen, was wiederum auf eine cytotoxische Reaktion schließen läßt. Humphrey[33] beobachtete im Elektronenmikroskop, daß anti-RGG-behandelte Rattenmastzellen in Gegenwart von Kaninchenserum degranulierten und auf ihrer Oberfläche „Löcher" aufwiesen, wie sie auch in anderen Zellen durch aktiviertes Komplement verursacht werden. Es wird angenommen daß diese Löcher durch Micellenbildung in der äußeren Lipidschicht entstehen, und daß sie Stellen sind, in denen die osmotische Regulation, herbeigeführt durch die letzten Stufen der Komplementwirkung, irreversibel geschädigt ist.

Für die Annahme, daß sowohl Ka-anti-RMC als auch Ka-anti-RGG fähig sind, in vitro peritoneale Mastzellen über einen toxischen Weg für komplementabhängige Histaminfreisetzung zu sensibilisieren, liegen heute zahlreiche Hinweise vor.

5. Komplementabhängige Anaphylatoxinbildung

Durch Kontakt von homologem Antigen mit Komplement wird ein anaphylaxieähnliches Syndrom hervorgerufen. Friedberger (1909) postulierte, daß die Antigen-Komplement-Reaktion eine toxische Substanz im Serum freisetze, die an der Auslösung des anaphylaktischen Schocks beteiligt ist. Er nannte sie Anaphylatoxin.

---

[31] Rother, Rother, Mueller-Eberhard und Nilsson 1966, Klemperer, Woodworth, Rosen und Austen 1966.   [32] Austen und Valentine 1968.
[33] Diskussion in Austen und Valentine 1968.

Mehrere Autoren konnten eine histaminfreisetzende Wirkung von Anaphylatoxin bestätigen[34], so insbesondere bei Durchströmung der Meerschweinchenlunge mit anaphylatoxinhaltigem Serum, die eine kräftige Histaminfreisetzung hervorrief. Nach Erwärmen dieses Serums auf 56°C ließ sich eine solche Wirkung nicht mehr nachweisen[35].

OSLER, RANDALL, HILL und OVARY (1961) haben Anaphylatoxin durch Inkubation frischer Seren mit präformierten Immunaggregaten erzeugt. Nach Abzentrifugierung der Immunaggregate wurden die Seren Meerschweinchen oder Kaninchen i.v. injiziert, wobei sich ein Schockbild entwickelte, das dem anaphylaktischen Schock sehr ähnlich war. Im letzten Jahrzehnt haben sich mehrere Autoren in ihren Untersuchungen den möglichen Beziehungen zwischen Anaphylatoxin und dem Komplementsystem gewidmet und gefunden, daß Anaphylatoxin nach Einbringen eines präformierten Immunkomplexes in frisches Serum mit dem Verschwinden der Komplementaktivität nachweisbar wird und Histamin freisetzt. Letzteres konnte sowohl aus Thrombocyten als auch aus Mastzellen geschehen. In der Tat konnten DIAS DA SILVA und LEPOW (1967) kürzlich nachweisen, daß das Anaphylatoxin des menschlichen Serums ein Fragment der Komplementkomponente C3 (= F(a)C3) darstellt. Der histaminfreisetzende Effekt dieser Substanz zeigt sich unter anderem in der Kontraktion des isolierten Meerschweinchendarms, erhöhter Gefäßpermeabilität in der Meerschweinchenhaut und Degranulation isolierter mesenterialer Meerschweinchen- und peritonealer Rattenmastzellen. Darmkontraktion und Permeabilitätssteigerung der Hautgefäße konnten durch das Antihistaminicum Triprolidin gehemmt werden.

JENSEN (1967) gelang der Nachweis, daß Anaphylatoxin zumindest beim Meerschweinchen auch der Komplementkomponente C5 entstammen kann. Während F(a)C3, aber nicht F(a)C5, Histamin aus peritonealen Rattenmastzellen freisetzen kann, ist F(a)C5 viel wirksamer in der Degranulierung von Meerschweinchenmastzellen. Es scheint, daß F(a)C5 mit dem klassischen Anaphylatoxin identisch ist.

Im Anschluß an die Arbeiten von DIAS DA SILVA und LEPOW (1967) haben COCHRANE und MUELLER-EBERHARD (1968) im menschlichen Serum ein zweites Anaphylatoxin, ebenfalls aus der C5-Komponente des Komplements, isoliert. Versuche, die chemische Struktur des Anaphylatoxins aufzuklären, haben bis jetzt nur zu der Erkenntnis geführt, daß es sich um ein stark argininhaltiges Polypeptid handelt[36]. Nach den Untersuchungen von STEGEMANN et al. (1964) ließ sich ferner feststellen, daß die N-terminale Aminosäure Arginin ist und daß das Molekulargewicht in Abhängigkeit von der angewandten Methode zwischen 4000 und 29000 liegt.

Die Bildung von Anaphylatoxin im anaphylaktischen Schock ist umstritten, da Desensibilisierung durch Vorbehandlung mit Anaphylatoxin nicht[37] oder nur teilweise[38] möglich ist, trotz ausgeprägter Histaminfreisetzung. Letztere Autoren verwerfen die Idee einer Anaphylatoxinbeteiligung am anaphylaktischen Schock vor allem deshalb, weil sie keine Verminderung von Anaphylatoxinvorläufern feststellen konnten. Sie vermuten eine Beteiligung von Anaphylatoxin an anderen Schockformen, z.B. am Forssman-Schock. Jedenfalls ist unwahrscheinlich, daß Anaphylatoxin bei homocytotroper Anaphylaxie beteiligt ist. Vorläufig läßt sich jedoch nicht ausschließen, daß es bei komplementaktivierenden Zell-Antikörper-Komplexen eine Rolle spielt.

---

[34] DIAS DA SILVA und LEPOW 1967.   [35] ROCHA E SILVA 1954.
[36] FRIEDBERG, STEGEMANN und VOGT 1963, STEGEMANN, VOGT und FRIEDBERG 1964, STEGEMANN, BERNHARD und O'NEIL 1964, VOGT und SCHMIDT 1964.
[37] FRIEDBERG et. al. 1964/65/67.   [38] HAHN, EBNER und GIERTZ 1969.

Kürzlich gelang der Nachweis, daß Inkubation von Endotoxin aus Veillonella alcalescens oder Serratia marcescens mit frischem Meerschweinchenserum zur Bildung eines Anaphylatoxins führt, welches am Meerschweinchenileum Kontraktion verursacht, tachyphylaktisch wirkt und dessen Wirkung durch Antihistaminica verhindert wird[39]. Somit dürfte der Endotoxinschock teilweise durch bakterielle endotoxische Lipopolysaccharide über die Wirkung von Anaphylatoxin zustande kommen.

IV. Mastzellmediatoren im anaphylaktischen Schock

Die Mastzelle ist einzigartig im Reichtum ihrer biologisch wirksamen Inhaltsstoffe. Dabei gilt es zu unterscheiden zwischen Substanzen, die freigesetzt werden und somit auf ihre Umgebung, z.B. die glatte Muskulatur, einwirken, und solchen, meistens Enzyme, die an dieser Freisetzung aktiv beteiligt sind.

1. Freigesetzte Inhaltsstoffe

Unter den freigesetzten Substanzen werden vor allem Histamin, Heparin und 5-Hydroxytryptamin genannt. Bei der uns interessierenden Anaphylaxie spielt das Histamin und bei Ratte und Maus auch das 5-Hydroxytryptamin die hervorragende Rolle.

a) Histamin

Histamin wird in der Mastzelle durch eine spezifische Decarboxylase gebildet und in den Granula gespeichert. Es kommt in allen untersuchten Species vor, aber seine Verteilung variiert stark von Species zu Species. Jedenfalls besteht eine Korrelation zwischen Histamingehalt in den einzelnen Organen und der Mastzellanzahl. Erwartungsgemäß entsprechen in den meisten Fällen die Organe mit der höchsten Mastzellkonzentration dem jeweiligen Schockorgan einer Species. Diese Beziehung äußert sich auch in einer Korrelation zwischen Schockintensität und Mastzellabnahme im betroffenen Organ.

Bei der Meerschweinchenanaphylaxie scheint — wie schon erwähnt — die Lunge das am stärksten betroffene Organ. Es kommt zu einem Bronchospasmus, der zu völligem Verschluß der Bronchien und sofortigem Erstickungstod führt. Giertz, Hahn und Bernauer (1968) haben kürzlich nachgewiesen, daß neben dem Histamin ein antihistaminresistenter Faktor am akuten anaphylaktischen Schocktod des Meerschweinchens verantwortlich ist, da mit Antihistaminica wohl der akute, nicht aber der protrahierte Schocktod verhindert wird. Dieser beruht auf einem Lungengefäßspasmus, der zu Herzversagen führt. Die Autoren diskutieren die Möglichkeit, daß es sich bei diesem zusätzlichen Faktor um Slow-Reacting Substance of Anaphylaxis, Serotonin oder Bradykinin handeln könnte.

Eine Übereinstimmung zwischen Mastzellhistamingehalt und anaphylaktischen Schocksymptomen eines Organes kommt dann nicht zustande, wenn — wie Giertz und Ernenputsch 1968, Giertz, Hahn, Krull und Albert 1968 und Giertz und Hahn 1969 dies für die Leber des Meerschweinchens nachgewiesen haben — durch das aus Mastzellen freigesetzte Heparin eine starke Histaminaseaktivität ausgelöst wird, die Mastzelle also gleichzeitig mit dem Histamin einen Stoff ausscheidet, der über eine Histaminasefreisetzung den Abbau des freigesetzten Histamins bewirkt.

---

[39] Lichtenstein, Gewurz, Adkinson, Shin und Mergenhagen 1969.

b) Heparin

Auch Heparin, ein saures Mucopolysaccharid, ist in den Mastzellgranula aller untersuchten Species gefunden worden. Es kann zusammen mit Histamin beim anaphylaktischen Schock freigesetzt werden. Die blutgerinnungshemmenden Eigenschaften von Mastzellheparin sind aber von Species zu Species verschieden; so ist diese Wirkung bisher nur beim Hund als Begleiterscheinung des anaphylaktischen Schocks nachgewiesen worden.

RILEY (1963) hat außerdem gezeigt, daß die Mastzelle ihr Heparin nicht direkt in die Blutgefäße ausschütten kann. Heute wird angenommen, daß dem Heparin keine auslösende Wirkung beim anaphylaktischen Schock zukommt. Es kann im Gegenteil bei seiner Freisetzung aus der Mastzelle die Wirkung des Histamins in bestimmten Organen, wie z.B. der Meerschweinchenleber, durch Aktivierung einer vorhandenen Histaminase aufheben.

Die Anwesenheit von Hyaluronsäure, ebenfalls ein Polysaccharid, aber ohne gerinnungshemmende Wirkung, ist bis heute umstritten. Histochemische Untersuchungen haben gezeigt, daß junge Mastzellen nur schwach sulfierte Mucopolysaccharide enthalten. Dabei scheint die Sulfierung mit der Reife zuzunehmen[40]. Eine Mitwirkung von Hyaluronsäure beim anaphylaktischen Schocksyndrom konnte bis heute nicht nachgewiesen werden.

c) 5-Hydroxytryptamin

Speicherung von 5-Hydroxytryptamin (5-HT, Serotonin) in den Mastzellgranula ist bis heute nur bei Maus und Ratte bekannt. 5-HT wird wie Histamin beim anaphylaktischen Schock freigesetzt und ist an der Schockwirkung beteiligt. Sowohl Antihistaminica als auch 5-HT-Antagonisten allein verhindern den Schock nur teilweise, während sie die Schockwirkung bei kombinierter Verabreichung vollständig aufheben.

2. An der Freisetzung beteiligte Mastzellinhaltsstoffe

a) Chymotrypsinartiges Enzym

Dieses Enzym ist in den Mastzellgranula verschiedener Tierspecies vorhanden. Es ist eine Esterase-Protease, die große Proteine und kleine Peptide, wie z.B. Bradykinin, verdauen kann.

In Kombination mit dem Granulaheparin ist es fähig, Lipoprotein-Lipasen zu inaktivieren[41]. BECKER und AUSTEN (1964) versuchten mit Phenyl-Alkyl-Phosphonatestern, den Inhibitoren von Chymotrypsin, Trypsin und Esterasen, die Rolle gewisser am akuten allergischen Geschehen beteiligter Enzyme zu charakterisieren. Sie fanden, daß das Inhibitionsmuster von C1a des Rattenkomplementes verschieden ist von dem der Histaminfreisetzung, ausgelöst durch homocytotrope Antikörper. Das Inhibitionsmuster der Histaminfreisetzung durch homocytotrope Antikörper gleicht vielmehr dem von bovinem Chymotrypsin. Aus diesem Grunde wurde angenommen, daß ein chymotrypsinartiges Enzym an der Freisetzung von Histamin beteiligt ist. Diese Frage wird in Zusammenhang mit der Besprechung des Mechanismus der Histaminfreisetzung eingehender diskutiert.

b) Unspezifische Esterase

Eine unspezifische, durch Phosphonate hemmbare Esterase wurde in den Mastzellen schon vor einiger Zeit nachgewiesen[42]. BECKER und AUSTEN (1966) konnten

---

[40] LENNERT und SCHUBERT 1959, SCHAUER und EDER 1962, SCHAUER 1964.
[41] LAGUNOFF, BENDITT und ARASE 1966.   [42] MOLONEY, FLIEGELMAN und MACPHERSON 1959, LÖFFLER 1961, EDER und SCHAUER 1961, SCHAUER 1964.

bei ihren Untersuchungen feststellen, daß eine Serinesterase auf der Zelloberfläche oder im Zellinnern bei dieser Antigen-Antikörper-Reaktion aktiviert wird.

Diese Esteraseaktivität konnte, wie bereits erwähnt, durch Phosphonate gehemmt werden, durch Substanzen also, die auch andere Fermente wie Trypsin und Chymotrypsin hemmen.

c) Phospholipase A

Högberg und Uvnäs (1960) vermuteten, daß die auf der Rattenmastzellmembran nachgewiesene Phospholipase A (also auch eine Esterase) an der Histaminfreisetzung beteiligt ist. Diese Phospholipase A konnte auch aus Bienengift isoliert werden. Später wurde allerdings gefunden, daß die beobachtete histaminliberierende Wirkung durch eine Verunreinigung verursacht war[43]. Hochgereinigte Phospholipase A war in Untersuchungen von Amundsen, Ofstad und Hagen (1969) wirkungslos.

Diese Autoren fanden, daß Phospholipase A in Kombination mit Kallikrein oder mit Chymotrypsin zu einer 100%igen Histaminfreisetzung aus isolierten Rattenmastzellen führte.

d) Adenosintriphosphat (ATP)

Schauer und Eder (1961) fanden an den Granula von fetalen und reifen Rattenmastzellen eine starke ATPase-Aktivität. Auch bei anderen Species, wie Maus, Hamster und Meerschweinchen, wurden ATPase-Aktivitäten gefunden. Rattenmastzellen enthalten ca. 1,7 mMol/kg Trockengewicht ATP[44].

Keller (1966) und Diamant und Krüger (1967) beobachteten, daß minimale Konzentrationen von extracellulärem ATP Histaminfreisetzung aus isolierten Rattenmastzellen verursachen. Diamant und Krüger schlossen daraus, daß die Aktivierung von intracellulärem ATP der gemeinsame auslösende Faktor der Histaminfreisetzung beim energieabhängigen Degranulationsmechanismus sein könnte.

Myosin-ATPase, ein contractiles Protein, das die Hydrolyse von ATP katalysiert, ist z. B. in Blutplättchen[45] nachgewiesen. Diamant (1969) vermutet, daß eine ähnliche contractile ATPase, eine ekto-ATPase, in der Zellmembran am Mechanismus der Histaminfreisetzung durch ATP beteiligt sein könnte. Contractile ATPasen sind unempfindlich gegenüber Ouabain. Diamant fand denn auch keine Beeinflussung der ATP-induzierten Histaminfreisetzung und des ATP-hydrolysierenden Enzyms der Mastzelle durch Ouabain.

V. Mechanismus der Histaminfreisetzung aus Mastzellen

Wie früher angedeutet, löst die Antigen-Antikörper-Reaktion in sensibilisierten Mastzellen einen Prozeß aus, der zu Histaminfreisetzung führt. Der Freisetzungsmechanismus wurde in der Hauptsache an isolierten Rattenmastzellen und am Meerschweinchen-Lungen-System untersucht.

Da Polyamine, wie z.B. die Verbindung 48/80, an der nicht-sensibilisierten Mastzelle zu gleichen Reaktionen führen wie Antigenzusatz zu sensibilisierten Zellen[46], wird das allergische Geschehen an der Rattenmastzelle häufig mit 48/80 reproduziert. 48/80 ist allerdings bei Maus und Meerschweinchen praktisch unwirksam. Das Studium der Histaminfreisetzung aus Mastzellen durch diese Substanz hat ergeben, daß der Freisetzungsmechanismus über zwei zeitlich auf-

[43] Fredholm 1966.   [44] Diamant 1967.   [45] Bettex-Galland und Lüscher 1961.
[46] Mota und Ishi 1960, Uvnäs 1962/64, Diamant und Uvnäs 1961, Uvnäs 1963, Thon und Uvnäs 1967.

einanderfolgende Stufen abläuft[47]: Zuerst werden die Granula aus den Mastzellen ausgestoßen, und anschließend wird der Granulainhalt im extracellulären Raum freigesetzt.

1. Degranulation

Die Degranulation ist auf metabolische Energie in der Zelle angewiesen[48]. Die Quelle der für die Degranulation erforderlichen Energie ist noch nicht vollständig gesichert. Von Interesse ist freilich die Beobachtung von KELLER (1966) und DIAMANT und KRÜGER (1967), daß das energiereiche ATP in physiologischen Konzentrationen zu einer 70—90%igen Histaminfreisetzung aus Rattenmastzellen führt. Schon 5% der in den Mastzellen enthaltenen ATP-Konzentrationen sind wirksam. DIAMANT (1967) fand weiter, daß auf der Zellmembran eine ekto-ATPase lokalisiert ist. Obige Befunde sprechen für die Beteiligung einer Membran-ATPase an der energiefordernden Degranulation. Diese These wird weiter unterstützt durch Befunde von DIAMANT (1969), wonach diese ATPase-Aktivität durch Ca^{++} stimuliert wird, wenn kein Mg^{++} vorhanden ist. MOTA (1969) stellte fest, daß Calcium für die anaphylaktische Histaminfreisetzung unbedingt erforderlich ist. In isolierten Zellsystemen ist der Degranulationsmechanismus in einem calciumfreien Medium gehemmt.

DIAMANT und KRÜGER (1967) konnten die Ca^{++}-Abhängigkeit bei 48/80-induzierter Histaminfreisetzung allerdings nicht bestätigen. DIAMANT und KRÜGER (1967) und DIAMANT (1969) gingen der Rolle von Magnesium und Calcium nach. DIAMANT formuliert die Hypothese, daß die Mastzelle eine oder möglicherweise zwei ekto-ATPasen enthalte. Diese ATPase wird durch Ca^{++} und Mg^{++} stimuliert. Ca^{++} stimuliert in der Gegenwart von ATP die Degranulierung, während Mg^{++} zusammen mit ATP die Natriumaufnahme in die Mastzelle begünstigt. Bei gleichzeitiger Anwesenheit von Ca^{++} und Mg^{++} werden Histaminfreisetzung und Natriumaufnahme gehemmt. Die Hypothese einer ATP-Beteiligung wird erhärtet durch die Tatsache, daß SH-Reagentien, z.B. Jodacetat, die Granulafreisetzung durch Antigen aus sensibilisierten Ratten-[49] und Meerschweinchenmastzellen[50] hemmen. Die Inhibitoren scheinen den glykolytischen Abbau nach EMBDEN-MEYERHOF zu blockieren, vor allem die 3-Phosphoglyceraldehyd-Dehydrogenase, die für die Glykolyse und also auch für die Bildung von ATP wichtig ist. Es könnte folglich sein, daß SH-Reagentien die anaphylaktische Histaminfreisetzung blockieren, weil diese von der Energie des durch Glykolyse entstandenen ATP abhängt[51].

Neben verschiedenen Enzyminhibitoren hemmt auch anoxisches Milieu die Freisetzung von Mastzellgranula.

AUSTEN und BROCKLEHURST (1961) versuchten mit verschiedenen Enzyminhibitoren die lokalisierte Esterase zu identifizieren. Versuche mit Fermenthemmern wie Diisopropyl-fluorophosphat (DFP) ergaben, daß für die antigeninduzierte Degranulierung aus sensibilisierten Meerschweinchenlungenscheiben die Serinesterase aktiviert werden muß. Dies konnte in Versuchen von BECKER und AUSTEN (1964) mit Phosphonatestern bestätigt werden.

Auch peritoneale Rattenmastzellen können mit Phosphonatestern vor der Degranulation geschützt werden. Die erwähnte Serinesterase wird allerdings nur blockiert, wenn der Phosphonatester zur Zeit der Antigen-Antikörper-Reaktion zugegen ist[52]. Diese Abhängigkeit von einer aktivierten Serinesterase wurde für die homocytotrope Freisetzung von Granula wie auch für die komplement-

---

[47] UVNÄS 1963, THON und UVNÄS 1967 u.a. [48] Übersicht bei UVNÄS 1963.
[49] PROUVOST-DANON und MOUSSATCHE 1961. [50] MOTA 1959. [51] SCHILD 1968.
[52] BECKER und AUSTEN 1966.

abhängige Histaminfreisetzung beobachtet. Die Serinesterase ist dem Chymotrypsin ähnlich, aber nicht identisch mit ihm[53]. Es darf also angenommen werden, daß in Rattenmastzellen verschiedene Allergisierungsarten die gleiche Esterase aktivieren und über einen gemeinsamen Weg zu Degranulation und Histaminfreisetzung führen.

Morphologisch gesehen ist die nicht-cytotoxische Reaktion auf Polymere und Antigene durch die Ausstoßung von Granula aus der Mastzelle gekennzeichnet. Die meisten Granula heften sich an die „Mutterzelle" und verdecken so die Zellmembran[54]. Die Mastzelle selber scheint bei diesem Vorgang nicht beschädigt zu werden, denn wenn die Granula von der Zelloberfläche abgewaschen werden, nimmt die Zelle wieder ein normales Aussehen an. Bei erneutem Kontakt mit der Verbindung 48/80 degranuliert die Zelle wieder[55]. Becker (1968) spekuliert, daß die Antigen-Antikörper-Reaktion eine Veränderung in der Zellmembran hervorrufe. Der betroffene Teil der Membran invaginiert. Die Invagination, z. B. in der Rattenmastzelle, erstreckt sich bis zu der Granulamembran, und die invaginierte Zellmembran fusioniert mit der Granulamembran, wodurch ein Gang entsteht, durch welchen das Granulum ausgeschieden wird[56]. Im Meerschweinchen scheint die postulierte Invagination zur Bildung einer Vacuole zu führen, die mit dem Granulum fusioniert. In diesem Falle kommt es zu Degranulation und Freisetzung von Histamin in die Vacuole. Anschließend wird, immer nach der Hypothese Beckers, das Histamin aus der Zelle ausgestoßen. Diese beiden hypothetischen Mechanismen könnten den von Mota (1966) beobachteten morphologischen Unterschieden bei Histaminfreisetzung aus peritonealen Ratten- und Meerschweinchenmastzellen zugrunde liegen. Jedenfalls gehören beide Mechanismen den nicht-cytotoxischen Reaktionen an. Johnson und Moran (1969) konnten nachweisen, daß die Freisetzung aus Rattenmastzellen durch Antigen oder die Verbindung 48/80 nicht von einer gleichzeitigen Freisetzung von Protein, ATP, Milchsäuredehydrogenase oder dem intracellulären Kalium begleitet ist. Diese Befunde stützen die Ansicht, wonach Antigen sowie die Verbindung 48/80 zu selektiver Histaminfreisetzung ohne Membranruptur führen.

Die komplementabhängige Histaminfreisetzung aus Rattenmastzellen durch Ka-anti-RGG ist ein Beispiel einer cytotoxischen Reaktion. Auch sie läßt sich durch Phosphonatester hemmen, wenn diese während der Antigen-Antikörper-Reaktion zugegen sind. Sie dürften also auch hier eine Antigen-Antikörper-aktivierte Serinesterase hemmen, die vor der Antigen-Antikörper-Reaktion als inaktiver Vorläufer vorhanden ist[57]. Anhand der Inhibitionsprofile vertreten Austen und Becker (1966) die Ansicht, daß die Verhinderung der Histaminfreisetzung durch Phosphonate nicht auf Inaktivierung der Esterase Cla beruht, obwohl Cla für die komplementabhängige Histaminfreisetzung notwendig ist. Das Inhibitionsprofil gleicht vielmehr dem der Serinesterase bei homocytotropen Reaktionen.

Die Frage, weshalb die an sich cytotoxische Histaminfreisetzung durch Ka-anti-RGG zusätzlich auf die Aktivierung einer Serinesterase angewiesen ist, bedarf noch der Abklärung.

Es hat sich gezeigt, daß die Aktivierung der Enzymsysteme in der anaphylaktischen Reaktion temperaturabhängig ist[58]. Das Temperaturoptimum scheint bei 39,6° zu liegen, der wirksame Temperaturbereich zwischen 24° und 44°C[59].

---

[53] Austen und Becker 1966.   [54] Uvnäs 1968.   [55] Uvnäs 1968.
[56] Bloom und Haegermark 1965, Horsfield 1965, Singleton und Clark 1965.
[57] Austen und Valentine 1968.
[58] Mongar und Schild 1957, Hogberg und Uvnäs 1957, 1960, Austen und Brocklehurst 1960.   [59] Feigen, Prager, Nielsen und Vurek 1968.

2. Histaminfreisetzung

Der nächste Schritt nach der energieabhängigen enzymatischen Degranulation ist die Freisetzung von Histamin aus den nun extracellulären Granula. In den letzten Jahren konnte der Nachweis erbracht werden, daß dieser zweite Vorgang ein passiver, nicht-enzymatischer, auf Ionenaustausch beruhender Prozeß ist. Diese Erkenntnis liegt in der Beobachtung begründet, daß isolierte Rattenmastzellen ihr Histamin behalten, wenn sie in einer Saccharose-Lösung gehalten werden. Der Zusatz kleinster Mengen Kationen verursacht Histaminfreisetzung durch eine Ionenaustausch-Reaktion zwischen Kationen und Histamin[60]. Weitere Untersuchungen zeigten, daß die Verbindung 48/80 in Saccharose-Lösung isolierte ganze Mastzellen degranuliert, ohne indessen Histamin freizusetzen[61]. ÅBORG, NOVOTNY und UVNÄS (1967), UVNÄS (1967) und THON und UVNÄS (1967) haben sich im Zusammenhang mit Untersuchungen über einen möglichen Histaminfreisetzungsmechanismus besonders auch dem Problem der Heparin-Histamin-Bindung in Granula gewidmet. Sie kamen zur Überzeugung, daß das Histamin mit einer schwachen elektrostatischen Bindung an den Heparin-Protein-Komplex gekoppelt ist. Das Protein ist stark alkalisch und hat einen hohen Arginingehalt. Es wird angenommen, daß das Heparin über die Sulfatgruppen an das Protein gebunden ist. Somit bleibt für das Histamin nur die Bindung durch die Carboxylgruppen.

Entsprechend der schwachen elektrostatischen Bindung geschieht die Freisetzung von Histamin durch einfachen Ionenaustausch im Kationen-enthaltenden Medium. Andererseits diskutieren KERP (1963) und ANGYAL und ARCHER (1968) aufgrund des relativ hohen Zinkgehaltes in Mastzellen die Möglichkeit eines ternären Heparin-Zink-Histamin-Komplexes, bei dem das Heparin stärker an Zink gebunden ist als Histamin.

Da die Verbindung 48/80 ein starkes Amin ist, wurde vermutet, es dringe in die Mastzelle ein und konkurriere dort mit dem Histamin um die ionischen Stellen in den Granula[62]. Diese Vorstellung hält indessen einer genaueren Betrachtung nicht stand. Die Penetration von 48/80 in die Mastzelle hätte nach einer Passage gegen einen Konzentrationsgradienten durch mindestens zwei Membranen — die Zell- und die Granula-Membran — zu erfolgen. Bisher ist 48/80 innerhalb der Mastzelle nicht nachgewiesen worden. Weiter ist zu bedenken, daß, wenn die große Histaminmenge in der Mastzelle intracellulär plötzlich zur Wirkung käme, die Zelle beschädigt werden müßte. Nach Stimulierung durch Antigen oder die Verbindung 48/80 und anschließender Histaminfreisetzung bleibt die Mastzelle jedoch funktionell intakt.

Abschließend sei wiederholt, daß heute genügend Beweise dafür vorliegen, daß nach Stimulierung der Mastzelle — wahrscheinlich ihrer Oberfläche — Granula durch einen energiefordernden Prozeß ausgestoßen werden. Diese Granula haben ihre schützende Membran verloren, wie dies BLOOM und HAEGERMARK (1965) nachgewiesen haben, und entleeren in Gegenwart von Kationen unverzüglich ihr Histamin. Dieses extracelluläre Geschehen ist energieunabhängig. Der Mechanismus der Degranulierung ist noch nicht genau bekannt. Es ließe sich denken, daß die Ausstoßung der Granula durch einen contractilen Prozeß geschehen könnte, wie dies wahrscheinlich auch für Blutplättchen der Fall ist, oder durch ein Wasserpumpsystem[63].

---

[60] Übersicht bei UVNÄS 1964.   [61] UVNÄS 1964.   [62] McINTOSH und PATON 1949.

[63] THON und UVNÄS 1967; vgl. auch die unter „1. Degranulation" erwähnten Mitteilungen von BECKER 1968, BLOOM und HAEGERMARK 1965, HORSFIELD 1965 sowie von SINGLETON und CLARK 1965.

VI. Mechanismen indirekter Histaminfreisetzung

Histaminfreisetzung aus Mastzellen wird, wie oben erwähnt, auch durch synthetische Substanzen ausgelöst. Die Verbindung 48/80 setzt Histamin aus isolierten peritonealen Mastzellen und isoliertem Mesenterium in vitro wie in vivo frei. 48/80 scheint ähnliche morphologische Veränderungen hervorzurufen wie Antigen mit sensibilisierten Mastzellen und wird deshalb in experimentellen Modellen oft anstelle von Antigen verwendet. Andererseits fand Keller (1965), daß Pepton große Histaminmengen in der intakten Ratte und am isolierten Mesenterium freisetzt, aber kaum eine Wirkung auf isolierte Mastzellen ausübt. Ähnliche Unterschiede zwischen der Reaktion isolierter Mastzellen und Gewebe wurden nach Ovomucoid und Dextran beobachtet[64].

Mastzellschädigung kann offenbar durch verschiedene Mechanismen bewirkt werden. Die Verbindung 48/80 scheint direkt auf die Mastzellen einzuwirken, während Pepton indirekt über eine Schädigung des Nachbargewebes oder über eine Spaltung humoraler Substrate mit Freisetzung toxischer Substanzen wirkt. Archer (1959a und b) war der erste, der darauf hinwies, daß durch primäre Schädigung anderer Zelltypen toxische Substanzen ausgeschieden werden können, die sekundär die Mastzellen verletzen. Dias da Silva und Lepow (1967) postulierten die Entstehung von Anaphylatoxin als einen rein humoralen Mechanismus. Mastzellschädigende Eigenschaften wurden von Janoff u. Mitarb.[65] in polymorphkernigen Neutrophilen (PMN) entdeckt. Die Lysosomen dieser Zellen enthalten ein aktives Prinzip, das Mastzellruptur und Degranulation verursacht. Seegers und Janoff (1966) konnten zeigen, daß die mastocytolytische Komponente ein kationisches Polypeptid von niedrigem Molekulargewicht mit einem relativ hohen Arginingehalt ist. Keller (1966b) fand eine ähnliche Substanz im entzündlichen Leukocytenexsudat. Verschiedene Versuche haben gezeigt, daß Lysosomen von Kaninchen-[66] und Ratten-PMN[67] sowie der menschlichen leukämischen PMN[68] ein mastzellschädigendes Prinzip enthalten. Keller (1968) betont jedoch, daß auch andere körpereigene Polypeptide mastocytolytisch zu wirken vermögen. Zur Abklärung der Frage einer möglichen Bedeutung sekundärer Prozesse eignen sich aber vorläufig die gut definierten kationischen PMN-Polypeptide am besten.

Zusammenfassung

Die Beteiligung der Mastzelle an verschiedenen Überempfindlichkeitsreaktionen darf heute bei Maus, Ratte, Meerschweinchen und Hund als erwiesen gelten.

Bestimmte homocytotrope Immunglobuline vermögen die Mastzelle zu sensibilisieren, so daß es bei Kontakt mit dem entsprechenden Antigen zu Degranulierung kommt. Dieser Vorgang führt nicht zu irreversibler Schädigung der Mastzelle. Gleichzeitig mit der Degranulierung und Histaminfreisetzung kann auch die Slow-Reacting Substance of Anaphylaxis (SRS-A) freigesetzt werden. Sie verursacht die gleichen klinischen Symptome wie Histamin. Nach heutiger Ansicht besteht allerdings keinerlei Zusammenhang zwischen der Mastzelle und SRS-A. Mastzellen werden auch durch heterocytotrope Antikörper sensibilisiert, ein Vorgang, der vor allem bei der Ratte studiert worden ist. Bisher konnten zwei Antikörpertypen identifiziert werden: Kaninchen-anti-Ratten-γ-Globulin, das nur in Gegenwart der ersten fünf Komplement-Komponenten und wahrscheinlich auch der sechsten Mastzellhistamin freisetzt, und Kaninchen-anti-Rattenmastzellantigen-Antikörper, der für die Histaminfreisetzung auf die Komponenten C2 und C6 angewiesen ist. Beide wirken cytotoxisch.

---

[64] Archer 1959b.

[65] Janoff und Zweifach 1964, Janoff, Schäfer, Scherer und Bean 1965 und Janoff 1966.

[66] Keller 1968, Keller, Müller-Eckhardt, Kayser und Keller 1968, Clark und Higginbotham 1968, Seegers und Janoff 1966.   [67] Keller 1968.   [68] Keller 1968.

Die anaphylaktische Histaminfreisetzung durch homocytotrope Antikörper geschieht über einen Zweistufenmechanismus. Zuerst degranuliert die Mastzelle. Anschließend wird aus den Granula Histamin freigesetzt. Die Degranulation ist ein energieabhängiger Prozeß. Möglicherweise liefert Mastzell-ATP die notwendige Energie. Ausgelöst wird die Degranulierung durch Aktivierung einer Mastzellserinesterase. Die Zelle ist nach diesem Prozeß noch immer funktionell intakt.

Bei der cytotoxischen Reaktion wird das Histamin ohne vorherige Degranulation ausgeschieden, und die Mastzelle wird dabei zerstört.

Histamin wird durch einen einfachen Ionenaustausch aus den Granula oder direkt aus der Mastzelle freigesetzt, was keine Energie erfordert.

Neben dieser direkten Wirkung auf die Mastzelle läßt sich bei allergischen Reaktionen auch eine sekundäre Beschädigung denken. So hat vor allem ein in polymorphkernigen Neutrophilen (PMN) nachgewiesenes lysosomales Enzym mastzellschädigende Eigenschaften. Man könnte sich nun vorstellen, daß durch eine immunologische Reaktion dieses Prinzip aus PMN freigesetzt wird und sekundär die Mastzelle beschädigt, so daß diese ihre Inhaltsstoffe freigibt.

Literatur

ÅBORG, D. H., NOVOTNY, J., UVNÄS, B.: Ionic binding of histamine in mast cell granules. Acta physiol. scand. 69, 276—283 (1967). — AMUNDSEN, E., OFSTAD, E., HAGEN, P.-O.: Synergistic action of kallikrein and phospholipase A on histamine release. Arch. int. Pharmacodyn. 178, 104—114 (1969). — ANGGÅRD, E., BERGQUIST, U., HÖGBERG, B., JOHANSSON, K., THON, I.-L., UVNÄS, B.: Biologically active principles occurring on histamine release from cat paw, guinea pig lung and isolated rat mast cells. Acta physiol. scand. 59, 97—110 (1963). — ANGYAL, A. M., ARCHER, G. T.: The zinc content of rat mast cells. Aust. J. exp. Biol. med. Sci. 46, 119—121 (1968). — ARCHER, G. T.: The release of histamine from the mast cells of the rat. Aust. J. exp. Biol. med. Sci. 37, 383—390 (1959a). ~ Release of histamine from rat mast cells by blood treated with dextran. Nature (Lond.) 184, 1151—1152 (1959b). — AUSTEN, K. F., BECKER, E. L.: Mechanism of immunologic injury of rat peritoneal mast cells. II. Complement requirement and phosphonate ester inhibition of release of histamine by rabbit anti-rat gamma globulin. J. exp. Med. 124, 397—416 (1966). — AUSTEN, K. F., BLOCH, K. J., BAKER, A. R., ARNASON, B. G.: Immunological histamine release from rat mast cells in vitro: Effect of age of cell donor. Proc. Soc. exp. Biol. (N.Y.) 120, 542—546 (1965). — AUSTEN, K. F., BROCKLEHURST, W. E.: Inhibition of the anaphylactic release of histamine from chopped guinea pig lung by chymotrypsin substrates and inhibitors. Nature (Lond.) 186, 866—868 (1960). ~ Anaphylaxis in chopped guinea pig lung. I. Effect of pepsidase substrates and inhibitors. J. exp. Med. 113, 521—539 (1961). — AUSTEN, K. F., ORANGE, R. P., VALENTINE, M. D.: Antibodies and cells involved in the antigen-induced release of slow reacting substance of anaphylaxis (SRS-A) in the rat. In: Biochemistry of the acute allergic reactions (ed. AUSTEN, K. F., and BECKER, E. L.). Oxford: Blackwell 1968. — AUSTEN, K. F., VALENTINE, M. D.: Complement-dependent histamine release from rat peritoneal mast cells by rabbit anti-rat gamma globulin (Ra anti-RGG) and rabbit anti-rat mast cell (Ra anti-RMC) antibodies. In: Biochemistry of the acute allergic reactions (ed. AUSTEN, K. F., and BECKER, E. L.). Oxford: Blackwell 1968.

BARBARO, J. F.: The release of histamine from rabbit platelets by means of antigen-antibody precipitates. II. The role of plasma in the release of histamine. J. Immunol. 86, 371 (1961). — BECKER, E. L.: Nature and significance of antigen-antibody activated esterases. In: Biochemistry of the acute allergic reactions (ed. AUSTEN, K. F., and BECKER, E. L.). Oxford: Blackwell 1968. — BECKER, E. L., AUSTEN, K. F.: A comparison of the specificity of inhibition by phosphonate esters of the first component of complement and the antigen-induced release of histamine from guinea pig lung. J. exp. Med. 120, 419—506 (1964). ~ The mechanism of immunologic injury of rat peritoneal mast cells. I. The effect of phosphonate inhibitors on the homocytotropic antibody-mediated histamine release and the first component of rat complement. J. exp. Med. 124, 379—395 (1966). — BETTEX-GALLAND, M., LÜSCHER, E. F.: Thrombasthenin — a contractile protein from thrombocytes. Its extraction from human blood platelets and some of its properties. Biochim. biophys. Acta (Amst.) 49, 536—547 (1961). — BINAGHI, R. A.: The sensitization of tissues, and interference of non-specific gamma-globulin. In: Biochemistry of the acute allergic reactions (ed. AUSTEN, K. F., and BECKER, E. L.). Oxford: Blackwell 1968. — BINAGHI, R. A., BENACERRAF, B.: Production of anaphylactic antibody in the rat. J. Immunol. 92, 920 (1964). — BLOCH, K. J.: The anaphylactic antibodies in mammals including man. Progr. Allergy 10, 84—150 (1967). ~ General discussion, p. 314. In: Biochemistry of the acute allergic reactions (ed. AUSTEN, K. F., and

Becker, E. L.). Oxford: Blackwell 1968. — Bloom, G. D., Haegermark, Ö.: A study on morphological changes and histamine release induced by compound 48/80 in rat peritoneal mast cells. Exp. Cell Res. 40, 637–654 (1965). — Boréus, L. O., Chakravarty, N.: Tissue mast cells, histamine and slow reacting substance in anaphylactic reaction in guinea pig. Acta physiol. scand. 50, 375–384 (1960). — Brocklehurst, W. E., Humphrey, J. H., Perry, W. L. M.: Cutaneous antigen-antibody reactions in the rat. J. Physiol. (Lond.) 150, 489 (1960).

Califano, G., Scapagnini, U.: Oesophageal anaphylaxis and pharmacological action. Pharmacology (Basel) 1, 218—228 (1968). — Clark, J. M., Higginbotham, R. D.: Significance of the mast cell response to lysosomal protein. J. Immunol. 101, 488—499 (1968). — Cochrane, C. G., Müller-Eberhard, H. J.: The derivation of two distinct anaphylatoxin activities from the third and fifth components of human complement. J. exp. Med. 127, 371 (1968). — Cohen, S., Milstein, C.: Structure and biological properties of immunoglobulins. Advanc. Immunol. 7, 1 (1967).

Diamant, B.: The effects of compound 48/80 and distilled water on the adenosine triphosphate content of isolated rat mast cells. Acta physiol. scand. 71, 283—290 (1967). ~ The influence of adenosine triphosphate on isolated rat peritoneal mast cells. Int. Arch. Allergy 36, 3—29 (1969). — Diamant, B., Krueger, P. G.: Histamine release from isolated rat peritoneal mast cells induced by adenosine-5'-triphosphate. Acta physiol. scand. 71, 219—302 (1967). — Diamant, B., Uvnäs, B.: Evidence for energy-requiring processes in histamine release and mast cell degranulation in rat tissues induced by compound 48/80. Acta physiol. scand. 53, 315—329 (1961). — Dias da Silva, W., Lepow, J. H.: C' as mediator of inflammation. II. Biological properties of anaphylatoxin prepared with purified components of human complement. J. exp. Med. 125, 921—946 (1967).

Eder, M., Schauer, A.: Fermenthistochemische und experimentelle Untersuchungen an Gewebsmastzellen. Beitr. path. Anat. 124, 251 (1961).

Feigen, G. A., Prager, D. J., Nielsen, Ch. B., Vurek, G. G.: Role of temperature in anaphylactic sensitization of the isolated atrium and ileum. A study of the variables affecting estimates of the activation energy. In: Biochemistry of the acute allergic reactions (ed. Austen, K. F., and Becker, E. L.). Oxford: Blackwell 1968. — Fredholm, B.: Studies on a mast cell degranulating factor in bee venom. Biochem. Pharmacol. 15, 2037—2043 (1966). — Friedberg, D., Engelhardt, G., Meineke, F.: Untersuchungen über die Anaphylatoxin-Tachyphylaxie und über ihre Bedeutung für den Ablauf echter anaphylaktischer Reaktionen. Int. Arch. Allergy 25, 154—181 (1964). — Friedberg, K. D., Bauer, U.: Anaphylaktischer Schock nach passiver Sensibilisierung am anaphylatoxinvorbehandelten Meerschweinchen. Naunyn-Schmiedebergs Arch. exp. Path. Pharmak. 250, 171—172 (1965). — Friedberg, K. D., Poppe, I.: Über die Histaminfreisetzung aus der Meerschweinchenlunge durch Anaphylatoxin in vivo. Naunyn-Schmiedebergs Arch. Pharmak. exp. Path. 257, 19—20 (1967). — Friedberg, K. D., Stegemann, H., Vogt, W.: Anreicherung von Anaphylatoxin durch Gelfiltration. Naturwissenschaften 50, 523 (1963). — Friedberger, E.: Kritik der Theorien über Anaphylaxie. Z. Immun.-Forsch. 2, 208—224 (1909).

Giertz, H., Ernenputsch, I.: Histamine release from liver tissue in guinea pig anaphylaxis. Int. Arch. Allergy 34, 205—208 (1968). — Giertz, H., Hahn, F.: Mechanism of histaminase liberation in guinea pig anaphylaxis. Int. Arch. Allergy 36, 41—44 (1969). — Giertz, H., Hahn, F., Bernauer, W.: Wirkung von Histamin und Serotonin und Mastzellfunktion. Dargestellt am Beispiel der Meerschweinchenanaphylaxie. Beitr. Klin. Tuberk. 138, 297—305 (1968). — Giertz, H., Hahn, F., Krull, P., Albert, U.: Histaminase-liberating and anticoagulant activity of heparin released in anaphylactic shock in the guinea pig. Int. Arch. Allergy 33, 306—312 (1968).

Hahn, F., Ebner, C., Giertz, H.: Anaphylatoxin tachyphylaxis and anaphylaxis. Int. Arch. Allergy 35, 434—444 (1969). — Högberg, B. O., Uvnäs, B.: The mechanism of disruption of mast cells produced by compound 48/80. Acta physiol. scand. 41, 345—369 (1957). ~ Further observations on the disruption of rat mesentery caused by compound 48/80, antigen-antibody reaction lecithinase A and decylamine. Acta physiol. scand. 48, 133—145 (1960). — Horsfield, G. I.: The effect of compound 48/80 on the rat mast cell. J. Path. Bact. 90, 599—605 (1965). — Humphrey, J. H., Austen, K. F., Rapp, H. J.: In vitro studies of reversed anaphylaxis with rat cells. Immunology 6, 226—245 (1963).

Janoff, A.: Effect of an antihistamine on the increased vascular permeability induced by leucocyte lysosome fractions. Nature (Lond.) 212, 1605—1606 (1966). — Janoff, A., Schaefer, S., Scherer, J., Bean, M. A.: Mediators of inflammation in leukocyte lysosomes. J. exp. Med. 122, 841—851 (1965). — Janoff, A., Zweifach, B. W.: Production of inflammatory changes in the microcirculation by cationic proteins extracted from lysosomes. J. exp. Med. 120, 747—762 (1964). — Jensen, J.: Anaphylatoxin in its relation to the C' system. Science 155, 1122 (1967). — Johnson, A. R., Moran, N. C.: Selective release of histamine from rat mast cells by compound 48/80 and antigen. Amer. J. Physiol. 216, 453—459 (1969). — Jones, V. E.: Rat 7S immunoglobulins: Characterization of γ_1- and γ_2-anti-hapten antibodies. Immunology 16, 589—599 (1969).

KELLER, R.: Comparison of the effects of various agents on histamine and mast cells in the rat, in vivo and in vitro. Int. Arch. Allergy 28, 288—295 (1965). ~ Tissue mast cells in immune reactions. Monographs in allergy, vol. 2. Basel-New York: Karger 1966a. ~ Mastzellschädigung durch körpereigene Stoffe. Helv. physiol. Acta 24, C98—C100 (1966b). ~ Interrelation between different types of cells. Int. Arch. Allergy 34, 139—144 (1968). — KELLER, R., BEEGER, I.: Anaphylaxis in isolated rat mast cells. Effect of peptidase substrates and inhibitors. Int. Arch. Allergy 22, 31—44 (1963). — KELLER, R., MUELLER-ECKHARDT, C., KAYSER, F.-H., KELLER, H. U.: Interrelations between different types of cells. I. A comparative study of the biological properties of a cationic polypeptide from lysosomes of polymorphonuclear leukocytes and other cationic compounds. Int. Arch. Allergy 33, 239—258 (1968). — KERP, L.: Bedeutung von Zink für die Histaminspeicherung in Mastzellen. Int. Arch. Allergy 22, 112 (1963). — KLEMPERER, M. R., WOODWORTH, H. C., ROSEN, F. S., AUSTEN, K. F.: Hereditary deficiency of the second component of complement (C'2) in man. J. clin. Invest. 45, 880—890 (1966).

LAGUNOFF, D., BENDITT, E. P., ARASE, M.: Effect of mast cell granules on heparinactivated tissue lipase. Proc. Soc. exp. Biol. (N.Y.) 121, 864—868 (1966). — LENNERT, K., SCHUBERT, J. C. F.: Zur Histochemie der Gewebsmastzellen im menschlichen Lymphknoten. Frankfurt. Z. Path. 69, 591—595 (1959). — LEPOW, I. H., DA SILVA, D., EISELE, J. W.: Nature and biological properties of human anaphylatoxin. In: Biochemistry of the acute allergic reactions (ed. AUSTEN, K. F., and BECKER, E. L.). Oxford: Blackwell 1968. — LEVY, D. A., OSLER, A. G.: Studies on the mechanism of hypersensitivity phenomena. XIV. Passive sensitization in vitro human leukocytes to ragweed pollen antigen. J. Immunol. 97, 203—212 (1966). — LICHTENSTEIN, L. M.: Mechanism of allergic histamine release from human leukocytes. In: Biochemistry of the acute allergic reactions (ed. AUSTEN, K. F., and BECKER, E. L.). Oxford: Blackwell 1968. — LICHTENSTEIN, L. M., GEWURZ, H., ADKINSON, N. F., JR., SHIN, H. S., MERGENHAGEN: Interaction of the complement system endotoxic lipopolysaccharide: the generation of an anaphylatoxin. Immunology 16, 327—336 (1969). — LICHTENSTEIN, L. M., OSLER, A. G.: Studies on the mechanisms of hypersensitivity phenomena. XI. The effect of normal human serum on the release of histamine from human leukocytes by ragweed pollen antigen. J. Immunol. 96, 159—168 (1966a). ~ Studies on the mechanisms of hypersensitivity phenomena. XII. An in vitro study of the reaction between ragweed pollen antigen, allergic human serum and ragweed sensitive cells. J. Immunol. 96, 169—179 (1966b). ~ Studies on the mechanisms of hypersensitivity phenomena. IX. Histamine release from human leukocytes by ragweed pollen antigen. J. exp. Med. 120, 507—530 (1964). — LOEFFLER, H.: Cytochemischer Nachweis von unspezifischer Esterase. Klin. Wschr. 39, 1220 (1961).

McINTOSH, F. C., PATON, W. D. M.: The liberation of histamine by certain organic bases. J. Physiol. 109, 190—219 (1949). — MOLONEY, W. C., FLIEGELMAN. L., MacPHERSON, K.: The use of naphtol-AS-D-chloroacetate as a substrate of the study of leucocyte esterase activity. J. Histochem. Cytochem. 7, 306 (1959). — MONGAR, J. L., SCHILD, H. O.: Effect of temperature on the anaphylactic reaction. J. Physiol. (Lond.) 135, 320—338 (1957). — MORSE, H. C., AUSTEN, K. F., BLOCH, K. J.: Biologic properties of rat antibodies. III. Histamine release mediated by two classes of immunoglobulin. J. Immunol. 102, 327—337 (1969). — MORSE, H. C., BLOCH, K. J., AUSTEN, K. F.: Biologic properties of rat antibodies. J. Immunol. 101, 658—663 (1968). — MOTA, I.: Biological characterization of mast cell sensitizing antibodies. Life Sci. 1, 465—474 (1963a). ~ Passive cutaneous anaphylaxis induced with "mast cell sensitizing antibody". The role of histamine and 5-hydroxytryptamine. Life Sci. 1, 917—927 (1963b). ~ Biological characterization of mouse "early" antibody. Immunology 12, 343—348 (1967). ~ Effect of antigen and octylamine on mast cells and histamine content of sensitized guinea pig tissues. J. Physiol. (Lond.) 147, 425—436 (1959). ~ Release of histamine from mast cells. In: Handbook of experimental pharmacology. New series (ed. EICHLER, O., and FARAH, A.). Berlin-Heidelberg-New York: Springer 1966. ~ Properties of rat and mouse homocytotropic antibodies. In: Biochemistry of the acute allergic reactions (ed. AUSTEN, K. F., and BECKER, E. L.). Oxford: Blackwell 1968. — MOTA, I.. ISHI, T.: Inhibition of mast cell disruption and histamine release in rat anaphylaxis in vitro. Comparison with compound 48/80. Brit. J. Pharmacol. 15, 82—87 (1960). — MOTA, I., PEIXOTO, J.: Skin-sensitizing and thermolabile antibody in the mouse. Life Sci. 5, 1723—1728 (1966). — MOTA, I., SADUN, E. H., BRADSHAW, R. M., GORE, R. W.: The immunological response of mice infected with *Trichinella spiralis*. Biological and physico-chemical distinction of two homocytotropic antibodies. Immunology 16, 71—81 (1969).

NUSSENZWEIG, R. S., MERRYMAN, C., BENACERRAF, B.: Electrophoretic separation and properties of mouse antihapten antibodies involved in passive cutaneous anaphylaxis and passive hemolysis. J. exp. Biol. Med. 120, 315—328 (1964).

ORANGE, R. P., VALENTINE, M. D., AUSTEN, K. F.: Release of slow reacting substance of anaphylaxis in the rat: Polymorphonuclear leukocyte. Science 157, 318—319 (1967). ~ Antigeninduced release of "slow-reacting substance" of anaphylaxis (SRS-A) in rats prepared with homologous antibody. J. exp. Med. 127, 767—783 (1968). — OSLER, A., RANDALL, H., HILL,

B., Ovary, Z.: Relationship between complement, passive cutaneous anaphylaxis and anaphylatoxins. In: Cellular and humoral aspects of the hypersensitive states (ed. Lawrence, H.). New York: Hoeber-Harper 1961. — Osler, A. G., Oliveira, B., Shin, H. S., Sandberg, A. L.: The fixation of guinea pig complement by γ_1 and γ_2 immunoglobulins. J. Immunol. 102, 269—271 (1969).

Padawer, J. (ed.): Mast cells and basophils. Ann. N.Y. Acad. Sci. 103, 1—492 (1963). — Patterson, R., Pruzansky, J. J., Chang, W. W.: Spontaneous canine hypersensitivity to ragweed. Characterization of the serum factor transferring skin, bronchial and anaphylactic sensitivity. J. Immunol. 90, 35 (1963). — Prouvost-Danon, A.: Mechanism of antibody mediated histamine release from mouse mast cells. In: Biochemistry of the acute allergic reactions (ed. Austen, K. F., and Becker, E. L.). Oxford: Blackwell 1968. — Prouvost-Danon, A., Moussatche, H.: Influence of anaerobic glycolysis on release of histamine in the guinea pig and rat anaphylactic reaction in vitro. Nature (Lond.) 192, 361—362 (1961). — Prouvost-Danon, A., Peixoto, J. M., Queiroz Javierre, M. Q.: Antigen-induced histamine release from peritoneal mast cells of mice producing reagin-like antibody. Immunology 15, 271—286 (1968).

Rapp, H. J.: Release of slow reacting substance (SRS) in the peritoneal cavity of rats by antigen-antibody interaction. J. Physiol. (Lond.) 158, 35 P (1961). — Riley, J. F.: The effects of histamine-liberators on the mast cells of the rat. J. Path. Bact. 65, 471—479 (1953). ~ Functional significance of histamine and heparin in tissue mast cells. Ann. N.Y. Acad. Sci. 103, 151—161 (1963). — Roberts, A. N.: Cellular localization and quantitation of tritiated antigen in mouse lymph nodes during early primary immune response. Amer. J. Path. 49, 889—906 (1966). — Rocha e Silva, M.: Anaphylatoxin and histamine release. Quart. Rev. Allergy 8, 220 (1954). — Rother, K., Rother, U., Müller-Eberhard, H. J., Nilsson, U. R.: Deficiency of the sixth component of complement in rabbits with an inherited complement defect. J. exp. Med. 124, 773—785 (1966).

Sagher, F., Even-Paz: Mastocytosis and the mast cell. Basel-New York: Karger 1967. — Schauer, A.: Die Mastzelle. Stuttgart: Fischer 1964. — Schauer, A., Eder, M.: Nachweis und Bedeutung der Bindung von Histamin an Adenosin-5′-Triphosphorsäure und andere Phosphatverbindungen. Klin. Wschr. 39, 76—80 (1961). ~ Die Entwicklung von Mucopolysacchariden und Bildung histochemisch nachweisbarer Enzyme während der Mastzellreifung. Virchows Arch. Abt. A Path. Anat. 335, 72—83 (1962). — Schild, H. O.: Mechanism of anaphylactic histamine release. In: Biochemistry of the acute allergic reactions (ed. Austen, K. F., and Becker, E. L.). Oxford: Blackwell 1968. — Seegers, W., Janoff, A.: Mediators of inflammation in leukocyte lysosomes. VI. Partial purification and characterization of a mast cell rupturing component. J. exp. Med. 124, 833—849 (1966). — Selye, H.: The mast cells. London: Butterworth 1965. — Singleton, E. M., Clark, S. L.: The response of mast cells to compound 48/80 studied with the electron microscope. Lab. Invest. 14, 1744—1763 (1965). — Siraganian, R. P., Secchi, A. G., Osler, A. G.: Histamine release from rabbit platelets — Mechanism of the allergic response. In: Biochemistry of the acute allergic reactions (ed. Austen, K. F., and Becker, E. L.). Oxford: Blackwell 1968. — Stechschulte, D. J., Austen, K. F., Bloch, K. J.: Antibodies involved in antigen-induced release of slow reacting substance of anaphylaxis (SRS-A) in the guinea pig and rat. J. exp. Med. 125, 127—147 (1967). — Stegemann, H., Bernhard, G., O'Neil, J. A.: Endgruppen von Anaphylatoxin. Einfache Sequenzanalyse von carboxylendständigen Aminosäuren. Hoppe-Seylers Z. physiol. Chem. 339, 9 (1964). — Stegemann, H., Vogt, W., Friedberg, K. D.: Über die Natur des Anaphylatoxins. Hoppe-Seylers Z. physiol. Chem. 337, 269 (1964).

Thon, I. L., Uvnäs, B.: Degranulation and histamine release, two consecutive steps in the response of rat mast cells to compound 48/80. Acta physiol. scand. 71, 303—315 (1967). — Todorov, D. M., Wilkinson, P. C., White, R. G.: Affinity of immunoglobulin for heterologous tissue mast cells. Immunology 15, 51—64 (1968).

Uvnäs, B.: Mechanism of histamine release. Proc. int. Union Physiol. Sci. 1, 106—114 (1962). ~ Mechanism of histamine release in mast cells. Ann. N.Y. Acad. Sci. 103, 278—283 (1963). ~ Release processes in mast cells and their activation by injury. Ann. N.Y. Acad. Sci. 116, 880—890 (1964). ~ Metabolic and non-metabolic processes in the mechanism of histamine release from mast cells. In: Biochemistry of the acute allergic reactions (ed. Austen, F. K., and Becker, E. L.). Oxford: Blackwell 1968. — Uvnäs, B., Thon, I.-L.: Isolation of "biologically intact" mast cells. Exp. Cell Res. 18, 512—520 (1959). ~ Mode of binding and release of histamine in mast cell granules from the rat. Fed. Proc. 26 I, 219 (1967).

Valentine, M. D., Bloch, K. S., Austen, K. F.: Mechanisms of immunologic injury in rat peritoneal mast cells. III. Cytotoxic histamine release. J. Immunol. 99, 98—110 (1967). — Vaz, M. V., Ovary, Z.: Passive anaphylaxis in mice with γG antibodies. III. Release of histamine from mast cells by homologous antibodies. J. Immunol. 100, 1014—1019 (1968). — Vogt, W., Schmidt, G.: Abtrennung des anaphylatoxinbildenden Prinzips aus Cobragift von anderen Giftkomponenten. Experientia (Basel) 20, 207 (1964).

The Significance of Immunology in Oncology

By

P. Koldovský, Philadelphia (Pa.)

Introduction

More than fifty years ago, in 1916, Tyzzer wrote that 'it is quite impossible to present within reasonable space a comprehensive review of all investigations in tumour immunity'. When one considers the tremendous intensification of research in the field of tumour immunity and the resulting explosion of relevant literature this statement is even more pertinent today.

Practically all investigations into tumour growth are based on attempts to determine the difference between normal and tumour tissues. The only reliable difference so far established is that growth of normal tissues can be controlled while the malignant tissues grow progressively until the death of the host organism. A number of chemical, physiological, metabolic and morphologic criteria have been defined for the recognition of the malignant tissue, but these criteria seem to be valid only in certain obvious cases. The question of whether a cell line is or is not malignantly transformed cannot be definitely solved in experiments unless in vivo experiments are done.

The finding that different tissues differ in their immunological properties, their antigenic composition, has given impetus to research workers to apply immunological methods for the detection of the difference between normal and malignant tissues. These attempts are as old as the concept of experimental oncology itself, and experiments making use of the presumed immunological differences for therapeutic purposes date back to the earliest stages of investigations in this field.

The views on the basic question whether a tumour-specific antigen exists, have been changing from optimistic belief in the feasibility of therapy with animal antiserum to doubt as to whether such treatment is possible at all. As late as 1965 Korngold concentrated his paper presented at a conference devoted to tumour antigens on the question whether a tumour antigen really exists. This question has not yet been satisfactorily answered for tumours of human origin.

Various experimental tumours, in fact almost all tumours that have so far been studied in this respect, have been shown to possess a tumour-specific antigen. The situation is obviously more complicated in these tumours as there are several types of tumour-specific antigen. Such antigens differ from each other depending on the method used for their detection, and especially in their biological significance for tumour tissue growth. Moreover, they depend on the factor which induces them.

---

* Present address: The Wistar Institute, Thirty-sixth Street at Spruce, Philadelphia, Pa.

[1] Nomenclature: autologous — autochthonous — in the same, from the same individual; syngeneic (previously isologous) — between individuals of the same inbred strain (a population undergoing long-term intrasib matings, mostly brother-sister matings); allogeneic (previously homologous) — between individuals of the same species; heterologous, xenogenic — between individuals of different species.

In this review three antigenic systems will be discussed in the order in which they have been discovered. The antigen discovered first has not been defined in detail. It is demonstrable mainly by means of heterologous sera, and its real specificity is still questionable. It has been detected in both experimental and human tumours. The further two antigens have been clearly demonstrated only in animal tumours, in spite of abundant evidence that one of them is present even in man. In animals it was found to be responsible for transplantation resistance and was therefore named tumour-specific transplantation antigen (TSTA) by Sjögren (1964). The other antigen has been demonstrated by means of autologous (or syngeneic) sera against tumours of viral origin and has been termed neoantigen or T (tumour) antigen. However, attempts to detect this antigen in human malignant diseases suspect of viral aetiology have failed so far.

A. Tumour-Specific Antigen Hitherto not Defined in Detail

A series of papers which appeared in the thirties have demonstrated by means of heterologous (mostly rabbit) antisera and complement fixation that normal and tumour tissues are antigenically different, i.e. that the tumour tissues possess an antigen which is absent in the normal tissues. For the actual serological reaction alcohol extracts were used, and the results obtained were consistent. It was found much later, however, that the antigens implicated in these studies often were not tumour-specific. In the experiments of Witebsky (1929, 1930, 1933) a blood group antigen was involved which was present in the tumour tissues but was absent in the control tissues. Hirszfeld, Halber and Laskowski (1929) have later shown that antiserum could not be absorbed with normal tissues and consistently gave positive reactions with tumour tissues, whereas absorption with caseous tissues from the tuberculous lungs was possible. In this case either a necroantigen or an incidentally identical contamination with bacterial antigens may have been involved. In 1932 Witebsky and Poplar found that it was possible to obtain antibodies against carcinoma of the stomach which were not blood-group-specific, reacted with carcinoma extracts also from other patients in all instances and did not react with normal tissues. Similarly the reaction with tumours of different clinical aetiology was negative. Many years later Witebsky, Rose and Shulman (1956) studied this question, again by means of complement fixation, and found a difference between normal and tumour tissues which, however, was only quantitative. They failed to achieve complete purification of antitumour antibodies.

It is understandable that experimental tumours in animals have attracted the attention of many immunologists. Using complement fixation Maculla (1947) demonstrated for a number of mouse tumours that nucleoprotein in these tumours differs from nucleoprotein in normal tissues. Hoyle (1940) used for this reaction sera from mice, in which some experimental tumours grew (Sa 37, carcinoma 2,146, Ma1 sarcoma), and alcohol extracts as antigen, and observed a difference between the lipoid fraction of normal and that of tumour tissues.

Narcissov and Zilber (1947) studied the formation of antibodies against transplanted tumours at various intervals after transplantation. They used an alkaline extract at pH 4.5 as antigen. Presence of antibodies was studied by means of complement fixation. Fourteen days after tumour inoculation the antibodies were present in the serum of 25% of the rats; after 19 days this percentage rose to 42, and after 25 days 87% of the rats were found to be positive. Narcissov and Abelev (1956) in a similarly designed experiment investigated the formation of antibodies against primary carcinogen-induced tumours. This study is of particular importance because the tumours and sera from the same animal were used for the reaction which was thus a true autoimmune reaction. Moreover the immune response was shown to occur even when the tumour grew without previous immunization.

ZILBER (1958) developed a new method for the demonstration of tumour-specific antigens — the anaphylaxis with desensitization. Guinea-pigs immunized with tumour tissue are desensitized with the corresponding normal tissue. Subsequently, the animals do not react to the injection of normal tissue. However, if the tumour tissue contains an additional antigen which is absent in normal tissue the animals react by the anaphylactic shock. By means of this method tumour-specific antigens have been detected in a variety of tumours. SHERSHULS'KAIA (1958) found that carcinoma of the stomach in man has the same specific antigen as carcinoma of the cervix and of the ovary. ZILBER and PARNES (1959) studied various forms of leukaemia in man and found them to differ even in specific antigens. In addition to this, they demonstrated an antigen common to all leukaemias they studied. It has been demonstrated by the method of anaphylaxis and desensitization that in some tumours a new, tumour-specific antigen is formed and some normal antigens present in the tissue from which the tumour has arisen are lost. A similar phenomenon was revealed by means of agaroprecipitation in a hepatoma which was lacking some organ-specific antigens of the liver. Perhaps this was only a case of de-differentiation and loss of some functions during malignant transformation of cells.

DULANEY, GOLDSMITH, ARNESEN and BUXTON (1949) using antisera against subcellular fractions of the liver, spleen and kidney from normal and leukaemic mice demonstrated only the quantitative difference between normal and malignant tissues, namely, that sera against normal and malignant spleen fractions reacted in vitro more significantly with malignant components than with the normal ones. RAPPORT and GRAF (1955) demonstrated by means of rabbit antiserum a lipoid component in Murphy's rat lymphosarcoma. HIRAI, TAGA, ISAHO, SATON and WARATISHA (1963) extracted a protein fraction (S_5) from Yoshida rat hepatoma AH-49 and determined the specificity of this protein by agaroprecipitation.

ZILBER, KRJUKOVA, NARCISSOV and BIRJUKOVA (1958) and SVET-MOLDAVSKY (1958) made use of immunological tolerance (non-reactivity) towards the antigenic components of normal tissues to obtain monospecific antitumour antisera.

The Schultz-Dale reaction is actually anaphylaxis with desensitization in vitro. A band of smooth muscle fibres (uterus, small intestine) reacts in vitro by contraction to the administration of the antigen used for immunization of the animal in vivo (preferably the guinea-pig). This reaction can be desensitized again and the same principles described for anaphylaxis with desensitization in vivo can be applied to the demonstration of tumour antigens. MAKARI (1955, 1958, 1959) used the same method to detect tumour antigens in human tumours and tried to develop a diagnostic test based on this method. Guinea-pigs were sensitized with homogenate from several tumours and then desensitized with normal human serum. The presence of tumour antigen, or the positive reaction, was ascertained in tumour-bearing patients or in patients with non-malignant disease. 96.8% of the patients with tumour gave a positive reaction and only 4.8% of the other patients gave a false positive reaction. BURROWS (1958) verified this test on 301 patients with neoplastic disease and in 207 patients with some other disease. The positive reaction, i.e. the tumour antigen, has been demonstrated in 96.7% of the tumour-bearing patients and a false positive reaction only in 3.3% of the patients with another disease. This test, though laborious and expensive, seems to be of great diagnostic value. Nevertheless it has rarely been used, and moreover, in recent years no experiments trying to detect and to study tumour antigens by this method have been reported.

Another method which allows the demonstration of tumour antigens and also provides information about their localization is that based on the use of labelled antibodies. For example, Korngold and Pressman (1954) used ^{131}I-labelled antibodies. A detailed study of the use of antibodies labelled with iodine was published by Wissler, Barker, Flax, La Via and Talmagg (1956). They used three transplantable tumours — the Flexner-Jobling and Jensen tumour in rats and Ehrlich ascites carcinoma in mice. They detected the cross-reactions in vitro between both rat tumours. The ^{131}I-labelled gamma globulin injected intravenously was mostly localized in the tumour but was also found in the liver and other organs. The intraperitoneal administration of ^{131}I-labelled gamma globulin to mice with the ascites tumour resulted in a differential localization in the tumour cells. Globulin labelled with radioactive iodine or with fluorescein was used by Hiramoto and Nungester (1958). They observed an insignificant difference in the localization of antibodies in the tumour and in the kidney, liver or spleen when iodinated globulin was used, whereas no difference was apparent with fluorescein-labelled antibodies.

One of the main objections raised against the above studies (in addition to the fact that the sensitivity of the method used is the limiting factor, i.e. if so-called tumour antigen is only a multiplied component of the normal tissue, then its detection in normal tissues may fail owing to the little sensitivity of the detection method) is that the individual differences in tissue antigens have not been taken into account. This objection is relevant particularly in experiments with human tumours. As mentioned earlier, blood group antigen has erroneously been taken for tumour antigen. Variations in the mosaic of antigenic composition of normal tissue make it impossible to find two completely identical individuals (except for homozygous twins). It could thus often happen that individual specific antigens have been detected. For example, Kozlovsky (personal communication) found that when so-called monospecific serum against human cancer is tested against a sufficient number of human spleens, one out of 50 to 100 spleens gives a positive reaction. Experiments on animals revealed that the antigenic uniqueness of each individual is not the result of an infinite number of antigens but of the variations in the constant, relatively small number of the same antigens. It can thus be assumed that a pool of a sufficient number of tumour, or normal, tissues will possess all the most important antigens. Björklund (1957a, b, 1960) therefore produced an antiserum by immunization with a pool of 56 human tumours and made absorption with almost all tissues from 10 healthy persons. In the tumour tissues he detected 4 distinct groups of antigens of which 3 were common to all malignant and normal tissues. Antigen No. 1 was found to be present in the tumour and in normal liver, spleeen, lung and brain. The same author obtained much better results by means of the cytotoxic test. The immune serum displayed pronounced cytotoxic effects only on the malignant tissues (after absorption with human plasma). In a further analysis he found that the antigen responsible for this specific reaction is an insoluble lipoprotein, which is destroyed by the action of HCl or NaOH for 48 hours at 35° C and is strongly thermolabile. Goldstein and Hiramoto (1961) repeated Björklund's experiments with his serum and failed to obtain consistent results. They observed the cytotoxic reaction even against normal cells. However, Björklund demonstrated that as little as a three-fold amount of normal tissue is capable of producing the same absorption as tumour tissue. The antigen, which has been designated as specific by

BJÖRKLUND, is therefore only three times more concentrated in tumour tissue than in normal tissue[2].

PEREZ-CUADRADO, HABERMAN and RACE (1965) immunized rabbits with salt extracts and cell organelle suspensions of a human hepatoma. The immunization resulted in the formation of antibodies some of which were specific, namely, those that were directed against the fractions containing DNA bound to proteins and isolated from the nuclei of the tumour cells.

However, all the above findings on specific tumour antigens must be revised taking into account cross-reactions observed between tumour tissues and normal embryo tissues. In a carcinogen-induced hepatoma in inbred mice ABELEV and AVENIROVA (1960) detected an antigenic component which was absent in all normal tissues of adult mice. It was isolated in an immunologically pure form by immunofiltration in agar[3]. Nevertheless, this antigen has later been shown by ABELEV, PEROVA, KHRAMOOVA, POSTNIKOVA and IRLIN (1963) to be a normal component of mouse embryo tissues and of serum of newborn mice. With increasing age it disappears from the serum and reappears only in mice bearing hepatomas. According to the electrophoretic motility, this antigen was found to be associated with the alpha-globulin fraction of mouse serum. GOLD and FREEDMAN (1965) studied the antigenic composition of 322 human tissues by the method of agaroprecipitation. All 40 primary carcinomas of the digestive tract as well as their metastases were found to possess specific antigens. No such antigens were detected in any tissue of adult persons and in benign tumours of the digestive tract. The positive reactions, however, were observed in all tissues of human embryos at the stage of 2 to 6 months. These antigens were present in the embryo tissues in relatively low concentrations and could no longer be detected by the end of the third trimester.

A particulate protein component was demonstrated in the serum of human foetuses. As shown by paper electrophoresis, it was localized between albumin and alpha-2-globulin[4]. It is not known how long such protein persists during development. It seems to be still detectable after birth by the sensitive methods. The precipitation line was detected in a 14-year-old boy with primary liver carcinoma when rabbit antiserum against foetal serum protein was used. It was an alpha-globulin immunologically identical with foetal protein. The content of foetal protein in the patient's serum increased as the tumour grew. Foetal protein was also found in the ascitic fluid of the above patient, in his faeces and was 500 times concentrated in his urine.

TATARINOV (1966) detected an embryo-specific antigen in the serum of human foetuses. Its content gradually decreases, and if its level is expressed as 100% in the 14th week, then it is only 3.5% at birth. Immunologically identical alpha-globulin was detected in the serum of patients with primary liver carcinoma but cannot be revealed in the serum of healthy persons. STANISLAWSKI-BIRENZWAJG, URIEL and GRABAR (1967) studied the relationship between presence of such antigen in the serum of animals and damage to the liver. A short-term injury of the liver was induced by a single injection of N-dimethylnitrosoamine, carbontetrachloride, or by partial hepatectomy. In all instances, the content of alpha-2-glycoprotein detectable within 24 hours after injury was different. The LA antigen, another embryo antigen of globulin nature, was not detected under these conditions. Long-term lesions of the liver were obtained by repeated administration of amino dyes. The results were hepatocarcinomas of the bile duct,

---

[2] BJÖRKLUND 1961.   [3] ABELEV and TSVETKOV 1962.
[4] KITHIER, HOUŠTEK, MASOPUST and RÁDL 1966.

cirrhoses of the liver, hepatitis. Embryo alpha-2-glycoprotein was detected in all liver lesions while the LA antigen was found only in hepatocarcinomas.

Yachi, Matsuura, Carpenter and Hyde (1968) produced goat and rabbit antisera against the fraction soluble in 50% saturated ammonium sulphate from extracts of bronchogenic carcinomas, hepatoma and carcinoma of the colon. Antisera absorbed with normal tissues of adult humans reacted not only with carcinoma of the lung but also with other malignant tissues and foetal tissues. In a further analysis the authors found two components and designated them X and Y. The component Y consists of Y_1 and Y_2 and is identical with foetal protein.

The finding of so-called carcino-embryo-antigen, i.e. an antigen common to malignant tissues and normal embryo tissues, is of particular importance. First, it suggests that there exists a further, closer relationship between embryo tissues and malignant tissues than could be revealed, for example, by morphologic comparison, and then it inspires theoretical speculations on the aetiology of cancer. The occurrence of such antigen may, for example, be the manifestation of genetic depression caused by oncogenic virus or another factor changing the genetic apparatus of the cell. From the point of view of immunology, it is important to realize that the autoimmune reaction to such antigen could hardly occur. This antigen persists for a long time during embryonic development and perhaps for some time after birth. Therefore natural immunological tolerance to this antigen can be presumed to exist though this possibility remains to be substantiated. Indirect evidence may be seen in experiments of Abelev and Tsvetkov (1962), who used a purified preparation from mouse hepatoma for immunization against this tumour and observed no influence on tumour growth. Neither does localization of this antigen inside the cell give great hope that immunity against it might effectively counteract the tumour. As a rule, only antigens located on the cell surface are capable of rendering cells sensitive to the corresponding immune reaction.

The tumour antigens described in this section are of relatively little diagnostic value. They are not detectable in the serum until the tumour is fully developed, whereas the tumour can be detected by other, more refined methods. The general incidence of such antigens has not been clearly demonstrated even within the clinical units. Finally, the tumour specificity of these antigens remains questionable.

B. Tumour-Specific Transplantation Antigens

These antigens are the most important ones of the antigenic systems discussed in this review. However, they have been demonstrated only in experimental tumours, as has already been stated in the introduction. And even in experimental tumours they have varying antigenicity, that is, in some tumours they are weak in that immunity against them is difficult to induce, whereas in other tumours they are relatively strong, and full resistance against them can be obtained.

The discovery and study of these antigens required the establishment of inbred, antigenically homogeneous strains of animal. It has already earlier been observed that the tumour grows in some animals whereas in other animals it is rejected and renders these animals resistant to subsequent inoculation of the same tumour. Moreover, it has soon been recognized that there is no specific antitumour immunity but rather an immunity directed against normal transplantation antigens present in the tumour tissues and identical with transplantation antigens of the organism in which the tumour has arisen.

Such reactions cannot be presumed to exist among individuals of an inbred, antigenically homogeneous population. Normal tissue grafts exchanged between such individuals survive permanently. If transplantation resistance against the tumour which has arisen within an inbred strain of animals, were demonstrable, then evidence would be provided that the tumour studied possesses the antigen of the transplantation type absent in normal tissues. This antigen would, to some extent, be analogous to organ-specific antigen which can manifest itself by auto-immune disease of the respective organ.

It is of interest to look back on the discovery and development of specific antitumour resistance. As early as 1905 CLOWES has observed that sometimes the tumours are rejected spontaneously and the animal remains resistant to subsequent inoculation of the same tumour. This observation inspired BESREDKA and GROSS (1935) to induce a situation in which the tumours would regress more frequently. They inoculated the tumour into the skin which is known to be inadequately nourished. A considerable percentage of the tumours regressed and left the experimental animals resistant to subsequent subcutaneous transplantation of the same tumour. Both CLOWES's observation and experiments carried out along the same lines were made with non-inbred mice, and therefore no definite conclusions regarding tumour specificity of the reactions could be made. Eight years later, GROSS (1943) repeated this experiment and used mice of the inbred C3H strain and the tumour was induced by methylcholanthrene in this strain. The tumours regressed in 21 out of 112 intradermally injected mice. Experimental and control mice were test-inoculated with a small dose, and while all the control mice died with progressively growing tumours, all experimental mice were resistant.

Immunity has been induced by various methods, for example, those based on injection of living tumour which is removed during growth either surgically or by the ligature of the inflow vessels, or those based on injection of tumour cells killed so as not to injure the tumour antigen (most frequently by irradiation with approximately 10,000 r). Immunity is mostly detected by means of the transplantation test in a controlled small inoculum of tumour cells, and either the percentage of animals in the control group and the experimental group with tumours is compared, or the rate of tumour growth in both groups. It can be assumed that the antigen detected in some tumours by immunofluorescence of the cell membrane or by the cytotoxicity test using syngeneic sera is identical with tumour-specific transplantation antigen. Finally, in adoptive transfer of immunity, i.e. transfer by means of immune cells, when the principle of performing the experiment within inbred strains is applied, tumour-specific antigen is implicated.

The finding of specific antigenicity of experimental tumours has been confirmed in other animal species and with other tumours[5]. Attention was first paid to the question of whether the antigen detected by this method is specific. The antigenic difference revealed in such experiments may be caused by antigenic mutations in normal transplantation antigens of the tumour donor, or of the group of mice which were immunized, or of the tumour cells themselves, which seems most likely. Mutation in transplantation antigens has been described, for example, in mice by BORGES and KVEDAR (1952) and in the tumours by STRONG as early as 1926 and by CLOUDMAN in 1932. In order to exclude this possibility, three experiments were carried out. PREHN and MAIN (1957) immunized control mice with normal tissues of the tumour donor and found that only the tumour tissue

---

[5] BALDWIN 1955.

induces immunity. Klein, Sjögren, Klein and Hellström (1960) showed that immunity can be induced even in animals in which the tumour has arisen, i.e. they demonstrated a true autoimmune reaction. Finally, Koldovský (1961a) induced the tumours in a group of mice whose antigenic homogeneity was controlled by the skin grafts, and even in this group resistance to carcinogen-induced tumours was demonstrated.

Already in the first experiments of Gross a discrepancy was discovered between the behaviour of carcinogen-induced tumours and so-called spontaneous tumours. This discrepancy was repeatedly confirmed later[6]. While resistance to carcinogen-induced tumours could be induced, the authors failed to induce a detectable degree of immunity to spontaneous tumours. Thus the question of the relationship between antigenicity and the aetiological factor has come to the fore.

1. Tumours Induced by Chemical Carcinogens

All the most frequently used carcinogens — methylcholanthrene[7], benzpyrene[8] and di-benzanthracene[9] have been shown to induce a new tumour-specific antigen. The fourth chemical substance much different from the preceding substances, namely urethan, which induces tumours of the lungs, was investigated by Prehn (1962). He found that only one of the seven adenocarcinomas induced in this way contained specific antigen. Carcinogen-induced leukaemias, such as L. 1210, also contain specific antigen[10]. The antigenicity of chemically induced leukaemias (EL 4 and others) has been proved already by Gorer and Amos (1956) and Gorer, Tuffrey and Batchelor (1962). They revealed the presence of so-called X antigen in these leukaemias by means of the in vivo cytotoxic reaction of allogeneic serum against syngeneic grafts of the leukaemia under study. Leukaemias were induced by di-benzanthracene, except for the CL2 leukaemia, which arose after an intracerebral injection of methylcholanthrene. Even spontaneous leukaemias possessed an identical specific antigen. Further discussion will show that in these experiments with carcinogen-induced and spontaneous leukaemias an oncogenic virus responsible for the generality of the antigen may have been present.

Old, Boyse and Clarke (1962) studied various factors influencing the induction of tumour-specific antigens in chemical carcinogenesis. Males are more susceptible to the threshold doses of methylcholanthrene than females. No such effect has been observed with benzpyrene, which is a stronger carcinogen than methylcholanthrene. Most of the benzpyrene-induced tumours are less antigenic than methylcholanthrene-induced tumours. The incidence and latent period of tumours induced by carcinogenic chemicals varies; later appearing tumours are, as a rule, less antigenic. The most probable explanation is that selection of less antigenic clones of tumour cells lasts longer. Prehn (1962) found that not only sarcomas induced by methylcholanthrene are antigenic but also mammary carcinomas when induced by carcinogens contain specific antigens. However, he failed to detect such antigens in the spontaneous mammary carcinomas under identical experimental conditions.

---

[6] Prehn and Main 1957, Revesz 1960.
[7] Gross 1943.
[8] Koldovský 1961a, Old, Boyse and Clarke 1962.
[9] Prehn 1960.
[10] Goldin and Humphreys 1960.

2. Virus-Induced Tumours

Antiviral immunity, i.e. immunity directed against the virus itself, is not a matter of anti-tissue, anti-cellular immunity, but a matter of virus neutralization, and therefore it will not be discussed[11]. But in the virus-induced and virus-producing tumours, when the virus may be present in the cell membrane, the anti-cellular and anti-viral immunity are sometimes difficult to distinguish. This problem will be discussed in connection with Graffi leukaemia.

Tumour-specific transplantation antigens have been demonstrated for all tumours induced by oncogenic viruses that were studied in this respect. The tumour induced by SE-polyoma virus was studied first, and both SJÖGREN (1961) and HABEL (1961) demonstrated its specific antigenicity. SJÖGREN compared this tumour with two spontaneous tumours appearing in the same strain of animals and showed the antigen to be specific for polyoma tumours. In a series of experiments SJÖGREN (1962, 1964a, b, c) studied in detail the immunology of polyoma-induced tumours. He irradiated preimmunized animals with 400 r, i.e. a dose abolishing non-specific stimulation but having no influence on specific secondary response, and thus demonstrated the specificity of the reaction against these tumours. Lymphoid cells and serum from preimmunized animals inhibited growth of the tumours. The fact that mice can be preimmunized with allogeneic tumour of the same aetiology but not with the tumour of different origin suggests that the polyoma-induced tumours may contain a common antigen. Furthermore, immunization could be performed with tumours not containing the virus in an infectious form, resistance was demonstrated even in animals not producing anti-viral (neutralizing) antibodies and immunization by means of inactivated virus had no effect on growth of the tumours. All these results indicate that immunity against a cellular component of the tumour cell and not against the virus may be implicated. This antigen also cross-reacts in the heterologous system[12].

Immunity to tumour can be induced by the virus itself if an active virus with transforming capacity is used. This can be explained by assuming that even though the polyoma virus injected into an adult organism does not induce the appearance of the tumour, it nevertheless transforms a certain number of cells. This number is not large enough to allow the tumour to grow out rapidly before immunity to these antigenically foreign cells develops. Immunity then, persists even against subsequent transplantation of the tumour of the same origin.

Similar results, i.e. preimmunization of animals with live virus and the antigen common to tumours induced by the same virus, were obtained with other tumours induced by oncogenic viruses, such as the Moloney lymphoma[13], Graffi leuk-aemia[14], Rous sarcoma virus induced tumours in mammals[15], murine sarcoma virus[16], rabbit papilloma virus[17].

OLD and BOYSE (1965) published a comparative study of specific antigenicity of mouse leukaemias induced by oncogenic viruses. According to the methods employed, three antigens can be detected: antigen responsible for transplantation resistance, fluorescence antigen and complement-fixing antigen. The different leukaemias fall into several groups according to how they cross-react with their tumour-specific antigens: Gross virus (G), Friend, Moloney, Rauscher virus (MRF), thymus leukaemia (TL) — antigen present also in normal thymus tissues of some strains of mice, and E antigen (EL 4 leukaemia) which was designated X by GORER (1961) who discovered it. In the first two groups not only the transplantation antigens of the mentioned leukaemias but also the viruses cross-react.

[11] Cf. GORER 1961.   [12] HABEL 1963.   [13] KLEIN, SJÖGREN and KLEIN 1962.
[14] PASTERNAK 1967.   [15] SJÖGREN and JONSSON 1964, KOLDOVSKÝ and BUBENÍK 1965.
[16] FEFFER 1967.   [17] EVANS and ITO 1962.

The tumour-specific transplantation antigen detected by Feffer, McCoy, Perk and Glynn (1967) in the tumours induced by murine sarcoma virus (Moloney) is probably very strong as spontaneous regressions of primary induced tumours have been noted, which has not been the case with other tumours. The presumed immune nature of these reactions is supported by the finding that the processes leading to reduction of the immune reaction decrease the incidence of regressions.

It has recently been reported[18] that TSTA in the in vitro transformed hamster cells, which is detectable by the cytotoxic reaction with heterologous (rabbit) antisera, cross-reacts by means of these antisera even with hamster embryo tissues. No cross-reactions were observed with polyoma virus transformed cells of a different species. On the other hand, other authors found a common specific antigen among various species when the tumours were induced by polyoma virus[19] and when the method of resistance induction was used. It is rather difficult to imagine that resistance might be induced against the antigen occurring during embryogenesis. Cross-reactions between embryo and tumour antigens were, in fact, detected even by means of the transplantation methods but not in non-inbred populations where the participation of individual specific antigens could be suspected[20]. When such experiments were performed with an inbred, syngeneic population, preimmunization with normal embryo tissues had no effect on tumour growth[21]. This discrepancy can be explained by assuming that two components of the tumour-specific antigen are present in the polyoma-induced tumours. One component, most probably controlled by the virus, is responsible for syngeneic resistance and interspecies cross-reactions. The other component, possibly controlled by the changed genetic apparatus of the cell, cross-reacts with embryo antigens and is detectable by means of heterologous sera.

3. Spontaneous Tumours

These tumours have long been the subject of controversy as to whether they do or do not contain tumour-specific antigens similar to those observed in the previous two groups of tumours. The negative findings concerning specific antigenicity of spontaneous tumours were surprising. Many of these tumours have been shown and the others can be suspected to be of viral origin.

The negative results were already mentioned in the introduction. Hirsch, Bittner, Cole and Iversen (1958) studied the antigenicity of a freshly developed mammary carcinoma. They observed only an insignificantly longer survival of the experimental animals compared with the controls. Similar results were obtained by Koldovsky (1961a). Contrary to this, Martinez, Aust, Bittner and Good (1958) achieved resistance in some C3H mice immunized against spontaneous tumours C3H. However, he used backcross hybrids for immunization and this, in the light of subsequent findings of Weiss et al. and Attia et al. (see below), may explain the discrepancy.

In the described experiments with spontaneous tumours strains of animals with a high incidence of spontaneous tumours have been used. An interesting finding is that of Goldner, Bogden and Aptekman (1959), who used a rare spontaneous ascites tumour of the inbred strain of rats. This tumour did not grow after subcutaneous inoculation, and subcutaneously injected animals were resistant to subsequent intraperitoneal transplantation.

[18] Pearson and Freeman 1968.   [19] Habel 1963.
[20] Buttle, Eferon and Menzies 1964, 1967, Pearson and Freeman 1968.
[21] Buttle and Frayer 1967.

On the basis of his experiments with lymphomas Axelrad (1963) expressed the assumption that natural immunological tolerance to tumour-specific transplantation antigens may exist. Immunological tolerance is a phenomenon which has been described relatively recently by Medawar[22]. It is based on the fact that the organism does not react immunologically to the antigen encountered during embryogenesis or shortly after birth. A high dose of antigen many times greater than the immunizing dose is capable of inducing the state of non-reactivity even in adult life[23]. It can therefore be assumed that when the organism comes into contact with a weak antigen, such as tumour-specific antigen, around the time of birth, natural tolerance to this antigen develops. In the strains of mice with a high incidence of carcinomas or leukaemia almost every animal can be expected to come into contact with the virus causing these tumours, whether transmitted via the placenta or by milk. This virus may transform some cells, induce the antigen in these cells and then tolerance in the whole organism. This explanation has been used by Weiss, Faulkin and De Ome (1964), Attia, De Ome and Weiss (1965), Lavrin 1966a, Blair and Weiss (1966), Morton (1966) to interpret the results of their experiments. They used both normal C3H mice with a high incidence of spontaneous mammary carcinomas and C3Hf mice in which no spontaneous tumours appear. C3Hf mice are free of virus and otherwise are antigenically identical with C3H mice. This oncogenic virus is known to be transmissible only by milk. C3Hf mice can be obtained by transferring newborn not yet suckling C3H mice to the females of another, naturally virusfree strain such as the C57BL strain. These mice then become fully resistant to spontaneous tumours. Nodular tissues appearing in the lactiferous glands of the older females of this strain may be regarded as a precancerous state. The above authors have found that both mammary carcinomas and these nodules possess a common tumour-specific antigen.

Similarly, natural tolerance becomes the most feasible explanation for the finding of Bubeník, Adamcova and Koldovský (1964) that specific antigens can be detected in spontaneous AKR leukaemias by means of allogeneic sera whereas these mice cannot be immunized against these leukaemias.

It appears that it is not the lack of antigen in spontaneous tumours but the inability of animals to react against this antigen which in some cases is the reason why the results with spontaneous tumours have often been negative.

4. Tumours of Various Origin

Tumours can be induced by a great variety of factors. Irradiation is one of the best known physical carcinogens. In radiation-induced leukaemias resistance has not been demonstrated, whether the CBA strain of mice[24] or the C57BL strain[25] was used. On the other hand, Pasternak, Graffi and Horn (1964) described resistance in the tumours induced by UV-radiation and Nilsson and Revesz[26] observed antigenicity of the tumours induced by ^{90}Sr.

The histological structure of the tumours induced by cellophane film is very similar to that of tumours induced by chemical carcinogens but the specific antigen of these tumours is very weak[27]. Sanford, Likely and Earle (1954) and Sanford, Merwin, Hobbs, Fiormont and Earle (1958) demonstrated the presence of tumour-specific antigen in a cell line spontaneously transformed during culture in vitro.

[22] Billingham, Brent and Medawar 1953.   [23] Felton 1954.
[24] Koldovský 1962.   [25] Sachs 1962.   [26] Cited by Sjögren 1964.
[27] Klein, Sjögren and Klein 1963.

The antigens induced in viral tumours are common to all tumours induced by the same virus, even in the interstrain combinations. On the other hand, most authors agree that tumours induced by carcinogens are individual-specific. Isolated cases of cross-reactions between them [28] can be explained by non-specific stimulation because in the investigations described here no control experiments which would exclude this possibility were done. Individual specificity of carcinogen-induced tumours is so wide that two tumours induced by two different doses of benzpyrene on the same animal are antigenically different[29].

5. Stability of Tumour-Specific Transplantation Antigen

Normal transplantation antigens are genetically firmly fixed characteristics of the cell controlled by the co-dominant genes. Nevertheless, mutation occurs[30], as well as antigenic loss, for example, in Sa I sarcomas or tumours of F_1 hybrids[31]. Antigenic adaptation following passage in F_1 hosts[32] may be permanent[33], following growth facilitated by enhancement[34] and by immunological tolerance[35].

Thus the assumption is justifiable that the tumour-specific antigen when exposed to various pressures may undergo similar changes as normal transplantation antigens. In some cases no such changes were observed. For example, no loss of tumour-specific antigen was noted when the tumour induced by benzpyrene grew against specific immunity[36]. Similarly SJÖGREN did not remove tumour-specific antigen by forty repeated passages of a polyoma-induced tumour in immune hosts, and he therefore concluded that the tumour antigen is a genetically firmly fixed characteristic which cannot be lost.

On the other hand, already during the first three passages GLOBERSON and FELDMAN (1964) observed a considerably decreased antigenicity of the benzpyrene-induced tumours. Such tumours were no longer immunogenic, i.e. they produced no immunity but remained immunosensitive, which indicated that no antigen was lost.

PREHN (1965) produced cell clones of a methylcholanthrene-induced tumour in vivo. Six of these clones did not differ in their specificity, immunogenicity or immunosensitivity. Further lines were less sensitive or their immunizing capacity was changed. Two lines were found to differ in their specificity. These differences, however, could be present already in the primary tumour.

It is known that there are mutants of polyoma virus[37] which, among other things, differ in their ability to induce specific antigens. A decrease in specific antigenicity below the detectable threshold level was observed by HARRIS (1967) in tumours induced by Rous virus in rats.

6. The Mechanism of Antitumour Immunity

It has been demonstrated that in immunity to normal tissue grafts a decisive role is played by the immune cells[38] though the serum is also active. The same holds for immunity against tumour-specific transplantation antigens. Immunity can be transferred by the immune cells (so-called adoptive transfer[39]) whereas a

[28] PREHN and MAIN 1957, STERN 1960, KOLDOVSKÝ 1961.
[29] GLOBERSON and FELDMAN 1964.
[30] CLOUDMAN 1926, STRONG 1932, BITTNER 1935, BORGES and KVEDAR 1952, AXELRAD and KLEIN 1956. [31] KLEIN, KLEIN and REVESZ 1957. [32] BARRETT and DERINGER 1950.
[33] MÖLLER, E. 1964. [34] MOLOMUT 1958. [35] MARTINEZ, KELMAN and GOOD 1960.
[36] KOLDOVSKÝ and SVOBODA 1962a. [37] HARE and MORGAN 1963, HARE 1964.
[38] MITCHISON 1955, ALGIRE, WEAVER and PREHN 1957.
[39] KLEIN, SJÖGREN, KLEIN and HELLSTRÖM 1960, KOLDOVSKÝ 1961.

small effect has been observed in passive transfer with serum[40]. The serum against lymphomas and leukaemias is more effective. In adoptive transfer it has been found for lymphomas that the number of the immune cells required to prevent tumour growth must be 100 times that of the tumour cells when both types of cells are first mixed in vitro and then injected. If we take into account that perhaps 1% of the immune cells from immunized animals might be specifically stimulated against a given antigen, then the proportion is not so unfavourable. OLD, BOYSE and CLARKE (1962) used regional lymph node cells for adoptive transfer and observed a similar situation as SLETTENMARK and KLEIN (1962), whereas with peritoneal macrophages the ratio of three immune cells per one tumour cell was sufficient.

The mechanism of antitumour immunity has also been studied in vitro. Immunologically competent cells from preimmunized animals have been shown to be capable in vitro of destroying the target cells differing in normal transplantation antigens[41]. Such reactions were demonstrated even against tumour-specific antigen induced by methylcholanthrene[42], or in leukaemias[43]. BRUNNER, MAUEL and SCHINDLER (1966, 1967) modified for such studies Wigzell's method of cell lysis detection by means of ^{51}Cr which was released into the medium from previously labelled cells, and studied the interaction of immune cells with target cells. The destruction occurred earlier than would have been expected from the previous experiments, the reaction directed against strong transplantation antigens was more rapid than the reaction against tumour-specific antigen.

Attempts to sensitize cells in vitro with subsequent induction of immunity in vivo were made by KOLDOVSKÝ (1967a). Immunologically competent cells were mixed with crude extracts from Rous virus-induced tumour in mice. After a certain time of incubation the extracts containing the target tumour antigen were removed, and the immune cells were mixed with tumour cells and injected into untreated animals. The result was a marked retardation of tumour growth and in some cases full resistance. Similar results were obtained even if the cells were transferred to newborn, non-reactive animals. It can thus be assumed that this was effected by the active immune function of the transferred cells and not by the antigen transferred in these cells with subsequent immunization of the host. This assumption was confirmed in control experiments with in vitro sensitized cells which were killed by repeated freezing and thawing before injection. Subsequent experiments[44] revealed that the immune cells were in fact implicated, as shown by the secondary type of response of in vitro sensitized cells. The whole reaction in vitro against an H-2 controlled transplantation antigen was performed under conditions similar to physiological ones in which immunity in the sensitized cells could mature[45]. The results described are not surprising since also antibody production[46] and the transplantation reaction in the heterologous system[47] could be induced in vitro.

Another important factor in the mechanism of antitumour immunity is time. Antitumour immunity, like every immunity against weak antigens, develops slowly and reaches its maximum after about 4 to 5 weeks. It is therefore not surprising that the tumour, though containing a foreign antigen, can grow on its host. Before immunity fully develops, the tumour is so large that immunity cannot overcome it and the host dies.

---

[40] KOLDOVSKÝ 1961b.   [41] ROSENAU and MOON 1961, BRONDZ 1964.
[42] ROSENAU and MOON 1966.   [43] MATSUMOTO, OTSU and KOMEDA 1966.
[44] KOLDOVSKÝ 1966b.   [45] KOLDOVSKÝ, TURANO and FADDA 1969.
[46] DUTTON and MISHELL 1967.
[47] GINZBURG and SACHS 1965.

7. Immunological Tolerance and Immunological Enhancement against Tumour Antigens

Natural tolerance to some tumours of viral origin has been discussed in the section on antigenicity of spontaneous tumours. Tolerance can be induced experimentally not only in newborn but also in adult animals, which is not surprising with an antigen as weak as TSTA[48]. Tolerance can be demonstrated by the accelerated tumour growth on tolerant animals compared with controls and by the impossibility of immunizing animals against subsequent injection of the same tumour. It is interesting that the difference between the optimal immunizing dose and the dose producing paralysis in adult animals is not great. The difference is greater with tumours containing stronger antigens (methylcholanthrene) than weaker antigens (benzpyrene)[49]. When the doses from 5 mg to 600 mg wet weight irradiated tumour were used, the percentage of the resistant animals was higher as the dose increased, and with a given tumour 100% resistance was obtained with a dose between 100 and 200 mg, thereafter increasing the dosage had no effect; on the contrary, the dose of 500 mg and above stimulated tumour growth.

Immunological enhancement is a paradoxical phenomenon — immunization does not result in resistance to tumour growth; on the contrary, growth is accelerated. This phenomenon has been described already in the beginning of this century[50] but has been studies in detail much later[51]. It appeared to hold for both tumours and transplantation of normal tissues. It is transferrable by the immune serum, both heterologous and allogeneic. It has originally been described only for normal transplantation antigens. The most feasible explanation is that antibodies to cell surface antigens coat the cells and thus make them insensitive to the effect of the immune cells and possibly render them non-immunogenic[52]. If immunological enhancement may operate against strong transplantation antigens, then weak tumour-specific antigens can be more readily coated and thus protected. Acceleration of tumour growth has been repeatedly observed in the syngeneic system[53] but direct evidence for the involvement of enhancement, i.e. transfer with serum, has not been provided. This question has been studied in detail by Bubeník and Koldovský (1964, 1965), who used methylcholanthrene-induced tumours. Animals were immunized with two doses of 30 and 300 mg wet weight irradiated tumour. Immunity was tested both by direct injection of live tumour cells into some of the experimental animals and by adoptive and passive transfer of the tumour cells from the rest of equally treated animals. In a second experiment animals were immunized with a live tumour whose inflow vessels were ligated after a certain time. The following results were obtained. Lymph node cells from animals immunized with the small dose or with live tumour transferred resistance. The serum from animals immunized with the small dose transferred resistance in some cases and enhancement in others; no definite principle could be defined. With large doses used for immunization neither the serum nor the cells were effective.

Attention has been further devoted to the size of the dose of antiserum used for transfer of enhancement, or rather to the ratio of the quantity of serum to the number of cells used. As a rule, larger doses produced stronger enhancement, which is in agreement with the coating, protective function of such antisera. In some cases, smaller doses were found to cause retardation whereas larger doses were ineffective. It is impossible to determine when resistance is transferred and

[48] Koldovský and Svoboda 1962 b.   [49] Bubeník and Koldovský 1964.
[50] Flexner and Jobling 1907.   [51] Cf. Kaliss 1965.   [52] Möller, G. 1963.
[53] Casey and Gunn 1952, Miroff, Martinez and Bittner 1955.

when enhancement occurs. Either the ratio of the number of the antigenic determinants on the cell surface to the number of the antibody molecules is of decisive
importance, or two types of antibody participate in the process. In the former
case, three situations can theoretically be considered — (1) there are less antibodies than antigenic determinants, (2) full protection is not achieved and (3) on
the contrary, antibodies may have an opsonin-like function[54]. With an optimal
proportion, enhancement occurs. If, on the contrary, there is a great excess of
antibodies, their direct cytotoxic effect may come into play. The results obtained
so far are in support of the first possibility, i.e. the ratio of the amount of antibodies to the amount of antigen is of importance. Nevertheless, the other possibility — the difference between the 7 S and 19 S fraction of the serum used —
was also tested[55]. This difference was found to be only quantitative, and the
behaviour of the whole serum was important for the behaviour of both fractions.
This means that the serum which transferred resistance gave fractions which also
transferred resistance, the 19 S fraction being more active than the 7 S fraction.
In contrast, the fractions of the serum transferring enhancement also transferred
enhancement; in this case the 7 S fraction was more active. Similarly, for example,
DIXON (1965) observed that the 19 S fraction was more active than 7 S fraction
in transferring nephritis. MÖLLER (1964) compared three different methylcholanthrene-induced tumours and found that sometimes resistance and sometimes
enhancement was transferred.

8. Immunity and Carcinogenesis

The two factors most frequently involved in induction of experimental tumours
are also capable of inducing relatively strong tumour-specific transplantation
antigens. Immune mechanisms should therefore be operative and should prevent
progressive growth of malignant cells that are genetically foreign to the host.
The existence of such defense mechanisms is indirectly suggested by the
possibility of immunization with live virus which by itself does not contain
the antigenic determinants identical with cellular transplantation tumour antigen
but seems to immunize indirectly by the transformed cells whose number is not
sufficient as to enable them to grow progressively and to overcome the immunity
of the host. As will be discussed, a number of clinical observations also suggest
that there are mechanisms in man capable of preventing progressive growth of
a limited amount of malignant cells.

Finally, if immunity plays a role in carcinogenesis, then its increase, whether
specific or non-specific, should suppress or decrease the incidence of tumours,
and decreased immunity should facilitate carcinogenesis. Furthermore, mechanisms should exist that would depress the immune reactions of the host's organism
during carcinogenesis. In fact, all the above hypotheses have been experimentally
confirmed.

Specific immunization against tumours of carcinogenic origin is difficult to
achieve because these tumours contain individual specific antigens. The individual
specificity of an individual is determined by variations in a definite number
of transplantation antigens. Similarly a definite number of tumour antigens
induced by a given carcinogen seems to exist. Thus a pool of a sufficient number
of tumours should contain all, or the most significant, tumour-specific antigens
of the given combination of carcinogen-host (strain of mice). PREHN (1965)
immunized animals with a pool of 30 tumours; the results, however, were nega-

---

[54] E.g. BENNET, OLD and BOYSE 1963 — in experiments in vitro.
[55] BUBENÍK, IVANY and KOLDOVSKÝ 1965.

tive. In experiments of this kind it is difficult to determine the number of tumours to be used in a pool, as well as to find out whether some antigens do not appear so frequently as to be in excess in a given pool. The result would then be immunological paralysis and not immunization. Even immunological enhancement might be induced. In contrast, in our laboratory we observed acceleration of carcinogenesis after immunization with a pool of 10 tumours (not published).

On the other hand, immunization against viral tumours is facilitated by a constant specific antigen common to all tumours induced by the same virus. Deichman and Klutchareva (1965) injected newborn hamsters with SV40 and studied the development of tumours in relation to immunity. First, they observed that even hamsters with developed tumours can be immunized. A further finding was more important: the appearance of tumours is prevented when hamsters inoculated with the virus just after birth are reinjected with the same virus during the latent period (before the tumours appear) and at a time when they are already immunologically reactive. In this case, the defense reactions are specific and immune. Reinfection of animals at a time when the latent period terminates has no effect on SV40 carcinogenesis. Irradiated SV40 transformed cells or antigen from tissue culture, like live virus, appeared to be effective in the prevention of tumours in hamsters injected with the virus in the neonatal period [56]. The fact that in this case the immunological function was really implicated was demonstrated by the finding that tumour growth was prevented by injection of specific antigen in immunologically intact animals but not in thymectomized animals [57]. The appearance of tumours can also be prevented by adoptive transfer of the immune cells [58].

Spontaneous tumours, particularly mammary carcinomas are suspected to be of viral origin. Isojima and Graham (1958) showed not only that the recurrence of surgically removed tumour can be reduced by immunization but also that the incidence of spontaneous tumours can be decreased, since in immunized mice (by means of tumour suspensions in Freund's adjuvant — see below the influence of BCG on chemical carcinogenesis) the tumours arose only in 2.5% of the experimental animals und in 10% of the control animals. In contrast, Hirsch and Iversen (1961), who used subcellular fractions without adjuvant for immunization, observed accelerated appearance of spontaneous tumours.

The influence of non-specific stimulation has been demonstrated in chemical carcinogenesis. When Old and Clarence (1959) injected mice with BCG, the latent period of tumour appearance after application of carcinogen was prolonged compared with the controls.

The specific inhibition of the immune reaction (tolerance) and the same influence on carcinogenesis can be demonstrated only in the tumours of viral origin. In addition to RSV, the RAV and RIF are not oncogenic but have an antigen in common with the Rous virus. Rubin, Fanshier, Cornelius and Hughes (1962) showed that tolerance induced by means of RAV towards RSV in chickens leads to a greater and prolonged production of infectious RSV in the arisen tumours. However, he did not state whether this phenomenon might influence carcinogenesis.

Klein and Klein (1965—1966) found that carcinogenesis induced by Moloney leukaemia virus is due to the specific suppression of immunity. Mice, which were injected with material containing the specific antigen of Moloney leukaemia, had a lower titre of antibodies to cell membrane surface antigens. Moreover,

---

[56] Goldner, Girardi, Larson and Hilleman 1964.
[57] Girardi and Roosa 1967.   [58] Berdjis 1964.

there was a correlation between antibody titre and the latent period of the tumour after injection of the virus.

In most experiments the influence of non-specific suppression of immunity on carcinogenesis was studied, mainly by means of thymectomy performed shortly after birth. VANDEPUTTE, DEMP, LEYTEN and DE SOMER (1963) found that newborn thymectomized rats are much more susceptible to carcinogenesis induced by the polyoma virus than the control animals. Similar results were obtained, for example, by GRANT (1965) with chemical carcinogenesis. LAW (1966) observed that thymectomy performed as late as 3 days after birth has a strong influence on the appearance of tumours although the effect of thymectomy performed so late on the immune reaction is usually not detectable by the common methods. Just as immunological damage caused by thymectomy can be restored by thymus transplantation, so too reactivity against carcinogenesis returns to normal after transplantation of the thymus[59]. Mice of the C57 BL strain compared with other strains are strongly resistant to polyoma virus carcinogenesis[60]. This resistance depends on the reaction of the whole organism since on the cellular level, during transformation of cells in vitro, the difference is not detectable. MALMGREN, RABSON, CARNEY and PAUL (1965) found that C57 BL mice thymectomized at birth are as susceptible to the polyoma virus as other strains of mice. Reduction of the reactivity of C57 BL mice by different means also facilitates polyoma virus carcinogenesis in these mice. Extracts from adenomatous lung tissues of sheep damage the lymphoid tissues of mice and increase the incidence of polyoma tumours[61]. The oncogenic activity of adenovirus type 12 can also be increased by thymectomy[62]; the same is true of adenovirus 17 and adenovirus 21 which did not induce any tumours in the controls but produced tumours in 14% of the thymectomized animals[63]. Hamster males are more resistant to carcinogenesis with adenovirus 12 than females whereas their susceptibility can be increased by thymectomy[64]. The possibility of combining thymectomy in newborn animals with subsequent irradiation leads to increased polyoma oncogenesis, as shown by DEFENDI and ROSSA (1965). Moreover, thymectomy performed in mice at 6 weeks of age and supplemented with irradiation facilitates induction of tumours by Rous sarcoma virus, whereas thymectomy, or irradiation, alone is practically ineffective[65]. Murine sarcoma virus (Moloney) induces relatively little progressive tumours. Their incidence and progressive growth are increased by thymectomy performed at the age of 3 days[66].

Tumours induced in thymectomized, immunologically less reactive animals may be more antigenic if this antigenicity depends on selection of the cell clones with different antigenicity. This assumption was confirmed by BALNER and DERSJANT (1966) in the tumours induced by methylcholanthrene. Antigenicity, or immunogenicity, of these tumours has been studied by investigating the possibility of inducing resistance to a portion of the corresponding tumour transplanted by trocar. This method requires a relatively strong resistance. Under these conditions 5 out of 10 control tumours were non-antigenic and 2 were weakly antigenic. In the thymectomized group no non-antigenic tumour arose and 9 were strongly antigenic.

It has been demonstrated that chemical carcinogens suppress both the immune response of the transplantation type and formation of humoral antibodies. RUBIN (1960) showed that skin graft survival can be prolonged by injection of methyl-

[59] MAISIN 1964.   [60] DAWE, LAW and DUNN 1959.
[61] TER-GRIGOROV and IRLIN 1964.   [62] KIRSCHSTEIN, RABSON and PETERS 1964.
[63] VAN HOOSIER, GIST and TRENTIN 1968.   [64] YOHN, FINK, KALNIUS and GRACE 1965.
[65] KOLDOVSKÝ and SVOBODA 1965.   [66] LAW, TING and STANTON 1968.

cholanthrene from 14 days in the controls to 2 months in methylcholanthrene-treated animals. Methylcholanthrene prevented the graft-versus-host reaction when lethally irradiated animals received bone marrow allografts together with methylcholanthrene. The same effect of methylcholanthrene on the survival of skin grafts differing in weak antigens was noted by Lindner (1962). Prehn (1963) found that methylcholanthrene influenced the survival of skin grafts differing at Y-linked antigen and transplantability of the primary tumour as well as carcinogenesis. Prolongation in survival of lactiferous gland grafts in a non-inbred population following 7,12 dimethyl(a)benzanthracene was described by Dao, Tanaka and Gorolan (1964). Carwein and Sydnor (1968) reported that one feeding of 50-day-old rats with dimethylbenzanthracene causes a maturation arrest of bone marrow at the proerythroblast, promyeloblast and promegakaryocyte level, depletion of thymus lymphocytes and disorganization of the lymphoid follicles in the spleen. Even the number of lymphocytes on the periphery is reduced.

Malmgren (1952) demonstrated reduction in haemolysin formation in mice against sheep erythrocytes after application of methylcholanthrene, benzanthracene, chlorethylcarbonate and butyric yellow whereas non-carcinogenic chemical analogues of these substances were ineffective. Ball, Sinclair and McCarter (1966) observed a correlation between the size of the dose used and the degree of antibody suppression in tumour incidence. Stjernswärd (1966, 1967) studied in detail the influence of carcinogens on antibody formation. He used Jerne's technique which makes it possible to observe the formation of haemolysins to sheep erythrocytes on a cellular level. As early as 2 days after methylcholanthrene application the number of antibody-forming cells is reduced to half, and the decrease can be demonstrated throughout the latent period until tumour appearance. Benzo(a)pyrene, dimethylanthracene have similar effects. Non-carcinogenic analogues such as benzo(e)pyrene, anthracene are ineffective. The size of the dose is also important; with methylcholanthrene the dose increased to 1 mg is nevertheless ineffective. Animals with the primary tumours induced by methylcholanthrene remain, after surgical removal of the tumours, more susceptible to the implantation of a given tumour than the controls. This suppression of immunity is specific[67].

It has been demonstrated for both chemical carcinogens and some oncogenic viruses that they are capable of suppressing the immune reaction. The polyoma virus induces runting syndrome (wasting disease), and the degree of this disease of the immune apparatus depends on the amount of virus applied[68]. Reduction in antibody formation to sheep erythrocytes at the cellular and serum level by application of Friend and Rauscher virus was demonstrated by Ceglowski and Friedman (1968a, b).

In addition, indirect evidence is available concerning the influence of immunity on carcinogenesis. For example, the application of 2.5 mg cortisone increases the oncogenic capacity of murine sarcoma virus and reduces the incidence of regressions[69]. Rabbit anti-mouse lymphoid serum can either facilitate or impair growth of antigenic lymphomas but was shown to have no effects on leukaemogenesis by Moloney virus[70].

9. Immunity and Tumour Growth

The tumour is, to some extent, capable of growing against immunity. Immunity, which would destroy a normal graft, is not strong enough to destroy the tumour, or the tumour grows so rapidly that it cannot be overcome by im-

[67] Stjernswärd 1968.   [68] Vandeputte and de Somer 1965.
[69] Stackat, Feffer and Moloney 1968   [70] Bremberg 1967.

munity. When in mice the tumour attains 1 g in weight and contains 10% of living cells, and if 10 immune cells are sufficient to destroy 1 tumour cell, then 1 g of specifically immune cells would be required to destroy the tumour. This amount of immune cells is more than can be expected in the mouse. Immunity nevertheless influences growth of the established tumour, as has been shown by direct and indirect evidence. Just as the immune reaction changes with the age of animals, so too does the reaction against tumour growth[71]. F_1 hybrids react better to the tumour than their parental strains[72]. Treatment with cortisone reduces the immune reaction and thus facilitates not only transplantation of heterologous tumours[73] but also development of metastases. Whole-body irradiation promotes transplantability of the tumours with strong tumour-specific antigens. Non-specific stimulation, on the contrary, delays tumour growth. This holds for both complete Freund's adjuvant[74] and for BCG, and it is remarkable how long this non-specific stimulation persists[75]. From the point of view of non-specific stimulation, the favourable effects of a mild intercurrent disease on tumour disease, as sometimes observed in clinical practice, can be explained. Non-specific stimulation can also reduce the incidence of metastases. If the tumour is injected into the tail, which is then amputated together with the growing tumour 10 days later, metastases appear in 46.4% of cases. If, however, the animals are pretreated with typhoid vaccine, the incidence of metastases is cut to 16.1%, whereas injection of prednisolone increases the percentage to 58.3[76].

Particular attention has been paid to the question of whether the growing tumour depresses the immunological reaction of its host. ISHIBASHI (1965) found that antibody response in tumour-bearing animals is similar to that in the controls, whereas their immune cellular response is reduced, as demonstrated by means of skin tbc reactions and skin grafts. Of the clinical tumours, leukaemias, lymphomas and reticulosis sarcomas, i.e. tumours affecting the immune apparatus, have been most frequently studied. The literature is abundant and was reviewed, for example, by LIBÁNSKÝ (1965). The ability to form antibodies to bacterial antigens seems not to be reduced in any of the above diseases, except for reticuloses in children. Most of these studies appear to be influenced by the finding that the immune response of the patients may be affected by cytostatics. GROCH (1965), however, showed that chemotherapeutic agents have no influence on phagocytic activity of the RES whereas the majority of the patients with leukaemia have decreased phagocytic activity. A follow-up of reactivity in tumour-bearing patients by means of the tuberculin reactions provided contrary results whereas one of the recent studies shows that the tuberculin reactions are reduced in patients with tumours[77].

10. Autoimmune Reactions against the Tumour in Man

Tumour-specific transplantation antigens capable of inducing the immune reaction against the tumour have been definitely demonstrated for experimental tumours. It seems unlikely that man is so different from animals that human tumours would not contain such antigens. However, no evidence for the existence of these antigens is available because of the restricted possibility of observing such reactions in man. A number of direct and indirect observations nevertheless support the idea that in man the immune control of tumour growth is, at least to some extent, operative.

[71] TELLER, STOHR, CURLETT and CURTIS 1964.   [72] KOLDOVSKÝ and BUBENÍK 1964.
[73] TOOLAN 1957.   [74] FINK, SMITH and ROTHLAUF 1955.   [75] OLD and CLARENCE 1959.
[76] YAMAGUCHI, TAHAKASHI, NARISAWA and HIROHI 1965.
[77] BEK, JAKOUBKOVÁ, PAVLŮ and MALÝ, in press.

Two types of tumour occupy a speciel position. One of these is the chorioepithelioma. It is a rare tumour originating histogenetically from the foetal tissues. It should therefore contain also the paternal antigens, i.e. transplantation antigens foreign to the patient's body. With this tumour a much higher incidence of spontaneous regressions was in fact noted than with other tumours, and beneficial results were obtained with both chemotherapy and specific immunotherapy. However, if chorioepithelioma contains transplantation antigens of a different individual, it grows progressively. This can be explained in different ways. First, the tumour is capable of growing against immunity. Secondly, during malignant transformation antigenic reduction may occur so that not all paternal antigens are expressed. Furthermore, the reactivity against the paternal antigens seems to be inhibited during pregnancy[78]. Robinson, Shulman, Ben Hur, Zuckerman and Neuman (1963) observed an unexpectedly long-surviving graft from the husband on a patient with choriocarcinoma. The question of why the foetus as antigenically foreign tissue survives in the body of the mother is closely related to the immunology of pregnancy and has been discussed in detail by Billingham (1964).

Immunity and spontaneous regression of chorioepithelioma and the possibilities of immunotherapy have been summarized in a review by Bardawil and Toy (1959). They refer to the work of Schmauch suggesting already in 1903 to treat inoperable chorioepitheliomas with antibodies. Cinader, Hayley, Rider and Warwick (1961) immunized a patient with chorioepithelioma actively with her husband's leucocytes and passively with rabbit serum against her husband's tissues. A time dependence between active and passive immunization and the fall in gonadotropin titre and disappearance of lung metastases was noted. Mathé, Dausset, Hervet, Amiel, Colombani and Brule (1964) followed 5 patients. Two patients had a low titre of antibodies to their husband's leucocytes whereas the titre was surprisingly high in the remaining three patients. The skin grafts survived as usual in patients with high titres of anti-leucocyte antibodies and significantly longer in patients with low titres. The reaction to the secondary grafts was also retarded. Jakoubková, Koldovský, Bek, Májský, Schneid and Vopatová (1965a) studied the effect of active immunization on the fate of chorioepithelioma in two patients. In one patient diminution and finally disappearance of lung metastases was observed depending on the time interval of immunization. The patient was without evidence of tumour at the time of publication (four years after treatment). In the other patient shrinkage of the lung metastases was noted only by roentgen examination; no greater effect was achieved because immunization was started at an almost irremediable state. More patients were observed with similar results (not yet published). A prolongation in husband's skin graft survival was seen in some cases as well as the beneficial effects of non-specific stimulation.

A second type of tumours differing from the other tumours from the point of view of immunology, are tumours possessing organ-specific antigens. The original organ is usually protected against the immune reaction by the unknown mechanisms so that autoimmune disease occurs only under pathological circumstances. The tumour and especially its metastases, however, arise under conditions in which the immunological barrier protecting the organ disappears and autoimmune disease of the tumour occurs. The kidney is one of the organs where organ-specific antigens have long been discovered and also the efficacy of antiserum (heterologous, autologous) against such antigens has been proved. A true

---

[78] Breyere and Barrett 1961, Prehn 1960b.

spontaneous regression of lung metastases of Grawitz's tumour (hypernephroma) has been repeatedly observed when the primary tumour was surgically removed[79]. Similarly organ-specific antigens are present in other tumours, but no experiments have so far been done in man. JURAND and HIRAMOTO (1966) demonstrated by means of immunofluorescence the presence of normal myosin in mouse rhabdomyosarcoma which cross-reacted even with human myosin.

Also in man evidence on the possibility of the immune reaction against other tumours is available. Spontaneous regressions of malignant tumours are rare but tens of cases have been clearly demonstrated[80]. They are possibly due to defense reactions of the patient. It is nevertheless more likely that the organism will be capable of defending itself against a small number of the tumour cells that are not yet forming a real tumour. This concept has been supported by many observations. SMITH, THOMAS and HILBERG (1958) followed the fate of patients whose operative wounds contained detectable tumour cells. The malignant process started again only in 53% of the patients in which malignant cells had been detected. However, the presence of malignant cells is a bad indication because the malignant process recurred only in 29% of the patients without such cells. Some tumours remain clinically dormant for a very long time, sometimes throughout the life of the patient. HIRST and BERGMAN (1954) reported that at autopsy carcinoma of the prostate is revealed ten times more frequently than would be expected on the basis of the clinical manifestation of the disease. As early as 1934 POOL and DUNLOP observed malignant cells in the blood more frequently than corresponded to the real appearance of the metastases. This observation was later confirmed by ENGELL (1959). The malignant cells, without apparent metastases in some cases, were detected not only in the blood but also in the lymph[81] and the pleural fluid[82].

Other indirect evidence for the defense process against the tumour is a correlation between progression of the disease and the margin of immunologically competent cells on the periphery of the tumour, or infiltration of the tumour between these cells. The more immune cells are present, the better the prognosis for the course of the disease. This was demonstrated by lymphocytic and eosinophilic infiltration in a carcinoma of the stomach[83] or of plasma cells in mammary carcinoma[84]. The presence of antibodies has also a favourable prognosis according to GRAHAM and GRAHAM (1955).

It is known that relatively dangerous experiments have been performed in humans in which the acceptance of tumour tissue autotransplants were studied. In general, it has been found that the tumours take poorly which can be due to the immune, defense reactions of the host's organism. GRACE (1964) and GRACE and KONDO (1958) found that there is a correlation betweeen the acceptance of tumour grafts and skin reaction against antigens prepared from autologous tumours. SOUTHAM (1965) studied in detail the immune reactions to the tumour in man. In autotransplant experiments he found that tumour growth did not start unless 10^8 cells were used. The patients with tumour usually showed normal antibody response whereas their skin reactions to dinitrofluorobenzene were depressed. The prolongation of tumour allograft survival was not restricted to the patients bearing tumours of the RES. Antigenicity of such tumours was tested on healthy volunteers. In more than 200 patients a correlation between inability to react against allotransplants and the degree of tumour development was found. Using antisera from transplanted healthy volunteers SOUTHAM

[79] ARCOMANO, BARNETT and BOTTORE 1958, JAKOUBKOVÁ BEK, HAVRANKOVÁ, PALEČEK and KOLDOVSKÝ 1965b.   [80] EVERSON and COLE 1956, cf. SMITHERS 1962.
[81] WATME, MOORE and HATIBOGLU 1959.   [82] SPJUT 1959.   [83] YOON 1959.   [84] BERG 1959.

demonstrated that the tumour tissues contained the antigen which was absent in normal tissues. Of great importance were Southam's experiments dealing with the effect of admixture of the immune cells on the fate of tumour tissue allografts[85]. In the discussion on the mechanisms of antitumour immunity it has been stated that relatively strong predominance of the immune cells is necessary for the destruction of the tumour. Consequently only the metastases that are surrounded by a sufficient number of the immune cells can be destroyed. Southam (1965) prepared suspensions of lymphocytes and leucocytes from a patient's peripheral blood and mixed them in various proportions with the patient's own tumour cells. Suspensions were then injected into one arm, and the other arm served as a control receiving the same amount of tumour cells without the immune cells. Tumour growth was inhibited by admixture of the immune cells in 50% of the cases. Autologous plasma was much less effective. Admixture of the immune cells from another person inhibited tumour growth in 6 cases but accelerated tumour growth in 3 cases.

Finney, Bryers and Wilson (1960) followed two groups of patients. The first group included 5 patients treated with X-irradiation. In three patients containing antibodies against their own tumour, metastases regressed. Patients in the second group were immunized with their own tumour in Freund's adjuvant. Strong inflammatory reactions were observed around the tumours. Gamma globulin fractions were prepared from sera of these patients and injected into the metastases which then regressed and finally disappeared. Antigenicity of the tumour tissues has been demonstrated by PCA — passive cutaneous anaphylaxis — by Aswaq (1964) in guinea-pigs and in patient's own serum. On the other hand, vaccines proved to be ineffective. Following the advice of L. A. Zilber, Gorodilova, Silnija and Sarayeva (1965) vaccinated 32 patients with mammary carcinoma in 1953—1954. A control group of 34 patients with clinically comparable tumours were treated by the conventional method. All patients were operated. Autolysed tumour tissues prepared from a pool of different mammary carcinomas were used. However, really autologous tissues were never used. The patients were immunized five times at intervals of 5 to 7 days. Allergic reactions were observed only in some cases. Thirteen vaccinated (40.3%) and 23 non-vaccinated (67.9%) patients died within the first 5 years after operation. Eighteen vaccinated (55.8%) and only 11 non-vaccinated (32.4%) patients survived longer than 10 years. Of interest was the correlation observed between the allergic reactions and the survival time. All patients with strong allergic reactions (10) had died within the first $2^1/_2$ years whereas the 13 patients without any reactions were alive at the time of the publication, i.e. more than 10 years after vaccination.

Wimer (1965) made attempts to influence granulocytic leukaemia in a patient with bone marrow and leucocytes from his parents. Some improvement was noted but an intercurrent disease prevented further observations. The experiments of Robinson and Hochman (1966) should be remembered when the possible use of patient's leucocytes and lymphocytes for immunotherapy is considered. Lymphocytes from the patients were shown to be capable of weaker skin reactions than lymphocytes from healthy persons. The above authors assumed that leucocytes from tumour-bearing patients are antigenically deficient. Upon use of allogeneic lymphocytes Woodruff and Nolan (1963) observed some clinical improvement.

Attention has recently been concentrated upon Burkitt's lymphoma presumably of viral origin which is known to occur mainly in children in the tropic areas. Klein, Clifford, Klein (1966, 1967) used the indirect fluorescence

---

[85] Southam, Brunschwig, Levin and Dizon 1965.

technique to detect specific membrane antigens in these malignant cells. They accumulated abundant material indicating that Burkitt's tumour may contain such antigens though they were reluctant to draw any definite conclusions. Of great importance is the finding of a direct correlation between the presence of antibodies and the success of chemotherapy. Small doses of chemotherapeutic agents not interfering with patients' immune reaction proved to be more effective.

C. Neoantigen

This antigen has most frequently been demonstrated by means of CF reaction with antisera from animals with progressively growing tumours. Consequently it is also called complement-fixing antigen (CFA) and this term will be used through out this text. In addition, this antigen has been demonstrated by means of immunofluorescence and agaroprecipitation. Its appearance is, however, restricted to the tumour of viral origin, as has already been emphasized.

CF antibodies have been described in a virus-induced tumour — rabbit Shope papilloma — by KIDD and ROUS as early as 1940. Infectious virus could not be isolated from this tumour but the virus was present because formation of virus-neutralizing antibodies was induced during tumour growth[86]. Some discrepancy was observed between CF and virus-neutralizing antibodies. The serum with a high titre of CF antibodies need not have full virus-neutralizing capacity. Subsequently the tumour was found to have lost its ability to provoke formation of virus-neutralizing and complement-fixing antibodies after several years of passage[87].

In the tumours induced by adenovirus type 12 and 18 (viruses isolated from nasopharyngitis in man) in hamsters HUEBNER, ROWE and LANE (1952) failed to recover the virus but detected specific complement-fixing antitumour antibodies. In subsequent experiments[88] it was found that unlike human antibodies to adenovirus infection which are antiviral against group-specific antigens, antibodies in hamsters with adenovirus-induced tumours are type-specific. Hamster sera against adenovirus type 12 react with antigen isolated from tissue culture infected with adenovirus type 12, less with adenovirus type 18 antigen and give no reactions with another 26 types of adenoviruses. The titre of complement-fixing antibodies rises as the tumour grows. HUEBNER, CASEY, CHANOCH and SCHELL (1965) divided adenoviruses into two categories on the basis of cross-reactions with CF antibodies: one category includes adenoviruses types 3, 4, 11, 14, 16, 21, and the other types 12, 18, 31.

The CF antigen in adenovirus-12-transformed human amniotic cells appears 6 hours after infection[89] and its amount rises for up to 12 hours. The percentage of the infected cells rises at the same rate and at 12 hours most cells are infected. Formation of complement-fixing antigen precedes formation of viral antigen. Electron microscopic examinations reveal bundles of fibres in the nuclei of human and hamster cells infected with adenovirus[90]. These bundles react with ferritin-labelled CF antibodies.

McCORNICH (1968) tested the presence of adenovirus type 12 antigen in human tumours and normal tissues by means of hamster sera. About one fourth of the 112 tumour and normal tissues examined reacted positively, whereas autochthonous human serum with the tumour consistently gave negative reactions.

Complement-fixing antigens have been demonstrated also in tumours induced by SV40 virus isolated from monkey kidney cells. These antigens were studied

[86] KIDD 1942.   [87] ROUS, KIDD and SMITH 1952.
[88] HUEBNER, ROWE, TURNER and LANE 1963.   [89] RIGGS, TAKEMORI and LENNETTE 1965.
[90] KALNIUS, STICK, GREGORY and YOHN 1967.

in detail by Gilden, Carp, Taguchi and Defendi (1965) and were shown to be oncogenic viruses of the DNA group. The CF antigen of SV40 induced tumours seems to be a new non-viral protein coded by the viral genome. It can be detected by the fluorescence antibody technique in all nuclei of the transformed human and hamster cells. This localization does not change even after 240 cell generations. The antigen is soluble in PBS and remains in the supernatant after centrifugation at 50,000 rev/min (Rotor 50, Spinco L). According to sucrose gradient its sedimentation constant is 18S and molecular weight 600,000. Perhaps aggregated identical subunits are involved. The antigen is insoluble in 50% saturated ammonium sulphate and is precipitated at pH 4.5. Its activity disappears within a few weeks at a temperature of 5° C and within 18 hours at 37° C. DNase and RNase have no effects on it. Trypsin completely inhibits its reaction with antibodies. RNase inhibits the fluorescence test because the antigen is released into the supernatant. That this antigen has no direct relation to viral antigen has been proved in several experiments. Transformed human cells contain no infectious virus. Such virus could not be activated by any method employed. The transformed cells do not react with virus-neutralizing antibodies. Complement-fixing antibodies have no virus-neutralizing capacity. No similarity with this CF antigen was observed even when methods leading to isolation of viral subunits were used.

Kitabara and Melnick (1965) demonstrated that synthesis of SV40 CF antigen and of viral antigen takes place at a different rate under different temperatures and is the slowest at low temperatures. Malmgren, Rabson, Carney and Paul (1966) followed by means of immunofluorescence the formation of CF antigen in green monkey kidney cells infected with adenovirus type 12 and with a mixture of adenovirus 12 and SV40. They found that adenovirus 12 viral antigen is produced in detectable amounts only in cells infected by both viruses.

Virus SV20 produces CF antigen different from CF SV40 (Rapoza, Mezkov and Slipkin 1967). Fogel and Defendi (1968) demonstrated transfer of SV40T (CF) antigen from non-productive human SV40 transformed cells to rat cells which were cultured together with the transformed cells.

When non-malignant lines of hamster cells were exposed to SV40 virus, four of the 7 lines contained demonstrable surface (possibly transplantation) antigen since it reacted with cytotoxic sera and two of these four lines contained CF (T) antigen. Only cells which contained surface antigen or both were oncogenic[91]. Uchida, Yoshida, Watanabe and Furuno (1968) showed that two types of defective SV40 virus particles exist. One particle is responsible for the production of T (CF) antigen and the other for viral antigen in the nuclei of GMK (green monkey kidney) cells whereas no infectious virus is formed.

It appears that hybridization of adenovirus type 7 and SV40 can take place[92]. The adenovirus was passaged on green monkey kidney cells in which the SV40 virus was present. In hamsters with tumours induced by this adenovirus, antibodies to SV40 CF antigen were demonstrated[93].

CF antigen has been shown to be present also in tumours induced by polyoma virus although such tumours have not been studied in detail in this respect[94].

Sera from hamsters bearing tumours induced by Schmidt-Ruppin strain of Rous sarcoma virus (SR-RSV) react by complement-fixation reaction with antigen prepared from tissue culture infected with different viruses of the avian leukosis complex[95]. Such antibodies may then be used for the detection of viruses of this group by the so-called COFAL test[96]. This test can also be applied to detection of non-pathogenic viruses RIF (resistance-inducing factor) and RAV

---

[91] Diamandopoulos, Tevethia, Rapp and Enders 1968.   [92] Rowe and Baum 1964.
[93] Huebner, Chanoch, Rubin and Casey 1964.   [94] Habel 1965.
[95] Armstrong 1964, Huebner 1964.   [96] Sarma, Turner and Huebner 1964.

(Rous-associated virus). The same antigen can be demonstrated by precipitation in agar by means of hamster antisera[97]. VOGT, SARMA and HUEBNER (1965) found that this specific CF antigen is smaller than complete virus particle. Defective virus present in the mammalian cell is able to control CF antigen synthesis. The helper is independent and cannot therefore belong to the viral coat. The above authors assumed that either an internal virus component common to all avian tumour viruses of this group, or the product of infection with this avian virus is implicated. BAUER and SCHÄFER (1965, 1966), in fact, demonstrated that CF antigen of this group of viruses is an internal virus component. This antigen is precipitated more slowly than complete virus particle and hence has been thought to be soluble.

PAYNE, SOLOMON and PURCHASE (1966) observed that the antigen detected by hamster sera by means of immunofluorescence in cells infected in vitro by avian leukosis viruses is synthesized in the nucleus. Perhaps it is identical with CF antigen. By means of hamster antisera internal antigen of the virus is detected whereas virus surface antigen (coat) is detectable by antisera from chickens resistant to virus infection. Virus non-producing cells of chicken Rous sarcoma contain antigen which is group-specific for avian leukosis and the sarcoma complex[98]. This antigen can be demonstrated by sera from hamsters bearing RSV-induced tumours. Monkeys infected in the prenatal or postnatal period with Rous virus and, in which the tumour appears may produce CF antibodies[99].

The significance of T antigen (neoantigen, CF antigen) demonstrable in the tumours induced by oncogenic viruses by means of sera from tumour-bearing animals for the actual growth of the tumour has not been demonstrated. Antisera against T antigen have neither inhibitory nor stimulatory effects on the tumour, because this antigen is localized inside the cell, as shown by fluorescence studies. On the contrary, the presence of antibodies depends on the presence of the tumour; as a rule, the larger the tumour, the higher the antibody titre. Nevertheless the fact that this antigen is formed before the viral coat antigen is formed, and is found even in the tumours not producing infectious virus, is important not only for the demonstration of viral aetiology of a given tumour but also for the study of the mechanisms of virus carcinogenesis. Although experiments carried out so far have failed to detect a similar CF antigen in man, this method represents a valuable approach to the study of aetiology of human tumours, and possibly a useful approach to diagnosis.

All three antigenic systems discussed in this review are important for the understanding of malignant conversion, tumour growth, detection of the aetiological factor and better diagnosis. The specific antigen responsible for transplantation resistance is nevertheless of primary importance for the actual growth of the tumours and the possible influence of the immune processes (natural or experimentally induced) and therefore enjoys particular attention in this review.

Summary

After years of controversial results, the existence of tumour-specific antigens in experimental tumours has been firmly established. At the present time, at least three types of tumour-specific antigens with different biological properties can be distinguished. According to their methods of detection, they are classified as either

(1) tumour-specific transplantation antigen (TSTA),
(2) complement fixation antigen (CFA),
(3) antigen detectable by serological methods, mainly with heterologous antisera.

[97] BERMAN and SARMA 1965.　　[98] KELLOF and VOGT 1966.
[99] CASEY 1966, BERMAN, COBES and SIMONS 1967.

The first two were found only in experimental tumours, the third in both human and experimental tumours.

The first — TSTA — is responsible for specific transplantation resistance against tumours. In its properties it is very similar to any weak transplantation antigen. It was found in all experimental tumours studied. For virus-induced tumours it was shown that this antigen is specific for a given oncogenic virus and is common to all tumours induced by that virus, irrespective of either strain or species of the host. It is not a part of the virus itself — it is a new cellular component localized however in the cell membrane. The TSTA is a fixed characteristic of the tumour cell, genetically controlled by either the viral genome or the genome of the transformed cell. All other types of tumours — e.g. those induced by carcinogens or UV — contain TSTA specific for the tumour and not the inducing agent. In these tumours cross-reactions were found very rarely. Strong evidence also exists that this type of tumour antigen is present in some human tumours. If so, it will be of great importance for potential immunotherapy.

The complement fixation antigen — CFA — was detected by the use of autologous and later of allogeneic sera only in virus-induced tumours. The antibodies were present only in sera of tumour-bearing animals and when the tumour regressed, or was removed, these antibodies were no longer detectable. The antigen is specific for the given oncogenic virus. For one group of RNA oncogenic viruses — the avian leucosis group — it was found that this CFA is the inner component of the virus itself. In case the of DNA oncogenic viruses it is most probable that the CFA is a new cellular component localized intracellularly.

The least understood is the type of tumour-specific antigen, known for the longest time. It can be detected with antisera from animals (usually in a heterologous relationship) immunized tumour tissue. To remove antibodies against normal tissue antigens such antisera must be absorbed with normal tissue. It was found that in many instances the specific reaction being measured was against blood group antigens or necroantigens. Recently by use of these methods an antigen common to tumour and normal embryonal tissue, called canceroembryoantigen, was found. A similar antigen has also been demonstrated in the serum of an organism with a damaged liver. It is obvious that more information is needed before the significance of this antigen can be assessed.

References

Abelev, G. I., Avenirova, Z. A.: The elution of precipitating antibodies to specific antigens of liver and hepatoma in mice. Probl. Onkol. 6, 849 (1960). — Abelev, G. I., Perova, S. D., Khramoova, N. I., Postnikova, Z. A., Irlin, I. S.: Production of embryonal globulin by transplantable mouse hepatoma. Transplantation 1, 174, (1963). — Abelev, G. I., Tsvetkov, V. S.: The immunofiltration method for the elution of a specific antigen of a transplanted mouse hepatoma. Probl. Onkol. 6, 856 (1960). — Algire, G. H., Weaver, J. M., Prehn, R. T.: Studies on tissue homotransplantation in mice using diffusion chamber methods. Ann. N.Y. Acad. Sci. 64, 1009 (1957). — Arcomano, J. P., Barnett, J. C., Bottore, J. J.: Spontaneous disappearance of pulmonary metastases following nephrectomy for hypernephroma. Amer. J. Surg. 96, 703 (1958). — Armstrong, D., Olnyan, M., Huebner, R. J.: Complement fixing antigens in tissue cultures of avian leucosis viruses. Science 144, 1584 (1964). — Attia, M. A., De Ome, K. B., Weiss, D. W.: Immunology of spontaneous mammary carcinoma in mice. Resistance to a rapidly and slowly developing tumor. Cancer Res. 25, 451 (1965). — Axelrad, A. A.: Changes in the resistance to the proliferation of isotransplanted Gross-virus induced lymphoma cells as measured by spleen colony assay. Nature (Lond.) 199, 80 (1963). — Axelrad, A. A., Klein, G.: Differences in histocompatibility of primary tumors and its metastases. Transplant. Bull. 2, 100 (1956).

Baldwin, R. W.: Immunity to methylcholantrene-induced tumors in inbred rats following atrophy and regression of the implanted tumors. Brit. J. Cancer 9, 682 (1955). — Ball, J. K., Sinclair, N. R., McCarter, J. A.: Prolonged immunosuppression and tumor induction by chemical cancerogens injected at birth. Science 152, 650 (1966). — Balner, H., Dersjant,

H.: Neonatal thymectomy and tumor induction with methylcholantrene in mice. J. nat. Cancer Inst. **36**, 513 (1966). — BARDAWILL, W. A., TOY, B. L.: The natural history of chorionepithelioma problems of immunity and spontaneous regression. Ann. N.Y. Acad. Sci. **80**, 197 (1959). — BARRET, M. K., DERRINGER, M. K.: An induced adaptation in transplantable tumor in mice. J. nat. Cancer Inst. **11**, 51 (1950). — BAUER, H., SCHÄFER, W.: Isolierung eines gruppenspezifischen Antigens aus Hühner-Myeloblastose-Virus (BAI Stamm A). Z. Naturforsch. **20**b, 815 (1965). ~ Origin of group-specific antigen in chicken leucosis viruses. Virology **29**, 494 (1966). — BEK, V., JAKOUBKOVÁ, J., PAVLŮ, P., MALÝ, V.: Tuberculin reaction in patients with malignant tumours. Neoplasma (Bratisl.) (in press). — BENNET, B., OLD, L. J., BOYSE, E. A.: Opsonisation of cells by isoantibodies in vitro. Nature (Lond.) **198**, 10 (1963). — BERDJIS, C. C.: Protective role of transplanted mesenteric node against mammary tumors in mice. Oncologia (Berl.) **17**, 7 (1964). — BERG, J. W.: Inflammation and prognosis in breast cancer. A search for the host resistance. Cancer (Philad.) **12**, 714 (1959). — BERMAN, L. D., COBES, P. M., SIMONS, P. S.: Tumors and immunological response in Rhesus monkeys born after in uterus inoculation with Rous sarcoma virus. J. nat. Cancer Inst. **39**, 119 (1967). — BERMAN, L. D., SARMA, P. S.: Demonstration of an avian leucosis group antigen by immunodiffusion. Nature (Lond.) **207**, 263 (1965). — BESREDKA, A., GROSS, L.: De l'immunisation de sarcoma de la souris par voie intracutanée. Ann. Inst. Pasteur **55**, 491 (1935). — BILLINGHAM, R. E.: Transplantation immunity and the maternal fetal relationship. Trans. Coll. Physiciens Philad. **31**, 187 (1964). — BILLINGHAM, R. E., BRENT, L., MEDAWAR, P. B.: Actively acquired tolerance to foreign cells. Nature (Lond.) **172**, 603 (1953). BITTNER, J. J.: A review of genetic studies in transplantable tumors. J. Genetics **31**, 471 (1935). — BJÖRKLUND, B.: Effect of horse antihuman cancer serum on malignant human cells. Int. Arch. Allergy **10**, 56 (1957). ~ In discussion following paper by RAPPORT and GRAF. Cancer Res. **21**, 1240 (1961). — BJÖRKLUND, B., BJÖRKLUND, V.: Antigen of the pooled human malignant and normal tissue by cytoimmunological technique: presence of a soluble, heat-labile tumor antigen. Int. Arch. Allergy **10**, 153 (1957). ~ A characteristic of antigenic property of human carcinomas. Proc. Amer. Ass. Cancer Res. **3**, 96 (1960). — BORGES, P.R.F., KVEDAR, B. J.: A mutation producing resistance to several transplantable neoplasms in C57BL mice. Cancer Res. **12**, 19 (1952). — BREMBERG, S., KLEIN, E., STJERNSWÄRD, S.: Effect of heterologous antilymphoid serum on tumor isografts and viral leukemogenesis. Cancer Res. **27**, 2113 (1967). — BREYERE, E. J., BARRET, M. K.: Tolerance induced by parity in mice incompatible at the H-2 locus. J. nat. Cancer Inst. **27**, 409 (1961). — BRONDZ, B. D.: Interaction of immune lymphocytes in vitro with normal and neoplastic tissue cells. Folio biol. (Praha) **10**, 164 (1964). — BRUNNER, K. T., MAUEL, J., SCHINDLER, R.: In vitro studies of cell-bound immunity; cloning assay of the cytotoxic activity of sensitized lymphoid cells on allogeneic target cells. Immunology **11**, 499 (1966). ~ In vitro studies of cell bound immunity. Inhibitory effect of isoantibody on in vivo sensitisation and on the in vitro cytotoxic action of immune lymphocytes. Nature (Lond.) **213**, 1246 (1967). — BUBENÍK, J., ADAMCOVÁ, B., KOLDOVSKÝ, P.: A contribution of antigenicity of spontaneous lymphoid AKR leukemia. Folia biol. (Praha) **10**, 293 (1964). — BUBENÍK, J., IVANYI, J., KOLDOVSKÝ, P.: Heterogeneity of antitumor antibodies. Folia biol. (Praha) **11**, 240 (1965). — BUBENÍK, J., KOLDOVSKÝ, P.: The mechanism of antitumor immunity studies by means of transfer of immunity. Folia biol. (Praha) **10**, 427 (1964). — BUTTLE, G. A. H., EFERON, J., MENZIES, D. N.: Induced tumour resistance in rats. Lancet **1964 II**, 12. — BUTTLE, G. A. H., FRAYER, A.: Effect of previous injection of homologous embryonic tissue on the growth of certain transplantable mouse tumours. Nature (Lond.) **215**, 1495 (1967). — BURROWS, D.: Schultz-Dale test for detection a specific antigen in sera of patients with carcinoma. Brit. med. J. **1958 I**, 368.

CARWEIN, H. J., SYDNOR, K. L.: Suppression of cellular activity in reticulo-endothelial system of the rat by 1,2-dimethylbenz(a)anthracene. Cancer Res. **28**, 320 (1968). — CASEY, A. N., GUNN, J.: XYZ effect on strain of origin: Eo771 carcinoma in C57BL/6 mice. Proc. Soc. exp. Biol. (N.Y.) **80**, 610 (1952). — CASEY, M. J., RABOTTIS, J., SARMA, P. S., PTANE, W., TURNER, H., HUEBNER, R. J.: Complement-fixing antigen in hamster tumors induced by the Bryan strain of Rous sarcoma virus. Science **151**, 1086 (1966). — CEGLOWSKI, N. S., FRIEDMAN, H.: Immunosuppression by leukemia viruses. I. Effect of Friend disease virus on cellular and humoral hemolysin responses of mice to primary immunisation with sheep erythrocytes. J. Immunol. **101**, 594 (1968). ~ Immunosuppression by leukemia viruses. II. Immunosuppressive effect of Friend and Rauscher leukemia disease viruses on cellular and humoral antibody formation. J. Immunol. **40**, 983 (1968). — CINADER, B., HAYLEY, M. A., RIDER, W., WARWICK, O.: Immunotherapy of a patient with choriocarcinoma. Canad. med. Ass. J. **84**, 306 (1961). — CLOUDMAN, A. M.: Agenetic analysis of dissimilar carcinomata from the same gland of individual mouse. Genetics **17**, 468 (1932). — CLOWES, G. H. A.: Further evidence of immunity against cancer in mice after spontaneous recovery. Med. News **87**, 968 (1905).

Dao, T. L., Tanaka, Y., Gorolan, D.: Effect of polycyclic hydrocarbons on mammary gland homograft survival and tumorigenesis in rats. J. nat. Cancer Inst. 33, 963 (1964). — Dawe, C. J., Law, L. W., Dunn, T. B.: Studies of parotid tumor agent in cultures of leukemic tissue of mice. J. nat. Cancer Inst. 23, 717 (1959). — Deichman, G. I., Kluchareva, T. E.: Prevention of tumor induction in SV40 infected hamsters. J. nat. Cancer Inst. 32, 1229 (1964). — Diamandopoulus, G. T., Tevethia, S. S., Rapp, F., Enders, J. E.: Development of S and T antigens and oncogenicity in hamster embryonic cell lines exposed to SV40. Virology 34, 331 (1968). — Dixon, F.: Immunopathology of the kidney. Symposium on Immunopathology. Monte Carlo 1965. — Dulaney, A. D., Goldsmith, Y., Arnesen, K., Buxton, L.: A serologic study of the cytoplasmatic fraction from the spleen of normal and leukemic mice. Cancer Res. 9, 217 (1949). — Dutton, R. W., Mishell, R. I.: Cell population and cell proliferation in the in vitro response of normal mouse spleen to heterologous erythrocytes. J. exp. Med. 126, 443 (1967).

Engell, H. C.: Cancer cells in the blood. Ann. Surg. 149, 457 (1959). — Evans, C. A., Ito, Y.: Antitumor immunity in the Shope papilloma carcinoma complex of rabbits. J. nat. Cancer Inst. 36, 1161 (1966). — Everson, T. C., Cole, W. H.: Spontaneous regression of cancer: preliminary report. Ann. Surg. 144, 366 (1956).

Feffer, A., McCoy, J. L., Perk, K., Glynn, P.: Immunologic, virologic and pathologic studies of regression of autochthonous Moloney sarcoma virus induced tumors in mice. Cancer Res. 28, 1517 (1968). — Felton, L. D., Kauffman, G., Prescott, B., Ottingen, B.: Studies on the mechanism of the immunological paralysis induced in mice by pneumococcal polysaccharides. J. Immunol. 74, 17 (1955). — Fink, M. A., Smith, P. A., Rothlauf, M. F. Antibody production in BALB/c mice following injection of lyophilized tumor S 621 in Freund adjuvant. Proc. Soc. exp. Biol. (N.Y.) 90, 590 (1955). — Finney, J. W., Bryers, E. H., Wilson, R. H.: Studies in tumor autoimmunity. Cancer Res. 20, 351 (1960). — Flexner, S., Jobling, S. W., Menten, M. L.: Experimental studies on tumor. Monogr. Rockefeller Inst. med. Res. 1910. — Fogel, M., Defendi, V.: Intranuclear transfer of SV40-T antigen in absence of infectious virus. Virology 34, 370 (1968).

Gilden, R. V., Carp, R. I., Taguchi, F., Defendi, V.: The nature and localisation of the SV40 induced complement-fixing antigen. Proc. nat. Acad. Sci. (Wash.) 53, 684 (1965). — Ginsburg, H., Sachs, L.: Destruction of mouse and rat embryo cells in tissue culture, by lymphnode cells from nonsensitized rats. Cell. comp. Physiol. 66, 199 (1965). — Girardi, A. J., Roosa, R. A.: Prevention of SV40 virus oncogenesis in hamsters. J. Immunol. 99, 1217 (1967). — Globerson, A., Feldman, M.: Antigenic specifity of benzpyren-induced sarcomas. J. nat. Cancer Inst. 32, 1229 (1964). — Gold, P., Freedman, S. O.: Demonstration of tumor-specific antigens in human colonic carcinomata by immunological tolerance and adsorption technique. J. exp. Med. 121, 439 (1965). — Goldin, A., Humphreys, S. R.: Studies of immunity in mice surviving systemic leukemia L 1210. J. nat. Cancer Inst. 24, 283 (1960). — Goldner, H., Bogden, A. E., Aptekman, P. M.: Immunity against a transplantable ascites tumor of spontaneous origin in an inbred rat strain. J. Immunol. 82, 520 (1959). — Goldner, H., Girardi, A. J., Larson, V. M., Hillemen, P.: Interruption of SV40 virus tumorigenesis using irradiated homologous tumor antigen. Proc. Soc. exp. Biol. (N.Y.) 117, 851 (1964). — Goldstein, M. N., Hiramoto, C.: Cytotoxicity of horse antihuman cancer serum for normal and malignant cells in vitro. J. nat. Cancer Inst. 27, 487 (1961). — Gorer, P. A.: The antigenic structure of tumors. Advanc. Immunol. 1, 345 (1961). — Gorer, P. A., Amos, O. B.: Passive immunity in mice against C57BL leucosis EL4 by means of isoimmune serum. Cancer Res. 16, 338 (1956). — Gorer, P. A., Tuffrey, M. A., Batchelor, J. R.: Serological studies on the X antigen. Ann. N.Y. Acad. Sci. 101, 5 (1962). — Gorodilova, V. V., Silnija, I. G., Sarayeva, Z. M.: First experiment with vaccination against metastases of breast carcinoma. Vop. Onkol. 11, 22 (1965) (in Russian). — Grace, J. T.: Clinical aspect of immunity in untreated cancer. Ann. N.Y. Acad. Sci. 114, 736 (1964). — Grace, J. T., Kondo, T.: Investigation of host resistance in cancer patients. Ann. Surg. 14, 633 (1958). — Graham, J. B., Graham, R. M.: Antibodies elicited by cancer in patients. J. Amer. med. Ass. 8, 409 (1955). — Grant, G. A., Miller, J. F. A. P.: Effect of neonatal thymectomy on the induction of a sarcomata in C57BL mice. Nature (Lond.) 205, 1124 (1965). — Groch, G. S., Perillie, P. E., Finch, S.: Reticuloendothelial phagocytosis in patients with leukemia, lymphoma and multiple myeloma. Blood 26, 489 (1965). — Gross, L.: Intradermal immunisation of C3H mice against a sarcoma originated in animal of the same line. Cancer Res, 2, 326 (1943).

Habel, K.: Resistance of polyoma virus immune animals to transplanted polyoma tumors. Proc. Soc. exp. Biol. (N.Y.) 106, 722 (1961). ~ Specific complement-fixing antigen in polyoma tumors and transformed cells. Virology 25, 55 (1965). — Habel, K., Eddy, B. F.: Specifity of resistance to tumor challenge of polyoma and SV40 virus immune hamsters. Proc. Soc. exp. Biol. (N.Y.) 113, 1 (1963). — Hare, J. O.: Transplant immunity to polyoma-induced tumors. II. Evidence for host-dependent immunogenic variation of polyoma virus. Proc. Soc.

exp. Biol. (N.Y.) **117**, 598 (1964). — HARE, J. O., MORGAN, H. E.: A polyoma virus variant with a new antigenic determinant. Virology **19**, 105 (1963). — HARRIS, R. J. C.: Virus-induced antigens in Rous sarcomas of birds and mammals. In: Specific Tumor Antigen (ed. R. J. C. HARRIS), p. 123ff. Munsgaard 1967. — HIRAI, H., TAGA, H., ISAHO, H., SATON, H., WARATISHA, K.: The specifity of antigenic protein of rat ascites hepatoma cells. Gann **54**, 177 (1963). — HIRAMOTO, R., NUNGESTER, W. J.: Penetration of serum globulins into mouse tumors. Cancer Res. **18**, 27 (1958). — HIRSCH, H. M., BITTNER, J. J., COLE, H., IVERSEN, I.: Can the inbred mouse be immunized against its own tumor? Cancer Res. **18**, 33 (1958). — HIRSCH, H. M., IVERSEN, J.: Accelerated development of spontaneous mammary tumors in mice pretreated with mammary tissue and adjuvant. Cancer Res. **21**, 752 (1961). — HIRST, A. E., BERGMAN, R. T.: Carcinoma of the prostate in a man 80 years old. Cancer (Philad.) **7**, 136 (1954). — HIRSZFELD, L., HALBER, W., LASKOWSKI, I.: Untersuchungen über die serologischen Eigenschaften der Gewebe. II. Mitteilung über die serologischen Eigenschaften der Neubildungen. Z. Immun.-Forsch. **64**, 81 (1929). — HOOSIER, G. L. VAN, GIST, C., TRENTIN, J. J.: Enhancement by thymectomy of tumor formation by oncogenic adenoviruses. Proc. Soc. exp. Biol. (N.Y.) **128**, 467 (1968). — HOYLE, L.: Lipoidal antigen produced by certain malignant tumors of the mouse. Amer. J. Cancer **39**, 224 (1940). — HUEBNER, R.J., ARMSTRONG, D., OKUYAN, M., SARMA, P.S., TURNER, H.C: Specific complement-fixing viral antigens in hamster and guinea pig to tumors induced by the Schmidt-Ruppin strain of avian sarcoma. Proc. nat. Acad. Sci. (Wash.) **51**, 742 (1964). — HUEBNER, R. J., CASEY, M. J., CHANOCH, R. M., SCHELL, K.: Tumors induced in hamsters by a strain of adenovirus type 3: sharing of tumor antigens and neoantigens with those produced by adenovirus type 7 tumors. Proc. nat. Acad. Sci. (Wash.) **54**, 381 (1965). — HUEBNER, R. J., CHANOCH, R. M., RUBIN, B. A., CASEY, M. S.: Induction of adenovirus type 7 of tumor in hamsters having the antigen characteristics of SV40 virus. Proc. nat. Acad. Sci. (Wash.) **52**, 1333 (1964). — HUEBNER, R. J., ROWE, W. P., LANE, W. T.: Oncogenic effects in hamsters of human adenovirus type 12 and 18. Proc. nat. Acad. Sci. (Wash.) **48**, 2051 (1962). — HUEBNER, R. J., ROWE, W. P., TURNER, H. C., LANE, W. T.: Specific adenovirus CF antigen in virus-free hamster and rat tumors. Proc. nat. Acad. Sci. (Wash.) **50**, 379 (1963).

ISHIBASHI, I.: The effect of bone marrow transplantation on the survival of tumor bearing patient and animals. Jap. J. exp. Med. **35**, 419 (1965). — ISOJIMA, S., GRAHAM, R.: The effect of active immunisation on development of mammary tumors in C3H/JAX/mice. Proc. Amer. Ass. Cancer Res. **2**, 310 (1958).

JAKOUBKOVÁ, J., BEK, V., HAVRÁNKOVÁ, N., PALEČEK, L., KOLDOVSKÝ, P.: Fate of the lung metastases of hypernephroma-Grawitz tumor. Čs. radiol. **19**, 393 (1965). — JAKOUBKOVÁ, J., KOLDOVSKÝ, P., BEK, V., MÁJSKÝ, A., SCHNEID, V., VOPATOVÁ, M.: To the problem of immunotherapy of choriocarcinoma. Neoplasma (Bratisl.) **12**, 531 (1965). — JURAND, J., HIRAMOTO, R.: Antigenic relationship of mouse rhabdomyosarcoma to human rhabdomyosarcoma and to human and mouse muscle. Cancer Res. **26**, 1486 (1966).

KALISS, N.: Immunological enhancement and inhibition of tumor growth: relationship to various immunological mechanisms. Fed. Proc. **24**, 1024 (1965). — KALNIUS, V. I., STICK, H. F., GREGORY, C., YOHN, D. S.: Localisation of tumor antigens in adenovirus 12 induced tumor cells and adenovirus 12 infected human and hamster cells by ferritin labelled antibodies. Cancer Res. **27**, 1874 (1967). — KELOFF, G., VOGT, P. K.: Localisation of avian tumor virus group-specific antigen in cell and virus. Virology **29**, 377 (1966). — KIDD, J. G.: The enduring partnership of neoplastic virus and carcinoma cell. J. exp. Med. **75**, 7 (1942). — KIDD, J. G., ROUS, P.: A transplantable rabbit carcinoma originating in a virus-induced papilloma and containing the virus in masked and altered form. J. exp. Med. **71**, 813 (1940). — KIRSCHSTEIN, R. L., RABSON, A. S., PETERS, E. A.: Oncogenic activity of adenovirus 12 in thymectomized BALB/c and C3H/HeN mice. Proc. Soc. exp. Biol. (N.Y.) **117**, 198 (1964). — KITABARA, T., MELNICK, J. L.: Thermal separation of the synthesis of papovirus SV40 tumor and viral antigens. Proc. Soc. exp. Biol. (N.Y.) **120**, 709 (1965). — KITHIER, K., HOUŠTĚK, J., MASOPUST, J., RÁDL, J.: Occurrence of specific foetal protein in primary liver carcinoma. Nature (Lond.) **212**, 414 (1966). — KLEIN, E., KLEIN, G.: Antibody response and leukemic development in mice inoculated neonataly with Moloney virus. Cancer Res. **25**, 851 (1965). ∼ Immunological tolerance of neonataly infected mice to Moloney leukaemia virus. Nature (Lond.) **209**, 163 (1966). — KLEIN, E., KLEIN, G., REVESZ, L.: Permanent modification/mutation of a histocompatibility genome in heterologous tumours. J. nat. Cancer Inst. **19**, 95 (1957). — KLEIN, G., CLIFFORD, P., KLEIN, E., STJERNSWÄRD, J.: Search for tumor-specific immune reaction in Burkitt lymphoma patients by the membrane immunofluorescence reaction. Proc. nat. Acad. Sci. (Wash.) **55**, 1628 (1966). — KLEIN, G., SJÖGREN, H. O., KLEIN, E.: Demonstration of host resistance against isotransplants of lymphomas induced by the Gross agent. Cancer Res. **22**, 955 (1962). ∼ Demonstration of host resistance against sarcomas induced by implantation of cellophane film in isologous (syngeneic) recipient. Cancer Res. **23**, 841 (1963). — KLEIN, G., SJÖGREN, H. O., KLEIN, E., HELLSTRÖM, K. E.:

Demonstration of resistance against methylcholanthrene-induced sarcomas in the primary autochthonous host. Cancer Res. **20**, 1561 (1960). — Koldovský, P.: The question of the choice of method to induce antitumor immunity within a group of mice with controlled antigenic homogeneity. Folia biol. (Praha) **7**, 115 (1961a). ~ Passive transfer of antitumor isoimmunity. Folia biol. (Praha) **7**, 157 (1961b). ~ Failure to induce isoimmunity against leukemia induced by irradiation in strain CBA mice. Folia biol. (Praha) **8**, 360 (1962). ~ An attempt at in vitro sensitization of immunologically competent cells against tumor-specific antigen. Folia biol. (Praha) **12**, 238 (1966). ~ On the role of cells and sera in specific antitumor reaction. In: Specific Tumor Antigen (ed. R. J. C. Harris). Munsgaard 1967. — Koldovský, P., Bubeník, J.: Difference between the parental strain and the F_1 hybrid in the isoimmune reaction to tumor. Folia biol. (Praha) **9**, 420 (1963). ~ Resistance to RSV-induced tumors in mice. Folia biol. (Praha) **11**, 198 (1965). — Koldovský, P., Svoboda, J.: On the question of the mechanism of growth of a tumor against isoimmunity. Folia biol. (Praha) **8**, 95 (1962a). ~ Induction of tolerance to tumor antigen. In: Mechanism of Immunological Tolerance (ed. M. Hašek), p. 215., Prague 1962b. ~ Induction of tumors by Rous sarcoma virus in adult mice. Folia biol. (Praha) **11**, 203 (1965). Koldovský, P., Turano, A., Fadda, G.: Attempts to produce in vitro the reaction of immunologically competent cells of C57BL/6 origin to Balb/c embryo fibroblasts. J. cell. Physiol. **74**, 31 (1969). — Korngold, L.: In Specific Tumour Antigen. Suchumi 1965. U.I.C.C. Monograph (ed. R. J. C. Harris). Munsgaard 1967. — Korngold, L., Pressman, D.: The localisation of antilymphosarcoma antibodies in the Murphy lymphosarcoma in rats. Cancer Res. **14**, 96 (1954).

Lavrin, D. H., Blair, P. B., Weiss, D. W.: Immunology of spontaneous mammary carcinoma in mice. III. Immunogenicity of C3H preneoplastic hyperplastic alveolar nodules in C3Hf hosts. Cancer Res. **26**, 293 (1966). — Law, L. W.: Immunological responsiveness and the induction of experimental neoplasms. Cancer Res. **26**, 1121 (1966). — Law, L. W., Ting, R. C., Stanton, M. F.: Some biologic-immunogenic and morphologic effects in mice after infection with a murine sarcoma virus. Biologic and immunogenic studies. J. nat. Cancer Inst. **40**, 1101 (1968). — Líbanský, J.: Study of immunological reactivity in haemoblastosis, circulating antibody formation and responsiveness to antigenic stimulus in leukaemia, malignant lymphoma and myeloblastosis. Blood **25**, 169 (1965). — Lindner, O. E. A.: Survival of skin homografts in methylcholanthrene-treated mice and in mice with spontaneous mammary cancer. Cancer Res. **22**, 380 (1962).

Maculla, E.: The immunochemistry of mouse tissue component. Yale J. Biol. Med. **20**, 343 (1947). — Maisin, J. H. F.: Role of the thymus and thymus factor in the induction of 20-methylcholanthrene skin cancer in mice. Nature (Lond.) **202**, 202 (1964). — Makari, J. G.: Use of Schultz-Dale test for detection of specific antigen of patients with carcinoma. Brit. med. J. **1955** II, 1921. ~ Detection of antigen in sera of patient with neoplastic disease by Schultz-Dale test. Brit. med. J. **1958** II, 358. ~ Some recent studies in the immunology of cancer. J. Amer. Geriat. Soc. **7**, 611 (1959). — Malmgren, R. A., Rabson, A. S., Carney, P. H.: Immunity and viral cancerogenesis. J. nat. Cancer Inst. **33**, 101 (1964). — Malmgren, R. A., Rabson, A. S., Carney, P. G., Paul, F. J.: Immunofluorescence of Green monkey kidney cells injected with adenovirus 12 and with adenovirus 12 plus Simian virus 40. J. Bact. **91**, 262 (1966). — Martinez, C., Aust, J. B., Bittner, J. S., Good, R.: Continuous growth of isotransplants of mammary tumor associated with development of immunity in mice. Cancer Res. **18**, 344 (1958). — Martinez, C., Kelman, H., Good, R. A.: Transplantability changes of mouse mammary tumors after passage through tolerant homologous recipient. Proc. Soc. exp. Biol. (N.Y.) **104**, 413 (1960). — Matsumoto, T., Otsu, K., Komeda, T.: Induction of host resistance against isoantibody of C-1498 leukemia by spleen cells from tumor-bearing donors. Gann **57**, 143 (1966). — McCornich, K. J., Hooser, G. L. van, Trentin, J. J.: Attempt to find human adenovirus type 12 tumor antigens in human tumors. J. nat. Cancer Inst. **40**, 255 (1968). — Miroff, G. C., Martinez, C., Bittner, J. J.: Acceleration in homotransplantation and killing time of mammary tumor in mice pretreated with heat stable tumor preparation. Cancer Res. **15**, 347 (1955). — Mitchison, N. A.: Studies on the immunological response to foreign tumor transplantation in the mouse. I. The role of lymph node cells in conferring immunity by adoptive transfer. J. exp. Med. **102**, 157 (1955). — Möller, E.: Isoantigenic properties of tumors transgressing histocompatibility barriers of the H-2 system. J. nat. Cancer Inst. **33**, 979 (1964). — Möller, G.: Studies on the mechanism of immunological enhancement. J. nat. Cancer Inst. **30**, 1153, 1177, 1205 (1963). ~ Effect of tumour growth in syngeneic recipient on antibodies against tumourspecific antigens of methylcholanthrene induced sarcomas. Nature (Lond.) **204**, 846 (1964). — Molomut, N.: Host-induced alteration in strain specificity of sarcoma I in mice. Reversibility of the change. Cancer Res. **18**, 906 (1958). — Morton, D. L.: Acquired immunological tolerance and cancerogenesis by the mammary tumor virus. Surg. Forum **17**, 107 (1966).

Narcissov, N. V., Abelev, G. I.: The problems of pathogenesis and tumor immunology, p. 233—237. Symposium Moscow, 1956 [in Russian]. — Narcissov, N., Zilber, L. N.: Specific antibodies in tumor-bearing animals. DAN **65**, 229 (1949) [in Russian].

Old, L. J., Boyse, E. A.: Antigens in tumors and leukemias induced by viruses. Fed. Proc. **24**, 1009 (1965). — Old, L. J., Boyse, E. A., Clarke, D. A.: Antigenic properties of chemically induced tumors. Ann. N.Y. Acad. Sci. **100**, 80 (1962). — Old, L. J., Boyse, E. A., Clarke, D., Carswell, E.: Antigenic properties of chemically induced tumors. Ann. N.Y. Acad. Sci. **101**, 80 (1962). — Old, L. J., Clarence, D. A.: Effect of BCG infection on transplanted tumours in the mouse. Nature (Lond.) **184**, 291 (1959).

Parrot, D.: In: Annual Research Report of Imperical Cancer Research Fund. London 1965. — Pasternak, G., Graffi, A., Horn, K. H.: Der Nachweis individual spezifischer Antigenität bei UV-induzierten Sarkomen der Maus. Acta biol. med. germ. **13**, 276 (1964). — Pasternak, G., Pasternak, L.: Demonstration of Graffi leukemic virus and virus-induced antigens in leukemias and nonleukemic tissue of mice. J. nat. Cancer Inst. **38**, 157 (1967). — Payne, F. E., Solomon, J. J., Purchase, H. G.: Immunofluorescent studies of group-specific antigen of the avian sarcoma leucosis group. Proc. nat. Acad. Sci. (Wash.) **55**, 341 (1966). — Pearson, G., Freeman, G.: Evidence suggesting a relationship between polyoma virus induced transplantation antigen and normal ambryonic antigen. Cancer Res. **28**, 1665 (1968). — Perez-Cuadrado, S., Haberman, S., Race, G. J.: Cancerous and normal tissue antigens studied by immunohistochemical and ultrastructural methods. Cancer (Philad.) **18**, 73 (1965). Pool, E. H., Dunlop, G. R.: Cancer cell in blood stream. Amer. J. Cancer **21**, 99 (1934). — Prehn, R. T.: Specific homograft tolerance induced by successive mating and implication concerning choriocarcinoma. J. nat. Cancer Inst. **25**, 883 (1960a). ~ Tumor-specific immunity to transplanted dibenzanthracene sarcomas. Cancer Res. **20**, 1614 (1960b). ~ Specific iso-antigenicity among chemically induced tumors. Ann. N.Y. Acad. Sci. **101**, 107 (1962). ~ Cancer antigens in tumors induced by chemicals. Fed. Proc. **24**, 1018 (1965). — Prehn, R. T., Main, J. M.: Immunity to methylcholanthrene-induced sarcomas. J. nat. Cancer Inst. **18**, 769 (1957).

Rapoza, N. O., Mezkov, L. P., Slipkin, M.: Tumor production in vivo and cell transformation in vitro by two SV20 strains of virus. Cancer Res. **27**, 1887 (1967). — Rapport, M. M., Graf, L.: Immunochemical studies of organ and tumor lipids. I. The production of antibodies against lipid hapten by injection of the mitochondrial fraction of rat lymphosarcoma. Cancer (Philad.) **8**, 538 (1955). ~ Immunochemical studies of organ and tumor lipids. II. Organ and species specificity of the lipid antigens of the rat lymphosarcoma. Cancer (Philad.) **8**, 546 (1955). — Revesz, L.: Detection of antigenic differences in isologous host tumor systems by pretreatment with heavily irradiated tumor cells. Cancer Res. **20**, 443 (1960). — Riggs, J. L., Takemori, N., Lennette, E. H.: Detection of adenovirus type 12 neoantigen(s) in a continuous human amnion cell line (FL) by immunofluorescence. Proc. Soc. exp. Biol. (N.Y.) **120**, 832 (1965). — Robinson, E., Hochman, A.: Comparative study on the lymphocytes transfer test with lymphocytes from normal donors and cancer patient. J. nat. Cancer Inst. **36**, 819 (1966). — Robinson, E., Shulman, J., Ben-Hur, N., Zuckerman, H., Neuman, Z.: Immunological studies and behaviour of husband and foreign homografts in chorionepithelioma. Lancet **1963 I**, 300. — Rosenau, W., Moon, H. D.: Lysis of homologous cells by sensitized lymphocytes in tissue culture. J. nat. Cancer Inst. **27**, 471 (1961). — Rosenau, W., Morton, D. L.: Cellular reaction methylcholanthrene-induced sarcomas transplanted to isogenic mice. Lab. Invest. **15**, 1212 (1966). — Rous, P., Kidd, J., Smith, W. E.: Experiments in the cause of the rabbit carcinomas derived from virus-induced papillomas. II. Loss by the Vx2 carcinoma of the power to immunize hosts against the papilloma virus. J. exp. Med. **96**, 159 (1952). — Rowe, W., Baum, S. G.: Evidence for the possible genetic hybrid between adenovirus type 7 and SV40 viruses. Proc. nat. Acad. Sci. **52**, 1341 (1964). — Rubin, B. A.: Cancerogen-induced tolerance to homotransplantation of normal tissue. Proc. Amer. Ass. Cancer Res. **3**, 146 (1960). — Rubin, H., Fanshier, L., Cornelius, A., Hughes, W. F.: Tolerance and immunity in chicken after congenital and contact infection with avian leucosis virus. Virology **17**, 143 (1962).

Sachs, L.: The transplantability of an X-ray and virus induced leukemia in isologous mice inoculated with a leukemia virus. J. nat. Cancer Inst. **29**, 759 (1962). — Sanford, K. K., Likely, G. G., Earle, W. R.: The development of variation in transplantability and morphology within a clone of mouse fibroblasts transformed to sarcoma-producing cell in vitro. J. nat. Cancer Inst. **15**, 215 (1954). — Sanford, K. K., Merwin, R. M., Hobbs, G. L., Fiormont, M. C., Earle, W. R.: Studies on the difference in sarcoma producing capacity of two lines of mouse cells from one cell. J. nat. Cancer Inst. **20**, 121 (1958). — Sarma, P. S., Turner, H. C., Huebner, R. J.: An avian leucosis group specific complement-fixing reaction application for the detection and assay of non-cytopathogenic leucosis virus. Virology **23**, 313 (1964). — Shershul'skaia, L. V.: The studies on specific antigens of human malignant tumors by passive anaphylaxis. Vop. Onkologii **4**, 259 (1958) [in Russian]. — Sjögren, H. O.: Studies on the specific transplantation resistance against polyoma virus induced tumors. I. Transplantation resistance induced by polyoma infection. J. nat. Cancer Inst. **30**, 361 (1962). ~ Studies on the specific transplantation resistance against polyoma virus induced tumors. II. Studies on the mechanism of the resistance induced by polyoma infection. J. nat. Cancer Inst. **32**, 375 (1964a). ~ Studies on the specific transplantation resistance against polyoma virus induced tumors. III. Transplantation resistance against genetically compatible polyoma tumors induced by polyoma tumor homografts. J. nat. Cancer Inst. **32**, 645 (1964b). ~ Studies on the specific transplantation resistance against polyoma virus induced tumors. IV. Stability of the polyoma antigen. J. nat. Cancer Inst. **32**, 661 (1964c). ~ Transplantation method as a tool for detection of tumor-specific antigens. Pogr. exp. Tumor Res. **6**, 289 (1964d). — Sjögren, H. O., Hellström, I., Klein, G.: Resistance of polyoma virus immunised mice against transplantation of established polyoma tumors. Exp. Cell Res. **23**, 204 (1961). — Sjögren, H. O., Jonsson, N.: Resistance against transplantation of mouse tumors induced by Rous sarcoma virus. Exp. Cell Res. **32**, 618 (1964). — Slettenmark, B., Klein, E.: Cytotoxic and neutralisation test with serum and lymphnode cells of isologous mice with induced resistance against Gross lymphoma. Cancer Res. **22**, 947 (1962). — Smith, R. R., Thomas, L., Hilberg, A. W.: Cancer cell contamination in operation wounds. Cancer (Philad.) **11**, 53 (1958). — Smithers, D. W.: Spontaneous regression of tumors. Clin. Radiol. **13**, 132 (1962). — Southam, C. M.: Evidence of immunological reactions to autochthonous cancer in men. Europ. J. Cancer **1**, 173 (1965). — Southam, C. M., Brunschwig, A., Levin, A., Dizon, Q. S.: Effect of leucocytes on transplantability of human cancer. Cancer (Philad.) **19**, 1743 (1966). — Spencer, R. R.: Tumor immunity. J. nat. Cancer Inst. **2**, 317 (1942). — Spjut, H. J.: Cancer cells in pleural cavity washing. Cancer (Philad.) **11**, 1222 (1958). — Stackat, D. A., Feffer, A., Moloney, J. S.: Effect of cortisone on oncogenesis by murine sarcoma virus (Moloney). Cancer Res. **28**, 517 (1968). — Stanislawski-Birenzweig, M., Uriel, J., Grabar, P.: Association of embryonic antigens with experimentally induced hepatic lesions in the rat. Cancer Res. **27**, 1990 (1967). — Stern, K.: A new approach to tumour immunity. Nature (Lond.) **183**, 787 (1960). — Stjernswärd, J.: Effect of noncancerogenic and cancerogenic hydrocarbons on antibody-forming cells measured at cellular level in vitro. J. nat. Cancer Inst. **36**, 1189 (1966). ~ Further immunological studies of chemical cancerogenesis. J. nat. Cancer Inst. **38**, 515 (1967). ~ Immune status of the primary host toward its own methylcholanthrene-induced sarcomas. J. nat. Cancer Inst. **40**, 13 (1968). Strong, L. C.: On the occurrence of mutations within transplantable neoplasms. Genetics **11**, 294 (1926). — Svet-Moldavskij, G. S., Gendon, S. Z.: Using of monospecific antisera for studies of antigenic composition of sera of rats with developing tumors. Vop. Onkol. **4**, 263 (1958) [in Russian].

Tatarinov, Y. S.: Content of embryonic specific alfa-globulin in foetal and neonatal sera from adult humans with primary carcinoma of the liver. Fed. Proc. **25**, T 344 (1966) (Trans. suppl.). — Teller, M., Stohr, G., Curlett, W., Curtis, D.: Aging and cancerogenesis. Immunity to tumor and skin grafts. J. nat. Cancer Inst. **33**, 648 (1964). — Ter-Grigorov, V. S., Irlin, J. S.: Suppression of resistance of mice to the polyoma virus connected with lymphatic tissue destruction following injection of tissue extracts from sheep suffering from pulmonary adenomatosis. Neoplasma (Bratisl.) **11**, 27 (1964). — Toolan, H. W.: Permanently transplanted human tumors. Cancer Res. **17**, 418 (1957). — Tyzzer, E. E.: Tumor immunity. J. Cancer Res. **1**, 125 (1916).

Uchida, S., Yoshida, K., Watanabe, S., Furuno, A.: Antigen-forming defective virus of simian virus 40. Virology **34**, 1 (1968).

Vandeputte, M., Demp, P., Leyten, R., De Somer, O.: The oncogenic activity of the polyoma virus in thymectomized rats. Life Sci. **7**, 475 (1963). — Vandeputte, M., De Somer, P.: Runting syndrome in mice inoculated with the polyoma virus. J. nat. Cancer Inst. **35**, 327 (1965). — Vogt, P., Sarma, P. S., Huebner, P. J.: Presence of avian tumor virus group specific antigen in non-producing Rous sarcoma cells of the chicken. Virology **27**, 233 (1965).

Watme, A. L., Moore, G. E., Hatiboglu, I.: Cancer cells in thoracic duct lymph. Proc. Amer. Ass. Cancer Res. **3**, 72 (1959). — Weiss, D. V., Faulkin, L. J., De Ome, K. B.: Acquisition of hightened resistance and susceptibility to spontaneous mouse mammary carcinoma of the original host. Cancer Res. **24**, 732 (1964). — Wimer, B. M.: Immunologic aspects of cancer. Lancet **1965 II**, 447. — Wissler, R. W., Barker, P. A., Flax, M. H., La Via, M. F., Talmage, D. W.: A study of the preparation, localisation and effects of antitumor antibodies labelled with I 131. Cancer Res. **16**, 761 (1956). — Witebsky, E.: Disponität und Spezifität alkohollöslicher Strukturen von Organen und bösartigen Geschwülsten. Z. Immun.-Forsch. **62**, 35 (1929). ~ Zur serologischen Spezifität des Carcinoma-Gewebes. Klin. Wschr. **2**, 58 (1930). — Witebsky, E., Morelli, E.: Zur serologischen Analyse des Sarcoma-gewebes. Z. Immun.-Forsch. **78**, 179 (1933). — Witebsky, E., Pöplar, P.: Zur Methode der Nachweise carcinomaspezifischer Antigenfunktionen. Z. Immun.-Forsch. **76**, 82 (1932). — Witebsky, E., Rose, N. R., Shulman, S.: Studies of normal and malignant tissue antigens. Cancer Res. **16**, 831 (1956). — Woodruff, M. F. P., Nolan, B.: Preliminary observations on treatment of advanced cancer by injection of allogeneic spleen cells. Lancet **1963 II**, 426.

Yachi, A., Matsuura, Y., Carpenter, C. M., Hyde, L.: Immunological studies on human lung antigens soluble in 50% saturated ammonium sulphate. J. nat. Cancer Inst. **40**, 663

(1968). — YAMAGUCHI, I., TAHAKASHI, T., NARISAWA, T., HIROHI, T.: An experimental study on the effect of reticuloendothelial activity on metastases and recurrence of tumor. Tohoku J. exp. Med. 87, 338 (1965). — YOHN, D. S., FINK, C. A., KALNIUS, V. I., GRACE, J. T.: Sex related resistance in hamsters to adenovirus 12 oncogenesis. Influence of thymectomy at 3 weeks of age. J. nat. Cancer Inst. 35, 617 (1965). — YOON, L.: Eosinophils and gastrointestinal cancer. Amer. J. Surg. 97, 195 (1959).

ZILBER, L. A.: Specific components of malignant tumors. Usp. Sovr. Biol. 30, 188 (1950) [in Russian]. ~ Studies on tumor antigen. J. nat. Cancer Inst. 18, 34 (1957). ~ Specific tumor antigens. Adv. Cancer Res. 6, 291 (1958). — ZILBER, L. A., KRJUKOVA, I. R., NARCISSOV, N., BIRJUKOVA, A.: Serological differences between extracts from Rous sarcoma and normal tissue. Vop. Onkol. 4, 268 (1958) [in Russian]. — ZILBER, L. A., PARNES, N.: Specific antigens in human leucosis. DAN 69, 257 (1959) [in Russian].

Namenverzeichnis

Die *kursiv* gedruckten Seitenzahlen beziehen sich auf die Literatur

Walker, J. G., s. Siskind, G. W.
238, 239, 241, *249*, 288,
324, 334, *388*
Walker, W. H. C., s. Blecher,
T. E. 214, *233*
Wallach, D. F. H., s. Karnovsky, M. L. 45, 48, 50, *116*
Wallis, V. J., s. Carter, R. L.
198, 202, *222*
— s. Davies, A. J. S. 154,
169, 170, *175*, 193, 199, 202,
223, *234*, 266, 267, *318*, 389,
399, 412, 417, 418, *432*
— s. Festenstein, H. 193,
224
— s. Gershon, R. K. 171,
176, 418, *433*
— s. Koller, P. C. 201, *227*,
342, *383*
— s. Leuchars, E. 171, *177*,
192, 198, *228*
Walsh, P., Maurer, P., Egan,
M. J. 272, *325*
Walter, P. C., s. Dannenberg
jr., A. M. 25, 48, 60, 61,
110
Walters, M. N. I., s. Keast, D.
198, *135*
— s. Spector, W. G. 35, *125*
Wang, C. H., s. MacHaffie,
R. A. 345, *384*
Waratisha, K., s. Hirai, H.
457, *483*
Ward, P. A. 69, *127*
— Cochrane, Ch. G., Müller-
Eberhard, H. J. 69, *127*
— Johnson, A. G., Abell, M. R.
333, *390*
— s. Becker, E. L. 69, *105*
Wardlaw, A. C., Howard, J. G.
67, 79, *127*
— s. Howard, J. G. 79, 88,
115
— s. Rowley, D. 67, *124*
Waring, H., s. Stanley, N. F.
188, *232*
Warner, J., s. Page, A. R.
218, *230*
Warner, N. L. 164, 165, *181*
— Burnet, F. M. 164, *181*
— Szenberg, A. 155, 157,
158, 165, *181*, 203, 204, 205,
232
— — Burnet, F. M. 165, 166,
181, 185, 203, *232*, 329, *390*
— s. Carey, J. 165, *174*
— s. Szenberg, A. 203, *232*,
243, *249*, 268, *325*
— s. Thorbecke, G. J. 167,
181
Warwick, O., s. Cinader, B.
474, *481*
Wasi, S., Murray, R. K.,
Macmorine, D. R. L.,
Movat, H. Z. 54, 55, *127*

Watanabe, S., s. Uchida, S.
478, *486*
Watanuki, T., Miura, A. B.,
Koizumi, K. 61, *127*
Waters, M. F. R., s. Turk, J. L.
427, *435*
Watme, A. L., Moore, G. E.,
Hatiboglu, I. 475, *486*
Watson, D. W., s. Kim, Y. B.
92, *117*, 188, *227*, *235*, 330,
336, 359, *383*
Watson, J. I., s. Mandl,
M. A. J. 217, *235*
Wattiaux, R., s. Duve, C. de
54, *111*
Waubke, R., s. Trepel, F.
13, *126*
Weakley, B. S., Patt, D. I.,
Shepro, D. 138, 150, *181*,
200, *232*
Weaver, J. M., s. Algire, G. H.
466, *480*
Weber, R. 11, *127*
— s. Salzgeber, B. 11, *124*
Weber, W. T. 196, 202, *233*,
236
Webster, A. J. F., Hicks, A. M.,
Hays, F. L. 77, *127*
Webster, H. de F., s. Åström,
K. E. 68, *104*
Webster, R. G. 241, *249*
— s. Fazekas de St. Groth, S.
341, *247*
Weck, A. L. de, Frey, J. R.
295, *325*
— s. Frey, J. R. 301, 302, *319*
Weddenburn, N., Salaman,
M. H. 371, *390*
Wedgwood, R. J., s. Ching,
Y.-C. 185, *233*
Weibel, E. R., Palade, G. E.
17, 23, *127*
— s. Fuchs, A. 23, *112*
— s. Kistler, G. S. 18, 23,
117
Weidanz, W. P., s. Cain, W. A.
268, *317*
Weigle, W. O. 245, *249*, 305,
306, 309, *325*, 334, 362,
390
— Golub, E. S. 304, *325*
— McConahey, P. J. 334, *390*
— s. Cochrane, Ch. G.
339, *377*
— s. Dietrich, F. M. 296, 300,
302, 308, *318*
— s. Linscott, W. D. 297,
306, *321*
— s. Nakamura, R. M.
337, *385*
Weiler, E. 290, *325*, 359, *390*
— Melletz, E. W., Breuninger-
Peck, E. 273, 285, *325*
Weinberg, T., s. Monis, B.
61, *120*

Weintraub, L. R., s. Yam, L. T.
24, *128*
Weiser, R. S., s. Church, R. B.
346, *377*
— s. Pearsall, N. N. 100, *122*
Weiser, W. J., s. Movat, H. Z.
13, *120*
Weisman, R. A., s. Korn, E. D.
2, *117*
Weiss, s. Blair 465
Weiss, D., s. Trentin, J. 265,
311, *324*
Weiss, D. V., Faulkin, L. J.,
De Ome, K. B. 464, 465,
486
Weiss, D. W., s. Attia, M. A.
464, 465, *480*
— s. Lavrin, D. H. 465, *484*
Weiss, L. 19, 20, 22, *127*, 252,
325
Weiss, N. G., Mitchell, G. F.,
Miller, J. F. A. P. 157, 160,
181, 265, *325*
Weiss, N. S., s. Miller, J. F. A. P.
198, 199, 202, *229*
Weissman, I. 153, 171, *181*,
193, 196, 201, *233*, 417,
435
Weissman, S. M., s. Torelli,
U. L. 345, *389*
Weissmann, G. 54, *127*
— s. Hirshhorn, R. 55, *115*
Wegener, K., s. Pilgrim, C.
364, *387*
Weksler, M., s. Mowbray, J. F.
371, *385*
Wellensiek, H.-J., Coons, A. H.
94, *127*, 340, 353, *390*
Weller, E. M., s. Cooper, M. D.
203, *222*
Welsch, U., Caesar, R. 68,
128
Welsh, P. D., s. Chessin, L. N.
25, *108*
Wenckebach, K. F. 161, *181*
Wenk, P., s. Frey, J. R.
399, 401, 403, 413, *433*
Wennersten, C., s. Arnason,
B. G. 158, *173*, 197, 198,
221
Wessel, W., Gedigk, P.,
Giersberg, O. 19, *128*
Weyzen, W. W. H., s. Kornfeld,
L. 344, *383*
Whitby, J. L., Rowley, D.
74, *128*
— s. Rowley, D. 72, 73, 74,
124
White, A., s. Goldstein, A. L.
150, 159, *176*, 364, *380*
— s. Klein, J. J. 200, *227*
White, J. G. 13, *128*
— s. Holmes, B. 218, *226*
— s. Windhorst, D. B. 218,
233

White, R. G. 20, 91, *128*, 291, *325*, 355, *390*
— s. Todorov, D. M. 441, *454*
Whitelaw, D. M. 42, *128*
— Bell, M. F., Batho, H. F. 42, *128*
Whitfield, J. F., Dixon, R. H. 364, *390*
— Youdale, T. 364, 370, *390*
Whitley, E., s. Titani, K. 289, *324*
Wiadrowski, M., s. Matsuyama, M. 152, 153, *178*
— s. Metcalf, D. 152, *178*
Wiedmeier, V. T., Johnson, S. A., Siegesmund, K. A., Smith, J. J. 66, *128*
Wiener, E., s. Cohn, Z. A. 53, 55, 56, 61, 73, *109*
Wiener, J., Cottrell, T. S., Margaretten, W., Spiro, D. 84, *128*
— Lattes, R. G., Spiro, D. 68, *128*
Wigzell, H. 239, 240, 242, *249*, 362, 363, *391*
— Audersson, B. 242, *249*
— s. Celada, F. 290, *317*
— s. Klein, E. 244, *248*
— s. Möller, G. 286, 287, *322*
Wigzell, T. 286, *325*
Wikler, M., s. Putnam, F. W. 289, *323*
— s. Titani, K. 329, *389*
Wilhelm, D. L., s. Logan, G. 68, *118*
Wilkers, B., s. Aisenberg, A. C. 369, *375*
Wilkins, D. J. Bangham, A. D. 79, *128*
Wilkinson, P. C., Borel, J. F., Stecher-Levin, V. J., Sorkin, E. 69, *128*
— s. Todorov, D. M. 441, *454*
Willard, D., s. Sacrez, R. 214, *231*
Willi, H., s. Hitzig, W. H. 209, 210, *226*
Williams, G. M. 204, *233*, 303, *325*
— Nossal, G. J. V. 315, *325*
Williams, J., s. Azar, H. A. 197, 198, 199, *221*, 365, *375*
Williams, M. L., s. Nettesheim, P. 369, *385*
Williams, R., s. Kritzler, R. A. 218, *227*
Williams, R. T., s. Fabro, S. 402, *433*
Williamson, A. R., s. Askonas, B. A. 289, *316*, 357, *375*
Williamson, J. R., Grisham, J. W. 68, *128*

Willoughby, D. A., s. Spector, W. G. 35, *125*, 414, *435*
— s. Turk, J. L. 171, *181*, 204, *232*, 417, 419, 420, 423, 424, *435*
Wilson, D. B., s. Billingham, R. E. 310, *317*
— s. Roosa, R. A. 197, *231*
Wilson, R., Bealmear, M., Sobonya, R. 150, 168, *181*
— Sjodin, K., Bealmear, M. 156, *181*, 198, *233*, 365, *391*
— s. Bealmear, P. M. 156, 158, *174*, 198, 199, *221*
Wilson, R. E., s. Boak, J. L. 205, *221*
Wilson, R. H., s. Finney, J. W. 476, *482*
Wimer, B. M. 476, *486*
Windhorst, D. B., White, J. G., Dent, P. B., Decker, J., Good, R. A. 218, *233*
— — Zelickson, A. S., Clawson, C. C., Dent, P. B., Pollara, B., Good, R. A. 218, *233*
— s. Holmes, B. 218, *226*
Winkelstein, A., Craddock, C. G. 202, *233*, 343, 356, *378*
Winkelstein, J. A., s. Charache, P. 209, 217, *233*
Winsey, S., s. Folkman, J. 193, *234*
Winter, A. R., s. Chang, T. S. 165, *174*, 203, *222*, 328, *377*
Winter, G. C. R., Yoffey, J. M. 25, *128*, 345, *391*
Wiskott, A. 217, *233*
Wisse, E. 19, *128*
Wissler, R. W., Barker, P. A., Flax, M. H., La Via, M. F., Talmage, D. W. 458, *486*
— s. Cannon, D. C. 361, *377*
Wistar, R., s. Diener, E. 256, *318*, 329, *379*
Witebsky, E. 456, *486*
— Morelli, E. *486*
— Pöplar, P. 456, *486*
— Rose, N. R., Shulman, S. 456, *486*
Wittig, G. 5, *128*
Wohlfahrt-Bottermann, K. E. 62, *128*
— Stockem, W. 62, *128*
Wohlwill, F. J., Jetter, W. W. 369, *391*
Wolf, N., s. Trentin, J. 265, 311, *324*
Wolfart, W. 37, *128*
Wolfe, H. R., s. Aspinall, R. L. 158, 166, *173*

Wolfe, H. R., s. Graetzer, M. A. 157, *176*
— s. Mueller, A. P. 165, *179*, 203, *229*
Wolfendale, M., s. Kay, H. E. M. 188, *227*
Wolins, W., s. Terres, G. 339, *389*
Wollheim, F. A., s. South, M. A. 213, *232*
Wolstencroft, R. A., s. Dumonde, D. C. 99, *110*
— s. Oppenheim, J. J. 240, *248*, 415, *434*
Wolstenholme, G. E. W., Porter, R. 197, *233*
Wood, H. G., s. Katz, J. 47, *117*
Wood, M. L., s. Gray, J. G. 201, *225*
— s. Monaco, A. P. 205, *229*, 298, *322*, 366, 369, *385*
Woodrow, J. C., s. Clarke, C. A. 287, *318*
Woodruff, J. J., Gesner, B. M. 360, *391*
Woodruff, M. F. A. 369, *391*
— Anderson, N. A. 298, *325*
— Anderson, N. F., Abaza, H. M. 204, *233*, 369, *391*
— s. Anderson, N. F. 205, *220*
Woodruff, M. F. P., Nolan, B. 476, *486*
Woods, P. A., s. Murray, R. G. 153, *179*
Woods, Ph. S., s. Taylor, J. H. 26, *126*, 346, *389*
Woods, R., Linna, J. 164, *181*, 192, *233*
Woodworth, H. C., s. Klemperer, M. R. 217, *227*, 442, *453*
Woolley, P. V., s. Kadowaki, J. I. 215, *227*
Wortis, H. H., Taylor, R. B., Dresser, D. W. 285, *325*
— s. Dresser, D. W. 273, 285, *319*
Wright, A. E., Douglas, St. R. 77, *128*
Wright, D. H. 198, *236*
Wright, L. J., s. Gillman, T. 35, *113*
Wu, A. M., Till, J. E., Siminovitch, L., McCulloch, E. A. 329, *391*
Wudl, L., s. Iványi, J. 334, *382*
Wulff, H. R., Sparrevohn, St. 60, *128*
Wyatt, J. P., s. Bowden, D. H. 38, *107*

Sachverzeichnis — Subject Index

SONDERABDRUCK AUS

HANDBUCH DER ALLGEMEINEN PATHOLOGIE

HERAUSGEGEBEN VON

H.-W. ALTMANN · F. BÜCHNER · H. COTTIER · E. GRUNDMANN
G. HOLLE · E. LETTERER · W. MASSHOFF · H. MEESEN · F. ROULET
G. SEIFERT · G. SIEBERT · A. STUDER

SIEBENTER BAND / DRITTER TEIL

SPRINGER-VERLAG · BERLIN · HEIDELBERG · NEW YORK 1970

MAKROPHAGEN

HERKUNFT, ENTWICKLUNG UND FUNKTION

VON

B. ROOS

MIT 33 ABBILDUNGEN

ONTOGENESIS OF IMMUNOBIOLOGICAL SYSTEMS

BY

J. J. T. OWEN

WITH 20 FIGURES

SONDERABDRUCK AUS
HANDBUCH DER ALLGEMEINEN PATHOLOGIE
HERAUSGEGEBEN VON
H.-W. ALTMANN · F. BÜCHNER · H. COTTIER · E. GRUNDMANN
G. HOLLE · E. LETTERER · W. MASSHOFF · H. MEESEN · F. ROULET
G. SEIFERT · G. SIEBERT · A. STUDER
SIEBENTER BAND / DRITTER TEIL
SPRINGER-VERLAG · BERLIN · HEIDELBERG · NEW YORK 1970

LYMPHATISCHER APPARAT, INSBESONDERE THYMUS, IN DER PATHOGENESE DER DEFEKTIMMUNOPATHIEN

VON

M. W. HESS

MIT 8 ABBILDUNGEN

SONDERABDRUCK AUS

HANDBUCH DER ALLGEMEINEN PATHOLOGIE

HERAUSGEGEBEN VON

H.-W. ALTMANN · F. BÜCHNER · H. COTTIER · E. GRUNDMANN
G. HOLLE · E. LETTERER · W. MASSHOFF · H. MEESEN · F. ROULET
G. SEIFERT · G. SIEBERT · A. STUDER

SIEBENTER BAND / DRITTER TEIL

SPRINGER-VERLAG · BERLIN · HEIDELBERG · NEW YORK 1970

CELLULAR AND MOLECULAR RECOGNITION MECHANISM PRIOR TO THE IMMUNE RESPONSE

BY

N. A. MITCHISON

WITH 2 FIGURES

SONDERABDRUCK AUS

HANDBUCH DER ALLGEMEINEN PATHOLOGIE

HERAUSGEGEBEN VON

H.-W. ALTMANN · F. BÜCHNER · H. COTTIER · E. GRUNDMANN
G. HOLLE · E. LETTERER · W. MASSHOFF · H. MEESEN · F. ROULET
G. SEIFERT · G. SIEBERT · A. STUDER

SIEBENTER BAND / DRITTER TEIL

SPRINGER-VERLAG · BERLIN · HEIDELBERG · NEW YORK 1970

THE PRIMARY IMMUNE RESPONSE AND IMMUNOLOGICAL TOLERANCE

BY

E. DIENER

WITH 25 FIGURES

SONDERABDRUCK AUS

HANDBUCH DER ALLGEMEINEN PATHOLOGIE

HERAUSGEGEBEN VON

H.-W. ALTMANN · F. BÜCHNER · H. COTTIER · E. GRUNDMANN
G. HOLLE · E. LETTERER · W. MASSHOFF · H. MEESEN · F. ROULET
G. SEIFERT · G. SIEBERT · A. STUDER

SIEBENTER BAND / DRITTER TEIL

SPRINGER-VERLAG · BERLIN · HEIDELBERG · NEW YORK 1970

MIT BILDUNG HUMORALER ANTIKÖRPER EINHERGEHENDE IMMUNREAKTIONEN: DIE ANAMNESTISCHE REIZBEANTWORTUNG

VON

H. COTTIER, H. BÜRKI, K. BÜRKI UND J. LAISSUE

MIT 20 ABBILDUNGEN

SONDERABDRUCK AUS
HANDBUCH DER ALLGEMEINEN PATHOLOGIE
HERAUSGEGEBEN VON
H.-W. ALTMANN · F. BÜCHNER · H. COTTIER · E. GRUNDMANN
G. HOLLE · E. LETTERER · W. MASSHOFF · H. MEESEN · F. ROULET
G. SEIFERT · G. SIEBERT · A. STUDER
SIEBENTER BAND / DRITTER TEIL
SPRINGER-VERLAG · BERLIN · HEIDELBERG · NEW YORK 1970

THE PRODUCTION OF SENSITIZED CELLS IN CELL-MEDIATED IMMUNITY

BY

J. L. TURK AND J. OORT

WITH 21 FIGURES

SONDERABDRUCK AUS

HANDBUCH DER ALLGEMEINEN PATHOLOGIE

HERAUSGEGEBEN VON

H.-W. ALTMANN · F. BÜCHNER · H. COTTIER · E. GRUNDMANN
G. HOLLE · E. LETTERER · W. MASSHOFF · H. MEESEN · F. ROULET
G. SEIFERT · G. SIEBERT · A. STUDER

SIEBENTER BAND / DRITTER TEIL

SPRINGER-VERLAG · BERLIN · HEIDELBERG · NEW YORK 1970

DIE MASTZELLE BEI AKUTEN ÜBEREMPFINDLICHKEITSREAKTIONEN

VON

A. SCHAUER UND H. GERSTER

SONDERABDRUCK AUS

HANDBUCH DER ALLGEMEINEN PATHOLOGIE

HERAUSGEGEBEN VON

H.-W. ALTMANN · F. BÜCHNER · H. COTTIER · E. GRUNDMANN
G. HOLLE · E. LETTERER · W. MASSHOFF · H. MEESEN · F. ROULET
G. SEIFERT · G. SIEBERT · A. STUDER

SIEBENTER BAND / DRITTER TEIL

SPRINGER-VERLAG · BERLIN · HEIDELBERG · NEW YORK 1970

THE SIGNIFICANCE OF IMMUNOLOGY IN ONCOLOGY

BY

P. KOLDOVSKÝ